I	基礎作業療法学	作業療法の概要
		作業療法の基礎
II	作業療法評価学	基礎
		基本評価
		各領域の評価
III	作業療法治療学	基礎
		基本介入手段
		精神障害に対する介入
		各領域の治療
IV	地域作業療法学	基礎
		支援
V	臨床実習	概要
		実施

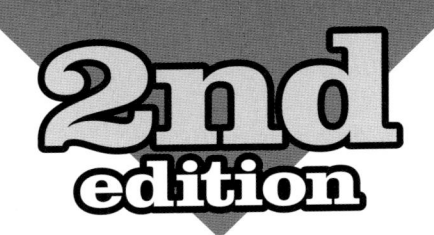

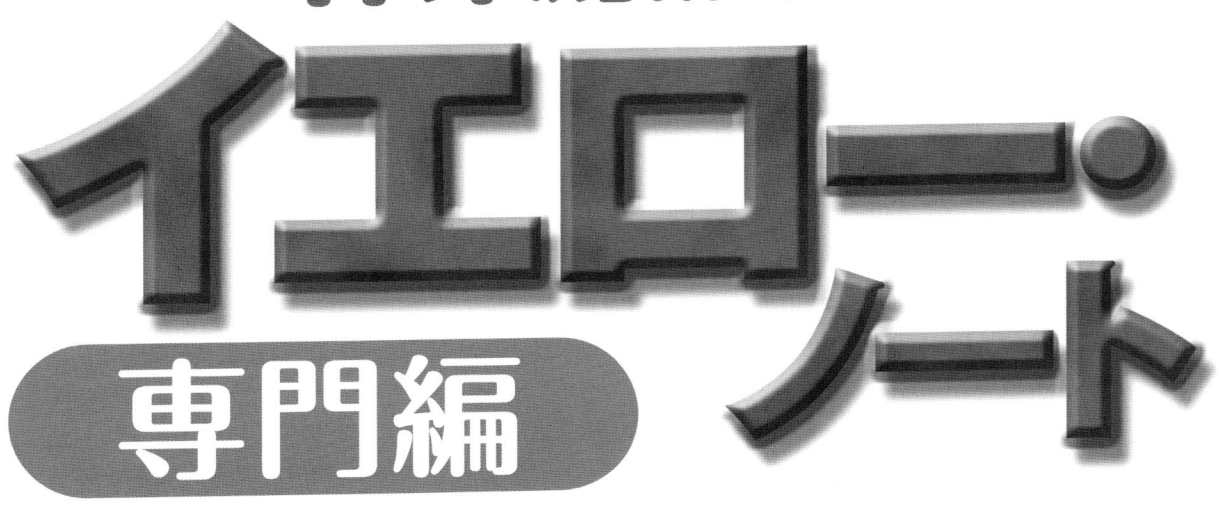

作業療法士 イエロー・ノート 専門編

2nd edition

編集 **澤 俊二**
藤田保健衛生大学 医療科学部 リハビリテーション学科 教授

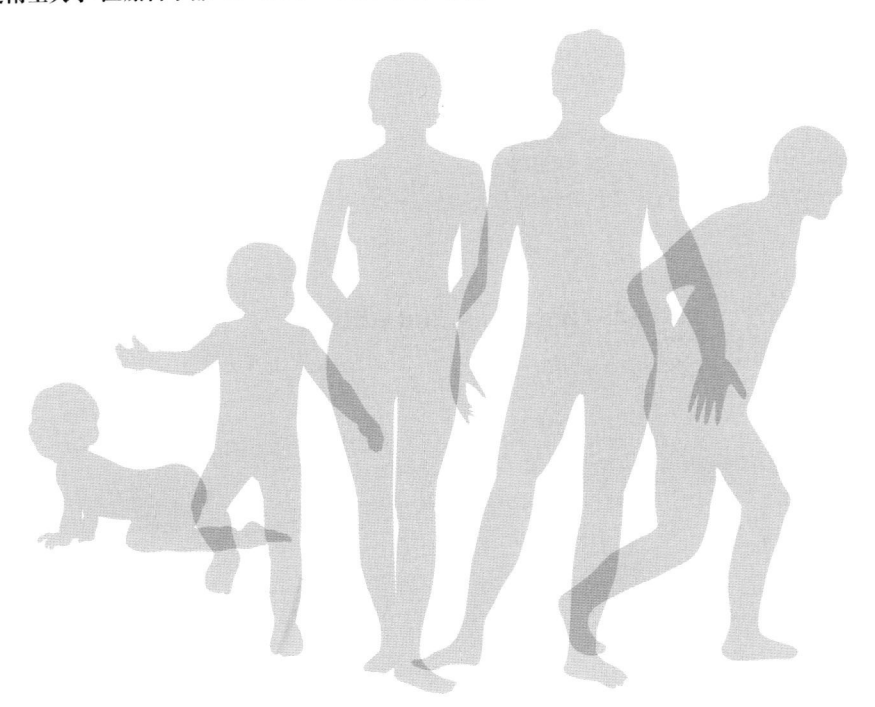

MEDICAL VIEW

Yellow Note for Occupational Therapists, 2nd edition
(ISBN 978-4-7583-1451-0 C3347)

Editor: Shunji Sawa

2007. 8.10　1st ed
2013. 3.10　2nd ed

©MEDICAL VIEW, 2013
Printed and Bound in Japan

Medical View Co., Ltd.
2-30 Ichigayahonmuracho, Shinjyukuku, Tokyo, 162-0845, Japan
E-mail　ed@medicalview.co.jp

2nd edition 編集の序

　本書は,『作業療法士　イエロー・ノート　専門編』の改訂第2版(2nd edition)です。第1版刊行から約5年が経過しました。その間に「理学療法士・作業療法士　国家試験出題基準」が改定されるとともに,チーム医療推進の観点から作業療法士の業務内容が拡大するなど,作業療法士を取り巻く環境は日々変化をみせています。本書はこれに対応し,"これからの作業療法"に役立つ内容に更新する必要がありました。

　改訂しました第2版では前述のとおり,平成22年の国家試験から適用されている「理学療法士・作業療法士　国家試験出題基準」に沿う内容としております。ただ,出題基準は多岐にわたり,そして,項目は膨大なものです。そのために,いくつかの工夫を施しました。作業療法に関わる歴史,理論,評価,治療をコンパクトに,しかも,要点を漏らさず,理解を深めて頂くために,図表を多く用いることにしました。文献も充実させ,新しい知識も網羅しました。さらに,掲載ページが離れている「評価」と「治療」の内容をつなぐ参照ページを挿入し,交互に飛んで読めるよう利便性にも配慮しました。

　また,『イエロー・ノート』の特徴である「Point！」「用語アラカルト」「One point Advice」を加筆するとともに,初版の1色刷りから2色刷りに変えることで,内容的にも視覚的にもわかりやすい書籍となるようにいたしました。

　この本があれば,日々の学習や臨床実習の参考書に,そして,国家試験対策の大きな武器になりうると確信をしています。さらに,すでに臨床で活躍している方たちにも臨床に役立つ絶好の参考書となると自負しています。

　初版は,鷲田孝保先生が編集の労をとられ,多くの臨床経験豊かな先生が執筆をされました。澤は,鷲田先生の労に報いたいと喜んで第2版の編集を引き継がせて頂きました。

　今回の発刊にあたり,本書の編集に多大な労と知恵を出して頂き,すばらしい本に仕上げて頂きましたメジカルビュー社の小松朋寛氏やスタッフの方々に深く感謝申し上げます。

2013年1月

藤田保健衛生大学 医療科学部 リハビリテーション学科
澤　俊二

1st edition 編集の序

　本書は『理学療法士　イエロー・ノート 専門編』(首都大学東京健康福祉学部理学療法学科 柳澤　健教授 編集)の姉妹編である。『理学療法士・作業療法士 ブルー・ノート 基礎編』は共通である。

　作業療法士に対する社会的な期待を受け，作業療法士の養成校は，現在，全国に158校(183課程)設置されている(入学定員6,898名)。これからも毎年，増加の傾向にある。

　作業療法をとりまく保健医療福祉の領域はまさにパラダイム・シフトを思わせるほど，ここ5年間に急激に変化している。

　教育期間は一定にもかかわらず，養成校で教える内容は飛躍的に増えている。良い教科書も整備され，学生が勉強する条件は整いつつある。本書の編集にあたって，日本で出版されている代表的な作業療法の教科書と(社)日本作業療法士協会のガイドラインを参考に構成した。臨床で用いられ，国家試験に出題されている内容が教科書に十分記載されていないものも多い。基本的な知識は古い版に記載されている場合も多く，それらも十分に参考にした。また，最近の新しい理論や技法についても紹介した。

　本書は，「理学療法士・作業療法士国家試験出題基準」にそって，編集されているので，授業の知識の整理や，国家試験の準備にも役立つと思われる。本書の中で重複している図表もあるが，記載内容と一致しているため，読者が理解しやすいようにそのまま掲載した。

　発刊にあたり，本書の編集にご協力頂いたメジカルビュー社のスタッフの方々に深謝します。

2007年7月

鷲田孝保

執筆者一覧

編集

澤　俊二
藤田保健衛生大学 医療科学部 リハビリテーション学科 教授

執筆者（掲載順）

澤　俊二
藤田保健衛生大学 医療科学部
リハビリテーション学科 教授

佐藤陽子
元 信州大学 医学部 保健学科 教授

浅野有子
介護老人保健施設 涼風苑・池田病院
リハビリテーション室長

齋藤さわ子
茨城県立医療大学 保健医療学部
作業療法学科 教授

會田玉美
目白大学 保健医療学部 作業療法学科 教授

北山順崇
玉野総合医療専門学校 作業療法学科 学科長

佐藤彰紘
目白大学 保健医療学部 作業療法学科 専任講師

酒野直樹
藤田保健衛生大学 医療科学部
リハビリテーション学科

千田直人
茨城県立医療大学 保健医療学部 作業療法学科

百田貴洋
藤田保健衛生大学 医療科学部
リハビリテーション学科

林　浩之
星城大学 リハビリテーション学部
作業療法学専攻

竹田徳則
星城大学 リハビリテーション学部
作業療法学専攻 教授

岩﨑テル子
新潟医療福祉大学 名誉教授

伊藤玲子
中部大学 医療技術実習センター
作業療法実習部門

辛島千恵子
名古屋大学大学院 医学系研究科
リハビリテーション療法学専攻 教授

鈴木孝治
国際医療福祉大学 小田原保健医療学部
作業療法学科 教授

佐藤佐和子
目白大学 保健医療学部 作業療法学科 専任講師

近藤　智
目白大学 保健医療学部 作業療法学科 専任講師

佐藤善久
東北福祉大学 健康科学部
リハビリテーション学科 教授

矢﨑　潔
目白大学 保健医療学部 作業療法学科 教授

石橋　裕
首都大学東京 健康福祉学部 作業療法学科

玉垣　努
神奈川県立保健福祉大学 保健福祉学部
リハビリテーション学科 作業療法学専攻 教授

中村茂美
アール医療福祉専門学校 作業療法学科 学科長

毛束忠由
目白大学 保健医療学部 作業療法学科 教授

白石英樹
茨城県立医療大学 保健医療学部
作業療法学科 教授

山口普己
筑波記念病院 リハビリテーション部 主任

風間忠道
元 国立病院機構東京病院附属
リハビリテーション学院 作業療法学科

柏川晴香
介護老人保健施設 涼風苑・池田病院

深見真実
別府発達医療センター
リハビリテーション課 係長

若林由起子
脳神経疾患研究所附属総合南東北病院
リハビリテーション科 主任

花房謙一
市立吹田市民病院 リハビリテーション科
主任技師長

初版編集（所属・肩書は初版刊行時）

鷲田孝保
目白大学 保健医療学部 作業療法学科 教授

初版執筆者（所属・肩書は初版刊行時）

鷲田孝保
目白大学 保健医療学部
作業療法学科 教授

花岡秀明
広島大学大学院 保健学研究科
心身機能生活制御科学講座 准教授

編集協力

福士政広
首都大学東京 健康福祉学部 放射線学科 教授

CONTENTS

略語一覧 ─────────────────── xvi
「用語アラカルト＋補足」一覧 ─────── xix

I 基礎作業療法学

作業療法の概要

1 歴史 ──────────── 【澤　俊二】2
　●作業療法関連年表 ─────────── 2
　●作業療法の定義 ──────────── 4
2 倫理 ──────────── 【佐藤陽子】6
　●専門職の倫理 ───────────── 6
　●個人情報保護 ───────────── 7
3 法規・関連制度 ─────── 【浅野有子】8
　●作業療法とは何か？ ────────── 9
　●理学療法士法及び作業療法士法の概要 ── 9
　●医療法の概要 ──────────── 12
　●障害者自立支援法の概要 ─────── 12
　●介護保険制度の概要 ────────── 13
　●要介護認定と介護給付の概要 ────── 13
　●認知症支援 ───────────── 15
　●介護老人保健施設 ─────────── 15
　●介護予防 ────────────── 16
　●その他の関連法規 ─────────── 16
　●作業療法の専門性を生かす ─────── 16
4 生活をみることの基調 ─── 【浅野有子】17
　●暮らしとは何か，生活機能とは何か ── 17
　●国際生活機能分類（ICF） ─────── 18
　●クリニカルパス ──────────── 19
　●エビデンスと多職種協働 ─────── 19
5 作業療法士の活動領域 ──── 【浅野有子】21
　●作業療法の展開：職域 ────────── 21
　●関わりの時期による作業療法分類 ──── 23
　●対象者による作業療法領域分類 ───── 23
　●地域・コミュニティケア ─────── 23
6 作業療法の過程 ─────── 【齋藤さわ子】24
　●作業療法の過程 ──────────── 24
　●作業療法過程を説明する既存の枠組み ── 25
　●医学モデルを基盤とした作業療法過程 ── 25
　●カナダ作業遂行モデル（OPPM） ──── 26
　●作業療法介入プロセスモデル（OTIPM） ── 27
7 治療・介入の枠組み ──── 【齋藤さわ子】28
　●作業療法モデル ──────────── 28
　●生体力学的方法 ──────────── 30
　●運動制御的方法 ──────────── 30
　●感覚統合的方法 ──────────── 32
　●発達理論的方法 ──────────── 32
　●認知－知覚的方法 ─────────── 34
　●精神分析的方法 ──────────── 34
　●その他 ─────────────── 35
8 管理・運営 ─────────── 【會田玉美】36
　●リスクマネジメント ────────── 36
　●緊急時対応 ───────────── 39
　●個人情報保護 ──────────── 40
9 作業療法の研究・教育 ──── 【北山順崇】41
　●作業の研究 ──────────── 41
　●作業科学 ───────────── 41
　●作業療法の研究 ────────── 42
　●教育 ─────────────── 43

作業療法の基礎

1 作業の分類 ─────────── 【佐藤彰紘】44
　●日常生活活動および生活関連活動 ── 44
　●仕事・生産的活動 ──────────── 45
2 作業の種類と特徴 ──────── 【佐藤彰紘】46
　●各領域で利用される作業・活動とその特徴 ── 46
　●作業の選択 ──────────── 48
3 作業分析 ──────────── 【酒野直樹】49
　●作業分析の種類と技法 ────────── 49
　●工程分析 ───────────── 49
　●作業分析 ───────────── 50
　●動作分析 ───────────── 51
　●基本動作分析 ──────────── 51
　●運動分析 ───────────── 52
　●関節運動と筋 ──────────── 52
　●表面筋電図（Surface Electromyography：SEMG）を用いた分析 ── 53
　●感覚・知覚・認知的分析 ─────── 53
　●心理・情緒的分析 ────────── 54
4 作業遂行 ────────── 【齋藤さわ子】55
　●作業遂行の定義 ──────────── 55
　●作業遂行の構成要素とその関係性 ── 55
　●作業遂行と遂行技能 ──────── 56

II 作業療法評価学

基礎

1 評価の目的と領域 ────── 【齋藤さわ子】58
　●評価の目的 ──────────── 58
　●評価の領域 ──────────── 58
2 評価の時期と手順 ────── 【齋藤さわ子】60
　●時期 ─────────────── 60
　●手順 ─────────────── 60

基本評価

1 全身状態・局所所見 ────── 【千田直人】62
　●意識，覚醒 ──────────── 62
　●バイタルサイン ─────────── 62
　●栄養状態 ───────────── 64
　●皮膚（褥瘡を含む） ────────── 65
　●排尿・排便 ──────────── 67
　●摂食・嚥下 ──────────── 68
2 呼吸・循環・代謝系の評価 ─── 【百田貴洋】70

- ●基本的なバイタルサイン ─────70
- ●運動負荷試験 ─────71
- ●持久力検査 ─────71
- ●呼吸機能検査 ─────72
- ●循環機能検査 ─────72
- ●日常生活におけるエネルギー消費量 ─────72

3 運動系の評価 　【林　浩之・竹田徳則】73
1 反射
- ●反射 ─────73
- ●反射弓 ─────73
- ●反射検査 ─────73
- ●反射検査の解釈 ─────73
2 身体計測
- ●四肢長測定 ─────75
- ●周径測定 ─────77
- ●体格指数 ─────77
- ●BMI(body mass index) ─────77
- ●カウプ指数(Kaup index) ─────77
3 関節可動域，変形
- ●関節可動域の測定方法 ─────78
- ●手指変形 ─────85
4 筋力
- ●筋力 ─────85
- ●筋持久力 ─────85
- ●筋パワー ─────85
- ●徒手筋力検査(MMT) ─────86
5 持久力
- ●持久力の分類 ─────87
- ●持久力に影響を及ぼす因子 ─────88
- ●持久力の評価 ─────88
6 協調性 ─────89
7 巧緻性 ─────90
- ●手指機能検査 ─────90
8 平衡機能
- ●平衡機能 ─────91
- ●バランス ─────91
- ●平衡機能検査 ─────91
9 脳神経系(運動系)
- ●脳神経 ─────92
10 摂食・嚥下機能
- ●摂食・嚥下機能の5期モデル ─────94
- ●摂食・嚥下機能評価 ─────94
11 上肢の総合的機能
- ●簡易上肢機能検査(STEF) ─────95
- ●脳卒中上肢機能検査(MFT) ─────96
- ●DASH ─────96
12 片麻痺の機能回復
- ●脳卒中上肢機能検査(MFT) ─────97
- ●Stroke Impairment Assessment Set(SIAS) ─────98
- ●Fugl-Meyer assessment(FMA) ─────98
- ●(modified)Ashworth scale ─────98

4 感覚系の評価 　【岩﨑テル子】99
- ●感覚の分類 ─────99
- ●感覚受容器 ─────99
- ●体性感覚の伝導路(求心性神経) ─────100
- ●皮膚の支配神経 ─────101
- ●感覚の検査方法と注意事項 ─────102

5 発達の評価 　【伊藤玲子・辛島千恵子】104
1 全般的発達検査
- ●発達期に実施する検査 ─────104
- ●全般的発達検査の種類とその概要 ─────104
2 運動発達検査 ─────106
- ●原始反射・姿勢反射・姿勢反応と粗大運動発達 ─────106
- ●把握の発達 ─────108
- ●原始反射・姿勢反射の具体的な手技と反応 ─────108
- ●運動発達検査について ─────111
3 感覚-知覚-認知検査 ─────112
- ●感覚-知覚-認知検査について ─────112
4 心理・社会機能検査 ─────113
- ●心理・社会機能検査について ─────113
5 発達検査(DDST，遠城寺式など) ─────114
- ●日本版デンバー式発達スクリーニング検査改訂版と遠城寺式乳幼児分析的発達検査表 ─────114
6 日本版ミラー幼児発達スクリーニング検査 ─────114
- ●日本版ミラー幼児発達スクリーニング検査(JMAP)の特徴 ─────114

6 高次脳機能の評価(認知症を含む) 　【鈴木孝治】116
1 高次脳機能の評価 ─────116
- ●高次脳機能とは ─────116
- ●背景となる学問 ─────116
- ●高次脳機能障害のとらえ方 ─────117
- ●高次脳機能障害の原因疾患 ─────117
2 画像情報 ─────118
- ●画像情報からの評価 ─────118
3 神経心理学的検査 ─────120
- ●神経心理学的検査 ─────120
4 感情 ─────121
- ●感情 ─────121
5 意識 ─────123
- ●意識 ─────123
6 注意 ─────126
- ●注意 ─────126
7 認知症の評価 ─────129
- ●知的機能検査(質問式) ─────129
- ●行動観察尺度(観察式) ─────131

7 精神機能の評価 　【佐藤佐和子・近藤　智】132
1 情報収集 ─────132
- ●情報収集の概要 ─────132
2 観察 ─────133
3 面接 ─────135
- ●面接の目的 ─────135
- ●作業療法特有の面接について ─────135
- ●臨床での初回面接のコツ ─────135
- ●面接者に求められる基本態度 ─────136
- ●面接場面の設定 ─────136
4 集団評価 ─────137
- ●集団を構成する要素 ─────137
- ●集団内での観察事項(7つのポイント) ─────137
- ●集団の何が治療的に働くのか ─────137
- ●集団療法の効果について ─────137
5 日常生活技能評価 ─────138
- ●精神障害者社会生活評価尺度(LASMI) ─────138
- ●精神障害者ケアアセスメント表 ─────141
- ●精神科リハビリテーション行動評価尺度(Rehab) ─────142
6 興味チェックリスト ─────143
7 投影法 ─────146
- ●投影法による心理検査 ─────146
8 交流分析 ─────148
- ●TAの主な概念：構造モデルと機能モデル ─────148
9 箱作り法 ─────150
- ●実施時の主な流れ ─────150
- ●物品の準備と対象者への指示 ─────150
- ●評価 ─────150

- ●結果 ———————————— 150
- 10 職業関連評価 ———————— 151
  - ●就労支援の基本的な考え方 ——— 151
  - ●主な支援のプロセス ————— 152
  - ●就労支援のアセスメント（評価）— 152
- 11 社会機能評価 ———————— 154
  - ●LASMIの概要 ———————— 154
  - ●Rehabの概要 ———————— 155
- 8 作業遂行の評価 ———【齋藤さわ子】156
  - ●作業遂行の評価 ———————— 156
  - ●作業遂行の観察評価法 ———— 157
  - ●作業遂行に関する面接評価法と質問紙評価法 157
- 9 基本動作の評価 ———【佐藤善久】159
  - ●起居・移乗・移動動作の範囲と評価の視点 — 159
- 10 日常生活活動の評価 ——【佐藤善久】162
  - 1 日常生活活動（ADL）に関する基礎知識 — 162
    - ●ADLの範囲とADL評価の目的 — 162
  - 2 食事 ———————————— 163
    - ●食事（摂食・嚥下） ————— 163
  - 3 排泄 ———————————— 166
    - ●排泄の機能と障害 —————— 166
  - 4 更衣，整容，入浴 ——————— 168
    - ●更衣 ———————————— 168
    - ●整容 ———————————— 168
    - ●入浴 ———————————— 169
  - 5 ADL評価法（FIM，BIなど） —— 169
    - ●ADL評価法と特徴 —————— 169
- 11 生活関連活動の評価 ——【佐藤善久】176
  - ●家事 ———————————— 176
  - ●交通機関の利用 ———————— 177
  - ●余暇活動，遊び ———————— 177
- 12 装具 ————————【矢﨑 潔】178
  - ●装具とは ——————————— 178
  - ●構造 ———————————— 184
- 13 自助具，福祉用具 —【石橋 裕・玉垣 努】185
  - ●自助具 ———————————— 185
  - ●福祉用具 ——————————— 185
  - ●介護保険制度における福祉用具の項目 — 185
  - ●福祉用具および自助具導入までのプロセス — 187
- 14 職業関連活動の評価 ——【佐藤善久】188
  - ●職業関連活動と評価の視点 ——— 188
- 15 参加の評価 ————【中村茂美】190
  - ●参加の大分類リスト ————— 190
  - ●参加の評価 —————————— 190
- 16 QOLの評価 ————【中村茂美】191
  - ●QOLの構造化 ———————— 191
  - ●QOLの評価 ————————— 191
- 17 個人因子の評価 ———【浅野有子】192
  - ●アセスメントの重要性 ———— 192
  - ●個人因子をとらえる ————— 193
  - ●コミュニケーションスキル —— 193
- 18 環境因子の評価 ———【浅野有子】194
  - ●環境とは何か ———————— 194
  - ●住環境評価・訪問指導 ———— 194
  - ●ジェノグラム 家族関係図 —— 195

各領域の評価

[精神心理系]
- 1 器質性精神障害（症状性を含む）——【毛束忠由】196
  - ●認知症の診断基準 —————— 196
  - ●軽度認知機能障害（MCI） ——— 197
  - ●認知症のタイプ ——————— 197
  - ●中核症状と周辺症状 ————— 198
  - ●認知症の評価 ———————— 198
  - ●認知尺度 —————————— 199
  - ●行動観察尺度 ———————— 199
  - ●せん妄の評価 ———————— 201
- 2 精神作用物質・アルコール障害 ——【近藤 智】203
  - ●精神作用物質とは —————— 203
  - ●依存性物質の分類 —————— 204
  - アルコール依存症 ——————— 204
  - ●疫学 ———————————— 204
  - ●症状 ———————————— 204
  - ●米国精神医学会の診断基準 —— 204
  - ●アルコール離脱症候群 ———— 205
  - ●回復期ごとのアセスメント項目 — 206
  - ●アルコール依存症に対する作業療法評価の内容 — 206
- 3 統合失調症 —————【近藤 智】207
  - ●疫学 ———————————— 207
  - ●症状 ———————————— 207
  - ●陽性症状および陰性症状の特徴 — 207
  - ●基本症状 —————————— 208
  - ●シュナイダーの一級症状 ——— 208
  - ●米国精神医学会の診断基準 —— 208
  - ●精神症状評価尺度 —————— 209
  - ●統合失調症の回復過程 ———— 211
  - ●早期作業療法実施上の問題領域 — 211
  - ●作業療法評価の実際 ————— 212
- 4 気分（感情）障害 ———【近藤 智】213
  - ●症状 ———————————— 213
  - ●米国精神医学会の診断基準 —— 213
  - ●高い再発率 ————————— 214
  - ●うつ病の初期症状 —————— 214
  - ●米国精神医学会の診断基準 —— 216
  - ●感情障害に対する作業療法評価項目の内容 — 216
- 5 神経症性障害，ストレス関連障害および身体表現性障害 ——【近藤 智】217
  - 神経症性障害 ————————— 217
  - ●パニック障害 ———————— 217
  - ●社会不安障害 ———————— 217
  - ●強迫性障害 ————————— 217
  - ●外傷後ストレス障害（PTSD） —— 218
  - ●全般性不安障害 ——————— 218
  - ストレス性障害 ———————— 218
  - ●外傷性ストレス反応 ————— 218
  - ●適応障害 —————————— 218
  - ●身体表現性障害 ——————— 218
  - ●転換性障害 ————————— 218
  - ●解離性障害 ————————— 218
  - ●疾患別評価のポイント ———— 219
- 6 生理的障害および身体的因子に関連した行動症候群 ————【毛束忠由】220
  - ●神経性無食欲症 ——————— 220
  - ●神経性過食症 ———————— 220
  - ●摂食障害の評価 ——————— 220
- 7 成人の人格（パーソナリティ）および行動の障害 ————【毛束忠由】222
  - ●境界性人格障害の特徴 ———— 222
- 8 知的障害 ——————【近藤 智】223
  - ●概念 ———————————— 223
  - ●疫学 ———————————— 223
  - ●程度による分類 ——————— 224

- ●病理学的原因 ——— 224
- ●精神科臨床上での特徴 ——— 224
- ●小児期から思春期の精神障害 ——— 225
- ●知的障害の評価 ——— 225
- ●行動の評価（日常生活あるいは入院生活，作業療法場面での評価） ——— 226
- ●活動分析を行う際の要素 ——— 226

9 心理的発達の障害 【毛束忠由】227
- ●評価 ——— 227

10 小児期および青年期に通常発症する行動および情動の障害（注意欠陥・多動性障害，学習障害を含む） 【毛束忠由】228
- ●注意欠陥・多動性障害 ——— 228
- ●不登校 ——— 228

11 てんかん 【毛束忠由】229
- ●てんかんの障害 ——— 229
- ●作業療法評価 ——— 231

[骨関節系]

12 変形性関節症 【白石英樹】232
- ●分類 ——— 232
- ●要因 ——— 233
- ●症状 ——— 233
- ●単純X線検査 ——— 233
- ●MRI検査 ——— 234
- ●各部位での変形性関節症 ——— 234
- ●機能障害評価 ——— 237
- ●日常生活・QOL ——— 238

13 骨折 【白石英樹】239
- ●骨折治癒過程 ——— 239
- ●骨折の分類 ——— 240
- ●固定 ——— 240
- ●合併症 ——— 240
- ●代表的な上肢骨折 ——— 241
- ●代表的な下肢骨折 ——— 244
- ●骨折の治癒期間 ——— 246
- ●作業療法評価 ——— 246
- ●参考：日本整形外科学会 各関節部位での機能・治療成績判定基準 ——— 247

14 関節リウマチとその近縁疾患 【白石英樹】249
- ●疾患の経過 ——— 249
- ●症状 ——— 250
- ●関節の特徴的な変形 ——— 251
- ●X線所見 ——— 252
- ●血液検査所見 ——— 252
- ●関節液所見 ——— 252
- ●診断基準 ——— 253
- ●関節病変の進行程度分類：Stage分類（Steinbroker stage分類）——— 253
- ●機能障害分類 ——— 254
- ●疾患活動性 ——— 254
- ●近縁疾患 ——— 255
- ●作業療法評価 ——— 257

15 外傷・障害（スポーツ外傷・障害）【白石英樹】260
- ●スポーツ外傷 ——— 260
- ●スポーツ障害（過用に起因）——— 262
- ●作業療法評価 ——— 265

16 靱帯損傷 【白石英樹】268
- ●靱帯（Ligament）——— 268
- ●靱帯の修復過程 ——— 268
- ●分類 ——— 268
- ●各部位での靱帯損傷 ——— 269

17 切断 【白石英樹】276
- ●切断の原因 ——— 276
- ●適応の基準 ——— 277
- ●切断の分類 ——— 277
- ●上肢切断肢の計測 ——— 278
- ●上肢切断と残存機能 ——— 278
- ●切断の断端処置 ——— 279
- ●特殊な切断 ——— 279
- ●作業療法評価 ——— 281
- ●義手 ——— 282
- ●上肢切断レベルと義手の特徴（AAOS分類）——— 287
- ●義手適合判定（作業療法評価）——— 288

18 末梢神経障害 【白石英樹】291
- ●概要 ——— 291
- ●障害の分布による分類 ——— 291
- ●各疾患（単神経障害：絞扼性神経障害）——— 292

19 骨形成不全症 【白石英樹】298
- ●分類 ——— 298
- ●臨床症状 ——— 299
- ●所見 ——— 299
- ●検査 ——— 299
- ●成長期を終えてからの問題 ——— 300
- ●作業療法評価 ——— 300

[中枢神経系]

20 脳血管障害 【鈴木孝治】301
- ●大脳の解剖学的構造 ——— 301
- ●脳の血流と部位 ——— 301
- ●病変部位と運動麻痺 ——— 303
- ●病変部位と高次脳機能障害 ——— 303
- ●筋緊張と腱反射 ——— 305
- ●運動の統合レベル ——— 306
- ●連合反応 ——— 306
- ●共同運動 ——— 307
- ●脳卒中の基本的な機能障害と中枢性麻痺の特徴 ——— 308

21 外傷性脳損傷 【鈴木孝治】313
- ●頭部外傷のタイプとメカニズム ——— 313
- ●身体的側面 ——— 313
- ●神経心理学的側面 ——— 314

22 Parkinson病，Parkinson症候群 【山口普己】315
- ●疾患の概要 ——— 315
- ●評価 ——— 316

23 脊髄小脳変性症 【山口普己】318
- ●疾患の概要 ——— 318
- ●評価 ——— 319

24 脊髄損傷 【白石英樹】321
- ●概要 ——— 321
- ●臨床症状と合併症 ——— 322
- ●好発部位 ——— 323
- ●病態分類 ——— 323
- ●損傷高位 ——— 323
- ●作業療法評価 ——— 323
- ●不全麻痺の分類 ——— 329

25 高次脳機能障害 【鈴木孝治】331
- ●認知 ——— 331
- ●方向性注意 ——— 333
- ●言語（コミュニケーション）——— 337
- ●記憶 ——— 341
- ●行為 ——— 344

[神経筋系]

26 筋ジストロフィー（デュシェンヌ型を中心に）【風間忠道】349
- ●評価 ——— 349

27 筋萎縮性側索硬化症 【鈴木孝治】351
- 診断基準と主な症状 ―― 351
- 評価 ―― 353

28 多発性筋炎 【鈴木孝治】354
- 疾患の概要 ―― 354
- 評価 ―― 354

29 重症筋無力症 【鈴木孝治】355
- 疾患の概要 ―― 355
- 診断基準 ―― 355
- 評価 ―― 355

30 多発性硬化症 【鈴木孝治】356
- 疾患の概要 ―― 356
- 症状 ―― 356
- 評価 ―― 358

31 ニューロパチー 【鈴木孝治】359
- ギラン・バレー症候群 ―― 359
- シャルコー・マリー・トゥース病 ―― 359

32 末梢神経損傷 【白石英樹】360
- 末梢神経損傷分類 ―― 361
- 末梢神経麻痺症状 ―― 362
- 代表的な末梢神経損傷と特徴的症状(手の肢位) ―― 362
- 末梢神経損傷と動き・動作の障害 ―― 363
- 末梢神経損傷の評価 ―― 363
- 腕神経叢損傷 ―― 370

[運動発達系]
33 総論 【辛島千恵子】372
- 運動発達系の評価 ―― 372
- 評価の統合 ―― 373
- 評価のプロセス ―― 374

34 脳性麻痺 【辛島千恵子】375
- 定義 ―― 375
- 分類 ―― 375
- 評価 ―― 377

35 重症心身障害 【辛島千恵子】379
- 障害の程度と分類 ―― 379
- 評価 ―― 379

36 二分脊椎症 【辛島千恵子】380
- 二分脊椎の概念と症状 ―― 380
- 評価 ―― 380

37 ダウン症(評価と治療) 【辛島千恵子】381
- 特異顔貌 ―― 381
- 評価 ―― 381
- 作業療法 ―― 381

[呼吸・循環系]
38 慢性閉塞性肺疾患 【百田貴洋】382
- 慢性閉塞性肺疾患(COPD)とは ―― 382
- 病期分類 ―― 383
- 呼吸機能検査 ―― 383
- 持久力検査 ―― 384
- 息切れの分類 ―― 384
- その他の主な評価項目と疾患にみられる特徴 ―― 384
- ADL評価 ―― 384

39 虚血性心疾患 【百田貴洋】385
- 狭心症と心筋梗塞 ―― 385
- 虚血性心疾患の危険因子 ―― 385
- 心機能分類 ―― 386
- 運動負荷試験 ―― 386
- 持久力検査 ―― 386

[代謝系]
40 糖尿病 【百田貴洋】387
- 疾患の概要と診断基準 ―― 387
- 病型分類 ―― 388
- 情報収集(生活習慣・リスクファクター) ―― 388
- 身体機能評価 ―― 388
- 運動耐容能 ―― 388

41 腎機能障害 【百田貴洋】389
- 腎臓の働きと腎機能評価 ―― 389
- 慢性腎不全(CKD : chronic kidney disease) ―― 389
- CKDの病期分類 ―― 390
- CKDリスクファクター ―― 390
- 人工透析 ―― 390
- 情報収集と身体機能評価 ―― 390

[感覚器系]
42 視覚障害 【百田貴洋】391
- 視覚に関わる主な脳神経 ―― 391
- 動眼・滑車・外転神経 ―― 391

43 聴覚,前庭障害 【百田貴洋】392
- 難聴(伝音難聴と神経難聴) ―― 392
- めまい(回転性めまいと浮動性めまい) ―― 392

[その他の疾患・障害]
44 摂食・嚥下障害 【百田貴洋】393
- 嚥下障害を疑う症状と臨床評価 ―― 393
- 嚥下造影検査(VF) ―― 393
- 非VF系摂食・嚥下障害評価 ―― 394
- その他の検査 ―― 396

45 排尿障害 【百田貴洋】397
- 排尿障害の全体像 ―― 397

46 褥瘡 【百田貴洋】398
- 褥瘡発生危険度予測尺度 ―― 398
- 重症度による分類 ―― 398
- 情報収集 ―― 398

47 熱傷 【百田貴洋】399
- 熱傷深度による分類 ―― 399
- 重症度(Artzの基準) ―― 400

48 悪性腫瘍 【百田貴洋】401
- リハビリテーションの対象となる障害の種類 ―― 401
- がんのリハビリテーションの病期別分類 ―― 402
- 身体機能評価 ―― 403
- 副作用 ―― 403

49 浮腫 【百田貴洋】404
- 末梢循環 ―― 404
- 浮腫の成因 ―― 404

[保健・福祉領域]
50 予防保健医学と産業作業療法 【酒野直樹】405
- 予防保健医学 ―― 405
- 産業作業療法 ―― 406

III 作業療法治療学

基礎

1 目的と領域 【鈴木孝治】408
- 目的 ―― 408
- 作業療法学の領域(分野)~身体障害,精神障害,発達障害,老年期障害 ―― 408
- 急性期,回復期,維持期,終末期 ―― 409
- 作業療法が展開されている場(保健,医療,福祉) ―― 409

2 組み立てと手順 【鈴木孝治】410
- 目標設定 ―― 410
- 介入方略 ―― 411

- ●リスク管理 ―――――― 415
- ●プログラム ―――――― 416

基本介入手段

- 1 医学的管理 ―――――― 【會田玉美】417
  - ●リスク管理のための基本的知識 ―― 417
  - ●バイタルサイン(vital signs) ―― 417
  - ●意識状態の評価 ―――――― 417
  - ●一般的な訓練の中止基準 ―――― 417
  - ●呼吸器疾患のリスク管理 ―――― 418
  - ●心疾患のリスク管理 ―――――― 418
- 2 運動系 ―――――――― 【鈴木孝治】419
  - ●ポジショニング ―――――― 419
  - ●関節運動,関節保護法 ―――― 420
  - ●神経筋再教育 ――――――― 422
  - ●筋力,筋持久力訓練 ―――――― 423
- 3 運動制御,運動学習系 ―【林　浩之・竹田徳則】425
  - ①協調性の訓練 ―――――― 425
  - ●治療の原則 ――――――― 425
  - ●フレンケル(Frenkel)の体操 ―― 425
  - ●重錘負荷 ―――――――― 425
  - ●弾性包帯装着法 ――――― 425
  - ②巧緻性の訓練 ―――――― 426
  - ●巧緻性訓練の前提条件 ―――― 426
  - ●巧緻性訓練の順序 ―――――― 426
  - ③バランス訓練 ―――――― 427
  - ●介入の階層構造 ―――――― 427
  - ●課題の難易度 ―――――― 427
  - ●課題設定 ―――――――― 428
  - ●バランス能力に関する身体要素の強化 ―― 428
  - ④基本動作の訓練(構え,リーチ,把持,離し) ―― 428
  - ●動作練習 ―――――――― 428
- 4 呼吸・循環・代謝系 ―――― 【百田貴洋】429
  - ①全身の持久力訓練 ―――――― 429
  - ●運動と全身持久力 ―――――― 429
  - ●基本的な全身持久力訓練と負荷方法 ―― 429
  - ●生活習慣病の運動指導 ―――― 430
  - ●日常生活におけるトレーニング ―― 431
  - ●運動負荷訓練の中止基準 ―――― 431
  - ②全身調整 ―――――――― 432
  - ●運動と全身調整(コンディショニング) ―― 432
  - ●全身調整法(コンディショニング法) ―― 432
- 5 感覚系 ―――――――― 【岩﨑テル子】433
  - ●主な感覚障害と代表的疾患・症状 ―― 433
  - ●末梢神経損傷後の末梢での変化 ―― 434
  - ●末梢神経損傷後の中枢での変化 ―― 434
  - ●中枢神経障害後の中枢での変化 ―― 434
  - ●知覚再教育 ――――――― 435
  - ●知覚再教育プログラム ―――― 435
- 6 高次脳機能系 ―――――― 【鈴木孝治】437
  - ●高次脳機能障害の経時的なとらえ方 ―― 437
  - ●通過症候群 ――――――― 437
  - ●介入法の分類 ―――――― 438
  - ●意識・感情・注意への介入 ―――― 438
- 7 作業遂行障害 ―――――― 【齋藤さわ子】440
  - ●作業遂行障害への介入の流れ ―― 440
- 8 運動発達系 ――――――― 【辛島千恵子】442
  - ①人間発達の基礎知識と治療への応用 ―― 442
  - ●人間発達過程の理解 ―――― 442
  - ②姿勢・運動発達の促進 ―――― 446
  - ●神経発達学的理論と介入手段 ―― 446
  - ③感覚・知覚・認知の発達促進 ―― 447
  - ●感覚統合理論と介入手段 ―――― 447
  - ●フロスティグの視知覚発達促進 ―― 449
  - ●作業遂行と感覚統合モデル ―― 449
  - ④子どもの作業の発達促進 ―――― 450
  - ●応用行動分析理論 ―――――― 450
  - ●作業遂行と応用行動分析,代償法 ―― 450
  - ⑤家族・地域での生活支援 ―――― 451
  - ●地域における生活支援 ―――― 451
- 9 装具 ――――――――― 【矢﨑潔】453
  - ●フォローアップおよび治療・装着訓練 ―― 453
  - ●スプリント製作 ――――――― 455
  - ●その他(代表的な装具の部位名称の解説) ―― 457
- 10 基本動作 ――――――― 【佐藤善久】458
  - ●起居・移乗・移動の支援 ―――― 458
  - ●脳卒中(片麻痺) ―――――― 459
  - ●頸髄損傷 ―――――――― 461
- 11 日常生活活動 ―――――― 【佐藤善久】462
  - ①食事 ―――――――――― 462
  - ●食事の支援のポイント ―――― 462
  - ●食事の際の上肢機能への介入 ―― 463
  - ●食事の際の口腔機能への介入 ―― 464
  - ②排泄 ――――――――― 465
  - ●排泄障害と介入 ―――――― 465
  - ③更衣,整容 ――――――― 468
  - ●更衣・整容の支援 ―――――― 468
  - ④入浴 ――――――――― 471
  - ●入浴の支援 ――――――― 471
  - ●脳卒中による片麻痺者の入浴 ―― 471
  - ●頸髄損傷による四肢麻痺 ―――― 472
- 12 生活関連活動 ――――――― 【佐藤善久】473
  - ①家事 ――――――――― 473
  - ●脳卒中による片麻痺者 ―――― 473
  - ●頸髄損傷による四肢麻痺者 ―― 474
  - ●関節リウマチ ―――――― 475
  - ②交通機関の利用 ―――――― 475
  - ●交通機関の利用と社会参加 ―― 475
  - ③余暇活動 ―――――――― 476
  - ●余暇活動の支援 ―――――― 476
- 13 自助具,福祉用具 ―――― 【石橋裕・玉垣努】477
  - ●リハビリテーション関連機器とは ―― 477
  - ●車いす ―――――――― 482
  - ●歩行器 ―――――――― 483
  - ●杖 ―――――――――― 483
  - ●環境制御装置 ―――――― 485
  - ●コミュニケーション機器 ―――― 486
- 14 環境調整 ――――――― 【浅野有子】487
  - ●環境調整・環境支援 ―――― 487
  - ●訪問指導 ―――――――― 487
  - ●環境調整としての家屋改修 ―― 487
  - ●家族支援 ―――――――― 488
  - ●学校や職場での支援,支援のための連携 ―― 490
- 15 職業関連活動 ―――――― 【佐藤善久】491
  - ●職業関連活動とは ―――――― 491
- 16 参加 ――――――――― 【中村茂美】493
  - ●目標となる役割を考える ―――― 493
  - ●参加目標を実現するための活動の向上
    (主婦役割を参加目標とする場合) ―― 493
  - ●社会参加をより促進するための対人技能のポイント ―― 494

xi

精神障害に対する介入

1 **精神障害領域の治療・援助目標** ─【佐藤佐和子】495
- リハビリテーション目標，長期目標，短期目標 ─495

2 **精神障害領域の治療・援助構造** ─【近藤 智】497
- 1 **治療的態度・関わり方** ─497
  - 概要 ─497
  - 精神療法的態度 ─498
  - 良好な治療関係の構築 ─498
  - 関与することの技術 ─498
  - 関与が困難になる状況とは ─498
  - 疾患別の治療的態度・関わりの原則 ─499
- 2 **作業活動** ─500
  - 作業を治療的に用いる ─500
  - 作業・作業活動の利用 ─501
  - 作業・活動を用いる際の3つの分類 ─501
  - 精神科領域でよく使われる作業活動の紹介 ─501
  - パラレルな場における作業とは ─501
  - 1日の対象者の動きと作業活動のもつ意味 ─502
- 3 **集団** ─503
  - 集団の治療的効果 ─503
  - 集団を構成する因子 ─504
  - 集団と場の利用の違い ─504
  - 集団・場の治療構造の比較 ─505
  - 作業療法士が関わるグループアプローチ ─505
  - 集団の何を評価するのか ─506
  - 集団への参加様態と発達段階 ─506
- 4 **時間と頻度** ─507
  - プログラムの立案時 ─507
  - 診療報酬 ─507
  - 実施時間 ─507
  - 回復時期ごとの実施時間と頻度の目安 ─508
  - 集団あるいは場の形態から見た実施時間と頻度の目安 ─508
  - 集団の特性から見た実施時間と頻度の目安 ─508
- 5 **場所** ─509
  - 作業療法の実施場所 ─509
  - 作業療法が行われる治療空間 ─509
  - 作業面接の物理的構造 ─510

3 **精神障害領域の治療・援助の場** ─【佐藤佐和子・近藤 智】511
- 1 **精神科作業療法** ─511
  - 精神科作業療法 ─511
- 2 **外来作業療法** ─512
  - 外来作業療法 ─512
- 3 **精神科デイケア・ナイトケア・ショートケア** ─513
  - 精神科デイケア，精神科ナイトケア，精神科ショートケア，精神科デイナイトケア ─513
- 4 **療養病棟** ─515
  - 療養病棟での診療報酬 ─515
  - 対象者の特徴 ─515
  - 病棟の機能 ─515
  - 療養病棟における作業療法士の役割 ─516
  - 作業療法プログラムの特徴と注意点 ─516
  - 作業療法士に求められるもの ─516
  - 慢性病棟の一例 ─516
- 5 **重度認知症治療病棟** ─517
  - 認知症病棟 ─517
  - 施設基準 ─517
  - 入院時の観察 ─518
  - 日常生活場面での観察と評価のポイント ─519
  - 各期における作業療法の役割 ─519
- 6 **精神保健福祉センター** ─520
  - 地域における精神障害者の支援の枠組み ─520

4 **精神障害領域の病期別アプローチ** ─【近藤 智】522
- 回復過程の区分 ─522
- 急性期 ─522
- 回復期 ─523
- 維持期（療養期） ─524
- 終末期 ─524
- 回復段階に応じた生活支援 ─524

各領域の治療

[精神心理系]

1 **器質性精神障害（症状性を含む）** ─【毛束忠由】526
- 対応の原則 ─526
- プログラムの原則 ─526
- 特定の介入法 ─526
- 認知症疾患別対応のポイントと重症度別の目標設定 ─527

2 **精神作用物質・アルコール障害** ─【近藤 智】528
- 専門病院と作業療法との関わり ─528
- 作業療法の治療目標 ─529
- 作業療法の活動内容 ─529
- 作業療法場面での7つの対応 ─529

3 **統合失調症** ─【近藤 智】530
- 回復期別の作業療法 ─530
- 作業療法実施上のポイント ─531
- 長期入院患者が地域で暮らすこと ─531
- 作業療法の目的 ─531
- 回復過程に応じた要素別プログラムの内容 ─532
- 作業療法場面での行為と対応のポイント ─532

4 **気分（感情）障害** ─【近藤 智】533
- 感情障害の臨床像 ─533
- 作業療法の目標 ─534
- 作業活動の選択基準 ─534
- 作業療法プログラム ─534
- 感情障害の援助法・対応 ─535
- うつ病と睡眠障害について ─535
- 方法 ─535

5 **神経症性障害，ストレス関連障害および身体表現性障害** ─【近藤 智】536
- パニック障害の臨床像 ─536
- 原因 ─536
- 治療 ─536
- 作業活動の選択 ─538

6 **生理的障害および身体的要因に関連した行動症候群** ─【毛束忠由】540
- プログラムの原則 ─540
- 作業活動選択の原則 ─540
- 対応の原則 ─540

7 **成人の人格（パーソナリティ）および行動の障害** ─【毛束忠由】542
- 基本的対応（衝動性を抑制し，自尊心を維持する） ─542
- 作業療法の目的と手段 ─543
- プログラムの原則 ─543

8 **知的障害** ─【近藤 智】544
- 施設あるいは入院にみる知的障害者の現状 ─544
- ライフステージに応じた作業療法の目標 ─544
- 目標 ─544

- ●作業場面での特徴 —————— 545
- ●作業選択の際の留意点 —————— 545
- ●作業療法プログラムの選択 —————— 545
- ●就労支援の評価 —————— 545
- ●主な就労支援機関 —————— 545
- ●知的障害者の就労に必要な要素 —————— 546
- ●精神科領域での知的障害のプログラム紹介 —547
- ●作業療法場面で見られる3つの特徴的行動 —547

9 心理的発達の障害 【毛束忠由】548
- ●治療の目的 —————— 548
- ●対応の原則 —————— 548

10 小児期および青年期に通常発症する行動および情動の障害（注意欠陥・多動性障害、学習障害を含む）
 【毛束忠由】549
- ●注意欠陥・多動性障害 —————— 549
- ●不登校 —————— 549

11 てんかん 【毛束忠由】550
- ●てんかんの治療目標 —————— 550
- ●発作時の対応 —————— 550
- ●発作誘発因子 —————— 550

[骨関節系]

12 変形性関節症 【白石英樹】551
- ●手術療法 —————— 551
- ●保存療法 —————— 551
- ●日常管理 —————— 551
- ●各疾患でのリハビリテーション —————— 552

13 骨折 【白石英樹】556
- ●作業療法 —————— 556
- ●上腕骨近位端骨折 —————— 556
- ●上腕骨遠位端骨折 —————— 558
- ●橈骨遠位骨幹端部骨折 —————— 559
- ●大腿骨近位端骨折 —————— 560

14 関節リウマチとその近縁疾患 【白石英樹】562
- ●患者教育・生活指導 —————— 562
- ●基礎的な身体機能訓練 —————— 563
- ●自助具 —————— 564
- ●装具 —————— 566
- ●生活の工夫 —————— 567

15 外傷・障害（スポーツ外傷・障害） 【白石英樹】569
- ●スポーツ外傷へのアプローチ —————— 569
- ●野球肩（インピンジメント症候群）（保存療法）570
- ●野球肘 —————— 571
- ●テニス肘（保存療法） —————— 571
- ●アキレス腱断裂（保存療法）：手術療法・陳旧性断裂にも適応可 —————— 572

16 靱帯損傷 【白石英樹】574
- ●靱帯損傷の治療 —————— 574
- ●肘関節靱帯損傷 —————— 574
- ●手関節（三角線維軟骨複合体損傷：TFCC損傷） —————— 575
- ●膝関節靱帯損傷①／前十字靱帯損傷 —————— 575
- ●膝関節靱帯損傷②／後十字靱帯損傷 —————— 575
- ●膝関節靱帯損傷③／内側側副靱帯損傷 —————— 576
- ●膝半月板損傷 —————— 576

17 切断 【白石英樹】577
- 切断端管理（切断術後） —————— 577
- ●弾力包帯（soft dressing） —————— 577
- ●リジッドドレッシング —————— 579
- ●セミリジッドドレッシング —————— 579
- ●環境制御による創治療法 —————— 579
- ●作業療法 —————— 580

18 末梢神経障害 【白石英樹】582
- ●回内筋症候群 —————— 582
- ●前骨間神経障害 —————— 582
- ●後骨間神経障害 —————— 582
- ●肘部管症候群 —————— 583
- ●手根管症候群 —————— 584
- ●尺骨管症候群（Guyon管症候群） —————— 584

19 骨形成不全症 【白石英樹】585
- ●医学的治療介入 —————— 585
- ●作業療法介入 —————— 585

[中枢神経系]

20 脳血管障害，外傷性脳損傷 【鈴木孝治】586
 脳血管障害 —————— 586
- ●運動の随意性と治療の流れ —————— 586
- ●神経筋促痛手技（神経生理学的アプローチ） —587
- ●回復段階に沿った治療原則 —————— 588
- ●Eggersの方法（Bobath法の作業療法への応用） —————— 590
- ●座位・立ち上がり（作業活動の基本） —————— 592
- ●感覚障害への対処 —————— 594
- ●廃用症候群 —————— 594
- ●反射性交感神経性ジストロフィー（RSD） —— 595
- ●肩関節周囲炎 —————— 596
- ●肩手症候群 —————— 596
- ●拘縮 —————— 597
- ●変形（スワンネック変形、ボタン穴変形） —597
 外傷性脳損傷
- ●アプローチと障害への対応 —————— 597

21 Parkinson病，Parkinson症候群 【山口普己】598
- ●治療的アプローチ —————— 598

22 脊髄小脳変性症 【山口普己】601
- ●治療的アプローチ —————— 601

23 脊髄損傷 【白石英樹】603
 作業療法（急性期 ⇒ 回復期 ⇒ 社会復帰期） —————— 603
- ●急性期 —————— 603
- ●回復期 —————— 604
- ●社会復帰期 —————— 609
- ●その他必要な訓練 —————— 610

24 高次脳機能障害 【鈴木孝治】616
- ●認知（視覚失認）・方向性注意（半側空間無視）616
- ●言語（コミュニケーション） —————— 617
- ●記憶 —————— 618
- ●行為（遂行機能含む） —————— 618

[神経筋系]

25 筋ジストロフィー（デュシェンヌ型を中心に） 【風間忠道】621
- ●筋ジストロフィー —————— 621
- ●作業療法 —————— 621
- ●方法と注意事項 —————— 621

26 筋萎縮性側索硬化症 【鈴木孝治】626
- ●筋萎縮性側索硬化症（ALS）の概要 —————— 626

27 多発性筋炎，重症筋無力症 【鈴木孝治】628
- ●多発性筋炎 —————— 628
- ●重症筋無力症 —————— 628

28 多発性硬化症，ニューロパチー 【鈴木孝治】629
- ●多発性硬化症 —————— 629
- ●ニューロパチー —————— 629

29 末梢神経損傷 【白石英樹】631
- ●非観血的治療（保存療法）での介入 —————— 631
- ●観血的治療（手術療法） —————— 632
- ●観血的治療（機能再建術） —————— 632
- ●腕神経叢損傷 —————— 633

xiii

[運動発達系]
- 30 脳性麻痺，重症心身障害 ──────【辛島千恵子】637
  - 治療原理 ──── 637
  - 姿勢のコントロールの原則 ──── 638
  - 作業療法 ──── 638
  - 日常生活での作業遂行の援助と支援 ──── 640
- 31 二分脊椎症 ──────【辛島千恵子】643
  - 作業療法 ──── 643

[呼吸・循環系]
- 32 呼吸器疾患・循環器疾患 ──────【百田貴洋】645
  - 呼吸器疾患リハビリテーション ──── 645
  - 胸郭可動域訓練・呼吸筋リラクセーション ──── 645
  - 気道クリアランス法 ──── 645
  - 呼吸筋トレーニング ──── 646
  - 運動療法 ──── 646
  - ADL訓練 ──── 646
  - 循環器疾患リハビリテーション ──── 647
  - 心不全に対する運動療法の効果 ──── 647
  - 心不全の運動療法における運動処方 ──── 647

[代謝系]
- 33 糖尿病 ──────【百田貴洋】648
  - 血糖コントロール指標，糖尿病三大合併症と運動の適否 ──── 648
  - 運動療法 ──── 649
  - 生活コーディネート ──── 649

[感覚器系]
- 34 視覚障害 ──────【百田貴洋】650
  - 視覚障害と障害等級 ──── 650
  - 視覚障害者に対するリハビリテーション ──── 650

[その他の疾患・障害]
- 35 摂食・嚥下障害 ──────【百田貴洋】651
  - 直接嚥下訓練（食物などを用いて行う訓練）──── 651
  - 間接嚥下訓練（嚥下の諸機能に対する食物を用いない訓練）──── 653
  - 口腔・鼻腔吸引について ──── 653
- 36 排尿障害（排尿管理法）──────【百田貴洋】656
  - 膀胱留置カテーテル法 ──── 656
  - 間欠導尿カテーテル法 ──── 657
  - 経皮的膀胱瘻 ──── 657
- 37 褥瘡 ──────【百田貴洋】658
  - 褥瘡予防のための生活指導 ──── 658
- 38 熱傷 ──────【百田貴洋】660
  - 急性期のリハビリテーション ──── 660
  - 急性期後のリハビリテーション ──── 661
- 39 悪性腫瘍 ──────【百田貴洋】662
  - 中止基準 ──── 662
  - 病期別リハビリテーションと患者の心と心がけたいポイント ──── 662
  - 周術期のリハビリテーション ──── 663
  - 緩和ケアのリハビリテーション ──── 663
- 40 浮腫 ──────【百田貴洋】664
  - 浮腫の種類 ──── 664
  - リハビリテーション ──── 664

[廃用症候群]
- 41 廃用症候群 ──────【林　浩之・竹田徳則】666
  - 作業療法としての関わり ──── 666

[保健・福祉領域]
- 42 予防保健医学と産業作業療法 ──────【酒野直樹】667
  - 予防保健医学 ──── 667
  - 産業作業療法 ──── 668

Ⅳ 地域作業療法学

基礎

- 1 基礎概念 ──────【澤　俊二】670
  - 地域とは ──── 670
  - 地域における障害者（児），高齢者 ──── 670
- 2 関連法規，制度 ──────【澤　俊二】673
  - 制度と関連法規 ──── 674
  - 社会保障制度・社会福祉制度 ──── 675
  - 社会保障とは ──── 675
  - 医療法 ──── 675
  - 病院の種類 ──── 675
  - 社会資源 ──── 676
  - 定義 ──── 676
  - 介護保険制度 ──── 677
  - 介護保険制度の仕組み ──── 677
  - 介護保険事業と作業療法士の関わり ──── 679
  - 各種サービス ──── 679
  - 介護保険の対象となる福祉用具一覧 ──── 679
  - 障害者自立支援法（障害者総合支援法）──── 680
  - 健康増進法 ──── 680
  - 新バリアフリー法 ──── 681
  - 個人情報保護法 ──── 681
- 3 地域リハビリテーションと地域作業療法 ──────【澤　俊二】682
  - 地域リハビリテーションの定義 ──── 682
- 4 地域作業療法 ──────【澤　俊二】685
  - 地域作業療法とは ──── 685
  - 地域作業療法とは ──── 685
  - 地域作業療法の2つの意味 ──── 686
  - 専門職連携 ──── 686
  - 訪問作業療法 ──── 687
  - 通所作業療法 ──── 688
  - 施設における作業療法 ──── 688
  - 地域作業療法で行うこと ──── 689
  - 障害予防・介護予防・健康増進 ──── 689
  - 介護保険法による高齢者介護予防の流れ ──── 690
  - 生活スタイルの見直しと再構築 ──── 691
  - 趣味・生き甲斐活動の開発と獲得 ──── 691
  - 仲間づくり ──── 691
  - 相談・指導 ──── 691
  - 家族関係の調整 ──── 691
  - QOLの維持・向上 ──── 691
  - 孤独地獄とピアサポート，QOLの低下 ──── 692
  - ピアサポート ──── 692
  - 「行き場がない」が最大の問題 ──── 692
- 5 バリアフリーとユニバーサルデザイン ──────【浅野有子】693
  - バリアフリー ──── 693
  - ユニバーサルデザイン ──── 693
  - 家屋改修・訪問指導 ──── 694
  - 社会的環境整備の働きかけ ──── 694

支援

- 1 家庭生活支援 ──────【柏川晴香，浅野有子】695
  - 活動の維持・再構築 ──── 695
  - 生活行為向上マネジメント・生活行為向上プログラム ──── 695
  - 療育指導・介護指導 ──── 697
  - 障害のある子どもの子育て支援 ──── 697

| ●心の病と家庭生活 ──────698
| ●家族・家庭の支援 ──────698
| ●学校や職場の評価，支援のための連携──698
2 地域生活支援　　　【柏川晴香，浅野有子】699
| ●地域包括ケアと地域リハビリテーション──699
| ●精神障害とともに暮らす人を支援する──700
| ●小児の通園資源・相談資源 ──────701
3 就園・就学支援　　　　　【深見真実】702
| ●統合保育の支援 ──────702
| ●特別支援教育の支援 ──────703
4 就労支援　　　　　　　　【佐藤善久】706
| ●就労支援のポイント ──────706
5 環境整備　　　　　　　　【浅野有子】709
| ●生活環境整備 ──────709
| ●就労環境整備 ──────709

V 臨床実習

概要

1 安全管理　　　　　　　【若林由起子】712
| ●臨床実習の安全管理 ──────712
| ●リスク管理と対応 ──────712
| ●作業療法中の急変時の対応 ──────712
2 医療事故・医療過誤　　　【若林由起子】714
| ●医療事故と医療過誤 ──────714
| ●インシデントとアクシデント ──────714
| ●医療事故発生後の対応 ──────715
| ●作業療法実施に関連する医療事故 ──────715
3 感染症対策　　　　　　　【若林由起子】716
| ●感染予防対策 ──────716
| ●感染経路と経路別予防策 ──────716
| ●リハビリテーション室での感染対策 ──────717
4 インフォームドコンセント　【若林由起子】718
| ●インフォームドコンセントとは ──────718
| ●臨床実習でのインフォームドコンセント──718
| ●作業療法でのインフォームドコンセントの進め方
　──────718
5 守秘義務　　　　　　　　【若林由起子】720
| ●作業療法士としての守秘義務 ──────720

実施

1 情報管理　　　　　　　【若林由起子】721
| ●管理すべき患者情報 ──────721
| ●患者情報の取り扱い ──────721
| ●情報漏洩の防止 ──────721
2 個人情報保護　　　　　【若林由起子】722
| ●個人情報とは ──────722
| ●個人情報保護法 ──────722
| ●個人情報の匿名化 ──────722
| ●臨床実習における個人情報 ──────723
3 記録・報告　　　　　　【若林由起子】724
| ●臨床実習での報告 ──────724
| ●診療記録の書き方 ──────724
4 対人関係技術　　　　　【若林由起子】725
| ●職業人としての態度 ──────725
| ●コミュニケーション ──────725
| ●コミュニケーションの実際 ──────726
| ●対象者との関係づくり ──────726
5 画像等の医学情報の理解　【若林由起子】727
| ●カルテから得られる医学情報の必要性──727
| ●医学情報から何を知るか ──────727
| ●画像所見 ──────728
6 クリニカル・クラークシップ　【花房謙一】731
| ●クリニカル・クラークシップのはじまり──731
| ●セラピスト教育におけるクリニカル・クラークシップとは ──────731
| ●セラピスト教育におけるクリニカル・クラークシップの進め方 ──────732

索引 ──────736

略語一覧

A

AAOS	American Academy of Orthopeadic Surgeons	アメリカ整形外科学会議	287
ACIS	assessment of communication and interaction skills	コミュニケーションと交流技能評価	156
ACT	assertive community treatment	包括型地域支援プログラム	23, 699
ADHD	attention deficit hyperactivity disorder	注意欠陥・多動性障害	549
ADL	activities of daily living	日常生活活動	162
AED	automated external defibrillator	自動体外式除細動器	39, 713
ALS	advanced life support	二次救命処置	713
ALS	amyotrophic lateral sclerosis	筋萎縮性側索硬化症	351, 626
AMPS	assessment of motor and process skills	運動とプロセス技能の評価	156
ATNR	asymmetric tonic neck reflex	非対称性緊張性頸反射	106

B

BADL	basic activities of daily living	基本的ADL	44, 162
BDI	Beck depression inventory	ベック抑うつ尺度	215
BI	Barthel Index	バーセルインデックス	169
BIT	behavioural inattention Test	行動性無視検査	312
BLS	basic life support	一次救命処置	712
BPD	borderline personality disorder	境界性人格障害	542
BPRS	brief psychiatric rating scale	ブリーフサイキアトリック採点尺度	209
BRS	Brunnstrom recovery stage	ブルンストロームの回復段階	588

C

CBR	community-based rehabilitation	地域リハビリテーション	23, 699
CDR	Clinical Dementia Rating	臨床的認知症尺度	131, 199
CKD	chronic kidney disease	慢性腎不全	389
CMI	Cornell Medical Index		257
CMOP	Canadian Model of Occupational Performance	カナダ作業遂行モデル	29
COPD	chronic obstructive pulmonary disease	慢性閉塞性肺疾患	382
COPM	Canadian Occupational Performance Measure	カナダ作業遂行測定	29, 156
CPR	cardiopulmonary resuscitation	心肺蘇生（法）	39, 713

D

DASH	The Disabilities of the Arm, Shoulder and Hand	上肢障害評価表	96
DDST	Denver Developmental Screening Test	デンバー式スクリーニング発達テスト	114
DTVP	Developmental Test of Visual Perception	視知覚発達検査	372

E

EBM	evidence based medicine	科学的根拠に基づく医療	19
ESI	evaluation of social interaction	社会交流評価	156

F

FAST	functional assessment staging	アルツハイマー病の病期分類	199
FIM	functional independence measure	機能的自立度評価法	169, 247
FMA	Fugl-Meyer assessment		98
FT	food test	食物テスト	69, 395

G

GAF	global assessment of functioning	機能の全体的評価尺度	210
GCS	Glasgow Coma Scale	グラスゴー昏睡尺度	123

H

HDS-R	Hasegawa dementia rating scale-revised	改訂長谷川式簡易知能評価スケール	130, 199
HTP	House-Tree-Person test	家-木-人物画テスト	146

I

IADL	instrumental activities of daily living	手段的ADL，道具的ADL	44, 162
IC	informed consent	インフォームドコンセント	6, 718
ICF	International Classification of Functioning Disability and Health 国際生活機能分類		17, 190
ICIDH	International Classification of Impairments Disabilities and Handicaps 国際障害分類		17

J・K・L

JCS	Japan Coma Scale	日本式昏睡尺度	124
KAST	Kurihama Alchoholism Screening Test	久里浜式アルコール症スクリーニングテスト	206
LASMI	Life Assessment Scale for The Mentally Ⅲ	精神障害者社会生活評価尺度	138, 154
LD	learning disabilities	学習障害	114

M

MAS	modified Ashworth scale		305
MDRP	multi-drug resistant *Pseudomonas aeruginosa*	多剤耐性緑膿菌	716
METs	metabolic equivarents	運動強度	64, 70, 72, 431, 649
MFT	manual function test	脳卒中上肢機能検査	96
MMSE	Mini Mental State Examination	簡易知能検査	129, 199
MMT	manual muscle testing	徒手筋力検査	86
MOHO	Model of Human Occupation	人間作業モデル	28
MS	multiple sclerosis	多発性硬化症	356
MWST	modified water swallowing test	改訂水飲みテスト	69, 165, 395

O

OI	osteogenesis imperfecta	骨形成不全症	298
OPHI-2	occupational performance history interview 2nd version 作業遂行歴面接第2版		156
OPPM	occupational performance process model	作業遂行プロセスモデル	24
OQ	occupational questionnaire	作業質問紙	156

OSA	occupational self assessment	作業に関する自己評価	156
OTIPM	occupational therapy intervention model	作業療法介入プロセスモデル	24

P

P-F スタディ	picture-frustration study	絵画欲求不満テスト	146
PNF	proprioceptive neuromuscular facilitation	固有受容性神経筋促通法	587

Q

QOL	quality of life	生活の質	191

R

RA	rheumatoid arthritis	関節リウマチ	249
Rehab	Rehabilitation Evaluation Hall and Baker	精神科リハビリテーション行動評価尺度	142, 154
RSD	reflex sympathetic dystrophy	反射性交感神経性ジストロフィー	595
RSST	repetitive saliva swallowing test	反復唾液嚥下テスト	69, 165, 396

S

SCD	spinocerebellar degeneration	脊髄小脳変性症	318, 601
SCIM	spinal cord independence measure	脊髄障害自立度評価	327
SCT	Sentence CompletionTest	文章完成法	146
SIAS	stroke impairment assessment set	脳卒中機能障害評価法	98
SST	social skills training	社会生活技能訓練	700
STEF	simple test for evaluating hand function	簡易上肢機能検査	95
SwXP	pre&post swallowing X-P	嚥下前・後X線撮影	69

T

TAT	thematic apperceptiontest	主題(絵画)統覚検査	146
TEACCH	treatment and education of autistic and related communication handicapped children		452
TEG		東大式エゴグラム	148
TLR	tonic labyrinthine reflex	緊張性迷路反射	106

V

VE	videoendoscopic examination of swallowing	嚥下内視鏡検査	69, 396
VF	videofluoroscopic examination of swallowing	嚥下造影検査	69, 393
VPI	vocational preference inventory	職業興味検査	152

W

WCST	Wisconsin Card Sorting Test	ウィスコンシン・カード・ソーティング・テスト	120, 312
WISC-Ⅲ	Wechsler Intelligence Scale for Children Ⅲ	WISC-Ⅲ知能検査	112, 373
WRI	worker role interview	勤労者役割面接	156

用語アラカルト＋補足一覧

あ

- アイスマッサージ・アイシング 464
- アウトリーチ ……………………23
- アライメント ……………………378
- 咽頭期 ……………………………94
- うつ病自己評価尺度 ……………257
- 裏面的交流 ………………………149
- 運動失調 …………………………318
- 運動消去 …………………………345
- 運動分解 …………………………89
- 運動無視 …………………………345
- 疫学 ………………………………214
- 嚥下機能の評価の流れ …………165
- 嚥下障害に適した食品の物性 …465
- 嚥下体操 …………………………464

か

- 介護支援専門員 …………………15
- 介護保険法 ………………………13
- 回復期リハビリテーション病棟 …23
- 拡大ADL …………………………162
- 過誤神経支配 ……………………434
- 環境因子 …………………………17
- 丸薬丸め運動 ……………………316
- キーパーソン ……………………195
- 企図振戦 …………………………319
- 機能的座位 ………………………443
- 基本的ADL ………………………162
- 気持ちのバリア …………………490
- 逆シャンパンボトル変形 ………359
- 球海綿体反射 ……………………323
- 協調性 ……………………………89
- 共同運動 …………………………307
- 協働収縮不能 ……………………89
- ケアマネジャー …………………15
- 鶏歩 ………………………………359
- ゲーム ……………………………149
- 原始反射 …………………………106
- 腱(深部)反射 ……………………73
- 見当識障害 ………………………198
- 権利擁護 …………………………15
- 公共職業安定所 …………………706
- 口腔期 ……………………………94
- 交叉的交流 ………………………149
- 厚生労働省編職業適性検査 ……152
- 巧緻動作 …………………………426
- 広汎性発達障害 …………………548
- 絞扼性神経障害 …………………291
- 誤嚥性肺炎 ………………………464

- コーピングスキルズ ……………621
- 個人因子 …………………………17
- 個人情報 …………………………7
  - ──取扱事業者 ………………7
  - ──保護 ………………………6
- 個人データ ………………………7
- 骨形成不全症 ……………………298
- 骨折部と外界との交通による分類
  …………………………………239
- 骨癒合 ……………………………239

さ

- 作業的存在 ………………………58
- 作業の意味 ………………………41
- 作業の機能 ………………………41
- 作業の形態 ………………………41
- 作業への閉じこもり ……………530
- 酸素摂取量 ………………………71
- シーティング ……………………487
- ジェノグラム ……………………195
- 時間測定障害 ……………………89
- 持久力 ……………………………87
- 軸索 ………………………………434
- 自己誘発性嘔吐 …………………541
- 姿勢反射・姿勢反応 ……………106
- 死戦期呼吸 ………………………713
- 児童発達支援センター …………701
- 社会参加環境整備 ………………709
- 社会生活能力調査 ………………152
- 手段的ADL ………………………162
- 順応 ………………………………99
- 準備期 ……………………………94
- 障害者雇用促進制度 ……………698
- 障害者雇用率制度 ………………708
- 障害者就業・生活支援センター 706
- 障害者就職レディネス・チェックリスト
  …………………………………152
- 小規模作業所 ……………………706
- 小字症 ……………………………316
- 衝動性 ……………………………46
- 職業興味検査 ……………………152
- 褥瘡 ………………………………65
- 食道期 ……………………………94
- 自立と自律 ………………………12
- 神経内膜・周膜・外膜 …………434
- 振戦 ………………………………89
- 伸展こぶし ………………………346
- 浸軟 ………………………………65
- 髄鞘 ………………………………434
- すくみ足 …………………………316

- ストーマ …………………………397
- ストレス脆弱性モデル …………700
- スプリント ………………………178
- スポーツ外傷 ……………………260
- スポーツ障害 ……………………260
- 生活技能訓練(SST) ……………700
- 生活行為向上マネジメント・
  生活行為向上プログラム ……694
- 生活の地図 ………………………451
- 精神作用物質の分類(ICD-10) 203
- 精神障害者社会生活尺度 ………152
- 精神保健及び精神障害者福祉に
  関する法律 …………………521
- 精神保健福祉センター …………520
- 静的装具 …………………………178
- 脊髄ショック ……………………321
- 切断 ………………………………276
- 先行期 ……………………………94
- 仙髄回避 …………………………323
- せん妄 ……………………………196
- 相反神経支配 ……………………446
- 相反性神経作用 …………………378
- 相補的交流 ………………………149
- 測定障害 …………………89, 319

た

- ターミナルケア …………………23
- 耐性 ………………………………203
- 多関節筋 …………………………78
- 地域障害者職業センター ………706
- 地域に根ざしたリハビリテーション
  (CBR) …………………………682
- 地域包括ケア ……………………21
- 地域包括支援センター …………16
- 中〜軽度の発達の遅れ …………114
- 超皮質性失語 ……………………338
- 治療用装具 ………………………178
- 投影法 ……………………………147
- 動機づけ面接法 …………………529
- 道具的ADL ………………………162
- 登校刺激 …………………………549
- 動的装具 …………………………178
- 特別支援教育 ……………………698
  - ──コーディネーター ………701
- 突進現象 …………………………316

な

- ニューロリハビリテーション …587
- 尿管ストーマ ……………………397

認知行動療法	540
認知症	196
ノーマライゼーション	17, 682

は

パーキンソン症候群	316
バイスティック7原則	193
排泄障害の分類	167
排尿筋括約筋協調不全	67
箱作り法	150
把持装具	454
発達障害	702
発達スクリーニング検査	104
バリアフリー	19
──法	177
バリント症候群	331
ハローワーク	706
瘢痕	65
半側空間無視への介入ポイント	617
ハンドリング	446
万能ホルダー付き手関節固定用スプリント	454
反復拮抗運動不能	89
表在反射	73
標準的ADL	162
病的反射	73
びらん	65
不安定で激しい対人関係	222
不安定な自己像	222
フィードバック	425
フィードフォワード	425
フェイススケール	257
フラッシュバック	206
フレンケル体操	601
変換運動障害	319
変形性関節症	232
保有個人データ	7

ま

末梢神経損傷	360
見捨てられ不安	222
矛盾性運動	598
迷路性緊張性反射	378

ら・わ

リカバリー	700
離脱症状	203
離断	276
ルリアのあご手	346
ルリアの屈曲指輪	346
レルミット徴候	356
連合反応	306

| ロンベルグ試験 | 319 |
| ワークサンプル法 | 152 |

A〜E

AAMR	224
ACIS	156
ACTRE	156
advanced life support(ALS)	713
AMPS	156
amputation	276
amyotrophic lateral sclerosis (ALS)	626
AOF-CV	156
ASLRテスト	237
ATポイント	71
automated external defibrillator (AED)	713
axon	434
BADL	44
basic life support(BLS)	712
burbocavernosus reflex	323
cardiopulmonary resuscitation (CPR)	713
CMOP	29
CMOP-E	28
COPM	29
Cornell Medical Index(CMI)	257
DASH	96
deep brain stimulation(DBS)	315
disarticulation	276
EADL	162
ESI	156

F〜N

FABERテスト	237
FADIRテスト	237
Frenkel体操	601
glomerular filtration rate(GFR)	389
HbA1c	387
IADL	162
informed consent(IC)	6
ISDA	212
JAOT精神障害ケアアセスメント	212

LASMI	154
Lewy小体	315
MDRP	716
MFT	96
MOHO	28
MRSA	716
myelin鞘	434
NPI興味チェックリスト	177

O〜W

On-Off現象	316
OPHI-2	156
OQ	156
OSA	156
Rehab	155
Romberg試験	319
sacral sparing	323
School AMPS	156
SHELモデル	715
SMSF	212
social skills training(SST)	700
spinal shock	321
STEF	95
Steppage gait	359
TFCC	269
UPDRS	316
VE	95
VF	95
VPI	152
VRE	716
Wearing-Off現象	316
wide based gait	320
WRI	156

数字・その他

1秒率	383
75g経口糖負荷試験(OGTT)	387
％肺活量	383

I

基礎作業療法学

作業療法の概要
作業療法の基礎

1 作業療法の概要

歴史

Point!
- 出来事を中心とした作業療法の歴史
  ☞ 作業療法関連年表（**表1**）
- 作業の定義，作業療法の定義

作業療法関連年表

●作業療法に関連する歴史上の主な人物
- ヒポクラテス，ピネル，バートン，呉秀三，高木憲次。

表1　作業療法関連年表

世界の状況	日本の状況	主な出来事
BC4世紀〜3世紀（ギリシャ） 　ヒポクラテスが患者の回復のために作業を行わせ，精神と身体の相互関係を重視した AD1世紀（ギリシャ） 　ガレノスが「仕事は天然の医師なり」と述べた 18世紀後半（フランス） 　ピネルが道徳療法の一貫として，精神病治療のために作業を使った 18世紀後半（アメリカ） 　ラッシュが作業療法をアメリカに紹介した 19世紀初（イギリス） 　テュークが精神科において仕事療法（work therapy）と道徳療法を強調した 19世紀初〜（ドイツ） 　ライルが精神病治療のために仕事，演劇，手工芸などを利用した。ドイツでは Arberts-therapie, Beschäftigungst-therapie として作業療法が普及した 1917　バートンが作業療法（occupational therapy）と名づけ，作業療法のための組織が設立された	 1916　呉秀三が日本にドイツの作業療法を紹介した 1924　高木憲次が身体障害者への作業療法を紹介し，肢体不自由児に手工芸練習を処方した 1937　新井英夫が肺結核患者の作業療法について記載した 1946　水野祥太郎が身体障害者公共職業補導所において，作業を使って評価，指導を行った	 世界保健機構（WHO）による国際疾病分類（1900） 第一次世界大戦（1914〜1918） 第二次世界大戦（1941〜1945） 身体障害者福祉法（1949） 精神衛生法（1950） 日本がWHOに加盟（1951）

（次ページに続く）

作業療法の概要

世界の状況	日本の状況	主な出来事
1952(世界)　アメリカ，イギリス，カナダなど10カ国が加盟する世界作業療法士連盟(WFOT)が設立された		
1954(世界)　WFOT第1回大会がエジンバラ(英)で開催された		
1958(世界)　WFOTが作業療法士教育最低基準を設定した		
	1963　初の作業療法士養成校が設立された	精神薄弱者福祉法(1960) 老人福祉法(1963) 東京オリンピック(1964)
	1965　「**理学療法士及び作業療法士法**」が制定された	
	1966　第1回国家試験が行われた。日本作業療法士協会(JAOT)が設立された	
	1967　雑誌「理学療法と作業療法」創刊	
	1967　第1回日本作業療法学会が開催された	
	1972　JAOTがWFOTに加盟した	
	1974　身体障害作業療法と精神障害作業療法に診療報酬点数が設定された	国連総会「障害者の権利宣言」採択(1975) 日本人の平均寿命世界一(1977)
	1979　金沢大学で医療技術短期大学(部)での作業療法士養成課程が始まった	養護学校義務制(1979) WHOによる国際障害分類(1980) 国際障害者年(1981)
	1981　JAOTが社団法人認可を受けた	老人保健法(1982) 国連障害者の10年(1983〜1992)
	1982　JAOTの機関紙「作業療法」創刊	
	1988　「理学療法と作業療法」廃刊，「作業療法ジャーナル」創刊	義肢装具士，社会福祉士，介護福祉士，臨床工学技士制度化(1987)
	1989　政府開発援助による青年海外協力隊員として作業療法士も参加を始めた	高齢者保健福祉推進10カ年戦略(ゴールドプラン)(1989) 湾岸戦争(1991)
	1992　広島大学医学部保健学科で4年性大学における作業療法士養成課程が始まった	障害者基本法(1993) 地域保健法(1994) 精神保健福祉法(1995)
1995(アジア)　第1回アジア・太平洋作業療法学会がクアラルンプール(マレーシア)で開催された	1996　大学院に作業療法学のための修士課程が設置された	
	1998　大学院に作業療法学のための博士課程が設置された	介護保険法(1997)
	1999　JAOTが新人作業療法士の研修を義務化した	
	2000　WFTO第24回代表者会議が札幌で開催された	
2002(アジア)　電子英文機関誌(Asian Journal of Occupational Therapy)発刊		介護保険制度(2000) 成年後見制度施行(2000) 社会福祉法施行(2000) 言語聴覚士協会創立(2000) WHOによる生活機能分類(ICF)(2001) 健康日本(2001) 障害者等に係わる欠格事由の適正化等を図るための医師法等の一部改正する法律の成立(2001)

(次ページに続く)

(前ページからの続き)

世界の状況	日本の状況	主な出来事
	2004　第1回認定作業療法士認定	
	2005　OT協会，PT協会設立40周年記念式典開催	医療観察法（2005）
2006　アジア太平洋地域グループが設立された	2006　診療報酬制度が改定され，疾患別リハビリテーション料が設定された	発達障害者支援法（2006） 障害者自立支援法（2006）
	2008　2014年に日本でWFOT世界大会開催が決定された	
	2012　JAOTが一般社団法人認可を受けた	診療報酬・介護報酬同時改定

（岩崎テル子 編：標準作業療法学 作業療法学概論, p.74-75, 医学書院, 2004. より引用改変）

作業療法の定義

●法律「理学療法士および作業療法士法第2条1項」の定義（1965年）
- 「この法律で「作業療法」とは，身体又は精神に障害のある者に対し，主としてその応用的動作能力又は社会的適応能力の回復を図るため，**手芸**，**工作**その他の作業を行なわせることをいう」。

●作業療法の範囲（厚生労働省医政局長，2010年4月30日）
- 理学療法士及び作業療法士法第2条第1項の「作業療法」については，同項の「手芸，工作」という文言から，「医療現場において手工芸を行わせること」といった認識が広がっている。以下に掲げる業務については，理学療法士及び作業療法士法第2条第1項の「作業療法」に含まれるものであることから，作業療法士を積極的に活用することが望まれる。

> - 移動，食事，排泄，入浴等の日常生活活動に関するADL訓練
> - 家事，外出等のIADL訓練
> - 作業耐久性の向上，作業手順の習得，就労環境への適応等の職業関連活動の訓練
> - 福祉用具の使用等に関する訓練
> - 退院後の住環境への適応訓練
> - 発達障害や高次脳機能障害等に対するリハビリテーション

●日本作業療法士協会の定義（1985年）
- 「作業療法とは，身体又は精神に障害のある者，またはそれが予測される者に対し，その主体的な生活の獲得を図るため，諸機能の回復，維持及び開発を促す作業活動を用いて，治療，指導及び援助を行うことをいう」。

●世界作業療法士連盟（2004年）
- 「作業療法は，作業（Occupation）を通して健康と安寧（Wellbeing）を促進することに関心をもつ専門職である．作業療法の基本目標は，人々が日常の活動に参加することができるようにすることである．作業療法士は，人々が能力を高めることを可能にするようなことをしたり，より参加しやすくするように環境を変更することによって，日常の生活に参加するという成果を達成する」。

●世界作業療法連盟・作業療法に関する声明(2010年)

- 作業療法は**クライエント中心**の保健専門職で，作業を通して健康と安寧を促進する。作業療法の基本目標は，人々が日常生活の活動に参加できるようになることである。**OTは人々や地域と一緒に取り組むことになり，人々がしたい，する必要がある，することを期待されている作業に結び付く能力を高める**，あるいは作業との結び付きをよりよくサポートするよう作業や環境を調整することで，この成果に達する。

- OTは**医学，社会行動学，心理学，心理社会学，作業科学における**幅広い教育を受けている。これは，個人的あるいは集団や地域の人々と協働して取り組んでいくための態度，技能，知識をOTがもっているということである。OTは健康状態に起因する心身機能障害がある人，参加制約がある人，**社会的，文化的に少数集団に属するために社会から排除されている人を含む，すべての人**とともに取り組んでいくことができる。

- OTは，個人の身体的，情緒的，認知的能力や，作業の性質や，物理的，社会的，文化的，態度や法的環境により，参加がサポートされることもあるし，制約されることもあるという信念をもつ。そのために作業療法実践は，**個別の人，作業，環境の側面，また作業参加を拡大するためのこれらの組み合わせを，個人が自分で変化させることができる**という点に焦点を当てる。

- 作業療法は，公的機関，民間機関，ボランティア等，広い範囲で実践される。たとえば，個人の住宅，学校，職場，保健センター，建物等の配慮，高齢者住宅，リハセンター，病院，司法関連領域等で実践される。クライエントは作業療法プロセスに積極的に関わる。成果はクライエントが決め，多様であり，参加や作業参加から得られる満足，**あるいは作業遂行上の向上**において測定される。**多くの国で作業療法は健康専門職として法制化されており，大学レベルの特別な教育が必要とされている。**

(吉川ひろみ：作業療法のグローバルスタンダード．作業療法ジャーナル，46(4)，312-317，2012．より引用)

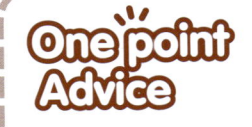

作業療法の概要

One point Advice

- 作業療法の歴史を出来事として理解すること。特に人を知ることで作業療法の歴史を理解しやすくなる。
- 長年にわたる作業療法の積み重ねから，作業および作業療法の定義がなされた。歴史の変遷のなかで，これからも定義は変えられていくだろう。皆さんは，自分の言葉で語れる定義を創っていただきたい。

作業療法の概要
2 倫理

Point!

- ■職業倫理　　　　　　☞　行動規範
- ■作業療法士　　　　　☞　日本作業療法士協会倫理綱領
- ■医療パターナリズム　☞　患者中心の医療
- ■インフォームドコンセント(IC*1)
  - ☞　「知る権利」と「自己決定」
- ■患者の権利　　　　　☞　リスボン宣言
- ■個人情報保護*2　　　☞　第三者提供，本人の同意が原則

用語アラカルト

*1　IC
- informed consent の略。説明と同意。

*2　個人情報保護
- 個人情報の保護に関する法律（法律第57号）。2003年5月30日公布。高度情報通信社会の進展に伴い個人情報の利用が著しく拡大していることから，個人情報の適正な取り扱いや個人情報の保護などを目的に制定。

専門職の倫理

●要求される行動規範
- 作業療法士は医療職であり，専門職である。
- 対象は，疾病・障害を有するすべての人々である。
- 作業療法業務は，対象者の主体的な生活の獲得を図るため，治療・指導・援助を行うサービス業である。

●日本作業療法士協会倫理綱領
- 日本作業療法士協会は，本会会員が高度な知識・技術とともに，高い倫理性の必要性から，作業療法士としての倫理性の基本理念・規範として，以下に倫理綱領を規定する。

表1　日本作業療法士協会倫理綱領

1. 作業療法士は，人々の健康を守るため，知識と良心を捧げる。
2. 作業療法士は，知識と技術に関して，つねに最高の水準を保つ。
3. 作業療法士は，個人の人権を尊重し，思想，信条，社会的地位等によって個人を差別することをしない。
4. 作業療法士は，職務上知り得た個人の秘密を守る。
5. 作業療法士は，必要な報告と記録の義務を守る。
6. 作業療法士は，他の職種の人々を尊敬し，協力しあう。
7. 作業療法士は，先人の功績を尊び，よき伝統を守る。
8. 作業療法士は，後輩の育成と教育水準の高揚に努める。
9. 作業療法士は，学術的研鑽及び人格の陶冶をめざして相互に律しあう。
10. 作業療法士は，公共の福祉に寄与する。
11. 作業療法士は，不当な報酬を求めない。
12. 作業療法士は，法と人道にそむく行為をしない。

●患者中心の医療
- 患者の主体的な意思が中心の医療・医師と患者は対等関係。

●インフォームドコンセント（説明と同意）
- **説明**：患者は自分の病気と医療行為について，知りたいことを「知る権利」があること。

- **同意**：治療方法を自分で決める「自己決定権」をもつこと。

● **患者の権利：リスボン宣言（1981年）**
- **主要な権利**：良質の医療を受ける権利，医師や病院などを自由に選択・変更する権利，他の医師の意見を求める権利，治療に関して自分で決定する権利，医療記録にある自分の情報を知る権利，症状について十分な説明を受ける権利，個人情報の秘密が守られる権利など。

個人情報保護

● **基本理念**
- 個人情報*3は，個人の人格尊重の理念の下に慎重に取り扱われるべきものであることにかんがみ，その適正な取り扱いが図られなければならない。

● **個人情報取扱事業者*4の義務**
- 利用目的の特定や利用目的による制限。
- 偽りその他の不正な手段による情報の取得の禁止。
- 個人データ*6の正確かつ最新の内容の確保。
- 第三者提供の制限（本人の同意を得ない個人データの第三者への提供禁止。本人の求めに応じた個人データの第三者への提供停止。あらかじめ本人に通知した場合，個人データの第三者への提供可能。個人データの委託や合併など，特定の者との共同利用の場合，第三者に該当しない）。
- 保有個人データ*7に関する事項の公表・開示・訂正・利用停止など。

● **医療・介護分野の位置づけ**
- 「個人情報の保護に関する基本方針」(2004年4月2日閣議決定)。
- 医療分野では個人情報の性質や利用方法などから，特に適正な取り扱いの厳格な実施を確保する必要がある。介護分野も同様である。

● **個人情報の匿名化**
- 特定の患者・利用者の症例や事例を学会での発表や学会誌報告の際は，氏名，生年月日，住所などを消去することで匿名化。困難な場合は本人の同意を得る。

● **診療記録・介護記録**
- 診療記録や介護関係記録は媒体の如何にかかわらず個人データに該当する。

● **本人の同意**
- 個人情報の目的外利用や個人データの第三者提供の場合には，原則として本人の同意が必要。

用語アラカルト

*3 **個人情報**
- 生存する個人に関する情報であって，当該情報に含まれる氏名・生年月日や，その他の記述などにより特定の個人を識別することができるもの。

*4 **個人情報取扱事業者**
- 個人データベース等*5を事業の用に供している者。国・地方公共団体など取り扱う個人情報の量および利用方法から個人の権利利益を害するおそれが少ない，などの政令で定める者は除く。

*5 **個人データベース等**
- 個人情報を含む情報の集合物（電子計算機を用いて検索が可能なもの）。

*6 **個人データ**
- 個人データベース等を構成する個人情報。

*7 **保有個人データ**
- 個人情報取扱事業者が，開示，内容の訂正，追加または削除，利用の停止，消去および第三者への提供の停止を行うことができる権限を有する個人データ。

One point Advice
医療・介護分野における個人情報の保護に関する基本方針は重要。

作業療法の概要

作業療法の概要

3 法規・関連制度

Point!

■法規とは何か
☞ 法律と規則。国民の権利や義務に関わるものであり，国民の幸福に資する決まりごとを法文とした（明文化）もの（憲法・法律・政令・省令など）

■医療法
☞ 1948年7月30日公布。病院・診療所・助産施設等医療機関に関する法律。**医療施設の開設・管理・整備の方法などを定める**。医師・看護師等医療専門職種の責務や職能については別に各医療資格を規定する法律がある
　　例）理学療法士及び作業療法士法・言語聴覚士法・医師法・保健師助産師看護師法など

■理学療法士及び作業療法士法
☞ 1965年6月29日公布。**理学療法士・作業療法士の国家資格，免許・名称独占・業務の範囲・罰則などを規定している**

■医療提供施設
☞ 医療法の第一条に医療を提供する施設を**病院・診療所・介護老人保健施設・調剤を実施する薬局**と定め，その後の改定で**居宅での医療**も規定された

■障害者自立支援法
☞ **障害の種別に関わりなくその自立を支援する**。各市町村の責務・役割が拡大し，市町村単位で障害（程度）区分認定審査・給付・地域支援事業の責任を担う

■介護保険の保険者・被保険者
☞ **保険者**（介護保険を運用している）は**各市町村**。
　　第1号被保険者は**65歳以上の全高齢者**
　　第2号被保険者は**40歳以上65歳未満の医療保険対象者**

■介護度の判定
☞ 認定のための調査・コンピューターによる一次判定・認定審査会の二次判定を経て決定（介護度認定）。軽度から順に**自立（非該当），要支援1・2，要介護1〜5**に判定

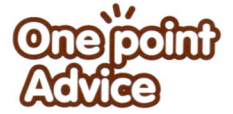

One point Advice

- 介護保険法は5年ごとに大幅に改定され，市町村ごとに運用の仕方が若干違うので刻々の情勢，地域の実情をよく知っておくことが大切。今後障害者自立支援法との統合も視野に議論されている。ケアサービスを医療費から切り離し，質の向上を目指す方向性。

One point Advice

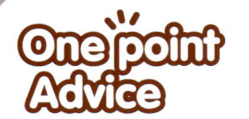

- 高齢者日常生活自立度と認知症高齢者日常生活自立度各判定基準を確認しておこう。
- **高齢者生活自立度**：自力外出可能の「J」、屋内自立準寝たきりの「A」、寝たきり一歩手前・車いすで移動できる「B」、ベッド上が多い寝たきりの「C」と覚えよう。
- **認知症自立度判定**：問題ない「正常」、社会的に自立だが何らかの認知症状「Ⅰ」、家庭内・外で生活に支障出始め「Ⅱ」、ADLに支障多く介助必要「Ⅲ」、生活に支障著明・意思疎通困難「Ⅳ」、著しい精神症状・専門医療の必要な「M」と覚えよう。
- ※障害者自立支援法は法名・内容を変えようと検討が進められており、"障害者総合福祉法・支援法（仮）"などが議論されている（2012年10月時点）。

作業療法とは何か？

- 作業療法士とは何をする人か、どんな専門家か、時代や社会背景、対象者のニーズに応じて変遷してきた。
- 理学療法や言語聴覚療法に比べてそのポジションは広範であり、明確に示し難い部分をも専門としながら発展してきた。ひとがその唯一の人生を作業（活動）を積み重ねつつ生きるということ、人々が折り合いをつけながら暮らすということを見つめてきた。
- 作業療法はOccupation（仕事・役割・人生を占める意味ある活動）の遂行を治療・支援する専門家として多職種協働のなかで役割を果たし信頼を得てきた。精神疾患の人々を支援し、活動や参加を支える分野を源流としており、心の健康のために作業が有効であり、心の健やかさが体や暮らしの健康と密接につながっていることを根幹に身体障害領域、発達支援領域、地域生活移行支援、介護の領域などにおいても暮らしの専門家として研鑽してきた。
- 近年では医療技術の進歩、少子高齢化、家族形態の変化、コミュニティケアの推進等を背景に作業療法士に求められる役割や技能も変化している。
- 作業療法に関連のある法規・関連制度をよく知り、**多職種協働（医療・支援のチームワーク）のなかで自分自身の専門性や役割をしっかり説明でき実践できること**が必要であり、**自身の専門性と職種としての存在根拠**を示す力が求められている。

理学療法士法及び作業療法士法の概要

- 1965年6月29日公布。作業療法士の身分・名称独占・業務を規定した法律である（**表1、表2**）。

表1　理学療法士法及び作業療法士法の概要

第1条	「作業療法士」の資格を定め業務の適正な遂行を規律、医療の普及及び向上に付与する目的で法律を定める。
第2条 4	「作業療法」とは厚生労働大臣の免許を受けて作業療法士の名称を用いて（名称独占）医師の指示の下に、作業療法を行うことを業とする者をいう。
第3条	作業療法士になろうとする者は国家試験に合格し厚生労働大臣の免許を受けなくてはならない。
第4条	欠格事由（免許を与えない事がある事由）・罰金以上の刑・業務に関する犯罪・不正・心身の障害により適切業務が出来ない者・大麻、あへん中毒者
第16条（守秘義務）	正当な理由がある場合を除き、その業務上知りえた人の秘密を他に漏らしてはならない。

表2　理学療法士及び作業療法士法[1]

(昭和四十年六月二十九日法律第百三十七号)
最終改正：平成十九年六月二七日法律第九六号

第一章　総則
(この法律の目的)
　第一条　この法律は，**理学療法士及び作業療法士の資格を定めるとともに，その業務が，適正に運用されるように規律し，もつて医療の普及及び向上に寄与することを目的**とする。
(定義)
　第二条　この法律で「理学療法」とは，身体に障害のある者に対し，主としてその基本的動作能力の回復を図るため，治療体操その他の運動を行なわせ，及び電気刺激，マッサージ，温熱その他の物理的手段を加えることをいう。
　2　**この法律で「作業療法」とは，身体又は精神に障害のある者に対し，主としてその応用的動作能力又は社会的適応能力の回復を図るため，手芸，工作その他の作業を行なわせる**ことをいう。
　3　**この法律で「理学療法士」とは，厚生労働大臣の免許を受けて，理学療法士の名称を用いて，医師の指示の下に，理学療法を行なうことを業とする者**をいう。
　4　**この法律で「作業療法士」とは，厚生労働大臣の免許を受けて，作業療法士の名称を用いて，医師の指示の下に，作業療法を行なうことを業とする者**をいう。

第二章　免許
(免許)
　第三条　理学療法士又は作業療法士になろうとする者は，理学療法士国家試験又は作業療法士国家試験に合格し，厚生労働大臣の免許(以下「免許」という。)を受けなければならな。
(欠格事由)
　第四条　次の各号のいずれかに該当する者には，免許を与えないことがある。
　　一　罰金以上の刑に処せられた者，
　　二　前号に該当する者を除くほか，理学療法士又は作業療法士の業務に関し犯罪又は不正の行為があつた者，
　　三　心身の障害により理学療法士又は作業療法士の業務を適正に行うことができない者として厚生労働省令で定めるもの，　四　麻薬，大麻又はあへんの中毒者

(理学療法士名簿及び作業療法士名簿)
　第五条　厚生労働省に理学療法士名簿及び作業療法士名簿を備え，免許に関する事項を登録する。

(登録及び免許証の交付)
　第六条　免許は，理学療法士国家試験又は作業療法士国家試験に合格した者の申請により，理学療法士名簿又は作業療法士名簿に登録することによって行う。
　2　厚生労働大臣は，免許を与えたときは，理学療法士免許証又は作業療法士免許証を交付する。

(意見の聴取)
　第六条の二　厚生労働大臣は，免許を申請した者について，第四条第三号に掲げる者に該当すると認め，同条の規定により免許を与えないこととするときは，あらかじめ，当該申請者にその旨を通知し，その求めがあつたときは，厚生労働大臣の指定する職員にその意見を聴取させなければならない。
(免許の取消し等)
　第七条　理学療法士又は作業療法士が，第四条各号のいずれかに該当するに至つたときは，厚生労働大臣は，その免許を取り消し，又は期間を定めて理学療法士又は作業療法士の名称の使用の停止を命ずることができる。
　2　都道府県知事は，理学療法士又は作業療法士について前項の処分が行なわれる必要があると認めるときは，その旨を厚生労働大臣に具申しなければならない。
　3　第一項の規定により免許を取り消された者であつても，その者がその取消しの理由となつた事項に該当しなくなったとき，その他その後の事情により再び免許を与えるのが適当であると認められるに至つたときは，再免許を与えることができる。この場合においては，第六条の規定を準用する。
　4　厚生労働大臣は，第一項又は前項に規定する処分をしようとするときは，あらかじめ，医道審議会の意見を聴かなければならない。

(政令への委任)
　第八条　この章に規定するもののほか，免許の申請，理学療法士名簿及び作業療法士名簿の登録，訂正及び消除並びに免許証の交付，書換え交付，再交付，返納及び提出に関し必要な事項は，政令で定める。

第三章　試験
　第九条　理学療法士国家試験又は作業療法士国家試験は，理学療法士又は作業療法士として必要な知識及び技能について行なう。

(試験の実施)
　第十条　理学療法士国家試験及び作業療法士国家試験は，毎年少なくとも一回，厚生労働大臣が行なう。

(作業療法士国家試験の受験資格)
　第十二条　作業療法士国家試験は，次の各号のいずれかに該当する者でなければ，受けることができない。
　　一　学校教育法第九十条第一項の規定により大学に入学することができる者(この号の規定により文部科学大臣の指定した学校が大学である場合において，当該大学が同条第二項の規定により当該大学に入学させた者を含む。)で，**文部科学省令・厚生労働省令で定める基準に適合するものとして，文部科学大臣が指定した学校又は厚生労働大臣が指定した作業療法士養成施設において，三年以上作業療法士として必要な知識及び技能を修得したもの**
　　二　理学療法士その他政令で定める者で，文部科学省令・厚生労働省令で定める基準に適合するものとして，文部科学大臣が指定した学校又は厚生労働大臣が指定した作業療法士養成施設において，二年以上作業療法に関する知識及び技能を修得したもの
　　三　外国の作業療法に関する学校若しくは養成施設を卒業し，又は外国で作業療法士の免許に相当する免許を受けた者で，厚生労働大臣が前二号に掲げる者と同等以上の知識及び技能を有すると認定したもの

(医道審議会への諮問)
　第十二条の二　厚生労働大臣は，理学療法士国家試験又は作業療法士国家試験の科目又は実施若しくは合格者の決定の方法を定めようとするときは，あらかじめ，医道審議会の意見を聴かなければならない。
　　2　文部科学大臣又は厚生労働大臣は，第十一条第一号若しくは第二号又は前条第一号若しくは第二号に規定する基準を定めようとするときは，あらかじめ，医道審議会の意見を聴かなければならない。

(不正行為の禁止)
　第十三条　理学療法士国家試験又は作業療法士国家試験に関して不正の行為があつた場合には，その**不正行為に関係のある者について，その受験を停止させ，又はその試験を無効とする**ことができる。この場合においては，なお，その者について，期間を定めて理学療法士国家試験又は作業療法士国家試験を受けることを許さないことができる。

(政令及び厚生労働省令への委任)法文省略
　第十四条

第四章　業務等
(業務)
　第十五条　理学療法士又は作業療法士は，保健師助産師看護師法(昭和二十三年法律第二百三号)第三十一条第一項及び第三十二条の規定にかかわらず，**診療の補助として理学療法又は作業療法を行なうことを業とする**ことができる。
　　2　理学療法士が，病院若しくは診療所において，又は医師の具体的な指示を受けて，理学療法として行なうマツサージについては，あん摩マツサージ指圧師，はり師，きゆう師等に関する法律(昭和二十二年法律第二百十七号)第一条の規定は，適用しない。
　　3　前二項の規定は，第七条第一項の規定により理学療法士又は作業療法士の名称の使用の停止を命ぜられている者については，適用しない。

(秘密を守る義務)
　第十六条　理学療法士又は作業療法士は，正当な理由がある場合を除き，**その業務上知り得た人の秘密を他に漏らしてはならない**。理学療法士又は作業療法士でなくなつた後においても，同様とする。

(名称の使用制限)
　第十七条　2　作業療法士でない者は，作業療法士という名称又は職能療法士その他作業療法士にまぎらわしい名称を使用してはならない。

(権限の委任)法文省略
　第十七条の二

第五章　理学療法士作業療法士試験委員　省略

第六章　罰則
　第二十条　前条の規定に違反して，故意若しくは重大な過失により事前に試験問題を漏らし，又は故意に不正の採点をした者は，一年以下の懲役又は五十万円以下の罰金に処する。

　第二十一条　第十六条の規定に違反した者は，五十万円以下の罰金に処する。
　　2　前項の罪は，告訴がなければ公訴を提起することができない。

　第二十二条　次の各号のいずれかに該当する者は，三十万円以下の罰金に処する。
　　一　第七条第一項の規定により理学療法士又は作業療法士の名称の使用の停止を命ぜられた者で，当該停止を命ぜられた期間中に，理学療法士又は作業療法士の名称を使用したもの
　　二　第十七条の規定に違反した者

　　附　則　経過処置　省略

医療法の概要

- 2011年7月30日公布。医療とは何か，医療職はどうあるべきか，医療を受ける者を守る道筋，などを示している。

表3　医療法

第1条（目的）	医療を受ける者による**医療に関する適切な選択を支援する**・**医療の安全を確保する**・病院，診療所及び助産所の開設及び管理に関し必要な事項，施設の整備並びに医療提供施設相互間の機能の分担及び業務の連携を推進する。 **医療を受ける者の利益の保護及び良質かつ適切な医療を効率的に提供する体制の確保，国民の健康の保持に寄与することを目的とする。**
第1条の二	医療は，**生命の尊重と個人の尊厳の保持**を旨とし，医師，歯科医師，薬剤師，看護師その他の**医療の担い手と医療を受ける者との信頼関係**に基づき，及び**医療を受ける者の心身の状況に応じて行われる**とともに，その内容は単に治療のみならず，**疾病の予防のための措置及びリハビリテーションを含む良質かつ適切なもの**でなければならない。 医療は，**国民自らの健康の保持増進のための努力を基礎として**，医療を受ける者の意向を十分に尊重し，病院，診療所，介護老人保健施設，調剤を実施する薬局その他の医療を提供する施設，**医療を受ける者の居宅等**において，医療提供施設の機能に応じ効率的に，かつ，**福祉サービスその他の関連するサービスとの有機的な連携**を図りつつ提供されなければならない。
第1条の四	医療の担い手は，理念に基づき，医療を受ける者に対し，**良質かつ適切な医療を行うよう**努めなければならない。医療の担い手は，医療を提供するに当たり，**適切な説明を行い，医療を受ける者の理解を得るよう**努めなければならない。等が重要である。 又，法律の中に**医療法人の設置基準**が示されており，**病床の種別（一般病床・精神病床・感染症病床・療養病床など）**が定められている。

用語アラカルト

＊1　自立と自律
- "ひと"は一人では生きていけない。完全に自立して暮らしている人はいない。"ひと"は社会に支えられ，家族，友人に支えられ，自分らしく自分の役割を果たして生きていきたいと（本来）願っている。"自立とは成熟した依存である"とも言われる。
- ひとの価値観・生きざまはさまざまであり，援助者は常に利用者（クライアント）主体にその主体性を尊重することにより本人の自律を支援できる。

障害者自立支援法の概要

- 障害者とは，どんな状況を生きる人を指すのか？　作業療法士（またはこれを志す者）は常に障害についての見識と障害を軽減するための知識を持っていなければ（持っているように努力しなければ）ならない。対象者個々の**自立と自律**[*1]についても配慮が必要である。
- **障害者自立支援法**は2005年11月7日に制定され，2006年10月1日本格施行された。"**障害者の自立を支援する**"**法律**であり，障害の種別にかかわりなく，その個人の有する能力を発揮し，健常者と同じように暮らせる権利と支援を示している（表4）。

表4　障害者自立支援法の概要

第1条（目的）	障害者及び障害児（以下，障害者）の福祉に関する法律と相まって障害者が自立した日常生活又は社会生活を営むことが出来るよう，必要な**障害福祉サービスに関わる給付**その他の支援を行い，福祉の増進を図る。障害の有無にかかわらず国民が相互に人格と個性を尊重し安心して暮らすことのできる地域社会の実現に寄与することを目的とする。
第6条（給付）	①**介護給付**，②**訓練等給付**，③**特定障害者特別給付**，④**地域相談支援給付**，⑤**計画相談支援給付**，⑥**自立支援医療費**，⑦**療養介護費**，⑧**補装具費**，⑨，などの種類がある。

作業療法の概要

用語アラカルト

＊2　介護保険法
- 1997年12月17日 法律第123号として制定交付・2000年4月施行された。5年ごとの制度の見直しが行われ、2005年度施設療養費が見直され、2006年度から予防給付が新設された。2011年の改定では、**地域包括ケアの推進・医療と介護の連携・認知症高齢者ケアをキーワード**に**持続可能な制度**へと時代と介護を取り巻く状況を反映しつつ改定されてきた。法文中に、**国民の努力義務として自分自身の健康を守り介護予防に努めること、協同連帯の理念で費用を公平に負担する**義務が示されている。

介護保険制度の概要

- 急激な高齢化の進行で要介護者が増大し、社会的入院といわれる在宅困難者が医療費を圧迫し、それまでの制度では支えきれなくなったことから、介護を社会全体で支えるとして2000年4月に**介護保険法**[＊2]が施行された。
- 40歳以上の国民を対象とした強制保険制度で保険実施主体は各市町村。介護にかかる介護給付金の半分は被保険者が納める保険料・残りの半分は国・都道府県・市町村が負担する。
- 被保険者は**65歳以上の第1号被保険者と40歳以上65歳未満の医療保険加入者**。
- 第1号被保険者（65歳以上）はどんな原因であっても介護が必要な状況になった際には保険給付が受けられる。
- 第2号被保険者（40歳以上65歳未満）は　悪性腫瘍末期や加齢に伴う特定疾患が原因となっての要介護状況についてのみ介護保険が適用される。

●介護保険法の理念
- 介護サービスの社会化（権利としてのサービス需給）、自立支援（本人の能力を伸ばすケアサービス）、可能な限りの居宅・地域ケア支援（生活の継続）。

●介護保険で使えるサービス
　施設サービス：介護療養型病床・介護老人保健施設・介護老人福祉施設など
　居宅サービス：訪問リハ・訪問看護・訪問介護・訪問入浴・通所リハ・短期入所など
　予防給付：要支援1・2の状況の廃用性機能低下改善のための通所・訪問ケアなど
　福祉機器の購入・レンタル・住宅改修
　地域密着型サービス：グループホーム・小規模多機能施設など市町村生活圏での生活支援事業であり、市町村指定のサービス

要介護認定と介護給付の概要

- 被保険者が介護を要する状態になったとき、介護保険を活用するには、市町村に給付対象者と認定してもらうため申請をする。認定のために**生活状況の調査**（認定調査）を経てコンピューターによる一次判定がなされる。その後、**専門家による協議**（介護認定審査会）を経て介護の度合いが等級（介護度）として示される。
- 判定は、**非該当**（特に支援を要さない者）、**要支援1・2**（特に目立った身体介護は要さないが廃用性機能低下状況にある者）、**要介護1〜5**（何らかの介護を必要とする者）に分類され、各段階に応じて**介護給付の支給限度額（使えるサービス費用の上限）**を定めている（表5）。かかった費用の概ね9割が介護保険保険から介護事業所に支払われ、約1割を本人が自己負担する。
- 介護保険で利用できるサービスは、**施設サービスと居宅サービスに大別**され、介護給付と予防給付では、行えるサービスの内容や給付額が異なっている（表6）。

13

表5　要支援・要介護の度合いと状態像，居宅サービス支給限度額[2)]

要介護状態区分		一般的な生活機能・状態像の例	在宅ケア支給限度額（1単位約10円）
非該当		目立った機能障害なく，公共交通機関の利用も自由，排泄・入浴など生活が安全自立，支援を要さない	予防・介護給付対象外
予防給付	要支援1	身の回りのことはでき，家事も可．近所を散歩するが廃用性機能低下で生活が不安定．ときに入浴見守り．	4,970単位/月
	要支援2	身の回りが不安定．家事に支援要．自宅内で自力で移動するが，散歩は不安．ときに排泄見守り入浴介助．	10,400単位/月
介護給付	要介護1	自宅内の生活不安定．買い物・調理・入浴などに援助を要する．排泄はおおむね自立．生活機能低下初期．	16,580単位/月
	要介護2	自宅内生活に困難な面がある．入浴困難，排泄見守り．認知症で判断が困難．生活の一部介助．	19,480単位/月
	要介護3	自宅内生活に困難多い．入浴重介助．排泄介助．歩行困難．認知症で行動障害がある．生活介護を要する．	26,750単位/月
	要介護4	生活全般に介護を要する．入浴・排泄全介助．食事・嚥下に介助を要す．医療処置の例もあり．重介護状況．	30,600単位/月
	要介護5	全面的な介護を要す状況．食事・嚥下困難．要医療，重度の認知障害で過酷な介護の例，植物状況を含む．	35,830単位/月

表6　介護保険で利用できるサービスの概要[2, 4)]

			予防給付	介護給付
在宅サービス	訪問サービス	訪問介護	ホームヘルパーなどから受ける食事などの介護，その他の日常生活上の世話	
		訪問入浴介護	巡回入浴車等提供されて受ける入浴介護サービス	
		訪問看護	看護師などから受ける療養上の世話と診療の補助	
		訪問リハビリテーション	居宅，居宅系施設で受ける心身機能の維持や回復を図り，日常生活の自立を助けるリハビリテーション	
		居宅療養管理指導	医師，歯科医師，薬剤師等から受ける療養上の管理と指導	
	通所サービス	通所介護	介護予防通所介護／介護予防通所リハビリテーションでは，「共通的サービス」と「選択的サービス」が組み合わされ提供される ※（選択的サービス）＝「運動器の機能向上」「栄養改善」「口腔機能向上」等	デイサービスセンターなどで受ける，食事／入浴の提供，その他日常生活上の世話と機能訓練
		通所リハビリテーション		介護老人保健施設や病院で受ける，心身の機能維持回復を図り，日常生活の自立を助けるリハビリテーション
	短期入所サービス	短期入所生活介護	介護老人福祉施設などに短期入所して受ける，食事・排泄・入浴などの日常生活上の世話と機能訓練	
		短期入所療養介護	介護老人保健施設などに短期入所して受ける，医学管理下の看護・介護・リハビリテーションなどの医療と日常生活上の世話	
	その他	福祉用具貸与	日常生活の便宜を図る，機能訓練のための用具で日常生活を助ける物の貸与	
		特定福祉用具販売	貸与になじまないポータブルトイレ・特殊尿器・入浴補助具などの排泄や入浴のための用具購入費の支給	
		住宅改修費	手すり取り付けなどの，小規模の一定種類の住宅改修費の支給	
		特定施設入居者生活保護	特定の有料老人ホームなどの施設に入所している人が施設から受ける入浴・排泄・食事などの介護，機能訓練	
居宅介護支援・居宅介護予防支援			介護予防サービス計画（ケアプラン）の作成（自己負担なし）と自立支援	介護サービス計画（ケアプラン）の作成（自己負担なし）と自立支援
施設サービス		介護老人福祉施設	予防給付ではこれらの施設への入所は想定されていない	常時介護が必要で在宅介護が困難な状態にある方に，日常生活上の世話，機能訓練，健康管理，療養上の世話を行う
		介護老人保健施設		病状安定期にある要介護者に，看護・医学的管理下での介護・リハビリテーション・日常の世話を行う
		介護療養型医療施設		病状が安定しており常時医学的管理が必要な方に，長期にわたる療養上の管理・医学的管理下での介護・看護・リハビリテーションを行う
		介護療養型老人保健施設		

		予防給付	介護給付
地域密着型サービス	小規模多機能型居宅介護	心身の状況，環境などに応じて「通い」を中心に「泊まり」と「訪問」などを組み合わせたサービス	
	夜間対応型訪問介護		巡回または備え付けの通報装置による連絡などで，夜間専用の訪問介護を行う
	認知症対応型通所介護		認知症の高齢者がデイサービスセンターなどに通い，リハビリテーションなどを受ける
	認知症対応型共同生活介護（グループホーム）		認知症の安定した人が，少人数で共同生活しながら家庭的な雰囲気の中で入浴・排泄などの介護を受けられる
	地域密着型特定施設入居者生活介護		30人未満の介護専用型特定施設でのサービス
	地域密着型介護老人福祉施設入所者生活介護		30人未満の小規模な介護老人福祉施設でのサービス

用語アラカルト

***3　介護支援専門員（ケアマネジャー）**

- 介護保険制度の効率的・効果的・公平な利用のために，利用者本人のニーズに基づいたサービス計画を策定し，より良い介護を支援する専門家。利用者の権利を守り，サービス事業者との調整を図る。介護保険給付（利用料，保険請求）の手続き業務（給付管理業務）も行う。
- 医療，福祉の資格を持ち，5年以上の実務経験を持つものを対象に年1回の資格試験と合格者への実務研修（おおむね6日程度）を経て，登録される。さらに上級の**主任ケアマネジャー**も養成されている。

***4　権利擁護**

- 認知症高齢者・知的障害者・精神障害者などで判断能力が不十分な方の介護保険制度利用のためや入院などの契約の手助けや，本人の財産を守り不利益なことがないように監視，支援，代行をする制度。
- 本人が契約し依頼して，主に地域の社会福祉協議会が関わる**地域福祉権利擁護事業**と，本人に重度の判断能力低下がある場合に家庭裁判所等が関わる**成年後見人制度（後見・補佐・補助）**がある。

- また，住宅改修や福祉機器の購入・レンタルも自立支援や介護負担軽減の必要性に応じた基準に沿った内容であれば，介護給付の対象となる。
- 介護保険は，**利用者主体の利用制度**で，担当**介護支援専門員（ケアマネジャー）***3 の策定した**ケアプラン**に沿って，ご本人の生活ニーズを明らかにして目的志向型のチームアプローチが望まれる。

認知症支援

- 高齢化に伴い認知症高齢者の生活支援の課題がクローズアップされている。認知症は，見当識・記憶の障害を伴い現実的な判断ができず不利益をこうむる危険性がある。このような認知症高齢者の人権や生活の権利，QOLを守るために**権利擁護事業***4 がある。

介護老人保健施設

- 介護保険で使える施設のうち，作業療法士が関わることの多いのは**介護老人保健施設**である。介護保険施設は略して'老健'ともいわれ，**高齢者の地域リハビリテーションの核**となり得る。
- 老健の特徴は，原則医師が施設長を務め，看護士の配置も多いことから医療ニーズの高い利用者（胃瘻・酸素療法など）にも対応できる。**OT・PT・STが常勤で勤務し**（多くの老健には2〜5名の療法士が配置されている），少なくとも週に2回の個別機能訓練，生活リハビリを提供している。
- ほとんどの施設では**ショートステイ（短期療養介護）・デイケア（通所リハビリ）**の事業を併せて提供しており，**訪問リハビリ**の併設も多くなっている。
- 老健の理念として，包括的サービス提供施設であり，利用者の自立した生活を支援し，家庭・地域への参加を目指す。明るい活動的な雰囲気を持ち，地域に開かれた施設として運営される。（全国老人保健施設協会　理念）が掲げられている。
- 現在，全国に3,867施設の老健が開設され，322,190名の入所定員をもっている（2012年8月現在）。急性期から直接老健に入所し，亜急性期のリハビリテーションも担い，回復期リハ病棟をフォローする役割（生活適応期のリハビリテーション）として期待されている[3]。

用語アラカルト

*5　地域包括支援センター
- 2006年の介護保険の改定に伴い，各市町村に地域の高齢者の保健・医療・福祉の支援拠点として設置された。介護予防の拠点としても中核となり，介護保険料で運営される。主任ケアマネジャー，保健師，社会福祉士等が配置され，困難な事例への対応，高齢者のくらしや人権を守る相談窓口，健康づくり事業なども担う。2012年度の改正において介護予防の機能が強化され地域の高齢者健康づくりの拠点事業も担う。

介護予防

- 高齢者の約2割が何らかの介護を要する状況であるといわれるが，残りの8割の高齢者は身の回りのことが自分でできる。介護の必要な状況にならないように，また介護の重症度が上がらないように，生活を活性化する。疾病を予防・コントロールし健康を保つ。
- 弱り始めの時期に適切な機能強化を提供する，などの試みが進められている。これらの支援を介護予防という。介護予防にはこれまでも老人保健法で進められてきた保健事業，**地域包括支援センター**[*5]が主体となって提供する予防給付，などがある。特に，筋力増強・口腔機能向上・栄養改善・認知症の予防などが検討され，試みられている。

その他の関連法規

- 作業療法士の業務に関わりの深い法規や制度は**社会保障**の分野に関わるものが多い。社会保障の概要を**表7**に示す。**医療保険**では病院・診療所に勤める作業療法士等の診療行為を規定し医療行為種別ごとに保険点数を定めている。

表7　社会保障の概要

区分		具体的な制度・施策	作業療法士の関連，貢献の例
社会保障	社会保険	医療保険・年金保険・労災保険　雇用保険・介護保険	病院・回復期リハ施設・労災病院・職業リハ・交通外傷リハ，など
	公的扶助	生活保護	市役所福祉課・精神科退院促進
	社会福祉	老人福祉・障害者福祉・児童福祉　母子福祉	保健センターでの地域リハ・自立支援法関連事業所・小児療育支援
	公衆衛生・医療	結核対策・精神疾患対策・麻薬等対策・エイズ対策・B型肝炎対策・感染症対策・廃棄物対策，など	こころの健康を守る活動　地域での精神疾患の生活支援　予防医療での貢献
	老人保健	老人保健法・後期高齢者医療制度・高齢者健康増進法・介護保険法・老人福祉法	介護保険施設（老健・特老・グループホーム等）・訪問リハビリ・デイケア・デイサービス，など

※社会保障：国民の生活の危機の場合，健やかで安心できる生活の保障を目的に公的責任で生活を支える給付を行う仕組み

作業療法の専門性を生かす

- 介護保険を中心とした高齢者の生活支援の分野は作業療法の専門性を生かせる魅力的なフィールドである。
- 生活の実態を捉え，利用者の持つ能力や機能を生活に生かすことはADL・IADL・QOL・認知症・環境調整・生きがいと主体的作業活動・本人，家族の心理支援・ナラティブな接近支援　など，作業療法士の専門性を活かす可能性が拡がる領域といえる[5]。

【参考文献】
1) 厚生労働省ホームページ
2) 介護支援専門員実務研修テキスト作成委員会編：介護支援専門員 実務研修テキスト，四訂，長寿社会開発センター，2009．
3) 浅野有子：コラム　覗いてみたい!? 先輩OTの頭の中．作業療法ジャーナル，45(1-13)，2010-2011．
4) 全国老人保健施設協会：老健，23(7)，2012．
5) 日本作業療法士協会：平成23年度老人保健健康増進等事業 生活行為向上マネジメントの普及啓発と成果測定研究事業報告書，2012．

4 作業療法の概要
生活をみることの基調

Point!

■ICF
☞ 国際生活機能分類(International Classification of Functioning Disability and Health)，2001年WHOにて採択された。ひとの暮らしと健康の状況を表す分類。マイナス面だけでなく固有の**心身機能，身体構造・活動・参加**の機能，能力，状況に注目し，可能性を支える**背景因子(個人因子*1・環境因子*2)**にも注目している。

■ICIDH
☞ **国際障害分類**(International Classification of Impairments Disabilities and Handicaps) 1980年来WHOにて採択。障害を，**機能障害・能力障害・社会的不利**の3つの階層的成り立ちからみる。

■クリニカルパス
☞ 診療のタイムスケジュール・治療の標準化・チーム医療の羅針盤

用語アラカルト

*1 個人因子
- 暮らしの在り方を左右する重要な要因で，個人の人生や生活の特別で固有な背景でその人の特徴からなる。性別・年齢・人種・体力・ライフスタイル・性格・経験・習慣・教育歴・職業・宗教・信条・困難に対する対処方法などからなる。
- 作業療法が対象者個々のオキュペーション(固有の人生の在り方　意味ある作業)を支援するものであるから，個人因子の把握と寄り添いつつの支援は最重要とも言える。

*2 環境因子
- ICFの最大の意義は障害を人間と環境(阻害因子や支援資源としての)との相互作用のもとで理解することとした点にある。
- 人々が生活し，人生を送っている物理的環境(住環境や用具等)・自然環境・社会的(制度的)環境・人的環境(家族・友人・周囲の態度)などからなる。環境因子にはプラス(促進因子)もあればマイナス(阻害因子)もある。

*3 ノーマライゼーション(正常化の語意)
- 高齢者や障害者など社会的に不利を受けやすい人びと(弱者)が社会のなかで他の人たちと同じようにあたりまえに生活し，活動することが社会の本来のあるべき姿であるという考え方・行動・政策。

暮らしとは何か，生活機能とは何か

- 人の暮らしは生活行為の連続で成り立つ。人生の各段階・各シーンで"〜する"と表現できる全ての行為は**生活行為**といえる(表1)。その生活行為を支えるのが**生活機能**であり**生活状況**である。
- ひとの生活機能や置かれている状況等を分類し，人の暮らしを理解するためのツールが**ICF(国際生活機能分類)**であり，その採択以前には**ICIDH(国際障害分類)**が障害の状況を捉え，表現するツールとして用いられていた。

One point Advice

- ICFの理念は(たとえ障害者といわれる状況にあっても)人には残された機能や潜在能力，身に付けた魅力や資源が備わっており，**発想の転換や支援**によって，**健康で活動的で意味ある参加の可能性，より良い暮らしの可能性が拡がる**という点にあり，本人や周囲の資源を生かす方向性(**ストレングスモデル**)が重要。
- ノーマライゼーション*3の理念と相まってこれからのリハビリテーションの根幹となる。

表1 生活行為向上プログラムでの作業概要（基礎作業・基本作業・応用作業・社会適応作業の練習内容の例）

基礎練習	基本練習	応用練習	社会適応練習
主にこころに働きかけるメニュー ・意識を覚醒させるような刺激 ・緊張をほぐすような働きかけ（リラクゼーションなど） ・興奮や不安を鎮め，作業に取り組みやすくする手技や働きかけ ・高次脳，認知機能 基礎訓練（覚醒・注意・視認知） 主にからだに働きかけるメニュー ・筋肉や関節のこわばりをほぐし動きやすくする手技や働き掛け（ストレッチなど） ・関節をほぐし可動性を増す準備（ROM訓練・モビライゼーションなど） ・筋肉の働きを整え動きやすい準備 ・痛みを緩和する手技や働きかけ ・感覚の働きを改善し調整する ・座位・立位のバランス改善 ・上肢機能訓練協調性・巧緻性訓練 ・発声練習，口腔機能改善練習 その他のメニュー ・集団体操	主に心の働きに関わる練習 ・良く見る，選べる，手を出し物と関わる基本練習 ・認知構成課題 空間認知改善練習 主にADL・IADLの練習 ・手を操作して，動ける座位を改善 ・体の各部をコントロールし動作がスムースになる練習（リーチ・ワイピング，サンディング） ・起居移動練習，訓練室で移乗動作練習，車いす駆動練習 ・座位バランス，座位で動く練習 ・立位バランス，立位で動く練習 ・階段動作練習 ・床動作練習 主に上肢作業・生活行為の練習 ・道具を使いこなす練習 ・目と手を協調して使い，より巧緻な作業をする練習（鉛筆や筆操作，紙押え練習，はし動作練習，ハサミやのこぎりの使用練習，など） ・きき手交換練習 ・巧緻性や両手協調の模擬作業 その他のメニュー ・挨拶練習，簡単な会話のやり取りの練習，食べる練習	生活活動（ADL・IADL）について ・生活場面での歩行・屋外歩行・応用歩行・散歩 ・生活場面での実用的トイレ動作，入浴動作，更衣，整容，化粧 ・自家用車，ワゴン車への乗り降り，外出場面でのトイレや浴槽での対応練習 ・調理・掃除・洗濯・買い物 ・床や棚から必要な者を取り出し，作業を遂行し，片づけるなどの一連のバランス・判断 生活を彩り意欲を生む練習 ・カードゲーム・パズル・制作 ・分類して並べる，手順に沿って組み立てる ・手工芸，作品つくり，書字，日記，手紙，園芸，趣味的活動 ・ダンス・替え歌作り・詩吟・歌唱，音楽鑑賞 ・回想法 アルバム作り その他のメニュー ・職業前訓練	社会生活の獲得・拡大 ・周囲と協調し落ち着いて日常を過ごせる支援 ・部屋を片付け持物を管理し，日課・予定を決めていく ・自宅での生活動作の確認や工夫 ・外出，外泊の一連の行為 ・家族内で家長・父・母として，祖父母としてという存在を確認できる作業遂行 ・買い物や郵便局・図書館・役場などへの生活拡大 ひとと共に生きる練習 ・作品を工夫して大切な人へプレゼントする。作品展を開く ・皆で料理をする，誰かのために料理をふるまう ・畑作業，盆栽の手入れ，囲碁，マージャンを通した仲間との交流 ・俳句の会やインターネット仲間への参加，交流を拡げる ・カラオケ，合奏，発表会 ・クラス会参加 ・詩吟・コーラス発表会 ・イベントの企画実行

（日本作業療法士協会：平成23年度老人保健健康増進等事業 生活行為向上マネジメントの普及啓発と成果測定研究事業報告書，2012．より引用）

国際生活機能分類（ICF）

- 障害に関する国際的な分類として，これまで**世界保健機関（WHO）**が1980年にICFの補助として発表した**ICIDH**が用いられてきたが，**2001年5月**，改訂版として**ICF**を採択。
- ICFは，人間の生活機能と障害に関して，アルファベットと数字を組み合わせた方式で分類するものであり，**心身機能・身体構造，活動，参加**の3つの次元および**環境因子，個人因子**という暮らしに影響を及ぼす背景因子で構成されており，約1,500項目に分類されている。
- ICIDHが身体機能の障害による生活機能の障害・社会的不利を分類するという考え方が中心であったのに対し，ICFは環境因子等の観点を加え，例

用語アラカルト

*4　バリアフリー

- 高齢者・障害者等の社会生活弱者が社会参加するうえで生活の支障となる物理的な環境上の障壁や精神的な障壁を少なくし，取り除いていく思想や工夫，政策をいう。
- 住宅や用具の工夫，製造物の使いやすさの工夫(**ユニバーサルデザイン**)，社会制度や参加を促進するためのさまざまな工夫，何よりも参加を受け入れる側と当事者双方の**心のバリアフリー**が障害者や弱者の自己実現や参加を促進する(「バリアフリーとユニバーサルデザイン」の項(p.693〜694)参照)。

えば，バリアフリー*4などの環境因子の改善が活動や参加を伸ばすことが示しやすくなった。
- このような考え方は，今後，障害者はもとより，全国民の保健・医療・福祉サービス，社会システムや技術のあり方の方向性を示唆しており，**保健・医療・福祉の共通言語**となっている[1]。
- ICFで人の暮らしを表現する方法の一例を図1に例示する。

クリニカルパス[3]

- **クリニカルパス**は，入院時の予定表として，治療や検査の予定・退院へ向けた準備等を**時間軸(日付)に沿って示す標準診療スケジュール表**のことである。このシステムはアメリカで始まり，1990年代半ばから日本に導入され，入院期間短縮の動向に伴い広く普及した。
- **クリニカルパス**を策定することで，各医療機関での治療を標準化し，多部門の役割分担を明確にすることができる。また，医療機関ごとに質の高い医療を提供しようと努力するきっかけともなる。
- **病気の治療内容とタイムスケジュールを明確にする**ことで，患者や家族の不安が和らぎ見通しが立ちやすくなる。患者が主体的に治療に参加するきっかけともなる。
- **クリニカルパス**により，医療スタッフも，どの時期に，どんな医療行為を，どの職種が提供するのか，患者への説明や指導をどうするのかが明確となり，**チーム医療がスムーズに提供できる**。
- クリニカルパスは**患者と医療スタッフチームのための羅針盤**の役割を果たす。

エビデンスと多職種協働

- チーム医療・チームケアが展開されている。**カンファレンスや連携(報告・連絡・相談)**を通して，各専門職種や支援者が共通の目標(本人の望む暮らしの実現)に向かって役割分担しつつも協働して**最速，最善の効果的な医療・援助**を展開することが求められている。
- 作業療法もチームのなかで専門性を示し，チームメンバー，もちろん医療・援助を受ける本人・家族に専門性を認められ期待される職種でありたい。
- そのためには，**エビデンス**(証拠，根拠，証言，痕跡)(用語アラカルト)を示していく必要があり，**EBM**(evidence based medicine：科学的根拠に基づく医療)，**NBM**(narrative based medicine：対象者一人一人の暮らしの背景や気持ち(の物語)に立脚する医療)などをキーワードに各医療職種が治療の妥当性や根拠を示す努力をし，最短で最良の治療(支援)を提供できるように研鑽している。

作業療法の概要

図1 老健施設入所中のYさん ICFの枠組みを活用した生活像の表現例

健康状況
訴えは多いが、体調は安定している。もともと体力がある。食欲あり、血圧安定、糖尿病（Bp 110〜120/70〜80 BS 210）これまで特に既往歴がない。食欲あり、健康に興味がある。

不安因子
膝内症、膝痛、腰痛。不安神経症、服薬性パーキンソン？肥満傾向、神経性頻尿、便秘傾向、向精神薬・眠剤服用、多愁訴、認知症、BPSD。

※望む暮らし
とにかく自宅で暮らしたい。気ままにのんびり暮らしたい。家族には迷惑をかけたくない。トイレの心配なく暮らしたい。歩けるようになりたい。痛いことや苦しいことはしたくない。

心身機能・身体構造
両手は自由・座位機能あり。麻痺はない。パーキンソン軽度。右足で立てそう。左膝改善傾向。視力・聴力正常。話し合いができる。自己決定力がある（B2 認知度Ⅳ、本来はⅡ）。

機能・構造障害
左膝可動性・支持性低下。歩行不能。バランス力不全。体力低下。ふるえ、すくみ足。心理的不安定。記憶の混乱。不安が高じている。

活動
できる、できそうな活動
自力で起きて、移乗できる。トイレで自力で排泄できるようになる。車いすが駆動できる。工夫により更衣・整容が自力で可。理屈がわかり協力・努力できる。小範囲の歩行が可能。外出・外泊ができる。家族と折り合う。

している活動
自力で食事・服薬している。自分の意思、要求を言う。ベッド柵を引っ張り、体動・寝返りをする。テレビを見る。家へ電話をかける。忘れないようにメモをとる。歯磨きをする。尿便意を訴え失禁なく過ごしている。機械浴・全介助入浴。世間話することもある。コーラスで歌う。

活動制限
歩けない。座位不安定。車いす介助要求。自主的に動こうとせず、介助を要する。家族に全面依存してきた。5〜30分おきにコールし、スタッフを呼ぶ。車いす上でも絶えずスタッフをひきつけたい。ベッドに戻りたい。日中うとうとすることあり。30分おきにトイレを要求。半分以上は空振り。気の合いそうな人に愚痴を言う。家族に愚痴、要求が頻繁、排泄要介助。

参加
旧友と連絡を取り合う。家族に近所付き合いのことを助言する。長男の相談にのる。誘われればコーラスの会や茶話会に参加。旅行が好きだった。孫たちのよいおばあちゃんだった。井戸端会議のリーダー的存在だった。

参加制約
息子が病気で、母として気がかり。長女とは性質が似ており衝突する。入院してからは気が弱く、家族のなかでもあまされぎみ。母親としての役割を見失って、孫に過度の依存。家族から阻害されていると感じている。

環境因子
人的環境：同居家族が多い。主介護者である長男と気が合う。**社会制度**：要介護2から4に。国民健康保険。**物理環境**：住宅街に持ち家、居室1階、洋式トイレ改修、廊下など手すりあり、ベッド。**苑内**：個室利用、シーティングの導入、昔なじみの人がいる。

長男精神不安定。長女本人と確執。介護疲れ。立ち上がり、移乗自立に向けての環境調整要。国民年金（夫）の継続配偶者受給。経済的にはゆとりがない。行動障害にて家族は自宅ではみられないと感じている。

個人因子
74歳、女性。156cm、71kg。もともとは話し好き、親分肌で言いたいことははっきりと言う。わがまま、涙もろく、世話好き。現在は不安。失禁だけはしたくない。家族思い。豪快な母であった。飲食店勤務経験あり。

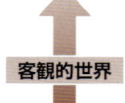

客観的世界

主観的世界

主観的体験
やっと退院できてよかった。ここはよくみてくれないけれども病院よりはまし。もう入院はしたくない。娘には感謝はしている。長男とは気があう、そばにいてやりたい。孫たちはこんなわがままな私に良くしてくれる。本当によくできた孫なの。私だってよくなりたい。あれこれ言われると頭が痛くなっちゃう。ここの施設は変な年寄りばかりよ。いい人も少しはいるけれどね。

とにかく家に帰りたい。こんなになっちゃってどうしたらよいのだろう。トイレを失敗したら、恥ずかしいし情けない。誰がそばにいてほしい。薬がほしい。

【参考文献】
1）厚生労働省ホームページ
2）柳澤 健 編：理学療法士 イエロー・ノート 専門編 2nd edition, p.23-25, メジカルビュー社, 2011.
3）日本クリニカルパス学会ホームページ（www.jscp.gr.jp）

5 作業療法の概要
作業療法士の活動領域

Point!

■ 関わる時期による分類
☞ 予防期・急性期・亜急性期・回復期・維持期・終末期
■ 関わる対象による分類
☞ 急性期疾病の治癒・身体障害・精神障害・小児療育（発達障害）・老年期生活障害・教育・研究（後進の育成とエビデンスの探求）・地域生活支援・健康増進領域
■ 日本作業療法士協会（JAOT）
☞ 作業療法士の専門性を担保し，会員の福利厚生を図り，学術的発展を担う協会。対外的な啓蒙や政策に対する提言も担い作業療法の未来を創造する礎として活動している。

作業療法の展開：職域

- 作業療法は，生活の支援，活動の援助から生まれて，リハビリテーション医療の発展とともに，**リハビリテーション医療の一翼として体系化**された。
- 理学療法作業療法士法の制定で，**医療職種として名称独占**（専門的研鑽を積み，国家試験を通り，免許を受けた作業療法士しか作業療法を行ってはならず，まぎらわしい名称を用いて生業としてならない）が定められた。
- しかし，**業務独占ではない**のでアクティビティケア・音楽療法・園芸療法・ダイバージョナルセラピーなど作業療法士が手段として用いる作業の一部分をチームケアのなかで提供しようとする人々が多い。作業療法の専門性の核になる**専門的評価・アセスメント・作業の設計・展開・意味づけ**などを通して専門性を示し，信頼されていきたい。
- 近年，**地域包括ケア**[*1]の流れで，医療機関では短期間・集中的・効果的な生活行為の向上を目指してのチーム医療が推進され，生活場面である地域での生活支援の領域が拡大している。
- どの領域においても作業療法は対象者個々の望む暮らし，あるべき暮らしの実現，生活行為遂行，そのための心身機能向上を担う。自助具の工夫や介護者支援者によりよいやり方を指導する等環境の調整や困難を克服して環境適応しようとする本人や社会を支援する（図1）。

用語アラカルト

*1 地域包括ケア
- 地域住民に保健（健康づくり）サービス，医療サービスおよび在宅ケア，リハビリテーション等の介護を含む福祉サービスを関係者が連携・協力して提供する，個々のニーズに応じて一体的・体系的に提供する仕組み。2012年，**おおむね中学校区程度の圏域**が地域の範囲として例示された。

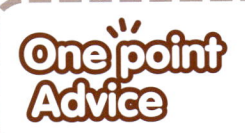

One point Advice

職域
- 作業療法士（OT）が活躍できるフィールドは拡大している。行政で施策提言をするOT，NPO法人を立ち上げて地域で貢献するOT，企業家として事業を起こすOTも増えている。作業療法の未来は若いあなたが創るものである。

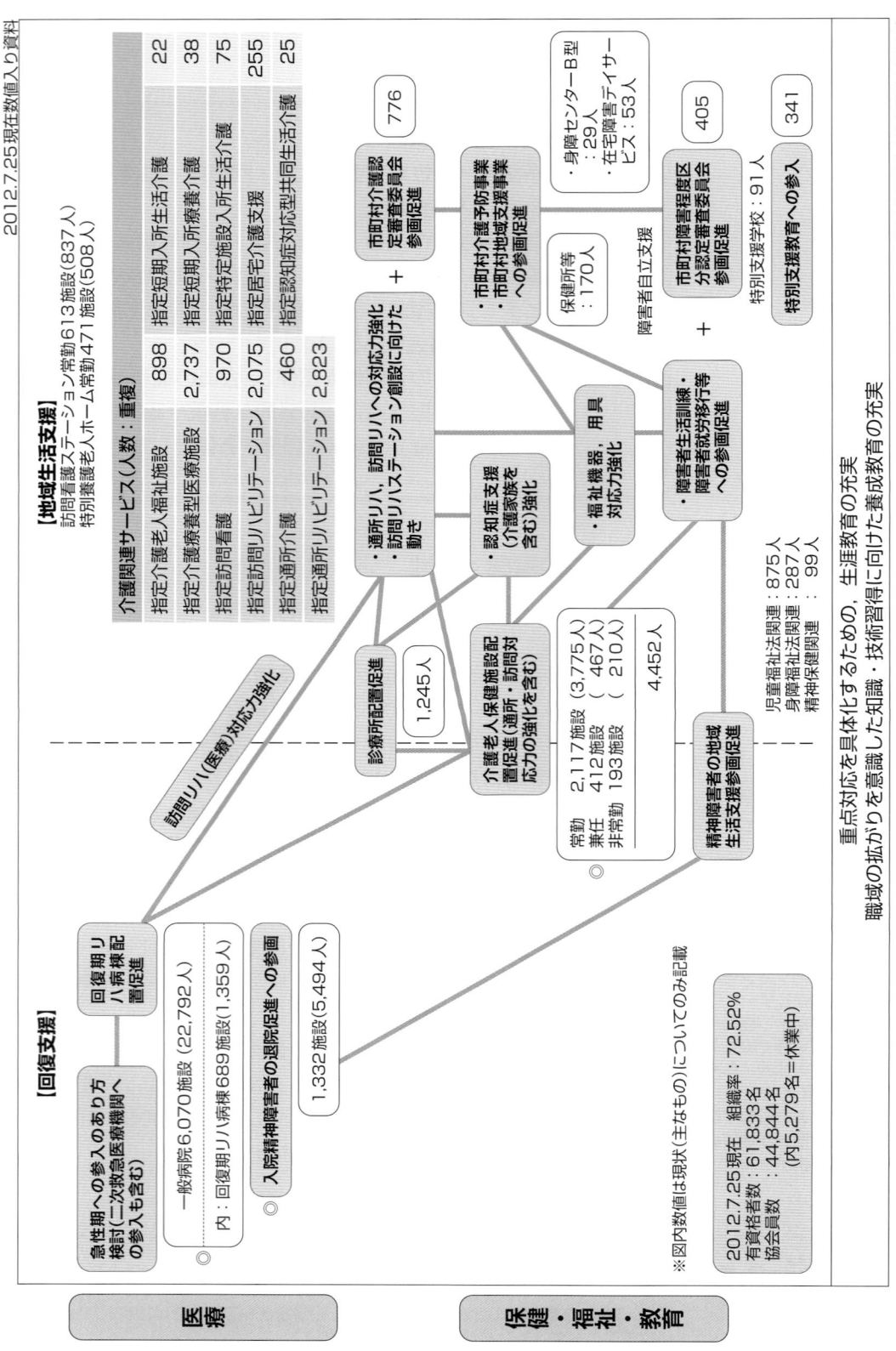

図1 日本作業療法士協会が中期的に対応すべき重点事項(基本的な考え方)

2012.7.25現在数値入り資料

【回復支援】

急性期への参入のあり方検討(二次救急医療機関への参入も含む) — 回復期リハ病棟配置促進

一病院6,070施設(22,792人)
内：回復期リハ病棟689施設(1,359人)

入院精神障害者の退院促進推進への参画
1,332施設(5,494人)

訪問リハ(医療)対応力強化

診療所配置促進
1,245人

介護老人保健施設配置促進・通所・訪問対応力の強化
2,117施設 (3,775人)
常勤　412施設 (467人)
兼任　193施設 (210人)
非常勤　　　　　4,452人

【地域生活支援】

介護関連サービス(人数：重複)
訪問看護ステーション常勤613施設(837人)
特別養護老人ホーム常勤471施設(508人)

指定介護老人福祉施設	898	指定短期入所生活介護	22
指定介護療養型医療施設	2,737	指定短期入所療養介護	38
指定訪問看護	970	指定特定施設入所生活介護	75
指定訪問リハビリテーション	2,075	指定居宅介護支援	255
指定通所介護	460	指定認知症対応型共同生活介護	25
指定通所リハビリテーション	2,823		

・通所リハ、訪問リハへの対応力強化
・訪問リハステーション創設に向けた動き

認知症支援(介護家族を含む)強化

福祉機器、用具対応力強化

障害者生活訓練・障害者就労移行等への参画促進

精神障害者の地域生活支援参画促進

市町村介護認定審査委員会参画促進
776

・市町村介護予防事業
・市町村地域支援事業への参画促進

保健所等：170人

障害者自立支援

市町村障害程度区分認定審査委員会参画促進
405

・身障センターB型：29人
・在宅障害デイサービス：53人

特別支援学校：91人

特別支援教育への参入
341

※図内数値は現状(主なもの)についてのみ記載

2012.7.25現在　組織率：72.52%
有資格者数：61,833名
協会員数：44,844名(内5,279名＝休業中)

児童福祉法関連：875人
身障福祉法関連：287人
精神保健関連：99人

重点対応を具体化するための、生涯教育の充実
職域の拡がりを意識した知識・技術習得に向けた養成教育の充実

医療　　保健・福祉・教育

(日本作業療法士協会資料より引用)

作業療法の概要

関わりの時期による作業療法分類

●急性期(亜急性期)作業療法
- 主に医療機関で提供される。脳卒中ケアユニットなど治療的意味合いが強いが，暮らしを取り戻すための支援も重要。
- 一般病床は平均入院期間を2週間以内に短縮する努力をしている。発症，入院直後から食事・排泄・整容等の暮らしの活動を取り戻し，生活機能の改善を図り次のステップにつなげる。

●回復期リハビリテーション病棟
- 回復期リハビリテーション病棟[*2]の設定とともに**回復期作業療法**が充実し，休日も365日チームリハビリテーションにより生活を取り戻す成果をあげている。

●生活適応期(維持期)作業療法，
- 維持というと単に機能維持を図る消極的なイメージから**生活適応期**と称されることも多い。獲得した機能をさらに伸ばしつつ生活を活性化し自己実現を支援する時期の作業療法は**地域包括ケア**の推進に伴い今後さらに拡大していく方向である。

●ターミナル期(終末期)作業療法
- 人生には限りがあり，いつか幕を閉じる。疾病によっては回復の見込みがなく余命の予測が示される場合もありうる。**ターミナルケア**[*3]において残りの**人生の時間をより健康に有意義に暮らし，意味ある作業(活動)を実現する役割**を担っている。

対象者による作業療法領域分類

- 作業療法はその対象疾患や対象者の年代などにより，**小児(療育)作業療法，身体障害作業療法，精神科作業療法，老年期作業療法，ターミナル期作業療法**と分類されることもある。
- 活動する場所によって，**医療としての作業療法，地域作業療法**(福祉・介護領域を含む)と分類されることもある。

地域・コミュニティケア

- 地域リハビリテーション(community-based rehabilitation：CBR)が推進されている。
- 障害のある人々や高齢者が住み慣れた自宅や地域を中心にしたコミュニティ(人や支援のつながり)のなかでそこに住む人々とともに，人生を安全に・健康に・生き生きと暮らせるように，保健・医療・福祉・支援する機関や人びとがリハビリテーションの立場から協力し，協働する活動である。
- 精神疾患とともに暮らす人々を支援する**アウトリーチ**[*4]も単なる訪問支援以上に**ACT**(assertive community treatment：包括型地域支援プログラム)(p.700参照)において利用者の望む暮らしの実現へ向けて地域社会とつながる作業療法の展開として発展している。
- 介護保険の領域でも**地域包括ケア**が推進され，訪問リハビリテーションが急拡大しており，株式会社などを設立し**起業する作業療法士**も増えている。

用語アラカルト

*2　回復期リハビリテーション病棟
- 医療機関において2000年に新設され，10年で6万床を越えて整備され，脳血管疾患・運動器(整形)疾患・呼吸器，心疾患等の回復期のリハ治療を担う。病棟ごとに常勤のリハ医師：1，PT：2，OT：2以上を確保し，看護体制・物理的基準・チームリハ体制を整えて認可された病棟。

*3　ターミナルケア
- 末期がんや老年期の最期など，回復困難な様態の患者，対象者に対して，身体・精神両面からの終末期ケアをいう。**緩和ケア**と称されることもあり，苦痛と死に対する恐怖を緩和することを重視。

*4　アウトリーチ
- "手を伸ばす　手を差し伸べる"の意を持ち，公的機関などが地域へ出向く現場サービスを指す。単に訪問リハビリではなく地域資源を巻き込んでのつながりや資源の開発の意味合いを含む有機的な活動として発展している。

6 作業療法の概要
作業療法の過程

> **Point!**
>
> ■作業療法の過程
> ☞ 対象者の受け入れ，オリエンテーション，初回評価（スクリーニング，情報収集と分析），治療・介入計画（目標・手段・手順），治療・介入の実施，再評価（情報収集と分析），成果判定
> ■作業療法過程を説明する既存の代表的枠組み
> ☞ 作業遂行プロセスモデル（occupational performance process model：OPPM），作業療法介入プロセスモデル（occupational therapy intervention model：OTIPM），医学モデルに基づく作業療法過程

作業療法の過程

- 作業療法過程はどの枠組みを基盤にしているかによって，具体的な進め方やどの時期に何を焦点に行うかの視点は異なるが，受け入れから終了までの大枠はおおむね一致する（図1）。

図1 作業療法過程の大筋

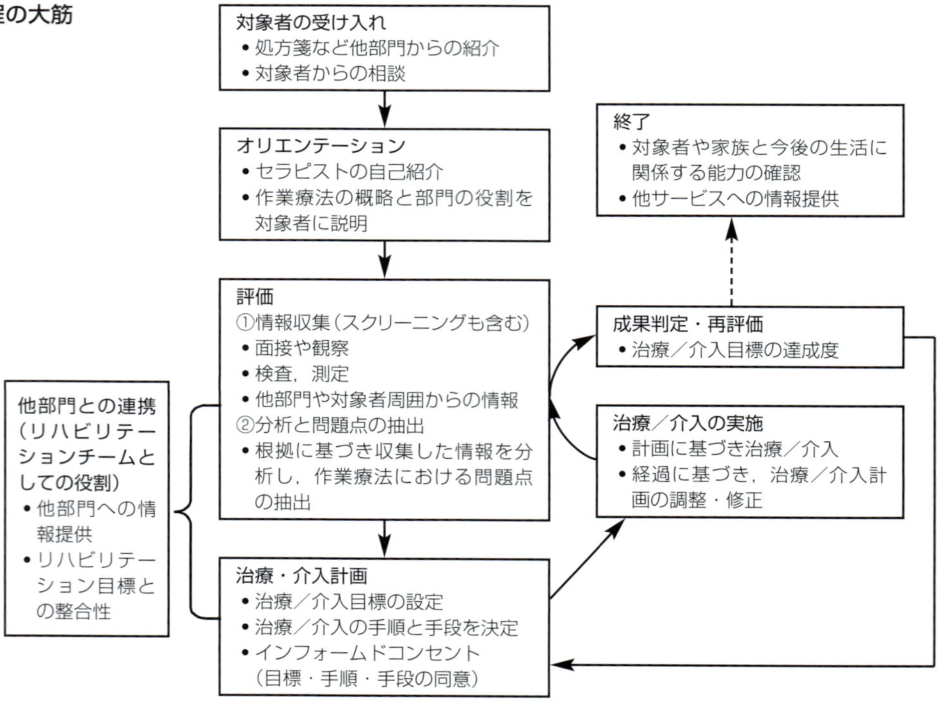

対象者の受け入れ
- 処方箋など他部門からの紹介
- 対象者からの相談

オリエンテーション
- セラピストの自己紹介
- 作業療法の概略と部門の役割を対象者に説明

評価
① 情報収集（スクリーニングも含む）
- 面接や観察
- 検査，測定
- 他部門や対象者周囲からの情報
② 分析と問題点の抽出
- 根拠に基づき収集した情報を分析し，作業療法における問題点の抽出

他部門との連携（リハビリテーションチームとしての役割）
- 他部門への情報提供
- リハビリテーション目標との整合性

治療・介入計画
- 治療／介入目標の設定
- 治療／介入の手順と手段を決定
- インフォームドコンセント（目標・手順・手段の同意）

治療／介入の実施
- 計画に基づき治療／介入
- 経過に基づき，治療／介入計画の調整・修正

成果判定・再評価
- 治療／介入目標の達成度

終了
- 対象者や家族と今後の生活に関係する能力の確認
- 他サービスへの情報提供

作業療法過程を説明する既存の枠組み

- ボトムアップアプローチと称される医学モデルを応用した作業療法過程では，疾患中心の症状を基盤とする実践になるため，作業の可能化は症状改善の副産物的に扱われる。
- このため，作業療法の専門性・特有性を作業療法過程で示すことが困難であることなどから，トップダウンアプローチとよばれる対象者中心の作業を基盤とした（あるいは作業を焦点化した）作業療法過程を説明する枠組みが登場した。
- トップダウンアプローチの代表的な枠組みには，①作業遂行プロセスモデル（OPPM），②作業療法介入プロセスモデル（OTIPM），③アメリカ作業療法士協会（2002）：作業療法実践の枠組みに示されたプロセスモデルがある。

医学モデルを基盤とした作業療法過程（図2）

- 作業療法用に公式に発表されている枠組みがあるわけではないが，作業療法のその歴史的な事情から現在も医学モデルを応用した作業療法過程に沿って臨床が行われることは多い。

図2 医学モデルに基づく作業療法過程

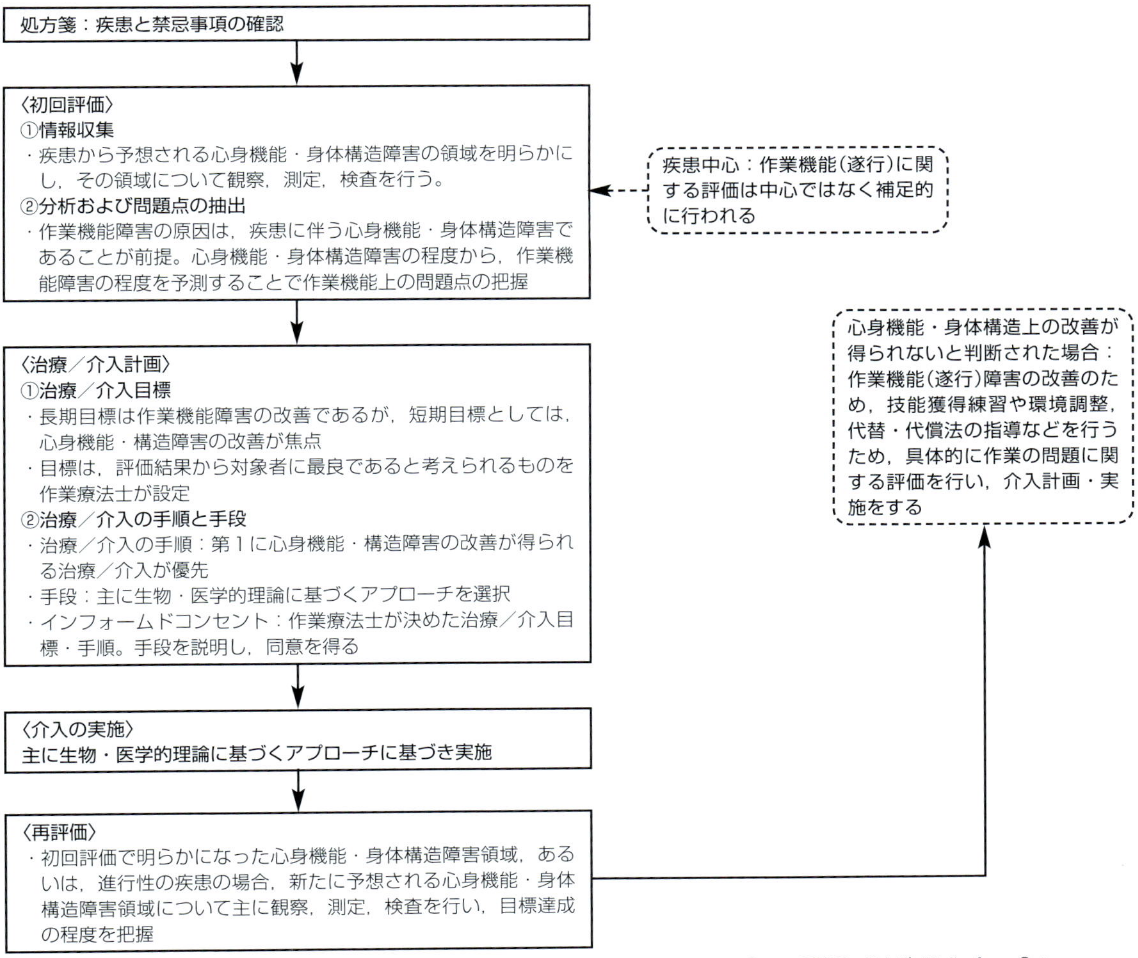

```
┌─────────────────────────────────────┐
│ 処方箋：疾患と禁忌事項の確認        │
└─────────────────────────────────────┘
               ↓
┌─────────────────────────────────────┐
│ 〈初回評価〉                        │
│ ①情報収集                          │
│ ・疾患から予想される心身機能・身体  │
│   構造障害の領域を明らかにし，その  │
│   領域について観察，測定，検査を行う。│
│ ②分析および問題点の抽出            │
│ ・作業機能障害の原因は，疾患に伴う  │
│   心身機能・身体構造障害であること  │
│   が前提。心身機能・身体構造障害の  │
│   程度から，作業機能障害の程度を予  │
│   測することで作業機能上の問題点の  │
│   把握                              │
└─────────────────────────────────────┘
               ↓
┌─────────────────────────────────────┐
│ 〈治療／介入計画〉                  │
│ ①治療／介入目標                    │
│ ・長期目標は作業機能障害の改善である│
│   が，短期目標としては，心身機能・  │
│   構造障害の改善が焦点              │
│ ・目標は，評価結果から対象者に最良で│
│   あると考えられるものを作業療法士  │
│   が設定                            │
│ ②治療／介入の手順と手段            │
│ ・治療／介入の手順：第1に心身機能・ │
│   構造障害の改善が得られる治療／介  │
│   入が優先                          │
│ ・手段：主に生物・医学的理論に基づく│
│   アプローチを選択                  │
│ ・インフォームドコンセント：作業療法│
│   士が決めた治療／介入目標・手順．  │
│   手段を説明し，同意を得る          │
└─────────────────────────────────────┘
               ↓
┌─────────────────────────────────────┐
│ 〈介入の実施〉                      │
│ 主に生物・医学的理論に基づくアプロー│
│ チに基づき実施                      │
└─────────────────────────────────────┘
               ↓
┌─────────────────────────────────────┐
│ 〈再評価〉                          │
│ ・初回評価で明らかになった心身機能・│
│   身体構造障害領域，あるいは，進行  │
│   性の疾患の場合，新たに予想される  │
│   心身機能・身体構造障害領域について│
│   主に観察，測定，検査を行い，目標達│
│   成の程度を把握                    │
└─────────────────────────────────────┘
```

疾患中心：作業機能（遂行）に関する評価は中心ではなく補足的に行われる

心身機能・身体構造上の改善が得られないと判断された場合：作業機能（遂行）障害の改善のため，技能獲得練習や環境調整，代替・代償法の指導などを行うため，具体的に作業の問題に関する評価を行い，介入計画・実施をする

(Fisher A.: Occupational Therapy Intervention Process Model, Fort Collins, Three Star, 2009. および Kielhofner G.: Conceptual Foundations of Occupational Therapy Practice, 4th ed., FA Davis, Philadelphia, 2008. を参考に作成)

- この作業療法過程は，疾患に関係した心身機能・身体構造を中心に情報収集とその分析，介入計画，介入実施が進められ，心身機能・身体構造の改善により副次的に作業機能(遂行)改善を見込む。

カナダ作業遂行モデル(OPPM)(図3)

- カナダ作業療法士協会が，カナダ作業遂行モデルとともにつくった作業療法過程を説明する枠組み。トップダウンアプローチ。
- 詳細な評価の前に理論選択の段階を入れていること，作業遂行の問題の原因だけでなく，問題解決に貢献する利点と資源を明確にする段階を示しているところが特徴である。

図3 カナダ作業遂行プロセスモデル(OPPM)の概要

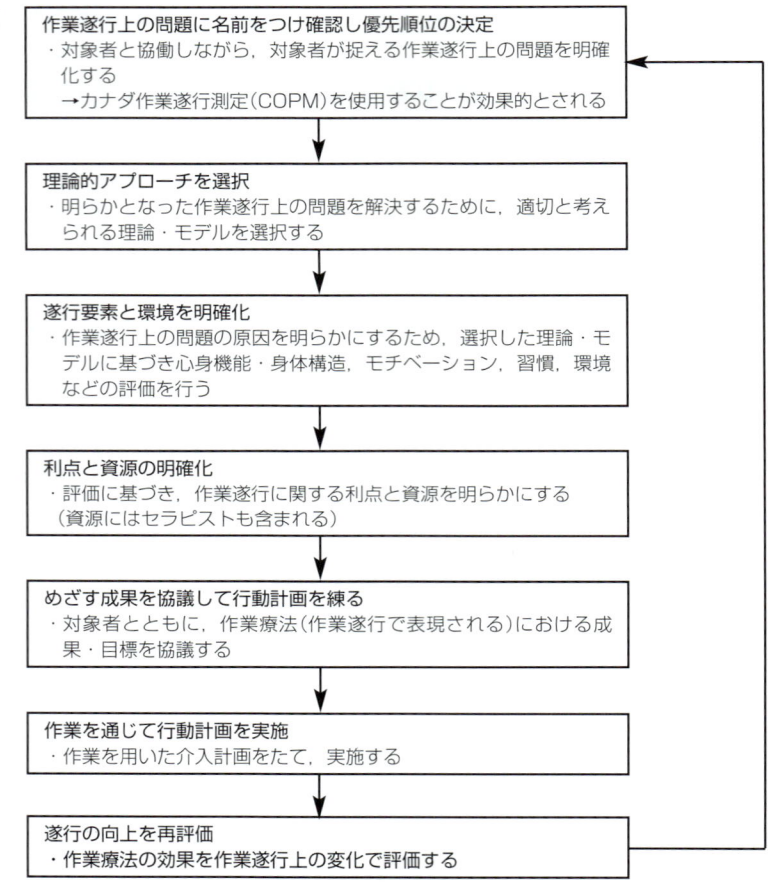

```
作業遂行上の問題に名前をつけ確認し優先順位の決定
・対象者と協働しながら，対象者が捉える作業遂行上の問題を明確化する
  →カナダ作業遂行測定(COPM)を使用することが効果的とされる
        ↓
理論的アプローチを選択
・明らかとなった作業遂行上の問題を解決するために，適切と考えられる理論・モデルを選択する
        ↓
遂行要素と環境を明確化
・作業遂行上の問題の原因を明らかにするため，選択した理論・モデルに基づき心身機能・身体構造，モチベーション，習慣，環境などの評価を行う
        ↓
利点と資源の明確化
・評価に基づき，作業遂行に関する利点と資源を明らかにする(資源にはセラピストも含まれる)
        ↓
めざす成果を協議して行動計画を練る
・対象者とともに，作業療法(作業遂行で表現される)における成果・目標を協議する
        ↓
作業を通じて行動計画を実施
・作業を用いた介入計画をたて，実施する
        ↓
遂行の向上を再評価
・作業療法の効果を作業遂行上の変化で評価する
```

(吉川ひろみ 監訳, カナダ作業療法士協会：作業療法の視点-作業ができるということ-, p.68-90, 大学教育出版, 2000. より引用)

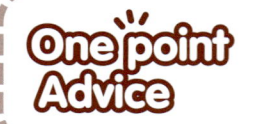

One point Advice

- トップダウンアプローチおよびボトムアップアプローチによる評価の詳細は「評価の時期と手順」の項(p.60～61)を参照。

作業療法介入プロセスモデル（OTIPM）（図4）

- 対象者の生活に関係のある活動のみに焦点をあて，その活動における問題点を面接評価だけでなく，実際の観察による作業遂行分析・評価を行い，遂行上の問題点を作業を行うために必要な目的指向的行為上で明らかにしていくことから，真のトップダウンアプローチとして紹介されている。

図4 作業療法介入プロセスモデル（OTIPM）の概要

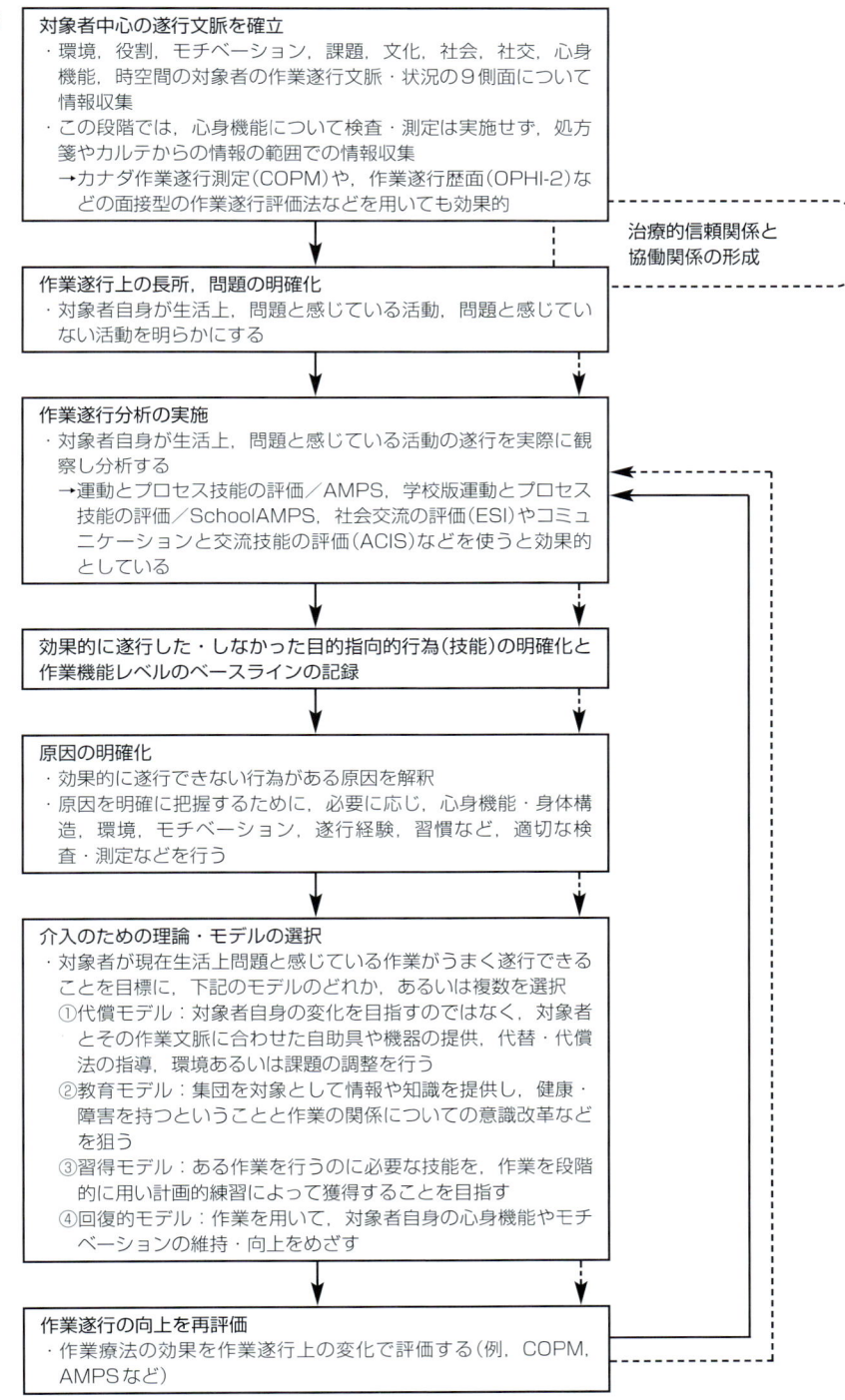

対象者中心の遂行文脈を確立
- 環境，役割，モチベーション，課題，文化，社会，社交，心身機能，時空間の対象者の作業遂行文脈・状況の9側面について情報収集
- この段階では，心身機能について検査・測定は実施せず，処方箋やカルテからの情報の範囲での情報収集
  → カナダ作業遂行測定（COPM）や，作業遂行歴面（OPHI-2）などの面接型の作業遂行評価法などを用いても効果的

治療的信頼関係と協働関係の形成

作業遂行上の長所，問題の明確化
- 対象者自身が生活上，問題と感じている活動，問題と感じていない活動を明らかにする

作業遂行分析の実施
- 対象者自身が生活上，問題と感じている活動の遂行を実際に観察し分析する
  → 運動とプロセス技能の評価／AMPS，学校版運動とプロセス技能の評価／SchoolAMPS，社会交流の評価（ESI）やコミュニケーションと交流技能の評価（ACIS）などを使うと効果的としている

効果的に遂行した・しなかった目的指向的行為（技能）の明確化と作業機能レベルのベースラインの記録

原因の明確化
- 効果的に遂行できない行為がある原因を解釈
- 原因を明確に把握するために，必要に応じ，心身機能・身体構造，環境，モチベーション，遂行経験，習慣など，適切な検査・測定などを行う

介入のための理論・モデルの選択
- 対象者が現在生活上問題と感じている作業がうまく遂行できることを目標に，下記のモデルのどれか，あるいは複数を選択
  ①代償モデル：対象者自身の変化を目指すのではなく，対象者とその作業文脈に合わせた自助具や機器の提供，代替・代償法の指導，環境あるいは課題の調整を行う
  ②教育モデル：集団を対象として情報や知識を提供し，健康・障害を持つということと作業の関係についての意識改革などを狙う
  ③習得モデル：ある作業を行うのに必要な技能を，作業を段階的に用い計画的練習によって獲得することを目指す
  ④回復的モデル：作業を用いて，対象者自身の心身機能やモチベーションの維持・向上をめざす

作業遂行の向上を再評価
- 作業療法の効果を作業遂行上の変化で評価する（例，COPM，AMPSなど）

(Fisher A.：Occupational Therapy Intervention Process Model, Three Star, Fort Collins, 2009.より引用)

7 作業療法の概要
治療・介入の枠組み

> **Point!**
>
> ■治療・介入の枠組み
> ☞ 作業遂行モデル，人間作業モデル，作業行動理論，生体力学的方法，運動制御的方法，感覚統合的方法，発達理論，認知－知覚的方法，精神分析的理論，集団理論，レクリエーション理論，対人関係技術，心理的対処法，代償的方法（自助具・福祉用具），補装具療法，環境調整

作業療法モデル

- 作業療法モデルは，主に「人」と「作業」と「環境」で構成されており，その関係を説明するものである。
- 現在，日本で紹介されている作業療法の関心領域を網羅する代表的な作業療法モデルには，Reillyの提唱した作業行動理論の流れをくむ人間作業モデル（MOHO[*1][1]）と，クライアント中心を強調する作業遂行と結び付きのカナダモデル（CMOP-E[*2][2]）がある。
- いずれのモデルも前版と比較すると，クライアント中心の視点を発展させ，作業遂行だけでなく作業の従事（結びつき）や参加を重要視している。

●**人間作業モデル第4版（MOHO）**[1]

- MOHOは，日常作業へのその個人の参加と適応を説明するモデル。
- モデルの主要な前提は，①人の個性と外的環境は，互いにつながっており，ダイナミックな総体であり切り離すことのできないもの，②作業は，人の個性と環境の両方の影響を反映するもの，③人の内的個性（例，心身機能，動機，遂行パターン）は，作業に従事することを通して維持されたり変化したりするもの，である。
- MOHOでは，作業療法を「対象者が作業に従事する過程であり，それはその人の能力，日常的に行うやり方，自分自身についての考えや感情を形作るものである」と定義する。
- MOHOの概念に基づき，作業自己評価，作業質問紙など多くの評価法が開発され，国内外で広く使われている。

用語アラカルト

*1 MOHO
- Model of Human Occupationの略。

*2 CMOP-E
- Canadian Model of Occupational Performance and Engagementの略。

表1　人間作業モデルの概要

焦点	構成	問題	介入手段と目的
日常作業への適応：特に以下の因子に着目 ・作業へのモチベーション ・生活役割や習慣への肯定的な積極的参加への維持 ・生活に必要な課題の熟練した遂行 ・物理的/社会的環境の影響	日常作業への適応過程に関する構成要素は図1を参照	作業参加・適応に障害がある状態	＜介入手段＞ 作業従事を主眼としたMOHOに沿った介入プロトコールが開発され，効果が示され始めている。例として，再モチベーションプロセス介入プログラム，自己決定可能化プログラムなど ＜介入目的＞ 日常作業へのその個人の肯定的参加と適応

図1 人間作業モデルにおける作業適応のプロセスの概念図

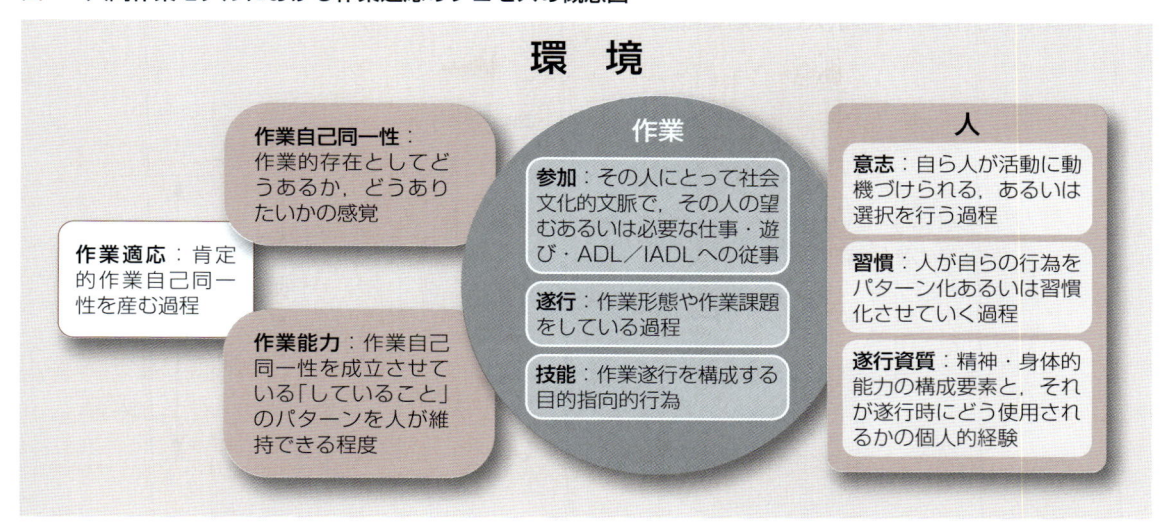

環境

作業
- 参加：その人にとって社会文化的文脈で、その人の望むあるいは必要な仕事・遊び・ADL／IADLへの従事
- 遂行：作業形態や作業課題をしている過程
- 技能：作業遂行を構成する目的指向的行為

人
- 意志：自ら人が活動に動機づけられる，あるいは選択を行う過程
- 習慣：人が自らの行為をパターン化あるいは習慣化させていく過程
- 遂行資質：精神・身体的能力の構成要素と，それが遂行時にどう使用されるかの個人的経験

- 作業自己同一性：作業的存在としてどうあるか，どうありたいかの感覚
- 作業適応：肯定的作業自己同一性を産む過程
- 作業能力：作業自己同一性を成立させている「していること」のパターンを人が維持できる程度

(Kielhofner G：Model of Human Occupation: Theory and Application, 4th ed, Baltimore: Lippincott, Williams & Wilkins, 2008. より和訳して引用)

●作業遂行と結び付きのカナダモデル（CMOP-E）[2]

- カナダ作業療法士協会で提唱したカナダ作業遂行モデル（CMOP[*3]）を，TownsendとPolatajkoが発展させたモデル。
- CMOP-Eの前身であるCMOPは，作業療法士が関心を持つ人間の作業の重要な構成要素である作業遂行を特に強調し，作業遂行をモデルの構成要素としてではなく，人と作業と環境の相互作用の結果として説明するモデルであった。
- 作業療法士の関心には，作業遂行だけでなく作業への満足や重要性のレベル，作業との結び付きの潜在性や可能性も含まれることから，CMOP-Eでは，CMOPの概念に加えて個人の作業遂行と作業への結び付き（自分自身が作業に関わっていく，作業に専念する）の関係性を明示し，作業療法が作業を通して人の健康と公正を促進しようとするものであることを説明するモデルとなった。
- CMOPを実践するために開発されたカナダ作業遂行測定（COPM[*4]）は，作業療法の標準化された面接評価法として国内外で広く使われている。

用語アラカルト

*3 **CMOP**
- Canadian Model of Occupational Performanceの略。

*4 **COPM**
- Canadian Occupational Performance Measureの略。

表2 作業遂行と結び付きのカナダモデルの概略

焦点	構成	問題	介入手段と目的
作業の可能化：特に以下の因子に着目 ・作業療法の関心領域の明確化および対象者とセラピスト間の関係 ・作業遂行 ・作業従事	・作業，人，環境，健康と対象者中心の実践に関する価値と信念。これを反映する具体的な作業療法の関心領域と興味の中心と範囲は図2を参照	・作業遂行／結びつき障害	<介入手段> 以下の枠組みやモデルなどで，作業療法実践に必要な知識・技術を明示。 ・カナダ実践プロセスの枠組み ・クライアント中心の可能化のカナダモデル <介入目的> ・対象者が肯定的に作業に結びつき，作業を通して自らの健康と作業的公正を促進する

図2 作業遂行と結び付きのカナダモデルにおける作業療法の関心領域(生産活動・セルフケア・レジャー)と興味の中心(作業)と範囲(人と環境)の概念図

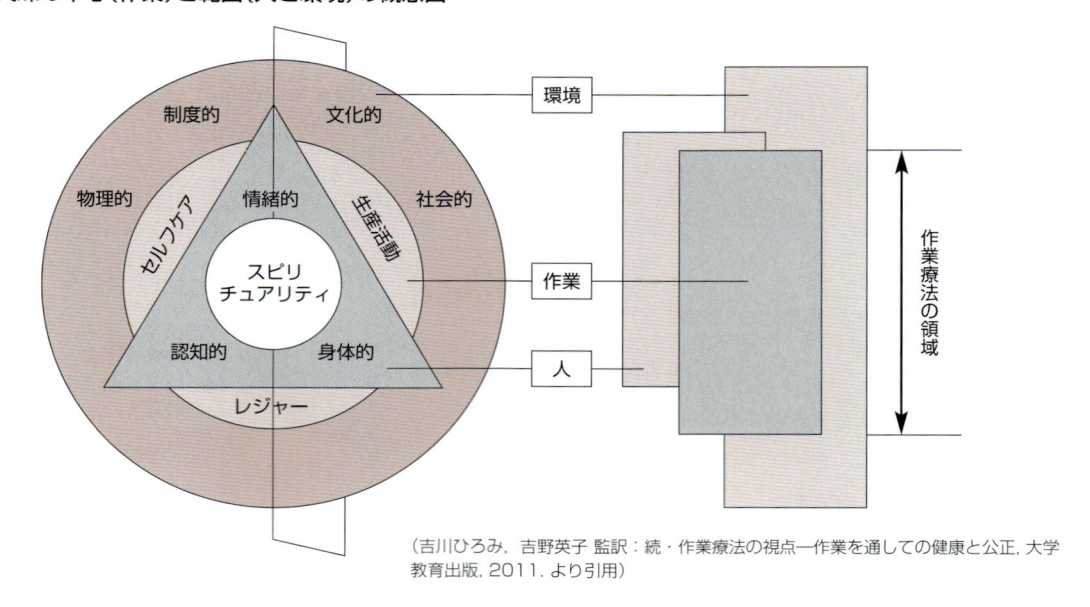

(吉川ひろみ,吉野英子 監訳：続・作業療法の視点—作業を通しての健康と公正,大学教育出版,2011.より引用)

One point Advice
- Engagementという英語を,日本では「従事」と訳したり,「結び付き」と訳していたりする。

生体力学的方法

- 身体,老年期,発達障害領域の作業療法でよく用いられる方法。
- 主に動力学や運動学の応用であり,身体の動き(表3)に焦点をあてる。
- 治療・回復的作業療法としては整形疾患で使われることが多く,代償的作業療法の場合には,疾患や領域,年齢を問わず,身体の動きに問題がある場合には使用される。
- 代表的な評価法としては,関節可動域テスト,徒手筋力テストなどがある。

表3 生体力学的方法の概略[3]

焦点	構成	問題	介入手段と目的
筋骨格系の能力と体の動き	・ROM：関節を取り巻く結合組織,筋,皮膚の柔軟性 ・筋力：筋の付着位置,大きさと緊張,筋群の同時作用 ・持久力：筋生理機能(仕事と心肺系からの酸素とエネルギー物質の供給のバランス)	・ROMの低下：関節の損傷,関節組織の浮腫,痛み,皮膚の緊張,痙縮,筋や靱帯の短縮 ・筋力の低下：廃用あるいは疾患からの筋生理への影響による ・持久力の低下：心肺機能の低下,筋疾患による	<介入手段> ・ROM：ストレッチ,圧迫,他動・自動ROM練習,ポジショニング,装具・スプリント導入, ・筋力・持久力：動きに対する抵抗の量,持続時間,速度,頻度などを調節 ・自助具や福祉機器の導入 <介入目的> ・形態異常予防と動作能力の維持 ・動作能力の回復 ・制限のある動作の代償

運動制御的方法

- 身体・発達障害領域(中枢神経系損傷による運動障害)の作業療法で用いられる。
- 伝統的に使われてきた代表的な運動制御モデルには,Bobathの神経発達的治療(NDT)[4],Brunnstrom[5]の運動療法がある(表4)。その他,固有受容性神経筋促通法(PNF)[6],ルードのアプローチ[7]などがある。
- 伝統的に使われてきたモデルに対し,様々な批判(例：階層的運動コントロールの概念では,無限にある運動を説明できない)があり,環境－人－活動

の相互関係を意識した1990年代に新たな運動制御モデルが提唱され，理論的・学問的には主流となった（**表5**）。
- 評価法としては，Brunnstrom運動療法は日本ではあまり使用されなくなったが，回復段階の評価であるBrunnstrom state testはよく使用されており，評価と治療が一致しない矛盾が生じている。

表4 ボバースの神経発達的治療（NDT）とBrunnstromの運動療法の概略 [3,4,5]

モデル	構成	問題	介入手段と目的
ボバースの神経発達的治療（NDT）	・運動コントロールは運動感覚の学習を含む ・基本的姿勢の動きが最初に学習され，次に機能的な技能へと統合される ・すべての活動は姿勢コントロールを基盤とする	・脳損傷は，痙縮と異常姿勢パターンと異常運動パターンを引き起こし，それが運動コントロールを妨げる ・姿勢と運動が異常であれば，感覚は不適切な情報をCNSに提供し，正常な動きの再学習を妨げる	<介入手段> ・ハンドリング，感覚刺激，ポジショニング，インストラクション <介入目的> ・異常パターンを抑制し，感覚刺激により正常パターンを引き出す（人が正常運動パターンで遂行したとき，運動に関する感覚情報は運動コントロールの学習をさせる）
Brunnstromの運動療法	・正常発達は反射の発達順序を含む ・脳の高次中枢が優勢になるにつれて，反射は修正され，合目的運動に再配置される	・脳血管障害（および他の脳損傷）は，運動機能の退行を引き起こす。 ・ステレオタイプの四肢の屈曲や伸展の運動パターンが，片麻痺の回復過程で連続的に出現する。	<介入手段> ・感覚刺激，ポジショニング，インストラクションなど <介入目的> ・発達や回復段階（ブルンストローム回復段階）に沿って運動パターンを引き出す（したがって，はじめは反射的共同運動を促通し，後に抑制）

表5 伝統的運動コントロールモデルと新たな運動コントロールモデルの比較 [3,8]

	伝統的運動コントロールモデル	新たな運動コントロールモデル
前提	・中枢神経系の構成が運動コントロールを決めているので，環境は運動コントロールに直接関与しない。中枢神経系の変化なくして，運動コントロールに変化なし。 ・CNSの階層的コントロール：上位神経系から反射をつかさどる下位神経系を統制。反射パターンは随意運動に統合される。統合は中枢神経系の発達と再構成の結果である。上位中枢が動きを指示する運動プログラムの習得と保持をする。つまり，中枢神経系の統合と構成が運動コントロールの基盤である。 ・運動コントロールの経験は脳の構成に必要なので，セラピーの中でのそうした経験を用いることで，脳の構成や再構成を促せる。 ・運動コントロールの発達は，神経の熟達によって起こる（頭部から足部へ，体幹の中心から四肢の遠位へ）。	・運動コントロールは，人のシステム（CNSと筋骨格要素）と環境および作業的変数との相互作用から出てくる自己構成現象である。 ・CNSは筋骨格システムと高位および低位中枢が共同的に相互作用しあっている階層的に構成されたシステムである。 ・運動パターンとは，人と環境の状況のユニークな特徴から与えられる，遂行を到達するための安定した好ましい方法のことである。 ・運動コントロールは，人が活動を完了するために最良の解決法を探すときに学習される。また，それは，遂行者の個性や文脈，遂行される作業の目標によって変化する。 ・運動コントロールの発達は，人の個性や環境変数によって変わる。
問題	中枢神経系の混乱の結果としての異常筋張・反射・運動パターンにより，運動コントロール障害が起こる。	特定の能力と制限（CNSと筋骨格システムの両方に現れる）を持つ人が，遂行しようとするときの活動的要求と環境的要求の間に起こるダイナミックスの結果として運動コントロール障害が起こる。
介入	・感覚刺激により，異常筋緊張・反射・運動パターンを抑制。 ・感覚刺激により，正常な筋緊張と運動パターンを促通。 ・ハンドリング，ポジショニング，インストラクションなどによる継続的援助とセラピストからのフィードバックにより繰り返し課題を学習。 ・課題の一部を学習，後に全体へ組み合わせる。 ・回復や介入進度は発達過程に沿って進める。 ・次の回復段階あるいは正常発達段階の動きや姿勢を用いる。	・自然な状況のなかで意味のある課題を人が遂行する試みを強調。 ・介入は，①遂行困難な課題を明確化し，その課題の望ましい運動パターンと，どのくらい安定してそのパターンを行えるかどうかを明らかにする，②人と環境システムが，最良の遂行を支持しているか，あるいは非効果的な遂行を助長していないかを明らかにすることによって決定。 ・活動の部分ではなく，活動全体を学ぶことを強調。 ・運動の問題について自分自身の最良の解決法を本人が見つけられるようにする。

感覚統合的方法

- Ayresによって提唱された主に学習障害児に対する介入のために開発された方法。
- 感覚統合アプローチには5つの前提がある：神経には可塑性がある，感覚統合的能力には発達的連続性がある，脳機能は統一体で働く，脳の組織化と適応行動には双方向性がある，人には感覚運動活動に参加する内的動因がある。
- 感覚統合アプローチの代表的な評価法としては，Sensory Integration and Praxis Tests(SIPT)がある。
- 従来は，感覚処理能力を向上させることを焦点化していたが，近年は日常活動の遂行を妨げる問題となる外的状況との関わり方を改善することに焦点を置き，これを効果的に改善できる方法の選択に介入の視点が移りつつある。

表6　感覚統合モデルの概略[3, 9]

焦点	構成	問題	介入手段と目的
<感覚統合> ・感覚情報の組織化 ・適応的運動行動（運動行動を計画するための脳での感覚情報の利用と明白な脳損傷によらない感覚処理の問題）	・感覚統合は多重経路的感覚処理（少なくとも2つ以上の感覚情報源の統合）がなされる，感覚入力・処理・統合が適切であれば，適応的行動が出力され，それが，さらに脳の組織化に寄与し，それがまた適切な感覚入力…といった具合に発達のらせんをもたらす開放システムが機能	・感覚入力の処理と統合に欠陥があると，行動を計画し生み出すのに問題が生じ，概念や運動の学習が妨げられる ・感覚統合障害の分類： ①前庭－固有受容覚を処理する障害 ②触覚および固有受容覚を同時に処理する際の障害 ③感覚調整障害 ④運動企画の困難さ	<介入手段> ・遊びを用いた感覚刺激，インストラクション <介入目的> 従来：脳の組織化に変化をもたらし，感覚情報を統合する能力を改善する ↓ 現在：日常活動の遂行を妨げる，問題となる外的状況との関わり方を改善する

発達理論的方法

- 発達理論の焦点は，人間の発達を理解することである。発達領域の作業療法の介入方針を決定する際，一般にこれらの理論が示す正常発達を参考にするが，疾患などにより退行が起こっていると考えられる場合には，精神・身体障害領域の作業療法で成人を対象にしていても用いる。発達の見方は大きく下記の2つに分類でき，さまざまな視点から理論が存在する。
    - ①縦断的分類：胎生期，新生児期，乳児期，幼児期，児童期，少年期，成人期（青年期，中年期，老年期など）
    - ②横断的分類：運動（粗大・巧緻），神経生理（感覚・運動），認知，社会性，言語，精神力動，作業行動など

- 作業療法領域で扱われている代表的な発達理論には，Gesell（ゲゼル）の発達理論，Piaget（ピアジェ）の認知発達理論，Freud（フロイト）の精神力動発達理論，Erickson（エリクソン）の心理社会的発達理論，Reily（ライリー）の作業行動発達理論がある。それぞれの理論の視点の正常発達を表7に示す。

表7 作業療法に伝統的に影響を与えている代表的発達理論の正常発達段階[8]

	0歳	1歳	2歳	3歳	4歳	5歳	6歳〜
ゲゼル：粗大運動	頭がたれる 首がすわる	つかまり歩行	走る	片足で立つ	片足で跳ぶ	両足で交互に飛ぶ	
ゲゼル：巧緻運動	把握反射 積木をつかむ	うまく小球をつかむ 3個の塔をつくる		10個の塔をつくる			
ゲゼル：適応	限定的追視 積木を持ち帰る	コップの中に積木を落とす	円をまねて描く	3個の積木で橋をつくる	人物を描く	10個のコインを数える	
ゲゼル：言語	ベルの音に注意する 欲しい物に声を出す	単語またはそれ以上の発語	絵を指さす	簡単な命令がわかる	接続詞を使う	赤ちゃん言葉を使わずに話す	
ゲゼル：個人―社会	顔をじっと見る 足や玩具で遊ぶ	着衣に応ずる	便意を教える	靴が履ける	共同遊びをする	自分で服を着る	
ピアジェ：認知	感覚運動期：自己と環境における自己の経験に焦点。感じて反応する		前概念期：シンボルや言語を使用し始める。論理はまだない				・具体的操作期（7〜10歳）：概念が発達，論理を問題解決に使用。 ・形式的操作期（11歳〜）：抽象的な考えや論理を新たな経験に役立てる
フロイト：精神分析	口唇期：欲求充足の主要な部分は口。イド中心		肛門期：欲求充足は排泄。イドと現実の衝突。自我発達		男根期：欲求充足の中心は性器。超自我の発達		・潜在期（6〜11歳）：思春期の嵐の前の静けさ。性的欲求充足への興味が減少 ・性器期（12歳〜）：性表現が大人の様式に。家族外の親しい関係に満足することが発達
エリクソン：心理社会的発達の危機	信頼 vs 不信		自律性 vs 恥・疑念		積極性 vs 罪悪感		・生産性 vs 劣等感（6〜12歳） ・同一性 vs 役割混乱（13〜18歳） ・親密 vs 孤独（18〜30歳位） ・生成 vs 停滞（30〜60歳位） ・自我統合 vs 絶望（60歳位〜）
ライリー：作業行動	探索的行動			コンピテンス行動	達成行動（4歳〜）		

認知-知覚的方法

- 従来は知覚と認知を分ける傾向にあったが，近年は知覚と認知の線引きが難しいため，従来は知覚としていたものも認知として一括されることも多い。
- 認知のとらえ方は，色や形を識別するというレベルから状況を判断してそれを意味あることとして理解するというレベルまで非常に幅広く，認知そのものの発達・回復を狙う介入法から認知を利用した介入法までと幅広い。
- 認知は，人のさまざまな活動の様相で関わる。例えば，「脳と身体が環境に関わったときに生み出されるものでもあるので，身体の運動を完全に切り離して認知プロセスを理解することができないし，逆に認知されたものが運動に反映するので，認知を切り離して人の運動を理解することは難しい」や「認知の発達やさまざまな物への感じ方やとらえ方は，環境，特に社会的交流に大きな影響を受けている。また，自分の周囲への感じ方やとらえ方が行為や行動に反映される」など，これらを前提に，周囲の自身への関わり方や自身の周囲への認識を応用し適応的な効果を上げようとする治療・介入モデルが多様にある。

●認知能力障害モデル
- 精神・認知障害のある人を対象とした作業療法で用いられる。Allenのアプローチ[11]が有名。学問的基盤は，神経科学，認知に関するピアジェの研究，医学モデル，WHOのICIDHである。認知レベルの変化は，自然経過・回復か医師の処方した投薬によるとし，作業療法でできることは，認知レベルの改善ではなく，認知レベルの評価，課題分析や対象者の能力の利点の維持であると位置づける。

●認知に関わる代表的療法
- 身体障害領域では認知運動療法などの方法を作業療法では応用して身体の動きの改善に使用されている。精神障害領域では認知療法や認知行動療法を応用し対人関係技術や心理的対処法の獲得を目指して応用し使用される。

精神分析的方法

- 作業療法では，精神分析学や力動精神医学の理論を基盤としてFidler[12]が提唱した精神力動モデルが代表的。
- 精神力動モデルでは，生活適応と組織／集団内の人間関係のなかで，人には対立する力のぶつかり合い(力動)あり，それが対象者の精神状態や治療関係に影響を及ぼすとしている。
- その力とは，思いのままに欲望を実現しようとする力，現実の状況や社会的道徳に合わせて欲望を抑圧する力，および他者の欲望や社会規範との衝突を回避し制裁を加えられないために欲望の質や量を調整する力である。精神症状や行動は，無意識的欲求の妥協であり，精神症状を引き起こす無意識的欲求の発見と解釈により対象者の精神的問題や問題行動を解決する。

その他

- 作業療法では，個別だけでなく集団でも治療・介入が実施されることから，精神力学モデルで扱われている集団力動を始め集団を扱う理論やレクリエーション療法などで用いられている理論を応用して介入計画を立てることもある。
- 作業療法では，心身機能の回復のための治療や技能獲得のための学習的介入のほかに，その人の心身機能や技能に変化なくとも，作業ができるようにする介入技術として，代償的方法(例：自助具・福祉用具の提案)や，環境調整(例：物理的，社会的／人的，制度的コンサルタントや交渉)などがある。

【文献】
1) Gary Kielhofner : Model of Human Occupation : Theory and Application. 4th ed., Lippincott Williams & Wilkins, 2007.
2) Elizabeth Townsend & Helene Polatajko 編著, 吉川ひろみ, 吉野英子 監訳：続・作業療法の視点-作業を通しての健康と公正-大学教育出版, 2011.
3) Gary Kielhofner : Conceptual Foundations of Occupational Therapy Practice 4th ed., F.A. Davis, Philadelphia, 2008.
4) Bobath B. : Adult hemiplegia : Evaluation and Treatment, 2nd ed., William Heinnemann Medical Books, London, 1978.
5) Brunnstrom S. : Movement therapy in hemiplegia, Harper & Row, New York, 1970.
6) Voss D., Ionta M., Mayers B. : Proprioceptive neuromuscular facilitation : Patterns and Techniques, 3rd ed, Harper & Row, New York, 1985.
7) Rood M. : Neurophysiological mechanisms utilized in the treatment of neuromuscular dysfunction, American Journal of Occupational Therapy, 10 : 220-224, 1956.
8) Trombly C., Radomski M. : Occupational Therapy for Physical Dysfunction, 5th ed., Lippincott Williams & Wilkins, Philadelphia, 2002.
9) Fisher A., Murral E, Bundy A. : Sensory Integration-Theory and Practice, F. A. Davis, Philadelphia, 1991.
10) Case-Smith J., Allen A., Pratt P. : Occupational Therapy for Children, 3rd ed. Mosby, St. Louis, 1996.
11) Allen C. : Occupational Therapy for psychiatric diseases : Measurement and management of cognitive disabilities, Little Brown, Boston, 1985.
12) Miller R., Walker K. : perspectives on theory for the practice of occupational therapy, MP. Aspen, Gaithersburg, 1993.

8 作業療法の概要
管理・運営
（リスクマネジメント，緊急時対応，個人情報保護）

Point!

■リスクマネジメント
☞　①リスクマネジメント
　　②インシデント・アクシデント（ヒヤリ・ハット）
　　③感染症対策（スタンダード・プリコーション）
■緊急時対応
☞　①トリアージ
　　②救急蘇生法
　　③AED（体外式除細動装置）
■個人情報保護
☞　①個人情報
　　②個人情報保護

リスクマネジメント

●リスクマネジメント
- リスクマネジメントとは企業活動に伴う危険を最小限におさえる管理運営方法を指し，安全が求められる産業や人々の健康や生命を対象とする医療の現場でも重要な管理運営の分野となっている。
- 厚生労働省は2002年に医療機関の医療安全体制の整備を義務づけている[3]。

●インシデント（ヒヤリ・ハット）とアクシデント
- インシデントとは，重大事故に至る可能性がある事態が発生し，なおかつ実際には事故につながらなかった潜在的事例のことを指し，アクシデントとは事故が発生してしまった事例を指す[10]。

●作業療法分野でのリスクマネジメント[2]
①施設・備品管理
- 空調・照明の管理。
- 入口付近・通路の広さ，非常口の確保，患者と作業療法士の動線の確認，室内の整理整頓。
- 訓練に使用するいす・車いすの適合，作業療法使用機器の保守整備，作業療法使用備品の管理。

②患者の確認
- 患者をフルネームで確認，患者本人から確認が取れない場合はカルテ・IDカード・医療スタッフなど複数の手段で確認。

③情報の共有
- 定期的なカンファレンス・ミーティングにてリスクの確認，カルテにて患者の状態を把握。
- 他部門間での頻回な患者情報の伝達。
- 転倒，感染などの危険性の情報，インシデント・アクシデント(ヒヤリ・ハット)情報は作業療法部門内で共有。

④緊急時の対応
- 作業療法実施時の注意深い観察，随時バイタルチェックの実施。
- 作業療法中止基準の策定(表1，表2)と，個々の患者に合わせた作業療法中止基準を医師に確認。
- 緊急時の対応マニュアルの策定および周知。

⑤感染症対策
- 備品・物品・リネン・ユニフォームなどは院内の感染症マニュアルにのっとった対応を行う。

⑥医療安全対策
- 医療安全研修，救急救命措置技術研修への参加。
- リスクマネジャーの配置，インシデント・アクシデントレポートの報告・検討のシステム。
- 新人職員に対する医療安全研修の実施。

表1 アンダーソンの基準・土肥の変法

Ⅰ. 運動を行わないほうがよい場合
1) 安静時脈拍数120/分以上 2) 拡張期血圧120以上 3) 収縮期血圧200以上 4) 労作性狭心症を現在有するもの 5) 新鮮心筋梗塞1カ月以内のもの 6) うっ血性心不全の所見の明らかなもの 7) 心房細動以外の著しい不整脈 8) 運動前すでに動悸，息切れのあるもの
Ⅱ. 途中で運動を中止する場合
1) 運動中，中等度の呼吸困難，めまい，嘔気，狭心痛などが出現した場合 2) 運動中，脈拍が140/分を越えた場合 3) 運動中，1分間10個以上の期外収縮が出現するか，または頻脈性不整脈(心房細動，上室性または心室性頻脈など)あるいは徐脈が出現した場合 4) 運動中，収縮期血圧40mmHg以上または拡張期血圧20mmHg以上上昇した場合
Ⅲ. 次の場合は運動を一時中止し，回復を待って再開する
1) 脈拍数が運動時の30％を超えた場合，ただし，2分間の安静で10％以下に戻らぬ場合は，以後の運動は中止するかまたは極めて軽労作のものに切り替える 2) 脈拍数が120/分を越えた場合 3) 1分間に10回以下の期外収縮が出現した場合 4) 軽い動悸，息切れを訴えた場合

(土肥 豊：片麻痺における心疾患の合併と治療上のリスク．理学療法・作業療法，5：428-441，1971．より引用)

表2 リハビリテーション中止基準

積極的なリハビリテーションを実施しない場合	安静時脈拍40/分以下または120/分以上
	安静時収縮期血圧70mmHg以下または200mmHg以上
	安静時拡張期血圧120mmHg以上
	労作性狭心症の場合
	心房細動のある方で著しい除脈または頻脈がある場合
	心筋梗塞発症直後で循環動態が不良な場合
	著しい不整脈がある場合
	安静時胸痛がある場合
	リハ実施前にすでに動悸・息切れ・胸痛のある場合
	座位でめまい，冷や汗，嘔気などがある場合
	安静時体温が38℃以上
	安静時酸素飽和度(SpO_2)90%以下
途中でリハビリテーションを中止する場合	中等度以上の呼吸困難，めまい，嘔気，などがある場合
	脈拍が140/分を超えた場合
	運動時収縮期血圧が40mmHg以上，または拡張期血圧が20mmHg以上上昇した場合
	頻呼吸（30回/分以上），息切れが出現した場合
	運動により不整脈が増加した場合
	除脈が出現した場合
	意識状態の悪化
いったんリハビリテーションを中止し，回復を待って再開	脈拍数が運動前の30%を超えた場合。ただし，2分間の安静で10%以下に戻らないときは以後のリハを中止するか，またはきわめて軽老作のものに切り替える
	脈拍が120/分を超えた場合
	1分間10回以上の期外収縮が出現した場合
	軽い動悸，息切れが出現した場合
その他の注意が必要な場合	血尿の出現
	喀痰量が増加している場合
	体重が増加している場合
	倦怠感がある場合
	食欲不振時・空腹時
	下肢の浮腫が増加している場合

（日本リハビリテーション医学会診療ガイドライン委員会 編：リハビリテーション医療における安全管理・推進のためのガイドライン，医歯薬出版，2006. より引用）

●標準感染予防策（スタンダード・プリコーション）

- 感染症の有無にかかわらず，すべての患者のケアに際して適用する。
- すべての湿式生体物質（血液・体液・分泌物・排泄物・傷・粘膜）には感染の危険があるとみなして，患者と医療従事者双方における病院感染の危険性を減少させる予防策。
- 具体的には手洗い，手袋，マスク，ゴーグル・フェイスシールド，エプロン，医療器具の消毒方法，院内清掃，リネンの取り扱い，感染性廃棄物の取り扱いの基準のことである。図1ではディスポーザブルのエプロン・マスク・手袋を使用している。

図1　防護用具

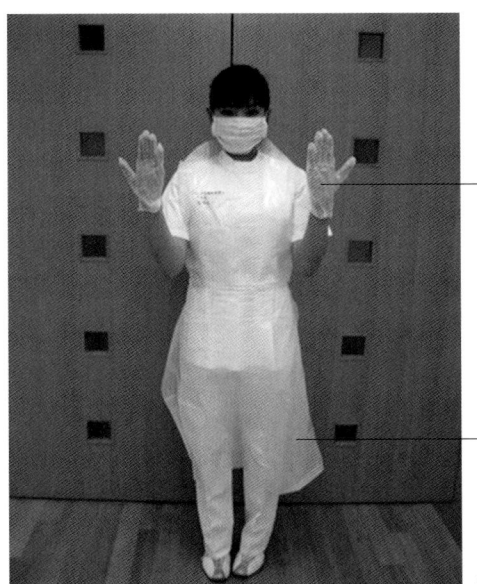

― ディスポーザブルの手袋

― ポリエチレンエプロン

(菊池恵美子　編：OT臨地実習ルートマップ, p.22, メジカルビュー社, 2011. より引用)

緊急時対応

●トリアージ
- 大規模災害医療において最善の救命効果を得るために, 多数の傷病者を重症度と緊急性によって分類し, 治療の優先度を決定する方法。

●救急蘇生法
- 救急蘇生法とは急性の疾病や外傷により生命の危機に瀕している, もしくはその可能性がある傷病者や患者に対して行われる手当, 処置, 治療を意味する[7]。
- 一次救命処置には心肺蘇生(CPR：cardiopulmonary resuscitation), 自動体外式除細動器(AED：automated external defibrillator)を用いた除細動, 窒息に対する気道異物除去が含まれる。

●救急のCAB(改定：救急のABC)[8]
C (circuration：循環, 体外心マッサージ)
A (airway：気道確保)
B (breathing：呼吸補助, 人工呼吸)

●AED(体外式除細動装置：automated external defibrillator)
- 心房細動(VF)とは, 心室を構成する多数の伸筋繊維が無秩序に収縮・弛緩を繰り返すため, 心臓全体としての組織的な収縮が起こらず, 血液ポンプとしての機能も失われて心停止となった状態である。
- AEDは心疾患に伴って発生する突然の心停止に対して電気的除細動を行い, 迅速な自己心拍回復をもたらすために使用する[8]。

作業療法の概要

個人情報保護

●個人情報[9]

- 氏名，生年月日，性別，住所，電話番号，本籍地や出身地など基本的事項に関する情報。
- 夫婦，親子，兄弟姉妹，婚姻歴に関する情報。
- 収入，資産，納税など資産や経済に関する情報。
- 学業，学歴，職業・職歴，犯罪歴など経歴や身分に関する情報。
- 病歴，病名，障害，症状などの心身の状況に関する情報。
- 支持政党，宗教などの思想や信条に関する情報。

●個人情報保護法

- 個人情報・個人の秘密の保持に配慮し，紛失・情報の流出は許されない。
- 個人情報保護法第三条：「個人情報は，個人の人格尊重の理念の下に慎重に取り扱われるべきものにあることにかんがみ，その適正な取扱いが図られなくてはならない」。

●作業療法士と個人情報保護

- 「作業療法士は，職務上知りえた個人の秘密を守る」（日本作業療法士協会倫理要綱（昭和61年））。
- 「理学療法士および作業療法士は正当な理由のある場合を除き，その業務上知りえた人の秘密を他に漏らしてはならない」（理学療法士・作業療法士法第16条（秘密を守る義務））[10]。

【引用・参考文献】
1) 日本作業療法士協会学術部：作業療法ガイドライン，2006．
2) 會田玉美，山田 孝：作業療法部門のリスクマネジメント項目の検討～作業療法部門管理者の考えるリスクマネジメント項目．作業療法，26(2)：2007．
3) 河野龍太郎：医療におけるヒューマンエラー，医学書院，2004．
4) 亀田メディカルセンター 編：リハビリテーションリスク管理ハンドブック，メジカルビュー社，2008．
5) 日本リハビリテーション医学会診療ガイドライン委員会：リハビリテーション医療における安全管理・推進のためのガイドライン，医歯薬出版，2006．
6) 菊池恵美子 編：OT臨地実習ルートマップ，メジカルビュー社，2010．
7) 日本救急医療財団心肺蘇生法委員会：救急蘇生法の指針2005 医療従事者用，第3版，ヘルス出版，2007．
8) 日本救急医療財団心肺蘇生法委員会：救急蘇生法の指針2005 市民用・解説編，第3版，ヘルス出版，2007．
9) 日本作業療法士協会学術部：作業療法ガイドライン，2006．
10) 岩﨑テル子 編：標準作業療法学 専門分野 作業療法学概論，医学書院，2004．

9 作業療法の概要
作業療法の研究・教育

Point!
- ■作業の研究　☞　作業科学（作業の形態・機能・意味の研究）
- ■作業療法の研究　☞　EBOT (evidence based occupational therapy)
- ■教育　☞　養成教育と生涯教育

作業の研究

- 人は作業的存在である。人の営みは作業の連続で成り立っている（図1）。
- 作業とは，その人にとって意味のある活動を指す。
- 作業は，「日常生活活動」，「仕事，生産的活動」，「遊び，余暇活動」に大別できる。
- 作業療法は，対象者にとって意味のある作業を可能にすることを通して，心身の回復を図る。

図1　人の営みは作業の連続で成り立っている

（円グラフ：人の生活作業
- 日常の身のまわりの作業
- 家事などのIADLを維持するための作業
- 趣味などの余暇的作業
- 仕事などの生産的作業
- 地域活動などの作業）

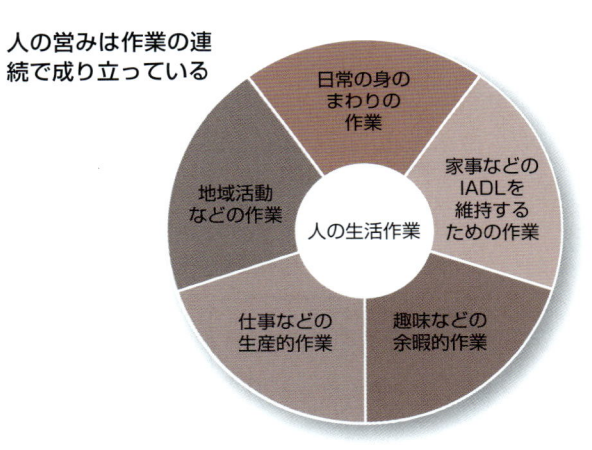

（日本作業療法士協会 監：作業の捉え方と評価・支援技術，p.28，医歯薬出版，2011．より引用）

用語アラカルト

＊1　作業の形態 (form)
- 作業がどのように観察されるのか。作業はどのようなまとまりとして，存在するのかということ。

＊2　作業の機能 (function)
- 作業をすることが，どのように役に立つのかということ。

＊3　作業の意味 (meaning)
- 作業を行う人にとっての意味，作業が行われる文化のなかでの意味，作業の結果が残す意味などを考えること。

（＊1～3は，吉川ひろみ：「作業」って何だろう，p.8，医歯薬出版，2008．より引用）

作業科学 (occupational science)

- 「作業」に焦点を当てた研究領域である。
- 1980年代後半，作業科学の最初の博士課程が南カリフォルニア大学に誕生した。
- 作業的存在としての人間を研究する新しい社会科学の1分野である。
- 作業の形態＊1・機能＊2・意味＊3を研究する学問である。

作業療法の研究

- エビデンスに基づく実践　⇒　EBOT（evidence based occupational therapy）

図2　日本作業療法士協会によるEBOTのスキーム

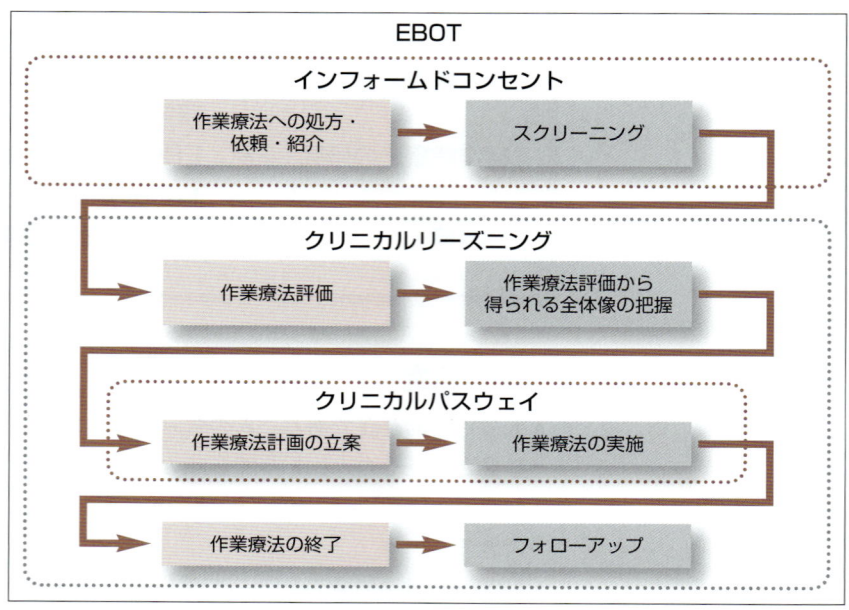

```
EBOT
┌─────────────────────────────────────────┐
│ インフォームドコンセント                  │
│  作業療法への処方・依頼・紹介 → スクリーニング │
└─────────────────────────────────────────┘
┌─────────────────────────────────────────┐
│ クリニカルリーズニング                    │
│  作業療法評価 → 作業療法評価から得られる全体像の把握 │
└─────────────────────────────────────────┘
┌─────────────────────────────────────────┐
│ クリニカルパスウェイ                      │
│  作業療法計画の立案 → 作業療法の実施      │
│  作業療法の終了 → フォローアップ           │
└─────────────────────────────────────────┘
```

（浅井憲義, 小林正義：作業療法におけるエビデンス. 作業療法, 24：106-110, 2005. より引用）

図3　EBOTのプロセス

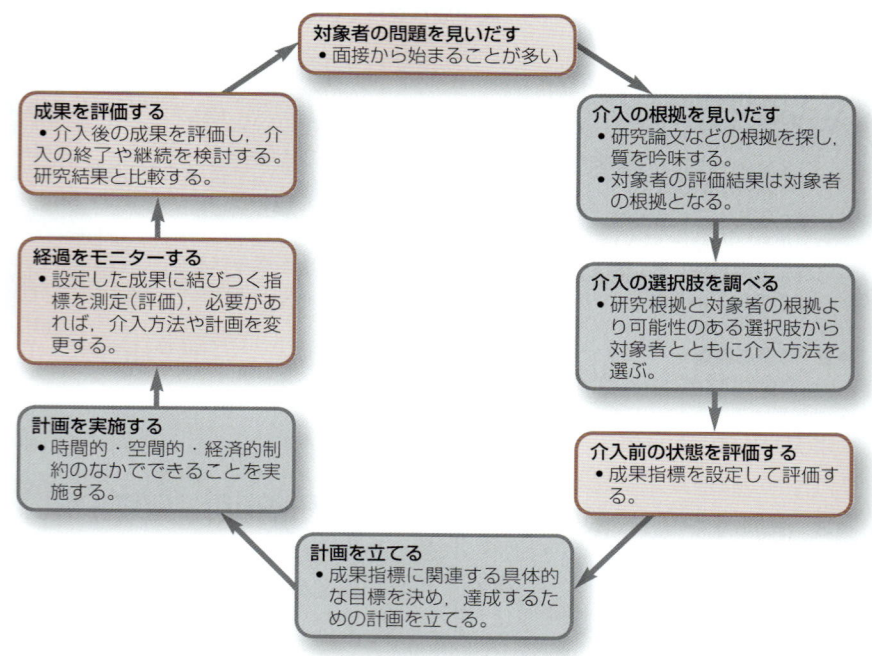

- **対象者の問題を見いだす**
  - 面接から始まることが多い
- **介入の根拠を見いだす**
  - 研究論文などの根拠を探し, 質を吟味する.
  - 対象者の評価結果は対象者の根拠となる.
- **介入の選択肢を調べる**
  - 研究根拠と対象者の根拠より可能性のある選択肢から対象者とともに介入方法を選ぶ.
- **介入前の状態を評価する**
  - 成果指標を設定して評価する.
- **計画を立てる**
  - 成果指標に関連する具体的な目標を決め, 達成するための計画を立てる.
- **計画を実施する**
  - 時間的・空間的・経済的制約のなかでできることを実施する.
- **経過をモニターする**
  - 設定した成果に結びつく指標を測定（評価）, 必要があれば, 介入方法や計画を変更する.
- **成果を評価する**
  - 介入後の成果を評価し, 介入の終了や継続を検討する. 研究結果と比較する.

＊評価法を使用する段階を茶色で示す.

（吉川ひろみ：EBOT時代の評価法—評価の意味と目的. 三輪書店, 2004. より引用）

図4 研究のデザイン，研究の形（研究の類型）

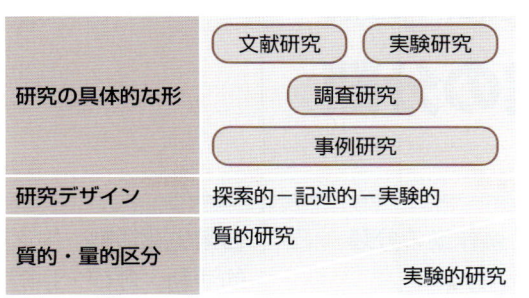

研究の具体的な形	文献研究　実験研究　調査研究　事例研究
研究デザイン	探索的－記述的－実験的
質的・量的区分	質的研究　　　実験的研究

（山田 孝 編：作業療法研究法, p.4, 医学書院, 1995. より引用）

教育

●養成教育：現在の養成教育課程
- 基礎分野：専門職としての基礎的教養分野（14単位）
- 専門基礎分野：作業療法士としての基礎的知識（26単位）
- 専門分野：作業療法士の専門知識と技術（53単位：うち18単位が臨床実習）

●生涯教育
- 作業療法士は、知識と技術に関して，常に最高の水準を保つ。
- 作業療法士は，後輩の育成と教育水準の高揚に努める。
- 作業療法士は，学術的研鑽および人格の陶冶を目指し相互に律しあう。

（日本作業療法士協会倫理綱領，1986. より抜粋引用）

- 生涯教育制度（日本作業療法士協会）

```
1988年度：生涯教育単位認定システム導入
2003年度：生涯教育制度設置
2004年度：認定作業療法士制度創設
2005年度：事例報告登録制度
2006年度：課題研究助成制度
2009年度：専門作業療法士制度創設
```

One point Advice
- 作業療法パラダイムの変遷を理解しよう（p.2～4を参照）。
- 作業療法士の国家資格を取得することは，スタートラインに立つこと。生涯教育制度を活用して，自己研鑽に努めよう。

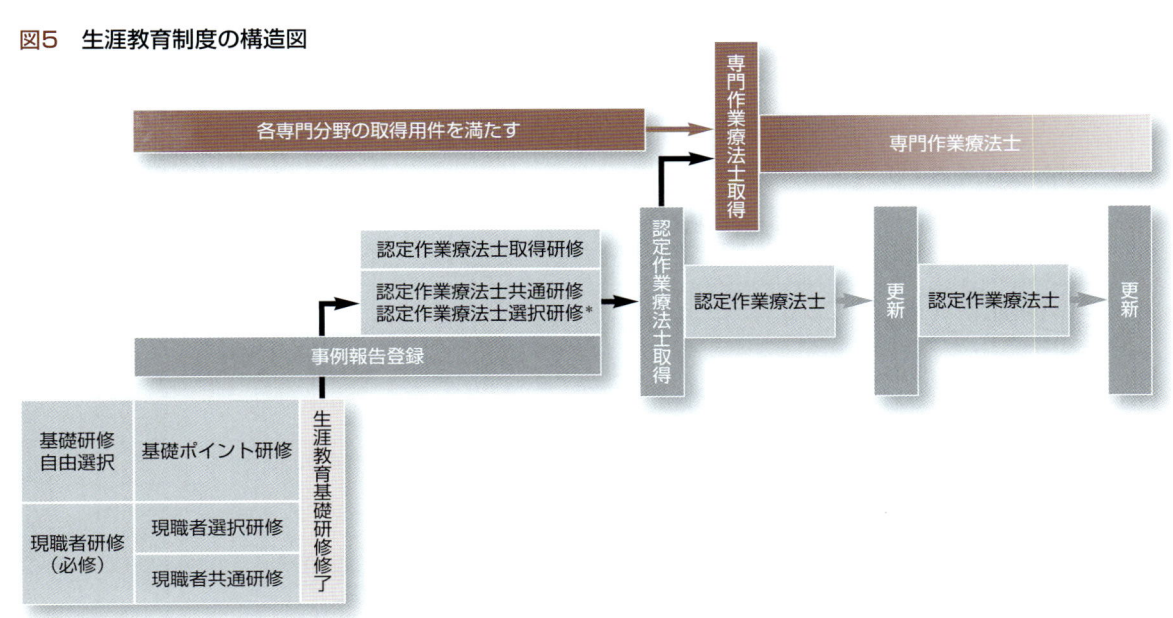

図5 生涯教育制度の構造図

＊認定作業療法士選択研修受講資格は，現職者研修修了および作業療法士の実務経験5年以上とする。

（日本作業療法士協会）

作業療法の概要

1 作業療法の基礎

作業の分類

Point!

- ■作業の分類 ☞ 日常生活活動，生活関連活動，仕事・生産的活動，遊び・余暇活動に分けられる
- ■日常生活活動（ADL）の分類
  ☞ 狭義にはセルフケア（食事・更衣・整容・排泄・入浴）＋移動を指すが，広義には上記にIADLを含む

- 作業はその目的や種類によってさまざまな分類方法がある。国家試験出題基準で作業は図1に示すように4つに分類される。

補足

IADL
- instrumental activities of daily livingの略。手段的日常生活活動。生活関連活動に相当する概念。

図1 国家試験出題基準における作業の分類

作業（作業活動）

日常生活活動	生活関連活動	仕事・生産的活動	遊び・余暇活動
個体の生存に必要な基本的作業可動	社会生活に必要な義務的作業可動		自由時間に行う作業可動

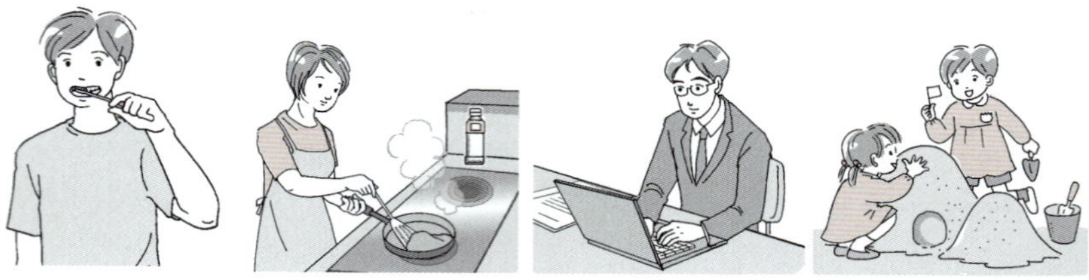

日常生活活動および生活関連活動[1]

図2 日常生活活動および生活関連活動

日常生活活動（ADL：activities of daily living）

狭義のADL	広義のADL（下図参照）
ADL＝セルフケア＋移動	BADL[*1] ＋ IADL

↓

手段的日常生活活動：IADL
「地域における生活技能，社会技能」
電話の使用，買い物，食事の支度，家屋維持，洗濯，外出時の移動，家計管理，健康管理，安全管理など

基本的日常生活活動：BADL
「基本的な技能」
食事，整容，更衣，排泄，入浴，移動，コミュニケーション，環境機器や器具の操作，性的な表出など

日常生活活動：ADL
個人がその人の環境で，必要なときに，自立もしくは自律して生活できる動作および行為。ただし，職務遂行のための活動を含まない。

用語アラカルト

*1 BADL
- basic activities of daily livingの略。基本的日常生活活動。セルフケアを中心とした基本的日常生活活動。

（酒井ひとみ 編：作業療法学全書 第11巻 日常生活活動, 第3版, p.4, 協同医書出版社, 2009. より引用）

仕事・生産的活動

- 仕事・生産的活動は，社会生活に必要な義務的作業活動であり，「はたらく，うむ，はたす」といった仕事や役割に関する作業活動である[2]。
- 家事や育児等は生活関連活動に含まれているが，仕事・生産的活動にも含まれる。このように生活関連活動と仕事・生産的活動は厳密には区分しにくい。

図3　日常生活活動および生活関連活動

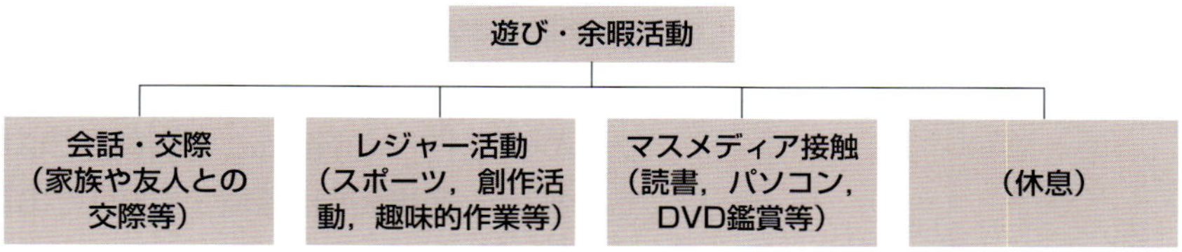

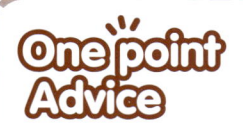

```
                    遊び・余暇活動
    ┌──────────┬──────────┬──────────┬──────────┐
  会話・交際    レジャー活動   マスメディア接触   (休息)
(家族や友人との (スポーツ，創作  (読書，パソコン，
   交際等)     活動，趣味的作業等) DVD鑑賞等)
```

One point Advice

- 生活関連活動は「APDL」ともよばれ，日本のリハビリテーション医学会が提唱した用語である。厳密には多少内容に違いがあるが，作業療法場面ではAPDL≒IADLとして考えて差し支えない。
- 作業の分類は基礎的知識として国家試験を解くために必要だが，分類そのものを問う問題はほとんど出題されていない。

【引用・参考文献】
1) 酒井ひとみ 編：作業療法学全書 第11巻日常生活活動, 第3版, p.4, 協同医書出版社, 2009.
2) 山根 寛：ひとと作業・作業活動, 第2版, 三輪書店, 2005.

作業療法の基礎
2 作業の種類と特徴

Point!

■作業活動とその効果
- ☞ 1つの作業活動でも身体的効果と精神的効果の両方が期待できる

■作業活動の特徴（代表例）
- ☞ 「切る」，「打つ」などの粗大な運動は，精神面では攻撃性や衝動性[*1]の発散に，身体面では筋力向上や関節可動域拡大，各種姿勢（座位・立位）での動作能力向上などに効果がある
- ☞ 「細かい作業」は，精神面では注意・集中力の向上などに，身体面では巧緻動作能力向上や目と手の協調性の改善などを期待できる

用語アラカルト

*1 衝動性
- 悪い結果になるかもしれない言動を，後先考えずに即座に行ってしまう行動特性。

各領域で利用される作業・活動とその特徴

- 本来，作業療法場面で利用される作業・活動の範囲は生活すべてが範疇になるため非常に幅が広い。ここでは，作業療法場面で用いられやすく，かつ，国家試験の出題頻度が高い作業活動について記載する。

図1　各領域で利用される作業・活動とその特徴

①陶芸　自由度が高く，集中力が必要で，多くの時間がかかる。粘土は可塑性が高く，やり直しがしやすい。

身体的効果
手指機能の向上などに適している。

たたら板作り　ひも作り

精神的効果
土遊びのような感覚は自然退行しやすく，緊張感をほぐすのに適している。

玉作り　ろくろ作り

土を触るので，感染の恐れがある外傷・不潔恐怖のある方には禁忌。

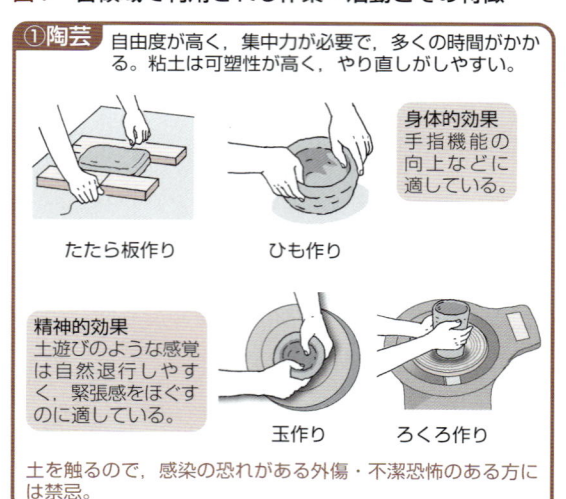

②木工　作業の枠組み（工程）がはっきりしている，構成的作業である。木材は可塑性が低く，やり直しがきかない。

身体的効果
関節可動域拡大や筋力向上，立位動作能力向上など，種々身体機能の向上に用いられる。ある程度上肢機能が高い人が対象となる。

精神的効果
「打つ」，「切る」などの作業は，攻撃性・衝動性の発散に適している。

上肢機能が低い人は外傷の恐れが高く，また，呼吸器系疾患を持つ人は木材の削り屑，シンナーなどで症状が悪化する恐れがあるため禁忌。

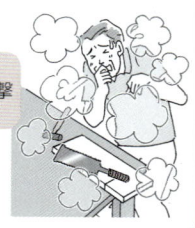

③革細工

作品の見栄えがよい。技法や作る作品によって，難易度の段階付けがしやすい。

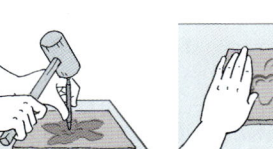

スタンピング法 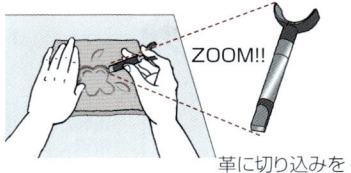　カービング法

スーベルカッター
革に切り込みを入れる。カービングで使う。

必要に応じて使われる道具達
革をトレースする（しるしを付ける）。
革に穴をあける道具。種類や大きさは目的で使い分ける。

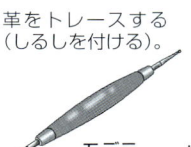

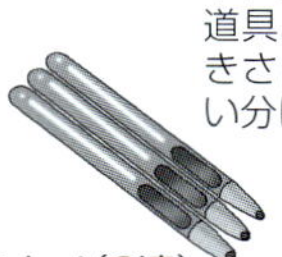

モデラ　ハトメ（3連）

精神的効果
スタンピング法の「打つ」作業は，攻撃性・衝動性の発散に適している。失敗が少なく，成功体験を得やすい。

身体的効果
目と手の協調動作や両手動作，主に座位での作業となるため座位動作能力の向上に適している。

カービング法ではスーベルカッター（刃物）を用いるため，上肢機能の低い人は外傷の恐れがある。

---

④モザイク

素材は主にタイルや安全性の高い合成樹脂である。単純作業の繰り返しなので，導入が容易である。

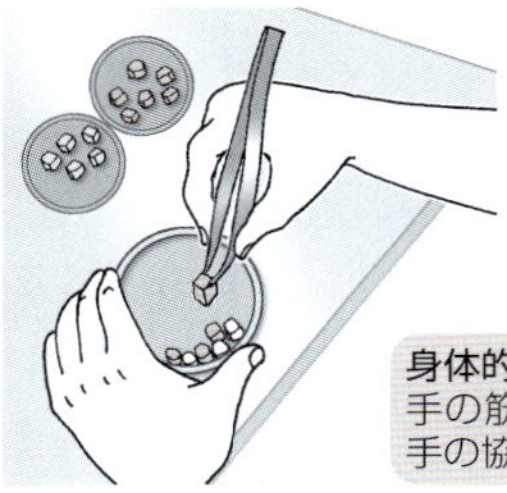

精神的効果
タイルを壊す過程は攻撃性・衝動性の発散に適している。また，細かい作業になるので注意・集中力の向上に適している。

身体的効果
手の筋力強化，手指巧緻性・目と手の協調動作改善に適している。

タイルの小片を認知症の方等が誤って口に入れないよう配慮する。また，細かい作業なので視力低下があると難しい。

---

⑤マクラメ

材料の準備が容易であり，特別な道具や環境が必要ないため取り組みやすい。作る作品によって難易度や目的を変えやすい。

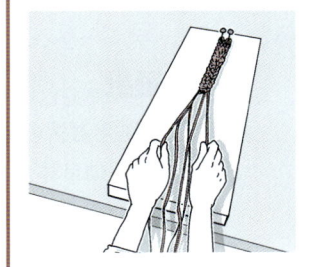

精神的効果
細かい作業なので注意・集中力の向上に適している。

身体的効果
手指巧緻性，目と手の協調動作のほか，紐を長くすることでリーチ動作やバランスの向上も期待できる。

細かい作業なので視力低下があると難しい。

---

⑥籐細工

材料の準備が容易であり，かつ，単純作業の繰り返しとなるため導入しやすい。編み方や作品によって段階付けがしやすい。

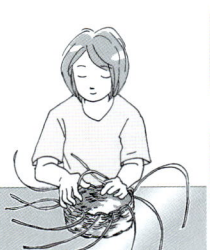

精神的効果
細かい作業なので注意・集中力の向上に適している。作成にかかる時間が短く成功体験を得やすい。

身体的効果
手指巧緻性，目と手の協調動作などに加え，両手を必要とするため，両手動作の獲得に適している。

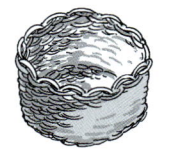

水を頻繁に使用するので手荒れには注意が必要。認知機能低下の程度によっては実施困難な場合がある。

---

⑦貼り絵

材料の準備が容易であり，取り組みやすい。作業工程が単純であり，認知機能が低下している方でも取り組みやすい課題である。

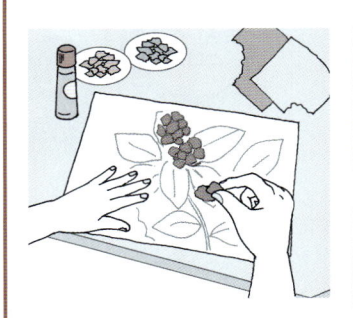

精神的効果
注意・集中力の向上に適しているほか，集団で行うことで他者との交流機会や自信の回復にも有効である。

身体的効果
細かい「ちぎる」「貼る」という動作は，手指機能向上に適している。

仕上げにニスやラッカーなど使用する場合は呼吸器疾患や中毒の方への配慮が必要である。

（次ページに続く）

作業療法の基礎

（前ページからの続き）

⑧パソコン

パソコンはソフトウェアやデバイスを組み合わせることにより，実生活を送るうえでの多くの要求に応えることができる。障害者向けの入力支援装置も種々開発されており，重度の身体障害を持つ患者でもパソコン操作が可能となる場合が多い。最近ではその簡便さからタブレット型パソコンも作業療法場面で多く用いられるようになってきている。

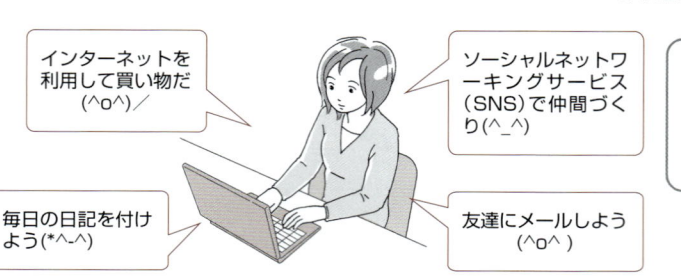

- インターネットを利用して買い物だ(^o^)/
- 毎日の日記を付けよう(*^-^)
- ソーシャルネットワーキングサービス（SNS）で仲間づくり(^_^)
- 友達にメールしよう(^o^)

様々な入力支援装置
・スイッチ・テンキーによる入力装置
・音声認識による入力装置
・頭頸部，顔面の動きによる入力装置
・視線による入力装置

効果
パソコンは使用目的・使用方法によって作業の幅が広く，特定の効果を述べることは難しい。前述までの作業とは異なり，特定の身体・精神機能への効果を目的にするというより，より実用的な生活能力・コミュニケーション能力の獲得を期待できる。

認知機能が低下している場合は操作方法が理解できない場合がある。また，パーキンソン病など，同一姿勢を長くとらないほうがよい疾患については配慮が必要である。

作業の選択

- 杉原[1]は作業選択の条件について，「対象者の興味に結び付いたものであること」，「活動自体が1つの目的を持つものであること」，「対象者の機能レベルと合致したものであること」，「段階付けができること」，「対象者の生活状況に合致していること」の5点をあげている。

図2 作業の選択

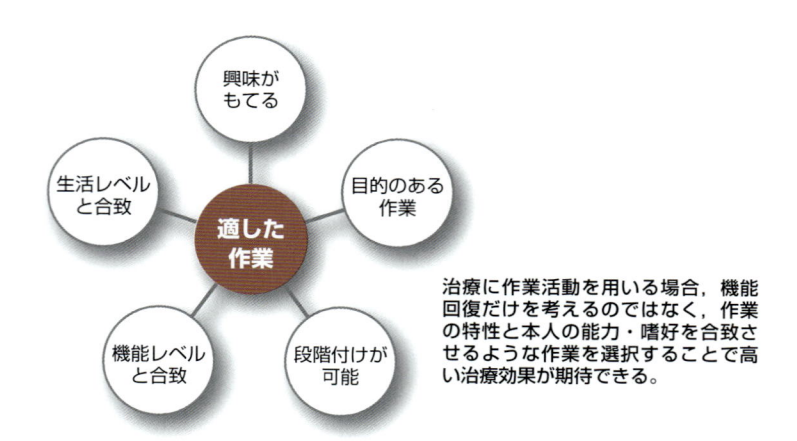

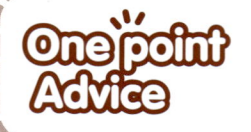

適した作業
- 興味がもてる
- 目的のある作業
- 段階付けが可能
- 機能レベルと合致
- 生活レベルと合致

治療に作業活動を用いる場合，機能回復だけを考えるのではなく，作業の特性と本人の能力・嗜好を合致させるような作業を選択することで高い治療効果が期待できる。

One point Advice

- 最近の国家試験では，作業と疾患の組み合わせや作業とその効果の組み合わせ，道具の名前などが広い範囲で出題されている。
- 作業種目からその「工程」，「身体的・精神的効果」，「難易度」，「使用する道具」などをイメージできるように学習することがこの分野克服のポイントである。

【参考文献】
1）日本作業療法士協会 編：作業－その治療的応用，協同医書出版，1985．

3 作業療法の基礎
作業分析

Point!

■作業分析とは
☞ 「作業と人間の作業行為を生物的, 心理的, 社会的, 文化的関係の中で, 構成する要素に分け, またその相互関係を明らかにするプロセス」, または, 「作業そのものの特性と人と作業の関わりを, 社会・文化, 生理, 心理, 人の生活といった視点から分析し, 統合する」などと定義される。

作業分析の種類と技法

●包括的作業分析[1]
- 作業療法教育のなかで発展してきた。作業療法士の基本的な技能である。
- 作業固有の特徴を分析し, 理解する。一般的に特別な治療目標や対象者を想定しない。
- 評価や治療的介入における作業選択の基準になる。
- 対象が広範囲であり, 臨床では実用的ではない。

●限定的作業分析[1]
- 作業療法の臨床のなかで発展してきた。
- 特別な治療目標や対象者を想定する。作業のある特別な側面を強調する。
- 理論的立場によって分析方法が異なる(神経発達的な分析, 感覚統合的な分析, 行動分析的な分析など)。

- ここでは主に限定的作業分析について説明していく。今回は木工作業の「**木製の本棚の作成**」という作業種目を例に分析を行ってみる。
- 作業分析は下記の主な項目により分析できる。

・工程分析	・運動分析
・作業分析	・関節運動と筋
・動作分析	・感覚・知覚・認知的分析
・基本動作分析	・心理・情緒的分析

工程分析

- 1つの作業種目はいくつかの工程に分けて分析することが可能である。
- 例えば, 「**木製の本棚の作成**」という作業種目をいくつかの工程に分類すると, 「**①設計, ②材料選び, ③加工, ④組み立て, ⑤仕上げ**」の5つの工程に大きく分けることができる。

作業分析

- さらに上で分類された工程はいくつかの作業(下位工程)に分類することができる。

①設計
●**完成のイメージ作り**
- 何段の棚にするかを決める。奥行き，幅，高さはどのくらいかを決める。
- 仕上げの質感はどのようにするかを決める。

●**設計図の作成**
- 完成のイメージを基に，設計図を作成する。
- 完成図を定規，鉛筆を用いて描く。この際に奥行き，幅，高さをmm単位で記入する。必要なパーツについて1つずつ正確に描く。

②材料選び
●**材料選び**
- 本棚作りに必要な材料を，加工のしやすさ，仕上がりの美しさ，価格などを考慮してカタログ，あるいはホームセンターなどで選び購入する。
- 必要な材料は，「木材，コースレッド，オイルステイン」，必要な道具は，「のこぎり，紙やすり，刷毛，電動ドリル，サシガネ，鉋」。

③加工
●**木取り**：設計図に基づき必要な部材を木材からどのように取るかを決める。サシガネを使い，できるだけ無駄が出ないように木材に鉛筆で線を引く。
●**部材の切り取り**：木取りで引いた線に沿って部材を切り取る。可能な限り直角に切り取る。
●**鉋がけ**：切り取った部材の表面を滑らかにするため鉋をかける。
●**下穴あけ**：コースレッドで接合するための下穴を電動ドリルであける。
●**ヤスリがけ**：目の細かい紙やすりで部材の表面を滑らかにする。

④組み立て
●**接合**：接合面に木工用接着剤を薄く塗り，下穴に沿ってコースレッドをドライバーでねじこむ。

⑤仕上げ
●**調整**：組み立て後，接合部分などで面が合わない部分は鉋で削り，面を合わせて平らにする。
●**塗装**：希釈したオイルステインを刷毛で木目に沿って前面に塗り，同時にぼろ布を使い板にすり込んでいく。

動作分析

- 作業はさらに詳細にいくつかの動作に分類し分析することができる。
- 上記の工程のうち，例えば「**加工**」で分類したそれぞれの作業（下位工程）についてさらに詳細に動作分析を行うと以下のようになる。

●**木取り**
- サシガネと木材を固定する。
- 長さを測定する。
- 木材に鉛筆で線を引く。

●**部材の切り取り**
- 木材を固定する。
- 鋸で木材を切る。

●**鉋がけ**
- 部材を固定する。
- 部材に鉋をかける。
- 表面の状態を触り確認する。

●**下穴あけ**
- 部材を固定する。
- 部材に電動ドリルで穴をあける。

●**ヤスリがけ**
- 部材を固定する。
- 部材に紙やすりをかける。
- 表面の状態を触り確認する。

基本動作分析

- 基本動作分析では，動作分析をさらに細かく，基本動作に分類し，分析する。
- 「**加工**」の工程のなかから，例えば「**木取り**」と「**部材の切り取り**」の下位工程を用いて説明すると以下のようになる。

●**木取り**
●**サシガネと木材を固定する**
- 左手指でサシガネをつまみ，木材に押し付け，左手根部で木材を押さえる。

●**長さを測定する**
- サシガネ，木材を固定したままサシガネの目盛を読み，測定する。

●**木材に鉛筆で線を引く**
- 右手指で鉛筆を握り，奥から手前，あるいは右から左へ線を引く。

●**部材の切り取り**
●**木材を固定する**
- 左手掌部を木材に当て，肘を伸ばし，上から体重をかけ，押さえつける。

●**鋸で木材を切る**
- 右手指で鋸の柄を握る。
- 脇をしめ，軽く上から押さえながら，鋸を持った手を前方から手前に引く。
- 脇をしめ，鋸を持った手を手前から前方へ伸ばす。

運動分析

- 運動分析では，さらに基本動作をどのような関節運動で行っているかを分析する。「**加工**」の工程のうち，例えば「**部材の切り取り**」という作業を用いて説明すると以下のようになる。

●部材の切り取り
●木材を固定する
- 左手掌部を木材に当て，肘を伸ばし，上から体重をかけ，押さえつける。
  - ⇒ 左手関節背屈，肘関節伸展，肩関節屈曲，内転，体幹前傾。
●鋸で木材を切る
- 右手指で鋸の柄を握る。
  - ⇒ 右第2～5指MP関節，PIP関節，DIP関節中等度屈曲，母指CM関節掌側内転，MP関節，IP関節中等度屈曲。
- 脇をしめ，軽く上から押さえながら，手を前方から手前に引く。
  - ⇒ 右肩関節内転・屈曲・肘関節伸展・手関節尺屈位から，右肩関節内転・伸展・肘関節屈曲・手関節橈屈位へ。
- 脇をしめ，鋸を手前から手を前方へ伸ばす。
  - ⇒ 右肩関節内転・伸展・肘関節屈曲・手関節橈屈位から，右肩関節内転・屈曲・肘関節伸展・手関節尺屈位へ。

関節運動と筋

- 作業時の関節運動と筋の分析は，筋電図の測定によって行われるが，実際の動作の観察によって運動時にどの筋が主に働いているかは分析可能である。
- 上記の「**鋸で木材を切る**」際の関節運動と筋は，例えば以下の通りになる。

●右手指で鋸の柄を握る
- 右第2～5指MP関節中等度屈曲：虫様筋，骨間筋，短小指屈筋
- 右第2～5指PIP関節中等度屈曲：浅指屈筋
- 右第2～5指DIP関節中等度屈曲：深指屈筋
- 母指CM関節掌側内転　　　　：短母指屈筋，母指内転筋
- 母指MP関節中等度屈曲　　　：長母指屈筋，短母指屈筋
- 母指IP関節中等度屈曲　　　 ：長母指屈筋

●脇をしめ，軽く上から押さえながら，手を前方から手前に引く
- 肩関節内転：大胸筋，大円筋，広背筋
- 肩関節伸展：三角筋後部，大円筋，広背筋
- 肘関節屈曲：上腕二頭筋，上腕筋，腕橈骨筋
- 手関節橈屈：橈側手根屈筋，長・短橈側手根伸筋

●脇をしめ，鋸を手前から手を前方へ伸ばす
- 肩関節内転：大胸筋，大円筋，広背筋
- 肩関節屈曲：三角筋前部，大胸筋鎖骨部
- 肘関節伸展：上腕三頭筋
- 手関節尺屈：尺側手根屈筋，尺側手根伸筋

表面筋電図(Surface Electromyography：SEMG)を用いた分析[2]

- 表面筋電図を用いて，多チャンネルで複数の筋を同時に計測することにより，計測した動作において，各筋が活動するタイミングや活動度合いなどを知ることができる。

感覚・知覚・認知的分析[3]

- それぞれの作業がどのような感覚，知覚・認知，注意，記憶を使用するかという視点で分析する。

> ①**感覚**：体性感覚　⇒　皮膚感覚，深部感覚
> 　　　　　内臓感覚　⇒　臓器感覚，内臓感覚
> 　　　　　特殊感覚　⇒　視覚，聴覚，前庭感覚，味覚，嗅覚
> ②**知覚・認知**
> ③**注意**：焦点的注意，分離注意
> ④**記憶**：短期記憶，長期記憶
> 　　　　　宣言記憶　　⇒　意味記憶，エピソード記憶
> 　　　　　非宣言記憶　⇒　手続き記憶，プライミングなど
> ⑤**思考機能・計算機能**

- ここでは，「**加工**」の工程を例に用いて分析する。

●**木取り**
- 設計図をもとにサシガネで長さをはかり，木材に線を引く。
- ここでは**視覚**と**認知**，**焦点的注意**，**計算機能**が使用される。
- 設計図を一時的に覚えておく**短期記憶**，設計図に関する知識の**意味記憶**も要する。道具の使い方などの**手続き記憶**も必要である。

●**部材の切り取り**
- 鋸を線に合わせる際に**視覚**や**焦点的注意**，切る際には**視覚**や切っている音を感じる**聴覚**，切っている抵抗を感じる**深部感覚**，切り終えたことを確認するには視覚や深部感覚に基づく**認知**を要する。鋸の使い方などの**手続き記憶**も必要である。

●**鉋がけ**
- 部材を固定し，鉋を引く際に**視覚**，**皮膚感覚**，抵抗を感じる**深部感覚**，**焦点的注意**を要する。
- 視覚，皮膚感覚による情報に基づく**認知**により，鉋がけが済んだ部分とそうでない部分を判断する。鉋の使い方などの**手続き記憶**も必要である。

●**下穴開け**
- 電動ドリルを使用する際に**視覚**，**焦点的注意**，音を感じる**聴覚**，抵抗や振動を感じる**深部感覚**を要する。
- 穴があいたことを確認するためには視覚や深部感覚の情報に基づく**認知**を要する。電動ドリルの使い方などの**手続き記憶**も必要である。

- ●ヤスリがけ
  - 視覚，焦点的注意を用いる。また，紙やすりでこする際の音を感じる聴覚，抵抗を感じる深部感覚，ヤスリがけされた部分の滑らかさを感じる皮膚感覚を用いる。
  - 視覚，皮膚感覚による情報に基づく認知により，ヤスリがけが済んだ部分とそうでない部分を判断する。紙やすりの使い方などの手続き記憶も必要である。

心理・情緒的分析[2]

- ●感情喚起
  - 視覚刺激，音刺激，圧刺激，嗅覚刺激，皮膚感覚刺激などの環境刺激は生体にさまざまな感情を喚起する。
- ●感情体験
  - 感情体験は，「うれしい」，「楽しい」，「悲しい」などのように個人が知覚する感情状態である。
- ●感情表出
  - 感情表出は内的な感情体験を顕現化することをいう。大きく言語的表出，非言語的表出に分けることができる。
- ●加工・組み立て・仕上げの工程を例とした分析
  - ●加工の工程
    - 木材の視覚刺激，木材を加工したときの香りによる嗅覚刺激，鉋がけ，ヤスリがけした部材の表面を触った時の皮膚感覚刺激，木材を鋸で切ったり，削ったりするときの深部感覚は快の感情を喚起する。
    - また，これらの刺激は「うれしい」，「楽しい」といった感情体験をしばしば引き起こし，それらは言語的，非言語的な感情表出も引き起こす。
  - ●組み立ての工程
    - 設計図どおりのものができ上がっていく様子を見る視覚刺激，ドライバーでコースレッドをねじ込むときの深部感覚は，快の感情を喚起する。
    - うまくいかない場合は時に不快の感情を喚起することもある。
    - また，これらの刺激は「うれしい」，「楽しい」，「難しい」といった感情体験をしばしば引き起こし，それらは言語的，非言語的な感情表出も引き起こす。
  - ●仕上げの工程
    - 下位工程の「調整」において，不規則，個別的に存在し，細かな調整を必要とする箇所からの視覚刺激や対処方法を選択する思考機能の必要性によって不快の感情が喚起されやすい。
    - 下位工程の「塗装」においては，見た目が美しくなる視覚刺激は快の感情を喚起されやすいが，塗料のにおいによる嗅覚刺激は不快の感情を喚起することもある。
    - また，これらの刺激は感情体験をしばしば引き起こし，それらは言語的，非言語的な感情表出も引き起こす。

【引用・参考文献】
1) 日本作業療法士協会 監：作業療法学全書 第2巻 基礎作業学，第2版，協同医書出版社，1999.
2) 中村隆一，齋藤 宏，長崎 浩：基礎運動学，第6版，医歯薬出版，2003.
3) 日本作業療法士協会 監：作業療法学全書 第2巻 基礎作業学，第3版，協同医書出版社，2009.

作業療法の基礎

4 作業遂行

Point!

※「作業遂行」の評価は p.156〜158,「作業遂行障害」はp.440〜441参照。

- ■作業遂行の構成要素
  ☞ 身体機能，認知機能，情緒・感情，意志（価値・興味・有能感／効力感），役割，習慣，環境（物理的，制度的，社会的，文化的）
- ■作業遂行技能
  ☞ 構成要素の相互作用によって生み出される，作業遂行中の観察可能な目的指向的行為の上手さ
- ■作業遂行技能の分類
  ☞ 運動技能，プロセス（処理）技能，コミュニケーションと交流技能／社会交流技能

作業遂行の定義

- 作業遂行は作業療法の中心的概念の1つとされているが，その定義はさまざまである（表1）。人が「していること（doing）」という点においては概念的に共通性がある。

表1 作業遂行の定義

提案者	作業遂行の定義
カナダ作業療法士協会（2000）[1]	人と環境と作業の間で生涯続くダイナミックな関係の結果である。意味のある作業を選択し，構成し，満足いくように行う能力をさす
Anne Fisher（2010）[2]	互いに結び付き合った，観察可能な，目的指向的遂行技能が集まったもの
Nelson（1998）[3]	作業形態をしていること。人間作業モデル[4]（2008）も同じ

作業遂行の構成要素とその関係性

- 理論やモデルによって作業遂行を向上させるために介入すべき要素は多岐にわたり，その要素の表現の仕方も多様であるが，人のなかにある内的要因である心身機能と身体の構造・意志（動機となる物，興味，価値など）と，人の外にある外的要因である環境や文化が構成要素であること，さまざまな要素が複雑にからみ合って（相互作用によって）作業遂行が生み出されるという概念は共通。
- 構成要素の1つである心身機能・人体の構造と作業遂行能力との相関は，ほとんどの研究でその相関係数は0.3〜0.7の範囲内であり，研究エビデンスも，作業療法で心身機能や人体の構造以外のさまざまな作業遂行構成要素に多角的に介入するべきであることを示唆している。

表2 作業遂行の構成要素

カナダ作業療法士協会(2000)	・環境(物理的, 制度的, 文化的, 社会的) ・人(情緒, 認知, 身体, スピリチュアリティ)
Anne Fisher(2009)[5]	・人(動機ある選択, 内在化した習慣, 心身機能) ・課題(概念の共通理解) ・環境(社会的・物理的文脈, 課題で使う物) ・社会と文化
人間作業モデル(2008)	・人(意志:興味・価値・個人的原因帰属, 習慣化:習慣・役割, 遂行資質:客観的身体と精神要素・主観的体験) ・環境(物理的, 社会的, その背景としての文化)

作業遂行と遂行技能

- ある作業の遂行は,目的指向的行為の連続でできており,その1つ1つの目的指向的行為がうまくできるかどうかが,最終的にその作業遂行の良し悪しとなる。
- 目的指向的行為は,人と環境と行う作業の相互作用によって生み出されるものであるため,その作業を遂行する構成要素がたとえ備わっていても,その人がこれまでしてきたさまざまな作業経験や,その環境でその作業を行う経験と練習なしには,作業に必要な行為をうまく遂行することは困難。
- この作業経験や練習によって身に付けられる目的指向的行為の上手さのことを技能といい,技能は作業遂行の向上を狙う作業療法士にとって必要不可欠な視点とされている。
- 歴史的に作業療法では技能について重要視してきたが,人間作業モデルが人の作業遂行を支える重要な技能を3つに分類し,現在は概ねその分類が広く受け入れられている。
- その3つの技能とは,運動技能,プロセス(処理)技能,コミュニケーションと交流技能である。コミュニケーションと交流技能については,似た概念で社会交流技能と分類することもある。

表3 作業遂行技能の種類

技能	定義
運動技能	作業遂行中,人が物に関わったり動かしたりするときに,あるいは作業環境の中を動くときに,遂行の質として示される観察可能な行為(Fisher, 2009)
プロセス(処理)技能	作業遂行中,人が①道具や材料を選び,関わり使用するときに,②各行為や工程を進めるときに,③問題が起こった際に対処するときに,遂行の質として示される観察可能な行為(Fisher 2009)
コミュニケーションと交流技能	他の人とともに行動するための,意図やニーズを伝達する能力と協調的社会的行為のこと(Forsyth et al, 1998)[6]
社会交流技能	作業遂行中,他の人とコミュニケーションを取ったり交流したりするときに,遂行の質として示される観察可能な行為(Fisher, 2009)

【文献】
1) 吉川ひろみ 監訳, カナダ作業療法士協会:作業療法の視点-作業ができるということ, 大学教育出版, 2000.
2) Fisher A: Assessment of Motor and process skills, Vol. 1, 7th ed, Three Star, Fort Collins, 2010.
3) Nelson D: Occupation: Form and Performance. American Journal of Occupational Therapy, 42:633, 1988.
4) Kielhofner G.: Model of Human Occupation, 4th ed, FA Davis, Philadelphia, 2008.
5) Fisher A.: Occupational Therapy Intervention Process Model, Three Star, Fort Collins, 2009.
6) Forsyth K. et al: The Assessment of Communication and Interaction Skills, Ver. 4.0, Chicago: Department of Occupational Therapy, University of Illinois at Chicago, 1998.

II

作業療法評価学

基礎
基本評価
各領域の評価

1 基礎
評価の目的と領域

> **Point!**
> - ■評価の目的 ☞ 対象者理解，問題の明確化，介入プログラム立案と目標設定の根拠，経過モニタリング，介入成果指標，情報伝達手段，信頼性と妥当性
> - ■評価の領域 ☞ 人の健康に関わる作業機能とその構成要素

評価の目的

- 評価は，対象者に関する情報を整理・分析・統合・解釈すること。専門的リーズニングの元となるもの。具体的な作業療法評価目的は以下の通り。
  - ・対象者理解：作業的存在[*1]として対象者を理解する。
  - ・問題点の明確化：対象者の作業遂行・作業従事を阻害している問題点を明確化する。
  - ・介入プログラム立案と目標設定の根拠：効果的に問題解決に導く介入プログラムの立案と適切な目標設定を行う根拠とする。
  - ・経過モニタリング：介入プログラムや目標設定の妥当性を吟味する。
  - ・介入成果指標：作業療法の介入の成果を示す。
  - ・情報伝達手段：対象者，家族，他職種，あるいは同職種へ，対象者の状況や状態を適切に伝達する手段とする。
- 問題の明確化および介入成果指標目的の評価では，標準化されている信頼性・妥当性の高い評価法を選択し，専門的リーズニングの科学的根拠を示していく必要性がある。

評価の領域

- 作業療法評価で行う評価領域は多岐にわたる（図1）：作業従事，作業遂行，遂行技能，遂行パターン，作業環境，心身機能・構造，個人的要因，活動の特質，文化・社会。
- 作業療法で評価する作業の領域は，日常生活活動／日常関連活動，教育への参加，仕事，遊び，余暇活動，社会活動と幅広い。
- 作業療法で考慮しなければならない評価領域は，身体障害，精神障害，発達障害，老年期障害と障害別領域に関係なく同じである。しかし，障害や年代によって特に配慮が必要な心身機能・構造，遂行技能や遂行パターンの要素部分はあり，特別な知識や技術を要する場合は少なくない。

用語アラカルト

*1 作業的存在
- 人は作業を行うことで，自身や周囲の環境を変えたり維持し，自分自身を定義したり，自分が担いたいあるいは期待されている役割を担いながら存在しているということ。

図1　作業療法の評価領域の概念図

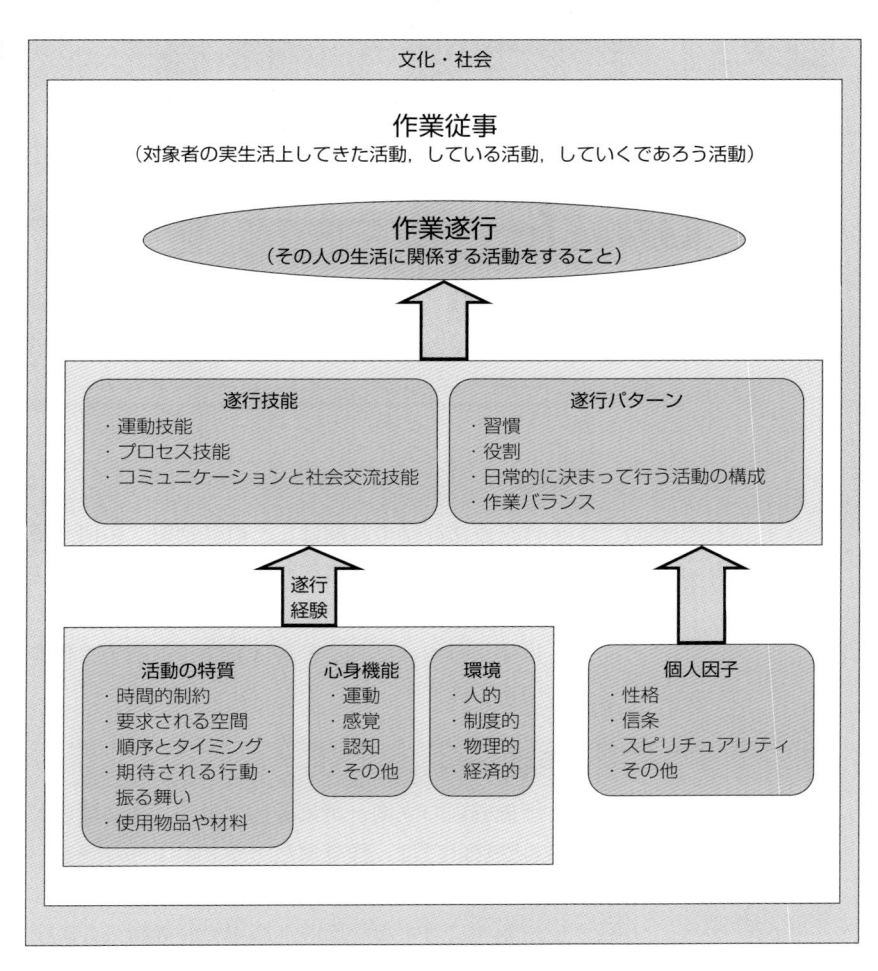

文化・社会

作業従事
（対象者の実生活上してきた活動，している活動，していくであろう活動）

作業遂行
（その人の生活に関係する活動をすること）

遂行技能
・運動技能
・プロセス技能
・コミュニケーションと社会交流技能

遂行パターン
・習慣
・役割
・日常的に決まって行う活動の構成
・作業バランス

遂行経験

活動の特質
・時間的制約
・要求される空間
・順序とタイミング
・期待される行動・振る舞い
・使用物品や材料

心身機能
・運動
・感覚
・認知
・その他

環境
・人的
・制度的
・物理的
・経済的

個人因子
・性格
・信条
・スピリチュアリティ
・その他

【参考文献】
1) American Occupational Therapy Association〔AOTA〕Occupational therapy practice framework：Domain and Process. American Journal of Occupational Therapy, 56：609-639, 2002.
2) Fisher A.：Assessment of Motor and Process Skills, Vol. 1, 7th ed, Three Star, Fort Collins, 2010.
3) Kielhofner G.：Model of Human Occupation, 4th ed, FA Davis, Philadelphia, 2008.
4) Townsend E., Poiatajko H. 編著, 吉川ひろみ, 吉野英子 監訳：続・作業療法の視点－作業を通しての健康と公正－, 大学教育出版, 2011.

2 基礎 評価の時期と手順

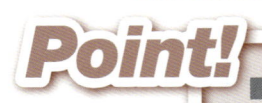

> **Point!**
> - ■時期 ☞ 初期・中間・最終
> - ■手順 ☞ スクリーニング，評価計画の立案と説明，情報収集，評価の実施，解釈統合

時期

- 作業療法評価の時期は，一般に初期，中間，最終と分けられる。初期評価は作業療法開始時に行われる評価で，作業療法介入前のベースラインとなる評価となる。中間評価は，必要に応じて適時行われる評価であり，回数は決まっていない。最終は通常，退院時や作業療法終了時に行われる評価である。

手順

- 評価計画の立案と対象者への説明：作業療法評価において何から手をつけるか（順序）は，作業療法士がどのような理論・枠組みに基づいて作業療法を進めるかによって異なる。それによって，作業療法評価計画も変わり，対象者に対する評価の進め方や評価結果の説明も異なってくる。

図1 ボトムアップアプローチに基づく典型的な作業療法評価手順

処方箋：疾患と禁忌事項の確認

① 疾患から予想される心身機能・構造障害領域を明らかにし，その領域の情報収集

② 補足的に，作業機能に関する情報収集

③ 評価・解釈
- 疾患に伴う心身機能・構造障害が，作業機能障害の原因である。
- 心身機能障害の程度から，作業機能障害の程度を予測。

＊どの作業機能障害にまず焦点をあて，なににまず介入すべきかは，作業療法士が対象者のことを考え決める。

（疾患中心）

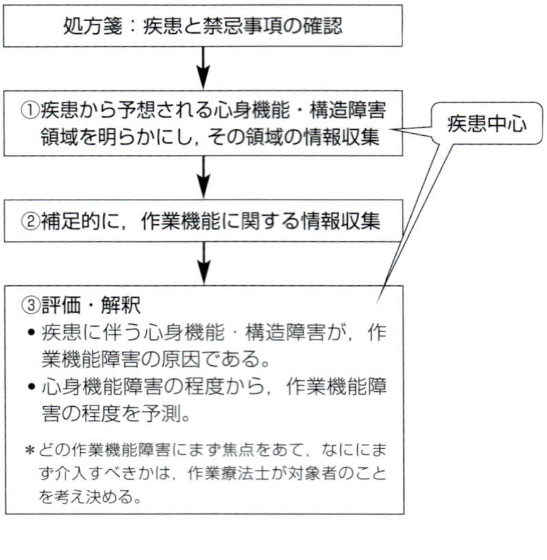

図2 トップダウンアプローチに基づく典型的な作業療法評価手順

処方箋：疾患と禁忌事項の確認

対象者の作業遂行・従事文脈の把握と対象者自身の視点から作業機能に関する問題を，面接で情報収集

対象者が遂行上問題と感じる作業がある場合，その遂行を観察し，対象者−作業−遂行環境の相互作用のなかで生じている問題の行為を明確化

＜評価・解釈＞
- 作業遂行や従事の問題は，人と作業と遂行環境の相互作用から生じる。
- 人の生活はさまざまな作業の組み合わせでできている。
→作業機能障害の原因をさまざまな側面から考察。

＊どのような介入をすべきかは，対象者とともに決める。

必要があれば，作業機能上の問題や遂行上問題となっている行為の原因を突き止め解釈するため，心身機能障害，意志や信念，習慣，作業経験，作業の特殊性，環境などの情報収集を詳しく行う。

（対象者中心作業を基盤）

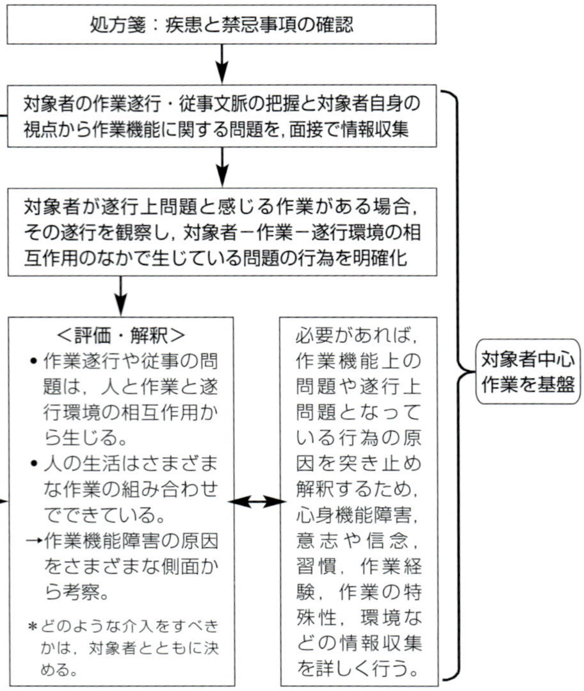

- 大きく分けると，医学モデルに基づくボトムアップアプローチ(疾患中心，心身機能・構造障害の改善に焦点)による介入過程を選択するか(図1)，あるいは1990年代に提唱された作業療法理論に基づくトップダウンアプローチ(対象者中心，作業に焦点)がある(図2)[1]。
- 評価の実施と注意点：面接・観察による情報収集や評価であれ，質問紙や検査・測定法を用いての評価であれ，一般に評価を実施する場合には，オリエンテーション，準備，施行，記録，解釈という流れとなる(表1)。

表1 評価の実施の流れと注意点

評価の実施の流れ	注意点
①オリエンテーション	・対象者に評価計画に沿って，これから行う評価内容とその目的，および作業療法介入プログラム立案との関りを簡潔に説明
②準備	・実施しようとしている検査・測定・評価法が，他部門ですでに実施されていないかどうかを確認 ・内容や種類に合わせて，下記を確認 　①適切な評価方法の選択(スクリーニングも含む) 　②施行する空間 　③必要な道具や材料 　④信頼性・妥当性のある施行方法 　⑤評価者の施行技能 　⑥対象者に施行するのに予測される必要な時間 　⑦対象者の生活スケジュールと施行予定の時間帯との関係 　⑧禁忌事項 　⑨記録の仕方
③施行	・対象者に合わせた施行方法の説明と関わり ・対象者や目的に合わせた環境設定 ・対象者の反応 ・時間経過ごとの対象者の変化(感情，身体的・精神的疲労の有無，集中力など) ・手早い記録・メモ ・対象者への評価結果の説明時期の確認
④記録	・標準化された検査・測定・評価法である場合，指定された記録用紙に正しく記入 ・標準化された検査・測定・評価法であるのに，標準化された施行方法で施行できなかった場合，施行方法の何を変更したかを明記 ・評価目的と関連ある評価者の発言の正確な記述 ・観察から得られた現象の記載(客観)と評価者の印象(主観)を区別 ・適切な専門用語の使用 ・評価者以外の者が読んでもわかりやすい記述
⑤解釈	・標準値や正常値があれば，その値からの逸脱の程度を確認 ・標準値や正常値の根拠の確認 ・解釈の根拠が記録に示されているかを確認 ・評価者の偏見 ・次回実施する予定の評価内容の妥当性の検討

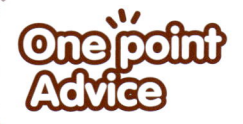

One point Advice
- スクリーニングをいつするかに関しては，「作業療法評価の前に行う」と位置付ける立場の教科書もあるが，作業療法士が実施するスクリーニング自身が作業療法評価の始まりとして位置付ける立場もある。いずれにしても，詳しく評価を進める前に行うものである。

【参考文献】
1) Fisher A. : Occupational Therapy Intervention Process Model, Three Star, Fort Collins, 2009.

基本評価

1 全身状態・局所所見

Point!

- ■バイタルサイン ☞ 呼吸，脈拍，血圧，体温
- ■栄養の評価 ☞ エネルギー消費量，身体計測，BMI
- ■皮膚の観察 ☞ 褥瘡，びらん，瘢痕，浸軟
- ■排泄の異常 ☞ 失禁（切迫性，反射性，溢流性）
- ■嚥下の検査 ☞ RSST，MWST

One point Advice

- 返答に間違いの多い患者（JCSでⅠ-1程度）に，会話を用いた作業療法評価（COPM，STEF，三宅式記銘力検査など）を行う際には，信頼できる結果が得られにくい。

意識，覚醒

- JCS（Japan Coma Scale）とGCS（Glasgow Coma Scale）が多く用いられている（「高次脳機能の評価」の**表10，11**（p.123〜124）参照）。

バイタルサイン

- 呼吸，脈拍，血圧，体温などの生命徴候のこと（**表1〜5**）。
- 臨床における安全管理の指標となる。リハビリテーションの中止基準については，「管理運営」の**表1，2**（p.37〜38）を参照。また，安全管理については，「安全管理」の項（p.712〜713）を参照。

表1 呼吸の特徴

- 生体がO_2を肺に取り入れ，CO_2を排泄すること
- 回数：成人安静時14〜18回/分，児童20〜30回/分，新生児40回/分
- SpO_2：95〜98%（正常値）
- 血ガス：PaO_2 80〜100mmHg，$PaCO_2$ 35〜45mmHg，pH 7.4±0.05（正常値）
- スパイロメーター：%肺活量80%以上，1秒率70%以上（正常値）
- 様式：胸腹式，吸息・呼息時間のリズム，閉塞性換気障害に伴う口すぼめ
- 呼吸補助筋：努力吸気の胸鎖乳突筋・僧帽筋の活動
- 呼吸困難の程度[*1]：Hugh-Jonesの分類，Medical Research Council（MRC）息切れスケール
- その他：COPD患者には，チアノーゼ，浮腫，頸静脈怒張，ばち指がみられる

表2 脈拍の特徴

- 浅在性の動脈（主に橈骨動脈）に伝播した心拍のこと
- 回数：成人安静時60〜100/分，児童90〜110/分，新生児120〜140/分。体温1℃上昇で，10回増加
- リズム：不整脈（期外収縮）の出現，回数を把握する
- 増加因子：全身運動，交感神経刺激，体温上昇，吸息，甲状腺ホルモン増加，静脈還流量増加など
- 減少因子：副交感神経刺激（迷走神経），血圧上昇（頸動脈洞圧受容器刺激），脳圧上昇など
- 活動時の目標心拍数：Karvonen法[*2]を用いて算出できる

用語アラカルト

*1 呼吸困難の程度
- 慢性閉塞性肺疾患（COPD）患者の息切れの程度を分類したもの（**表3**参照）。

*2 Karvonen法
- 運動負荷試験を事前に実施しないで運動処方を行う際の強度設定に利用される。
 目標心拍数＝｛（最大心拍数：220−年齢）−安静時心拍数｝×運動強度＋安静時心拍数
 最大酸素摂取量VO_2maxの60%の運動強度を処方する場合は，運動強度＝0.6

表3 呼吸困難の程度

Hugh-Jonesの分類		Medical Research Council(MRC)息切れスケール	
重症度	症状	重症度	症状
Ⅰ 正常	健常者なみに動作ができる	Grade 0	息切れを感じない
		Grade 1	強い労作で息切れを感じる
Ⅱ 軽度	健常者なみに平地を歩けるが，坂や階段は昇れない	Grade 2	急ぎ足での平地歩行，または緩やかな坂の登りで息切れを感じる
Ⅲ 中等度	健常者なみに平地を歩けないが，自分のペースなら1km以上可能	Grade 3	平地歩行が同年齢の人より遅い，または自分のペースでも息継ぎのために休む
Ⅳ 高度	休み休みでなければ50mも歩けない	Grade 4	約100ヤード(91.4m)または数分間歩いたあと息継ぎのために休む
Ⅴ 極めて高度	身の回りの活動(会話，更衣など)でも息切れがする	Grade 5	外出できない，更衣でも息切れがする

(菅原洋子 編：作業療法学1 身体障害，作業療法学全書，第3版，p.270，協同医書出版社，2009．より引用改変)

表4 血圧の特徴

- 心室の収縮により押し出された心臓・血管内の血液が持つエネルギー(圧力)のこと
- 心室収縮力，循環血液量(血液容積)，末梢血管抵抗の影響を受ける
- 最高血圧：心室収縮時の圧力最高値
- 最低血圧：心室拡張期の圧力最低値
- 平均血圧：(脈圧：収縮期血圧−拡張期血圧)×1/3＋拡張期血圧
- 調整機構：頸動脈洞や大動脈洞の圧受容器によって調節され，血圧の上昇と下降は，それぞれ副交感神経と交感神経の活動を高める
- 高血圧：収縮期血圧≧140mmHg，または拡張期血圧≧90mmHg
- 変動要因：環境(診察室＞家庭)，時間(覚醒＞睡眠)，食事(前＞後)
- 測定方法：①上腕部が心臓と同じ高さとなるように位置を調整する
  ②圧迫帯のゴム袋の中心が上腕動脈上に位置するように圧迫帯を巻く(肘窩より2〜3cm上)
  ③聴診器を上腕動脈上に当てる。橈骨動脈を触診する
  ④加圧は，聴診音が聞こえなくなってから20mmHg程度高いところまで行う
  ⑤減圧し血管音(コロトコフ音)が聞こえ始めた点が，収縮期血圧である
  ⑥さらに減圧し音が消失した点が，拡張期血圧である

表5 体温の特徴

- 生体の恒常性を保つために，視床下部で調節される熱の産生と放散のこと
- 腋窩温：新生児37.5〜38.0℃，成人36.5〜37.0℃，高齢者36.0℃(正常値)
- 変動要因：部位(直腸＞口腔＞腋窩)，性別(女性＞男性)，時間(夕方＞夜間・早朝)
- 低体温時：骨格筋の不随意運動により，熱が産生される
- 高体温時：副交感神経の作用により，熱が放散される
- 大気温の影響を受けにくい身体内部の温度を核心温度といい，影響を受けやすい体表面温度を外殻温度という

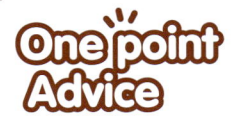

One point Advice
- 心室収縮期のエネルギーは，2つに使用される。
- 1つは，血液の流れに利用され，この心室収縮の圧力最高値が，最高(収縮期)血圧である。
- もう1つは，血管壁への弾性エネルギー(血管壁の伸張)として貯えられる。この弾性エネルギーは，心室拡張期に血管壁から放出され(血管壁の収縮)，減弱しながらも血液を途絶えなく押し出している。この心室拡張期の圧力最低値が，最低(拡張期)血圧である。

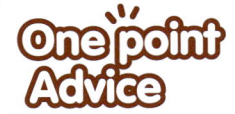

One point Advice
- 呼吸器疾患(特に，喘息などのアレルギーを伴う閉塞性の障害)を呈する患者に対して，粉塵が舞ったり，強い刺激臭の伴うニスを用いたりする活動(木工，アンデルセン手芸など)は，避けたほうがよい。

栄養状態

- **栄養障害**(低栄養,肥満など)は,必要栄養素の摂取と消費のアンバランスによって生じる。
- **低栄養による影響**:活動性や筋力の低下,免疫力低下,創傷治癒の遷延など。
- **栄養過多による影響**:肥満,高血圧,脂質異常症,糖尿病,脳卒中,心臓病など。
- 廃用症候群,認知症,COPDなどでは栄養障害を認めやすく,適切な栄養評価(**表6**)と管理が作業療法の効果を高める。

表6 栄養評価

主観的包括的栄養評価(SGA: Subjective Global Assessment)	
病歴	年齢,性別,体重変化(過去6カ月間,2週間),食物摂取量の変化(期間,食形態),消化器症状(食欲不振,嘔吐下痢など),ADL自立度,疾患と栄養必要量の関係(代謝ストレス)
身体計測	身長,体重 上腕三頭筋皮下脂肪厚(体脂肪),上腕周囲長(筋肉量),下肢周囲長(浮腫)
その他	・問診:食欲,食事内容,食事摂取量 ・BMI:体重(kg)÷身長(m)²,低体重<BMI 18.5〜25(正常値)<肥満 ・血清アルブミン値:低栄養<3.5〜5.0g/dl(正常値) ・栄養補給法:経腸栄養(胃ろう,経鼻),静脈栄養(中心,末梢) ・摂食嚥下機能:円滑な食事摂取方法や食形態(嚥下食)の検討に必要

One point Advice

- エネルギー消費量(kcal)=1.05×体重(kg)×METs×運動時間(h)
  =基礎エネルギー消費量×活動係数×ストレス係数

メッツ(METs)	・座位:1.0 更衣・整容:2.0 平地歩行(54m/分):2.5
基礎エネルギー消費量 (BEE: basal energy expenditure)	・男性 66.5+13.75×体重+5.0×身長−6.75×年齢 ・女性 665.1+9.56×体重+1.85×身長−4.68×年齢 ＊Harris−Benedictの式
活動係数 (AF:activity index)	・臥床状態:1.0 車椅子(ベッド上安静):1.2 ・歩行(ベッド外活動):1.3
ストレス係数 (SF:stress factor)	・長管骨骨折:1.15〜1.3 ・がん・COPD・肺炎:1.1〜1.3 ・褥瘡:1.2〜1.6 ・熱発1℃上昇ごとに0.13追加

(若林秀隆:PT・OT・STのためのリハビリテーション栄養,医歯薬出版,2010.より引用)

- 立位保持が困難な患者の身長測定には,年齢と膝下高から推定する方法(Chumleaの式)がある。
  男性(cm):[64.19−(0.04×年齢)+(2.02×膝下高)]
  女性(cm):[84.88−(0.24×年齢)+(1.83×膝下高)]

(江頭文江 編:まるわかり高齢者栄養ケア・マネジメント,日総研,2006.より引用)

皮膚（褥瘡を含む）

●皮膚の構造と機能

- 皮膚は表皮，真皮，皮下組織の3層からなる。
- 表皮は，最外側の角質層や真皮との境をなす基底細胞などで構成され，水分保持，病原体の侵入阻止，紫外線からの防御といった皮膚の防護機能を担っている（図1）。
- 真皮は，弾性線維からなり，皮膚の塑性，強度，付属器官（感覚受容器など）の保持を担っている。
- 皮下組織は，脂肪細胞からなり，外力に対する緩衝作用を有する。

図1 皮膚の機能と加齢変化

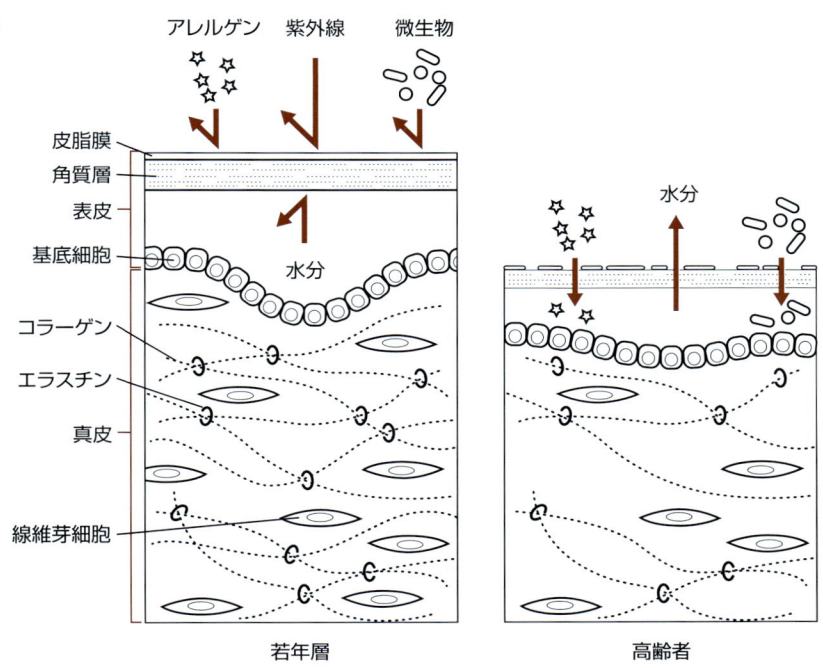

（田中秀子：ナースのためのスキンケア実践ガイド，照林社，2008．より引用）

●皮膚の観察（図2，3）

- 骨突起部に，褥瘡*3はないか。
- 加齢による皮膚萎縮がある患者の身体に接触するときに，びらん*4や皮下出血はないか。
- 手の外科術後による，瘢痕*5はないか。
- 装具の装着による，局所的循環障害はないか。
- 痙縮による手指の握り込みによって，指間の皮膚に浸軟*6はないか。
- 神経障害による筋の不動や心不全による静脈還流障害によって，浮腫はないか。

用語アラカルト

*3 褥瘡
- 骨突起部への外力によって生じる虚血や，組織耐久性の低下によって生じる皮膚潰瘍。

*4 びらん
- 表皮に限局した組織の欠損。

*5 瘢痕
- 組織欠損部に線維芽細胞が増殖し，そこに萎縮性表皮が覆うこと。

*6 浸軟
- 角質層の水分が増殖し，一過性に体積が増えてふやけること。

図2 褥瘡の好発部位

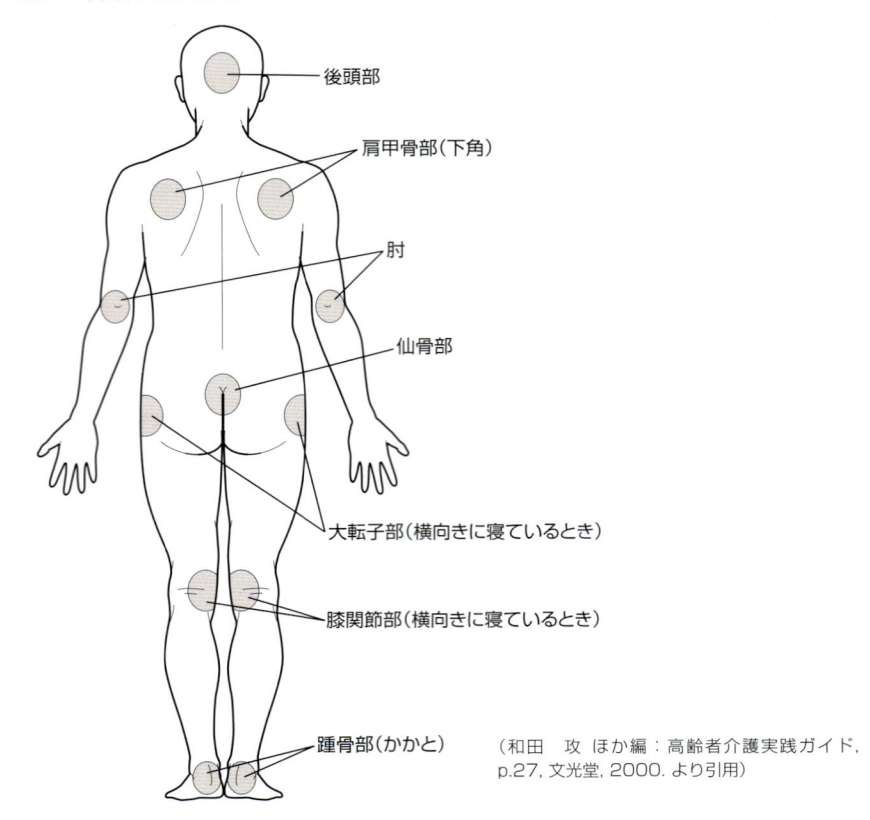

- 後頭部
- 肩甲骨部(下角)
- 肘
- 仙骨部
- 大転子部(横向きに寝ているとき)
- 膝関節部(横向きに寝ているとき)
- 踵骨部(かかと)

(和田 攻 ほか編:高齢者介護実践ガイド, p.27, 文光堂, 2000. より引用)

図3 皮膚の異常

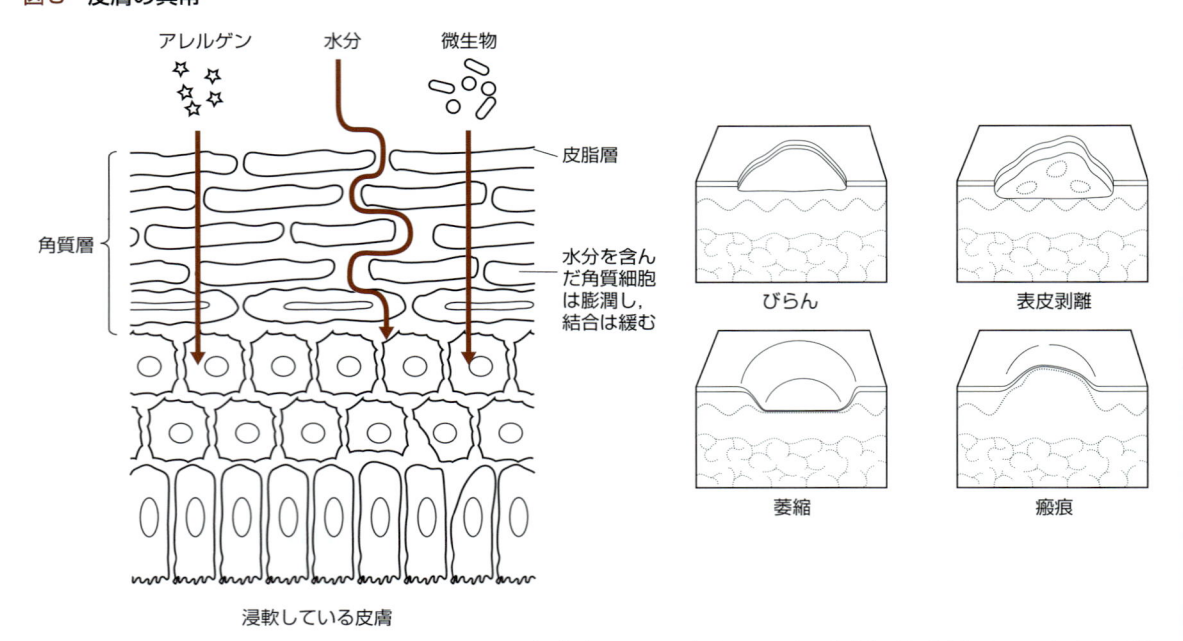

アレルゲン　水分　微生物

- 皮脂層
- 角質層
- 水分を含んだ角質細胞は膨潤し,結合は緩む

浸軟している皮膚

びらん　表皮剥離
萎縮　瘢痕

(田中秀子:ナースのためのスキンケア実践ガイド, 照林社, 2008. より引用改変)

排尿・排便

●排尿・排便の神経機構(図4)

- 排尿・排便の反射中枢はS2～4にあり,膀胱壁と直腸壁がそれぞれ尿と便塊によって伸張されると,尿・便意を生じる。
- 蓄尿・蓄便は,上位中枢による排尿・排便反射の抑制や,下腹神経(交感神経)による膀胱の弛緩・内尿道括約筋の収縮,陰部神経(体性神経)による外尿道括約筋・外肛門括約筋の収縮よってなされる。
- 一方,排尿・排便は,骨盤神経(副交感神経)による膀胱・直腸の収縮や内肛門括約筋の弛緩,陰部神経による外尿道括約筋・外肛門括約筋の弛緩よってなされる。

図4 排尿・排便の神経機構

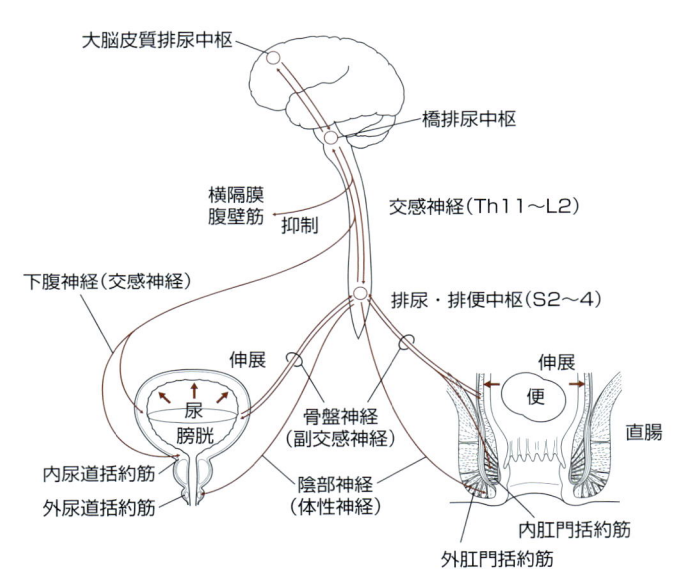

●排尿・排便の異常(表7)

- 排泄障害である排尿・排便の異常は,心理・社会的な問題をまねく。

表7 排尿・排便の異常

腹圧性失禁	くしゃみ,跳躍,重荷の持ち上げなどの急激な腹圧上昇で失禁する。女性に多く,骨盤底筋や尿道・肛門括約筋の衰えによって起こる。
切迫性失禁	急な尿便意の際,トイレまで我慢できずに失禁する。脳血管障害,パーキンソン病により大脳からの抑制が働かないことなどによって起こる。
反射性失禁	排尿・排便中枢(S2～4)より上位の脊髄損傷により,反射抑制ができず,自動的に失禁する。
溢流性失禁	閉尿状態で膀胱内圧が高まり,少量ずつ尿が尿道よりあふれでて失禁する。便では,便秘を伴っていることが多い。腫瘍による尿路閉塞や脊髄損傷による排尿筋括約筋協調不全[*7]などによって起こる。
頻尿	排尿回数が,昼間8回,夜間3回以上になること。薬の副作用や心疾患などによる尿量の増加や,1回排尿量の減少によって起こる。
便秘	排便が3日以上ない,または週2回以下である状態。偏食や運動不足などの生活習慣や薬の副作用などによって起こる。
下痢	水様便が排泄される状態。アルコールの多飲や腸管感染症などによって起こる。

用語アラカルト

*7 排尿筋括約筋協調不全

- 排尿反射の亢進により,膀胱が収縮して尿が排出されるものの,尿が尿道を通る際の刺激で尿道括約筋も収縮し,排尿されにくくなる状態。

摂食・嚥下

- **正常運動**（図5，表8）：摂食・嚥下は，先行期，準備期，口腔期，咽頭期，食道期の5相からなる。

図5 摂食・嚥下の正常運動

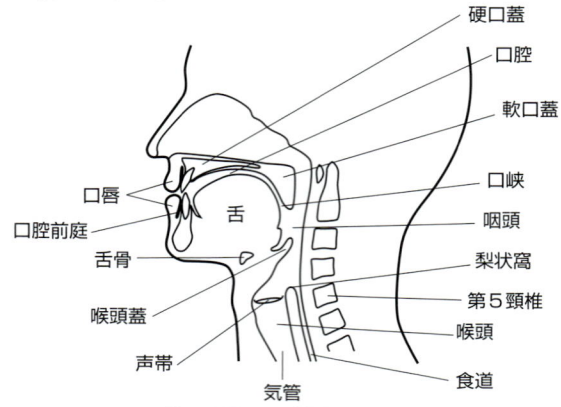

口腔，咽頭および喉頭の模式図（矢状断）

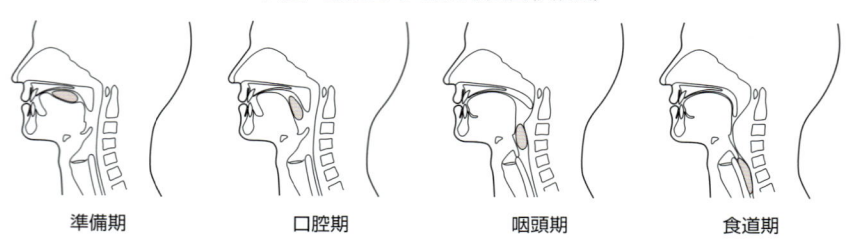

ラベル：硬口蓋，口腔，軟口蓋，口峡，咽頭，梨状窩，第5頸椎，喉頭，食道，気管，声帯，喉頭蓋，舌骨，口腔前庭，口唇，舌

準備期　口腔期　咽頭期　食道期

（長崎重信 監，佐竹 勝 編，石井文康 著：作業療法学ゴールド・マスター・テキスト3 作業療法評価学，p.188，メジカルビュー社，2012．より引用）

表8 摂食・嚥下の正常運動

先行期	・食べ物を認知し，口まで運ぶ時期 ・食欲と覚醒の高まりが基盤となり，食べ物を探知し，摂食行動をプログラミングして，口まで運ぶ
準備期	・口腔内の食べ物を咀嚼し，食塊を形成する時期 ・食塊が舌の中央に集まると，咀嚼筋が収縮して歯が合わさり，舌の前方が反り上がって口を塞ぐ
口腔期	・舌運動（随意）により，食塊を口腔から咽頭へ送る時期 ・舌は食塊を硬口蓋に押し付けつつ後方に引き下がり，食塊を咽頭に送り込む ・食塊が咽頭粘膜に触れると嚥下反射が起こり，軟口蓋は拳上し後鼻腔を閉鎖する ・呼吸は一時停止する
咽頭期	・嚥下反射（不随意）により，食塊が咽頭から食道に送り込まれる時期（約1秒間） ・舌骨や喉頭は前上方に引き上げられる ・喉頭蓋は下方へ回転し，咽頭腔・喉頭腔や声門が閉鎖される
食道期	・蠕動運動（不随意）により，食塊が食道から胃へ送り込まれる時期 ・輪状咽頭筋や上食道括約筋は弛緩し，食道入口部が開く

One point Advice

咀嚼運動
- 随意運動とともに，不随意的な反射運動としての要素が多く，咀嚼筋の伸張反射や口腔粘膜の感覚神経から起こる反射が関与している。

食道の構造
- 食道の上部（1/4）は横紋筋で，他は平滑筋である。
- 食道の狭窄部位は，入口部，気管分岐部，横隔膜部であり，それぞれC6，Th4，Th10レベルに位置する。

●評価（表9）

- 一般情報，問診，観察，検査（非VF系，VF系）など。

表9　摂食・嚥下の評価

一般情報	
	基礎疾患，発症経過，肺炎・気管支炎の既往，服薬，体重変化，栄養，血液・生化学検査
問診	
	飲食物の違いによる飲み込みにくさ，嗜好変化，所要時間，介助量，方法食事時のムセや咽頭残留感，咽頭・食道からの逆流，疲労感，夜間の咳
観察	
意識，認知機能	覚醒状況，食欲，食べ物の認識（空間認知や形態），注意，失語，失行
姿勢	摂食時体位（頸部軽度屈曲位保持），座位バランス・耐久性，頸部・体幹の可動性
食事動作	物品の把持，上肢操作，一口量
口腔内所見	咬合（義歯・歯列），口腔衛生（口臭・舌苔），食残渣，構音（パタカラ）
脳神経所見	三叉神経 V（咀嚼筋の運動や口腔・舌の知覚） 顔面神経 VII（顔面・口唇の運動や味覚，唾液分泌） 舌咽神経 IX（咽頭の運動・知覚や味覚） 迷走神経 X（咽頭・軟口蓋の運動や知覚） 舌下神経 XII（舌の運動）
嚥下機能	食形態に即した口腔内保持時間，嚥下反射の強さ（甲状軟骨の拳上），一口量の嚥下回数，ムセのタイミング，食事時間・ペース
呼吸機能	随意的な咳（努力吸気・息止め・努力呼気），呼吸音（湿性嗄声，咽頭通過音，胸部音），バイタル変化（呼吸・脈拍回数の増加，SpO_2低下），痰の性状
検査（非VF系）	
空嚥下	唾液の嚥下時に頸部（甲状軟骨）を触診し，嚥下反射の強さをみる
反復唾液嚥下テスト （RSST：repetitive saliva swallowing test）	30秒間に行える空嚥下の回数を測定する。2回以下で嚥下障害を疑う
改訂水のみテスト （MWST：modified water swallowing test） 食物テスト （FT：food test）	冷水3mlを口腔底に注ぎ，嚥下を命じる（MWST） プリン茶さじ1杯を舌背前面に置き，嚥下を命じる（FT） ［評価基準］ ①嚥下なし，ムセあり and/or 呼吸切迫 ②嚥下あり，呼吸切迫（不顕性誤嚥の疑い） ③嚥下あり，呼吸良好，ムセあり and/or 湿性嗄声，口腔内残留中等度（FT） ④嚥下あり，呼吸良好，ムセなし，口腔内残留なし（FT） ⑤④に加え，反復嚥下が30秒以内に2回可能
検査（VF系）	
嚥下造影検査（VF：videofluoroscopic examination of swallowing）	造影剤を含む飲食物を摂食し，口腔・咽頭・食道の嚥下運動を観察する
嚥下内視鏡検査（VE：videoendoscopic examination of swallowing）	鼻腔から挿入した内視鏡により，嚥下時の鼻咽腔閉鎖や咽頭残留（梨状陥凹・喉頭蓋谷）を観察する
嚥下前・後X線撮影 （SwXP：pre&post swallowing X-P）	4mlバリウム液の嚥下前後に，口腔咽頭部のX線撮影を行い，誤嚥，喉頭侵入，咽頭残留の程度を評価する

基本評価

2 基本評価
呼吸・循環・代謝系の評価

※「呼吸・循環・代謝系」における基本介入手段についてはp.429〜432参照。

Point!

- ■基本的なバイタルサイン
  - ☞ 血圧，心拍数，呼吸回数，呼吸パターン，自覚症状など
- ■運動負荷試験
  - ☞ 運動負荷に対する身体の反応をモニタリングすることで呼吸・循環・代謝機能を反映する運動機能を評価したり，診断に用いられたりする
- ■持久力検査
  - ☞ 決められた枠組み（時間やタイミング，など）のなかで持続的な運動機能を評価する
- ■呼吸機能検査
  - ☞ スパイロメトリー，呼吸筋力検査，動脈血ガス分析など
- ■循環機能検査
  - ☞ 心電図など
- ■日常生活におけるエネルギー消費量
  - ☞ METs，エクササイズガイド

基本的なバイタルサイン

- バイタルサインは運動中，運動前後にも計測し，個人差に考慮しながら安静時や一般的な値と**相対的に比較**することが大切である。
  - ①**血圧**：基準値を参考にする（**表1**）
  - ②**心拍数**：健常成人：60〜100／分
    （徐脈：＜60，頻脈：＞100）
  - ③**呼吸回数**：健常成人：12〜20／分
    （徐呼吸：＜10，頻呼吸：＞25）
    ※呼吸パターン，呼吸リズムにも留意する。
  - ④**自覚症状**：呼吸困難，胸痛，吐気，主観的な運動強度など
    ※主観的な運動強度などはBorg scale（**表2**）やVASにより数値化して評価される。

表1 血圧の参考基準値

分類	収縮期血圧		拡張期血圧
至適血圧	＜120	かつ	＜80
正常血圧	＜130	かつ	＜85
正常高血圧	130—139	または	85—89
Ⅰ度高血圧	140—159	または	90—99
Ⅱ度高血圧	160—179	または	100—109
Ⅲ度高血圧	≧180	または	≧110
（孤立性）収縮期高血圧	≧140	かつ	＜90

（日本高血圧学会：高血圧治療ガイドライン2009. より引用）

表2 Borgの自覚的運動強度

指数	自覚的運度強度
20	
19	非常にきつい
18	
17	かなりきつい
16	
15	きつい
14	
13	ややきつい
12	
11	楽である
10	
9	かなり楽である
8	
7	非常に楽である
6	

運動負荷試験

●主な運動負荷方法

①マスター2段階試験
- 2段の階段を年齢，性別，体重によって決められたテンポで昇降する。
- 負荷時間は，シングル(1分30秒)，ダブル(3分)がある。

②エルゴメーター，トレッドミル
- 機器を使用し負荷をかける。さまざまなプロトコルがあり，Bruceのプロトコルがよく使われている。
- エルゴメーターの場合は主に下肢運動であり全身運動でないことに注意する。

●身体指標：運動負荷により何をみるのか？
- 安静時との比較や運動強度，運動持続時間などにより身体指標はどう変化するのかチェックする。

> ①バイタルサイン
> ②心電図：安静時や運動負荷時のSTの上昇や下降，RR間隔の出現など
> ③呼気ガス分析：1回換気量，分時換気量，酸素摂取量[*1]，ATポイント[*2]など
> ④自覚的運動強度，呼吸困難感など患者の主観

持久力検査

●検査方法

①6分間歩行テスト
- 30mの直線歩行コースを6分間往復してその距離を測定する。
- また，呼吸困難や疲労感を反映するBorgスケールを測定する。
- あわせてパルスオキシメーターでSpO_2を計測することもある。

②シャトルウォーキングテスト
- 約10mの距離をCDから流れる信号音に合わせ往復する。
- 心拍数，呼吸回数，SpO_2，修正Borgスケール，息切れの度合いがベースラインに回復するまでの時間を計測する。

用語アラカルト

*1 酸素摂取量
- エネルギーを作り出す過程で身体のなかで消費される酸素の量を酸素摂取量(VO_2)という。運動負荷が増大すれば必要エネルギーも増すのでVO_2も増大していくが，ある時点で酸素摂取量もエネルギー産生量もプラトーに達する。この時点の酸素摂取量を最大酸素摂取量(VO_2max)という。

*2 ATポイント
- 運動のエネルギーは負荷の軽いうちは有酸素代謝により産生されているが，運動強度が増すにつれ無酸素の代謝の割合が増加し，有酸素代謝の割合が減る。有酸素代謝有利のエネルギー産生から無酸素代謝有利に切り替わる運動負荷量で最大酸素摂取量の45%～60%に相当する。

基本評価

呼吸機能検査

表3 呼吸機能検査

経皮的酸素飽和度	SpO$_2$	95%以上
血液ガス検査	PaO$_2$	85～100torr
	PaCO$_2$	35～45torr
	pH	アシドーシス<7.35～7.45<アルカローシス
肺機能検査 (スパイロメトリー)	%肺活量(%VC)	80%以上
	1秒率	70%以上
	フローボリューム曲線	正常／閉塞性換気障害／拘束性換気障害 形状，大きさにより判断する。

循環機能検査

- 心電図，ホルター心電図，心臓カテーテル検査など。

日常生活におけるエネルギー消費量

- 以下の基準を参考に日常生活の活動レベルを把握する。
  ①METs：安静座位時の酸素消費量(約3.5ml/kg/min)を1 METsとし，各種活動がその何倍にあたるかを示す値。
  ②Ex(エクササイズ)[1]：METsと単位時間の積によって表される単位。例えば3METsの運動を1時間行えば3Exとなる。

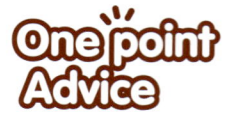

One point Advice

- 内部疾患のリハビリテーションでは患者の「調子の良し悪し」によってリハの内容や成果が影響を受けることが多いが，「調子の良し悪し」の一言ですまさずにその原因を探求することにより，今までのリハビリテーションの限界を超えられることがある。
- 例えば，倦怠感が原因でリハビリテーションが進まない場合，睡眠状態や運動筋の状態，呼吸筋群の状態などを確認し適切な介入を行うことが重要である。検査においても安静時のバイタルサインだけでなく運動時や気温，天気など環境の変化にも影響を受けることを留意しておく。

【参考文献】
1) 運動所要量・運動指針の策定検討会：健康づくりのための運動指針 2006～生活習慣病予防のために～．
(http://www.mhlw.go.jp/bunya/kenkou/undou01/pdf/data.pdf)

基本評価

3 運動系の評価

1 反射

Point!

- ■反射弓 ☞ 受容器→求心性ニューロン→反射中枢→遠心性ニューロン→効果器
- ■反射検査 ☞ 腱(深部)反射*1，表在反射*2，病的反射*3
- ■反射検査の意義

※「運動系」における基本介入手段についてはp.419〜424参照。

用語アラカルト

*1 腱(深部)反射
- 腱や骨突端をハンマーで叩き，筋を伸張させた際に生じる反射である。

*2 表在反射
- 皮膚または粘膜へ加えた刺激により生じる反射である。

*3 病的反射
- 皮膚や筋・腱への刺激により生じる反射である。正常では生じない反射である。

反射

- 受容器への刺激が反射弓を介し，効果器を無意識に反応させる現象である[1]。

反射弓

- 受容器から反射中枢を経て効果器に連なる神経経路。

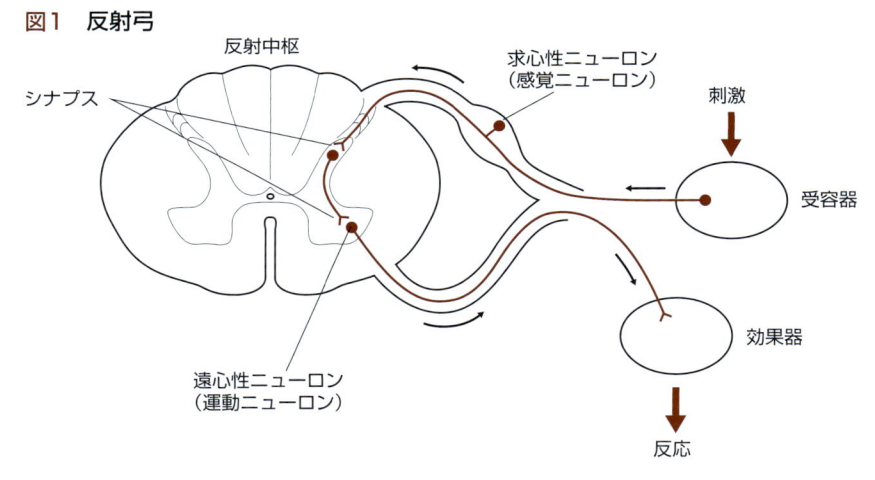

図1　反射弓

(杉　晴夫 編：人体機能生理学, 第4版, p.136, 南江堂, 2005. より引用改変)

反射検査

- 腱(深部)反射，表在反射，病的反射。

反射検査の解釈

●腱(深部)反射
- **亢進**：反射中枢より高位での皮質脊髄路(錐体路)の障害。
- **減弱・消失**：反射弓での障害。

● **表在反射**
- **減弱・消失**：反射弓の障害。

● **病的反射**
- **出現**：錐体路障害，前頭葉障害。

表1 反射弓の総括

反射	求心性神経	中枢	遠心性神経
腱反射			
下顎反射	三叉神経	橋	三叉神経
頭後屈反射	三叉神経	$C_{1~4}$	上部頸髄前根
上腕二頭筋反射	筋皮神経	$C_{5,6}$（主にC_5）	筋皮神経
上腕三頭筋反射	橈骨神経	$C_{6~8}$（主にC_7）	橈骨神経
腕橈骨筋反射	橈骨神経	$C_{5,6}$（主にC_6）	橈骨神経
回内筋反射	正中神経	$C_{6~8}, Th_1$	正中神経
胸筋反射	外・内胸神経	$C_5~Th_1$	外・内胸神経
手指屈筋反射	正中神経	$C_6~Th_1$	正中神経
膝蓋腱反射	大腿神経	$L_{2~4}$	大腿神経
アキレス腱反射	脛骨神経	$L_5, S_{1,2}$	脛骨神経
下肢内転筋反射	閉鎖神経	$L_{3,4}$	閉鎖神経
膝屈筋反射	坐骨神経	$L_4~S_2$	坐骨神経
表在反射			
角膜反射	三叉神経	橋	顔面神経
くしゃみ反射	三叉神経	脳幹および上部脊髄	三叉，顔面，舌咽，迷走神経および呼気に関係する脊髄神経
咽頭反射	舌咽神経	延髄	迷走神経
腹壁反射	5〜12胸神経	$Th_{5~12}$	5〜12胸神経
挙睾筋反射	大腿神経	$L_{1,2}$	陰部大腿神経
足底反射	脛骨神経	$L_5, S_{1,2}$	脛骨神経
肛門反射	陰部神経	$S_{3~5}$	陰部神経

（田崎義昭 ほか：ベッドサイドの神経の診かた，第17版，p.91，南山堂，2010．より引用）

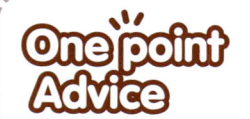

One point Advice

錐体路徴候
- 筋萎縮を伴わない痙性麻痺，腱反射亢進，バビンスキー反射出現，腹壁反射消失。

2 身体計測

Point!

- ■ 四肢長 　☞　上肢長, 上腕長, 前腕長, 手長, 下肢長, 大腿長, 下腿長, 足長
- ■ 周径 　☞　胸囲, 腹囲, 上腕周径, 前腕周径, 手囲, 大腿周径, 下腿周径
- ■ 体格指数 　☞　BMI(body mass index)
　　　　　　　　カウプ指数(Kaup index)

四肢長測定

- 上肢・下肢の完全伸展位の長さの計測。

図2　上肢長と下肢長の種類と測定点

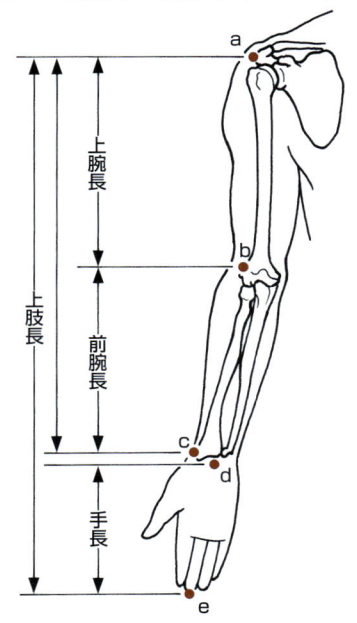

a：肩峰
b：上腕骨外側上顆
c：橈骨茎状突起
d：cと尺骨茎状突起を結ぶ線の中点
e：第3指尖端

① 上肢長の測定

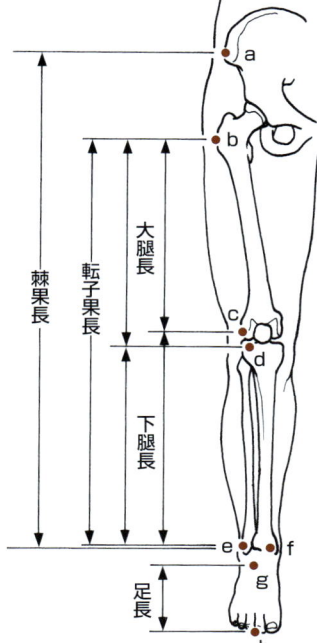

a：上前腸骨棘　　e：外果
b：大転子　　　　f：内果
c：大腿骨外側上顆　g：踵後端
d：膝裂隙　　　　h：第2指

② 下肢長の測定

(和才嘉昭 ほか：測定と評価 第2版, 医歯薬出版, 1987. より引用改変)

図3 四肢周径と胸囲の測定部位

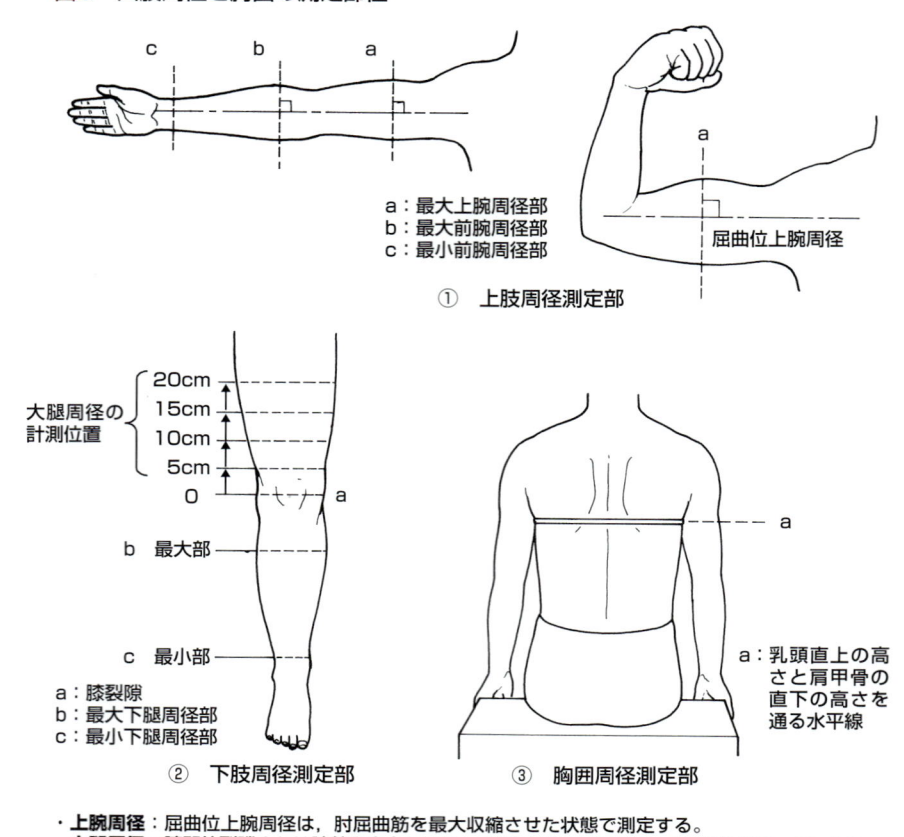

① 上肢周径測定部

a：最大上腕周径部
b：最大前腕周径部
c：最小前腕周径部

屈曲位上腕周径

② 下肢周径測定部

大腿周径の計測位置：20cm, 15cm, 10cm, 5cm, 0

a：膝裂隙
b：最大下腿周径部
c：最小下腿周径部

最大部
最小部

③ 胸囲周径測定部

a：乳頭直上の高さと肩甲骨の直下の高さを通る水平線

- **上腕周径**：屈曲位上腕周径は、肘屈曲筋を最大収縮させた状態で測定する。
- **大腿周径**：膝関節裂隙または膝蓋骨直上から5cmは膝関節の腫脹度合いの指標となる。5～10cmでの周径は内側広筋，外側広筋の発達度合いの指標となる。15～20cmでは，大腿全体の筋群の発達度合いの指標となる。
- **胸囲周径**：安静呼吸の呼息後に測定。最大吸息時胸囲－最大呼息時胸囲を「胸郭拡張差」とよび，胸郭の柔軟性の指標，肺機能評価に使用する。

①，②：(和才嘉昭 ほか：測定と評価 第2版，医歯薬出版，1987．より引用改変)
③：(松澤 正：理学療法評価学 第2版，金原出版，2004．より引用)

表2 四肢長の種類と計測方法

種類	計測方法
上肢長	肩峰から中指先端
上腕長	肩峰から上腕骨外側上顆
前腕長	上腕骨外側上顆から橈骨茎状突起
手長	橈骨茎状突起と尺骨茎状突起を結ぶ中点から中指先端
下肢長	棘果長：上前腸骨棘から内果 転子果長：大転子から外果
大腿長	大転子から大腿骨外側上顆あるいは膝関節裂隙
下腿長	大腿骨外側上顆あるいは膝関節裂隙から外果
足長	踵骨隆起部から足趾先端

周径測定

- 四肢や体幹の周囲の太さの計測。四肢や体幹の肥大，萎縮，浮腫などによる病的状態の推察。

表3 周径の種類と測定方法

種類	測定部位
胸囲	左右の乳頭の中点と左右の肩甲骨下角を通る水平線
腹囲	第12肋骨先端と腸骨稜の中間を通る水平線で最も細い部位
上腕周径	屈曲位上腕周径：最大収縮した上腕二頭筋の最大膨隆部 伸展位上腕周径：肘関節伸展位での上腕二頭筋の最大膨隆部
前腕周径	前腕最大周径：前腕の最大膨隆部 前腕最小周径：前腕の最小部（橈骨・尺骨茎状突起部の直上）
手囲	示指から小指までの中手指節関節部
大腿周径	殿溝直下大腿周径：殿溝の遠位で大腿内側の最も膨隆した部位 膝関節裂隙または膝蓋骨直上からの定距離上の周径：膝関節裂隙または膝蓋骨直上から5・10・15・20cm近位部
下腿周径	最大下腿周径：腓腹筋の最大膨隆部 最小下腿周径：下腿の内・外果の直上最小部

体格指数

- 身長，体重など発育に関連する測定値を組み合わせることによって性質や程度を示す。

BMI(body mass index)

- 肥満度を判定する指標であり，身長の2乗に対する体重の比である。
- BMIは身長に対する体重を相対的に評価する。

$$BMI = 体重(kg) \div 身長(m)^2$$

※BMIが22のときに最も有病率が低くなる。

表4 BMI肥満度分類

BMI	肥満判定
18.5未満	低体重
18.5以上25未満	普通体重
25以上30未満	肥満(1度)
30以上35未満	肥満(2度)
35以上40未満	肥満(3度)
40以上	肥満(4度)

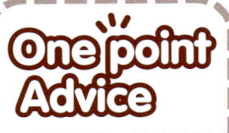

One point Advice
- 胸囲周径では安静呼吸の呼息後に測定する。
- 断端長の測定も覚えよう。

カウプ指数(Kaup index)

- 小児発育状態を知るための指数。

$$カウプ指数 = 体重(kg) \div 身長(cm)^2 \times 10^4$$

3 関節可動域，変形

Point!

- ■ 関節可動域の測定方法 ☞ 原則は他動運動。5°単位で測定。多関節筋*4の影響を除いた肢位で測定
- ■ 関節可動域の制限因子 ☞ 関節構築学的因子，軟部組織性因子，疼痛性因子，その他（痙縮・固縮）
- ■ 手指の変形 ☞ スワンネック変形，ボタン穴変形，尺側偏位

用語アラカルト

*4 多関節筋
- 2つ以上の関節をまたいで付着する筋である。例えば，ハムストリングスや上腕二頭筋。

関節可動域の測定方法

- 日本整形外科学会と日本リハビリテーション医学会が制定する関節可動域表示ならびに測定法が一般的である（表5）。

表5 関節可動域表示法と測定法

<上肢測定> （日本リハビリテーション医学会, 1995.）

部位名	運動方向	参考可動域角度	基本軸	移動軸	測定肢位および注意点	参考図
肩甲帯 shoulder girdle	屈曲 flexion	20	両側の肩峰を結ぶ線	頭頂と肩峰を結ぶ線		
	伸展 extension	20				
	挙上 elevation	20	両側の肩峰を結ぶ線	肩峰と胸骨上縁を結ぶ線	・前面から測定する	
	引き下げ（下制） depression	10				
肩 shoulder（肩甲帯の動きを含む）	屈曲（前方挙上） flexion (forward elevation)	180	肩峰を通る床への垂直線（立位または座位）	上腕骨	・前腕は中間位とする ・体幹が動かないように固定する ・脊柱が前後屈しないように注意する	
	伸展（後方挙上） extension (backward elevation)	50				
	外転（側方挙上） abduction (lateral elevation)	180	肩峰を通る床への垂直線（立位または座位）	上腕骨	・体幹の側屈が起こらないように90°以上になったら前腕を回外することを原則とする → <その他の検査法>参照	
	内転 adduction	0				

部位名	運動方向	参考可動域角度	基本軸	移動軸	測定肢位および注意点	参考図
肩 shoulder（肩甲帯の動きを含む）	外旋 external rotation	60	肘を通る前額面への垂直線	尺骨	・上腕を体幹に接して，肘関節を前方90°に屈曲した肢位で行う ・前腕は中間位とする → ＜その他の検査法＞参照	
	内旋 internal rotation	80				
	水平屈曲（水平内転）horizontal flexion(horizontal adduction)	135	肩峰を通る矢状面への垂直線	上腕骨	・肩関節を90°外転位とする	
	水平伸展（水平外転）horizontal extension(horizontal abduction)	30				
肘 elbow	屈曲 flexion	145	上腕骨	橈骨	・前腕は回外位とする	
	伸展 extension	5				
前腕 forearm	回内 pronation	90	上腕骨	手指を伸展した手掌面	・肩の回旋が入らないように肘を90°に屈曲する	
	回外 supination	90				
手 wrist	屈曲（掌屈）flexion (palmarflexion)	90	橈骨	第2中手骨	・前腕は中間位とする	
	伸展（背屈）extension (dorsiflexion)	70				
	橈屈 radial deviation	25	前腕の中央線	第3中手骨	・前腕を回内位で行う	
	尺屈 ulnar deviation	55				

（次ページに続く）

<手指測定>

部位名	運動方向	参考可動域角度	基本軸	移動軸	測定肢位および注意点	参考図
母指 thumb	橈側外転 radial abduction	60	示指（橈骨の延長上）	母指	・運動は手掌面とする ・以下の手指の運動は，原則として手指の背側に角度計を当てる	
	尺側内転 ulnar adduction	0				
	掌側外転 palmar abduction	90			・運動は手掌面に直角な面とする	
	掌側内転 palmar adduction	0				
	屈曲（MCP） flexion	60	第1中手骨	第1基節骨		
	伸展（MCP） extension	10				
	屈曲（IP） flexion	80	第1基節骨	第1末節骨		
	伸展（IP） extension	10				
指 fingers	屈曲（MCP） flexion	90	第2～5中手骨	第2～5基節骨	→ ＜その他の検査法＞参照	
	伸展（MCP） extension	45				
	屈曲（PIP） flexion	100	第2～5基節骨	第2～5中節骨		
	伸展（PIP） extension	0				
	屈曲（DIP） flexion	80	第2～5中節骨	第2～5末節骨	・DIPは10°の過伸展を取りうる	
	伸展（DIP） extension	0				
	外転 abduction		第3中手骨延長線	第2・4・5指軸	・中指の運動は橈側外転，尺側外転とする → ＜その他の検査法＞参照	
	内転 adduction					

80

＜下肢測定＞

部位名	運動方向	参考可動域角度	基本軸	移動軸	測定肢位および注意点	参考図
股 hip	屈曲 flexion	125	体幹と平行な線	大腿骨（大転子と大腿骨外顆の中心を結ぶ線）	・骨盤と脊柱を十分に固定する ・屈曲は背臥位，膝伸展位で行う ・伸展は腹臥位，膝伸展位で行う	屈曲／伸展
	伸展 extension	15				
	外転 abduction	45	両側の上前腸骨棘を結ぶ線への垂直線	大腿中央線（上前腸骨棘より膝蓋骨中心を結ぶ線）	・背臥位で骨盤を固定する ・下肢は外旋しないようにする ・内転の場合は，反対側の下肢を屈曲挙上してその下を通して内転させる	外転／内転
	内転 adduction	20				
	外旋 external rotation	45	膝蓋骨より下ろした垂直線	下腿中央線（膝蓋骨中心より足関節外果中央を結ぶ線）	・背臥位で，股関節と膝関節を90°屈曲位にして行う ・骨盤の代償を少なくする	内旋／外旋
	内旋 internal rotation	45				
膝 knee	屈曲 flexion	130	大腿骨	腓骨（腓骨頭と外果を結ぶ線）	・屈曲は股関節を屈曲位で行う	伸展／屈曲
	伸展 extension	0				
足 ankle	屈曲（底屈）flexion (plantar flexion)	45	腓骨への垂直線	第5中足骨	・膝関節を屈曲位で行う	伸展（背屈）／屈曲（底屈）
	伸展（背屈）extension (dorsiflexion)	20				
足部 foot	外がえし eversion	20	下腿軸への垂直線	足底面	・膝関節を屈曲位で行う	外がえし／内がえし
	内がえし inversion	30				
	外転 abduction	10	第1，2中足骨の間の中央線	同左	・足底で足の外縁または内縁で行うこともある	外転／内転
	内転 adduction	20				

（次ページに続く）

基本評価

部位名	運動方向	参考可動域角度	基本軸	移動軸	測定肢位および注意点	参考図
母指(趾) great toe	屈曲(MTP) flexion	35	第1中足骨	第1基節骨		
	伸展(MTP) extension	60				
	屈曲(IP) flexion	60	第1基節骨	第1末節骨		
	伸展(IP) extension	0				
足趾 toes	屈曲(MTP) flexion	35	第2〜5中足骨	第2〜5基節骨		
	伸展(MTP) extension	40				
	屈曲(PIP) flexion	35	第2〜5基節骨	第2〜5中節骨		
	伸展(PIP) extension	0				
	屈曲(DIP) flexion	50	第2〜5中節骨	第2〜5末節骨		
	伸展(DIP) extension	0				

＜体幹測定＞

部位名	運動方向		参考可動域角度	基本軸	移動軸	測定肢位および注意点	参考図
頸部 cervical spines	屈曲(前屈) flexion		60	肩峰を通る床への垂直線	外耳孔と頭頂を結ぶ線	・頭部体幹の側面で行う ・原則として腰掛け座位とする	
	伸展(後屈) extension		50				
	回旋 rotation	左回旋	60	両側の肩峰を結ぶ線への垂直線	鼻梁と後頭結節を結ぶ線	・腰掛け座位で行う	
		右回旋	60				
	側屈 lateral bending	左側屈	50	第7頸椎棘突起と第1仙椎の棘突起を結ぶ線	頭頂と第7頸椎棘突起を結ぶ線	・体幹の背面で行う ・腰掛け座位とする	
		右側屈	50				

部位名	運動方向		参考可動域角度	基本軸	移動軸	測定肢位および注意点	参考図
胸腰部 thoracic and lumbar spines	屈曲（前屈） flexion		45	仙骨後面	第1胸椎棘突起と第5腰椎棘突起を結ぶ線	・体幹側面より行う ・立位，腰掛け座位または側臥位で行う ・股関節の運動が入らないように行う →＜その他の検査法＞参照	
	伸展（後屈） extension		30				
	回旋 rotation	左回旋	40	両側の後上腸骨棘を結ぶ線	両側の肩峰を結ぶ線	・座位で骨盤を固定して行う	
		右回旋	40				
	側屈 lateral bending	左側屈	50	Jacoby線の中点に立てた垂直線	第1胸椎棘突起と第5腰椎棘突起を結ぶ線	・体幹の背面で行う ・腰掛け座位または側臥位で行う	
		右側屈	50				

＜その他の検査法＞

部位名	運動方向	参考可動域角度	基本軸	移動軸	測定肢位および注意点	参考図
肩 shoulder（肩甲骨の動きを含む）	外旋 external rotation	90	肘を通る前額面への垂直線	尺骨	・前腕は中間位とする ・肩関節は90°外転し，かつ肘関節は90°屈曲した肢位で行う	
	内旋 internal rotation	70				
	内転 adduction	75	肩峰を通る床への垂直線	上腕骨	・20°または45°肩関節屈曲位で行う ・立位で行う	
母指 thumb	対立 opposition				・母指先端と小指基部（または先端）との距離（cm）で表示する	

（次ページに続く）

部位名	運動方向	参考可動域角度	基本軸	移動軸	測定肢位および注意点	参考図
指 fingers	外転 abduction		第3中手骨延長線	2, 4, 5指軸	・中指先端と2, 4, 5指先端との距離 (cm) で表示する	
	内転 adduction					
	屈曲 flexion				・指尖と近位手掌皮線 (proximal palmar crease) または遠位手掌皮線 (distal palmar crease) との距離(cm)で表示する	
胸腰部 thoracic and lumbar spines	屈曲 flexion				・最大屈曲は，指先と床との間の距離(cm)で表示する	

<顎関節計測>

顎関節 temporo-mandibular joint	・開口位で上顎の正中線で上歯と下歯の先端との間の距離 (cm) で表示する ・左右偏位 (lateral deviation) は上顎の正中線を軸として下歯列の動きの距離を左右ともcmで表示する ・参考値は上下第1切歯列対向縁線間の距離5.0cm，左右偏位は1.0cmである

(日本リハビリテーション医学会評価基準委員会：関節可動域表示ならびに測定法. リハ医学, 32：208-217, 1995. より引用)

- また，自動運動による手指MP，PIP，DIP関節の屈曲の総和から伸展の総和を引いたものをTAM(total active motion)法という。正常は270°である。

表6　関節可動域の制限因子

関節構築学的因子	関節構成体(硬部組織) 脱臼，骨棘，骨変形，関節内遊離体(関節鼠)，強直など
軟部組織性因子	関節周囲の軟部組織の短縮や癒着 関節包，靱帯，腱，筋，皮膚などの短縮や癒着
疼痛性因子	疼痛 関節構成体の炎症，末梢神経の炎症，軟部組織の伸張痛および短縮痛，軟部組織や硬部組織の衝突など
その他	中枢性疾患に伴う痙縮，固縮など

(千住秀明 監：理学療法学テキストⅡ　理学療法評価法, 第3版, p.55-56, 九州神陵文庫, 2011. より引用)

手指変形

- 動関節リウマチなどの炎症性疾患では関節周囲の腱や靱帯の脆弱化によりさまざまな変形を呈する。

● スワンネック変形
- 近位指節間(PIP)関節伸展位，遠位指節間関節屈曲位。

● ボタン穴変形
- PIP関節屈曲位，DIP関節伸展位。

● 尺側偏位
- MP関節掌側亜脱臼，MP関節尺屈，(手関節橈屈位)。

One point Advice
- 測定における基本軸，移動軸，参考可動域角度を参考図とともに覚えよう。

4 筋力

Point!
- ■筋力
- ■筋持久力
- ■筋パワー
- ■徒手筋力検査

筋力
- 随意的な収縮によって生じる筋張力である。通常，筋力とは随意的に最大収縮させたときに発生する最大筋力を指す[2]。

筋持久力
- 筋がある仕事をし続ける能力であり，静的筋持久力と動的筋持久力に分けられる。静的持久力は筋が仕事をし続ける収縮持続時間であり，動的筋持久力は，筋が仕事を反復できる回数である[2]。

筋パワー
- 一定の重さの物をいかに速やかに移動できるかの能力である。筋力と筋収縮速度との積で表す。

筋パワー＝筋力×距離÷時間

徒手筋力検査(manual muscle testing：MMT)[3]

- 筋力の評価として用いられる。この評価は、0(筋収縮なし)から5(正常)までの6段階の順序尺度である。各テストの代償運動を表7に示す。

表7 徒手筋力検査における代償運動

テスト項目	筋	代償運動	代償筋
肩甲骨挙上	僧帽筋(上部線維)、肩甲挙筋	肩甲骨内転・下方回旋	菱形筋群
肩甲骨内転	僧帽筋(中部線維)	肩甲骨内転・下方回旋	菱形筋群
		肩関節水平外転	三角筋後部
肩甲骨下制と内転	僧帽筋(下部線維)	肩甲骨内転	僧帽筋(中部線維)
肩関節屈曲	三角筋(前部)、烏口腕筋	肩関節外旋位での屈曲	上腕二頭筋
		肩甲骨挙上	僧帽筋(上部線維)
		水平内転	大胸筋
		体幹伸展	
肩関節外転	三角筋(中部線維)、棘上筋	肩関節外旋位での肘関節屈曲	上腕二頭筋
肩関節水平外転	三角筋(後部)	肘関節伸展位での水平外転	上腕三頭筋長頭
肘関節屈曲	上腕二頭筋、上腕筋、腕橈骨筋	手関節屈曲位での屈曲	手関節屈筋群
肘関節伸展	上腕三頭筋	肩関節外旋位での伸展(座位の場合)	重力による作用
前腕回外	回外筋、上腕二頭筋	肩関節外旋・内転	
		手関節伸展位での回外	手関節伸筋群
手関節伸展	長橈側手根伸筋、短橈側手根伸筋、尺側手根伸筋	手指伸展位での伸展	手指伸筋群
中手指節(MP)関節屈曲	虫様筋、骨間筋	IP関節屈曲を伴う	浅指屈筋、深指屈筋
近位指節間(PIP)関節	浅指屈筋	DIP関節屈曲を伴う	深指屈筋
遠位指節間(DIP)関節屈曲	深指屈筋	手関節伸展による腱固定効果	手関節伸筋群
中手指節(MP)関節伸展	指伸筋	手関節屈曲による腱固定効果	手関節屈筋群
母指MP関節屈曲	短母指屈筋	母指IP関節屈曲を伴う	長母指屈筋
母指指節間(IP)関節屈曲	長母指屈筋		
母指MP関節伸展	短母指伸筋	母指内転	長母指伸筋
母指外転	長母指外転筋	母指伸展を伴う	短母指伸筋
	短母指外転筋	母指橈側外転	長母指外転筋
母指内転	母指内転筋	母指IP関節屈曲	長母指屈筋
対立運動	母指対立筋、小指対立筋	母指内転	母指内転筋、長・短母指屈筋
		母指掌側外転	短母指外転筋
股関節屈曲	腸腰筋(大腰筋、腸骨筋)	股関節外転・外旋	縫工筋
		股関節外転・内旋	大腿筋膜張筋
股関節屈曲、外転、および膝関節屈曲位での外旋	縫工筋	股関節外転・外旋を伴わない屈曲	腸腰筋、大腿直筋
股関節外転	中殿筋、小殿筋	骨盤の胸部方向への引き寄せ	

テスト項目	筋	代償運動	代償筋
		股関節外旋を伴う	股関節屈筋
		股関節屈曲を伴う	大腿筋膜張筋
股関節内転	大内転筋, 短内転筋, 長内転筋, 恥骨筋, 薄筋	股関節内旋を伴う屈曲	股関節屈筋
膝関節屈曲	ハムストリングス	股関節屈曲	
		股関節屈曲・外旋を伴う屈曲	縫工筋
		股関節内転を伴う屈曲	薄筋
		足関節背屈曲による腱固定効果	腓腹筋
膝関節伸展	大腿四頭筋	股関節内旋を伴う重力での伸展(側臥位)	
足関節底屈	腓腹筋, ヒラメ筋	前足部の底屈を伴う	長母趾屈筋, 長趾屈筋
		足の外がえしを伴う	長腓骨筋, 短腓骨筋
		足の内返しを伴う	後脛骨筋
		前足部の底屈	後脛骨筋, 長腓骨筋, 短腓骨筋
足関節背屈ならびに内がえし	前脛骨筋	足趾伸展を伴う	長母趾伸筋, 長趾伸筋

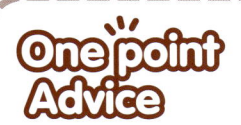

基本評価

One point Advice

- 筋持久力を規定している因子は主に以下の3つである。
  ①筋への血液供給量
  ②生化学的変化
  ③大脳興奮水準のレベル
  (千住秀明 監:理学療法学テキスト 理学療法評価法, 第3版, 九州神陵文庫, 2011.より引用)

5 持久力

Point!

- ■持久力[*5]の分類:筋持久力, 全身持久力
- ■持久力に影響を及ぼす因子
- ■持久力の評価

用語アラカルト

*5 持久力
- 長時間にわたって高いパフォーマンスを継続できる能力。

持久力の分類[4]

●筋持久力
- 筋が疲労に打ち勝ち一定の仕事をし続ける能力である。

●全身持久力
- 全身の筋が働く際の持久力である。呼吸・循環機能と関連する。

持久力に影響を及ぼす因子[4]

表8 持久力に影響を及ぼす因子

筋持久力	全身持久力
最大筋力	肺換気能力
筋収縮エネルギー（ATP量，クレアチン酸量，グリコーゲン量）	肺拡散能
酸素運搬能力	酸素運搬能力
筋酸素摂取量	組織拡散能力

持久力の評価

表9 持久力の評価

筋持久力の評価
1. 30秒間上体起こし（腹筋），懸垂腕屈伸，腕立て伏せ臥屈伸の回数（動的持久力）
2. 半スクワット位，つま先立ちの持続時間（静的持久力）
3. ストレインゲージ，ダイナモメータ（等速性機器など）による持久力の評価（繰り返し回数，持続時間，ピークトルクの経時的変化など）
4. 電気刺激前後の筋力の変化
5. 筋電図による疲労の評価

全身持久力の評価（心肺系）
1. フィールドテスト：12分走行テスト，12分歩行テスト，5分間走テスト，PCI
2. Masterの踏台昇降試験
3. 段階的運動負荷試験 　1）自転車エルゴメータ 　2）トレッドミル 　3）上肢エルゴメータ 　4）体幹前後屈試験 　5）基本動作負荷試験
4. その他：息切れテスト（Hugh-Jones）

（吉尾雅春 編：標準理学療法学 専門分野 運動療法学総論, p.218, 医学書院, 2001. より引用）

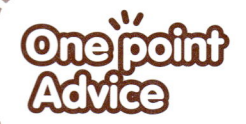

One point Advice
- 全身持久力の指標として，VO_2max，無酸素性作業閾値，physical work capacityテスト，physiological cost index，走行・歩行距離などがある。

6 協調性

Point!

- ■ 協調性*6
- ■ 協調運動障害 ☞ 測定障害*7, 反復拮抗運動不能*8, 振戦*9, 運動分解*10, 協働収縮不能*11, 時間測定障害*12
- ■ 協調性検査 ☞ 鼻指鼻試験, 指鼻試験, 指耳試験, 手回内・回外試験, 膝打ち試験, スチュアート・ホームズ反跳現象, 踵膝試験, 向こう脛叩打試験

用語アラカルト

*6 協調性
- 空間的・時間的に無駄のない円滑な運動遂行能力。協調性のある運動は末梢から入力された感覚情報が, 錐体外路系のきわめて複雑な並列的・直列的経路を経て処理され, それが大脳皮質からの運動指令を絶妙に修飾する形で成立するのである。

*7 測定障害
- 目的のところで随意運動を止めることができない現象。目的のところの手前で止まるのを測定過小, 行きすぎるのを測定過大という。

*8 反復拮抗運動不能
- 前腕回内・回外など, 拮抗する運動が正確に行えないこと。

*9 振戦
- 身体の一部もしくは全身の不随意的なふるえ。目標に近づくにつれて振戦が強くなるものを企図振戦という。

*10 運動分解
- 複合的な関節運動が行えず, ベクトルを分解するように個々の関節運動に分解すること。

*11 協働収縮不能
- いくつかの運動が組み合わさった動作(たとえば起き上がり)の順序や調和が障害されること。これには運動分解や測定異常なども含まれる。

*12 時間測定障害
- 動作の開始や停止が時間的に遅れること。

図4 運動の調節にかかわる神経機構

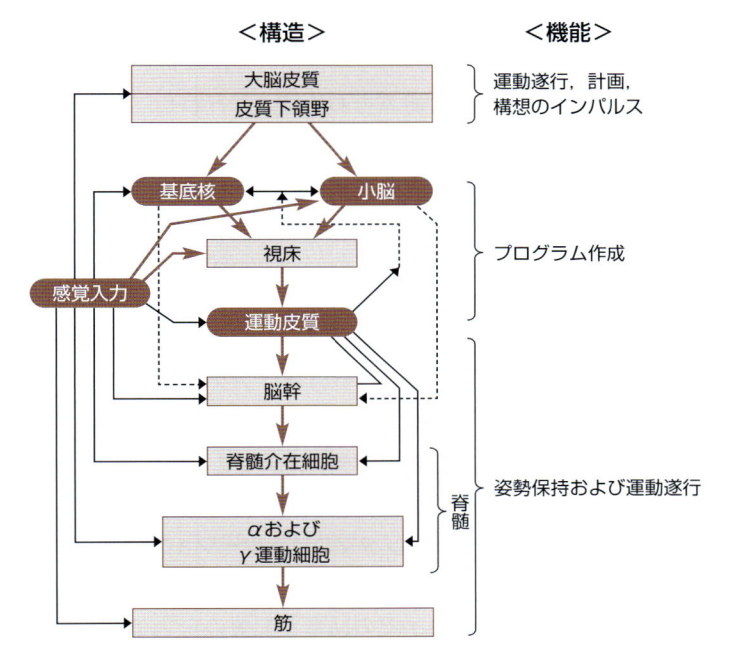

(吉尾雅春 編:標準理学療法学 専門分野 運動療法学 総論, p.226, 医学書院, 2002. より引用)

表10 協調性検査と徴候

検査	徴候
鼻指鼻試験	測定障害, 協働収縮不能, 振戦
指鼻試験	測定障害, 協働収縮不能, 振戦
指耳試験	運動分解
手回内・回外試験	反復拮抗運動不能
膝打ち試験	反復拮抗運動不能
スチュアート・ホームズ反跳現象	時間測定障害
踵膝試験	測定障害, 協働収縮不能
向こう脛叩打試験	測定障害, 振戦

7 巧緻性

> **Point!**
>
> ■手指機能検査
> ☞ パーデュペグボード検査(Purdue pegboard test), オコナー手指巧緻性検査(O'Connor finger dexterity test), ジョブセン-テーラー手指機能検査(Jebsen-Taylor hand function test), ミネソタマニピュレーション検査(Minnesota rate of manipulation test)

手指機能検査

●パーデュペグボード検査(Purdue pegboard test)
- 2列にわたる円柱状の穴のついた検査板を用いる。金属製のペグ，ワッシャー，カラーを使った組み立てを①右手，②左手，③両手，④右，左，両手，⑤組み合わせにより行わせ，遂行時間を測定する[5]。

●オコナー手指巧緻性検査(O'Connor finger dexterity test)
- 100の穴のついた検査板を用いる。片手で1度に3本のピンをつまみ，それを穴にさしていく。50穴と100穴を埋めるのにかかった時間を測定する[6]。

●ジョブセン-テーラー手指機能検査(Jebsen-Taylor hand function test)
- 以下の7つのサブテストから構成される。①書字，②カードめくり，③小物品のつまみ，④食事動作の模倣，⑤チェッカーの積み重ね，⑥大きい空き缶の移動，⑦重さ1ポンドの缶の移動。これらの実施時間を測定する。

●ミネソタマニピュレーション検査(Minnesota rate of manipulation test)
- 穴のある検査板と円盤を用いる。配置，回転，移動，片手での回転と配置，両手での回転と配置の5つのサブテストからなる。これらの実施時間を測定する。

8 平衡機能

> **Point!**
> ■平衡機能検査 ☞ functional reach test, functional balance scale(Berg balance scale), Timed Up and Go test

平衡機能

- 姿勢の保持や外乱に対して種々の姿勢を保持・調整するために必要な神経系の機構を指す。反射的・反応的要素，予測的要素が含まれ，生まれ持った先験的機能だけではなく学習によっても発達する[7]。

バランス

- 重力など環境に対する生体の情報処理機能の帰結・現象を指し，運動学的には支持基底面内に重心を投影する機能である。バランスに関連する要素として，認知，平衡機能などの神経系と筋力や関節機能などの非神経系がある[7]。

平衡機能検査

●functional reach test
- 立位で肩関節を90°屈曲した肢位を開始肢位とする。そこから支持基底面を移動させずに指先をできるだけ遠くに到達させ，最大到達位までの距離を測定する。

●functional balance scale(Berg balance scale)
- 立位姿勢保持や立ち上がり動作，立位でものを拾うなど，日常必要とされる動作14項目から構成される。評価は各項目0～4点の5段階である。満点は56点である。

●Timed Up and Go test
- いすから立ち上がり，3m歩行後，方向転換し，再びいすに座るまでの一連の動作に要する時間を計測する。

9 脳神経系（運動系）

> **Point!**
> ■脳神経　☞　脳幹を含む脳から出る末梢神経。左右12対
> ■脳神経の障害

脳神経

- 脳から出る末梢神経であり左右12対ある（表11，図5）。第3脳神経〜第12脳神経は核が脳幹にあるため脳神経検査は脳幹障害の部位診断に有用である（表12）。

表11　脳神経

神経		支配	機能	部位
Ⅰ	嗅神経(S)	鼻粘膜嗅部	嗅覚	大脳半球
Ⅱ	視神経(S)	眼球網膜	視覚	間脳，大脳半球
Ⅲ	動眼神経(M)	外眼筋，上眼瞼挙筋	眼球・眼瞼運動	中脳
Ⅳ	滑車神経(M)	外眼筋	眼球運動	中脳
Ⅴ	三叉神経(S/M)	顔面，頭部，口，鼻，歯	咀嚼，顔面感覚	橋
Ⅵ	外転神経(M)	外眼筋	眼球運動	橋
Ⅶ	顔面神経(S/M)	顔面，舌，唾液腺	顔面運動，味覚	橋
Ⅷ	内耳神経(S)	内耳，らせん器，半規管	聴覚，平衡感覚	橋，延髄
Ⅸ	舌咽神経(S/M)	舌，咽喉，唾液腺	嚥下，味覚	延髄
Ⅹ	迷走神経(S/M)	喉頭，心臓，胃腸	運動，内臓覚	延髄
Ⅺ	副神経(M)	頭部，頸部，肩甲部の筋	運動	延髄，脊髄
Ⅻ	舌下神経(M)	舌筋	運動	延髄

S：感覚神経，M：運動神経，S/M：混合神経

（中村隆一 ほか：基礎運動学，第6版，p.85，医歯薬出版，2009．より引用）

表12　脳神経の障害

脳神経	症状
嗅神経(第1脳神経)	嗅覚低下・消失，錯嗅
視神経(第2脳神経)	盲，視野欠損，乳頭変化，視神経萎縮
動眼神経(第3神経)	眼瞼下垂，対光反射消失，瞳孔不同，眼球上・内・下・内側上転障害
滑車神経(第4神経)	眼球内転時の下方運動障害
三叉神経(第5神経)	角膜反射減弱・消失，顔面感覚障害，咬筋萎縮，開口時の下顎の麻痺側への偏位
外転神経(第6神経)	眼球外転運動障害
顔面神経(第7神経)	障害側鼻唇溝浅い，口角下がる，眼裂開大，広頸筋収縮低下，額のしわ寄せ不能，閉眼不能，唇音発音障害，味覚障害(舌の前2/3)，眉間反射低下(末梢性)・亢進(中枢性)，口輪筋反射減弱・消失
内耳神経(第8神経)	難聴，めまい
舌咽神経(第9神経)	味覚障害(舌の後1/3)，咽頭感覚障害，構音障害，嚥下障害，軟口蓋挙上不全，咽頭反射消失
迷走神経(第10神経)	
副神経(第11神経)	僧帽筋(上部)と胸鎖乳突筋の萎縮
舌下神経(第12神経)	舌の偏位，舌の萎縮，舌の線維束性収縮

図5　12対の脳神経

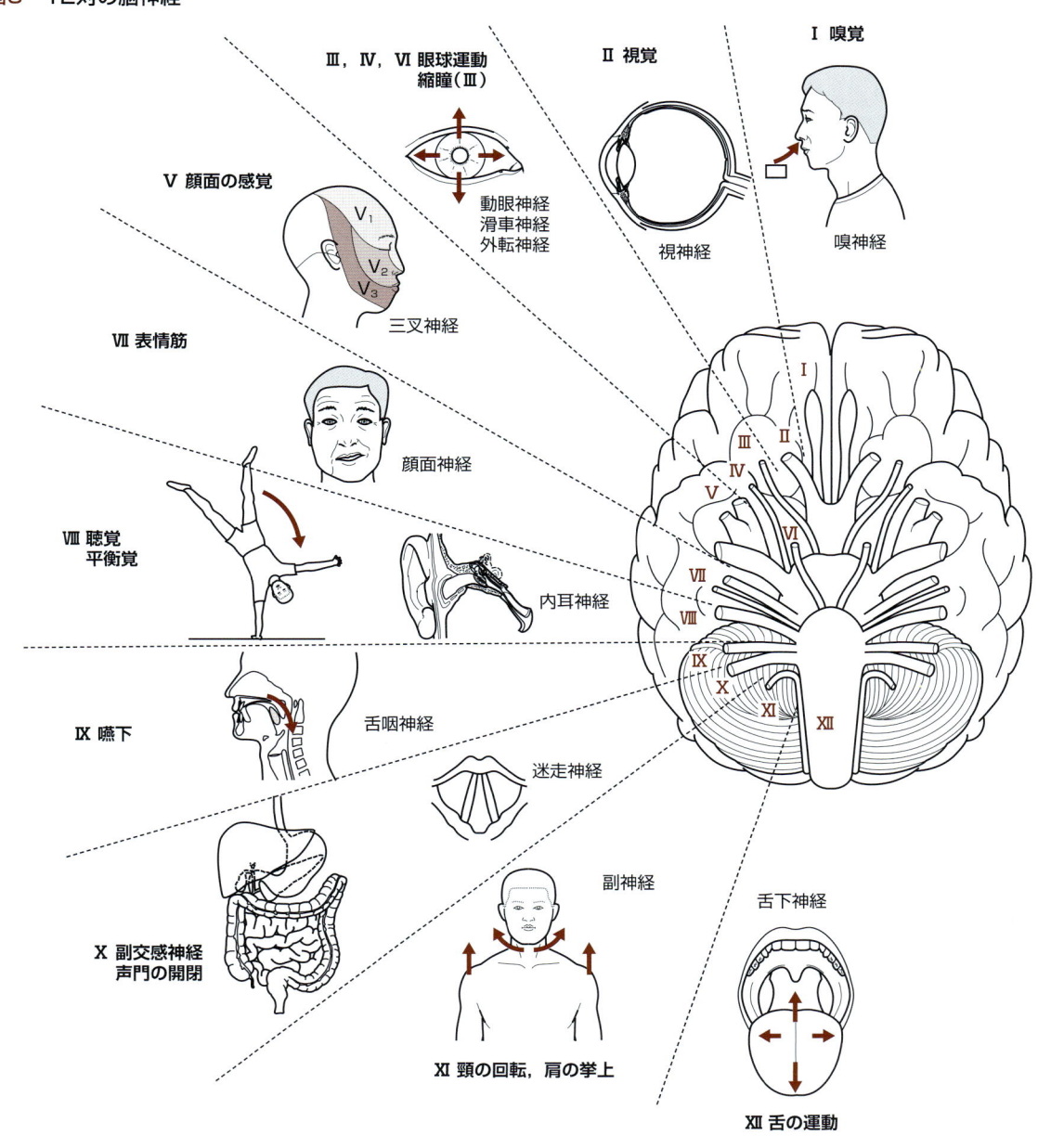

Ⅲ, Ⅳ, Ⅵ 眼球運動
　　　　 縮瞳（Ⅲ）

Ⅱ 視覚

Ⅰ 嗅覚

Ⅴ 顔面の感覚

動眼神経
滑車神経
外転神経

視神経

嗅神経

三叉神経

Ⅶ 表情筋

顔面神経

Ⅷ 聴覚
　 平衡覚

内耳神経

Ⅸ 嚥下

舌咽神経

迷走神経

副神経

舌下神経

Ⅹ 副交感神経
　 声門の開閉

Ⅺ 頸の回転，肩の挙上

Ⅻ 舌の運動

（A. シェフラー ほか：からだの構造と機能, p.154, 西村書店, 1998. より引用改変）

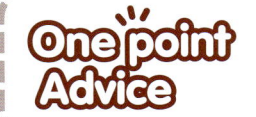

One point Advice

- 第1・2・8脳神経は知覚神経系，第3・4・6・11・12脳神経は運動神経系，第5・7・9・10脳神経は知覚・運動・自律神経系の混合神経系である。

10 摂食・嚥下機能

Point!
- ■摂食・嚥下機能の5期モデル
- ■摂食・嚥下機能評価：反復唾液嚥下テスト，改訂水飲みテスト，ビデオ嚥下内視鏡検査（VE），ビデオ嚥下造影検査（VF）
- ■摂食・嚥下機能に影響する加齢変化

用語アラカルト

*13 先行期（認知期）
- 食物を認識する時期。

*14 準備期
- 食物を口に取り込み，咀嚼し，食塊を形成する時期。

*15 口腔期
- 食塊を咽頭へ送り込む時期。

*16 咽頭期
- 食塊を咽頭から食道入口へ送り込む時期。

*17 食道期
- 食道入口から胃まで食塊を送り込む時期。

摂食・嚥下機能の5期モデル

- 先行期（認知期）*13・準備期*14・口腔期*15・咽頭期*16・食道期*17からなる。

摂食・嚥下機能評価

●反復唾液嚥下テスト
- 30秒間に反復可能な空嚥下の回数について咽頭挙上運動を触診で確認する（図6）。2回以下を摂食・嚥下機能障害の可能性があるとする。

図6　喉頭挙上確認時の指の位置

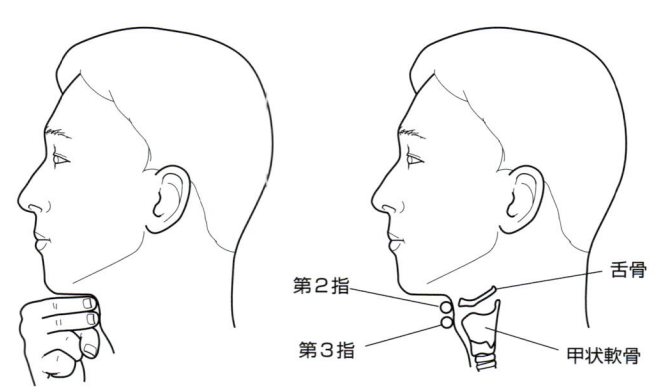

第2指　舌骨
第3指　甲状軟骨

（内山　靖 ほか編：臨床評価指標入門 適用と解釈のポイント，2003.より引用）

●改訂水飲みテスト
- 冷水3mlを口腔に注ぎ嚥下するよう指示する。さらに可能であれば追加として嚥下後に反復嚥下を2回行うよう指示する。判定基準（表13）に基づいて最も悪い点を示す[8]。

表13　改訂水飲みテストの判定基準

判定基準
1. 嚥下なし，むせる and/or 呼吸切迫
2. 嚥下あり，呼吸切迫
3. 嚥下あり，呼吸良好，むせる and/or 湿声嗄声
4. 嚥下あり，呼吸良好，むせない
5. 4に加え，反復嚥下が30秒以内に2回可能

●嚥下内視鏡検査（VE[*18]）
- 内視鏡を鼻孔から挿入し咽頭から喉頭を観察する。唾液や食塊などの残留，声門機能について直視下に観察・評価できる。

●嚥下造影検査（VF[*19]）
- 造影剤を含む食品の摂食・嚥下の過程についてX線透視画像を用いて動画で記録する方法である。摂食・嚥下機能に対する検査方法の中で最も有用とされている。

●摂食・嚥下機能に影響する加齢変化
- 歯牙減少，咀嚼筋力の低下，唾液分泌減少，食道内圧上昇，輪状咽頭筋弛緩不全，胃食道逆流，喉頭機能低下，肺炎防御機能の低下など[9]。

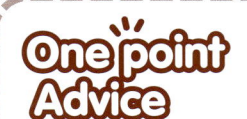

用語アラカルト

[*18] VE
- videoendoscopic examination of swallowing。

[*19] VF
- video fluoroscopic examination of swallowing。

One point Advice
- 各種検査について具体的な検査法を理解しておこう。

11 上肢の総合的機能

Point!
- ■簡易上肢機能検査（STEF）
- ■脳卒中上肢機能検査（MFT）
- ■DASH

簡易上肢機能検査（STEF[*20]）
- 球，立方体，円板などの10種類の物品を操作する時間を測定し，それぞれスコア化する（表14）。本検査により上肢の動きの速さを客観的に評価できる。また，年齢階層別に正常域が示されており，同年齢層の健常者との比較が可能である[10]。

用語アラカルト

[*20] STEF
- simple test for evaluating hand function。

表14　STEFで使用する検査物品と検査板上の運動方向について（検査側：右の場合）

項目	種類	形状・材質	数量	検査板上の運動方向
検査1	大球	直径6.8cm・80gのソフトボール	5個	右から左へ
検査2	中球	直径4.0cm・15gの木製の球	6個	手前から右へ
検査3	大直方	10.0×10.0×5.0cm・200gの木製直方体	6個	左から右へ
検査4	中立方	一辺3.5cm・15gの木製立方体	6個	右から手前へ
検査5	木円板	直径3.0cm・厚さ1.0cm・5gの木製円板	6個	右手前から左手前へ

（次ページに続く）

基本評価

（前ページからの続き）

項目	種類	形状・材質	数量	検査板上の運動方向
検査6	小立方	一辺1.5cm・2gの木製立方体	6個	遠位から手前へ
検査7	布	9.7×7.0cmのビニール布	6枚	一枚ずつ裏返す
検査8	金円板	直径2.0cm・厚さ0.2cm・3gの鉄製円板	6個	手前から遠位へ
検査9	小球	直径0.6cm・2gの鉄製球	6個	遠位から手前へ
検査10	ピン	直径0.3cm・長さ4.0cm・5gの鉄製ピン	6本	手前から遠位にある穴に差し込む

（内山　靖 ほか編：臨床評価指標入門 適用と解釈のポイント, 協同医書出版社, 2005. より引用）

脳卒中上肢機能検査（MFT[*21]）

*21　MFT
- manual function test。

- 定められた検査器具を用いて，上肢の前方挙上，側方挙上，手掌で後頭部をふれる，手掌で腰背部をふれる，物を握る，つかむ，立方体を運ぶ，ペグボード上の穴にペグをさすの8課題の遂行度を，定められた規準に従って点数化（MFTスコア）（図7）する。すべての課題に最高点を獲得した場合には32となる。MFTスコアに3.125をかけて最大値が100となるようにし，上肢機能スコア（MFS）とする。

図7　MFTに用いられている8課題の模式図

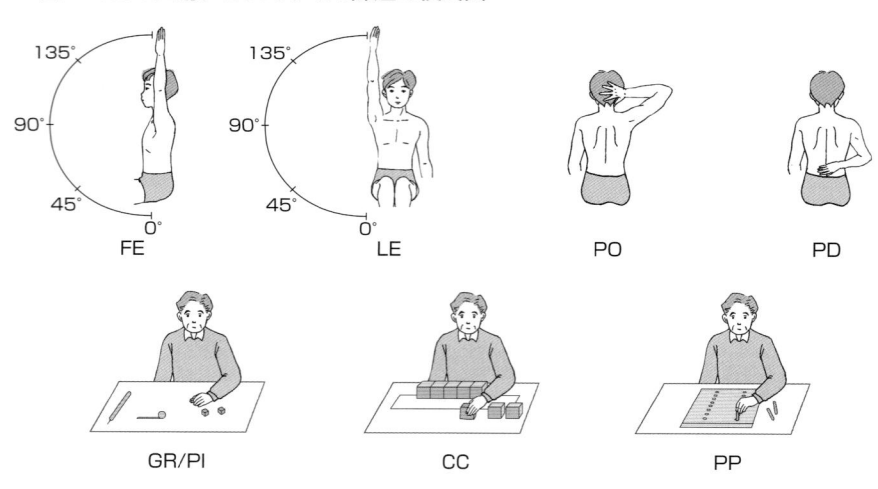

FE　　　　LE　　　　PO　　　　PD

GR/PI　　　　CC　　　　PP

FE：上肢の前方挙上，LE：上肢の側方挙上，PO：手掌を後頭部へ，PD：手掌を背部へ，
GR：つかみ，PI：つまみ，CC：立方体運び，PP：ペグボード

（岩谷　力 ほか編：障害と活動の測定・評価ハンドブック 機能からQOLまで, p.107, 南江堂, 2005. より引用）

DASH[*22]

*22　DASH
- The Disabilities of the Arm, Shoulder and Hand。

- DASHは，上肢の部位特異的な患者立脚型評価法である。機能障害／症状に関する質問（30項目）とスポーツ／芸術活動，仕事に関する選択項目（それぞれ4項目の質問）から構成される。それぞれに質問に対し，「全く困難なし」～「できなかった」の5段階で評価する。

12 片麻痺の機能回復

Point!

■検査 ☞ 脳卒中上肢機能検査(MFT)
Brunnstrom Test(片麻痺機能テスト)
Stroke Impairment Assessment Set(SIAS)
Fugl-Meyer assessment(FMA)
(modified)Ashworth scale

脳卒中上肢機能検査(MFT)

- 上肢の総合的機能(p.95)参照。

表15 Brunnstrom Test(片麻痺機能テスト)

1. 上肢(肩,肘)のBrunnstrom回復ステージ	
stage Ⅰ	随意運動なし(弛緩期)
stage Ⅱ	基本的共同運動またはその要素の最初の出現,痙縮の発現期
stage Ⅲ	基本的共同運動またはその要素を随意的に起こしうる。痙縮は強くなり,最強となる
stage Ⅳ	痙縮は減少し始め,基本的共同運動から逸脱した運動が出現する 　①手を腰の後ろに動かせる 　②上肢を前方水平位に上げられる(肘は伸展位で) 　③肘90°屈曲位で,前腕の回内・回外ができる
stage Ⅴ	基本的共同運動から独立した運動がほとんど可能。痙縮はさらに減少する 　①上肢を横水平位まで上げられる(肘伸展,前腕回内位で) 　②上肢を屈曲して頭上まで上げられる(肘伸展位で) 　③肘伸展位での前腕の回内・回外ができる
stage Ⅵ	分離運動が自由に可能である。協調運動がほとんど正常にできる。痙縮はほとんど消失する

2. 指のBrunnstrom回復ステージ	
stage Ⅰ	弛緩性
stage Ⅱ	指屈曲が随意的にわずかに可能か,またはほとんど不可能な状態
stage Ⅲ	指の集団屈曲が可能。鉤型握りをするが,離すことはできない。指伸展は随意的にはできないが,反射による伸展は可能なこともある
stage Ⅳ	横つまみが可能で,母指の動きにより離すことも可能。指伸展はなかば随意的に,わずかに可能
stage Ⅴ	対向つまみ(palmar prehension)ができる。円筒握り,球握りなどが可能(ぎこちないが,ある程度実用性がある)。指の集団伸展が可能(しかし,その範囲はまちまちである)
stage Ⅵ	すべてのつまみ方が可能になり,上手にできる。随意的な指伸展が全可動域にわたって可能,指の分離運動も可能である。しかし,健側より多少拙劣

(次ページに続く)

(前ページからの続き)

3. 体幹と下肢のBrunnstrom回復ステージ	
stageⅠ	随意運動なし（弛緩期）
stageⅡ	下肢の随意運動がわずかに可能
stageⅢ	座位や立位で股，膝，足関節の屈曲が可能。座位で踵を床につけたまま，足関節の背屈が可能
stageⅣ	座位で足を床上に滑らせながら，膝屈曲90°以上可能。座位で踵を床につけたまま，足関節の背屈が可能
stageⅤ	立位で股関節を伸展したまま，膝関節の屈曲が可能。立位で患側足部を少し前方に出し，膝関節を伸展したまま，足関節の背屈が可能
stageⅥ	立位で股関節の外転が，骨盤挙上による外転角度以上に可能。座位で内側，外側のハムストリングの交互収縮により，下腿の内旋・外旋が可能（足関節の内がえし・外がえしを伴う）

（松澤　正，岩倉博光：理学療法評価法，第3版，金原出版，1995. より引用）

Stroke Impairment Assessment Set(SIAS)

- 運動機能，筋緊張，感覚，関節可動域，疼痛，体幹機能，視空間認知，言語，健側機能の9つの項目からなる。評価尺度は，麻痺側運動機能は6段階，それ以外は4段階で評価する[11]。

Fugl-Meyer assessment(FMA)

- 運動機能100点（上肢66点，下肢34点），感覚24点，バランス14点，関節可動域44点，疼痛44点で構成されている[12]。

(modified)Ashworth scale

- 筋緊張の亢進について検者が他動的に動かした際の抵抗感を評価する。筋緊張が亢進していない0から屈曲または伸展位で動かない4までの5段階で評価する。modified Ashworth scaleでは，1と2の間に1+がある[12]。

【参考文献】
1) 鈴木則宏：神経診察クローズアップ，メジカルビュー社，2011.
2) 岩﨑テル子 編：標準作業療法学 専門分野 身体機能作業療法学，医学書院，2007.
3) Helen J. Hislop ほか著，津山直一 ほか訳：新・徒手筋力検査法，第8版，協同医書出版社，2009.
4) 千住秀明 監：運動療法Ⅰ，神陵文庫，2000.
5) 鎌倉矩子 ほか編：作業療法士のためのハンドセラピー入門，第2版，三輪書店，2006.
6) Kirby TJ：Dexterity testing and residents' surgical performance. Trans Am Ophthalmol Soc, 77：294-307, 1979.
7) 内山　靖：平衡機能障害の検査・測定. 理学療法，20：124-131，2003.
8) 安井利一 ほか編：解説 口腔ケアと摂食・嚥下リハビリテーション－基本から実践まで－，2009.
9) 高橋博達：摂食・嚥下障害の診断・評価. Geriatric Medicine, 45：1271-1276, 2007.
10) 内山　靖 ほか編：臨床評価指標入門－適用と解釈のポイント，第2版，協同医書出版社，2005.
11) 岩﨑テル子 編：標準作業療法学専門分野 作業療法評価学，医学書院，2009.
12) 篠原幸人 ほか編：脳卒中治療ガイドライン2009，協和企画，2009.

4 基本評価 感覚系の評価

Point!

- ■感覚の分類 ☞ 特殊感覚，体性感覚，内臓感覚
- ■体性感覚 ☞ 表在感覚(防御性・識別性)，深部感覚(固有受容性)
- ■感覚受容器 ☞ 機械受容器，温度受容器，侵害受容器，化学受容器
- ■体性感覚の伝導路 ☞ 脊髄視床路，後索－内側毛帯路

※「感覚系」における基本介入手段についてはp.433～436参照。

感覚の分類(表1)

表1 感覚の分類

特殊感覚	視覚，聴覚，味覚，嗅覚，平衡感覚(脳神経が関与)
体性感覚	①**表在感覚**(触覚，圧覚，痛覚，温冷覚)：脊髄神経と脳神経の一部が関与。上肢では**防御性感覚**(痛覚・温冷覚・一次性触覚など侵害刺激から身体を守る感覚)と**識別性感覚**(局在覚・二点識別覚・立体覚など対象物の性質を識別する感覚)に分類する場合もある。 ②**深部感覚**(運動覚，位置覚，力・重さ)：脊髄神経と脳神経の一部が関与。自らの運動によって深部受容器が興奮して生じる感覚なので，**固有感覚**または**固有受容性感覚**とよぶ場合が多い。
内臓感覚	内臓痛覚・臓器感覚(胃腸膨満感，尿意，便意)：自律神経が関与。

感覚受容器(表2)

用語アラカルト

*1 順応
- 順応とは，同一刺激が持続して与えられたとき，時間の経過に応じて感覚が鈍化すること。例えば，冷たい水に手を入れると最初は飛び上がるほど冷たく感じても，そのうち慣れて感じなくなるような状態をいう。

- 単なるセンサーではなく，刺激を電気信号にエネルギー変換(デジタル信号化)する情報変換器。刺激の種類に応じて受容器が異なる。

表2 感覚受容器の種類

機械受容器	皮膚変位または筋・関節変位の速度・加速度・変位の大きさを検出する。順応[*1]に違いがある。 皮膚：マイスナー小体，パチニ小体，メルケル触盤，ルフィニ終末 筋・腱・関節：筋紡錘，ゴルジ腱器官
温度受容器	自由神経終末(受容器として特別な構造を持たないのでこのようによぶ)
侵害受容器	自由神経終末(痛み)
化学受容器	味・嗅い・酸素圧・浸透圧・血中CO_2・血中糖度などを検出する受容器

One point Advice

- 「感覚」か「知覚」か？
  ⇒用語は文献により異なる。生理学でも作業療法でも同じ意味で両方が使われている。動作・行為に直結するものとしては「知覚」がふさわしいが，混乱を避けるため，ここでは「感覚」の語に統一した。
- 温冷受容器には最適温度があり，皮膚温(約32℃)付近を不感温度，10℃以下と45℃以上では痛覚が起こる。温度受容器は痛覚受容器と共通性があるといわれている。
- 国試には，感覚の種類(モダリティ modality)と検査器具とのマッチング問題が多い。感覚障害の有無をざっと見るのには身近な日常物品でもよいが，評価には治療効果を数値で比較検討できる検査器具をそろえておく必要がある。

体性感覚の伝導路（求心性神経）

- **脊髄視床路**：痛覚・温冷覚・一次性触覚（触った感じ）を体性感覚野に伝導する。

  【経路】脊髄後根神経節→脊髄後根→同一脊髄の前交連を通って反対側の前側索→脊髄を上行して延髄・脳橋・中脳から視床後外側腹側核（VPL）→内包後脚→中心後回の第一体性感覚野（3,1,2野，温痛覚の種類・強さ・場所を特定）。

- **後索－内側毛帯路**：識別感覚と深部感覚（固有感覚）を体性感覚野に伝導する。

  【経路】脊髄後根神経節→脊髄後根→同側の後索（脊髄後部の白質）→延髄薄束核・楔状束核→ニューロンを乗り換え（交差し）対側の内側毛帯→視床後外側腹側核（VPL）＜以下脊髄視床路と同じ＞→内包後脚→中心後回の第一体性感覚野

  ＊**検査器具**：（図1上より）音叉（128cps，256cps），二点識別覚計（ディスク・クリミネーター），触覚計（セメスワインスタインモノフィラメント），温覚計，痛覚計

図1　感覚神経伝導路

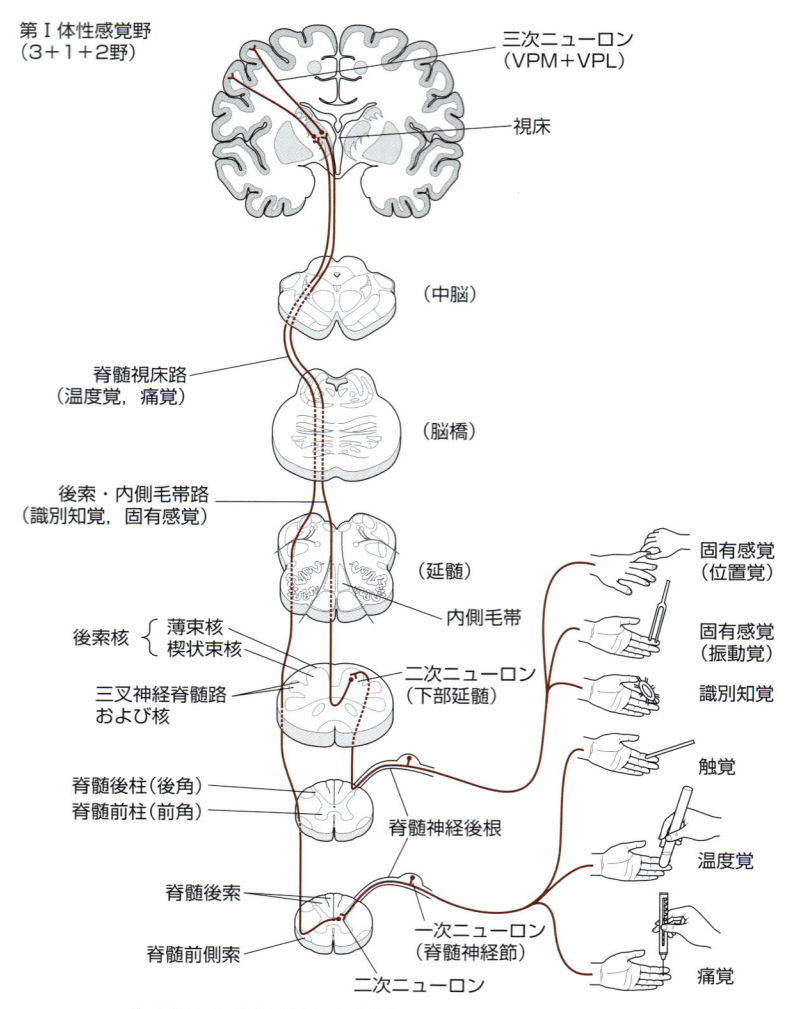

（中田真由美，岩﨑テル子：知覚をみる・いかす．p.81，協同医書出版社，2005．より一部改変）

皮膚の支配神経

図2　皮膚の支配神経：分節性感覚分布（dermatome）と末梢神経分布

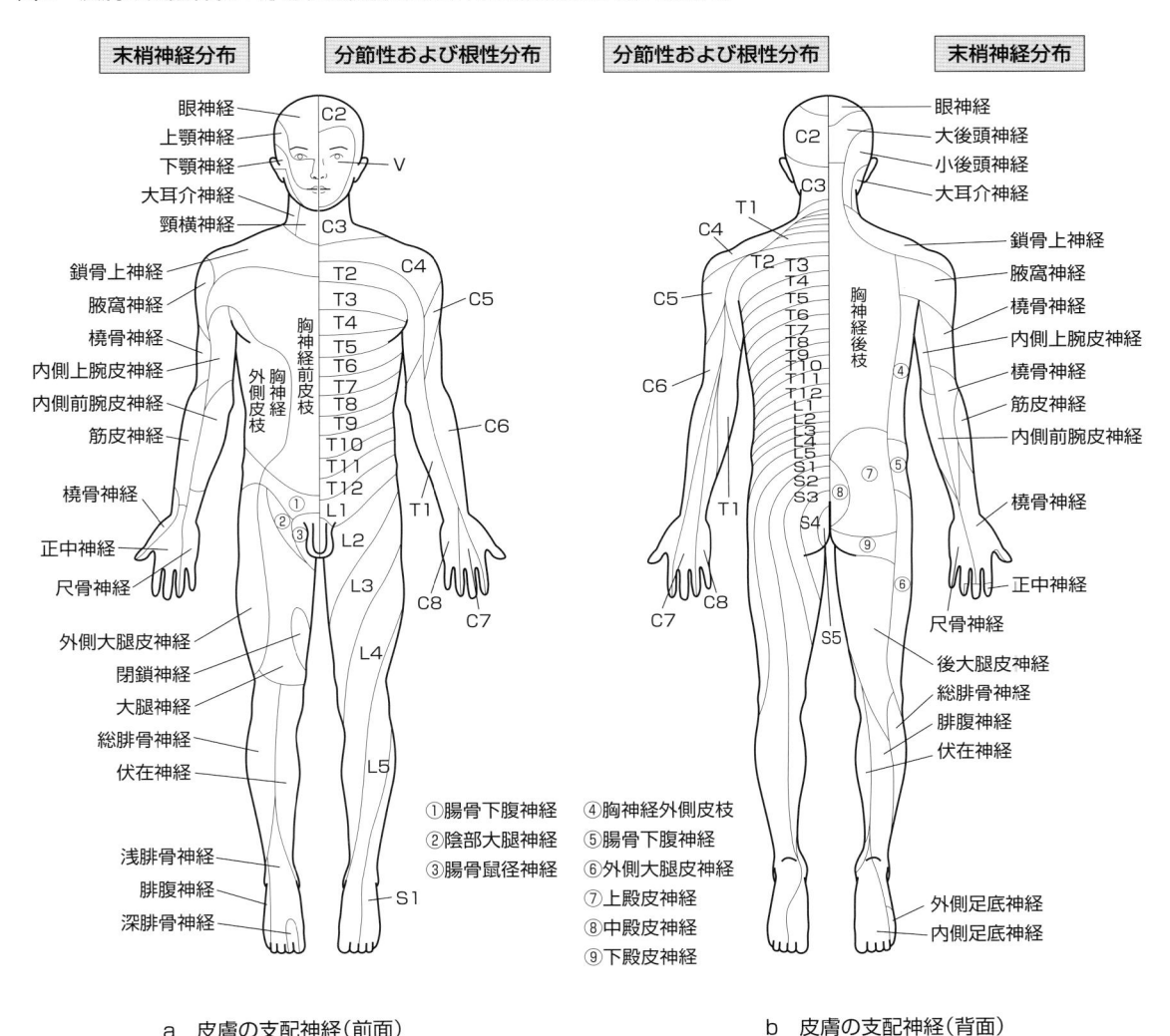

a　皮膚の支配神経（前面）　　b　皮膚の支配神経（背面）

（長﨑重信 監, 佐竹　勝 編, 内藤泰男 著：作業療法学ゴールド・マスター・テキスト3 作業療法評価学. p.65, メジカルビュー社, 2012. より引用）

- 右半身に末梢神経の支配領域を，左半身に脊髄分節および根性分布を示す。
- 脊髄神経が支配する身体部位がきちんと分かれているので分節とよばれる。
- 皮膚上の感覚分布を分節性感覚分布（dermatome）とよぶ。
- 上下肢は感覚神経と運動神経が一緒に走っているため，障害を受ける末梢神経領域はほぼ同一である。
- 神経の分節性・根性分布を知ることは，脊髄損傷の損傷レベルやADL可能レベルの判定，脊髄根や神経叢の引き抜き損傷の診断と治療に必要である。
- 末梢神経は上下の脊髄分節から枝が出て，**複数支配体制**がとられている。従って脊髄分節の1カ所に損傷を受けても，その支配領域全体の感覚と運動がまったく不可能になることはない。

図3　分節性感覚分布

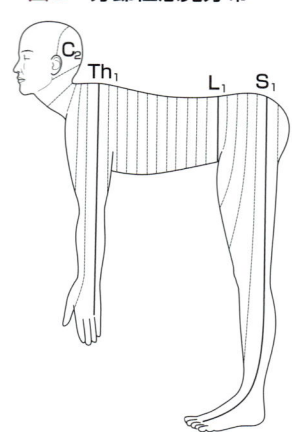

- 例外は**知覚固有域**⇒①正中神経：Ⅱ・Ⅲ指末節骨の掌側・背側，②橈骨神経：Ⅰ・Ⅱ指間背側のウェブスペース，③尺骨神経：Ⅴ指中手骨部と指全体．
- 分節性感覚分布(dermatome)の覚え方(図3)
C2：頭頂－下顎の線(三叉神経との境界)，T1：上肢中央よりやや尺側
T5(4)：乳頭，T10：へそ，L1：大腿部前方のつけ根，S3：大腿部後方のつけ根

感覚の検査方法(図4，表3)と注意事項

- **共通の注意事項**：同じ部位に続けて器具を当てると残像現象が起こるので，必ず場所を変える．また，検査部位を予測されないようアトランダムに当てる．

図4　主な感覚検査

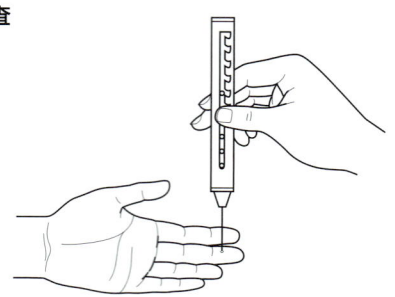

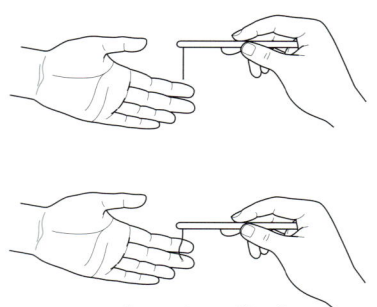

フィラメントテスターの当て方

①痛覚検査(上図)，温覚検査
・棒状の検査器具は四肢に垂直に当てる．
・安全ピンは押し付けないでそっと置く．
・温覚と冷覚は同じ場所に続けて当てない．

②静的触覚(Semmes-Weinstein monofilament)
・皮膚に垂直に1.5秒当て，1.5秒で上げる．
・フィラメントがたわむまで力を加える．
・知覚できた番号と同色を記録用手形にマッピングし，塗り残しをなくす．

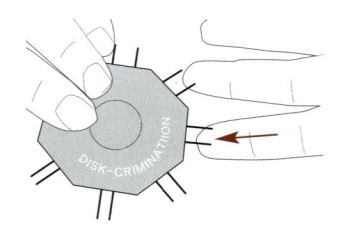

③2点識別覚(2PD)
・静的2PDは四肢の長軸と同じ方向に．
・動的2PDは四肢の長軸と十字交差に(上図)．

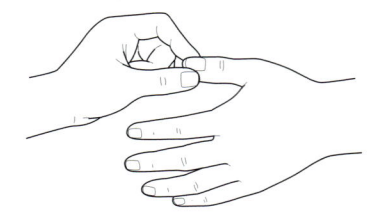

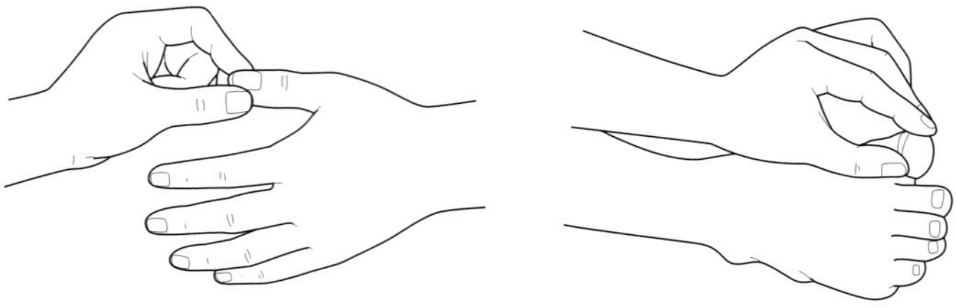

④運動覚・位置覚検査
・毎回，安静肢位(基本肢位)から始める．
・運動の方向を察知されないよう四肢の側面を持つ．固定する場合も同じ．

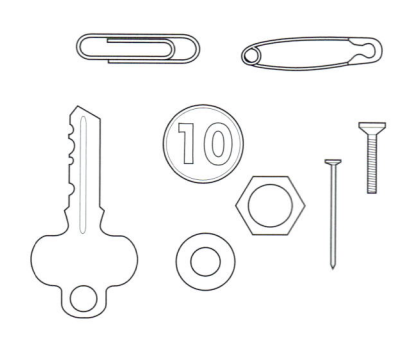

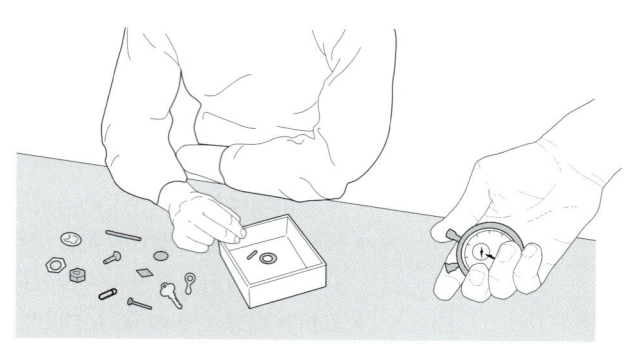

⑤立体覚(Dellonの物体識別検査，モバーグのピックアップテスト変法)
・開眼で物品を確認させ，閉眼で答えさせる．
・検者から手渡されてから答えるまでの時間を記録．

表3 感覚検査法

感覚の種類	検査器具	検査方法	簡易検査器具	評価基準・備考
痛覚	定量型知覚計（A型，B型）	・A型：1～10g ・B型：10～20g	・安全ピン（加圧不可） ・ルーレット	・正常値：10g以下 ・脱失：20gで痛みなし ・過敏：8g以下で痛みあり ・皮膚を傷める注射針は不可 ・パレスセジア：刺激と異なる不快感 ・ディゼスセジア：自発痛，しびれ
温度覚	温度計（2本） 冷覚：0℃，10℃ 温覚：50℃，60℃	①10℃・50℃で試行（①で感じなければ，0℃と60℃で検査）	・太めの試験管 ・ペットボトル	・正常：10℃・50℃がわかる ・脱失：0℃と60℃がわからない ・簡易検査用は熱湯使用不可 ・温覚用・冷覚用に2本用意 ・損傷後の回復が早い。神経回復の目安となる
静的触覚 （閾値検査）	セメスワインスタイン・モノフィラメント （5段階法：5本のフィラメントを使う。#は番号）	閾値低（細いフィラメント）→閾値高（太いフィラメント）の順に #2.83（緑） →#3.61（青） →#4.31（紫） →#4.56（赤） →#6.65（赤斜線）	・毛筆 ・綿棒 ・安全ピンの根元 ・綿	・皮膚面に垂直に当て，動かさない ・フィラメントは細→太の順に使う ・判定基準を5色の色で提示 ・正常：緑　#2.36→#2.83がわかる ・脱失：赤　#4.56→#6.65ならわかる ・受容器：メルケル触盤，ルフィニ終末
動的触覚 （閾値検査）	音叉 30cpsと256cps または，振動覚計（SMV5）	①音叉の頭部を弾き，取手端を検査部位へ ②①で感知できなければ音叉頭部を当てる		・音叉先端は振幅大で感覚低下部位の検査に適する。正常：①で感知可 ・健常者は音叉取手端で振動を感知できる。鈍麻：②で感知可 ・受容器：30cps→マイスナー小体 　　　　256cps→パチニ小体
振動覚	振動覚計（SMV5）	・振動を感じた時点の数値を記録する		・振動覚計は振動閾値を数値で表示 ・振動覚は触覚の下位分類の1つ ・動的触覚と同一神経回路の検査で可 ・「骨伝導」の骨は振動波を他の皮膚領域に伝える機械的伝導体（Dellon, 1988）
二点識別覚 （2PD）	ディスク・クリミネーター	・2～10mmが検出できる2本の針 ・比較のため1本針 ・静的2PDは長軸に沿って針を置く ・動的2PDは長軸に直角に針を動かす	・ノギス ・先端を揃えたクリップ	・針は皮膚面に等圧に接触するよう垂直に当てる ・正常：静的2PD 5mm以下 　　　　動的2PD 3mm以下（45歳以下） 　　　　　　　　　4mm以下（46歳以上） ・動的2PDは物体識別機能と強い相関
立体覚	①モバーグのピックアップテスト ・ストップウォッチ ②Dellonの物体識別検査 ・ストップウォッチ	・金属製の日常物品10個（安全ピン，鍵，コイン，ナット，ボルトなど） ・つまんで容器に入れるまでの時間を計測 ・モバーグの変法：運動機能を除外し物体識別機能を検査。検者が物品を手渡す	・日常物品（機能に合わせて大きさ，材質を変える）	・時間計測し比較検討する 　開眼時－閉眼時＝差が大は感覚機能↓ ・開眼で健側-患側＝差が大は運動機能↓ ・健常値：閉眼で10秒以下 ・金属物品の大きさ・難易度ほぼ一定 ・閉眼で手渡された物品名を答える ・評価基準：10物品の識別時間の比較 　健常値：11～13秒
運動覚 位置覚	・徒手（対側で模倣） ・ゴニオメーター	・閉眼で検者が動かす四肢の方向（運動覚）と停止後の位置（位置覚）を計測する。		・回答方法：運動覚（上下左右） 　位置覚（対側での模倣角度を計測） ・位置覚は動かすたびに安静位置へ。 ・小さな動き（ROMの1/10）から大振へ ・受容器：筋紡錘，ゴルジ腱器官

（岩﨑テル子 ほか編：標準作業療法学 専門分野 作業療法評価学, 第2版, 医学書院, 2011. を参考に作成）

基本評価

5 基本評価
発達の評価

1 全般的発達検査

Point!

- ■発達期に実施する検査 ☞ 検査名とその適応年齢，評価領域
- ■全般的発達検査 ☞ 評価領域が運動機能，感覚－知覚－認知，心理・社会機能と全般にわたる
  0歳から実施可能

※「運動発達系」における基本介入手段については p.442〜452参照。

発達期に実施する検査

- 図1に発達期に実施される検査を，その適応年齢（縦軸）と評価領域（横軸）とともに示す。発達全般の検査は，0歳から可能なものがほとんどである。認知や知能の検査は，子どもの発達がある程度進んでからでないとできないため，2〜4歳から実施可能になるものが多い。

全般的発達検査の種類とその概要

用語アラカルト

*1 発達スクリーニング検査
- 発達スクリーニング検査は，発達遅滞や発達の歪みが疑われる子どもを見つけるために実施する検査である。

- 運動障害，知的障害，広汎性発達障害など，障害の種類にかかわらず，全般的発達検査の評価は必要である。それは，対象児のできていないことが，年齢が小さいためにできていなくてもよいことなのか，その年齢ではできていなければいけないことなのかを見極めるためである。また，対象児の発達年齢を知ることで，活動の難易度の調整や次の課題の設定を行うことができる。

表1 代表的な全般的発達検査

検査名	対象年齢	評価領域の概要
遠城寺式乳幼児分析的発達検査	0カ月〜4歳7カ月	運動（移動運動，手の運動），社会性（基本的習慣，対人関係），言語（発語，言語理解）の発達年齢が折れ線グラフで示される。
日本版デンバー式発達スクリーニング検査*1改訂版	0カ月〜6歳	個人－社会，微細運動－適応，言語，粗大運動の発達行動獲得月齢が視覚的に図示されている。
津守式乳幼児精神発達検査	0歳〜7歳	運動，探索・操作，社会，食事・排泄生活習慣，理解・言語の5領域の発達年齢が算出される。養育者への質問紙である。
KIDS乳幼児発達スケール（対象年齢によって4タイプに分かれている）	1カ月〜6歳11カ月	評価領域は運動，操作，理解（言語），表出（言語），概念，対子ども（社会性），対成人（社会性），しつけ，食事の9領域である。各領域の発達年齢が算出される。
新版K式発達検査2001	0歳〜成人	姿勢－運動，認知－適応，言語－社会の発達指数が算出される。精密観察により，対象児の発達の全体像をとらえる検査である。

図1　発達期に実施する検査とその適応年齢，評価領域

各検査の適応年齢と，評価領域（運動機能，感覚－知覚－認知，心理・社会機能）を対応させて示す。

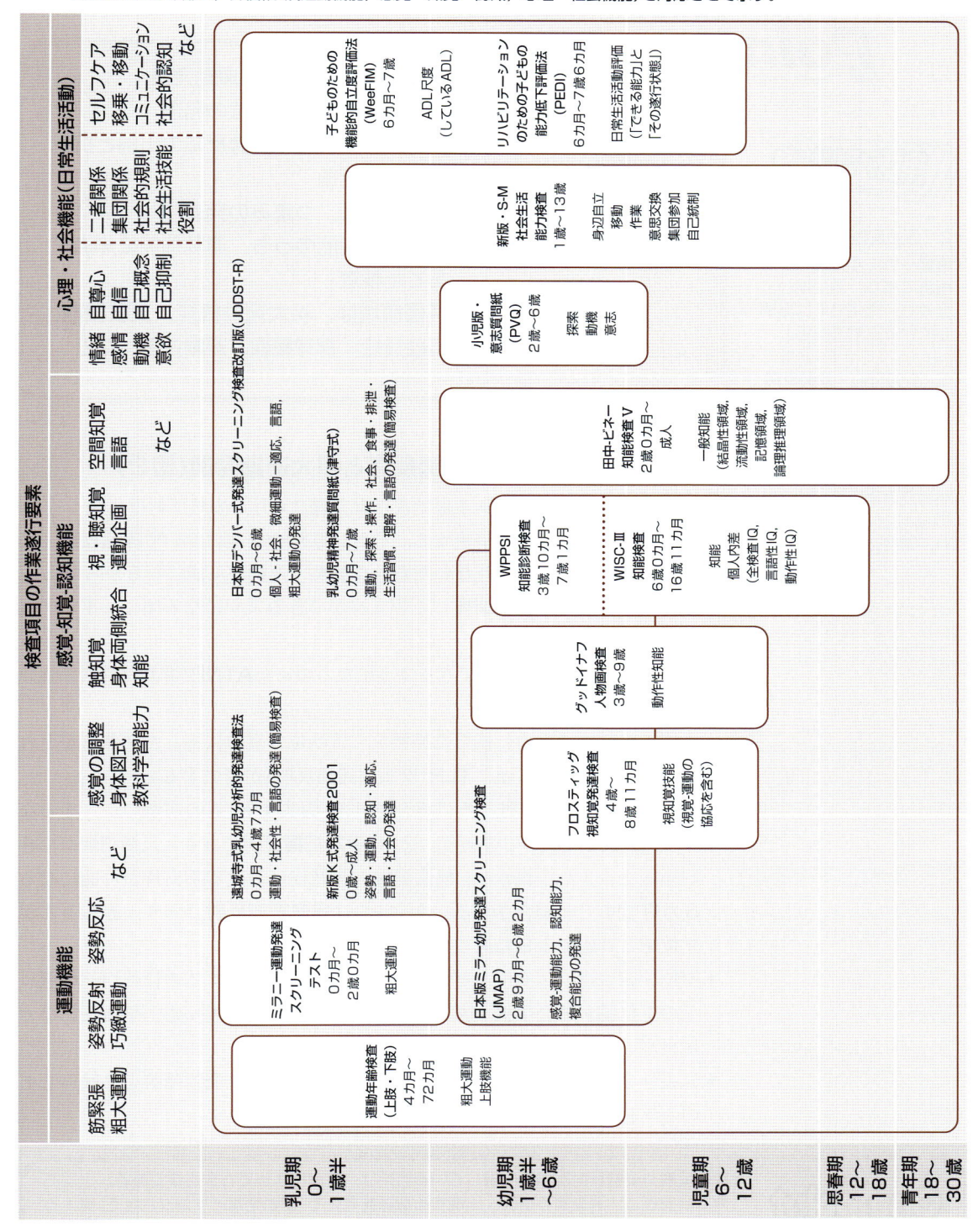

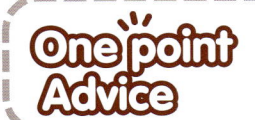

基本評価

検査項目の作業遂行要素

運動機能
- 姿勢反射
- 姿勢反応
- 筋緊張
- 粗大運動
- 巧緻運動
- 感覚の調整
- 身体図式
- 教科学習能力　など

感覚・知覚・認知機能
- 触知覚
- 身体両側統合
- 知能
- 視・聴知覚
- 運動企画
- 空間知覚
- 言語　など

心理・社会機能（日常生活活動）
- 情緒
- 感情
- 動機
- 意欲
- 自尊心
- 自信
- 自己概念
- 自己抑制
- 二者関係
- 集団関係
- 社会的規則
- 社会生活技能
- 役割
- セルフケア
- 移乗・移動
- コミュニケーション
- 社会的認知　など

年齢区分別検査

乳児期 0〜1歳半
- 運動年齢検査（上肢・下肢）4カ月〜72カ月／粗大運動・上肢機能
- ミラニー運動発達スクリーニングテスト 0カ月〜2歳0カ月／粗大運動
- 遠城寺式乳幼児分析的発達検査法 0カ月〜4歳7カ月／運動・社会性・言語の発達（簡易検査）
- 新版K式発達検査2001 0歳〜成人／姿勢・運動，認知，言語・社会の発達
- 日本版デンバー式発達スクリーニング検査改訂版（JDDST-R）0カ月〜6歳／個人・社会，微細運動－適応，言語，粗大運動の発達
- 乳幼児精神発達質問紙（津守式）0カ月〜7歳／運動，探索・操作，社会，食事・排泄・生活習慣，理解・言語の発達

幼児期 1歳半〜6歳
- 日本版ミラー幼児発達スクリーニング検査（JMAP）2歳9カ月〜6歳2カ月／感覚-運動能力，認知能力，複合能力の発達
- フロスティッグ視知覚発達検査 4歳〜8歳11カ月／視知覚技能（視覚-運動の協応を含む）
- グッドイナフ人物画検査 3歳〜9歳／動作性知能
- WPPSI知能診断検査 3歳10カ月〜7歳1カ月／知能
- 小児版・意志質問紙（PVQ）2歳〜6歳／探索，動機，意志

児童期 6〜12歳
- WISC-Ⅲ知能検査 6歳0カ月〜16歳11カ月／知能，個人内差（全検査IQ，言語性IQ，動作性IQ）
- 新版・S-M社会生活能力検査 1歳〜13歳／身辺自立，移動，作業，意思交換，集団参加，自己統制
- 子どものための機能的自立度評価法（WeeFIM）6カ月〜7歳／ADL尺度（しているADL）
- リハビリテーションのための子どもの能力低下評価法（PEDI）6カ月〜7歳6カ月／日常生活活動能力（「できる能力」と「その遂行状態」）

思春期 12〜18歳
青年期 18〜30歳
- 田中ビネー知能検査Ⅴ 2歳0カ月〜成人／一般知能（結晶性領域，流動性領域，記憶領域，論理推理領域）

One point Advice
- 全般的発達検査の代表的なものは**表1**で示した。他の検査は教科書等を確認しておくこと。

2 運動発達検査

Point!

- ■原始反射*2・姿勢反射・姿勢反応*3と粗大運動発達
  - ☞ 原始反射の消失と臥位の発達
  - ☞ 姿勢反射の統合・姿勢反応の出現と抗重力姿勢の発達
- ■把握の発達 ☞ 握りの発達, つまみの発達
- ■運動発達検査 ☞ 作業遂行機能のうち, 運動機能に焦点をあてた検査
  評価領域は, 粗大運動機能, 上肢機能, 口腔機能, 視覚機能, 運動技能, など

用語アラカルト

＊2 原始反射
- 脊髄～橋に中枢をもつ反射群であり, 胎生期から発達し, 出生時には出現している反射である。

＊3 姿勢反射・姿勢反応
- 脊髄～橋に中枢をもつ緊張性姿勢反射群と, 中脳以上に中枢をもつ姿勢反応群とに大別される。緊張性反射群は中枢神経系の成熟とともに抑制され, 潜在化していく。

原始反射・姿勢反射・姿勢反応と粗大運動発達(図2)

- 脊髄～橋が統合中枢である原始反射は生後2カ月, 姿勢反射は生後4～6カ月にはそのほとんどが消失する。それは臥位の発達において原始反射・緊張性姿勢反射にとらわれない随意的な姿勢・運動が可能になるからである。
  - ⇒例：腹臥位で手指を伸展した手支持ができるようになる頃に, 手掌把握反射が消失する。
  - ⇒例：頭部を自分で保持できるようになる頃に, ATNR(非対称性緊張性頸反射)が消失する。
  - ⇒例：腹臥位で重力に抗した伸展位, 背臥位で重力に抗した屈曲位がとれるようになる頃にTLR(緊張性迷路反射)が消失する。
- 原始反射は生後2カ月ごろに統合される(消失する)ものが多いが, そのなかで例外的なものが2つある。1つは**手掌把握反射**であり, 尺側把握ができ始める生後3カ月頃から, 橈側把握や腹臥位における手支持が可能になる**6カ月**頃までに統合される。もう1つは**足底把握反射**であり, 赤ちゃんが立位をとり始める**9カ月**頃までに統合される。
- 座位・四つ這い・立位などの抗重力姿勢が発達してくるのに伴い, 中脳以上の上位脳が統合中枢である立ち直り反応や保護伸展反応, 平衡反応などが出現してくる。
- 緊張性姿勢反射は, 運動障害児はもちろんのこと, 発達障害児も残存している場合が多く, 評価する頻度が高い反射である。

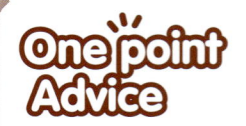

One point Advice

- 原始反射や姿勢反射反応が出現している時期は, 文献によってさまざまである。出現時期は目安とし, 消失する意味, 出現する意味を考えて(運動発達とリンクさせて)覚えることが望ましい。「ミラニーの発達チャートとその補足」を確認すると参考になる。
- 各原始反射, 緊張性姿勢反射, 立ち直り反応, 保護伸展反応, 平衡反応とはどういう反射・反応なのか, 具体的な検査手技とその反応を教科書などで確認し, 頭に入れておくこと。
- 脳性麻痺児の姿勢と緊張性姿勢反射の影響は, 国家試験でよく出題されている。「脳性麻痺」の評価(p.375～378)を参照すること。

図2 原始反射・姿勢反射の出現時期と姿勢・移動運動発達

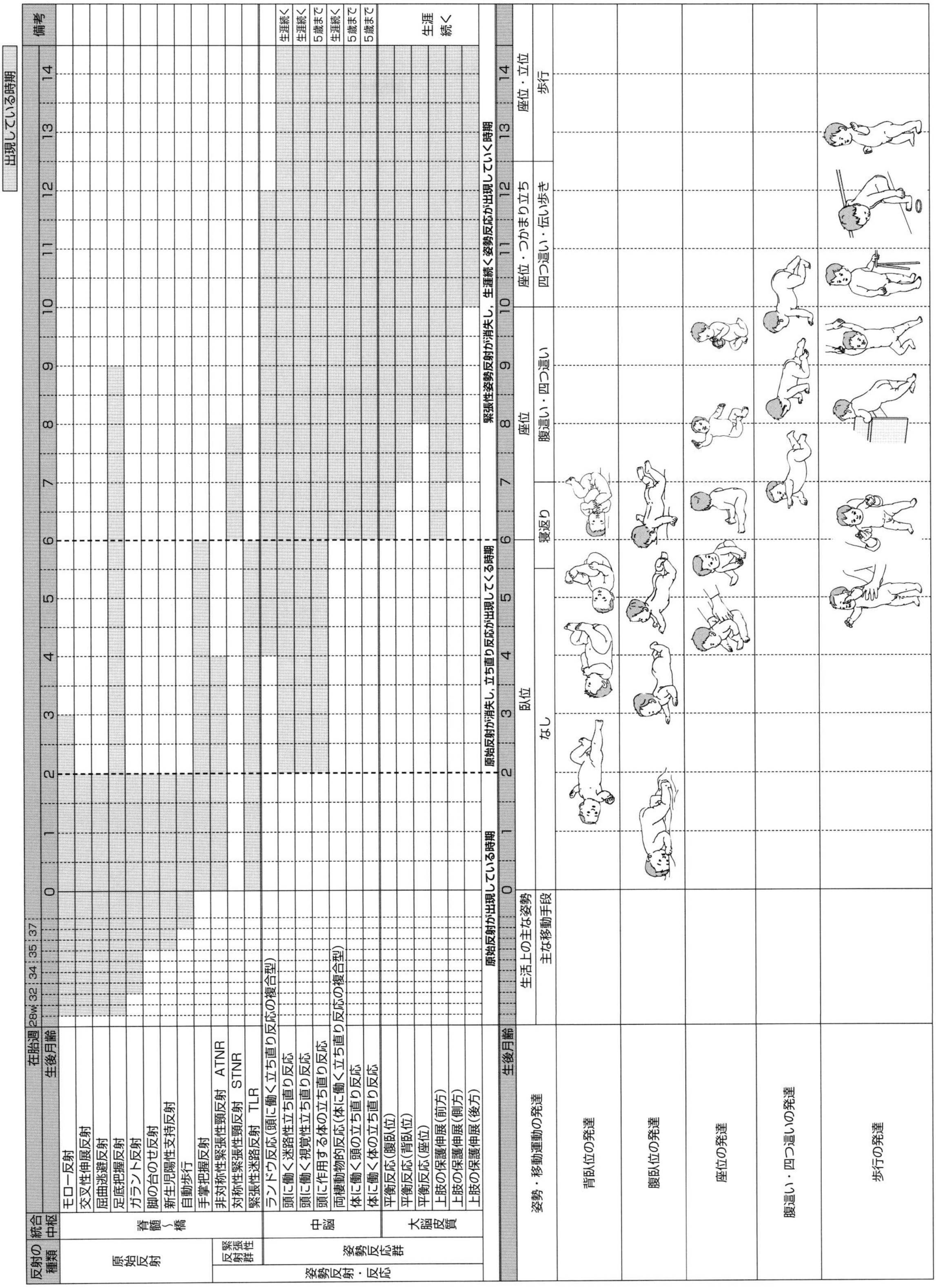

反射の種類	統合中枢		在胎週 28w 32 34 35 37 生後月齢 0 1 2 3 4 5 6 7 8 9 10 11 12 13 14	備考
原始反射	脊髄〜橋	モロー反射		
		交叉性伸展反射		
		屈曲逃避反射		
		足底把握反射		
		ガラント反射		
		脚の台のせ反射		
		新生児陽性支持反射		
		自動歩行		
		手掌把握反射		
	反緊射張群性	非対称性緊張性頸反射 ATNR		生涯続く
		対称性緊張性頸反射 STNR		生涯続く
		緊張性迷路反射 TLR		5歳まで
姿勢反射	中脳	ランドウ反応（頭に働く立ち直り反応の複合型）		生涯続く
		頭に働く迷路性立ち直り反応		5歳まで
		頭に働く視覚性立ち直り反応		
		頭に作用する動物的反応（体に働く立ち直り反応の複合型）		生涯続く
		両棲動物的反応（体に働く立ち直り反応の複合型）		生涯続く
		体に働く頭の立ち直り反応		
		体に働く体の立ち直り反応		
	大脳皮質	平衡反応（腹臥位）		
		平衡反応（背臥位）		
		平衡反応（座位）		
		上肢の保護伸展（前方）		
		上肢の保護伸展（側方）		
		上肢の保護伸展（後方）		

出現している時期

基本評価

生後月齢	0 1 2 3 4 5 6 7 8 9 10 11 12 13 14
姿勢・移動運動の発達	生活上の主な姿勢：臥位 → 座位 → 座位・立位 主な移動手段：なし → 寝返り → 腹這い・四つ這い → 四つ這い・つかまり立ち・伝い歩き → 歩行
背臥位の発達	原始反射が出現している時期 → 原始反射が消失し、立ち直り反応が出現してくる時期 → 緊張性姿勢反射が消失し、生涯続く姿勢反応が出現していく時期
腹臥位の発達	
座位の発達	
腹這い・四つ這いの発達	
歩行の発達	

（イラストの引用　高橋智宏 監訳：機能的姿勢－運動スキルの発達, 協同医書出版社, 1997.）

把握の発達（図3）

- 運動発達には「**中枢から末梢へ**」という方向性がある。握りの発達では，解剖学的立位姿勢で中枢部に位置する尺側から橈側へ発達する。
- つまみの発達は，8カ月ごろから側腹つまみ（横つまみ）ができ始める。5～6カ月ごろに腹臥位で手支持ができるようになり，7カ月ごろから四つ這いができ始め，手掌で支持をしながら重心移動をする経験が増える。そこで，手のアーチの形成が促され，つまみ動作が発達する。

図3　エアハートの把握の発達

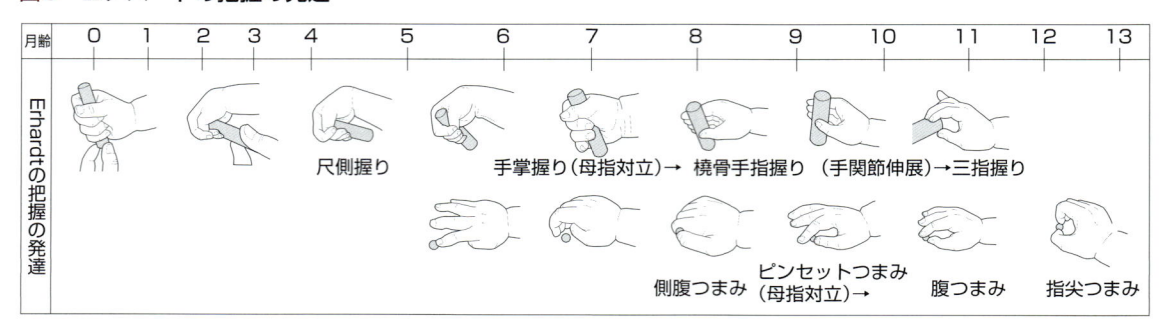

原始反射・姿勢反射の具体的な手技と反応

- 表2，3に原始反射・姿勢反射の具体的な手技，反応，出現時期を示す。緊張性姿勢反射は，運動障害児はもちろんのこと，発達障害児も残存している場合が多く，評価する頻度が高い反射である。

表2　原始反射検査の手技と反応

中枢	名称	手技	反応	出現時期	図
脊髄〜橋	①自動歩行	乳児の両足底を床につけ，身体をやや前方に傾ける。	リズミカルな歩調で歩く。歩容は下肢を高く上げ，立脚下肢は股・膝関節とも完全伸展しない。	0〜2カ月	
	②モロー反射	後頭部を少し持ち上げ，次に持ち上げた頭を下方に離す。	上肢は身体に対して側方外転，手指は開排，頭・体幹伸展，下肢屈曲。	0〜5カ月（3カ月まで強く出現）	
	③ガラント反射	腹臥位にして空中で支え，傍脊柱部を脊柱に沿って軽くこする。	刺激された側に脊柱が側屈する。	0〜2カ月	

中枢	名称	手技	反応	出現時期	図
脊髄〜橋	④脚の台のせ反射	乳児を持ち上げ足背を台の端に当てる。	台の上に足をもってくる。足底が台に着くと下肢を伸展する。	0〜2カ月	
	⑤手掌把握反射	乳児の手掌を軽く圧迫する。	手指の屈曲。	0〜6カ月	
	⑥足底把握反射	足球部を軽く圧迫する。	足趾の屈曲。	0〜9カ月	
	⑦交叉伸展反射	頭を中間位に保持し、一側の下肢を他動的に屈曲させる（臼蓋に向け，軽く押しつける）。	他側の下肢が伸展する。	0〜2カ月	
	⑧屈曲逃避反射	頭を中間位に保持し，下肢の足底部を刺激する。	刺激された下肢を屈曲する。	0〜2カ月	

（生田宗博 編：作業療法学全書 第3巻 作業療法評価学, 第3版, p.178-183, 協同医書出版社, 2009. より引用）

表3　姿勢反射検査の手技と反応

中枢	名称	手技	反応	出現時期	図
脊髄〜橋	①非対称性緊張性頸反射（ATNR）	頭部を一側に回旋させる。	顔面側の上下肢は伸展し，後頭側の上下肢は屈曲する。	0〜4カ月	
	②対称性緊張性頸反射（STNR）	頭部を伸展させる。頭部を屈曲させる。	・両上肢を伸展し，両下肢は屈曲する。 ・両上肢を屈曲し，両下肢は伸展する。	6〜8カ月	
	③緊張性迷路反射（TLR）	背臥位そのもの。腹臥位そのもの。	伸展筋群の緊張亢進。屈筋群の緊張亢進。	0〜6カ月	

（次ページに続く）

基本評価

（前ページからの続き）

中枢	名称	手技	反応	出現時期	図
中脳	①頭に働く迷路性立ち直り反応	目を隠し，身体を左右前後に傾ける。	頭部を垂直位に戻す。	2カ月以降，終生続く。	
	②頭に働く視覚性立ち直り反応	身体を前後左右に傾ける。	頭部を垂直位に戻す。	2カ月以降，終生続く。	
	③体に働く頭の立ち直り反応	頭部を一側に回旋させる。	頭部の回旋に続いて肩が回旋し，次に骨盤が回旋する。	6カ月〜5歳	
	④体に働く体の立ち直り反応	一側下肢を屈曲し，反対側へ回旋させる。	下肢の回旋に続いて，骨盤，胸郭，肩の順に回旋する。	6カ月〜5歳	
大脳皮質	⑤平衡反応（座位の場合）	台上に座らせ，台の端を持ち上げる。	上げられた側の上下肢は伸展，外転，体幹は側屈。下げられた側の上下肢は支持トーヌスが増す。	腹臥位は6カ月，背臥位・座位は8カ月，立位は18カ月以降，終生続く。	
	⑥上肢の保護伸展反応	身体を前方，左右，後方に押す。	前方の場合，両手を前に出す。側方は押された側の上肢が伸展する。後方では両上肢を後ろへ伸ばす。	前方は6カ月，側方は7カ月，後方は10カ月から出現し，終生続く。	
	⑦よろめき反応	立位で，身体を前後，左右に押す。	前後の場合，一側下肢が押された側に足を踏み出す。左右の場合は押された側の反対側の下肢を踏み出し交叉する。	独歩後に出現し，終生続く。	

（生田宗博 編：作業療法学全書 第3巻 作業療法評価学，第3版，p.178-183，協同医書出版社，2009．および，真野行生 監訳：運動発達と反射 理学療法・作業療法のための神経生理学プログラム演習 第2巻，p.91，医歯薬出版，1983．より引用改変）

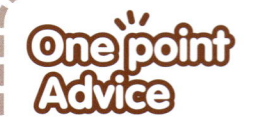

One point Advice

- 脳性麻痺児の姿勢と緊張性姿勢反射の影響は，国家試験でよく出題されている。「脳性麻痺の評価」の項(p.375〜378)を参照すること。
- 緊張性姿勢反射の誘発刺激とその反応をしっかり頭に入れておくこと。

運動発達検査について

- 運動発達の評価は，肢体不自由児のみならず，低年齢の運動発達遅滞児や知的障害児にも使用することができる。運動発達評価の中には，粗大運動，上肢機能，口腔機能，視覚機能（視運動）がある。

表4　代表的な運動発達検査

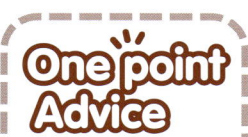

評価領域	検査名	適用年齢*
粗大運動機能	ミラニー運動発達スクリーニングテスト	0〜24カ月
	運動年齢検査（下肢）	4〜72カ月
	粗大運動発達表	0〜10カ月
	姿勢反射検査表	－
上肢機能	エアハート発達学的把持機能力評価（EDPA）	0〜6歳
	運動年齢検査（上肢）	4〜72カ月
口腔機能	摂食－口腔機能発達表　→表5参照	0〜11カ月
	口腔反射検査表	－
視覚機能	エアハート発達学的視覚評価（EDVA）	0〜6カ月

＊適用年齢とは，対象児の生活年齢でなく運動発達年齢を示す。

One point Advice
- 運動発達検査の代表的なものは表4で示した。他の検査は教科書等を確認しておくこと。
- 障害別の検査は，各領域の評価を参照。

表5　摂食－口腔機能発達表

	摂食－口腔機能	口腔反射
新生児	哺乳：探索・口唇反射により乳首を口に引き込み，舌で吸啜窩に押しつけ，舌の前後・上下のわずかな動きで乳汁を取り込む（吸啜運動）。吸啜反射により舌，下顎は一体として動き，規則的な吸啜が繰り返される。口唇，下顎は閉鎖しないまま，吸啜しながら嚥下する（乳児嚥下）。	探索反射／口唇反射／吸啜反射／咬反射／嘔吐反射（生涯続く）
1〜2カ月	哺乳：舌で乳首を吸啜窩に押し付けながら，前方から後方へのリズミカルな蠕動様の動きで乳汁を送り込む。舌の前後運動に伴う，下顎のリズミカルな上下・前後運動が入ってくる。 スプーン（水分）：舌突き出し，吸啜パターンで取り込むためこぼれる。嚥下時，口唇は閉鎖する。	
3〜4カ月	哺乳：舌の前後，下顎の大きくリズミカルな上下運動が優位となる。4カ月には口唇の中央部で乳首を保持し，舌で乳首を包み，上下運動で吸啜する。下顎の運動は減少する。定頸により吸啜と嚥下の分離がみられる。 スプーン（水分）：舌突出，吸啜パターンはみられるが，取り込みやすくなる。	
5〜6カ月	ドロドロ状の食物：初期には舌を前へ突き出しながら吸啜パターンで取り込む。スプーンを捕らえる際には下顎が何回も開閉する。下顎の開閉に連動した舌の前後運動で送り込む。下唇の閉鎖と同時に下唇の内側に入り込む動きにより，食物は外に落ちずに嚥下できる。 後半はマッシュ状の食物を舌突出せずスプーンに口唇を密着させて取り込む。	
7〜8カ月	軟らかい固形食：1回の下顎の開閉でスプーンを捕らえる。下唇に載せられたスプーンを上下唇で挟み，上唇が下降してスプーン上の食物をこすりとるようにして取り込む。下顎・口唇の閉鎖により，舌は外に突き出ることはなく，上顎に押し付ける上下運動で食物を押しつぶして咀嚼する。その際，左右の口角が同時に伸縮するような動きがみられる。口唇を閉じて嚥下する。 水分：食器を上下唇ではさみながら，顔を前に倒すようにして上唇を水分につける。口のなかに入った量が少なければ"ごくん"と一度に飲み込める。	
9〜11カ月	固形食：取り込んだ食物を舌の側方運動で口腔中央から側方へ動かす。咀嚼中，奥の歯茎上に食物を保持するのを助けるように，食物があるほうの頬と口角は，内側に向かって引かれる。舌の側方回旋，下顎の上下と対角線方向の回旋運動で咀嚼する。 水分：コップを上下唇ではさみ，上唇を突き出し，すぼめながら取り込む。少しずつなら連続して飲める。 食物の特性，大きさなどに合わせて口を開ける。	

※口腔機能の発達には，口腔の形態的な成長，定頸や身体の回旋運動の発達が関連する。

（岩﨑テル子 ほか編，田村良子 著：標準作業療法学 専門分野 作業療法評価学，第2版，p.584，医学書院，2011. より引用）

3 感覚-知覚-認知検査

> **Point!**
> ■感覚-知覚-認知検査 ☞ 作業遂行機能の感覚-知覚-認知機能に焦点を当てた検査
> 評価領域は，感覚統合機能，視知覚機能，言語能力，知能など

感覚-知覚-認知検査について

- 感覚-知覚-認知検査には，感覚統合機能，視知覚機能，言語能力，知能などの評価法がある。感覚-知覚-認知検査は，知的障害児や発達障害児の感覚調整機能の特徴や認知特性を理解するのに役立つ。また肢体不自由児も，検査が実施可能であれば，知能や認知特性を評価することができる。
- 子どもの感覚-知覚-認知の特性（うまく使えている機能と使えていない機能）を知ることで，その子どもにどのように情報を入力してあげればよいかがわかる。そのため，感覚-知覚-認知の評価をすることは，作業療法プログラムを立てるうえで必須である。

表6 代表的な感覚-知覚-認知検査

評価領域	検査名	対象年齢
感覚統合機能	日本版感覚統合検査（JPAN感覚処理・行為機能検査）	4歳～10歳
	南カリフォルニア回転後眼振検査（SCPNT）	5歳～9歳
	日本感覚インベントリー（JSI-R）	4歳～6歳
視知覚機能	フロスティッグ視知覚発達検査	4歳0カ月～7歳11カ月
	改訂・日本版視覚-運動統合発達検査	4歳0カ月～14歳0カ月
言語能力	ITPA言語学習能力診断検査	3歳0カ月～9歳11カ月
	PVT-R絵画語彙発達検査	3歳0カ月～12歳3カ月
知的機能（知能）	田中-ビネー知能検査Ⅴ	2歳0カ月～成人
	WPPSI知能診断検査	3歳10カ月～7歳1カ月
	WISC-Ⅲ知能検査（図5）	5歳0カ月～16歳11カ月
	グッドイナフ人物画知能検査（DAM）	3歳～10歳
	コース立方体組み合わせテスト	6歳～成人

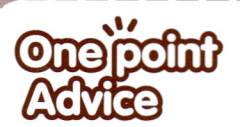

One point Advice
- 感覚-知覚-認知検査の代表的なものは表6に示した。他の検査は教科書等を確認しておくこと。
- 検査の概要や下位項目も教科書を参照。
- 障害別の検査は，各領域の評価を参照。
- WISC-Ⅲの改訂版であるWISC-Ⅳが2011年1月に発売され，今後はⅢからⅣへと移行していくと考えられる。

4 心理・社会機能検査

> **Point!**
> ■心理・社会機能検査 ☞ 作業遂行機能の心理・社会機能（日常生活活動）に焦点を当てた検査
> 評価領域は，社会適応，対人関係，社会的認知，動機づけ，情緒，遊びなど

心理・社会機能検査について

- 子どもの心理・社会機能は，運動機能や感覚－知覚－認知機能の一次的な障害からくる，二次的な心理状態，社会との関わり方を示していることも多い。対象児の心理・社会的な現状を把握するために有効な検査である。心理・社会機能検査には，社会適応，対人関係，社会的認知，動機づけ，情緒，遊びなどの検査がある。
- 作業療法士は，子どものADLの獲得に力を発揮する職種であるため，ADLの評価を実施することは必須である。

表7 代表的な心理・社会機能検査

評価領域	検査名	対象年齢
社会適応	新版S-M社会生活能力検査	乳幼児～中学生
	子どものための機能的自立度評価法（WeeFIM）	6カ月～7歳
	リハビリテーションのための子どもの能力低下評価法（PEDI）（図6）	6カ月～7歳6カ月
対人関係	動的家族画	―
	親子関係診断検査（FDT）	小学4年生～高校生
社会的認知	心の理論課題発達検査（TOM）	3歳～7歳
動機づけ	小児版・意志質問紙（PVQ）	2歳～6歳
性格，情緒	バウムテスト	―
	児童用不安尺度（CMAS）	小学4年生～中学3年生
遊び	遊び歴	―

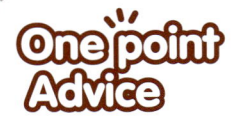

> **One point Advice**
> - 心理・社会機能検査の代表的なものは表7に示した。他の検査は教科書等を確認しておくこと。
> - 心理・社会機能検査は，二次的な現状を把握することはできるが，一次的な子どもの障害を理解することはできない。運動，感覚－知覚－認知の評価を行ったうえで，心理・社会機能検査を行うことが望ましい。

5 発達検査（DDST：Denver Developmental Screening Test日本版，遠城寺式など）

Point!
- ■乳幼児の発達 ☞ 運動の発達，日常生活活動の発達，対人関係の発達，言語の発達
  おおまかな発達段階を知る

日本版デンバー式発達スクリーニング検査改訂版と遠城寺式乳幼児分析的発達検査表

- 対象児の現在の発達状況を知り，目標設定をするためには，子どもがどのような順序で運動・日常生活活動・社会性・言語などを獲得していくのか，作業療法士は理解していなければならない。
- 特に運動（粗大運動および手の運動）の発達と日常生活活動の発達の獲得順（図4）は，作業療法士にとって重要となる。

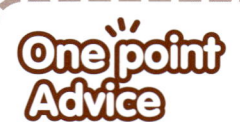

One point Advice
- 日本版デンバー式発達スクリーニング検査改訂版，遠城寺式乳幼児分析的発達検査表の項目とその順序を必ず参照しておくこと。

6 日本版ミラー幼児発達スクリーニング検査

Point!
- ■日本版ミラー幼児発達スクリーニング検査（JMAP）
  ☞ ①低年齢層の中～軽度の発達の遅れを早期発見
  ②運動，感覚，認知など幅広い評価領域
  ③体性感覚，平衡機能の評価を幼児で初めて標準化

用語アラカルト

*6 中～軽度の発達の遅れ
- 知能（知的発達）の遅れが軽度かもしくはないが，感覚の受け取り方や認知・行動に偏りがあり，生活のしにくさがあることを指す。該当する障害名は境界域（ボーダー），自閉性障害，アスペルガー障害，ADHD，LDなどである。

日本版ミラー幼児発達スクリーニング検査（JMAP）の特徴

- 対象年齢が2歳9カ月～6歳2カ月と低年齢で，従来の発達検査・知能検査では見逃されてきた中～軽度の発達の遅れ*6を発見できるスクリーニング検査である。評価領域は，運動，感覚－知覚－認知機能にまたがり，体性感覚，平衡機能の評価が幼児では初めて標準化された検査である。

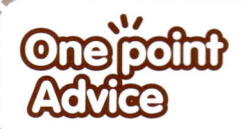

One point Advice
- JMAP簡易版も作成され，さらに簡便にスクリーニングができるようになった。

図4　乳幼児の運動機能と日常生活活動の発達　乳幼児の運動と日常生活活動の獲得を月齢，年齢順に示す。

年齢 月齢	運動		日常生活活動				その他
	粗大運動	目と手の運動	食事	更衣	排泄	整容	
5歳	でんぐり返しができる スキップができる	まねて□を画く	落ち着いて食べ終われる	服の脱ぎ着が自分でできる	おしっこやうんちが一人でできる	歯をみがいたり顔を洗ったりが一人でできる	身体の左右がわかる
4歳	片足でケンケンができる 交互に足を出して階段をおりる	まねて△を画く 紙を直線に沿って切る まねて十字を画く	一人食べができる	簡単な服の脱ぎ着ができる	おしっこが一人でできる	歯みがき，ブクブク，洗顔ができる 鼻をかむ	
3歳	足を交互に出して階段をのぼる よく走る	まねて○を画く はさみを使って紙を切る まねて直線を引く	一人食べがほぼできる	衣服の脱ぎ着を自分でしようとする ボタンをはめる 靴を一人ではく	日中おしっこが一人でできる	手を自分で洗う	ごっこ遊びをする
2歳	大きいボールをける 走る	積み木を3つ積む	スプーンを使って食事ができる ストローで飲む	パンツを脱ぐ	日中おむつがいらなくなる	まねて手を洗おうとする	
1歳半	手を引いて階段を上がる よく歩く	鉛筆を持ってなぐり書きをする まねて道具を使おうとする	スプーンやフォークで食物を口に運ぶ お菓子の包み紙をとって食べる 自分でコップで飲める	上衣を脱ごうとする		自分の口もとを一人でふこうとする	絵本のなかの知っているものを聞かれて指さす 人のまねをする
1歳	一人立ち	積み木を重ねて遊ぶ 小さいものを指先でつまむ	自分でスプーンを持ち，すくって食べようとする	手袋や帽子を自分で脱ごうとする			絵本を見て知っている物を指さす まねてバイバイなどをする
9～10カ月	つかまり立ちか，伝え歩きをする はいはいする	小さいものをつまむ					パチパチなどの動作をする
6～7カ月	寝返りする お座りする 下肢をつくと，ぴょんぴょんする	手を伸ばして欲しいものをつかむ いろいろなものをしゃぶる 物を左右，上下に追って見る	コップから飲むことができる ビスケットなどを自分で食べる				
3～4カ月	頸が座る	ガラガラで遊ぶ 触れたものをつかむ	さじから飲むことができる				
2カ月	手足をよく動かす 頸がしっかりしてくる	物を見て追う 手を口にもっていく					

(前川喜平 ほか編著：理学療法士・作業療法士のための小児の反射と発達の診かた，p.55-56，新興医学出版社，2007. より引用改変)

6 基本評価
高次脳機能の評価

1 高次脳機能の評価

Point!

※「高次脳機能系」における基本介入手段についてはp.437～439参照。

- ■高次脳機能とは ☞ **情動，意識，注意，認知，言語，記憶，概念形成，思考，推論，判断，行為の計画，遂行機能**
- ■背景となる学問 ☞ 神経心理学（病巣と症状との関連）と認知心理学（情報処理モデル）
- ■高次脳機能障害のとらえ方 ☞ 情報処理モデル，回復過程，構造的把握
- ■意識の階層モデル ☞ 覚醒，アウェアネス，自己意識

高次脳機能とは

- 情動，意識，注意，（視覚・聴覚的）認知，言語，記憶，概念形成，思考，推論，判断，行為の計画，遂行機能，などのことを高次脳機能という。

図1 医学的な高次脳機能障害と行政的な高次脳機能障害

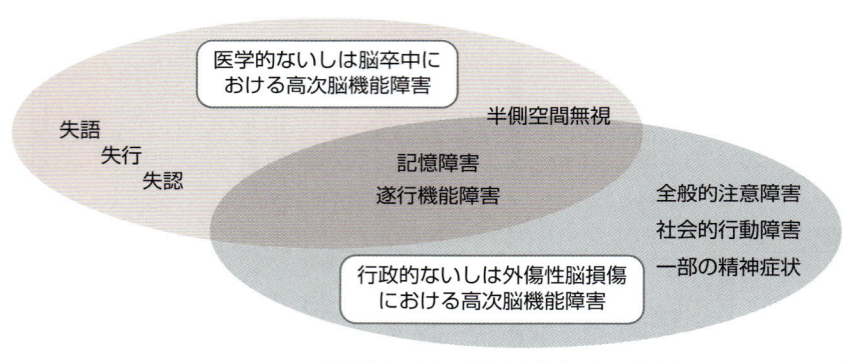

医学的ないしは脳卒中における高次脳機能障害
- 失語
- 失行
- 失認
- 半側空間無視
- 記憶障害
- 遂行機能障害
- 全般的注意障害
- 社会的行動障害
- 一部の精神症状

行政的ないしは外傷性脳損傷における高次脳機能障害

（石合純夫：高次脳機能障害学，第2版，医歯薬出版，2012.より引用）

背景となる学問

- 神経心理学（病巣と症状との関連）と認知心理学（情報処理モデル）。

●神経心理学の基礎

図2 脳の働きの3水準

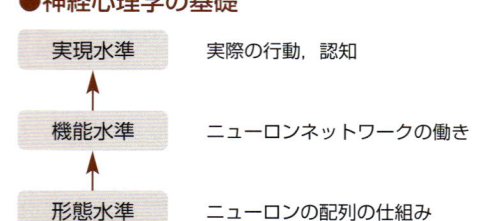

実現水準	実際の行動，認知
機能水準	ニューロンネットワークの働き
形態水準	ニューロンの配列の仕組み

（山鳥 重 ほか著：高次脳機能障害マエストロシリーズ① 基礎知識のエッセンス，p.14，医歯薬出版，2007.より引用）

図3 基盤的・個別的・統合的認知能力の相互関係

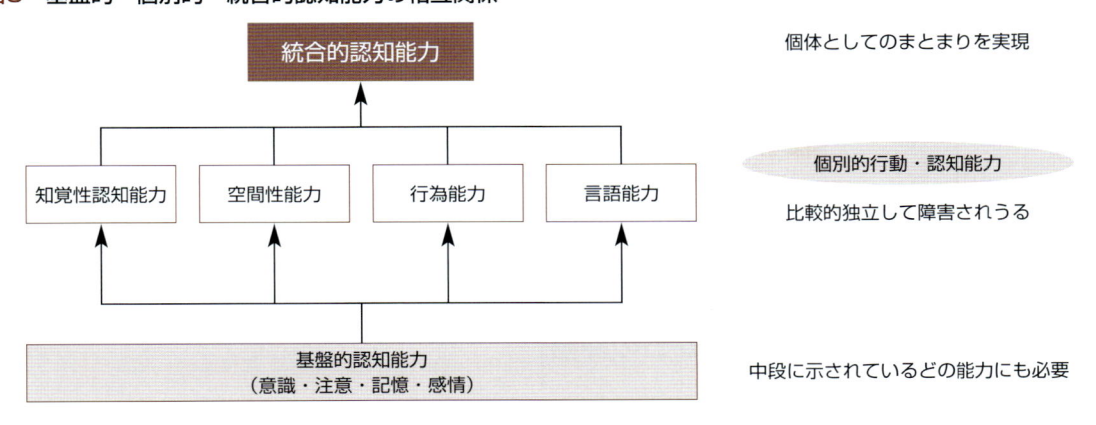

- 統合的認知能力 — 個体としてのまとまりを実現
- 知覚性認知能力／空間性能力／行為能力／言語能力 — 個別的行動・認知能力（比較的独立して障害されうる）
- 基盤的認知能力（意識・注意・記憶・感情） — 中段に示されているどの能力にも必要

（山鳥 重 ほか著：高次脳機能障害マエストロシリーズ① 基礎知識のエッセンス, p.17, 医歯薬出版, 2007.より引用）

●認知心理学の基礎

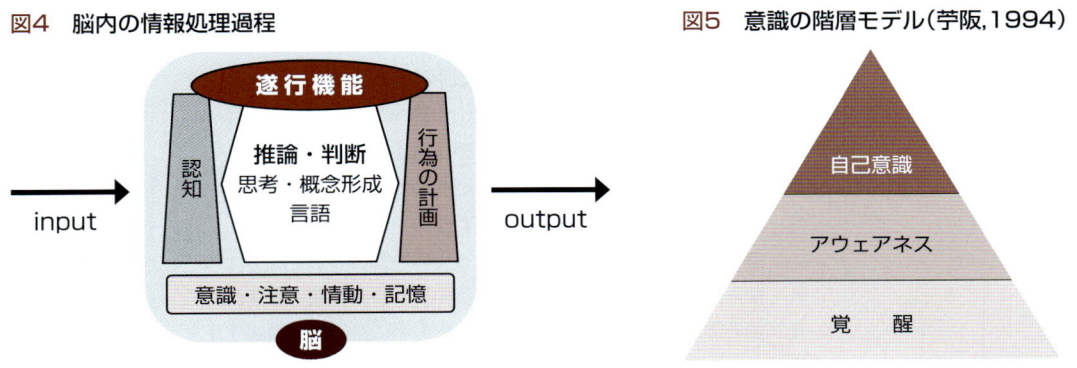

図4 脳内の情報処理過程

input → [遂行機能／認知／推論・判断 思考・概念形成 言語／行為の計画／意識・注意・情動・記憶／脳] → output

（長﨑重信 監, 鈴木孝治 編著：作業療法学ゴールド・マスター・テキスト5 高次脳機能障害作業療法学, p.26, メジカルビュー社, 2012.より引用）

図5 意識の階層モデル（苧阪, 1994）

- 自己意識
- アウェアネス
- 覚醒

高次脳機能障害のとらえ方

- 人間の高次脳機能を平面的・並列的にとらえると，その関係がわかりにくくなるばかりではなく，実際の臨床症状との乖離が生じやすくなるので，立体的・階層的にとらえるとよい。

高次脳機能障害の原因疾患

表1 高次脳機能障害の主な原因疾患

- CVD
  - 脳梗塞（脳血栓，脳塞栓）
  - 脳出血
- 脳腫瘍
- TBI
- 頭蓋内感染症（脳炎など）
- 中毒性障害

CVD：cerebrovascular disorders（脳血管障害）
TBI ：traumatic brain injury（脳外傷）

（長﨑重信 監, 鈴木孝治 編著：作業療法学ゴールド・マスター・テキスト5 高次脳機能障害作業療法学, p.10, メジカルビュー社, 2012.より引用）

2 画像情報

> **Point!**
> ■画像情報　☞　利き手情報は脳機能を検討する際の必須情報
> 　　　　　　　CTとMRI
> 　　　　　　　撮像方法と撮像時期

画像情報からの評価

●利き手
- 脳の部位と機能との関連を検討する際に必須の情報。
- 右手利きの場合，左半球に言語中枢が存在することが多い。

表2　N.H.「利き手」テスト

以下の各項目について，左手には－1点，右手には＋1点，どちらでもない場合には0点をそれぞれ配点する。

1. 消しゴムはどちらの手に持って消しますか？
2. マッチを擦るのに，軸はどちらの手に持ちますか？
3. ハサミはどちらの手に持って使いますか？
4. 押しピンはどちらの手に持って押しますか？
5. 果物の皮をむくとき，ナイフはどちらの手に持ちますか？
6. ネジまわしはどちらの手に持って使いますか？
7. クギを打つとき，カナヅチはどちらの手に持ちますか？
8. かみそり，または口紅は，どちらの手に持って使いますか？
9. 歯をみがくとき，歯ブラシはどちらの手に持って使いますか？
10. ボールを投げるのはどちらの手ですか？

判定基準：合計点が－4点以下は「左利き」，＋8点以上は「右利き」，それ以外は「両手利き」とする

（八田武志　編著：左ききの神経心理学．医歯薬出版，1996．より引用）

●画像診断に必要な大脳解剖図（水平断）
- 高次脳機能は主に連合野に存在する。

図6　画像診断に必要な大脳解剖図（水平断）

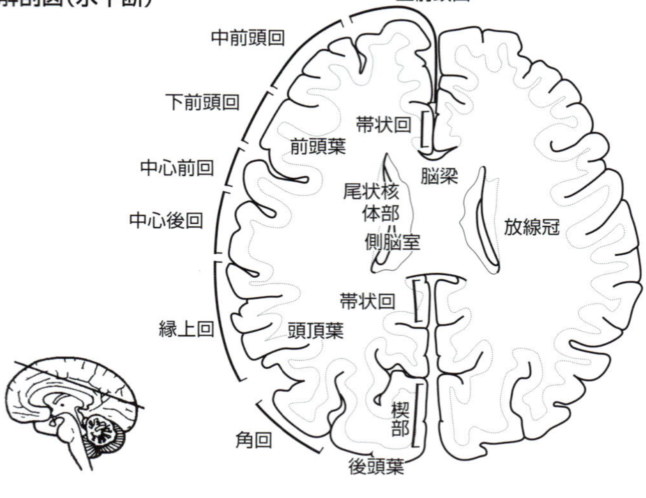

（脳卒中リハビリテーション～早期リハからケアマネジメントまで　第2版，p.21，医歯薬出版，2006．より引用）

●CTとMRIの相違点

表3 CTとMRIの相違点

	CT	MRI
脳出血，くも膜下出血	◎	○（T2強調画像などを利用）
脳梗塞	○	◎
後頭蓋窩の画像	○～△	◎
骨の描出	◎	×
3D血管の描出	造影剤が必要	造影剤が不要
ペースメーカー装着者	◎	禁忌
検査時間	短	長
普及度	診療所レベルから	大病院レベルが中心
撮像原理	放射線	強磁場
放射線被曝	あり	なし
閉所恐怖症（＋）	検査可能	検査困難（オープンMRIなら可能）
金属片	原則可能	磁性があれば危険

（七條文雄：CT/MRIの読み方 その3 MRIの見方（単純MRI編）．徳島県理学療法士会広報誌「酢橘」31；26-31，2009．より引用）

●MRIの撮像方法による画像の違い

図7 MRIの各撮像方法による画像

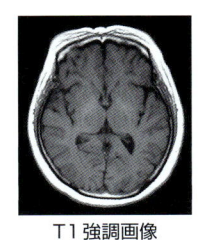

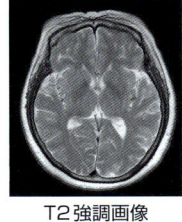

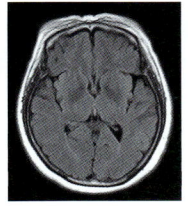

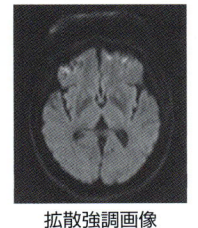

T1強調画像　　T2強調画像　　FLAIR画像　　拡散強調画像

（長島宏幸：磁気共鳴画像（MRI）検査．診療放射線技師イエロー・ノート 3rd edition, p.213, メジカルビュー社, 2012. より許可を得て転載）

●実際の画像によるCTとMRIの違い

図8 脳梗塞のMRI

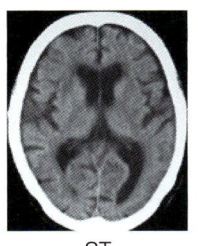

CT　　T1強調画像　　T2強調画像

CTとよく似たT1強調画像
水が白くなったT2強調画像
病巣（脳梗塞）が
はっきり見えるFLAIR画像
急性期の梗塞には拡散強調画像

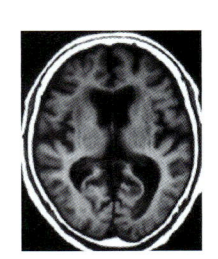

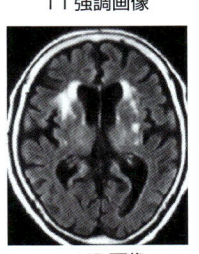

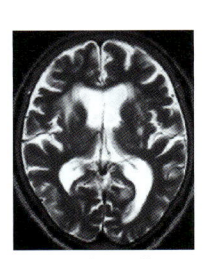

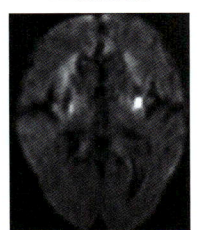

FLAIR画像　　拡散強調画像

（七條文雄：CT/MRIの読み方 その3 MRIの見方（単純MRI編）．徳島県理学療法士会広報誌「酢橘」31；26-31，図5, 2009. より許可を得て転載．画像は鈴江病院 七條文雄先生のご厚意による）

● CTとMRIでの血腫の経時的変化の違い

表4 CT・MRIにおける血腫の経時的変化

病期	ヘム鉄の変化	局在	MR所見 T1強調画像	MR所見 T2強調画像	CT所見
超急性期（1日以内）	オキシヘモグロビン	赤血球内	軽度低信号	軽度高信号	高吸収域
急性期	デオキシヘモグロビン	赤血球内	軽度低信号	低信号	高吸収域
亜急性期	メトヘモグロビン		高信号	低信号	高吸収域
	フリーメトヘモグロビン	赤血球外	高信号	高信号	周辺部より低下
慢性期（1カ月以上）	ヘモジデリン		低信号	低信号	低吸収域

（七條文雄：CT/MRIの読み方 その3 MRIの見方（単純MRI編）．徳島県理学療法士会広報誌「酢橘」31；26-31，2009．より引用）

3 神経心理学的検査

Point!

■神経心理学的検査 ☞ 3つの役割
①スクリーニング検査
②掘り下げ検査
③変化・訓練効果の確認

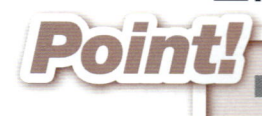

神経心理学的検査

- 神経心理学的検査には，3つの役割（①スクリーニング検査，②掘り下げ検査，③変化・訓練効果の確認）がある．主な検査を表5に示す．

表5 主な神経心理学的検査

意識	●Japan Coma Scale（JCS） ●Glasgow Coma Scale（GCS）
注意	●標準注意検査法（CAT） ●かなひろい検査 ●Trail Making Test（TMT） ●日本版レーヴン色彩マトリックス検査 ●BIT行動性無視検査日本版
認知	●標準高次視知覚検査（VPTA）
言語	●標準失語症検査（SLTA） ●WAB失語症検査日本語版 ●実用コミュニケーション能力検査（CADL）
記憶	●日本版ウェクスラー記憶検査法（WMS-R） ●日本版リバーミード行動記憶検査（RBMT） ●三宅式記銘力検査 ●ベントン視覚記銘検査
行為	●標準高次動作性検査（SPTA）
遂行機能	●遂行機能障害症候群の行動評価（BADS） ●ウィスコンシンカードソーティングテスト（WCST）
知能	●ウェクスラー成人知能検査Ⅲ（WAIS-Ⅲ） ●コース立方体組み合わせテスト ●改訂長谷川式簡易知能評価スケール ●Mini Mental State Examination（MMSE）
人格・情動	●日本版うつ性自己評価尺度（SDS） ●ミネソタ多面的人格目録（MMPI） ●東大式エゴグラム（TEG） ●標準意欲評価法（CAS）

（長﨑重信 監，鈴木孝治 編，鈴木孝治・黒澤也生子 著：作業療法学ゴールド・マスター・テキスト5 高次脳機能障害作業療法学，p.50，メジカルビュー社，2012．より引用）

4 感情

> **Point!**
> ■感情と情動 ☞ 情動は客観的に表出されるもので, 感情の一部である. 気分, 意欲(やる気)で評価する

感情

図9 感情と情動

(長﨑重信 監, 鈴木孝治 編著: 作業療法学ゴールド・マスター・テキスト5 高次脳機能障害作業療法学, p.95, メジカルビュー社, 2012. より引用)

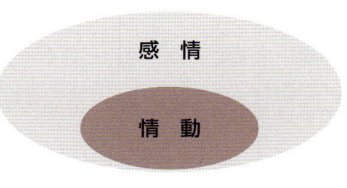

感情(feeling)… 経験されるがつかみがたい, 雲をつかむような経験。情動を介してしか検出できないもの
情動(emotion)… 客観的に表出されるもので, 行動の変化, 臓器の変化として現われる. 他者による検出が可能

表6 意欲と注意および気分に関する行動評価表

Ⅰ　意欲と注意	Ⅱ　気分
①促さないと自分からは動こうとしない ②自分からは自発的に会話しようとしない ③周りからの働きかけが少ないと眠ってしまう ④表情の動きが少ない ⑤動作や動きがゆっくりで遅い ⑥多動的(落ち着きがない) ⑦寡動的(動きが少ない) ⑧課題から簡単に気がそらされる ⑨集中力がない(周りに気をそらされるような刺激がないにもかかわらず) ⑩他人がそばにいたり他人から話しかけられたりしても無頓着(気にしない) ⑪"スイッチオフ"のようにみえる(ぼんやりしている) ⑫もっている能力を自分から使おうとしない	①まわりの人に溶け込もうとしない ②ちょっとした注意や指示に対して不適当に反応する ③気分が不安定で変わりやすい ④いつも沈んでいるようにみえる ⑤いつも意気盛んにみえる ⑥過度に泣いたり, あるいは笑ったりする ⑦笑ったりほほえんだりすることがない ⑧感情の動きが少ない(平板) ⑨感情の動きが不適当(その場にそぐわないような感情を示す) ⑩温かみが感じられない ⑪無関心(感情的に)

ほとんどない: 1点, たまにある: 2点, ときどきある: 3点, しばしばある: 4点, いつもある: 5点, で判定

(坂爪一幸: 自立を妨げる精神機能障害は-感情・意欲・注意障害など. 脳卒中最前線 第4版〈福井圀彦 ほか 編〉, 317-331, 医歯薬出版, 2009. より引用)

表7 やる気スコア

		全くない	少し	かなり	大いに
1	新しいことを学びたいと思いますか?	0	1	2	3
2	なにか興味をもっていることがありますか?	0	1	2	3
3	健康状態に関心がありますか?	0	1	2	3
4	物事に打ち込めますか?	0	1	2	3
5	いつもなにかしたいと思っていますか?	0	1	2	3
6	将来のことについての計画や目標をもっていますか?	0	1	2	3
7	なにかをやろうとする意欲はありますか?	0	1	2	3
8	毎日張り切って過ごしていますか?	0	1	2	3
9	毎日なにをしたらいいか, だれかに言ってもらわなければなりませんか?	0	1	2	3
10	何事にも無関心ですか?	0	1	2	3
11	関心を引かれるものなど, なにもないですか?	0	1	2	3
12	だれかに言われないと, なにもしませんか?	0	1	2	3
13	楽しくもなく悲しくもなく, その中間位の気持ちですか?	0	1	2	3
14	自分自身にやる気がないと思いますか?	0	1	2	3
				合計	

(岡田和悟 ほか: やる気スコアを用いた脳卒中後の意欲低下の評価. 脳卒中 20, 318-323, 1998. より引用)

表8　日本脳卒中学会・脳卒中情動障害スケール

1　気分
A：気分爽快やうつ気分はなく，普通にみえる　　　☐ A＝−0.93
B：気分がふさいでいる様子がある　　　☐ B＝−0.68
C：気分が沈む，寂しい，悲しいという明らかな訴えや素ぶりがある　　　☐ C＝1.61

2　日常生活活動・行動（入浴・着替え・洗面・娯楽など）に関する自発性と意欲の低下
A：自発的に活動し，通常の意欲がある　　　☐ A＝−1.05
B：日常生活活動に働きかけが必要で，意欲に欠ける　　　☐ B＝−0.67
C：働きかけても活動せず，まったく無気力である　　　☐ C＝1.72

3　不安・焦燥
A：不安感やいらいら感はない　　　☐ A＝−2.04
B：不安感やいらいら感が認められる　　　☐ B＝−0.44
C：いらいら感をコントロールできず，落ち着きない動作・行動がしばしばみられる　　　☐ C＝2.47

4　脱抑制行動（易怒性，性的逸脱行動）
A：感情や異常な行動を抑制できる　　　☐ A＝−5.53
B：悪態や乱暴な言葉，または軽い性的な言動がみられる（エロチックな発言や体にさわるなど）　　　☐ B＝−0.78
C：異常で明らかな怒りや逸脱行為がみられる（物を投げる，つねる，たたく，引っかく，蹴る，かみつく，つばを吐く，叫ぶ，服を勝手に脱ぐなどの行動）　　　☐ C＝6.31

5　睡眠障害
A：よく眠れる　　　☐ A＝−1.72
B：よく眠れない（入眠障害，熟眠障害ないしは早朝覚醒）　　　☐ B＝−0.98
C：夜間の不穏（せん妄を含む）がある　　　☐ C＝2.70
※付加情報：Bを選択した場合，以下のうち認められるものに○をつける。複数選択可
　入眠障害（　）　途中覚醒・熟眠障害（　）　早朝覚醒（　）

6　表情
A：表情は豊かで明るい　　　☐ A＝−0.80
B：表情が乏しく暗い　　　☐ B＝−0.45
C：不適切な感情表現（情動失禁など）がある　　　☐ C＝1.25

7　病態・治療に対する対応
A：自分の身体の状態を認識し，その治療に前向きである　　　☐ A＝−1.18
B：自分の身体の状態を認識しているが，治療への積極性がない　　　☐ B＝−0.29
C：自分の身体の状態を認識していない　　　☐ C＝1.47

8　対人関係
A：家族やスタッフとの交流は良好である　　　☐ A＝−1.30
B：家族やスタッフとのかかわりに消極的で，関心が薄い　　　☐ B＝−0.58
C：周囲との交流はほとんどなく，人との接触に拒否的である　　　☐ C＝1.89

Total
Constant　　＋14.00
Total score＝

（後藤文男 ほか：日本脳卒中学会・脳卒中感情障害（うつ・情動障害）スケール. 脳卒中 25, 206-214, 2003. より引用）

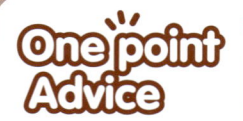

One point Advice

表9　感情の種類

情動性感情	行動の変化（骨格筋活動）と自律神経活動（内臓活動）に伴う心理過程の変化が自覚されたもの
感覚性感情	感覚に伴う主観的経験のこと。起源が内臓ではなく，感覚器にある

（長﨑重信 監，鈴木孝治 編著：作業療法学ゴールド・マスター・テキスト5　高次脳機能障害作業療法学，p.96, メジカルビュー社，2012. より引用）

5 意識

> **Point!**
> ■意識 ☞ 構成要素（覚醒と意識内容）
> GCSとJCS
> 軽症意識障害の特徴とその評価法（12項目評価法）

意識

図10 意識の構成要素

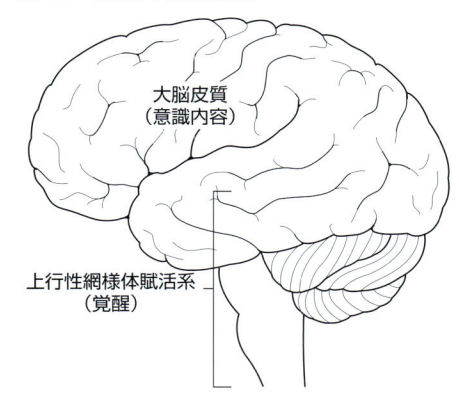

図11 意識を調節する機構

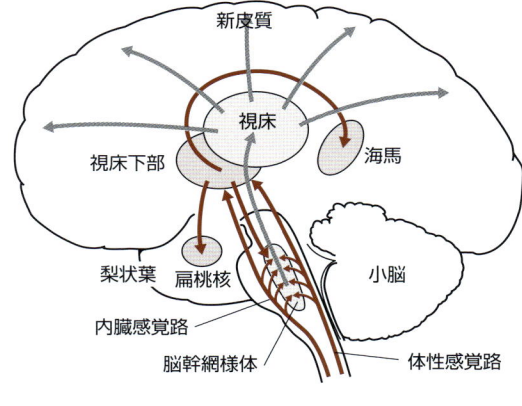

（長﨑重信 監，鈴木孝治 編著：作業療法学ゴールド・マスター・テキスト5 高次脳機能障害作業療法学，p.61-62，メジカルビュー社，2012．より引用）

（土肥信之 ほか編，駒井則彦 著：意識障害．精神機能評価 増補版，p.141-152，医歯薬出版，1993．より引用改変）

表10 Glasgow Coma Scale（GCS）

大分類	小分類	スコア
A. 開眼（eye opening）	自発的に（spontaneous）	E4
	言葉により（to speech）	3
	痛み刺激により（to pain）	2
	開眼しない（nil）	1
B. 言葉による応答（verbal response）	見当識あり（orientated）	V5
	錯乱状態（confused conversation）	4
	不適当な言葉（inappropriate words）	3
	理解できない声（incomprehensible sounds）	2
	発声がみられない（nil）	1
C. 運動による最良の応答（best motor response）	命令に従う（obeys）	M6
	痛み刺激部位に手足をもってくる（localises）	5
	四肢を屈曲する（flexes）・逃避（withdraws）・異常屈曲（abnormal flextion）	4 3
	四肢伸展（extends）	2
	全く動かさない（nil）	1

（有賀 徹：意識障害．日本医師会雑誌 135，141-145，2006．より引用）

表11　Japan Coma Scale

覚醒の有無	目の状態	意識レベル（大分類）	刺激に対する反応	意識レベル（小分類）
覚醒している	👁👁 ↓(言葉) 👁👁	1桁	大体明瞭だが，今一つはっきりしない	1，またはⅠ-1
			時・人・場所がわからない（失見当識）	2，またはⅠ-2
			名前，生年月日が言えない	3，またはⅠ-3
刺激を加えると覚醒する（刺激をやめると眠り込む）	〜〜 (言葉)↓(痛み) 👁👁	2桁	普通の呼びかけで容易に開眼する ※合目的な運動（例：「右手を握れ，離せ」）をするし言葉も出るが，間違いが多い	10，またはⅡ-1
			大きな声，または体を揺さぶることにより開眼する ※簡単な命令に応じる（例：離握手）	20，またはⅡ-2
			痛み刺激を加えながら呼びかけを繰り返すと，かろうじて開眼する	30，またはⅡ-3
刺激を加えても覚醒しない	〜〜 ↓(痛み) 〜〜	3桁	痛み刺激に対して払いのける動作をする	100，またはⅢ-1
			痛み刺激に対して，少し手・足を動かしたり，顔をしかめたりする	200，またはⅢ-2
			痛み刺激に全く反応しない	300，またはⅢ-3

（太田富雄 ほか：意識障害の新しい分類法試案〜数量的表現（Ⅲ群3段階方式）の可能性について．脳神経外科 2, 623-627, 1974. より引用）

表12　軽症意識障害の症状とその評価方法

症　状	評価方法
注意の持続困難に起因する誤り	連続7減算（100－7＝93，93－7＝86，…）
会話における単語の言い間違い	午前を午後と言うような単語の取り違い（語性錯語）が多いため，これを確認する。字性錯語が出現することもある（補足参照） （失語症がないにもかかわらずたまに錯語が出現する場合は，注意の障害を考慮）
思考のまとまりの悪さ	会話の内容が首尾一貫しない，話が脱線するなどがみられるため，これを確認する（例：対象者に「今日，朝起きてからこれまでの出来事について話してください」と指示し，自発的な会話の内容から首尾一貫性のなさを確認する）
感情面の異常	感情の細やかな動きや表出の乏しさが存在するか否かを確認する

（原田憲一：症状精神病の症候学への一寄与「軽い意識混濁」について．精神経誌 69, 309-322, 1967. より引用改変）

補足

字性錯語
- 字性錯語とは，単語中の1音を間違えてしまう錯語。例えば，「たばこ」と言うべきところを「たびこ」と言ってしまう。

表13 軽症意識障害の12項目評価法

```
                                                                          第   回評価
                                                              平成    年   月   日実施
ID No.  －   －   M・T・S・H   年   月   日生（   歳）      （第   病日）
氏名              M・F   教育歴：              職業歴：
診断名
```

①呼名・挨拶への反応	おはよう○○さん，具合はいかが？	3)全く反応なし	2)多少の反応あり	1)かなりの反応あり	0)ほぼ正常
②見当識(場所)	ここがどこかわかりますか？	3)全く反応なし	2)自宅と病院の区別ができる	1)病院名がわかる	0)ほぼ正常
③見当識(季節)	今の季節はなんですか？	3)季節がわからない	－	－	0)季節がわかる
④見当識(人)	(身近な人をさして)この人は誰ですか？	3)全く反応なし	2)周囲の者がわかる(1人でも正解ならよし)	1)医療関係者がわかる	0)ほぼ正常
⑤意欲	家や仕事のことが気になりますか？	3)反応なし	2)うなずく(内容を伴わない)	1)なんらかの意欲がみられる	0)ほぼ正常
⑥知識	「いとこ」を説明してください	3)答えられない	2)説明するがまるでダメ	1)了解可能な範囲の解答	0)正解
⑦計算力	100から順々に7を引き算してください	3)100－7 10秒待っても答なし	2)100－7 答を言うが間違う	1)100－7が正しく答えられる	0)93－7が正しく答えられる
⑧声の調子		3)聞き取れず	2)とぎれとぎれ	1)不活発	0)ほぼ正常
⑨診察中の態度		3)協力得られず(3/3ダメ)	2)困難(2/3ダメ)	1)やや困難(1/3ダメ)	0)ほぼ正常
⑩自発動作		3)なし	2)無目的動作あり	1)目的を伴った動作をするが正常ではない	0)ほぼ正常(身辺処理をする)
⑪自発発語		3)うめき声程度まで	2)痛いなど数語，無意味語	1)簡単な言葉	0)ほぼ正常
⑫注意	目の動きでみる	3)なし	2)呼びかけに目を向ける	1)追視できる	0)ほぼ正常

／36点

軽症意識障害の重症度
軽度の軽症意識障害　　1～11点
中等度の軽症意識障害　12～23点
重度の軽症意識障害　　24～36点

基本評価

(佐野圭司 ほか：軽症意識障害の評価方法に関する統計的研究－評価尺度の妥当性および簡便実用尺度の検討－. 神経研究の進歩 26, 800-814, 1982. より引用)

6 注意

> **Point!**
>
> ■注意 ☞ 覚醒水準と注意機能の分類（汎性注意と方向性注意）
> 汎性注意の4つの機能（持続性，選択性，転導性，分割性）
> ワーキングメモリとは（情報の保持と操作）

注意

図12 覚醒水準による注意機能の変化を示す概念図

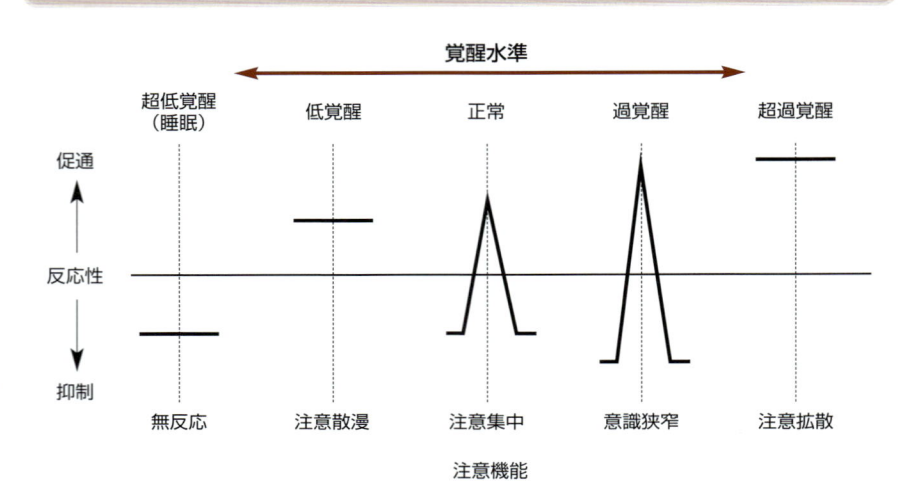

（山本健一：ライブラリ 脳の世紀：心のメカニズムを探る8 意識と脳．サイエンス社，97, 2000. より引用）

表14 注意機能の分類

特性 \ 報告者（年）	Luria （1973, 1975）	Geschwind （1982）	Lezak （1983）	御領 （1983）	Sohlberg （1987）
覚醒水準 （持続性）	範囲	sensitivity coherence	attention tracking	覚醒水準 ●強度 ●持続性 容量	sustained attention
選択性	安定性	selectivity	concentration	選択機能	selective attention
転導性	動揺性，易動性	distractibility, universality	―	―	alternating attention
配分しうる容量	随意的注意	sensitivity	tracking	容量（配分しうる 努力）	divided attention

（浜田博文：注意の障害．よくわかる失語症と高次脳機能障害〈鹿島晴雄，種村 純 編〉, 412-420, 永井書店, 2003. より引用改変）

図13 注意の分類

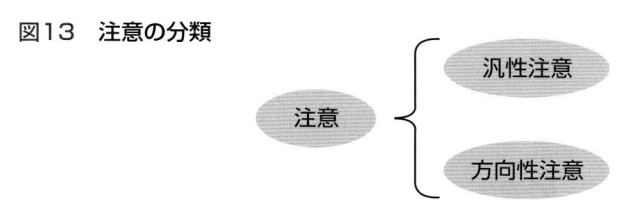

```
        ┌ 汎性注意
注意  ─┤
        └ 方向性注意
```

(長﨑重信 監, 鈴木孝治 編著:作業療法学ゴールド・マスター・テキスト5　高次脳機能障害作業療法学, p.64, メジカルビュー社, 2012. より引用)

図14　汎性注意の構造(鈴木, 試案)

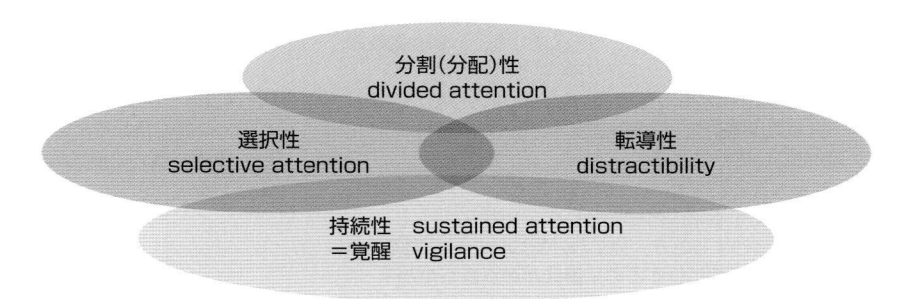

- 分割(分配)性　divided attention
- 選択性　selective attention
- 転導性　distractibility
- 持続性＝覚醒　sustained attention / vigilance

(長﨑重信 監, 鈴木孝治 編著:作業療法学ゴールド・マスター・テキスト5　高次脳機能障害作業療法学, p.64, メジカルビュー社, 2012. より引用)

基本評価

表15　注意評価スケール(Ponsford and Kinsella's Attentional Rating Scaleの日本語訳, 先崎らによる)

	注意の分類	まったく認められない 0	時として認められる 1	ときどき認められる 2	ほとんどいつも認められる 3	絶えず認められる 4
①眠そうで, 活力(エネルギー)に欠けてみえる	覚度					
②すぐに疲れる	持続性					
③動作がのろい	選択性(情報処理速度)					
④言葉での反応が遅い	選択性(情報処理速度)					
⑤頭脳的ないしは心理的な作業(計算など)が遅い	選択性(情報処理速度)					
⑥言われないと何事も続けられない	覚度					
⑦長時間(約15秒以上)宙をじっと見つめている	覚度					
⑧1つのことに注意を集中するのが困難である	選択性(転導性亢進)					
⑨すぐに注意散漫になる	選択性(転導性亢進)					
⑩1度に2つ以上のことに注意を向けることができない	選択性(分配性)					
⑪注意をうまく向けられないために間違いをおかす	選択性(分配性)					
⑫何かをする際に細かいことが抜けてしまう(誤る)	選択性(分配性)					
⑬落ち着きがない	持続性					
⑭1つのことに長く(5分以上)集中して取り組めない	持続性					
合計 (　　/56)						

(先崎　章 ほか:臨床的注意評価スケールの信頼性と妥当性の検討. 総合リハ 25, 567-573, 1997. より引用)

表16 Assessment of Awareness of Disability

質　問	採　点
1　いま行った作業の進め具合は，卒中の前にあなたが家で行っていたのと比べてどのようなものでしたか？ 2　作業中に何か難しいことがあったか（難しいステップがあったか）説明してもらえますか？ 3　以前に家でしていたのとは違う別の方法を使う必要があったか説明してもらえますか？ 4　この作業のなかで右手と左手をどのように使ったか説明してもらえますか？　何か困難がありましたか？ 5　作業中の身体移動をどのようにやり通したか，つまり，立ったり，歩いたり，車いすを操ったりをどんなふうにやり通したか説明してもらえますか？　何か困難がありましたか？ （もし採用したAMPS課題のなかに身体移動が含まれていない場合は，作業療法室へどうやってやってきたかについてたずねる） 6　するべきことを思い出したり，あるいは作業の段取りを正しくするのに困難がありましたか？ 7　その作業をするとき，見たり，見つけたり，物のありかを探し当てたりするのに困難がありましたか？	4p＝患者は自分の能力障害disabilityについて，完全に現実的な考えをもっている 　　（AMPS課題における自分の困難を正確に説明できる） 3p＝患者は自分の能力障害disabilityについて，おおまかには現実的な考えをもっているが，自分の困難を細かく説明することができない 2p＝患者は自分の能力障害disabilityについて，どこか非現実的な考えをもっている 　　（自分の能力を過大に評価するか，自分の能力障害を低く評価している） 1p＝患者は自分の能力障害disabilityについて，非常に非現実的な考えをもっている 　　（自分の能力を極めて過大に評価するか，自分の能力障害を極めて低く評価している） 0p＝患者は自分の能力障害disabilityを完全に否定している

(鎌倉矩子：半側無視の評価－アウェアネスの評価. 高次脳機能障害の作業療法〈鎌倉矩子，本田留美〉, 175-177, 三輪書店, 2010. より引用)

図15　ワーキングメモリとは

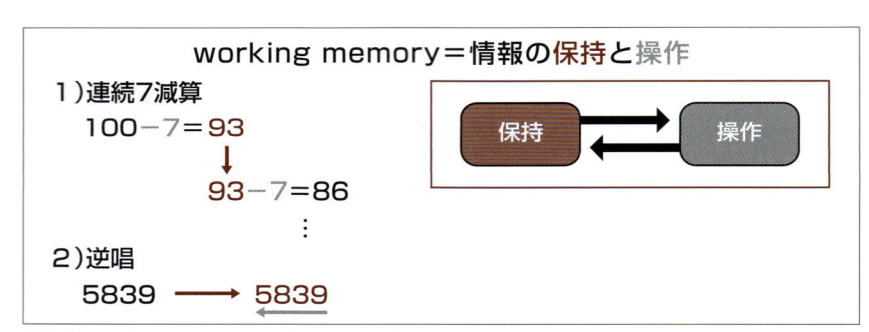

working memory＝情報の**保持**と操作

1）連続7減算
　　100−7＝93
　　　　　↓
　　　93−7＝86
　　　　　⋮

2）逆唱
　　5839　→　5839

「保持」に関係するものは茶色，「操作」に関係するものは灰色で示している

(長﨑重信 監, 鈴木孝治 編著：作業療法学ゴールド・マスター・テキスト5　高次脳機能障害作業療法学, p.143, メジカルビュー社, 2012. より引用)

図16　ワーキングメモリの構成

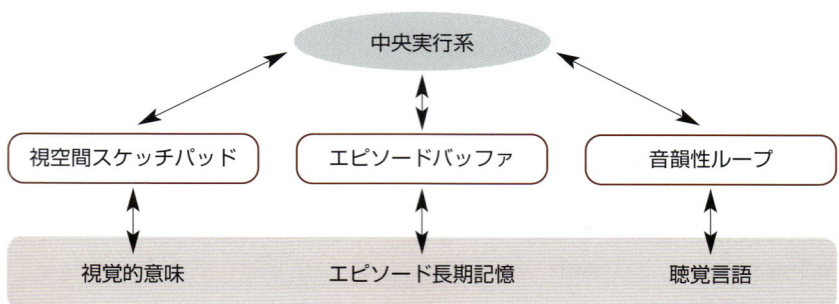

中央実行系
　視空間スケッチパッド　　エピソードバッファ　　音韻性ループ
　視覚的意味　　　エピソード長期記憶　　聴覚言語

(Baddeley, A：The episodic buffer: a new component of working memory? Trends in Cognitive Sciences 4, 417-423, 2000. より引用)

補足
- かなひろい検査で評価できる。

7 認知症の評価

Point!

■基本的評価法 ☞ 知的機能検査(質問式)
　　　　　　　　　MMSE, HDS-R
　　　　　　　　　行動観察尺度(観察式)
　　　　　　　　　CDR, NMスケール

知的機能検査(質問式)

①MMSE(Mini Mental State Examination)

- MMSEは元来，入院患者用の認知障害測定を目的に開発されたスクリーニングテスト。
- 23点以下を認知機能に問題ありと判定する。

表17　Mini-Mental State Examination(MMSE)

	質問内容	回答
1 (5点)	今年は何年ですか 今の季節は何ですか 今は何時頃ですか 今日は何月何日ですか	年 曜日 月 日
2 (5点)	ここはなに県ですか ここはなに市ですか ここは市のどの辺ですか（例：関東地方） ここはなに病院ですか ここは何階ですか	県 市 階
3 (3点)	物品名3個（相互に無関係） 検者は物の名前を1秒間に1個ずつ言う，3つ言った後，何であったかを尋ねる 正答は1個につき1点与える，3個すべて言うまで繰り返す（6回まで） 何回繰り返したかを記せ　　　　回	
4 (5点)	100から順に7を引く（5回まで）	
5 (3点)	3で提示した3つの言葉を尋ねる	
6 (2点)	（時計を見せながら）これは何ですか （鉛筆を見せながら）これは何ですか	
7 (1点)	次の文章を繰り返す 「ちりもつもればやまとなる」	
8 (3点)	（3段階の命令） 「大きい方の紙を取り半分に折って，床に置く」	
9 (1点)	（次の文章を読んで，その指示に従ってください） 「眼を閉じる」	
10 (1点)	（なにか文を書いてください）	
11 (1点)	（次の図形を書いてください）	
		/30

(森　悦郎, 三谷洋子, 山鳥　重：神経疾患患者における日本語版Mini-Mental Stateテストの有用性. 神経心理学, 1：82-90, 1985. より引用；原著：Folstein MF et al.: "Mini-Mental State". A pratical method for grading the cognitive state of patients for the clinician. J Psychiat Res,12：189-198, 1975.)

②HDS-R（Hasegawa dementia rating scale-revised）

表18　改訂長谷川式簡易知能評価スケール（HDS-R）

1	お年はいくつですか？（2年までの誤差は正解）		0 1
2	今年は何年の何月何日ですか？　何曜日ですか？ （年月日，曜日が正解でそれぞれ1点ずつ）	年 月 日 曜日	0 1 0 1 0 1 0 1
3	私たちが今いるところはどこですか？ （自発的にでれば2点，5秒おいて家ですか？　病院ですか？　施設ですか？　のなかから正しい選択をすれば1点）		0 1 2
4	これから言う3つの言葉を言ってみてください。あとでまた聞きますのでよく覚えておいてください。 （以下の系列いずれか1つで，採用した系列に○印をつけておく） 1：a）桜　b）猫　c）電車　2：a）梅　b）犬　c）自動車		0 1 0 1 0 1
5	100から7を順番に引いてください（100−7は？　それからまた7を引くと？と質問する．最初の答えが不正解の場合は，打ち切る）	（93） （86）	0 1 0 1
6	私がこれから言う数字を逆から言ってください（6−8−2，3−5−2−9を逆に言ってもらう，3桁逆唱に失敗したら打ち切る）	2−8−6 9−2−5−3	0 1 0 1
7	先程覚えてもらった言葉をもう一度言ってみてください （自発的に回答があれば各2点，もし回答がない場合，以下のヒントを与え正解であれば1点） a）植物　b）動物　c）乗り物		a：0 1 2 b：0 1 2 c：0 1 2
8	これから5つの品物を見せます。それを隠しますのでなにがあったかを言ってください。 （時計，鍵，タバコ，ペン，硬貨，など必ず相互に無関係なもの）		0 1 2 3 4 5
9	知っている野菜の名前をできるだけ多く言ってください（答えた野菜の名前を右欄に記入する。途中でつまり，約10秒間待ってもでない場合にはそこで打ち切る） 0〜5＝0点　6＝1点　7＝2点　8＝3点　9＝4点　10＝5点		0 1 2 3 4 5
		合計得点	

※30点満点で，20点以下を認知症とし，参考までに重症度別の平均得点が示されている。
- 認知症疑いもしくは非認知症　　24.27 ±3.91
- 軽度　　　　　　　　　　　　19.10 ±5.04
- 中等度　　　　　　　　　　　15.43 ±3.68
- やや高度　　　　　　　　　　10.73 ±5.40
- 非常に高度　　　　　　　　　 4.04 ±2.62

（大塚俊男，本間　昭 監：高齢者のための知的機能検査の手引き，p.9-13，ワールドプランニング，1991．より引用）

行動観察尺度（観察式）

①CDR(Clinical Dementia Rating)

- 「器質性精神障害」の項の**表6**（p.200）参照。

②N式老年者用精神状態尺度（NMスケール）

表19　N式老年者用精神状態尺度（NMスケール）

項目＼評点	0点	1点	3点	5点	7点	9点	10点	評価
家事 身辺整理	不能	ほとんど不能	買い物不能, ごく簡単な家事, 整理も不完全	簡単な買い物も不確か, ごく簡単な家事, 整理のみ可能	簡単な買い物は可能, 留守番, 複雑な家事, 整理は困難	やや不確実だが, 買い物, 留守番, 家事などを一応まかせられる	正常	
関心・意欲 交流	無関心, 全くなにもしない	周囲に多少関心あり ぼんやりと無為に過ごすことが多い	自らほとんど何もしないが, 指示されれば簡単なことはしようとする	習慣的なことはある程度自らする, 気が向けば人に話しかける	運動・家事・仕事・趣味などを気が向けばする。必要なことは話しかける	やや積極性の低下がみられるが, ほぼ正常	正常	
会話	呼びかけに無反応	呼びかけに一応反応するが, 自ら話すことはない	ごく簡単な会話のみ可能, つじつまの合わないことが多い	簡単な会話は可能であるが, つじつまの合わないことがある	話し方は, なめらかではないが, 簡単な会話は通じる	日常会話はほぼ正常 複雑な会話がやや困難	正常	
記銘・記憶	不能	新しいことは全く覚えられない 古い記憶がまれにある	最近の記憶はほとんどないが, 古い記憶は多少残存, 生年月日不確か	最近の出来事の記憶困難, 古い記憶の部分的脱落 生年月日正答	最近の出来事をよく忘れる 古い記憶はほぼ正常	最近の出来事をときどき忘れる	正常	
見当識	全くなし	ほとんどなし 人物の弁別困難	失見当識著明, 家族と他人との区別は一応できるが, 誰かはわからない	失見当識かなりあり（日時・年齢・場所などは不確か, 道に迷う）	ときどき場所を間違えることがある	ときどき日時を間違えることがある	正常	

NMスケール評価点

●重症度評価点

正常	50〜48点（30〜28点）
境界	47〜43点（27〜25点）
軽度認知症	42〜31点（24〜19点）
中等度認知症	30〜17点（18〜10点）
重度認知症	16〜0点（9〜0点）

※カッコ内の数字は, 寝たきり老人の場合の評価点で,「会話」,「記銘・記憶」,「見当識」の3項目で評価する。

(小林敏子, 播口之朗, 西村　健, ほか：行動観察による痴呆患者の精神状態評価尺度（NMスケール）および日常生活動作能力評価尺度（N-ADL）の作成. 臨精医, 17：1653-1668, 1988. より引用)

基本評価

7 基本評価

精神機能の評価

1 情報収集

※精神障害に対する介入については，p.495〜525参照。

> **Point!**
>
> - ■ 情報収集の種類　☞　客観的事実と主観的事実に分けられる
> - ■ 情報収集の時期　☞　入院直後あるいは作業療法の指示箋依頼の後
> - ■ 他部門からの情報収集
>   ☞　主治医：治療経過，薬物処方の目的と内容，治療目標，治療経過と予後
>   　　看護師：日常生活の送り方，セルフケア能力，日中や夜間の状況，家族の面会の程度
>   　　精神保健福祉士：経済状況，家族の受け入れ状況，退院先，福祉制度の利用
>   　　臨床心理士：心理検査実施の有無，心理面接あるいは心理療法の結果と経過
> - ■ 情報収集の回数　☞　一度で実施できないときには数回に分ける。本人の負担度に配慮する
> - ■ 情報の精査　☞　他部門からの情報を含め，情報を整理する

情報収集の概要

- 作業療法士が直接得られない情報もあるため，必要な情報収集をしていく。
- 精神科における情報の種類には，**客観的事実**と**主観的事実**に分かれる。
- **客観的事実**は基礎属性や臨床情報(検査，診断を含む)，日常生活能力，環境的情報，職業情報である。
- **主観的事実**には，本人の主訴・ニーズ・語りであり，対象者の評価あるいは解釈を含むものである。
- **情報収集の時期**としては，対象者の入院直後から，あるいは作業療法指示の依頼後に行われ，一度で実施できないときには数回に分け，効率よく収集するとよい。
- 本人と関わるときには本人の負担に配慮すること。
- いつ，誰から情報収集をしたか明記する。
- 他部門からの情報収集で有益と思われる項目について**表1**に示した。

表1　他部門からの情報収集

医師（主治医）	看護師
①診断名と現在の病名 ②治療経過と予後予測 ③薬物処方の目的と内容，効き具合 ④合併症の有無 ⑤治療上の問題点 ⑥治療目標 ⑦作業療法に期待すること ⑧禁忌事項	①日常生活の送り方，生活リズム ②セルフケア能力 ③日課やレクリエーションへの参加度 ④自室あるいは他者との交流 ⑤服薬管理 ⑥退院の可能性 ⑦家族の面会の程度
精神保健福祉士	臨床心理士
①経済状況 ②障害者手帳の有無，入院医療費の支払い ③障害年金あるいは生活保護の受給の有無 ④家族の受け入れ状況，家族の面会の程度 ⑤就業経験 ⑥退院の意思あるいは意欲 ⑦現在の問題点 ⑧作業療法に期待すること	①心理検査実施の有無 ②心理検査等の内容と結果 ③心理面接あるいは心理療法の結果と経過 ④関わり方あるいは役割分担について

基本評価

2 観察

Point!

- ■観察事項　☞　**言語**：発する言葉
  非言語による内容：外見，印象，しぐさ，態度，行動様式
- ■対象者の特性　☞　**山根のウオッチングリスト参照**（表2）
  外観，第一印象，話し方，運動系，自律神経系の5つから観察する

- 精神科作業療法における観察は，評価手段のなかで最も重要である。
- 臨床場面では**非言語による**相手の服装や視線，息づかい，伝わる緊張感，作業・活動の取り組み状況，応答の仕方をきちんと把握すること。
- 観察の時期は入院直後から本人の日常生活時間全般，あるいは作業療法の時間のすべてにわたる。
- 観察場所：病棟空間，病室空間，作業療法室，談話室など。
- 観察から得られる情報はこれから行おうとする作業療法の評価あるいは治療に影響を与える。

表2 山根のウォッチングリスト

		外観	
対象者	年齢	実年齢に対し（幼く，若く，年相応に，老けて）見える，不詳，ほか	
	性	誇張，中性的，男性的，女性的，幼児的，ほか	
	体型	激やせ，細身，中肉中背，太りぎみ，肥満，筋肉質，形成不全，ほか	
	背丈	低い，やや低め，平均，高い，長身	
	皮膚	色が悪い（青白い，土色），あれている，色つやがよい，ほか	
	髪	短髪，長髪，清潔，不潔，奇抜，白髪，染色，多い，少ない，ほか	
付属物	服装	無難，奇異，奇抜，地味，派手，清潔，不潔，だらしない，季節にそぐわない，きちんとした着こなし，ほか	
	化粧	無，控えめ，普通，濃い，派手，奇異，奇抜，タトゥー，ほか	
	装身具	無，有（　　　　　），無難，派手，奇異，奇抜，ほか	
	持ち物	種類（バッグ，本，携帯電話，ステッキ，ほか），奇異，奇抜，派手，ほか	
	履物	種類（靴，スニーカー，下駄，ほか），奇異，奇抜，派手，清潔，不潔	

	第一印象（自分が感じた印象をそのまま）
	おとなしそう，優しそう，親しみやすい，近寄りがたい，こわそう，取っつきにくそう，威圧感，奇妙さ，ほか

		話し方
速さ		ゆっくり，普通，早口，次第に早くなる，次第に遅くなる，ほか
声	高低	低い，普通，高い，かん高い，ほか
	大小	小さい，普通，大きい，ほか
	抑揚	単調，沈みぎみ，興奮ぎみ，速度，ほか
語調		弱い，優しい，穏やか，きつい，強い，荒い，不安定，ほか
言葉づかい		丁寧，ぞんざい，明瞭，不明瞭，口ごもり，幼児っぽい，ほか
流暢さ，間		途絶，回りくどい，長い，途切れがち，流暢，止まらない，ほか
量		沈黙，寡黙，多弁（抑制可，不可），ほか

		運動系
顔	視線	適度に合う，合うとそらす，不安定，凝視する，ほか
	瞬き	ほとんどしない，頻回にする，チック様，ほか
	眉	動かない，しかめている，よく動く，ほか
	目	閉じている，伏し目，生気がない，うつろ，ほか
	口，唇	下唇を突き出す，とがり口，ゆがみ，唇をかむ，なめる，チック，ほか
	口元	こわばり，無変化
表情		無表情，硬い，冷たい，明るい，暗い，不安，苦悶，ほか
上肢	手と指	身体部位を触ったりいじる，手遊び，手悪さ，小刻みに何か叩く，握っている，ポケットに入れている，ほか
	腕	腕組み，後ろ手，肘つき，終始動かす，ほか
下肢		足を組む，小刻みに揺する，始終動かす，ほか
全身	姿勢	無動，常時動かす，胸を張る，うなだれる，はすかい，こわばり，ほか

		自律神経系
呼吸		ゆっくり，普通，早い，荒い，乱れ，浅い，深い，ほか
鼓動		ゆっくり，普通，早い，荒い，ほか
発汗		なし，少し汗ばんでいる，噴き出すような汗，ほか

	まとめて表現することを試みる	
外観		運動系
第一印象		自律神経系
話し方		全体のまとめ

（山根　寛：精神障害と作業療法，p.320-321，三輪書店，2011．より引用）

③面接

> **Point!**
>
> - ■面接の種類 ☞ ①導入説明の面接(インテーク面接),②情報収集面接,③評価面接,④関係づくりの面接,⑤治療面接
> - ■作業面接とは ☞ 作業による共有体験により本人に志向や感想を尋ねる
> - ■作業面接の利点 ☞ 作業能力の水準や知的水準,作業への関心の示し方,生活能力との関連の把握が容易になる
> - ■面接者に求められる基本態度
>   ☞ 4つの「精神療法的態度」:ラポール・信頼関係,聴き入ること,共感すること,非言語的コミュニケーションの理解
> - ■面接場面の位置関係 ☞ ①直角法,②横並び法,③対面法

面接の目的

- ①導入説明のための面接(インテーク面接),②情報収集面接,③評価面接,④関係づくりの面接,⑤治療面接がある。

作業療法特有の面接について

●作業面接

- 作業を用いることで言語を返さず緊張の高い人にも適応できる。
- 作業による共有体験を通して本人に指向や感想を尋ねることで本人の好みを把握することができる。
- 作業を通して作業能力の水準,作業への関心の示し方,生活能力との関連が浮かび上がってくる。

臨床での初回面接のコツ

- ①事前に面接事項をまとめておく,②本人にアポイントをとる,③目的・時間を伝える,④面接場面の設定に配慮する(表3),⑤治療関係の構築に努める。
- 初回面接の実施上の留意点については,落ち着いた空間があり,丁寧な自己紹介,本人の困っていることから尋ねる,質問は最小限にとどめ,セラピストは安心感を与える態度で接し,次回につながる挨拶の終わり方がよい方法といえる。

面接者に求められる基本態度

- 西園は精神科医療に従事するすべての人に求められる精神療法的なアプローチを「精神療法的態度」とよび，4つを挙げている。

> ①ラポール，信頼関係
> - 患者さんを助けようとする誠実であること。
>
> ②聴き入ること
> - 耳だけで聞くのではなく，顔の表情，息づかい，姿勢，そのときの変化を目で見ながら，心で共感しながら聴くこと。
>
> ③共感すること
> - 相手の気持ちになりながら観察すること。
>
> ④非言語的コミュニケーションの理解
> - 患者の示すいろいろな態度に対して，治療者側もくつろいだ態度を示し，相手を受け止める，微笑み返す，視線を合わせるなど，双方の非言語的コミュニケーションを行うこと。

面接場面の設定（表3）

表3　面接者と被面接者の位置関係

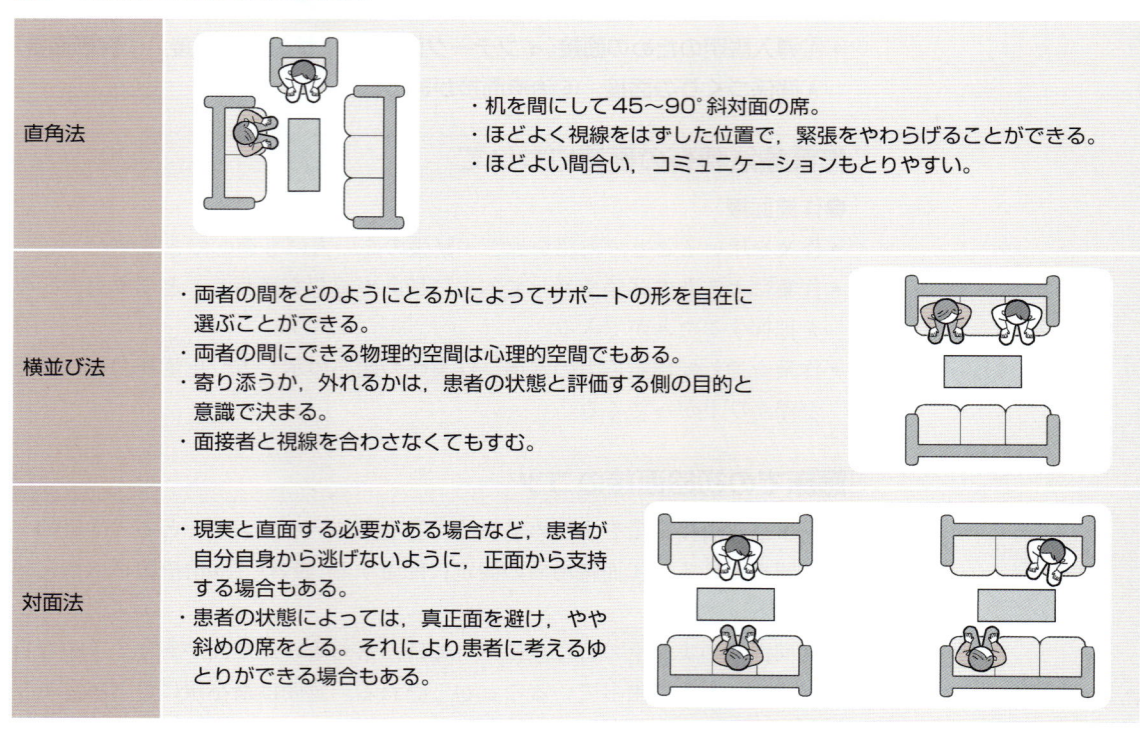

直角法		・机を間にして45～90°斜対面の席。 ・ほどよく視線をはずした位置で，緊張をやわらげることができる。 ・ほどよい間合い，コミュニケーションもとりやすい。
横並び法	・両者の間をどのようにとるかによってサポートの形を自在に選ぶことができる。 ・両者の間にできる物理的空間は心理的空間でもある。 ・寄り添うか，外れるかは，患者の状態と評価する側の目的と意識で決まる。 ・面接者と視線を合わさなくてもすむ。	
対面法	・現実と直面する必要がある場合など，患者が自分自身から逃げないように，正面から支持する場合もある。 ・患者の状態によっては，真正面を避け，やや斜めの席をとる。それにより患者に考えるゆとりができる場合もある。	

（朝田　隆 ほか：精神疾患の理解と精神科作業療法，p.57，中央法規出版，2012．より引用）

4 集団評価

Point!
- 集団内での観察事項 ☞ 7つの観察ポイント
- 集団の役割 ☞ ①自己の成長, ②情報交換, ③受け入れられたという感覚(愛他主義)
- 集団療法の効果 ☞ Foulkes S.H., Yalom I.

集団を構成する要素
①スタッフ・治療者, ②対象者, ③空間構造, ④時間構造.

集団内での観察事項(7つのポイント)
①グループ全体の雰囲気　④スタッフ, 治療者に向けられる感情
②患者間のやりとり　　　⑤治療者の内部に起きてくる感情
③黙っている患者　　　　⑥参加しない患者の様子

集団の何が治療的に働くのか
- 日常生活の一部, あるいは社会機能の一部として集団体験を積み重ねることが有効に働く.
- "いま, ここで"の体験のなかで多くの気づきや, 他者との関わりの中から模倣学習の機会を得られる.
- 他者の存在が自己のさまざまな気づきを促してくれる.
- 集団の役割には, 以下の3つにまとめることができる
  ①自己の成長, ②情報交換, ③受け入れられたという感覚が得られる.

集団療法の効果について
- Foulkes S.H.とYalom I.の2人を例にとり紹介する.

表4　Foulkes S.H.による

①他の患者にもわかってもらえた
②自分ひとりが悩んでいるのではない
③人の振りを見て自分の問題について学ぶ
④具体的な説明や示唆を受ける
⑤集団全体の無意識が活発になる

表5　Yalom I.による

①希望をもたらすこと　　⑦カタルシス
②普遍性　　　　　　　　⑧初期家族関係の修正的繰り返し
③情報の伝達　　　　　　⑨実存的因子
④愛他主義　　　　　　　⑩集団の凝集性
⑤社会適応技術の発達　　⑪対人学習
⑥模倣行動

基本評価

5 日常生活技能評価

Point!

- ■ 精神障害者社会生活評価尺度(LASMI)(表6)
  ☞ 5つの下位項目から構成。合計40項目から構成。評価期間は1カ月以上の観察期間を要する
- ■ 精神障害者ケアアセスメント表(表7)
  ☞ 7領域，合計24項目から構成。本人と話し合いにより実施する
- ■ 精神科リハビリテーション行動評価尺度(Rehab)
  ☞ 7項目の「逸脱行動」，16項目の「全般的行動」の合計23項目から構成。評価期間は1週間の観察を要する

- 対象者や評価場面，評価内容を確認し，期間を設定したうえで経過を追い評価をしていくことが望ましい。

精神障害者社会生活評価尺度(LASMI)(表6)

- 入院中からデイケアや作業所通所，就労しているといった多様な生活場面を想定し，統合失調症者の生活場面の直接観察から評価，社会生活能力の客観的に把握するための精神障害者社会生活評価尺度(LASMI)がある(表6)。
- 日常生活，対人関係，労働または課題の遂行，持続性・安定性，自己認識の5つの下位項目からなり，合計40項目から構成されている。
- 評価実施期間は，評価者が対象者と最低1カ月以上が経過していることが必要である。
- 評価者は作業療法士自身であるため，クライエント自身の自己評価とは相違がみられることもある。評価時にはこの点について留意する必要がある。

表6　LASMI

基本評価

1. D(Daily living)／日常生活　　　　　　　　　Good (0)　(1)　(2)　(3)　(4)
　　D-1.　　生活リズムの確立　　　　　　　□　1
　　D-2.　　身だしなみへの配慮－整容　　　□　2
　　D-3.　　身だしなみへの配慮－服装　　　□　3
　　D-4.　　居室の掃除や片付け　　　　　　□　4
　　D-5.　　バランスのよい食生活　　　　　□　5
　　D-6.　　交通機関　　　　　　　　　　　□　6
　　D-7.　　金融機関　　　　　　　　　　　□　7
　　D-8.　　買物　　　　　　　　　　　　　□　8
　　D-9.　　大切な物の管理　　　　　　　　□　9
　　D-10.　 金銭管理　　　　　　　　　　　□　10
　　D-11.　 服薬管理　　　　　　　　　　　□　11
　　D-12.　 自由時間の過ごし方　　　　　　□　12

2. I(Interpersonal relations)／対人関係　　　　Good (0)　(1)　(2)　(3)　(4)
　　I-1.　　発語の明瞭さ　　　　　　　　　□　1
　　I-2.　　自発性　　　　　　　　　　　　□　2
　　I-3.　　状況判断　　　　　　　　　　　□　3
　　I-4.　　理解力　　　　　　　　　　　　□　4
　　I-5.　　主張　　　　　　　　　　　　　□　5
　　I-6.　　断る　　　　　　　　　　　　　□　6
　　I-7.　　応答　　　　　　　　　　　　　□　7
　　I-8.　　協調性　　　　　　　　　　　　□　8
　　I-9.　　マナー　　　　　　　　　　　　□　9
　　I-10.　 自主的な付き合い　　　　　　　□　10
　　I-11.　 援助者との付き合い　　　　　　□　11
　　I-12.　 友人との付き合い　　　　　　　□　12
　　I-13.　 異性との付き合い　　　　　　　□　13

3. W(Work)／労働または課題の遂行　　　　　 Good (0)　(1)　(2)　(3)　(4)
　　W-1.　　役割の自覚　　　　　　　　　　□　1
　　W-2.　　課題への挑戦　　　　　　　　　□　2
　　W-3.　　課題達成の見通し　　　　　　　□　3
　　W-4.　　手順の理解　　　　　　　　　　□　4
　　W-5.　　手順の変更　　　　　　　　　　□　5
　　W-6.　　課題遂行の自主性　　　　　　　□　6
　　W-7.　　持続性・安定性　　　　　　　　□　7
　　W-8.　　ペースの変更　　　　　　　　　□　8
　　W-9.　　あいまいさに対する対処　　　　□　9
　　W-10.　 ストレス耐性　　　　　　　　　□　10

4. E(Endurance&Stability)／持続性・安定性　 Good　　　　　　　　　　　Poor
　　E-1.　　現在の社会適応度　　　　　　　□　1　　0－1－2－3－4－5
　　E-2.　　持続性・安定性の傾向　　　　　□　2　　0－1－2－3－4－5

5. R(self-Recognition)／自己認識　　　　　　　Good (0)　(1)　(2)　(3)　(4)
　　R-1.　　障害の理解　　　　　　　　　　□　1
　　R-2.　　過大(小)な自己評価　　　　　　□　2
　　R-3.　　現実離れ　　　　　　　　　　　□　3

(次ページへ続く)

(前ページからの続き)

LASMI・得点記入票

対象者氏名		評価実施日	年　　月　　日

〈サブスケールごとの平均点の算出〉

D／日常生活

　　得点の合計点　　　　不明の項目数　　　平均点
　　[　　　] ÷（12－[　　　]）=[　　　]　（小数点第2位以下四捨五入）

I／対人関係

　　得点の合計点　　　　不明の項目数　　　平均点
　　[　　　] ÷（13－[　　　]）=[　　　]　（小数点第2位以下四捨五入）

W／労働または課題の遂行

　　得点の合計点　　　　不明の項目数　　　平均点
　　[　　　] ÷（10－[　　　]）=[　　　]　（小数点第2位以下四捨五入）

E／持続性・安定性

　　得点の合計点　　　　不明の項目数　　　平均点
　　[　　　] ÷（ 2－[　　　]）=[　　　]　（小数点第2位以下四捨五入）

R／自己認識

　　得点の合計点　　　　不明の項目数　　　平均点
　　[　　　] ÷（ 3－[　　　]）=[　　　]　（小数点第2位以下四捨五入）

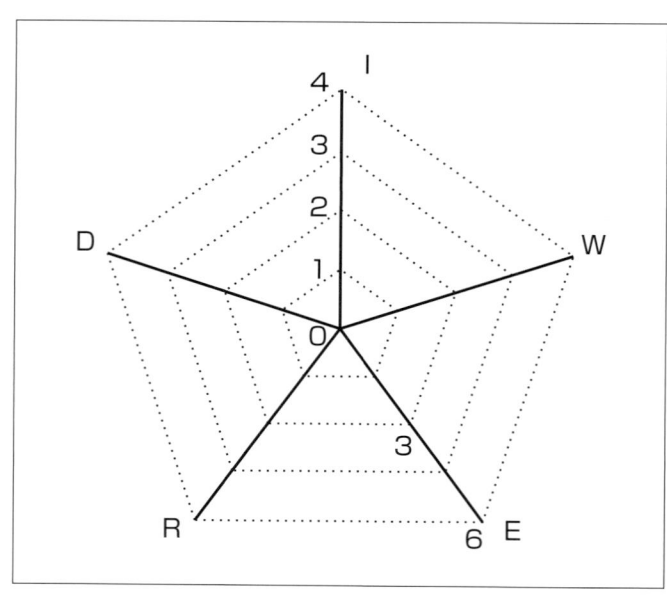

(岩崎晋也 ほか：精神障害者社会生活評価尺度の開発. 精神医学, 36(：1)：1139-1151, 1994. より引用)

精神障害者ケアアセスメント表(表7)

- 表7は日本作業療法士協会が作成した**精神障害者ケアアセスメント表**である。
- ①身のまわりについて，②生活の管理について，③自分の健康状態について，④家事について，⑤社会資源の利用について，⑥人付き合いについて，⑦社会参加の制約になることの**7領域**，**合計24項目**から構成されている。
- 記入には評価者と対象者が同席し話し合いをもちながら得点をつけていく。

表7　精神障害者ケアアセスメント表

第　　回アセスメント表　　　　／　　／

アセスメント希望者：本人　家族　その他（　　　　）　本人の同意：あり　なし

1. 現在の生活について

5. 大筋で問題ない	4. ときどき助言，確認があれば可能	3. 定期的な助言・確認が必要
2. 部分的な援助が必要	1. 全体的な援助が必要	

(1) 身のまわりのことについて

1. 食事はどうしていますか(食事)	5 4 3 2 1 0 N
2. 自分なりの規則正しい生活を送っていますか(生活リズム)	5 4 3 2 1 0 N
3. 整容・更衣・服装に気を配っていますか(身だしなみ)	5 4 3 2 1 0 N
4. 洗身・洗髪など清潔には気を配っていますか(入浴)	5 4 3 2 1 0 N
(メモ)	小計

(2) 生活の管理について

1. 生活費もしくは小遣いのやりくりに困ることはありませんか(金銭管理)	5 4 3 2 1 0 N
2. 財布や通帳，印鑑，保証証などの貴重品の管理はどうしていますか(物品管理)	5 4 3 2 1 0 N
3. 電気・ガス・たばこの火の始末や戸締まりなど確認をしていますか(安全管理)	5 4 3 2 1 0 N
(メモ)	小計

(3) 自分の健康状態について

1. よく眠れていますか(睡眠)	5 4 3 2 1 0 N
2. 薬は自分で飲んでいますか(服薬管理)	5 4 3 2 1 0 N
3. 決められた日に通院していますか(定期的外来通院)	5 4 3 2 1 0 N
4. 自分の調子がわかりますか(悪化時の徴候)	5 4 3 2 1 0 N
5. 困ったときにどうしていますか(ストレスへの対応)	5 4 3 2 1 0 N
(メモ)	小計

(4) 家事について

1. 自室の掃除や片付けはしていますか(掃除・整理整頓)	5 4 3 2 1 0 N
2. 洗濯は自分でしていますか(洗濯)	5 4 3 2 1 0 N
3. 買物は自分でしていますか(買物)	5 4 3 2 1 0 N
4. 調理は自分でできますか(調理)	5 4 3 2 1 0 N
(メモ)	小計

(5) 社会資源の利用について

1. バス，JR，タクシーを利用できますか(交通機関の利用)	5 4 3 2 1 0 N
2. 銀行，郵便局や役所を利用できますか(公共機関の利用)	5 4 3 2 1 0 N
3. 電話の応対や公衆電話の利用ができますか(電話の利用)	5 4 3 2 1 0 N
(メモ)	小計

基本評価

(次ページへ続く)

(前ページからの続き)

(6) 人付き合いについて
1. 気楽に話ができる人がいますか(話し相手)　　　　　　　　　　5 4 3 2 1 0 N
2. 自分の気持ちを相手に伝えることができますか(意思表示)　　　5 4 3 2 1 0 N
3. 簡単な挨拶など受け答えができますか(日常的な挨拶・対応)　　5 4 3 2 1 0 N
4. 人と一緒に過ごせますか(集団内行動)　　　　　　　　　　　　5 4 3 2 1 0 N
(メモ)　　　　　　　　　　　　　　　　　　　　　　　　　　　小計

(7) 社会参加の制約になること
1. 他者への配慮や約束事で特に気を付けることはありますか(社会的な約束事)　5 4 3 2 1 0 N
2. その他,周囲の人から繰り返し注意されたりすることがありますか(あれば具体的に)　小計

2. 働くことについて
1. あなたは今後何らかの形で働くこと,職業訓練・援助の利用を考えていますか(あれば具体的に)
   一般就労　パート・アルバイト　職場適応訓練　障害者職業センター　職業開発援助事業　職親
   共同作業所　福祉工場　授産施設　その他(　　　　　　　　　　　　　　　　　　　　　　　)
2. あなたが希望するものの中で,何か不安なことやわからないことはありますか?

ケアの必要度得点

1. 現在の生活について

	小計	÷(項目数－O・Nの数)＝得点
(1) 身のまわりのことについて		÷(4－　)＝
(2) 生活の管理について		÷(3－　)＝
(3) 自分の健康状態について		÷(5－　)＝
(4) 家事について		÷(4－　)＝
(5) 社会資源の利用について		÷(3－　)＝
(6) 人付き合いについて		÷(4－　)＝
(7) 社会参加の制約になること		÷(1－　)＝

〈具体的な内容〉

2. 働くことについて
就労援助が必要であれば具体的に

(日本作業療法士協会　精神障害者ケアアセスメント)

精神科リハビリテーション行動評価尺度(Rehab)

- 入院患者を対象に作成,地域で生活できる人をアセスメントするために作られた。評価期間は**1週間の観察**を要し,**7項目**の「**逸脱行動**」,**16項目**の「**全般的行動**」の**合計23項目**からなる。
- 「逸脱行動」は3段階の頻度で回答し,「全般的行動」は0(普通)〜9(最も障害が重い)の10段階で評価をする。合計得点により地域社会生活の実現が評価される。
- Rehabの評価項目は,**表18**(p.155)を参照。

6 興味チェックリスト

Point!

- ■ 興味チェックリストとは
  ☞ 本人の興味の領域が把握できる，行動様式がわかる，現在の状況あるいはできていることや不満の内容がわかる，作業活動の選択に役立つ
- ■ 興味チェックリストの種類
  ☞ NPI興味チェックリスト（表8〜10），Kielhofner G.らによる改訂版興味チェックリスト
- ■ 高齢者を対象 ☞ 日本高齢者版興味チェックリスト（表11）

- 作業療法士が臨床でよく使用している興味に関する評価表の1つに，興味チェックリストがあげられる。
- 本人の興味領域あるいはプログラム導入時の際の参考に使用されている。
- 80項目からなる興味チェックリストの開発は，NPIチェックリストとしてMatsutsuyuが作成し，5つの分類に要約され，興味の特徴として特定の種類の活動に興味があるかを知ることができる。

表8　NPI興味チェックリスト要約

分類		普通	強い	なし
手工的技術	12項目			
身体的スポーツ	12項目			
社会的レクリエーション	32項目			
日常生活活動	12項目			
教育・文化	12項目			
合計	80項目			

表9　NPI興味チェックリストの分類

手工的技術(12)	2, 8, 11, 28, 36, 43, 47, 56, 59, 62, 66, 76
身体的スポーツ(12)	12, 13, 20, 21, 31, 37, 41, 42, 44, 48, 50, 55
社会的レクリエーション(32)	1, 3, 5, 6, 7, 10, 14, 15, 16, 17, 18, 22, 24, 25, 27, 29, 30, 38, 39, 52, 54, 58, 60, 63, 65, 68, 71, 72, 73, 74, 79, 80
日常生活活動(12)	23, 32, 35, 40, 45, 46, 49, 57, 64, 69, 75, 77
教育・文化(12)	4, 9, 19, 26, 33, 34, 51, 53, 61, 67, 70, 78

表10　NPI興味チェックリスト

下記の活動について，興味が「強い」「普通」「ない」のいずれかにチェックを入れて下さい。

		強い	普通	ない			強い	普通	ない			強い	普通	ない
1	園芸				28	手工芸				55	卓球			
2	裁縫				29	パーティー				56	革細工			
3	トランプ				30	演劇				57	買い物			
4	外国語				31	ゲートボール				58	写真撮影			
5	自治会活動				32	アイロンかけ				59	絵画			
6	ラジオ				33	社会見学				60	テレビ			
7	将棋				34	クラシック音楽				61	コンサート			
8	自動車修理				35	雑巾かけ				62	陶芸			
9	文章を書く				36	プラモデル				63	キャンプ			
10	ダンス				37	野球				64	洗濯			
11	刺繍				38	麻雀				65	デート			
12	ゴルフ				39	カラオケ				66	モザイク工芸			
13	サッカー				40	家屋修繕				67	政治			
14	流行歌				41	体操				68	落書き			
15	パズル				42	バレーボール				69	飾りつけ			
16	休暇				43	木工				70	数学			
17	占い				44	ビリヤード				71	ボランティア			
18	映画				45	ドライブ				72	ピアノ			
19	講演会				46	掃除				73	ボーイスカウト			
20	水泳				47	彫金				74	遊び			
21	ボーリング				48	テニス				75	服装、おしゃれ			
22	訪問				49	料理				76	編み物			
23	修理				50	バスケットボール				77	ヘアースタイル			
24	囲碁				51	歴史				78	宗教			
25	バーベキュー				52	ギター				79	太鼓			
26	読書				53	科学				80	おしゃべり			
27	旅行				54	収集								

上記にはないが，他に興味があるものがあれば記入してください。

子ども時代から現在に至るまでの興味の変化について記入して下さい。

あなたの興味，趣味，娯楽について説明してください。

中学時代からこれまでの，あなたの自由時間の過ごし方を，おおざっぱに説明してください。

一番好きなこと，一番嫌いなことを書いてください。

(Matsutsuyu, 山田　孝：興味チェックリスト. 作業行動研究, 4：32-38, 1997. より引用)

表11　日本高齢者版興味チェックリスト

特定の活動への興味（高齢者版）

氏名_____　男・女　年齢_____　以前の職業_____

日付_____年_____月_____日

※やり方：以下に書かれている活動について，あなたがその活動に興味がある場合は空欄に○を付けてください。

活動名	興味あり 強い	興味あり 少し	興味なし
1. 園芸・野菜づくり			
2. 裁縫			
3. ラジオ			
4. 散歩			
5. 俳句・川柳			
6. 踊り			
7. 歌を聴く			
8. 歌を歌う			
9. ペットや家畜			
10. 講演会			
11. テレビ・映画			
12. 知人を訪問			
13. 読書			
14. 旅行			
15. 宴会			

活動名	興味あり 強い	興味あり 少し	興味なし
16. 相撲			
17. 掃除・洗濯			
18. 政治			
19. 婦人会・老人会			
20. 服装・髪型・化粧			
21. 山菜・キノコとり			
22. 異性との付き合い			
23. ドライブ			
24. ゲートボール			
25. 料理			
26. 収集			
27. 釣り			
28. 買物			
29. グランドゴルフ			

※上に書かれていること以外のことで興味があることを下の欄に記入してください。

1.	6.
2.	7.
3.	8.
4.	9.
5.	10.

（山田　孝　編：高齢期障害領域の作業療法，p.101，中央法規出版，2010．より引用）

基本評価

7 投影法

> **Point!**
> ■投影法による心理検査
> ☞ ロールシャッハ・テスト，TAT，SCT，P-Fスタディ，バウムテストなどがある（**表12**）

投影法*1による心理検査

表12　投影法による心理検査

名称	概要
ロールシャッハ・テスト	・ロールシャッハ(Rorschach,H.)によって創案された。 ・幼児から成人が対象で，インクのしみでできた10枚の図版を用いて"何に見えるか"尋ね，心の深層について調べる。 ・被験者の反応を符号化(あるいはスコアリング)し解釈する。
TAT (thematic apperception test(主題(絵画)統覚検査)の略称)	・マレー(Murray, H.A.)とモーガン(Morgan, C.D.)によって創案された。 ・人物や風景が描かれている図版を見せて物語を簡単に作ってもらい，欲求や性向などについて調べる。 ・子ども用はCAT(児童統覚検査，人物でなく動物を使用)，高齢者用はSAT。 ※CAT／SATはベラックにより作成。
SCT (Sentence Completion Test(文章完成法)の略称)	・佐野勝男，槙田仁らによって創案された(成人用，精研式)。 ・未完成文章を提示して自由に完成してもらい，パーソナリティや能力，環境，対人関係などについて調べる。 ・個人でも集団でも実施することができる。 ・小学用，中学用，成人用がある。
P-Fスタディ (Picture-Frustration study(絵画欲求不満テスト)の略称)	・ローゼンツァイ(Rosenzweig, S.)によって創案された。 ・日常的な24の欲求不満場面が漫画風の人物によって示され，その場面の人物に対する言語反応を通してパーソナリティの判定を行う。 ・児童用，青年用，成人用がある。
バウムテスト	・コッホ(Koch,K.)によって創案された。 ・幼児から成人が対象で，画用紙に鉛筆で「実のなる木」を描いてもらい，パーソナリティの判定を行う。 ・実施がとても簡単であり，鉛筆を持てる人であれば誰でも実施できる。
ソンディ・テスト (正確には実験衝動診断法という)	・ソンディ(Szondi, L.)によって創案された。 ・1組8枚の精神疾患患者の顔写真を6組見せて，それぞれ好き嫌いを選択してもらい，1～3日間隔をあけて10回程度繰り返し，日々変化する心の状態をとらえる(＝10回法ソンディ・テスト)。 ・現在の心の状態や，心の底に沈み表面化していないものについて調べる。
DAP (Draw a Personの略称)	・マッコーバー(Machover, K.)によって創案された。 ・人物画を描いてもらう。 ・グッドイナフ(Goodenough,F.L.)のDAM(Draw a Man：人物画テスト)が発展して作られている。DAMはもともと知能テストとして開発されたが，DAPはパーソナリティ全体を理解するための方法として用いられることが多い。
HTP (House-Tree-Person test(家-木-人物画テスト)の略称)	・バック(Buck,J.N.)によって創案された。 ・家屋／樹木／人物を描いてもらう。 ・多面的に心的世界や知的水準が投影されやすい。

名称	概要
風景構成法	・中井久夫によって創案された。 ・「川，山，田，道…」など検査者がアイテムを伝えて被験者が描く，というやり取りを繰り返す。 ・言語のやり取りが頻繁に用いられる。 ・芸術療法の1技法でもある。
なぐり描き法 （Scribble（スクリブル）法の別称）	・ナウンバーグ（Naumburg M.）によって創案された。 ・サインペンでなぐり描きをさせ，見えてきたものを説明してもらう。 ・芸術療法の1技法でもある。
自由画法	・被験者が自由に題材を選び，思うままに描いてもらう。 ・鉛筆，クレパスなど，表現するための用具の使用はさまざまでよい。 ・自由度が高い分防衛しやすいため，検査者と被験者との間にラポールがとても重要である。 ・芸術療法の1技法でもある。

用語アラカルト

＊1 投影法
- 非構造的もしくはあいまいな刺激を与えられた際に対象者が示す自由な反応からパーソナリティを査定する。心理アセスメントを行うときに用いる心理検査の1つ。
- 心理検査は投影法のほかにも質問紙法，作業検査法がある。投影法にはたくさんの種類がある（表12はその一部にすぎない）。

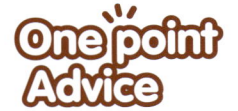

One point Advice
- 国家試験で過去に出題されていた検査を中心に紹介した。略称が多く出題されるが，丸暗記ではなく，内容もしっかりおさえて，自信をもって解答できるように準備しよう！
- 精神分析における防衛機制の1つに"投影"という用語がある。抑圧されている欲求などが外在化される防衛機制である。例を挙げると，「私は彼を憎む」という感情が本人にとって認めがたい場合に，「彼は私を憎む」というように主語と目的が入れ替わってしまう。この"投影"と投影法はいくぶん異なるものと考えてよい。投影法による対象者の反応のなかには，必ずしも抑圧されていない本人が受け入れ可能な欲求なども含まれている。

【参考文献】
1）松原達哉 編著：臨床心理学のすべてがわかる本，p.114-121，ナツメ社，2010．
2）氏原 寛 ほか：心理臨床大事典，p.381，515-563，培風館，1992．
3）澤田丞司：改訂版心理検査の実際，p.135，156-157，166，173，新興医学出版社，2004．

8 交流分析

Point!

- ■3つの自我状態モデル
  - ☞ 親(P：parent)，成人(A：Adult)，子ども(C：Children)
  - これらの自我状態に気付いて感情・思考・行動を自己コントロールできることが交流分析の目的の1つである
- ■TEG ☞ 東大式エゴグラム，交流分析理論(TA理論)に基づいて自我状態をグラフ化したもの

TAの主な概念：構造モデルと機能モデル（図1）

図1 自我状態の構造モデルと機能モデル

構造モデル / 機能モデル

- P 「親の自我状態」　　「批判的親」CP NP「養育的親」
- A 「成人の自我状態」　　　　　　A 「成人」
- C 「子どもの自我状態」　「自由な子ども」FC AC「順応した子ども」

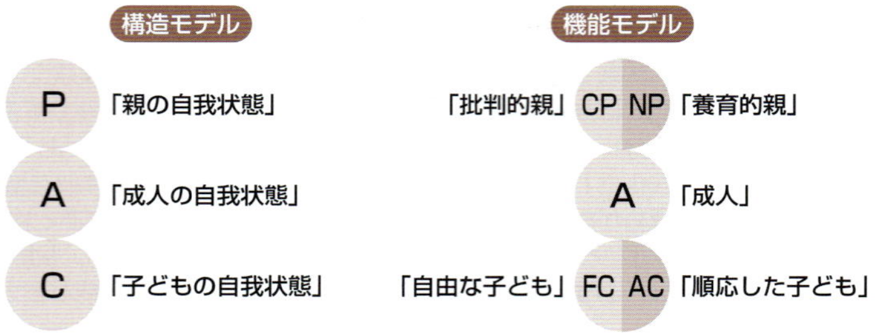

(東京大学医学部心療内科 編：新版TEG II 解説とエゴグラム・パターン, p.5, 金子書房, 2006. より引用)

- 「親」の自我状態：子どもの世話や後輩の面倒をみるなど自分の親の行動や考え方と同じような振る舞いをする。
  - ⇒①批判的親（critical parent：CP）：父親的，他者否定の構え，自分の価値を他者に押し付ける。
  - ⇒②養育的親（nurturing parent：NP）：母親的，他者肯定の構え，共感的で暖かみがある。
- 「成人」の自我状態：冷静，客観的，かつ論理的に最良の選択や問題解決を行う。
- 「子ども」の自我状態：遊びに熱中しているときなど自分が子どもであったときの感じ方や振る舞い方をする。
  - ⇒①自由な子ども（free child：FC）：自己肯定の構え，本能的，自己中心的，好奇心が高い。
  - ⇒②順応した子ども（adapted child：AC）：自己否定の構え，従順，他者に依存，周囲に合わせる。

用語アラカルト

*2 相補的交流
- かみ合っていてうまくいく。

*3 交叉的交流
- かみ合わずにすれちがう。

*4 裏面的交流
- 表面とは異なるメッセージを送っている。日本人に多い。

*5 ゲーム
- ゲームとは，表と裏を含む二重構造のコミュニケーションが習慣化し，最後に自分にも相手にも不快な感情が残り，破壊的に終わるものを指す。

● TAの流れ
- 治療者とグループメンバーに対してきちんと契約(contract)する。
- 自我構造の分析：3つの自我状態―P・A・Cを記号化する。
- 交流パターンの分析：他人とのやりとりを分析することで交流の仕方の改善を図る(相補的交流*2・交叉的交流*3・裏面的交流*4)。
- ゲーム*5分析：悪循環となっているコミュニケーションを断ち切るための自己訓練を行う。

● TEG
- エゴグラムは，TA理論における3つの自我状態「親(P：parent)，成人(A：adult)，子ども(C：children)」についてグラフ化し，自我状態のエネルギー配分を明らかにできる(図2)。
- このツールを使用するとさらに自己分析・自己変革がしやすい。

図2 エゴグラムの結果の例

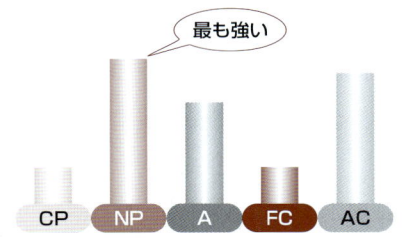

どの状態が優位かによって，性格のタイプ分けができる。

CP優位	ガンコおやじタイプ
NP優位	世話焼きタイプ
A優位	論理型タイプ
FC優位	自由奔放タイプ
AC優位	甘えっ子タイプ

（最も強い：NP）
CP　NP　A　FC　AC

エゴグラムの簡単な判定方法としては，最も強いタイプを見ればよい。詳細に見るのであれば，複数のタイプが同程度に強い場合や，全体的にバランスが取れている場合など，チャートの形によっていくつかのパターンがある。

(松原達哉 編著：臨床心理学のすべてがわかる本，p.116，ナツメ社，2010．より引用)

補足

①交流分析(transactional analysis：TA)
- バーン(Berne E.)によって創案された集団で行う心理療法の1つ(集団精神療法)。精神分析に比べて理論も技法も簡明なため，現場で活用しやすい。
- 自我状態：ここでいう自我状態とは，思考・感情・行動のパターンを包括したものをいう。

②TEG(東大式エゴグラム)
- 交流分析(TA)理論と，その弟子にあたるデュセイ(Dusay J.)が創案したエゴグラムがもとになっている。エゴグラムとは自我状態を量的に表現したものである。TEGは，臨床場面への応用を視野に入れ，科学的な手順を経て日本で作成された。現在，医療・教育・産業(特に職業適性検査など)幅広い分野で用いられている。
- TEGは，心理テスト(心理検査)のなかでも，質問紙法による人格検査の1つである。
- TEGが他の人格検査と異なるのは，正常か異常かを判定するものではなく，どんなパターンを示してもその人の個性であると考える点である。あくまでも自我状態に気づき自己分析するためのツールとして活用することが望ましい。

【参考文献】
1) 氏原 寛 ほか編：心理臨床大事典，p366-369，培風館，1992．
2) 東京大学医学部心療内科 編：新版TEG Ⅱ 解説とエゴグラム・パターン，金子書房，2006．

9 箱作り法

Point!

■箱作り法[*6] ☞ 精神科作業療法で用いられる評価方法の1つ。"箱を作る"という明確な課題が提示される。対象者の問題解決能力について評価する

用語アラカルト

*6 箱作り法
- 今から30年以上も前に試行的に開発された作業療法領域オリジナルの評価方法である(富岡試案, 1987)。大変使用しやすく, 臨床場面のみでなく, 作業療法学生を対象とした基礎教育場面にも多く利用されている。標準化に向けて継続的に研究がされている。

実施時の主な流れ

- ①目的の説明と実施への合意→②箱の制作(30分〜1時間程度)→③休憩／間合い→④質問紙の記入と感想。

物品の準備と対象者への指示(図3)

- **準備**：鉛筆, 消しゴム, 三角定規, 直線定規, ハサミ, のり, 画用紙, 工程ごとの箱の見本。
- **指示**：「ここにある材料と道具を使って, 縦・横・高さが5cmの箱を実際に作ってみてください」。

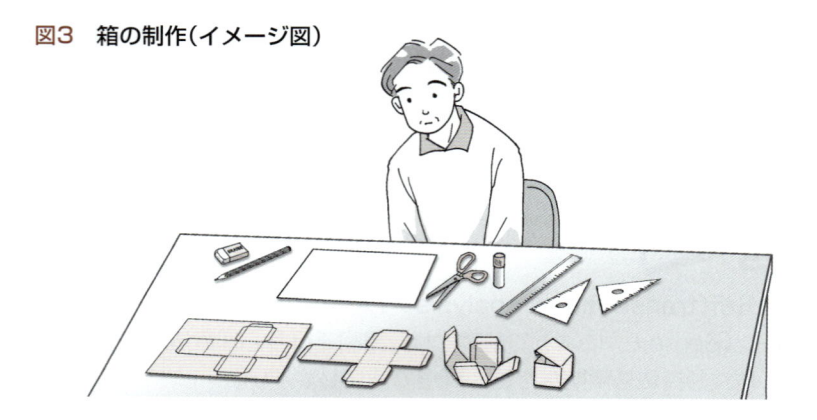

図3 箱の制作(イメージ図)

評価

- 工程ごとの所要時間の測定, 43項目の行動観察を5段階にて評定, 箱のできばえも採点基準に沿って点数化, などから対象者の作業遂行能力の質的な特徴を数値化する。
- 対象者に求められる能力は, 指示内容の理解, 二次元空間と三次元空間との相互変換能力, 構成能力, 各種道具の操作能力, などである。

結果

- 得られた結果は4つのレベルに分けられる(表13)。
- 結果をさらに, 作業における問題解決上の困難(表14)と照合することで対象者の問題解決の能力を把握することができる。

表13 結果の判定

レベルⅠ	言語的な指示だけで，展開図の作成，裁断，組み立てが可能
レベルⅡ	実物を見れば，上記の工程が可能
レベルⅢ	実物，展開図の見本を見れば，展開図の複製，裁断，組み立てが可能
レベルⅣ	展開図の見本を直接写しとり，裁断箇所の指示を受け，実物を見ながら組み立て可能

(石川 齊 ほか編：図解作業療法技術ガイド, p.138, 第2版, 文光堂, 2003. より引用改変)

表14 作業における問題解決上の困難(5段階)

低い↑困難の程度↓高い	処理能力はあるが，時間を要する場合
	一応の処理能力はあるが，問題が発生したこと自体に動揺－混乱する場合
	問題が発生したことに気づいているが，処理能力が低い場合
	問題が発生していること自体に気づかない場合
	作業内容の理解ができない場合

(石川 齊 ほか編：図解作業療法技術ガイド, p.138, 第2版, 文光堂, 2003. より引用改変)

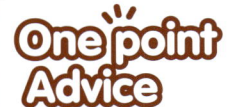

One point Advice

- 過去の問題で「箱作り法」の出題頻度は低いが，臨床場面に有用であるため，ぜひ覚えておこう！
- "箱を作る"だけでも，質問紙に記入するだけでもない。対象者と観察者(検者)が共有した場面での行動観察と質問紙の記入による主観的体験を照合できる点が箱作り法の利点である。

【参考文献】
1) 石川 齊 ほか編：図解作業療法技術ガイド, 第2版, p.138-139, 2004.
2) 冨岡詔子 ほか：作業面接としての「箱づくり法」のもつ特徴と標準化に向けた予備的研究(第1報)(会議録), 作業療法, 20(特1)：164, 2001.
3) 日本作業療法士協会 監：作業療法学全書3 作業療法評価学, 第3版, p.285-286, 協同医書出版社, 2010.

10 職業関連評価

Point!

- **今日の就労支援における評価の役割の変化**
  ☞ これまでは，一般就労か福祉就労かの判定 ⇒ 現在は，対象者が適切な就労支援サービスを受けられるよう，職業リハビリテーション計画策定に必要な情報収集
- **評価のポイント**
  ☞ 個人の特性や能力に関する評価と環境要因の評価を行う

就労支援の基本的な考え方

- CGK："就職させること"を就労支援の目標としていたかつての時代から，現在は当事者の意向や希望を尊重した職種の選択(choosing)，雇用の獲得(getting)，雇用の継続(keeping)のための支援へと移り変わっている。
- 専門家主導ではなく，当事者(対象者)主導または双方の協働の姿勢が重要。
- "就労"は"生活"の一部であるため，就労支援を行うにあたり生活支援も必要不可欠。
- 関係機関が一緒に手を携えて一人の対象者を支援する時代(ケアマネジメント)←1つの機関ですべての支援は困難。

主な支援のプロセス

- ①就労相談→②インテーク面接→③アセスメント→④プランニング→⑤就労準備→⑥職場開拓→⑦フォローアップ

就労支援のアセスメント(評価)

- 「個人の特性や能力に関する評価」と「環境要因の評価」がどちらも必要である。
- 個人の特性については就労に関する評価だけでなく一般的な評価項目も含まれる(表15)。
- 環境要因の評価項目は,職場環境だけでなく,退社後の地域や家庭環境が就労の継続に必要であるという考えに基づいている(表16)。

表15 個人の特性や能力に関する評価

		項目	内容
一般的評価	個人の特性	基本属性 家庭環境 生育歴 職歴	氏名,性別,障害の種類と程度など 住所,家族構成など 出産前後,乳幼児期,学齢期など 仕事内容,期間,退職理由など
	基本的能力	知能	WAIS-成人知能検査,コース立方体検査など
		学力	標準学力検査,基礎学力(読・書・計算)など
		生活能力	ADL／IADL,金銭管理,公共交通機関の利用,余暇活動,コミュニケーション,安全／健康管理など
		その他	体力,身体能力など
	心理的能力	質問紙法	Y-G性格検査,16PF性格検査,エゴグラムなど
		作業検査法	内田・クレペリン精神検査
就労に関する評価	意志・興味・適性	希望	本人の就労意思／意欲,家族の意向／事情
		興味・経験	VPI職業興味検査[7],障害者用就職レディネスチェックリスト(ERCD)[8],厚生労働省編職業適性検査[9],社会生活能力調査[10],精神障害者社会生活尺度(LASMI)[11],ワークサンプル法[12],職業見学・実習など

(松為信雄,菊池恵美子 編:職業リハビリテーション学 キャリア発達と社会参加に向けた就労支援,第2版,p.150,155-160,協同医書出版社,2006.を参考に作成)

用語アラカルト

*7 VPI(vocational preference inventory:職業興味検査)
- ホランド(Holland J.L.)が開発した。職業に対する興味をもとに,個人のパーソナリティの類型とそれと対応した職業分類コードが得られる。

*8 障害者就職レディネス・チェックリスト
- 「就職への意欲」「手の機能」「姿勢や持久力」など一般事業所に雇用される際に必要となる条件のうち9領域をチェックする。結果は,障害の種類別に作成されたシートを重ね合わせて得る。

*9 厚生労働省編職業適性検査
- アメリカ労働者が開発したGeneral Aptitude Test Bettery(GATB)の日本版である。15種類の下位検査より9の適性能を導き,さらに15の職業適性類型や40の職業群と照合することにより多くの情報を得ることができる。

*10 社会生活能力調査
- 基本的な生活習慣や対人的な意思交換のスキルを明らかにする。

*11 精神障害者社会生活評価尺度(LASMI)
- 「社会機能評価」(p.154)を参照。

*12 ワークサンプル法
- 実際の職務,あるいは職業群で使われているのと同じ,もしくは類似した課題,材料および道具を用いた作業活動の遂行を通じて,個人の職業適性,作業者の性格,および職業興味を評価する。作業見本法,職業見本法,職業標本法などと言われ,さらにタワー法,マイクロタワー法,モダプツ法,ワーカビリティテスト(障害者用職業能力テスト)などに分けられる。

表16 環境要因の評価(アセスメントにおいて必要な情報)

	項目	内容
職場の環境	物理環境	作業空間, 危険性など
	技術環境	必要な機器や道具, 知識と技能など
	組織環境	フォーマルな地位と役割の体系など
	心理社会環境	情緒的な人間関係など
	経済環境	賃金水準や支給の安定性など
	職場外環境	職場外のさまざまな役割遂行に許容される時間など
地域生活環境	住宅事情	障害特性に適合した構造, 専用住宅
	地域生活の状況	地域の店舗, 地理
	家族などの状況	適切な支援, 擁護できる状況
	余暇生活の状況	現場を離れた余暇の過ごし方
	福祉制度の利用	福祉や年金制度の知識, 活用の仕方
	支援体制の状況	援助機関の種類や内容, 人的資源の状況
	社会の態度と理解	地域民や雇用主への障害者への態度や理解
職業生活環境	各種施設の状況	協同作業所, 授産更生施設, 福祉工場の実情
	産業雇用の状況	職場選択圏内の事業所内容や就労可能な職種
	技術環境の変化	技術革新の動向や新しくできる職種
	勤務形態の変化	在宅就労やフレックスタイム制

(松為信雄, 菊池恵美子 編：職業リハビリテーション学　キャリア発達と社会参加に向けた就労支援, 第2版, p.150-151, 協同医書出版社, 2006. を参考に作成)

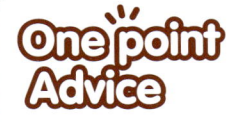

基本評価

One point Advice

- 過去の出題頻度は少ないが, さまざまな用語がでてくるので復習しておこう。GATBが選択肢に含まれていることが多い！
- 精神障害領域において, 統合失調症はもとより増加傾向にあるうつ病に対する就労支援(復職支援)も今後ますます求められる。そのなかで, "企業が必要とする情報に応える評価"を実施するという柔軟な姿勢が求められている。

【参考文献】
1) 松為信雄, 菊池恵美子 編：職業リハビリテーション学　キャリア発達と社会参加に向けた就労支援, 第2版, p.140-143, 協同医書出版社, 2006.
2) 日本作業療法士会 編：作業療法学全書3　作業療法評価学, 第3版, p.50-60, 2010.
3) 長﨑重信 監, 山口芳文 編：作業療法学ゴールド・マスター・テキスト6　精神障害作業療法学, p.115-116, メジカルビュー社, 2010.

11 社会機能評価

Point!

■LASMI
☞ Life Assessment Scale for The Mentally Ⅲ（LASMI）：精神障害者社会生活評価尺度

■Rehab
☞ Rehabilitation Evaluation Hall and Baker（REHAB, Rehabとも表記される）：精神科リハビリテーション行動評価尺度

※いずれも精神障害者の"生活障害"の状況を包括的にとらえる尺度

用語アラカルト

*13 LASMI
- 障害者労働医療研究会精神障害部会によって1993年に開発された。慢性の統合失調症者の"生活のしづらさ"を参考に作成されている。
- 「持続性・安定性」、「自己認識」といった統合失調症の重要な障害特徴にあたる項目をもつ（既存の評価尺度にはなかった）。
- LASMIの課題としては、評価者がじっくりと対象者の生活全般に関わっていないと評価が難しいため、評価可能な対象者が限定される可能性がある。

LASMI*13の概要

- 5つの評価領域、計40項目（表17）。
- 対象者の過去1カ月の典型的な行動について、観察者がチェックする（5段階評価）。
- ADLレベルの技能の獲得ではなく技能の使用状況の適切さを評価する。
  ⇒例）×着衣ができるかできないか　○清潔で季節感のある服装であるか
- 評価結果はレーダーチャートによる得点プロフィールで表され（図4）、現状や変化の様子をとらえやすい。

表17　LASMIの評価領域と主な内容

評価領域	主な内容
D（Daily living）／日常生活	生活リズムの確立など身辺処理について5項目、交通機関など社会資源の利用について3項目、金銭管理など自己管理について4項目、計12項目
I（Inter-personal relations）／対人関係	自発性など会話について7項目、協調性など集団活動について2項目、自主的な付き合いなど人付き合いについて4項目、計13項目
W（Work）／労働または課題の遂行	課題達成の見通し、手順の理解、ペースの変更、ストレス耐性など、計10項目
E（Endurance & stability）／持続性・安定性	持続性・安定性の傾向など、計2項目
R（self-Recognition）／自己認識	障害の理解、現実離れなど、計3項目

（障害者労働医療研究会精神障害部会：LASMI利用マニュアル、2003を参考に作成）

図4　LASMIレーダーチャート（例）

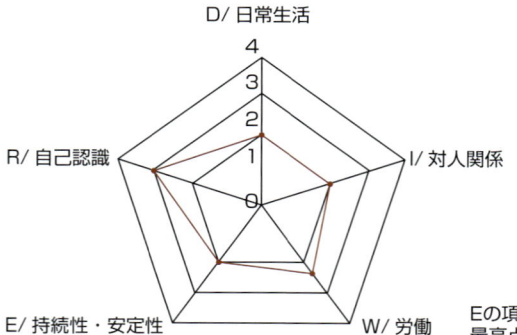

Eの項目だけ最高点は6点、その他の項目の最高点は4点

Rehab[*14]の概要

- 2つの評価領域，計23項目（**表18**）。
- 対象者の1週間以上にわたる行動について，観察者がチェックする。
- 2つの領域ごとに，「逸脱行動」は3段階評価，「全般的行動」は10段階評価を行う。
- 「全般的行動」の合計点では，40点以下が社会生活可能レベル，41〜64点が中等度困難レベル，65〜144点が著しく困難なレベルと判定される。

表18 Rehabの評価項目

領域		項目
逸脱行動		1 失禁　2 暴力　3 自傷　4 性的問題行動 5 無断離院　6 怒声・暴言　7 独語・空笑
全般的行動	社会的活動性	8 病棟内交流　9 病棟外交流　10 余暇 11 活動性　12 言葉の量　13 自発的言語
	ことばのわかりやすさ	14 言葉の意味　15 明瞭さ
	セルフケア	16 食事の仕方　17 身繕い　18 身支度 19 所持品の整頓　20 助言・援助
	社会生活の技能	21 金銭管理　22 施設・機関の利用 23 全般的評価

（岩﨑テル子, 小川恵子 ほか編：標準作業療法学 専門分野 作業療法評価学, p.435-436, 2005.を参考に作成）

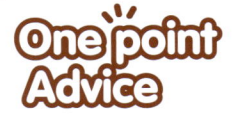

用語アラカルト

*14　Rehab
- ベイカー（Baker,R.）らによって1983年に開発された国際的な行動評価尺度である。1994年に日本語版が出版された。
- 「病院などの保護の高いところで暮らしている対象者のうち，より保護の少ないところへ退院可能な対象者を見つける」ことが当初の目的であった。簡便だが得られる情報が少ないため，地域の施設にて生活している対象者の評価を実施する場合に不適切な項目があるなどの課題がみられる。

One point Advice

- 過去の問題では用語がちらほら出ている！ 用語と内容をおさえておこう。
- 精神障害者の社会生活を評価する尺度はLASMIやRehabのほかにも，WHO／DAS，精神障害者ケアガイドライン・ケアアセスメント票，機能の全体的評定（GAF）尺度，その他にも多岐にわたる。各評価尺度の特徴を正しくとらえ，長所や短所を知り，適切な運用を心がけたい。

【参考文献】
1) 障害者労働医療研究会精神障害部会：LASMI利用マニュアル, 2003.
2) 長崎重信 監, 山口芳文 編：作業療法学ゴールド・マスター・テキスト6　精神障害作業療法学, p.117-118, メジカルビュー社, 2010.
3) 岩﨑テル子, 小川恵子 ほか編：標準作業療法学 専門分野 作業療法評価学, p.437-440, 2005.

8 基本評価 作業遂行の評価

Point!

※「作業遂行」の概略についてはp.55～56,「作業遂行障害」はp.440～441参照.

用語アラカルト

*1 AMPS
- assessment of motor and process skills

*2 School AMPS
- school version of the assessment of motor and process skills

*3 ACIS
- assessment of communication and interaction skills

*4 ESI
- evaluation of social interaction

*5 COPM
- Canadian occupational performance measure

*6 OPHI-2
- occupational performance history interview 2nd version

*7 WRI
- worker role interview

*8 AOF-CV
- assessment of occupational functioning-collaborative version

*9 OSA
- occupational self assessment

*10 OQ
- occupational questionnaire

*11 ACTRE
- national institutes of health activity record

■作業遂行の観察評価法
☞ 運動とプロセス技能の評価(AMPS*1), 学校版運動とプロセス技能の評価(School AMPS*2), コミュニケーションと交流技能評価(ACIS*3), 社会交流評価(ESI*4)

■作業遂行の面接評価法
☞ カナダ作業遂行測定(COPM*5), 作業遂行歴面接(OPHI-2*6), 勤労者役割面接(WRI*7), 作業機能状態評価法－協業版(AOF-CV*8)

■作業遂行の質問紙評価法
☞ 作業に関する自己評価(OSA*9), 作業質問紙(OQ*10), NHI活動記録(ACTRE*11)

作業遂行の評価

- 他職種と異なる作業療法士の視点は「作業」であり, 作業遂行評価は作業療法士が行うさまざまな評価のなかで専門性の視点から欠かすことにできない評価として位置付けられる.

- 作業療法士は対象者の作業上の肯定的変化を目標とするので, 作業遂行の評価は, 対象者理解だけでなく, 作業療法の成果指標として重要な役割を担う.

- 近年, 作業療法で開発された作業遂行の評価法(例：AMPS, School AMPS, ACIS, ESI, COPM, AOF-CV)は, 基本的に対象者中心の作業を基盤とした作業療法実践のために開発されているので, その施行方法も対象者と協働的に進められるよう工夫されている.

- 作業遂行の評価は, ある作業の遂行に焦点をあてたもの, ある領域に含まれる作業の遂行に焦点をあてたもの, 生活全般に焦点をあてたもの, などさまざまである.

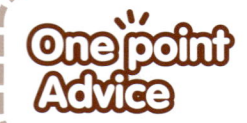

One point Advice

- ここでは, 日本語マニュアルが出版されている, あるいは講習会や学会から日本語マニュアルで手に入り, 日本でも使用されているものを中心に紹介した. 他にも作業遂行の評価に分類できる評価法は多数ある.

作業遂行の観察評価法

表1　作業遂行の観察評価法

	運動とプロセス技能の評価（AMPS）7版[1]	学校版運動とプロセス技能の評価（School AMPS）2版[2]	コミュニケーションと交流技能評価（ACIS）ver.4[3]	社会交流評価（ESI）[4]
対象者	2歳以上	3歳以上	成人	2歳以上
評価領域の範囲	ADL/IADL	学校活動	すべて	すべて
課題数	110課題以上	25課題	12課題（4状況と3場面によって構成）	31課題
課題の選択者	対象者：課題リストから2課題以上を選択	対象者：課題リストから2課題を選択	対象者：1課題以上を選択	対象者：課題リストから2課題以上を選択
評価項目と採点	ADL/IADL運動技能16項目およびADL/IADLプロセス技能20項目を有能性に基づき4点尺度で採点	学校運動技能16項目および学校プロセス技能20項目を有能性に基づき4点尺度で採点	20項目を有能性に基づき4点尺度で採点	27項目を有能性に基づき4点尺度で採点
能力測定値の算出	ADL/IADL運能およびプロセス技能能力測定値が間隔尺度で算出	学校運動およびプロセス技能能力測定値が間隔尺度で算出	能力測定値は算出できない	社会交流技能測定値が間隔尺度で算出
日本での講習会の有無	有	有	有	有
標準化	156,800人，25カ国以上で国際的に標準化（日本を含む）	1,592人（米国，ヨーロッパ，オーストラリア）	117人（スコットランド）	1,140人（米国，北欧，イギリス，オーストラリア，ニュージーランド，アジア）

作業遂行に関する面接評価法と質問紙評価法

表2　作業遂行に関する面接評価法

	カナダ作業遂行測定（COPM）[5]	作業遂行歴面接2版（OPHI-2）[6]	作業機能状態評価法－協業版（AOF-CV）[7]	勤労者役割面接（WRI）[8]
対象者	7歳以上	青年期以上の人（一般に12歳以下は好ましくない）。	青年期以上の人	仕事に就いていた人
評価領域の範囲	すべて	すべて	すべて	仕事
目的	対象者自身が考える自身の問題となる作業の重要度，遂行度，満足度を把握する。	対象者の過去と現在の作業的適応（活動・作業選択，重要な生活上の出来事，日常習慣，作業役割，作業環境）についての状況を収集する。	全般的作業参加（個人的原因帰属，価値，役割，習慣および技能の対象者がとらえる長所と短所）について把握する。 ＊質問紙で収集することも可	職場復帰あるいは勤労者役割の心理社会的な準備についての状況（意志，習慣，環境）を把握する。

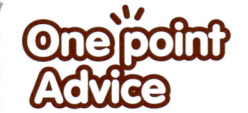

> **One point Advice**
> ・運動技能，プロセス技能，コミュニケーションと交流技能，社会交流技能のそれぞれの定義は，「作業遂行」の項（p.55〜56）を参照。

表3 作業遂行に関する質問紙評価法

	作業に関する自己評価(OSA)[9]	作業質問紙(OQ)[10]	NHI活動記録(ACTRE)[11]
対象者	年齢の明示なし。以下の条件を満たす人に有益とされる。 ・比較的高い機能レベルを持つ ・ある程度の洞察が可能 ・自省や計画を立てる認知技能を持つ ・自分を現実的に評価する能力を持つ ・基本的読みの能力を持つ ・作業療法目標を協働的に決定することを希望する	青年期以上の人	青年期以上で，痛みや疲労を生じる診断名がついている人
評価領域の範囲	領域限定なし	領域限定なし	領域限定なし
目的	・対象者自身がとらえる日常作業をするための作業有能性を把握する ・問題のある日常作業における対象者自身の価値や介入優先順位を把握する	・どのような活動に従事して時間を過ごしているのか，遂行した活動の意味，遂行した活動の遂行度，価値，興味の関係について把握する	・どのような活動に従事して時間を過ごしているのか，疲労と痛みの活動遂行との関係，活動と有能感・興味の関係について把握する

[文献]
1) Fisher A. : Assessment of Motor and Process Skills, Vol. 1, 7th ed, Three Star, Fort Collins, 2010.
2) Fisher A. et al : School AMPS : School Version of the Assessment of Motor and Process Skills, 2nd ed, Three Star, Fort Collins, 2007.
3) Forsyth K. et al : The Assessment of Communication and Interaction Skills, Ver. 4.0, Chicago : Department of Occupational Therapy, University of Illinois at Chicago, 1998.
4) Fisher A., Griswold L. : Evaluation of Social Interaction, Three Star, Fort Collins, 2009.
5) 吉川ひろみ 訳：COPM カナダ作業遂行測定, 第4版, 大学教育出版, 2007.
6) Kielhofner G. et al : Occupational Performance History Interview-II (OPHI-II), Ver.2.1, Chicago : Model of Human Occupation Clearinghouse, Department of Occupational Therapy, College of Applied Health Sciences, University of Illinois, 2004.
7) Watts J. et al : Assessment of Occupational Functioning-Collaborative Version. In Hemphill-Pearson BJ ed : Assessments in Occupational Therapy in Mental Health, Thorofare, NJ, Slach, 1999.
8) Braveman B. et al : Worker Role Interview(WRI), Version 10, Chicago : Model of Human Occupation Clearing house, Department of Occupational Therapy, College of Applied Health Sciences, University of Illinois, 2005.
9) Baron K. et al : The Occupational Self Assessment(OSA), Version2.2, Model of Human Occupation Clearinghouse, Department of Occupational Therapy, College of Applied Health Sciences, University of Illinois at Chicago, 2006.
10) Smith N. et al : The relationship between volition, activity pattern and life satisfaction in the elderly, American Journal of Occupational Therapy, 40, 278-283, 1986.
11) Gerber L., Furst G. : Scoring methods and application of the Activity Record(ACTRE) for patients with musculoskeletal disorders. Arthritis Care and Research, 5 : 151-156, 1992.

9 基本評価
基本動作の評価

Point!

※「基本動作」における基本介入手段については p.458〜461参照。

- ■ 起居・移乗・移動動作はADLの基本動作
  - ☞ 各ADL遂行場所までの移動
- ■ 評価項目
  - ☞ 寝返り，起き上がり，ベッドから車いすなどへの移乗，床からの立ち上がり，歩行，車いすなどでの移動など
- ■ 評価の視点
  - ☞ 動作の可否，実用性，効率性，安全性，介助量，要素的機能の評価（動作分析・運動学的分析）
  - ☞ 高齢者の転倒の要因の理解
  - ☞ 補装具・福祉用具などの環境因子の利用状況の把握

起居・移乗・移動動作の範囲と評価の視点

- 「起居・移乗・移動動作」は，日常生活活動（ADL）を遂行するうえで共通する部分的動作（基本動作）であることから，この動作の可否が日常生活の自立に大きな影響を与える。
- 「起居・移乗・移動動作」には，ベッドや布団の上での臥位姿勢から起き上がり，車いすなどへの乗り移り，セルフケアなどの特定の活動を行うための場所への移動，床や畳からの立ち上がりや四つ這いなどの移動も含まれる。
- ADL評価では標準化された評価法（後述）を用いてスコア化するが，介入を行う場合には個々の活動ごとの分析が必要である。この基本動作の評価には動作の可否のみならず，その方法（運動学的な動作分析（要素的分析）），実用性，効率性，安全性，介助量の推定，さらに，補装具・福祉用具などの利用による動作の遂行状況の評価が必要となる。
- 主な動作と評価の視点ならびに使用される福祉用具などを**表1〜3**にまとめる。

表1　起居・移乗・移動の評価(機能評価と補装具・福祉用具の利用・環境要因)

	動作	評価の視点(動作・心身機能の評価)	補装具・福祉用具の利用・環境要因の評価
起居	臥位姿勢(二次障害の予防:褥瘡,関節拘縮などの予防)	・皮膚の状態(除圧の状況) ・関節拘縮・痛み,筋委縮の程度	・適正な用具(クッション,エアーマットなど) ・ベッドの種類(ギャッチ機能の有無)
	寝返り・起き上がり	・動作能力の評価(可否・方法・安全性・介助量など) ・動作に影響する麻痺や関節拘縮・筋力低下の評価	・ベッド柵,ギャッチ機能
	床からの立ち上がり・座位保持		・床の材質やすべり止め
移乗	ベッド・車いす間の乗り移り	・動作能力の評価(可否・方法・安全性,介助量など) ・動作に影響する上下肢の機能の評価	・ベッドの種類・ベッド柵 ・リフターなどの利用 ・手すり・介助バーの設置,床の滑り止めなど
	車いすから他の場所への移乗(椅子,便座,風呂,車など)		
移動	歩行	・歩行動作の評価(歩容,効率,安全性など)	・歩行用補装具の種類 (T字杖など(表3を参照))
	車いす移動	・車いすの駆動(可否・方法・効率・介助量など)	・車いすの種類・適合
	四つ這い,ずり這いなど	・動作能力の評価(可否,方法,実用性など)	
	階段昇降	・動作能力の評価(可否,方法,安全性・介助量など)	・手すり,階段の段差,すべり止めの設置など

表2　移動(歩行)に伴う高齢者の転倒要因

身体機能・老化の問題	老化による下肢筋力の低下	下肢筋力の低下に伴い,歩行時の足関節背屈の不十分さ,脚が十分に上がらない,すり足歩行になるなど脚の振り出し時につまずきやすい。
	平衡感覚の機能低下(バランス保持の低下)	加齢に伴う**平衡機能の衰え**により,歩行動作中の片足立ちになったとき(立脚期)にバランスを崩しやすくなり,歩行動作が不安定となる。
	視力の低下(段差の認識機能の低下)	視力の低下とともに,段差や障害物に気付くのが遅れたり,**奥行知覚の低下**によりわずかな段差でも認知できず,つまずきやすい。
その他	薬の影響	睡眠薬,抗うつ剤,抗不安薬,降圧剤,抗精神病薬,筋弛緩薬などの服用による副作用として眠気,ふらつき,集中力・注意力の低下,失神,起立性低血圧,めまい,脱力,筋緊張低下,視力障害などを引き起すことがあり,転倒リスクとなる。
	環境要因	すべりやすかったり,引っかかりやすい床の材質や,段差がはっきりとわかりにくい床の色合い,歩く方向を変える際に支えが必要な場所への手すりの未整備,夜間の暗がりでの足元照明の未整備,不適切な履物や服装など転倒の可能性を高めてしまう要因となる。

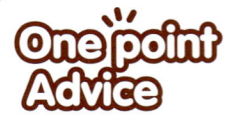

One point Advice
- この基本動作に関する問題では,脳卒中による片麻痺者や脊髄(頸髄)損傷,虚弱高齢者,関節リウマチなどの疾患別の評価と介入に関するものが多く,疾患特性に合わせて理解する必要性がある。
- ADLでは,本人の動作能力のみならず補装具や福祉用具などの理解を深めることが重要。

表3 歩行補助具の種類・名称・機能・適応

種類		名称	機能	適応
杖	手掌支持式	ステッキ型杖	握り部分に加工を施し,丸く弯曲している	体重支持がやや不十分であるが,軽度の歩行障害,高齢者などに使用されている
		T字杖	握りの部分を含めた杖全体の形状がT字型である	最も多用され,軽い歩行障害などに適応があり,屋内外をはじめ幅広い環境で使用可能である
		オフセット杖	体重が握りの部分から支柱へ垂直に伝わるように,支柱上部が弯曲している	体重を安定して支えられ,軽い歩行障害などに用いる
		3点支持杖	3点で体重を支えるため支持基底面が広く安定性が高い	立位バランスが不安定な症例や歩行練習の初期段階で使用する
		4点支持杖	4点で体重を支えるため3点支持杖に比べ支持基底面が広く,安定性が高い	3点支持杖に準ずるが,3点支持杖に比べ体重の支持性に優れている
		ウォーカーケイン	4点支持杖よりもさらに広い支持期底面をもち,安定性が優れている	歩行練習開始直後,立位バランスが不良。歩行が介助レベルなどの症例に適している
		折りたたみ式T字杖	T字杖の支柱に強力なゴムを通しており,折りたたむことが可能である	携帯用として旅行先などで使用することが多く,中高年女性の受け入れがよい
	前腕支持式	ロフトストランドクラッチ	杖の上部が握りの上まで伸び,前腕カフが付属している	上肢を固定する前腕カフが付き,中等度の歩行障害や上肢固定力の低下した症例などに適している
		カナディアンクラッチ	上部カフ,2本の側弓,握り,支柱からなる非腋窩支持型クラッチである	上腕三頭筋の筋力低下のある症例に適している
		プラットフォームクラッチ	杖の上端に前腕を受ける架台とその先端に握りがついている	肘関節,前腕部で体重を受け,手関節や手指の疼痛,変形や握力が低下している症例に適している
	腋窩支持式	松葉杖	松の葉型をした2本の側弓の上部に腋窩当て,途中に握りがある	下肢への荷重量を自由に選択できるために幅広い疾患に適している
		オルソクラッチ	1本の支柱と腋窩当て,握りからなり,松葉杖よりも軽量である	松葉杖よりバランスがとりやすく,肩内転筋群や握力が弱い症例に適している
		簡易松葉杖	松葉杖に似ているが,1本または2本の短い支柱がついている	マット上での松葉杖歩行練習やプッシュアップ運動,および両股関節離断患者の移動に用いる
歩行器・歩行車	歩行器	固定型四脚歩行器	左右と中央部のフレームの接合部が固定されている	歩行器全体や持ち上げ前方に下ろして移動し,高齢者の早期離床や一側下肢の部分免荷に用いる
		交互型四脚歩行器	左右のフレームが交互に動くように可動性をもたせている	歩行器の左右のフレームを交互に動かして移動する。両下肢筋力低下や一側下肢の部分免荷に適している
		四脚二輪歩行器	四脚のうち,前輪2つが車輪であり,後部の二脚がゴム脚である	体重をかけると後脚のゴムでストッパーがかかり,両下肢の支持性と立位バランスが低下した症例に適している
		四脚四輪歩行器	四脚すべてに車輪が付いたもの	軽度から中等度の歩行障害や立位バランスが不良な症例に適している
	歩行車	四輪歩行車	前輪が自在輪,後輪が固定輪であり,歩行車上端に馬蹄型パットが付いているものが多い	前腕部で支持する型は安定性に優れ,高齢者,全身の筋力や立位バランスの低下した症例に適している
		三輪歩行車	前輪に1つ,後輪に2つの車輪が付いている	小回りがきき,車輪が大きいので多少の凹凸,段差越えが可能である
		シルバーカー	座って休憩することができ,物を入れて運ぶ機能をもつ日本独自の四輪車	車輪が大きく,主に屋外での使用を目的としている。日常生活用具として,高齢女性が使用する頻度が高い
		ローレイター	前輪が自在輪,後輪が固定輪であり,手動ブレーキ,パーキングブレーキがついている。座って休憩できるものもある	主に日常生活における屋外での使用を目的としている。北欧で高齢者によく用いられ,近年日本でも普及している

(鶴見隆正, 隆島研吾 編:標準理学療法学専門分野 日常生活活動学・生活環境学, 第2版, p.93, 医学書院, 2009. より引用)

基本評価

10 基本評価
日常生活活動の評価

1 日常生活活動(ADL)に関する基礎知識

Point!
■ADLに関連する用語の理解
☞ 基本的ADL＝身辺処理と移動
☞ 手段的ADL＝生活環境への適応
☞ 拡大ADL＝基本的ADL＋手段的ADL

※「日常生活活動」における基本介入手段についてはp.462〜472参照。

用語アラカルト

*1 **標準的ADL(standard ADL)あるいは基本的ADL(basic ADL)**
- 日常生活活動のなかで，誰でも毎日繰り返す個人の身の回りの動作・活動を指し，食事，更衣，トイレ，洗面入浴などのセルフケアと起居，移乗，移動などの基本動作および排泄(尿・便)禁制が含まれる(BI，FIMなど)。

*2 **手段的ADLあるいは道具的ADL(IADL：instrumental ADL)**
- 地域社会で独立した生活を営なむための活動(家・家族の機能を維持するための活動)で，家事(炊事，洗濯，掃除)，買い物，育児，交通機関の利用，庭仕事，社交，家計(金銭)管理，服薬管理，家屋の修繕・維持などの項目が含まれる(TMGIなど)。
- 一方でAPDL(日常生活関連活動)は，IADLとほぼ同意語的に使用されている。

*3 **拡大ADL(EADL)**
- IADLと同義語として用いる場合と，BADLの一部(セルフケア)とIADLを組み合わせた総合尺度として用いる場合がある。
- 後者の例としてBI(便禁制・尿禁制を除いた8項目)と老研式活動能力指標の道具的自立の項目を組み合わせ12項目からなるEADL尺度がある(細川)。

ADLの範囲とADL評価の目的

●ADLの概念や範囲の理解

- 日常生活活動(ADL：activities of daily living)の範囲は，本来ICFの枠組みで考えると活動項目に含まれ，自己の身の回りの活動から社会での活動，余暇，就労までの活動が入る。
- とても広範囲にわたることからその範囲を図1のようにいくつかのカテゴリに区分して理解するとともに，標準化された評価法の使用の際には評価したいカテゴリを意識して用いることが重要である。

図1 ADL(BADL, IADL, EADL)の構成要素と位置づけ

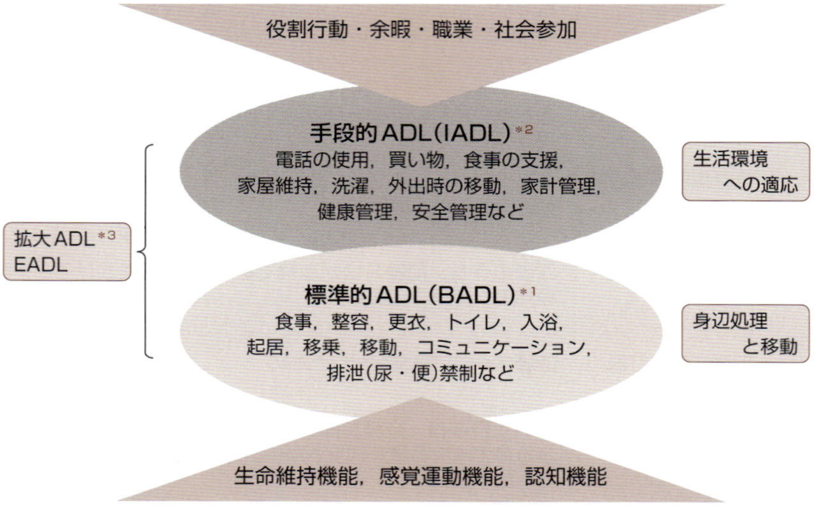

役割行動・余暇・職業・社会参加

手段的ADL(IADL)[*2]
電話の使用，買い物，食事の支援，家屋維持，洗濯，外出時の移動，家計管理，健康管理，安全管理など

生活環境への適応

拡大ADL[*3]
EADL

標準的ADL(BADL)[*1]
食事，整容，更衣，トイレ，入浴，起居，移乗，移動，コミュニケーション，排泄(尿・便)禁制など

身辺処理と移動

生命維持機能，感覚運動機能，認知機能

(細川 徹：ADL尺度の再検討─IADLとの統合. リハ医学, 31：326-333, 1994. より一部改変)

> **One point Advice**
>
> ・ADLに含まれる活動は生活全体にわたることから身辺処理を中心とした標準的ADLと社会生活を営むために社会とアクセスするための手段的ADLに分けて理解する必要がある。後述のADL評価法でも区分して用いられるので注意してほしい。

●ADL評価の目的

① 対象者の生活上のニーズ・デマンドの把握
② 対象者のADL状況の把握(制約を受ける活動やその程度(自立度), 部分の明確化, 制限因子の把握)
③ 有効な介入(支援)法を決定するための情報
④ 介入結果の効果予測および判定
⑤ 協業のための資料(情報の伝達)(他部門・他施設との連携・共通の視点の形成)

●ADL評価の方法

・全体像の把握や介入の効果・変化をとらえるためには, 後述の標準化された評価バッテリーを用いる場合が多いものの, 介入のためには, 個人の価値観や生活環境および障害特性を考慮しながら個々の活動ごとに評価する必要がある。障害特性が強く影響する項目は障害別の評価や支援の項で述べられる。

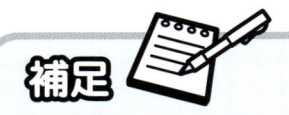

> **補足**
>
> 「できるADL」と「しているADL」
> ・「できるADL」では動作能力として可能か否かを判断し, 「しているADL」では実生活のなかでその活動を行っているか否かを判断する。
> ・能力としてできる状態にあっても実生活で行っていない場合も多くその差を議論する場合がある。

2 食事

> **Point!**
>
> ■嚥下運動の5つの相(期)の理解
> 　　☞　先行期・準備期・口腔期・咽頭期・食道期
> ■嚥下のスクリーニングとして**改訂水飲みテスト**を理解する

食事(摂食・嚥下)

・食事動作は, 食べ物を口に運び, 咀嚼し, 嚥下する一連の流れが含まれる。
・必要とされる機能として, 食事をするための姿勢保持機能や上肢機能, 咀嚼・嚥下などの口腔機能, 食欲や食事のペースなどの心理・認知機能などが関わり, 何らかの障害がある場合にはそれらの機能を補完するための介助や自助具・道具が使用される。
・食事の評価では, 食事の一連の動作の可否の評価に加え, 介助の状況や食事の効率や動作の修正・工夫の必要性, 道具や環境による影響, 健康に影響する栄養状態や誤嚥(性肺炎)の可能性などをあわせて評価する。また, 文化・社会的面でのマナーや習慣に関しても評価することがある。

表1　摂食・嚥下の流れと作業療法評価

摂食・嚥下の時期	各時期の役割	必要とされる心身機能	評価の対象
①先行期（認知期）	・何をどのように食べるかを判断する（食物の認知と選択） ・口に食べ物を運ぶ（道具の使用と調整）	・体幹の安定性（食事姿勢の確保） ・視覚機能，認知機能，心理機構 ・食器や箸・スプーンなどの操作 ・手指機能（把持と道具の操作） ・上肢のスムーズな動き，協調性，両側の協調性など	・姿勢の崩れ ・食べこぼし ・食事のペースの乱れなど ・上肢・手指の機能・動き ・座位保持装置・自助具など特殊な道具の必要性 ・食材や食物形態と食欲，など
②準備期（咀嚼期）	・食物を咀嚼し，食塊を形成する時期	・咀嚼機能，味覚，触覚， ・舌，咽頭のスムーズな動き	・咀嚼状況 ・口唇からの食べこぼし・流涎 ・食事のペース ・舌の動き・口腔内圧の高まり（飲み込み：咽頭への食物の送り込み） ・口腔内反射の影響
③口腔期（嚥下第1期）	・食塊を口腔から咽頭へ送り込み，嚥下反射が起こる時期	・舌の動き（食塊の咽頭方向への移動） ・嚥下反射	
④咽頭期（嚥下第2期）	・食物を咽頭から食道に送り込む時期	・喉頭蓋による気道閉鎖 ・喉頭の前上方への挙上 ・声門の閉鎖 ・咳嗽反射（ムセ） ※異物が気管に入り込んだ際，強く呼気を出すことで異物を喀出する防御反射。	・誤嚥の有無（むせ，呼吸変化，嗄声，食べ物の口腔内残留の確認） 　声門上までの侵入 　⇒ 喉頭侵入（浅い咳き込み） 　声門下〜肺への侵入 　⇒ 誤嚥（深い咳き込み，または咳き込みがない）
⑤食道期（嚥下第3期）	・食塊が食道から胃に重力と蠕動運動により送り込む時期	・蠕動運動（不随意運動）	・食物の逆流の有無の確認

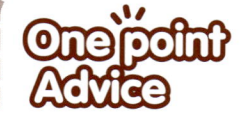

One point Advice

- 食事に関する評価では嚥下の相や解剖学的な構造を十分に理解することが必要。特に片麻痺者や高齢者では**誤嚥性肺炎**などの問題が大きく適切に評価できる必要がある。
- 食事動作としての評価は発達障害領域での姿勢の保持など障害別の介入で出題されている。

図2 嚥下障害のスクリーニングテスト（アセスメント）

①反復唾液嚥下テスト（RSST：repetitive saliva swallowing test）

対象者に空嚥下（生唾を飲みこむ）を反復してもらい，嚥下反射が随意的に惹起されるかを喉に手を当てて評価する。口腔乾燥がある場合には湿潤させてから施行する。

　　評価　30秒間　⇒　3回以上　　良好
　　　　　　　　　⇒　2回以下　　不良

②改訂水飲みテスト（MWST：modified water swallowing test）

3mlの冷水を口腔内に入れて嚥下し，嚥下反射の誘発の有無，むせ，呼吸の変化を評価する。3ml冷水の嚥下が可能な場合，さらに2回の嚥下運動を追加して評価する。評点が4点以上の場合は，最大3回まで施行し，最も悪い評点を記載する。

スコア（判定）	嚥下反射	むせ・湿性嗄声・呼吸変化，ほか
判定不能	口から出す，無反応	
1点	（－）	むせ（＋）and/or 呼吸切迫（＋）
2点	（＋）	呼吸切迫（＋）→ 不顕性誤嚥の疑い
3点	（＋）	呼吸良好，むせ（＋）and/or 湿性嗄声（＋）口腔内残留（±）
4点	（＋）	呼吸良好，むせない → 5点の追加嚥下テスト不可
5点	（＋）	4）の状態と，空嚥下の追加を指示し，30秒以内に2回可能

③フードテスト（食物テスト）

ティースプーン1杯（3〜4g）のプリンなどを嚥下させてその状態を観察する。嚥下が可能な場合には，さらに2回の嚥下運動を追加して評価する。評点が4点以上の場合は，最大3回まで施行し，最も悪い評点を記載する。

スコア	嚥下反射	むせ・湿性嗄声・呼吸変化，ほか
判定不能	口から出す，無反応	
1点	（－）	むせ（＋）and/or 呼吸切迫（＋）
2点	（＋）	呼吸切迫（＋）→ 不顕性誤嚥の疑い
3点	（＋）	呼吸良好，むせ（＋）and/or 湿性嗄声（＋）口腔内残留（±）
4点	（＋）	呼吸良好，むせない → 5点の追加嚥下テスト不可
5点	（＋）	4）の状態と，空嚥下の追加を指示し，30秒以内に2回可能

（馬場　尊，才藤栄一：摂食・嚥下障害．CLINICAL REHABILITATION別冊 リハビリテーションにおける評価 Ver.2, p.142-150, 医歯薬出版, 2000. を参考に作成）

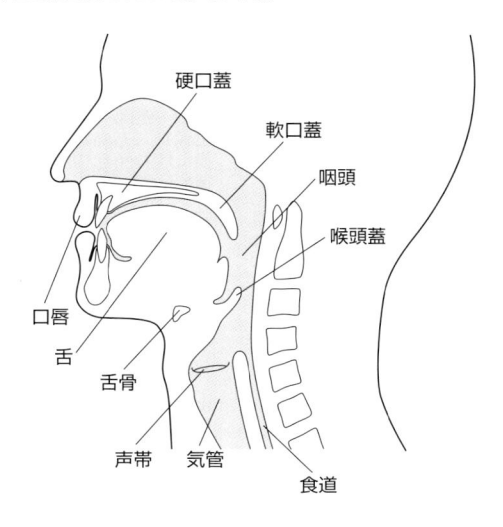

補足

嚥下機能の評価の流れ

- 嚥下の評価では嚥下状態の問診に始まり，口腔内の観察および嚥下のスクリーニングテストを実施し，姿勢や食材を考慮しながら実際の食事場面での評価をもとに嚥下訓練を行う。

3 排泄

> **Point!**
>
> ■排泄機能の評価
> ☞ 排泄動作，排泄コントロール（尿・便禁制），移動，移乗，衣服の着脱，清拭（衛生）を評価
> ■排泄障害：失禁（尿・便）の分類
> ☞ ・腹圧性 → くしゃみなど急激な腹圧により失禁
> ・切迫性 → 我慢ができず失禁（尿意・便意を感じてから排泄までの我慢できる時間が短い）
> ・溢流性 → 膀胱や腸内に残った排せつ物の漏れをコントロールができず漏れ出した状態
> ・機能性 → 移動能力など運動機能の問題，排泄場所の認知の問題で失禁（尿意・便意の自覚あり）

排泄の機能と障害

●排泄の特徴

- 排泄は口から取り入れた水分や食物を体内で消化吸収後，不要物として体外に排出する生命維持に関連する活動である。
- 1日のなかで頻度が多く，本人の自立状況が介護力に大きく影響する活動である。また，排泄障害が本人の自尊心に影響を与えることが多く，デリケートな問題として評価介入する必要がある。
- 排泄障害には，直接的な排泄機能の障害として排尿障害（尿失禁，頻尿，排尿困難）と排便困難（便失禁，下痢，便秘）に大別されるが，その機能を果たすために移動や移乗，更衣の着脱，清拭の能力も求められる。

表2 排泄動作の流れと必要な能力および評価の視点

排泄動作の流れ（工程）	求められる能力	必要とされる機能	評価の対象
①尿意・便意の自覚と我慢	・排泄したい感覚を自覚し，排泄場所まで我慢する能力	・尿意・便意の認識 ・尿道括約筋や肛門括約筋による蓄尿・蓄便	・尿意・便意の有無 ・尿や便の漏れ（失禁）の有無と頻度 ・意識障害など認知に関わる障害の有無 ・おむつ，パットなど
②排泄の場所までの移動	・排泄をせずに，排泄場所までの移動	・移動能力（補装具の利用）	・移動能力（補装具を利用した歩行能力） ・移動のための補装具の評価（杖，車いすなど） ・環境の評価（廊下の手すり，出入り口の開閉）
③便器に向かう・便座に座る（立ち座り動作を含む）		・立つ・座る・立位保持・方向転換に関わる身体機能（移乗能力）	・手すりの設置状況（高さ，位置，太さ） ・便座の高さ（補高便座，昇降便座の必要性） ・便器・ポータブルトイレと能力の適合
④トイレでの衣服（下衣）の着脱（上げ下ろし）	・排泄に必要な分だけ下衣を下す，もとの状態に上げる	・姿勢の安定と上肢操作による衣類の着脱の能力	・衣服の上げ下ろしの動作能力（動作の可否，安全性，仕上がり・介助量）
⑤尿および便の排泄	・排泄筋のコントロール・腹圧による排泄	・排泄のコントロール（膀胱と尿道括約筋や肛門括約筋の調整）	・便器，ポータブルトイレ，集尿器・しびん，差し込み便座，おむつの使用などと能力の適合 ・排泄能力（便閉・便秘などの有無，残尿感・残便感など）
⑥後始末（清拭，排泄物を流す）	・上肢機能と衛生観	・上肢の操作能力（衛生的・清潔感の保持）	・トイレットペーパー・流水操作の可否 ・衛生状況の確認（介助の確認の要否を含む） ・機器の必要性（清浄機能付き便座・ウォッシュレットなど） ・尿路感染症の有無

166

用語アラカルト

＊4 排泄障害の分類

- 排泄障害は，医学的な視点から**表3**のように排泄物を貯めることと排出することの障害から3つに分類される。
- ①**蓄尿障害**：刺激症状・反射性排尿・括約筋不全（頻尿，尿失禁），②**排出障害**：閉塞症状（排尿困難），③**混合型障害**：排出障害と蓄尿障害が混在（頻尿，尿失禁，排尿困難）に分類される。
- また，排泄へのケアや介入の視点から，**表4**のようにも失禁を分類している。

表3 排泄障害＊4の全体像

障害	原因疾患	病態	評価法
蓄尿障害 　刺激症状 　反射性排尿 　括約筋不全 　（頻尿，尿失禁）	脳血管障害 パーキンソン病 脳腫瘍 アルツハイマー 脊髄小脳変性症 脳脊髄炎 外傷性脳損傷	大脳皮質・基底核・脳幹部・視床・橋・中脳・小脳・延髄等脳内排尿中枢，排尿神経伝導路	排尿チャート 　排尿回数・量 　尿失禁回数・量 　飲料水 神経学的評価 　球海綿体反射 　仙髄領域の知覚 　尿意 膀胱内圧曲線 外尿道括約筋電図 尿道内圧 膀胱内造影 尿流形 残尿 神経因性膀胱の分類など
排出障害 　閉塞症状 　（排尿困難）	脊髄損傷 二分脊椎 脊髄疾患	脊髄排尿中枢・脊髄排尿伝導路障害	
混合型 　排出障害 　蓄尿障害 　（頻尿・尿失禁・ 　排尿困難）	馬尾損傷	排尿末梢神経の障害	

（米本恭三 ほか編，牛山武久 著：排泄障害. CLINICAL REHABILITATION別冊　リハビリテーションにおける評価 Ver.2, p.151-158, 医歯薬出版, 2000. より引用）

表4 排泄障害（失禁）の分類

分類	状態	分類	状態
腹圧性尿失禁	咳やくしゃみなどの際に，尿が漏れる状態。咳やくしゃみで腹部に力がかかったとき，尿道括約筋の不十分な働きにより失禁	腹圧性便失禁	腹部に腹圧がかかった時に便が出てしまう状態。肛門括約筋の弱化や神経損傷による筋の働きの弱化が原因
切迫性尿失禁	強い尿意を感じた後に我慢できずに漏れてしまう状態。膀胱内に蓄積された尿量が少なくとも，膀胱収縮し，失禁	切迫性便失禁	下痢など急激に便意を感じたとき，我慢できずに漏れてしまう状態。腸の過敏さなどから，便を我慢できない状態あるいは，漏れたことに気付かない状態（便失禁）
溢流性尿失禁	尿の出にくさがありながらも，漏尿が生じる状態。膀胱に残った尿（残尿）が少しずつあふれる失禁	溢流性便失禁	便秘の症状があり，便がたくさん貯まったときに便があふれ出る失禁
機能性尿失禁	尿意はあるものの排泄に関係する判断（トイレの場所がわからない）や動作（トイレまでの移動ができない）などの問題から，排泄動作ができないために起こる失禁	機能性便失禁	便意はあるものの排泄に関する判断（トイレの場所がわからない）や動作（トイレまでの移動ができない）などの問題から生じてしまう便失禁

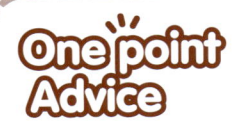

One point Advice

- 排泄障害は，蓄尿障害・排出障害・身体機能障害によるものに分類される。
- 蓄尿障害と排出障害は排泄に関わる生体機能の問題によるものであるが，機能性尿失禁など身体機能障害によるものは身体機能の評価とともに福祉用具など環境因子の評価を重視する必要がある。

基本評価

4 更衣，整容，入浴

Point!

- ■更衣動作　☞　動作の分析＋個性・指向性・社会性を考慮，運動機能障害に加え構成障害などの認知機能障害による遂行障害も生じる
- ■整容動作　☞　動作の分析＋身だしなみ，社会性　頭部・顔面へのリーチ能力と手指の巧緻性が必要
- ■入浴動作　☞　動作の分析＋バスタブへの入浴は介助量大　転倒リスクも大きく環境面の評価も必要

更衣

- 更衣は，体温調整や衛生面，外傷から皮膚を保護することに加え本人の趣味嗜好や場にふさわしい服装を選択するなど，心理・社会的な意味を持つ活動である。
- 衣服の種類も上着(帽子・手袋を含む)–下着(ストッキング)，上衣–下衣(靴下や靴を含む)，かぶり着–前開き，ボタンやファスナーがあり，素材やデザインによる着やすさ，伸縮性は異なり，服の着脱に影響する要因は多彩である。
- 更衣動作障害は，上肢機能の到達機能や把持能力の不十分さ，片麻痺や肩の痛みなどから生じる片手動作による遂行，認知機能障害(構成能力など高次脳機能障害)などの影響もあり障害となる要因は多彩である。

整容

- 整容には歯磨きや洗顔，整髪，髭そり，化粧，爪切りなどの活動が含まれ，衛生的で清潔感を保つことと本人らしさを表現する活動といえる。動作の多くが頭部や顔面に対するケアが中心となり道具を用いた巧緻的な能力が求められる。
- 何らかの障害で整容動作に影響を与える機能として，頭部や顔面までの到達機能(リーチ)や歯ブラシやヘアブラシなど手指の把持機能および化粧などの巧緻的な動きに問題を抱えると活動がうまく行えず，そうした機能を代償する道具として長柄の自助具やホルダーなどが利用される。
- また，整容動作を行う空間として洗面台や化粧台があり，その高さなども作業遂行に影響する。

入浴

- 入浴は，体を衛生的に保つだけでなく，爽快感や心身の疲れを取る1日の最後の活動(生活リズム)としての意味も大きい。
- また，特に高齢者のなかには浴槽につかることに対するこだわりを持つ人がおり，その際の介助量も多く，すべりやすい環境から転倒による外傷のリスクも伴いやすい。
- 入浴動作には，浴室までの移動や浴室内の移動，洗体，洗髪，浴槽への出入り，浴槽内での姿勢の安定，体や髪の乾燥などの工程が含まれる。その中では裸で動作したり介護を行うことから介護者の負担も大きく，入浴サービスなどの社会資源や介護サービスを利用することも多い。

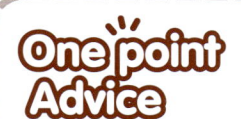

One point Advice

- 更衣動作は片麻痺や頸髄損傷，関節リウマチによる障害のある対象者への支援として出題されることが多い。
- 整容動作は，歯ブラシや髭そりなど道具の把持と自助具を関連づけて理解すること。また，FIMの評価では整容動作の評価対象となる5項目(口腔ケア，整髪，手洗い，洗顔，髭そりまたは化粧)で評価することを理解しておく。
- 入浴動作は片麻痺や頸髄損傷のある方の動作方法や介助方法に加え，環境面への配慮を合わせて理解する必要がある。

5 ADL評価法(FIM，BIなど)

Point!
- 標準化されたADL評価法の名称と内容の理解
- FIM・BIは項目の特徴や評価法まで理解することが必要

ADL評価法と特徴

- 身体障害領域や老年期領域で最も広く使われているADL評価法は**機能的自立度評価法(FIM)**とBarthel Index(BI)である。リハビリテーションチームのなかのADL評価として共通言語として用いられることが多い。
- 両評価は標準的ADLを評価するものであるが，BIは動作として観察可能な動作項目を評価しているが，FIMは運動項目に加えコミュニケーションや社会的認知など認知項目を含んでいることが特徴である。BIおよびFIMについてはスコアや評価項目など評価方法に関しても理解しておく必要がある。

表5 主なADLの評価法と評定方法

	基本的ADL（BADL）の評価法		
評価法名	スコア	評価項目	対象・特徴
BI Barthel Index (Mahoney & Bathel, 1965)	0, 5, 10, 15点で評価するが項目によって段階は異なる（2～4段階）最高点：100点 最低点：0点	①食事，②車いすからベッド間の移乗，③整容，④トイレ動作，⑤入浴，⑥移動，⑦階段昇降，⑧更衣，⑨排便自制，⑩排尿自制（全10項目）	主に身体障害のあるひと 介助量の把握が目的で基本的には，能力評価をするもので，基準が明確なことから比較的多職種で利用可能な評価尺度
FIM (Functional Independence Measure機能的自立度評価法) (Granger, et al. 1990)	各項目1～7段階で評価（1～4点（直接介助の程度で評定），5点（監視・準備），6点（修正自立），7点（完全自立））最高点：126点 最低点：18点	運動項目（13項目）：セルフケア6項目，排泄コントロール2項目，移乗3項目，移動2項目 認知項目（5項目）：コミュニケーション2項目，社会的認知3項目（全18項目）	疾患・障害を問わないが7歳以下の場合にはWeeFIMを使用 ADLの実施状況「しているADL」の把握（介助量の把握）
Wee-FIM	同上	FIM同様に運動項目13項目，認知項目5項目から構成されている	6カ月から7歳未満の子どもに適用。小児領域で標準化された簡便な評価尺度
KatzのADL自立指標（Katz, et al. 1965）	6領域に関して自立，依存（2段階）で評価し，A～Gの7段階および0（その他）に区分	①入浴，②更衣，③トイレ，④移乗，⑤排尿・排便自制，⑥食事の6領域	作成当初，脳卒中や大腿頸部骨折をした高齢者を対象として開発。発達／加齢の順序を想定し機能水準を設定
Kenny式セルフケア得点 (Shoening, et al. 1969)	介助量により0（完全依存）～4（自立）のスコアが与えられ，下位項目スコアから6項目ごとの平均点を算出しその合計点をセルフケア総得点としている 最高点：24点（完全自立）最低点：0点（完全依存）	ベッド上の活動2項目，移乗3項目，移動3項目，更衣3項目，衛生5項目，食事1項目（全6項目，17下位項目）	予後予測の指標や病院運営の資料としても活用
PULSESプロフィール	1～4点で評価し，点数が高いほど自立度が低い 最高点：24点 最低点：6点	①身体状況，②上肢機能，③下肢機能，④コミュニケーションと視覚，⑤排尿・排便機能，⑥支援要素（全6項目）	病院や施設入所中の高齢者や慢性疾患患者の機能的自立度を評価するために開発
N式老年者用日常生活動作能力評価尺度（N-ADL）	行動観察と介護者からの聴取により，各項目ごとに10（正常）～0（全介助・最重度）点で重症度を分類する（7段階で評価）最高点：50点（すべて正常）最低点：0点	日常生活における生活動作能力のなかで，①歩行・起坐，②生活圏，③着脱衣・入浴，④摂食，⑤排泄の5項目を評価	知的機能の正常な高齢者から質問法では測定困難な重度認知症高齢者まで幅広く適用。日常生活動作能力を多角的にとらえ得点化できる行動評価尺度

手段的ADL（BADL）の評価法

評価法名	スコア	評価項目	対象・特徴
老研式活動能力指標（TMIG Index of Competence）（古谷野ら，1987）	「はい」に1点，「いいえ」0点で採点し13項目の合計点で採点 最高点：13点 最低点：0点	「手段的自立（5項目）」「知的能動性（4項目）」「社会的役割（4項目）」の3つの活動能力を測定（全13項目）	地域生活を送る高齢者が対象。地域生活活動の可否，時事や周囲への関心，周囲の人のなかでの役割などを評価。地域生活を送る高齢者の生活能力の測定。社会調査などでよく用いられる
IADLスケール（Lawton, Brody, 1969）	項目ごとに3～5段階で該当する状態で回答	「電話の使用」，「買い物」，「食事の準備」，「家事維持」，「洗濯」，「乗り物の利用」，「服薬」，「家計の管理」の8項目	高齢者専用に作られた活動評価指標。現在は使用されていないが，IADL研究の先駆けとなった評価指標
障害老人の日常生活自立度（寝たきり度）判定基準（厚生労働省，1991）	障害高齢者の日常生活自立度をランクJ（生活自立），ランクA（準寝たきり），ランクBおよびC（寝たきり）の4段階で自立度（寝たきり度）を判定	左のランクに合わせ，生活状態を判断する	障害高齢者を対象とした評価尺度。高齢者の介護保険制度で要介護認定の適応・程度を決定する際の判断に利用される
認知症高齢者の日常生活自立度の判定基準	ランクⅠ，Ⅱ（a, b），Ⅲ（a, b），Ⅳ，Mの5段階に区分し，認知症症状を有していても生活に支障のない状況から医学的ケアが必要な段階に区分	家庭内や社会生活時の活動の影響状況を観察し，買い物や金銭管理（IADL項目），着替え，食事，排泄（BADL）および徘徊や奇声など認知症者に見られる行動を観察し，あてはまるランクを判断する	認知症高齢者の日常生活の自立状況を判定するために用いられ，介護保険制度の要介護認定のなかでも用いられている

作業療法領域で開発されたADL・IADLに関わる評価法

評価法名	スコア	評価項目	対象・特徴
COPM（カナダ作業遂行測定）	半構成的面接に基づき列挙した項目に重要度，遂行度，満足度を1～10点の範囲で主観的判断に基づき評価	対象者が必要とする，あるいは問題と考える作業を列挙する。作業はセルフケア・生産活動・レジャーの3領域の記載欄があるものの本人の大切な作業を挙げ重要度を記入し，5つ以内の項目に絞った後に遂行度・満足度を評価する	疾患を問わず作業遂行に問題を抱えるすべての人を対象とするが，評価に関する説明の理解と意志表示ができることが求められる
AMPS（運動とプロセス技能評価）	初めに全体的な課題遂行の質を努力性，効率性，安全性，自立性に分け6段階で評価後，運動技能，プロセス技能を4段階で評価し，コンピュータで各技能を評定	面接でADL/IADL課題とし準備された83課題のなかから，対象者が馴染みのある2課題を選択し，遂行状況を観察し評価する。課題遂行の"質"を評価する唯一の標準化された評価法	障害や疾患に依存せず評価できるが，2歳未満（あるいは同等の発達レベル）の子どもは対象外。学校での課題を評価する場合にはSchool AMPSが用いられる

（作業療法ジャーナル，38(7)，2004年増刊号：714-732, 2004. を参考に作成）

表6 BI(バーセルインデックス)

	評価項目	評価内容とスコアの付け方			
		15点	10点	5点	0点
1	食事		自立,自助具などの装着可,標準的時間内に食べ終える	部分介助(たとえば,おかずを切って細かくしてもらう)	全介助
2	車椅子からベッドへの移動	自立,ブレーキ,フットレストの操作も含む(歩行自立も含む)	軽度の部分介助または監視を要する	座ることは可能であるがほぼ全介助	全介助または不可能
3	整容			自立(洗面,整髪,歯磨き,ひげ剃り)	部分介助または不可能
4	トイレ動作		自立,衣服の操作,後始末を含む,ポータブル便器などを使用している場合はその洗浄も含む	部分介助,体を支える,衣服,後始末に介助を要する	全介助または不可能
5	入浴			自立	部分介助または不可能
6	歩行	45M以上の歩行,補装具(車椅子,車輪型歩行器は除く)の使用の有無は問わない	左記の歩行に介助・監視があれば45m以上歩行可能	歩行不能の場合,車椅子を独りで操作し,45M以上の駆動可能	左記以外
7	階段昇降		自立,手すりなどの使用の有無は問わない	介助または監視を要する	不能
8	更衣		自立,衣類,靴,装具の脱着が可能(実用性で評価)	部分介助(作業の半分以上自力で実施),標準時間内	不能
9	排便コントロール		失禁なし,浣腸,坐薬の取り扱いも可能	ときに失禁あり,浣腸,坐薬の取り扱いに介助を要する者も含む	左記以外
10	排尿コントロール		失禁なし,収尿器の取り扱いも可能	ときに失禁あり,収尿器の取り扱いに介助を要する者も含む	左記以外

※BI評価のコツ:スコアの段階は4段階(15点,10点,5点,0点)。項目ごとに全段階で評価するわけではない。
(斜線と灰色に塗りつぶした部分は判定のスコアがない部分)
・4段階(15点,10点,5点,0点)で評価する項目 → **移乗と歩行**(ADL全般に影響する項目)
・2段階(5点,0点)で評価する項目 → **整容と入浴**(衛生に関わる項目)
・他の6項目は3段階(10点,5点,0点)で評価する。

(Mahoney FI, Barthel DW : "Functional evaluation : The Barthel Index. Md. State Med. J., 14: 61-65, 1965. を参考に作成)

表7 機能的自立度評価法(FIM)の評価項目および評価内容(クリニカルリハビリテーション(正門)の改訂)

	評価項目	準備作業
運動項目	**セルフケア**	
	食事	配膳後の状態から評価。食べ物を口に運び，咀嚼・嚥下を含めた食事動作。魚の骨をとる，配膳後の肉の切り分けは準備作業
	整容	口腔ケア，整髪，手洗い，洗顔，髭そりまたは化粧の5項目を評価。歯磨き粉を付ける，タオルの準備・自助具の装着は準備作業として評価
	清拭	風呂，シャワーなどで，首から下(背中以外)の身体部位10カ所の洗い，すすぎ，乾燥(タオルでふく)動作を評価。浴室の温度調節，石鹸，タオルの準備は準備作業として評価
	更衣・上半身	腰より上の更衣および義肢・装具の装着を評価
	更衣・下半身	腰より下の更衣および義肢・装具の装着を評価
	トイレ動作	衣服の着脱(上げ・下げ)，排泄後の清潔(拭く)，生理用具の使用を評価
	排泄コントロール	
	排尿管理	排尿の管理，器具や薬剤の使用を含む。失敗の頻度とそのときの介助量で評価
	排便管理	排便の管理，器具や薬剤の使用を含む。失敗の頻度とそのときの介助量で評価
	移乗	
	ベッド・椅子・車椅子	それぞれの間の移乗，起立動作(起き上がり，立ち上がり動作)を含む。装具の装着は準備作業
	トイレ	便器へ(から)の移乗。装具の装着は準備作業
	浴槽・シャワー	浴槽・シャワー室へ(から)の移乗。装具の装着は準備作業
	移動	
	歩行・車椅子	屋内での歩行，または車椅子の移動を評価
	階段	12～14段の階段昇降を評価
認知項目	**コミュニケーション**	
	理解	聴覚または視覚によるコミュニケーションの理解。テレビ・新聞などの話題や金銭管理などの抽象的・複雑な考えや痛みなどの基本的欲求に関する理解度を評価
	表出	言語的または非言語的表現。理解と同様の項目に関する表出に関する評価
	社会的認知	
	社会的交流	他患，スタッフなどとの交流，社会的状況への順応の程度を評価
	問題解決	日常生活上での問題解決，適切な決断能力を評価
	記憶	日常生活に必要な情報を記憶し，再生する能力を評価

(米本恭三 ほか編，正門由久 著：ADL, IADLの評価. CLINICAL REHABILITATION別冊 リハビリテーションにおける評価 Ver.2, p.21, 医歯薬出版, 2000. より引用)

FIMの採点方法

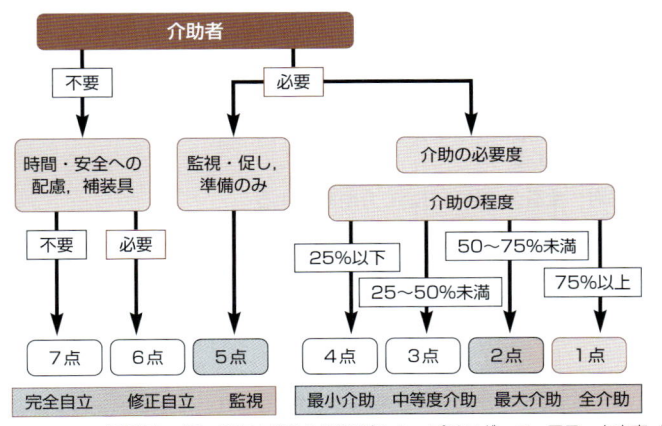

FIMの認知項目採点基準

点数：状態／介助者／直接的支援(手出し)／内容

7：完全自立／不要／不要
6：修正自立／不要／不要／時間がかかる，補助具が必要，安全の配慮
5：監視・準備／必要／不要／監視，指示，促し
4：最小介助／必要／必要／75％以上，90％以下自分で行う
3：中等度介助／必要／必要／50％以上，75％未満自分で行う
2：最大介助／必要／必要／25％以上，50％未満自分で行う
1：全介助／必要／必要／25％未満しか自分で行わない

(千野直一 編：脳卒中患者の機能評価, シュプリンガーフェアラーク東京, 1997. より一部改変)

One point Advice

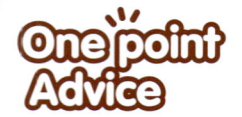

- 採点方法を含めしっかり理解するべきADL評価法は，BI(バーセルインデックス)とFIM(機能的自立度評価法)である。
- **BIの特徴**
  スコアの段階は4段階(15点，10点，5点，0点)，
  4段階(15点，10点，5点，0点)で評価する項目→移乗と歩行(ADL全般に影響する項目)
  2段階(5点，0点)で評価する項目→整容と入浴(衛生に関わる項目)
  他の6項目は**3段階**(10点，5点，0点)で評価
- **FIMの特徴**
  FIMの採点：介護量に応じて1～7点の7段階で評価。
  採点の基本：はじめに介助者の直接介助の有無で区別(6点以上と5点以下に分ける)
  →直接介助不要：6点と7点：かかる時間，安全性への配慮，**補助具の使用**の有無により区分
  →直接介助有　：監視や促しのみを5点(**間接介助**)，4点以下は介助の度合いに応じて採点(**直接介助**)

表8　老研式活動能力指標

毎日の生活についてうかがいます。以下の質問のそれぞれについて，「はい」「いいえ」のいずれかに○をつけて，お答えください。質問が多くなっていますが，ご面倒でも全部の質問にお答えください。

質問	1	0	1か0かを記入
1　バスや電車を使って一人で外出できますか	はい	いいえ	
2　日用品の買い物ができますか	はい	いいえ	
3　自分で食事の用意ができますか	はい	いいえ	
4　請求書の支払いができますか	はい	いいえ	
5　銀行預金・郵便貯金の出し入れが自分でできますか	はい	いいえ	
6　年金などの書類が書けますか	はい	いいえ	
7　新聞を読んでいますか	はい	いいえ	
8　本や雑誌を読んでいますか	はい	いいえ	
9　健康についての記事や番組に関心がありますか	はい	いいえ	
10　友だちの家を訪ねることがありますか	はい	いいえ	
11　家族や友だちの相談にのることがありますか	はい	いいえ	
12　病人を見舞うことができますか	はい	いいえ	
13　若い人に自分から話しかけることがありますか	はい	いいえ	
		合計得点	点

(古谷野亘ほか：地域老人における活動能力の測定：老研式活動能力指標の開発．日本公衆衛生雑誌，34：109-114，1987．より引用)

表9　障害老人の日常生活自立度(寝たきり度)判定基準

生活自立	ランクJ	何らかの障害などを有するが，日常生活はほぼ自立しており独力で外出する 　J-1．交通機関などを利用して外出する 　J-2．隣近所へなら外出する
準寝たきり	ランクA	屋内での生活は概ね自立しているが，介助なしには外出しない 　A-1．介助により外出し，日中はほとんどベッドから離れて生活する 　A-2．外出の頻度が少なく，日中も寝たり起きたりの生活をしている
寝たきり	ランクB	屋内での生活は何らかの介助を要し，日中もベッド上での生活が主体であるが，座位を保つ 　B-1．車いすに移乗し，食事，排泄はベッドから離れて行う 　B-2．介助により車いすに移乗する
	ランクC	1日中ベッド上で過ごし，排泄，食事，着替において介助を要する 　C-1．自力で寝返りをうつ 　C-2．自力では寝返りもうたない
期　間		ランクA，B，Cに該当するものについては，いつからその状態に至ったか 　　　年　　　月頃より　(継続期間　　　年　　　カ月間)

＊判定にあたっては補装具や自助具などの器具を使用した状態であっても差し支えない。

(厚生省大臣官房老人保健福祉部長通知，老健第102-2号，1991．より引用)

表10 認知症高齢者の日常生活自立度の判定基準

ランク		判定基準	みられる症状・行動の例	判断にあたっての留意事項
I		何らかの認知症を有するが，日常生活は家庭内および社会的にほぼ自立している。	———	在宅生活が基本であり，一人暮しも可能である。相談，指導などを実施することにより，症状の改善や進行の阻止を図る。
II		日常生活に支障をきたすような症状・行動や意思疎通の困難さが多少みられても，誰かが注意していれば自立できる。	———	在宅生活が基本であるが，一人暮らしは困難な場合もあるので，日中の居宅サービスを利用することにより，在宅生活の支援と症状の改善及び進行の阻止を図る。
	IIa	家庭外で上記 II の状態がみられる。	たびたび道に迷うとか，買物や事務，金銭管理など，それまでできたことにミスが目立つ，など	
	IIb	家庭内でも上記 II の状態がみられる。	服薬管理ができない，電話の対応や訪問者との対応など一人で留守番ができない，など	
III		日常生活に支障をきたすような症状・行動や意思疎通の困難さがみられ，介護を必要とする。	———	日常生活に支障をきたすような症状・行動や意思疎通の困難さがランクIIより重度となり，介護が必要となる状態である。「ときどき」とはどのくらいの頻度を指すかについては，症状・行動の種類などにより異なるので一概には決められないが，一時も目を離せない状態ではない。在宅生活が基本であるが，一人暮らしは困難であるので，夜間の利用も含めた居宅サービスを利用しこれらのサービスを組み合わせることによる在宅での対応を図る。
	IIIa	日中を中心として上記 III の状態がみられる。	着替え，食事，排便，排尿が上手にできない，時間がかかる，やたらに物を口に入れる，物を拾い集める，徘徊，失禁，大声，奇声をあげる，火の不始末，不潔行為，性的異常行為，など	
	IIIb	夜間を中心として上記 III の状態がみられる。	ランク IIIa に同じ	
IV		日常生活に支障をきたすような症状・行動や意思疎通の困難さが頻繁にみられ，常に介護を必要とする。	ランク III に同じ	常に目を離すことができない状態である。症状・行動はランク III と同じであるが，頻度の違いにより区分される。家族の介護力などの在宅基盤の強弱により居宅サービスを利用しながら在宅生活を続けるか，または特別養護老人ホーム・老人保健施設などの施設サービスを利用するかを選択する。施設サービスを選択する場合には，施設の特徴を踏まえた選択を行う。
M		著しい精神症状や周辺症状あるいは重篤な身体疾患がみられ，専門医療を必要とする。	せん妄，妄想，興奮，自傷・他害などの精神症状や精神症状に起因する問題行動が継続する状態，など	ランク I ～と制定されていた高齢者が，精神病院や認知症専門棟を有する老人保健施設などでの治療が必要となったり，重篤な身体疾患がみられ老人病院などでの治療が必要となった状態である。専門医療機関を受診するよう勧める必要がある。

(厚生省老人保健福祉局長通知．老発第0403003号「「痴呆性老人の日常生活自立度判定基準」の活用について」の一部改正について，2006．より引用)

基本評価

11 基本評価 生活関連活動の評価

> **Point!**
> ■家事の意味 ☞ 習慣的役割（主婦など）として評価
> 動作の可否・計画的・予測的活動の遂行

※「生活関連活動」における基本介入手段についてはp.473～476参照。

家事

- 家事に関する援助は，介護保険下のサービスにあるように地域生活の継続にはとても重要な活動群である。
- 家事は，生活を共有する家族の空間（住居）や家庭における日常生活を円滑にするための活動群で主に**表1**に示す活動が含まれるが生活している地域や家庭の文化によってその内容や仕方は異なる。
- 一般的には主婦の仕事と考えられがちであるが，独居者や単身男性など現代の社会における家族構成を考慮し，評価および支援していく必要がある。

表1 家事の内容と機能

	主な家事動作	活動内容	活動に必要とする，あるいは影響する機能・技能など（評価のポイント）
1	炊事	・料理（食材の加工） ・盛り付け，後片付け（毎日の活動）	・調理器具などの使用，特殊技術（巧緻的技能），味覚 ・状況判断，計画性，衛生面の配慮など
2	掃除	・拭き掃除，ゴミ出し ・風呂，トイレ，居間，寝室など多様な空間の掃除，（日常的な活動と定期的・季節的活動から構成）	・身体機能，掃除用具の取り扱い ・衛生管理，清潔感や美意識と関連（完成度に対する認識の個人差が大きい，家族内での作業分担）
3	洗濯	・衣類およびタオル類，寝具類などを洗濯（機会洗い，手洗い）・乾燥（物干し），取り込み・片付け（収納），クリーニングなどへの依頼	・全身的な身体機能（持久力を含む） ・天候・乾燥状況などの状況判断（認知機能）
4	買い物	・お店までの移動 ・食材や日用品の選択および購入・支払 ・自宅までの購入品の運搬	・心身機能，状況判断（現在の保有物にする補充，追加），金銭感覚（衝動のコントロールを含む家計管理）
5	家屋の管理と維持	・家庭内の設備品の交換，修理，改修 ・庭の手入れ，雪下ろし・片付けなど多種多様	・必要道具の準備（判断を含む認知機能），修理などのための技術，道具の扱い（特殊な技術）など
6	その他	・家計の管理（金銭管理，保険や貯蓄などの管理，計画的な支払・支出など），季節行事の対応（お盆・正月などの季節行事の運営，仏壇の世話）など	・計算能力や予測性など認知機能，心身機能，価値観が影響

- 家事の評価では，遂行を要する活動ごとに必要とされる能力や技能の評価と環境や道具など物理的環境にも配慮が必要となる。
- また，障害特性に合わせ設定される環境や動作方法が異なることから障害特性と活動を遂行する方法に関しても十分な検討が必要となる。
- さらに，家事は習慣的で役割としての日常活動であることから心理・社会的な意味に考慮し，評価する必要がある。

交通機関の利用

- 公共交通機関の利用は障がい者の社会参加を果たすためにその目的地に行くために重要な意味をもつ。
- 障がい者の就学や就労，買い物，地域活動への参加に大きく影響することから「**高齢者・障害者等の移動等の円滑化の促進に関する法律（交通バリアフリー法）**」が作られたことで障害の区分を問わず，公共交通機関での移動時に介助が保証されるようになり，障がい者の社会参加の後押しとなっている。
- 公共交通機関の利用に関する評価では，本人の能力に加え，実際に使うことが想定される交通手段ごとに評価する必要がある。

図1　公共交通施設や建築物のバリアフリー化の推進[*1]

・以下の施設について，新設・改良時のバリアフリー化基準（移動等円滑化基準）への適合義務。また，既存の施設について，基準適合の努力義務　など

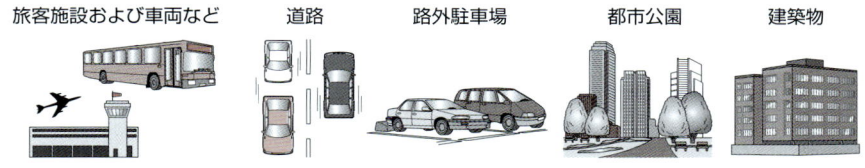

旅客施設および車両など　　道路　　路外駐車場　　都市公園　　建築物

（国土交通省ホームページ（http://www.mlit.go.jp/sogoseisaku/barrierfree/index.html）より引用）

余暇活動，遊び

- 余暇活動は人生を豊かにするための重要な活動であるとともに心身の機能維持にも重要な意味をもつ。
- 余暇活動は個々の指向性や生活環境・過去の経験などと密接に関連し，個人差が大きい活動であることから個人の主観的見方を確認する必要がある。
- 余暇活動にはスポーツ・ジョギング・散歩・体操など身体運動が主体となるものや創作活動や手工芸など感性と巧緻的な動きを要求されるもの，生涯学習や読書など知的活動が中心になるものなど多彩である。その指向性（興味）を把握するために**NPI興味チェックリスト**[*2]などが用いられる（**表2**）。
- 余暇活動や遊びの評価では，興味や関心が個人の活動経験や価値観によって異なること，活動そのものを誰とともに行うか（個人として，家族として，仲間とともに楽しむ活動）によっても内容や活動の範囲が異なる。個人の興味関心とともに，活動の可否，必要とされる能力，物理的環境など幅広く評価する必要がある。

用語アラカルト

***1　公共交通機関や建築物のバリアフリー化（バリアフリー法）**

- 2006年に「高齢者，障害者等の移動等の円滑化の促進に関する法律（バリアフリー法）」が施行され，公共交通施設や建築物のバリアフリー化が推進・促進されてきた。
- 旅客施設や車両など，道路，路外駐車場，都市公園，建築物に対して，バリアフリー化基準（移動等円滑化基準）が設けられその基準への適合が求められている。
- 駅を中心とした地区や，高齢者や障害者などが利用する施設が集中する地区（重点整備地区）において，住民参加による重点的かつ一体的なバリアフリー化を進めるための措置などを定めた。

***2　NPI興味チェックリスト**

- ライリーによって提唱された作業行動理論に基づきマツツユによって開発されたNPI興味チェックリストは80項目から構成され，興味の強さを「強い」「普通」「なし」の3段階で自己評価し，対象者の興味を把握する。
- その後，山田らによって高齢者版の興味チェックリストも開発されている。

表2　NPI興味チェックリストの分類（項目例）

分類	項目数	項目例
手工芸的技術活動	12	裁縫，手工芸，プラモデル，木工，彫金，皮細工，絵画，など
身体的スポーツ活動	12	ゴルフ，フットボール，水泳，ボウリング，スケート，体操，など
社会的レクリエーション活動	32	園芸，トランプ，クラブ活動，ラジオ，将棋，舞踏，流行歌，休日，占い，映画，訪問，囲碁，旅行，パーティー，など
日常生活活動的活動	12	修繕，アイロンがけ，床磨き，家屋修理，ドライブ，掃除，など
教育的文化的活動	12	外国語，作文，講演，読書，社会科学，クラッシック，ギター，など

＊興味の強さを「強い」「普通」「なし」の3段階で自己評価。
（田川義勝，濱口豊太 編：標準作業療法学専門分野　社会生活行為学，p.35，医学書院，2007．より引用改変）

12 基本評価 装具

Point!

※「装具」における基本介入手段についてはp.453〜457参照。

- ■ 装具の目的 ☞ ①身体部位のアライメントの支持・維持，②変形の防止・矯正，③創の治癒促進・保護，④機能の維持・構築，など
- ■ 装具の適応 ☞ ①痛み，②変形の可能性，③関節の動揺性，④術前評価，⑤特殊訓練，⑥機能の再建，など
- ■ 適応疾患・外傷 ☞ ①脳血管障害，②頸髄損傷，③関節リウマチ，④骨折，⑤末梢神経損傷，⑥筋腱損傷，など
- ■ 装具の分類
  - 基本的な分類 ☞ ①静的装具[*1]，②動的装具[*2]
  - 機能的な分類 ☞ ①機能的装具，②非機能的装具
  - 経時的な分類 ☞ ①治療用装具，②治療用仮装具（スプリント），③更生用装具[*3]
  - 部位による分類 ☞ ①頸椎装具，②体幹装具，③上肢装具，④下肢装具
- ■ 装具の構造
  - 接触部位を中心 ☞ ①背側型，②掌側型，③フレーム型，④サンドウィッチ型，⑤ガートレット型，⑥8文字型，⑦スパイラル型
  - 固定方法から ☞ ①3点固定，②全面接触

用語アラカルト

*1 静的装具
- 装着部の関節に動きが伴わないもの。

*2 動的装具
- 装着部の関節はさまざまな目的のもとに動きが許されるもの。

*3 治療用装具（治療用仮装具：スプリントを含む）と更生用装具
- 治療用装具は，医学的リハビリテーションの流れのなかで目的に沿って作られる。
- 更生用装具は，それまでに獲得した機能の維持を目的とし，社会リハビリテーションのなかで使用される。
- したがって，2つの装具は支払い元が異なる。

*4 スプリント
- 治療用仮装具であり，作業療法士が治療訓練の1つの手段として，一次的かつ簡易的に作られるものである。

装具とは

- 医師の処方で，装具の目的に沿って義肢装具士が製作するものを装具という。
- スプリント[*4]は同様に処方のもとに作られ，フォローアップされる。日々の治療訓練後の機能の維持，治療訓練の相乗効果，またはそれによる直接的な治療効果を期待し，製作されるものである。
- なお，基本的な分類を図1，2に，機能的な分類を図3に示す。また，部位による分類を表1〜4，図4〜7に示す。

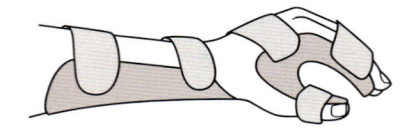

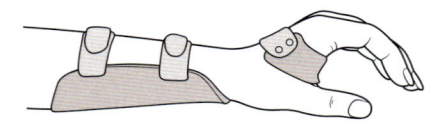

図1　基本的な分類（静的スプリント）

図2　基本的な分類
　　　（動的スプリント）

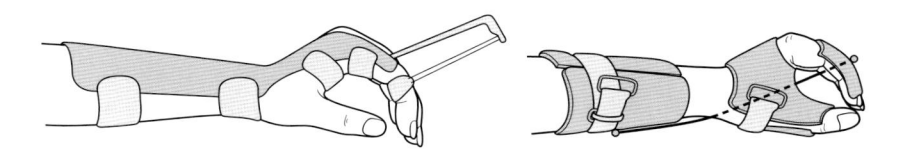

図3　機能的な分類

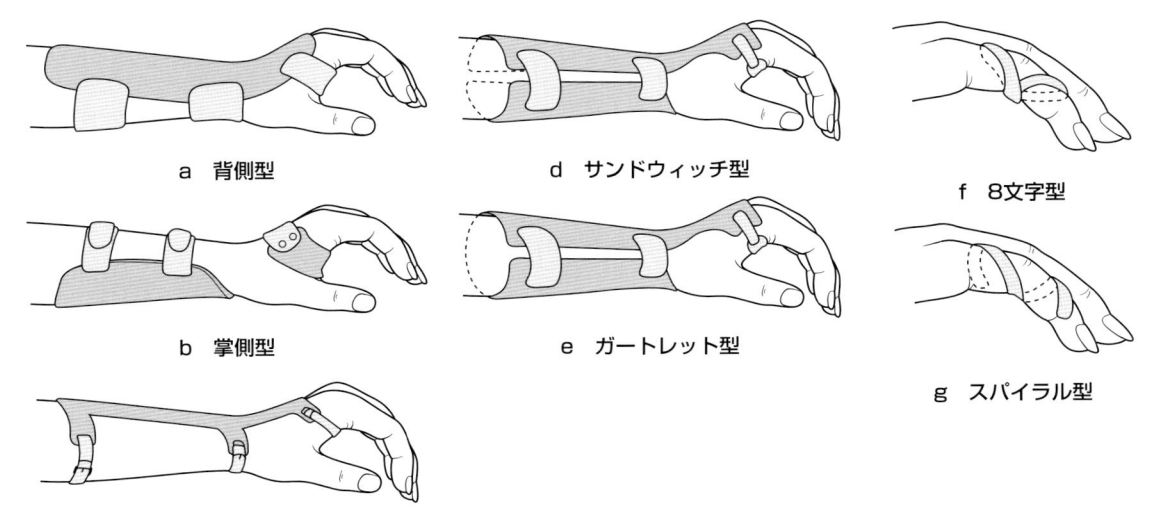

　a　背側型
　d　サンドウィッチ型
　f　8文字型
　b　掌側型
　e　ガートレット型
　g　スパイラル型
　c　フレーム型

（図1～3：矢﨑　潔：手のスプリントのすべて，第3版，三輪書店，2006．より引用）

表1　部位による分類（頸部・体幹）

部位		適応疾患	運動制御	支持保持	固定	治癒促進	保護	免荷	運動構築	矯正	代表的な装具・スプリント
頸部・体幹	頸部・胸部	頸椎症，頸髄症，頸髄損傷	○	○	○		○	○			頸椎カラー（硬性・軟性），オルソカラー，フィラデルフィア型頸椎装具（図4①）
		後縦靱帯骨化症	○	○	○		○				フレーム式頸椎装具，ソンミブレース（図4②）など
		頸髄損傷・骨折	○	○	○						頸胸椎装具（モールド式，ハロー式）（図4③）
	胸部・腰部	胸腰椎圧迫骨折	○	○	○						胸腰椎装具（軟性コルセット・硬性装具：モールドジャケット式）
		側彎症		○			○			○	体幹装具（ミルウォーキーブレース・ボストンブレース（アンダーアーム式））
	腰椎・仙椎	腰痛症	○	○			○				軟性コルセット（ダーメンコルセット・フレームコルセット・ホールディング型装具）

図4　部位による分類
　　　（頸部・体幹）

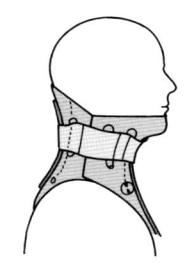

①フィラデルフィアカラー　②ソンミブレース　③ハロー式

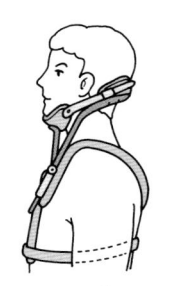

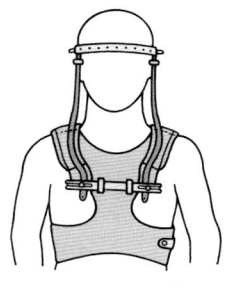

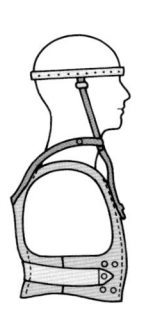

表2 部位による分類（上肢①）

部位		適応疾患	目的							代表的な装具・スプリント
			運動制御	支持保持	固定	治癒促進	保護	免荷	運動構築	矯正	
上肢	肩周辺機構	頸髄損傷, 筋ジストロフィー, ポリオ							○		BFO（バランス式前腕補助具），PSB（ポータブルスプリングバランサー）（図5①，②）
		三角・棘上筋麻痺, 脱臼・骨折		○	○	○					肩外転装具（図5③），肩鎖関節装具，クラビクルバンド（鎖骨骨折）
		脳血管障害	○	○			○				アームスリング（図5④），ポータブルスプリングバランサー
	上腕	骨幹部骨折		○	○	○					骨折用（機能的）装具（フラクチャーブレイシングなど）
	肘関節	外傷（骨折・靱帯損傷・屈曲拘縮）	○	○	○					○	肘関節伸展・屈曲用装具（ターバックルの使用），安静用装具
	前腕から手・手指	中枢性疾患, 頸髄損傷	○	○							安静用夜間装具（標準型）（図5⑤），パンケーキ型（図5⑥），サンドイッチ型
		頸髄損傷	○	○					○		把持装具（エンゲン型（図5⑩）・ランチョウ型（図5⑪）・RIC型把持スプリント（図5⑫））
		橈骨神経麻痺	○			○	○				トーマス型懸垂装具（図5⑬），オッペンハイマー型装具（図5⑭），ガレンガー型装具（図5⑮）
											MP関節伸展支持付き手関節装具（スプリントで製作可能）
		正中神経麻痺（高位）	○			○					長対立装具（スプリント）（図5⑯）
		橈骨遠位端骨折・手関節痛	○	○		○	○				カックアップスプリント（掌側型・背側型）（図5⑰⑱）
		関節リウマチ		○						○	尺側偏位防止装具（図5⑲），安静用夜間装具など
		屈筋腱損傷				○					牽引装置付き手関節・MP関節屈曲装具（クライナート法，クライナート変法（図5⑳））
		ホルクマン拘縮								○	手関節指矯正用装具（スプリント）

図5 部位による分類（上肢①）

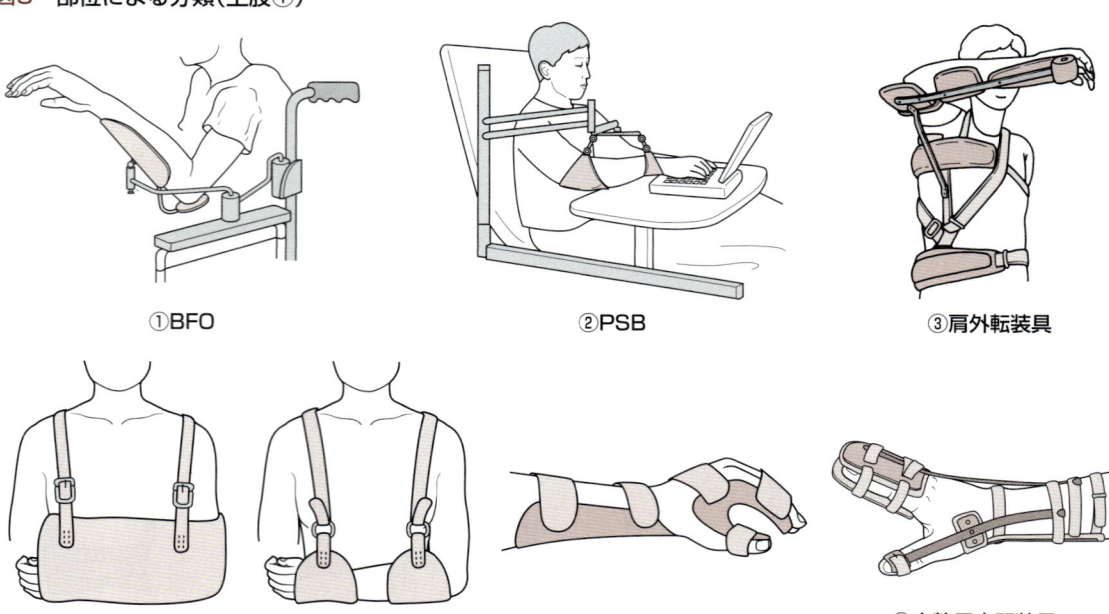

①BFO　②PSB　③肩外転装具

④アームスリング　⑤安静用夜間装具（標準型）　⑥安静用夜間装具（パンケーキ型）

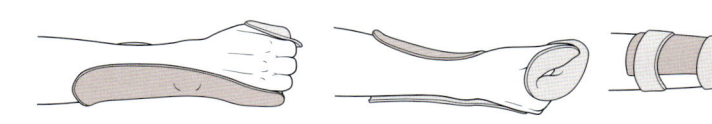

⑦安静用スプリント(中間位式) 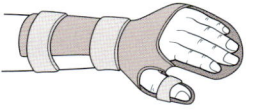　　⑧痙性抑制用スプリント 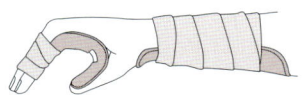　　⑨熱傷用スプリント(背側損傷用)

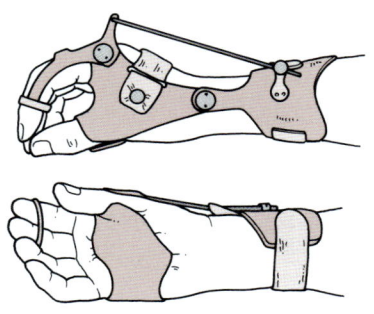

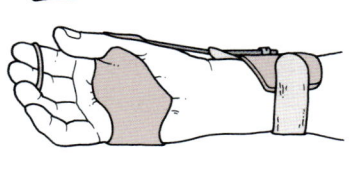

固定レバー　リンク　作動レバー
MP関節継手
前腕支柱
前腕バンド(末梢側)　手関節継手
前腕バンド(中枢側)　母指支柱　指部分(finger pieces)

⑩エンゲン型把持装具 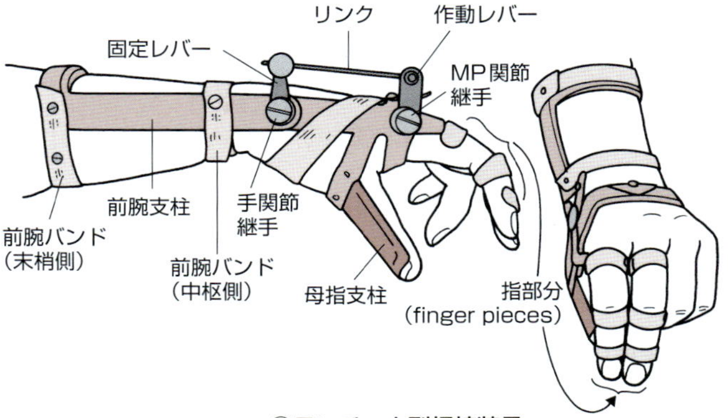　　⑪ランチョウ型把持装具

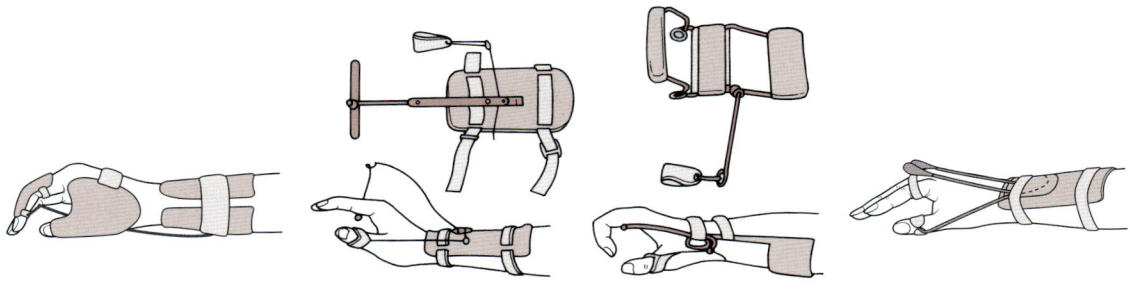

⑫RIC型把持スプリント　⑬トーマス型懸垂装具　⑭オッペンハイマー型装具　⑮ガレンガー型装具

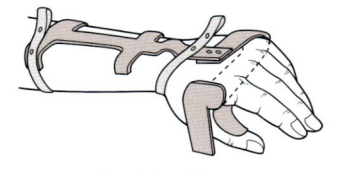

⑯長対立装具 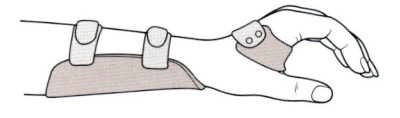　⑰カックアップスプリント(掌側型) 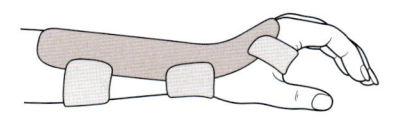　⑱カックアップスプリント(背側型)

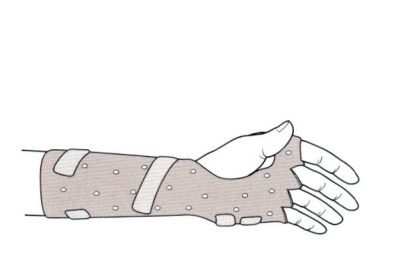

⑲尺側偏位防止装具 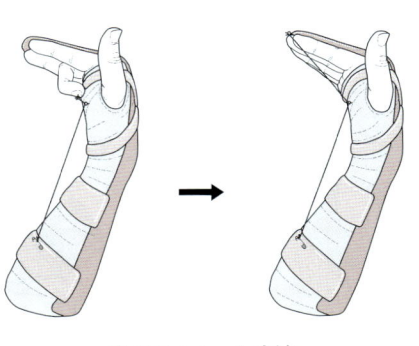　⑳クライナート変法

基本評価

表3 部位による分類(上肢②)

部位		適応疾患	目的							代表的な装具・スプリント
			運動制御	支持保持	固定	治癒促進	保護	免荷	運動構築	矯正	
上肢	手・指・母指	関節リウマチ（変形）	○	○						○	スワンネック変形：PIP関節屈曲用装具（指用ナックルベンダー）（図6④） ボタン穴変形：PIP関節伸展用装具（指用逆ナックルベンダー）（図6⑤）
		正中神経麻痺(低位)	○	○							短対立装具（スプリント）
		尺骨神経麻痺	○	○							虫様筋カフ（図6⑦），ナックルベンダー（図6⑧）：MP関節屈曲補助
		デュピュートランズ拘縮		○						○	MP関節伸展装具，逆ナックルベンダー（図6⑨）：MP関節伸展補助

図6 部位による分類(上肢②)

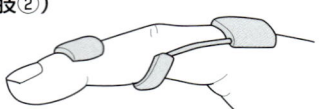

①鋼線のばねを利用した装具 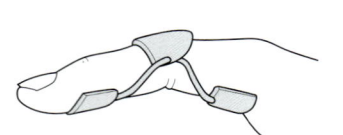　　②スプリング型装具

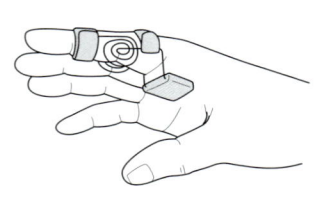

③ケープナーワイヤー式スプリント 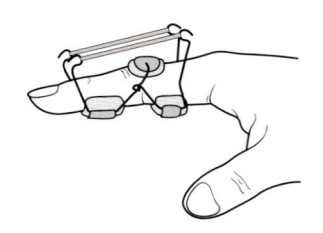　　④指用逆ナックルベンダー 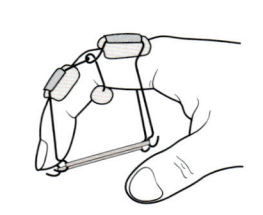　　⑤指用ナックルベンダー

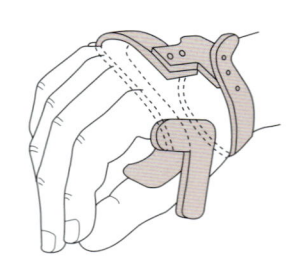

ランチョ型 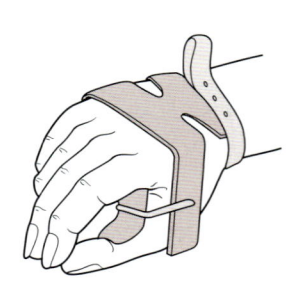　　ベネット型 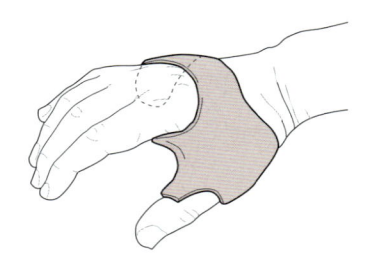　　ハーシェル型

⑥短対立装具

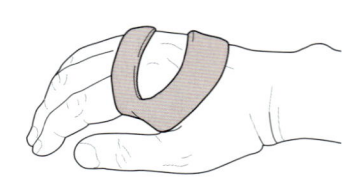

⑦虫様筋カフ 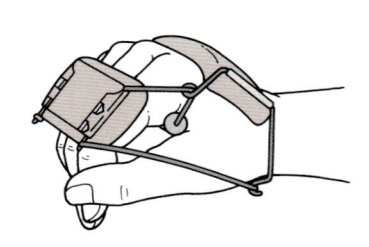　　⑧ナックルベンダー 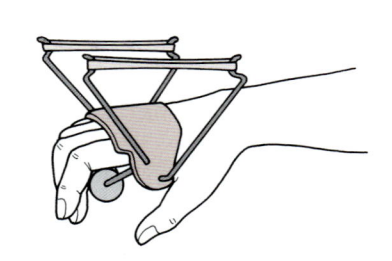　　⑨逆ナックルベンダー

表4 部位による分類（下肢）

部位		適応疾患	目的							代表的な装具・スプリント
			運動制御	支持保持	固定	治癒促進	保護	免荷	運動構築	矯正	
下肢	股関節	先天性股関節脱臼		○							パブリックバンド型，フォローゼン型，リーメンヴューゲル型など
		ペルテス病	○			○	○				三辺形ソケット型，トロント型，ボーゴスチック型股関節外転装具
		脳血管障害片麻痺	○	○	○						長下肢装具（骨盤帯付きも含む）（図7①）
		脊髄損傷（対麻痺）	○	○	○						両側性長下肢装具
	大腿部	大腿骨骨幹部骨折				○		○			大腿骨免荷装具
	膝関節	変形性膝関節症・関節リウマチ	○	○						○	支柱付き簡易的膝装具
		膝関節再建術後：前十字靱帯	○		○	○					膝関節装具：ドンジョイ，レノックスヒールなど，ダイヤルロック式膝装具
	下腿部	下腿骨骨折				○		○			下腿免荷装具
	足関節	脳血管障害，脊髄損傷	○	○							短下肢装具（図7②），シュホーン型プラスチック装具（図7③），オルヒット

図7 部位による分類（下肢）

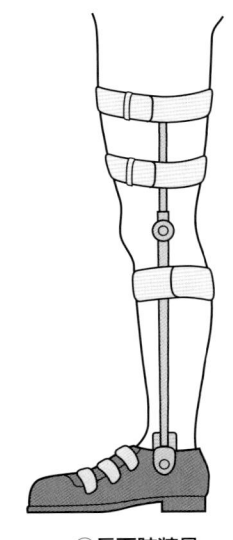

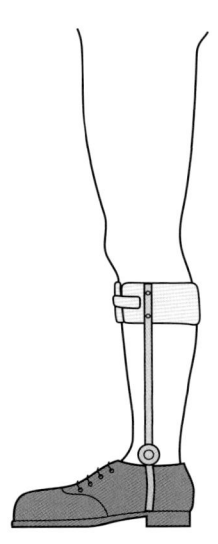

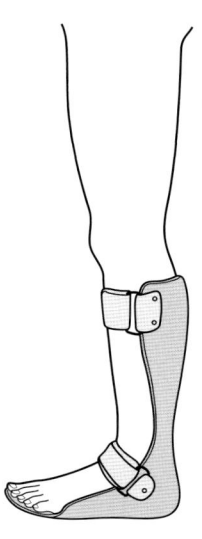

①長下肢装具　②短下肢装具　③シュホーン型プラスチック装具

（図4～6：柳澤　健 編：理学療法士 イエロー・ノート 専門編 2nd edition，メジカルビュー社，2010．および 會田玉美 監：OT 臨床問題テク・ナビ・ガイド，メジカルビュー社，2011．および，矢﨑　潔：手のスプリントのすべて，第3版，三輪書店，2010．より引用）

構造

- 装具・スプリントの構造は，その固定法あるいは製作材料の選択により変化する。
- 固定法は，3点固定と全面接触（第二の皮膚）が基本となる（図8）。
- 3点固定は，点というよりは面で固定して装具のピストン運動（ずれ現象）を最小限にすることが多い。その代表が，オッペンハイマー型装具（橈骨神経麻痺用），ケープナー装具（PIP関節伸展補助・ボタン穴変形改善用）などである。
- 全面接触は，可能な限り不動・固定を求める場合に利用される。また，動的装具の本体を固定する場合にも利用される。

図8　3点固定法と全面接触法

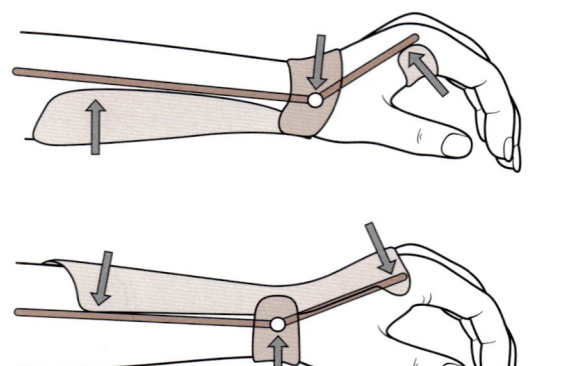

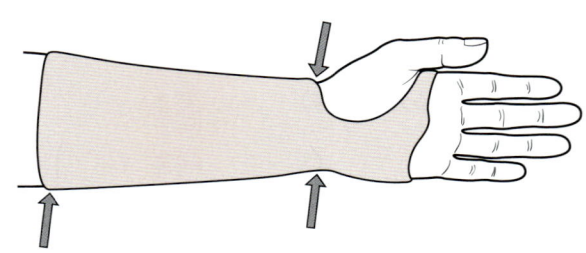

3点固定法
（上：掌側アプローチ，下：背側アプローチ）

全面接触法
（第二の皮膚）

【引用文献】
1）矢﨑　潔：手のスプリントのすべて，第3版，三輪書店，2006．

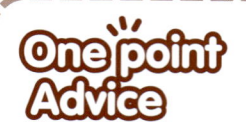

One point Advice

- 1つ1つの装具・スプリントを目的・適応・疾患といったそれぞれの側面から役割を考えると理解度が深まる。
- 基本的な分類（静的装具と動的装具），機能的な分類（機能的装具と非機能的装具）といった分類の理解は作業療法の方向性を明確にできる。
- コックアップスプリントは，掌側型より背側型が関節固定力は強い。さらにガートレット型は固定力が増す。

13 基本評価

自助具，福祉用具

> **Point!**
> ■自助具や福祉用具の導入する際の評価視点を理解する
> ■生活全体を通した評価を行う必要性を理解する

※「自助具，福祉用具」における基本介入手段についてはp.477〜486参照。

自助具

- 自助具を作成したり，福祉用具を選定したりすることは，作業療法士にとって重要な事項である。
- 自助具や福祉用具の導入は，はじめに対象者が関心ある作業は何か聴取し，実際に作業遂行場面を評価することが重要である。
- 作業遂行場面の評価は，AMPS(assessment of motor and process skills)を用いると容易である。

福祉用具

●定義
- 「福祉用具」とは，心身の機能が低下し日常生活を営むのに支障のある老人(以下単に「老人」という)又は心身障害者の日常生活上の便宜を図るための用具及びこれらの者の機能訓練のための用具並びに補装具をいう(福祉用具の研究開発及び普及の促進に関する法律(平成5年5月6日法律第38号))。

介護保険制度における福祉用具の項目

- 福祉用具の給付の範囲は，「福祉用具貸与の種目」と「居宅介護福祉用具購入費などによる支給種目」に定められている(表1，2)。

表1 福祉用具貸与の種目

種目	機能または構造など
車いす	自走用標準型車いす，普通型電動車いすまたは介助用車いすに限る
車いす付属品	クッション，電動補助装置などであって，車いすと一体的に使用されるものに限る
特殊寝台	サイドレールが取り付けてあるもの，または取り付けることが可能なものであって，次にあげる機能のいずれかを有するもの。①背部または脚部の傾斜角度が調整できる機能，②床板の高さが無段階に調整できる
特殊寝台付属品	マットレス，サイドレール，スライディングボード（マット）などであって，特殊寝台と一体的に使用されるものに限る
褥瘡予防用具	次のいずれかに該当するものに限る。①送付用装置または空気圧調整装置を備えた空気マット，②水などによる減圧によって体圧分散効果をもつ全身用マット
体位変換器	空気パッドなどを身体の下に挿入することにより，居宅要介護者などの体位を容易に変換できる機能を有するものに限る。ちなみに体位の保持のみを目的とするものは除く
手すり	取り付けに際し，工事を伴わないものに限る
スロープ	段差解消のためのものであって，取り付けに際し工事を伴わないものに限る
歩行器	歩行が困難な者の歩行機能を補う機能を有し，移動時に体重を支える構造を有するものであって，次のいずれかに該当するものに限る。①車輪を有するものであって，体の前および左右を囲む取っ手などを有するもの，②四脚を有するものにあっては，上肢で保持し移動させることが可能なもの
歩行補助杖	松葉杖，カナディアンクラッチ，ロフストランドクラッチおよび多点杖に限る
認知症性老人徘徊感知機器	認知症性老人が屋外へ出ようとしたときなど，センサーにより感知し，家族・隣人などへ通報するもの
移動用リフト（吊り具の部分は除く）	床走行式・固定式または据え置き式であり，かつ身体を吊り上げ，または体重を支える構造を有するものであって，その構造により自力での移動が困難な者の移動を補助する機能を有するもの（取り付けに住宅の改修を伴うものを除く）

「厚生労働大臣が定める福祉用具貸与にかかわる福祉用具の種目」（平成11年3月31日　厚生省（現厚生労働省）告示第93号，一部改正：平成12年11月16日告示第348号，平成12年12月28日告示第479号）に基づき作成

（野村　歡，橋本美芽：OT・PTのための住宅環境整備論，p.33，三輪書店，2007．より引用）

表2 居宅介護福祉用具購入費などによる支給種目

種目	機能または構造など
腰掛け便座	次のいずれかに該当するものに限る。①和式便器の上に置いて腰掛け式に変換するもの，②洋式便器の上に置いて高さを補うもの，③電動式またはスプリング式で便座から立ち上がる際に補助できる機能を有しているもの，④便座・バケツなどからなり，移動可能である便器（居室において利用可能であるものに限る）
特殊尿器	尿が自動的に吸引されるもので居宅要介護者など，またはその介護を行う者が容易に使用できるもの
入浴補助用具	座位の保持，浴槽への出入りなどに際しての補助を目的とする用具であって，次のいずれかに該当するものに限る。①入浴用いす，②浴槽用手すり，③浴槽内いす，④入浴台（浴槽の縁にかけて利用する台であって，浴槽への出入りのためのもの），⑤浴室内用すのこ，⑥浴槽内すのこ
簡易浴槽	空気式または折りたたみ式などで容易に移動できるものであって，取水または排水のために工事を伴わないもの
移動用リフトの吊り具部分	身体に適合するもので移動用リフトに連続可能なものであること

「厚生労働大臣が定める福祉用具貸与にかかわる福祉用具の種目」（平成11年3月31日　厚生省（現厚生労働省）告示第94号，一部改正：平成12年12月28日告示第480号に基づき作成

（野村　歡，橋本美芽：OT・PTのための住宅環境整備論，p.33，三輪書店，2007．より引用）

福祉用具および自助具導入までのプロセス

- 福祉用具や自助具を導入する際は，導入前に実際の作業を行ってもらうことが肝心である。
- また，自助具を導入する前に，作業遂行の問題（下記参照）がなぜ生じたのかを，心身機能・習慣・動機などから考察する必要がある。その人にとって必要な作業とその難易度，遂行環境を解釈すれば，自助具が必要な理由，そして必要とする自助具が何かを理解することができる。

> **作業遂行の問題例**
> - 手の中でのボタン操作がつたなく時間がかかる。
> - 身体の2カ所を使ってお椀を固定し，スプーンを操作することができず，努力が増大する。スプーンですくうがこぼしてしまう。

- 作業遂行の問題により導入の必要性は異なるが，図1には，臨床における疾患別福祉用具や自助具の導入例を示したので，参考にされたい。

基本評価

図1 作業遂行の評価プロセス

課題：近くに置いてある複数の洋服からあらかじめ決めた上着を1枚着る
↓
- 適切な洋服を選択することは可能である
- 洋服を空間的に整えることが不十分だった
- 左袖を通そうとするが，袖をうまくすべらせることができなかった
- ボタンを片手で操作する際，手のなかの操作がつたなかった
- 全体の作業時間は長かった

↓

あらかじめ課題で使用すると決めた洋服を選択する(chooses)ことはできた。上着を着る課題では，十分に洋服を空間的に整えなかった(organizes)ことが，左袖を通す(moves)際の努力の増大につながった。行為を開始する(initiates)ことには問題はなかったが，手のなかで操作する(manipulates)がつたなかったため，時間がかかってしまった(paces)。

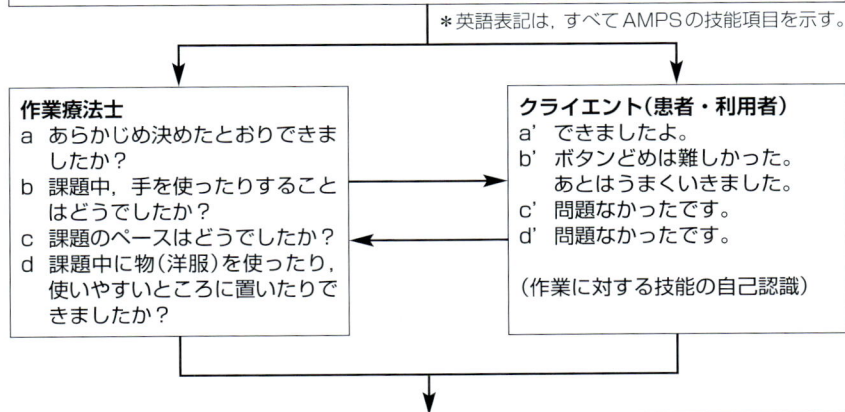

＊英語表記は，すべてAMPSの技能項目を示す。

作業療法士	クライエント（患者・利用者）
a あらかじめ決めたとおりできましたか？ b 課題中，手を使ったりすることはどうでしたか？ c 課題のペースはどうでしたか？ d 課題中に物（洋服）を使ったり，使いやすいところに置いたりできましたか？	a' できましたよ。 b' ボタンどめは難しかった。あとはうまくいきました。 c' 問題なかったです。 d' 問題なかったです。 （作業に対する技能の自己認識）

↓

作業遂行の問題は，麻痺や感覚障害などの心身機能だけでは説明することは困難であり，介入への道筋を見つけることは難しい。作業技能の問題は作業のなかで評価することが重要であり，また，クライエントが作業の問題をどのようにとらえているのか評価することは，介入時の根拠を明確にすることにつながる。
そのため，作業遂行の問題はAMPS，作業遂行の問題に対する自己認識はAADを使用するとよい。

（石橋 裕 著, 大嶋伸雄 編：身体障害領域の作業療法, p.180, 中央法規出版, 2010. より引用改変）

> **One point Advice**
> - 自助具や福祉用具は各自治体で展示しているため，外出の練習を兼ねて家族と一緒に実際の物品を確認するとよい。

14 基本評価 職業関連活動の評価

Point!

■職業能力関連評価（職業前評価）
☞ 職務内容や職務遂行に関連する心身機能と技能の理解，本人の経歴，職業観，物理的・人的・制度的環境の理解，標準化された評価法の概要の理解

※「職業関連活動」における基本介入手段については p.491〜492参照。

職業関連活動と評価の視点

- 就労支援のための評価として職業前評価（職業能力関連評価）が位置づけられている。
- 本来，職業前訓練は，職種に関わらず就労上最低必要とされる基本的な能力（心身の能力や認知能力，一定の作業能力など）を指していた。
- しかし，就労には，本人の能力のみならず，経歴や経験，就労に関わる環境などの関連も大きく関わることから，ICF活動や参加に関わる心身機能に加え，個人因子や環境因子など幅広く評価する必要がある。
- 就労支援に関わる評価のポイントのみをICF（国際生活機能分類）の概略図内に記載しているので視点を学習すること。

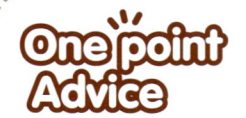

One point Advice

- 就労支援における評価では，就労と本人のもつ心身機能や技能を理解（評価）することは必須であるが，さらに就労に関連する本人の経歴（生活歴，学歴，職歴，社会経験など）や価値観（職業観）などの個人因子や就労に影響する環境の影響がとても大きいことを認識しておく必要がある。標準化された評価法に関しては概略を理解しておくことが必要である。

図1 ICF（国際生活機能分類）の枠組みから見た職業関連活動の評価

健康状態
- 健康状態および管理
  - 病気や障害の状況の把握
  - 継続的な健康管理の可否

心身機能・身体構造
- 精神（認知）機能
  - 全般的心理社会機能（気質，性格・人格など）
  - 情緒や知能など
- 心身機能
  - 就労と関連する心身機能と身体構造（運動・感覚・視覚・聴覚など）
- 認知機能
  - 就労に必要な知的能力と情緒のコントロール

活動
- 社会生活能力
  - 自宅・職場でのセルフケアと生活リズム
  - コミュニケーション能力・対人関係
  - 通勤（移動能力・交通機関の利用）
- 作業遂行能力（技能）
  - 作業に必要な技能（上肢機能など）
  - リスクマネジメント
- 学習能力（基礎学習と知識の応用）
  - 基本的な学習機能（課題の理解と学習など）
  - 問題解決能力など
  - 課題の継続

参加（＝就労）
- 就労内容
  - 業務内容および必要な技能
  - 本人に対する職場での期待

環境因子
- 物理的側面
  - 就業先へのアクセス（交通機関の利用，施設への段差など（アクセスのしやすさ），周辺環境など）
  - 就業先のセルフケア・移動に関わる環境（トイレ，通路，出入り口（ドアなど），上下階の移動
  - 作業環境（ワークスペース，使用する機材・道具・材料）
- 人的環境
  - 周囲の障害に対する理解と支援の可否
  - 援助者・ジョブコーチや家族の就労に関する支援
- 経済的側面
  - 家族構成と家計
  - 就業先の報酬や経済的支援・保証（休業期間の給与保証）
- 社会・制度的側面
  - 利用可能な社会保障制度・サービス
  - 就労を支援する機器の導入や環境調整のための支援
  - 就労先の就業規則・休職・就労時の規定など
- 文化的側面
  - その地域や就業先の価値観・慣習など

個人因子
- 基本属性
  - 年齢や性別（業務と適性さ）
- 経歴・経験・資格など
  - 生活歴
  - 学歴
  - 家族内や社会での役割経験
  - 職歴（就業経験の有無，職務内容，就業期間，休職・転職経験など）
  - 就労につながる資格，免許，特技など
- 意思・価値観
  - 就労への動機・職業観（心構え）
  - 就労に関する興味・関心

基本評価

表1 標準化されている職業能力関連評価法とその概要

側面	評価法	概要
社会生活機能	LASMI（精神障害者社会生活評価尺度）	精神障害者（統合失調症者）の生活障害を包括的にとらえることを目的に開発され，実際の生活場面の直接的な観察をベースに5つのサブスケールを評価する（日常生活12項目，対人関係13項目，労働または課題の遂行10項目，持続性・安定性2項目，自己認知3項目）
就労への意志・職業への興味	障害者用レディネスチェックリスト（ERCD）	職業の種類を問わず障害者が一般企業に就職する際に職場に適応するための能力を心理的・行動的枠組みから項目を網羅し9領域（一般属性，就労意欲，就職生活の維持，移動，社会生活や課題遂行，手の機能，姿勢や持久力，情報の受容と伝達，理解と学習能力）の能力を評価する
	VPI 職業興味検査	160の具体的な職業名を提示し，その職種に対する興味・関心に関する回答から6種の職業興味領域に対する個人の興味・関心の強さを測るとともに，5つの心理的傾向（傾向尺度）を把握する。6つの興味領域尺度は，「現実的興味領域」，「研究的興味領域」，「芸術的興味領域」，「社会的興味領域」，「企業的興味領域」，「慣習的興味領域」からなり，5つの傾向尺度は「自己統制傾向」，「男性－女性傾向」，「地位志向傾向」，「稀有反応傾向」，「黙従反応傾向」から構成される
作業遂行の能力（ワークサンプリング法）	マイクロタワー法	ワークサンプル法として職場と類似した13種類の作業課題を小グループ（5～10人）で実施し，運動神経能力，空間知覚，事務的知覚，数的能力，言語能力の5つの領域の職業適性能を測定する
	モダプツ法	この作業能力評価法は特定の作業を行う際に身体部位の動きから作業動作時間を測定し，作業効率などの問題を特定する
職業適性	労働省編一般職業適性検査（GATB）	多様な職業分野で必要とされる代表的な9種の能力（適性能：「知的能力」，「言語能力」，「数理能力」，「書記的知覚」，「空間判断力」，「形態知覚」，「運動共応」，「指先の器用さ」，「手腕の器用さ」）を測定し，職業選択に役立てる目的で使用される

（作業療法ジャーナル，38(7)，2004年増刊号：714-732, 2004. を参考に作成）

15 基本評価 参加の評価

Point!

※「参加」における基本介入手段についてはp.493〜494参照。

■国際生活機能分類（ICF：International Classification of Functioning, Disability and Health）
☞ 1980年に発表された国際障害分類（ICIDH）の改訂として，国際生活機能分類（ICF）が2001年に採択された。そのもっとも大きな特徴は，心身機能に限らず活動や**社会参加**，環境因子に重点が置かれたことである。

■参加 ☞ 家庭や社会に関与すること，言い換えればそこで役割を果たすこと

参加の大分類リスト

- 家庭生活
- 対人関係
- 教育・仕事・経済
- 社会生活・市民生活

参加の評価

- 参加の状況が今までどうだったのか，現在どうか，将来どうしたいと考えているかを確認。
- **活動**，**心身機能**，**環境因子**，**個人因子**などとの関係性で考える（図1）。
  ⇒例えば，俳句の会の友人関係に制約が起きたのは，「俳句の会の集会場に行けない」，「人目を気にする」ことが関与している。

図1 ICFの記載例

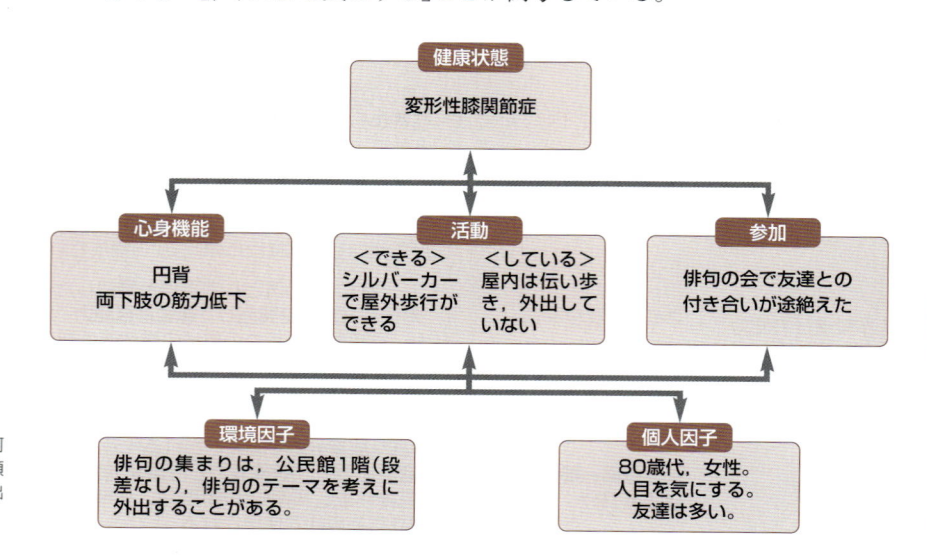

健康状態
変形性膝関節症

心身機能
円背
両下肢の筋力低下

活動
＜できる＞
シルバーカーで屋外歩行ができる
＜している＞
屋内は伝い歩き，外出していない

参加
俳句の会で友達との付き合いが途絶えた

環境因子
俳句の集まりは，公民館1階（段差なし），俳句のテーマを考えに外出することがある。

個人因子
80歳代，女性。
人目を気にする。
友達は多い。

【文献】
1) 大川弥生：生活機能とは何か—ICF：国際生活機能分類の理解と活用—, 東京大学出版会, 2007.

16 基本評価
QOLの評価

> **Point!**
> ■QOL(quality of life)
> ☞ 利用される場面で「生命の質」「生活の質」「人生の質」と訳されてきた。実際には構造的に考える必要がある。満足度を含めた質的なとらえ方
> ■Life ☞ Lifeには，生命・生活・人生という意味がある

QOLの構造化

- 客観的QOLは①生物(生命)レベル，②個人(生活)レベル，③社会(人生)レベルに構造化される。これは，国際生活機能分類(ICF)の生活機能とよく対応している。
- 主観的QOLは，客観的QOLの状況を体験して感じている思いや満足感。

図1　QOLの構造

```
QOL ┬ 客観的QOL ┬ ①生物レベルのQOL(生命の質)
    │           ├ ②個人レベルのQOL(生活の質)
    │           └ ③社会レベルのQOL(人生の質)
    └ 主観的QOL－実存レベルのQOL(体験としての人生の質)
```

(上田　敏：目でみるリハビリテーション医学，第2版，p.3，東京大学出版会，1994．より引用)

QOLの評価

●客観的QOLの評価
①生物レベルのQOL(生命の質)：生命，痛み，身体構造や機能の状況
②個人レベルのQOL(生活の質)：日常生活や，職業に必要な活動の遂行状況
③社会レベルのQOL(人生の質)：対人交流，役割，教育，仕事などの社会参加状況

●主観的QOLの評価
- 客観的QOLの状況を本人がどう感じ，どう満足している状況か。
- 主観的な自尊心(self-esteem)や自己肯定感の評価として，ローゼンバーグ自尊感情尺度，PGCモラール・スケールなどがある。

●評価のポイント
- 一側面の評価ではなく，構造的に個々の関係性を含めて評価する。

【文献】
1) 上田　敏：リハビリテーション医学の世界，p.148-160，三輪書店，1992．
2) 上田　敏：目で見るリハ医学　第2版，p.56-57，東大出版会，1994．

17 基本評価
個人因子の評価

Point!

■ 面接
☞ 初回面接・信頼関係の構築・援助関係の契約・個人情報の聴取・構造化された面接と非構造化された面接を組み合わせて本人の個人因子や生活状況を把握していく

■ 主観性・客観性
☞ 主観的な思いの表出を共感的に受け取りつつも，表出される情報の客観性・事実との照合も必要となる

■ 個別性
☞ クライアント中心主義・パーソンセンタードケア(本人のありようや思いを中心に組み立てる支援)など，個人因子を大事にする支援が広がっている

アセスメントの重要性

- 評価というと検査・測定という定形化された心身機能の評価がまず頭に浮かぶという学生が多い。ROMやMMT，FIMといった基準により数値化される評価を急ぎがちだ。
- 治療関係・援助関係は人間関係が基本となる。援助者と対象者，向き合う始まりは**第一印象**だ。印象には多くの対象者の現状を表す情報が詰まっている。
- 明るい・暗い・朗らかな・緊張した・気軽な・知的な・情緒的な感じがする人，服装や姿勢，しゃべり方，年齢や性別，職業など，その人らしさが見えてくる過程は重要だ。
- **アセスメント**とは情報の収集と分析　現状をその理由や背景を含めて理解して，支援の方針や介入のポイントまでを整理していく過程をいう。**個人因子は重要**である。

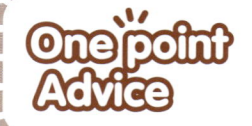

One point Advice

- ICFの分類において，障害を克服しよりよく生きるために，背景因子の関わり・調整が重要視される。ICFの理念(「生活をみることの基調」の項(p.17〜20))を確認しよう。

個人因子をとらえる

- **個人因子**とは，生活機能と障害に影響する個人の内的要因・特別な背景・個人に特有の暮らしの条件のうちで個人に起因するものを指す。その人らしさを構成する要素をいう。
  - ⇒ 例）性別，年齢，国籍，出身地，学歴，職業歴，宗教，主義，信条，趣味，嗜好，興味，関心，好み，性格，価値観，など。
- 個人因子の評価例を以下に示す。

> A氏，S○年○月○日生まれ，69歳，女性。
> 京都府○○町生まれ。X女学院，Y大学文学部卒業。Z商事総務課，38年勤続。
> 28歳で結婚。二男一女の母。5人の孫がいる。3年前夫を亡くし独居。義理堅く，几帳面。宗教は特にないが，墓参りを欠かさない。今も墓参り，仏壇のことを気にしている。
> もともと健康で気丈であった。しかし，夫の死後自宅で過ごしがち，やや抑うつ傾向。
> 趣味であった読書，ガーデニング，旅行も遠ざかっていた。
> 大勢で集まることはあまり好きではなかった。近所付き合いは普通。仕事時代の友人とは連絡を取り合っている。
> その友人が最近様子がおかしいと言っている。
> 独立した子ども達には心配や面倒をかけたくないと強く思っている様子。
> きれい好きで料理も好きであったが，ここ半年，掃除・料理が滞っている様子。
> パソコンなどは不得手だが手紙や電話はまめであった。
> しかし，ここ3カ月自分から発信してこないとのこと。

用語アラカルト

*1 バイスティック7原則（対人援助職の保つべき態度の原則）
- ①個別化，②意図的な感情表出，③制御された情緒的関与，④非審判的態度，⑤自己決定の支援，⑥秘密保持，⑦専門的援助関係。

コミュニケーションスキル

- 作業療法士は対人援助職種，対人関係を円滑に進める技術が重要となる。説明をする力・話を引き出す力・より良く聞く力・相手の気持ちに接近する力が必要だ。
- 対人援助の原則として**バイスティックの7原則**[*1]は重要である。
- コミュニケーションスキルとしては，アイコンタクトを活用する・うなずく・相槌を打つ・沈黙を活用する・開かれた質問をする・閉じられた質問をする・言いかえる・解釈する・感情の表出を促す，などの専門技術があるが，まずは誠意をもって向き合おう。
- 治療・指導の段階では意図的なコミュニケーションの制御が重要となる。なんでも言うことを聞く優しい人はボランティアさんにもいる。転移・逆転移といった関係性のもつれも気をつけて，援助者としての信頼と立ち位置を保ちたい。

【参考文献】
1) 介護支援専門員実務研修テキスト作成委員会 編：介護支援専門員 実務研修テキスト 四訂，長寿社会開発センター，2009.

18 基本評価 環境因子の評価

Point!

※「環境調整」はp.487〜490,「環境整備」はp.709参照。

- ■ **物理的環境** ☞ 居宅環境・住環境・地域環境・職場(学校)等環境・福祉機器・風土・機構
- ■ **人的環境** ☞ 家族・友人・近隣コミュニティ・支援者・介護スタッフの理解
- ■ **制度的環境** ☞ 介護度・自立支援程度区分・身体障害手帳・地域の支援制度・フォーマルな支援資源

環境とは何か

- 人が暮らすその背景となるのが環境である。環境因子とはICF(国際生活機能分類(p.17〜20参照))の用語として保健・医療・介護・福祉の領域において共通言語となった。
- 環境因子は次の3要素から成り立つ。
  ①**物理的環境**：人の暮らしを支える住環境や地域環境，用具などの状況，阻害要因
  ②**人的環境**　：人の暮らしを支える，人と人のつながりや支援資源または阻害要因
  ③**制度的環境**：人の暮らしを支える社会保障や制度的な資源(「法規・関連制度」の項(p.8〜16)参照)

住環境評価・訪問指導

- 病院や施設では，ベッド周りの環境・車いすやトイレといった**生活行為の場の環境**を把握し，**環境調整**をすることで生活しやすく，より安全に生活できるようにする。
- 自宅や職場などを訪問する際は**対象者本人の生活機能を把握したうえで**，現場の環境でどのように安全にスムースに動くことができるか，食事・整容・排泄・入浴・仕事・学業等を遂行するにあたっての**困難を予測し，解決方法を見立てていく。**
- 暮らしは総合的に検討する必要があり，住宅改修も本人・家族の意向を尊重しながら調整・改善するべきで**早急な提案や早まった改修はトラブルをまねくこともある。**
- 家屋評価の一例を**図1，2**に示す。

One point Advice

- 環境は変化し得る。自助具の導入で一気に生活動作が自立することもある。家族の認識が変わると本人の可能性が拡がるということもある。環境を整える支援は効果的だ。

図1　手の到達範囲

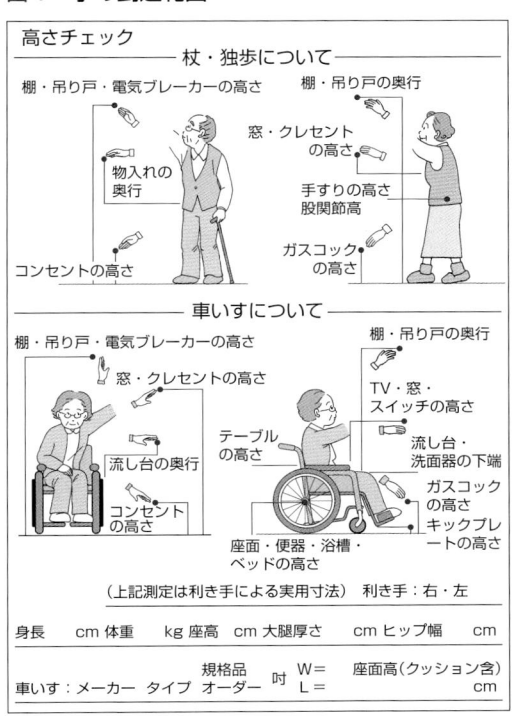

図2　フリーハンドによる家屋調査結果

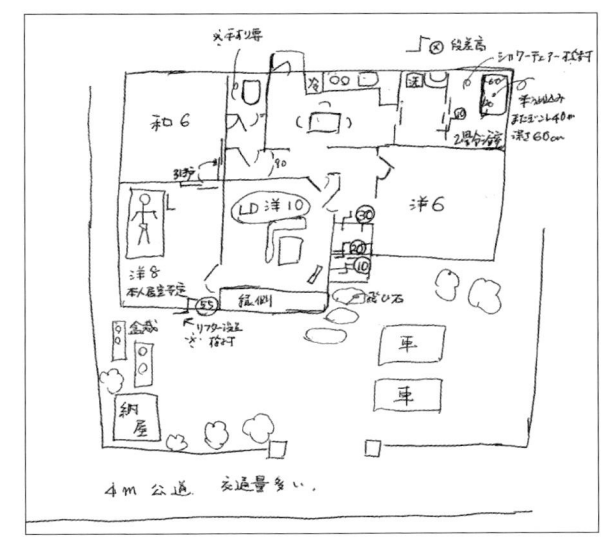

(澤　俊二, 鈴木孝治 編:作業療法ケースブック 作業療法評価のエッセンス, p.269, 医歯薬出版, 2010. より引用)

ジェノグラム　家族関係図

- 家族の状況を客観的に表現する方法として，**ジェノグラム**[*1]がある。図3に示すように本人を核に同居家族・親世代・子世代の年齢・暮らしの場・病歴などを描き，**キーパーソン**[*2]を見立てる。

図3　ジェノグラム(アドバイザー)

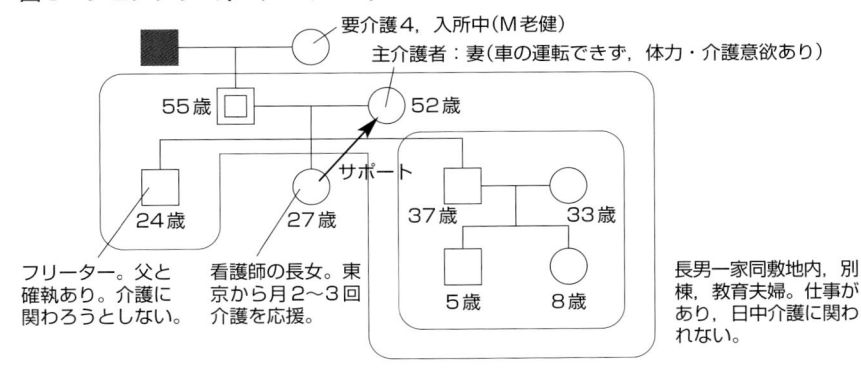

要介護4，入所中(M老健)
主介護者：妻(車の運転できず，体力・介護意欲あり)

55歳　52歳

24歳　27歳　サポート　37歳　33歳

5歳　8歳

フリーター。父と確執あり。介護に関わろうとしない。

看護師の長女。東京から月2〜3回介護を応援。

長男一家同敷地内，別棟，教育夫婦。仕事があり，日中介護に関われない。

用語アラカルト

*1　ジェノグラム
- 家族関係図　一般的に男性を□・女性を○，本人を二重で表記。亡くなった方は黒塗りか中に×印を入れる。婚姻や同胞者を示し，同居者を点線等で囲む。居住地や年齢(享年)，職業，学年，支援の状況や確執等の関係性を記入することもある。

*2　キーパーソン
- カギを握る人物。判断や決定に影響が強い人。主介護者を指す。後見責任者と主介護者が異なる場合も有り得る。

- 家族を理解するうえで難しいのは家族内で微妙に認識や意見の違いがある場合や家族内だからこその軋轢や葛藤がある場合である。
- 力量の高い作業療法士は**家族支援や家族間調整**を担える。多職種の連携，協働が必須となり，自分だけの思い込みで家族関係の調整に対応しようとすると事態を悪くしてしまうこともある。**家族関係の評価には，客観的な多職種の情報共有を心がけ，慎重**に検討する必要がある。

【参考文献】
澤　俊二, 鈴木孝治 編:作業療法の評価のエッセンス, p.268-271, 医歯薬出版, 2010.

各領域の評価／精神心理系

器質性精神障害（症状性を含む）

Point!

- ■認知症*1の診断基準 ☞ ICD-10, DSM-Ⅳ
- ■認知症のタイプ ☞ アルツハイマー型認知症
  血管性認知症
  レビー小体認知症
  前頭側頭変性症
- ■軽度認知機能障害（MCI）
- ■症状 ☞ 中核症状：認知障害
  周辺症状（BPSD：行動・心理症状）
- ■せん妄*2 ☞ 意識，注意，知覚，思考，記憶，精神運動活動，感情，睡眠－覚醒周期の障害。また，一過性，変動性である

※「器質性精神障害（症状性を含む）」の治療についてはp.526～527参照。

用語アラカルト

*1 認知症
- いったん正常な発達をとげた知能が，脳の器質的な障害により低下して，日常生活に支障をきたすようになった状態。

*2 せん妄
- 意識，注意，知覚，思考，記憶，精神運動活動，感情，睡眠－覚醒周期の障害。また一過性，変動性である。

認知症の診断基準

表1　ICD-10による認知症診断基準の要約

G1. 以下の各項目を示す証拠が存在する
　1）記憶力の低下
　　新しい事象に関する著しい記憶力の減退。重症の例では過去に学習した情報の想起も障害され，記憶力の低下は客観的に確認されるべきである
　2）認知能力の低下
　　判断と思考に関する能力の低下や情報処理全般の悪化であり，従来の遂行能力水準からの低下を確認する
　1），2）により，日常生活動作や遂行能力に支障をきたす
G2. 周囲に対する認識（すなわち，意識混濁がないこと）が，基準G1の症状をはっきりと証明するのに十分な期間，保たれていること。せん妄のエピソードが重なっている場合には認知症の診断は保留
G3. 次の1項目以上を認める
　1）情緒易変性
　2）易刺激性
　3）無感情
　4）社会的行動の粗雑化
G4. 基準G1の症状が明らかに6カ月以上存在していて確定診断される

（日本神経学会 監：認知症疾患治療ガイドライン2010, p.2, 医学書院, 2010. より引用）

軽度認知機能障害（MCI）

- mild cognitive impairment（MCI）は，本来アルツハイマー病などの認知症とはいえないが，知的に正常ともいえない状態である。
- つまり，①本人や家族から認知機能低下の訴えがある，②認知機能は正常とはいえないが認知症の診断基準も満たさない，③複雑な日常生活活動に最低限の障害はあっても，基本的な日常生活機能は正常。

表2　mild cognitive impairment

- 主観的なもの忘れの訴え
- 年齢に比し記憶力が低下（記憶検査で平均値の1.5SD以下）
- 日常生活活動は正常
- 全般的な認知機能は正常
- 認知症は認めない

（日本認知症学会 編：認知症テキストブック, p.104, 中外医学社, 2008. より引用）

認知症のタイプ

表3　認知症のタイプと特徴

認知症のタイプ	アルツハイマー型認知症（DAT）	脳血管性認知症（VD）	レビー小体型認知症（LBD）	前頭側頭変性症（FTD）
特徴	・近時記憶・エピソード記憶の障害が強い ・見当識障害 ・視空間認知の障害 ・失語・失行・失認など ・場合わせ，取り繕い反応	・脳の損傷部位・程度によって麻痺などの状態像が異なる ・比較的保たれている部分と，そうでない部分がある（まだら）	・注意や覚醒レベルの変動 ・具体的で詳細な内容の幻視 ・パーキンソン症候群	・緩徐に発症し，進行する ・早期から性格変化，社会性の消失 ・手続き記憶，エピソード記憶，視空間認知能力は保たれる ・運動性失語症様の症状 ・語義失語（意味性認知症）
精神症状	・妄想（もの取られ妄想） ・意欲低下 ・易怒性 ・不安感	・意欲の低下 ・感情失禁 ・夜間せん妄など ・再発することが多く，しかも，そのたびに段階的に悪化する	・幻覚，特に幻視 ・体系化した妄想 ・幻覚・妄想に基づく不安，焦燥 ・興奮，異常行動 ・注意や明晰さの著明な変動 ・意欲低下など	・非影響性の亢進 ・脱抑制 ・常同行動 ・自発性の低下 ・特定のものに執着する
身体症状	・麻痺や固縮（筋強剛）など局所徴候はみられないことが多い ・終末期には錐体路症状がみられる	・排尿障害，歩行障害，麻痺 ・仮性球麻痺に伴う嚥下障害，構音障害 ・パーキンソン症候群など	・繰り返す転倒 ・失神 ・抗精神病薬に対する感受性亢進 ・パーキンソン症候群がある（固縮，小刻み歩行）	・麻痺や固縮など局所神経徴候は初期にはみられないことが多い ・運動ニューロン型では，上肢に顕著な筋力低下と筋萎縮がみられる

DAT：dementia of Alzheimer type
VD：vascular dementia
LBD：Lewy body of dementia
FTD：front temporal dementia

（小川敬之：認知症の作業療法. 作業療法ジャーナル, Vol.41(10)：905-911, 2007. より引用）

中核症状と周辺症状（図1）

図1 中核症状と周辺症状

用語アラカルト

*3 見当識障害
- 見当識障害は，時間，場所，人物の順に障害が進む。

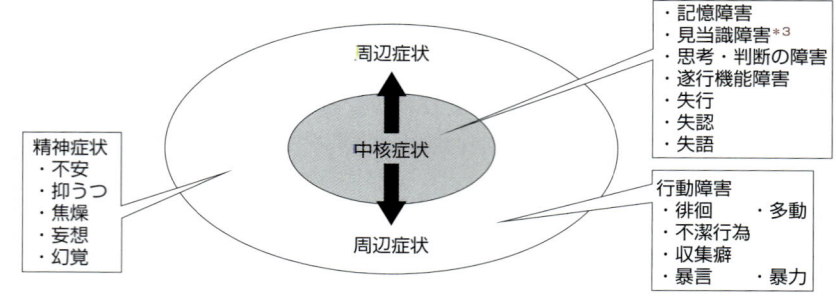

精神症状
- 不安
- 抑うつ
- 焦燥
- 妄想
- 幻覚

中核症状
- 記憶障害
- 見当識障害*3
- 思考・判断の障害
- 遂行機能障害
- 失行
- 失認
- 失語

行動障害
- 徘徊　・多動
- 不潔行為
- 収集癖
- 暴言　・暴力

- なお，周辺症状とほぼ同義の用語としてBPSD（behavioral and psychological symptoms of dementia）が使われている。
- BPSDとは，「痴呆患者に頻繁にみられる知覚，思考内容，気分または行動の障害による症状」である。

表4　BPSDの特徴的症状

グループⅠ （厄介で対処が難しい症状）	グループⅡ （やや処置に悩まされる症状）	グループⅢ （比較的処置しやすい症状）
心理症状 妄想 幻覚 抑うつ 不眠 不安 **行動症状** 身体的攻撃性 徘徊 不穏	**心理症状** 誤認 **行動症状** 焦燥 社会通念上の不適当な行動と性的脱抑制 部屋の中を行ったり来たりする 喚声	**行動症状** 泣き叫ぶ ののしる 無気力 繰り返し尋ねる シャドーイング

（国際老年精神医学会：痴呆の行動と心理症状，p.29，アルタ出版，2005．より引用）

認知症の評価

- 認知症の評価には，認知機能を中心に評価する認知尺度と行動観察に基づいて評価する行動観察尺度がある。その代表的なものを示す。

表5　認知症の評価尺度一覧

認知尺度	行動観察尺度
1. 全般的認知機能 　・HDS-R 　・MMSE 2. 主に前頭葉機能 　・かなひろいテスト 　・FAB 　・trail making test 　・Stroopテスト 3. 主に頭頂葉機能 　・立方体模写 　・時計描画テスト 　・山口式キツネ・ハト模倣テスト 4. 記憶 　・WMS-R 　・リバーミード行動記憶検査 　・パソコン視空間記憶テスト 　・竹田式三色組み合わせテスト	1. 全般的評価 　・CDR 　・MOSES 　・GBSスケール 　・FAST 2. 行動・心理症状 　・DBDスケール 　・neuropsychiatric inventory（NPI） 3. うつ 　・CSDD 　・GDS 4. 介護負担 　・Zarit介護負担尺度

（山口晴保 編著：認知症の正しい理解と包括的医療・ケアのポイント，第2版，p.223，協同医書出版社，2010．より引用）

認知尺度

●長谷川式認知症スケール(HDS-R)
- 痴呆のスクリーニングテストとしてわが国で最も広く用いられている評価法(「高次脳機能の評価」の項の**表18**(p.130)参照)。
- 常識1問, 見当識2問, 計算1問, 記憶記銘4問, 言語の流暢性1問の計9問の言語性検査である。
- 30点満点で, 20点以下で痴呆であり, 16点以下で中等度の痴呆, 12点以下でやや高度の痴呆, 8点以下で高度の痴呆とされる。

●Mini-Mental State Examination Scale(MMSE)
- 国際的に広く用いられている評価法である(「高次脳機能の評価」の項の**表17**(p.129)参照)。
- 言語性の評価と動作性の検査(閉眼, 文章記述, 図形模写)の項目がある。
- 11問で30点満点。23/24点がカットオフポイント(高等教育を受けた方は27/26点とする)。

行動観察尺度

●Clinical Dementia Rating(CDR)
- CDRは認知症の重症度評価法で, 本人の日常の生活状況を十分に把握している家族や介護者の情報による評価法である。CDRは, 6項目(①記憶, ②見当識, ③判断力と問題解決, ④地域社会活動, ⑤家庭および趣味・関心, ⑥介護状況)を5段階で評定(なし：0, 疑い：0.5, 軽度：1, 中等度：2, 重度：3)する。

●Functional Assessment Staging(FAST)
- FASTは, 「アルツハイマー病の進行に伴って患者は小児期の発達過程を逆行して乳児のレベル(しゃべれず寝たきり)に至る」という考えに基づいて病期を7段階に評価する。

表6 臨床的認知症尺度(CDR)の判定表

CDR	0	0.5	1	2	3
	_____ 障害 _____				
	なし 0	疑い 0.5	軽度 1	中等度 2	重度 3
記憶(M)	記憶障害なし 軽度の一貫しない物忘れ	一貫した軽い物忘れ 出来事を部分的に思い出す良性健忘	中程度記憶障害 特に最近の出来事に対するもの 日常生活に支障	重度記憶障害 高度に学習したもののみ保持，新しいものはすぐに忘れる	重度記憶障害 断片的記憶のみ残存する程度
見当識(O)	見当識障害なし	時間的関連の軽度の困難さ以外は障害なし	時間的関連の障害中程度あり，検査では場所の見当識良好，他の場所でときに地誌的失見当	時間的関連の障害重度，通常時間の失見当，しばしば場所の失見当	人物への見当識のみ
判断力と問題解決(JPS)	日常の問題を解決 仕事をこなす 金銭管理良好 過去の行動と関連した良好な判断	問題解決，類似性差異の指摘における軽度障害	問題解決，類似性差異の指摘における中程度障害 社会的判断は通常，保持される	問題解決，類似性差異の指摘における重度障害 社会的判断は通常，障害される	問題解決不能 判断不能
地域社会活動(CA)	通常の仕事，買い物，ボランティア，社会的グループで通常の自立した機能	左記の活動の軽度の障害	左記の活動のいくつかに関わっていても，自立できない 一見正常	家庭外では自立不可能 家族のいる家の外に連れ出しても他人の目には一見活動可能に見える	家族のいる家の外に連れ出した場合生活不可能
家庭生活および趣味・関心(HH)	家での生活，趣味，知的関心が十分保持されている	家での生活，趣味，知的関心が軽度障害されている	軽度しかし確実な家庭生活の障害，複雑な家事の障害，複雑な趣味や関心の喪失	単純な家事手伝いのみ可能 限定された関心	家庭内における意味のある生活活動困難
介護状況(PC)	セルフケア完全		奨励が必要	着衣，衛生管理など身の回りのことに介助が必要	日常生活に十分な介護を要する 頻回な失禁

(Morris J.C.：The Clinical Dementia Rating(CDR)：Current version and scoring rules. Neurology. 43：2412-2414, 1993., 目黒謙一：痴呆の臨床—CDR判定用ワークシート解説, p.104, 医学書院, 2004. より引用)

表7 FAST(Functional Assessment Staging of Alzheimer's Disease)

AD：アルツハイマー病

ステージ	臨床診断	特徴	機能獲得年齢
1	正常成人	主観的にも客観的にも機能障害なし	成人
2	正常老化	もの忘れや仕事が困難の訴え，他覚所見なし	成人
3	境界域	職業上の複雑な仕事ができない	若年成人
4	軽度AD	パーティーのプランニング，買い物，金銭管理など日常生活での複雑な仕事ができない	8歳〜思春期
5	中等度AD	TPOに合った適切な洋服を選べない 入浴させるために，なだめることが必要	5〜7歳
6a	やや重度AD	独力では服を正しい順に着られない	5歳
b		入浴に介助を要す，入浴を嫌がる	4歳
c		トイレの水を流し忘れたり，ふき忘れる	48カ月
d		尿失禁	36〜54カ月
e		便失禁	24〜36カ月
7a	重度AD	語彙が5個以下に減少する	15カ月
b		「はい」など語彙が1つになる	12カ月
c		歩行機能の喪失	12カ月
d		座位保持機能の喪失	24〜40週
e		笑顔の喪失	8〜16週
f		頭部固定不能，最終的には意識消失	4〜12週

(山口晴保 編著：認知症の正しい理解と包括的医療・ケアのポイント, 第2版, p.65, 協同医書出版社, 2010. より引用)

せん妄の評価

●せん妄スクリーニング・ツール(DST)

- A：意識・覚醒・環境認識レベル，B：認知の変化，C：症状の変動の3系列からなり，A系列で1つでも該当項目が「①ある」であれば次のB系列に進み，最終的にC系列で1つでも「①ある」であればせん妄の可能性があると判定される。

表8　せん妄スクリーニング・ツール(DST)

A：意識・覚醒・環境認識のレベル	B：認知の変化	C：症状の変動
現実感覚 夢と現実の区別がつかなかったり，物を見間違えたりする。 例えば，ごみ箱がトイレに，寝具や点滴のビンがほかの物に，さらに天井のしみが虫に見えたりするなど。 ①ある　②なし	**見当識障害** 見当識(時間・場所・人物などに関する認識)障害がある。例えば，昼なのに夜だと思ったり，病院にいるのに自分の家だと言うなど，自分がどこにいるかわからなくなったり，看護スタッフを孫だと言うなど，身近な人の区別がつかなかったりするなど。 ①ある　②なし	**現在の精神症状の発症パターン** 現在ある精神症状は，数日から数週間前に，急激に始まった，あるいは，急激に変化した。 ①ある　②なし
活動性の低下 話しかけても反応しなかったり，会話や人とのやりとりがおっくうそうに見えたり，視線を避けようとしたりする。一見すると「うつ状態」のように見える。 ①ある　②なし	**記憶障害** 最近，急激に始まった記憶の障害がある。 例えば，過去の出来事を思い出せない，さっき起こったことも忘れるなど。 ①ある　②なし	**症状の変動性** 現在の精神症状は，一日のうちでも出たり引っ込んだりする。例えば，昼頃は精神症状や問題行動もなく過ごすが，夕方から夜間にかけて悪化するなど。 ①ある　②なし ↓ **せん妄の可能性あり**
興奮 ソワソワとして落ち着きがなかったり，不安な表情を示したりする。 あるいは，点滴を抜いてしまったり，興奮し暴力を振るったりする。 時に，沈静処置を必要とすることがある。 ①ある　②なし		
気分の変動 涙もろかったり，怒りっぽかったり，焦りやすかったりする。 あるいは，実際に，泣いたり，怒ったりするなど，感情が不安定である。 ①ある　②なし	**【検査方法】** 1) 最初に，「A：意識・覚醒・環境認識レベル」について，上から下へ「①ある　②なし」についてすべての項目を評価する 2) 次に，もしA列において，1つでも「①ある」と評価された場合「B：認知の変化」についてすべての項目を評価する。 3) 次に，もしB列において，1つでも「①ある」と評価された場合「C：症状の変動」についてすべての項目を評価する。 4) 「C：症状の変動」のいずれかの項目で「①ある」と評価された場合は「せん妄の可能性あり」とし，ただちに，精神科にコンサルトする。 ★注意：このツールは，患者面接や病歴聴取，看護記録，さらに家族情報などによって得られる全情報を用いて医学スタッフが評価する。さらに，せん妄の症状は，一日のうちでも変転するため，少なくとも24時間を振り返って評価する。	
睡眠一覚醒のリズム 日中の居眠りと夜間の睡眠障害などにより，昼夜が逆転していたり，あるいは，一日中，明らかな傾眠状態にあり，話しかけても，ウトウトしていたりする。 ①ある　②なし		
妄想 最近新たに始まった妄想(誤った考えを固く信じている状態)がある。 例えば，家族や看護師がいじめる，医者に殺されるなどと言ったりする。 ①ある　②なし	患者氏名　　　　　　　　　　　　様(男・女)(年齢　　歳) 身体疾患名(　　　　　　　　　　　　　　　　　　　　　)	
幻覚 幻覚がある。 現実にはない声や音が聞こえる。 実在しないものが見える。現実的にはあり得ない，不快な味やにおいを訴える(口がいつも苦い・渋い・嫌なにおいがするなど)。体に虫が這っているなどと言ったりする。 ①ある　②なし	検査年月日　　　年　　　月　　　日	

(町田いづみ：ツールを用いたせん妄の早期発見(解説/特集)．脳外科看護．3(2)：12-17, 2004. より引用)

● せん妄と認知症の鑑別

表9 せん妄と認知症の鑑別の要点

	せん妄	認知症
発症	急激	緩徐
初発症状	錯覚，幻覚，妄想，興奮	記憶力低下
日内変動	夜間や夕刻に悪化	変化に乏しい
持続	数日〜数週間	永続的
身体疾患	合併していることが多い	ときにあり
薬剤の関与	しばしばあり	なし
環境の関与	関与することが多い	なし

（日本神経学会 監：認知症疾患治療ガイドライン2010, p.9, 医学書院, 2010. より引用）

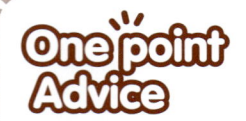

One point Advice
- 高齢社会で増加する認知症高齢者について，その分類，特徴，作業療法プログラムおよび対応などについてまとめておきましょう。
- 『理学療法士・作業療法士 ブルー・ノート 基礎編 2nd edition』のp.396〜を参照。

2 各領域の評価／精神心理系
精神作用物質・アルコール障害

※「精神作用物質・アルコール障害」の治療については p.528〜529参照。

Point!

- ■ 精神医学 ☞ 精神作用物質は乱用・依存・中毒の行動パターンに分かれる
  依存性物質の分類には，**身体依存**，**精神依存**，**耐性**に関係する物質名と分類をおさえておく
  アルコール依存症では2つの離脱症状の波がある
- ■ 評価項目 ☞ 各回復時期に応じたアセスメントを実施（急性期，回復期前期，回復期後期，維持期に分けられる）
- ■ 評価内容 ☞ 身体面・精神面，日常生活面，家族機能や周囲の援助や環境まで広範囲にわたる

用語アラカルト

*1 精神作用物質の分類（ICD-10）
- コード
  - F10 アルコール
  - F11 アヘン類
  - F12 大麻類
  - F13 鎮静剤または睡眠薬
  - F14 コカイン
  - F15 カフェインを含むその他の精神刺激剤
  - F16 幻覚薬
  - F17 タバコ
  - F18 揮発性溶剤
  - F19 多剤使用およびその他の精神作用物質

*2 耐性
- これまで少量で得られていた精神作用物質の効果が，同じ効果を得るにはさらに量を増やさなければならないこと。

*3 離脱症状
- アルコールや薬物使用の中止後，体幹の脱力感や手指振戦，頻脈，発汗など物質に特有な症状が出現すること。

精神作用物質とは

- 精神作用物質*1 とは，ICD-10によるとアルコールおよび各薬物を包含する用語である。
- 乱用・依存・中毒（表1）の行動パターンの障害により，「精神作用物質の障害」および「アルコールの障害」を引き起こす。
- 薬物療法には，**精神依存**と**身体依存**の特徴がみられ，前者は薬物を摂取せずにはいられない精神状態を示し，後者は薬物の使用中止により**離脱症状**が出現するまでになった状態をいう。

表1　精神作用物質による障害

乱用	・反復使用の結果，勉強や仕事に支障が出る ・身体的な影響が出ている ・対人関係の問題が引き起こされる
依存	・耐性*2の出現 ・離脱状態*3の出現 ・止めようと思っても止められない ・その物質を手に入れるために，趣味や仕事を犠牲にする ・その物質によって，精神的・身体的に症状が出ている
後遺障害（中毒）	・フラッシュバック ・人格変化 ・残遺性感情障害 ・痴呆

（繁田雅弘：精神作用物質およびアルコールに対する障害．理学療法士・作業療法士 ブルー・ノート 2nd edition（柳澤 健 編），p.399，メジカルビュー社，2011．より引用）

依存性物質の分類（表2）

- WHOは依存性物質を8種類に分類した。
- このうち身体依存がみられるのは，**モルヒネ型，アルコール・バルビツール酸型**（抗不安薬，睡眠薬）である。

表2　依存性物質の分類（身体依存，精神依存，耐性の関係）

物質名	身体依存	精神依存	耐性
1. モルヒネ，ヘロイン	○○○	○○○	○○○
2. アルコール，抗不安薬，睡眠剤，鎮痛剤	○○	○○	○○
3. 大麻	×	○○	×
4. コカイン	×	○○○	×
5. ヒロポン（覚醒剤）	×	○○○	○
6. LSD（幻覚剤）	×	○	○
7. シンナー（有機溶剤）	×	○	×
8. コート	×	○○	○

（長﨑重信 監，山口芳文 編，奥原孝幸 著：作業療法学 ゴールド・マスター・テキスト6 精神障害作業療法学，p.179，メジカルビュー社，2010. より引用）

- 以下，作業療法で対象の多い**アルコール依存症**を中心に述べる。

アルコール依存症

疫学

- アルコール依存症の有病率は男性1.9％，女性0.1％，全体で0.9％と推定される。

症状

- 身体依存の形成のち飲酒を急激に中断すると，振戦，幻覚，けいれん発作が生じ，3〜4日のちに，粗大な振戦，意識変容，幻覚を伴う振戦せん妄が出現する。

米国精神医学会の診断基準（表3）

表3　アルコール依存症の診断基準（DSM-Ⅳ）

以下の3つ以上が12カ月間の期間内のいつでも起こること

①同じ酩酊状態を得るために，著しい飲酒量の増大が必要。または同じ量の持続飲酒により，著しく酩酊が減弱
②特徴的な離脱症状群があること，および離脱症状を軽減したり回避したりするために，飲酒をすること
③はじめのつもりより大量に，またはより長い期間，しばしば飲酒する
④飲酒を中止，または制限しようとする持続的な欲求，また努力が不成功のあること
⑤酒を得るために必要な活動，または酩酊からの回復などに費やされる時間の大きいこと
⑥酒を得るために重要な社会的，職業的または娯楽的活動を放棄，または減少させていること
⑦精神的または身体的問題が，飲酒によって持続的または反復的に起こり，悪化しているらしいことを知っているにもかかわらず，飲酒を続ける

アルコール離脱症候群（図1）

図1　アルコール離脱症候群

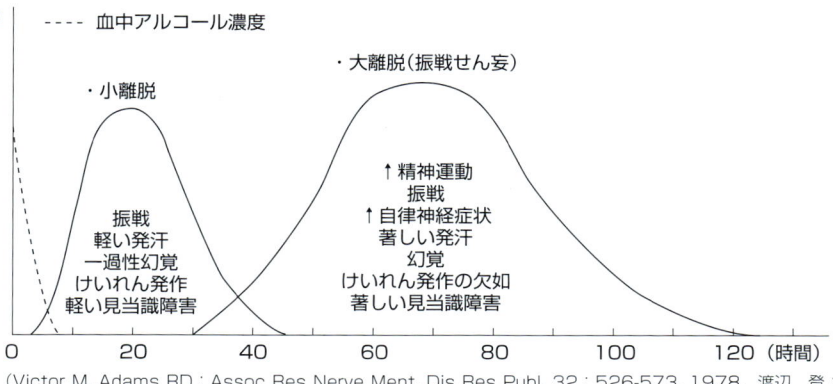

・小離脱
　振戦
　軽い発汗
　一過性幻覚
　けいれん発作
　軽い見当識障害

・大離脱（振戦せん妄）
　↑精神運動
　　振戦
　↑自律神経症状
　　著しい発汗
　　幻覚
　　けいれん発作の欠如
　　著しい見当識障害

---- 血中アルコール濃度

横軸：0〜120（時間）

(Victor M, Adams RD：Assoc Res Nerve Ment. Dis Res Publ, 32：526-573, 1978．渡辺　登：心の悩み，ナツメ社，2006．より引用)

表4　新久里浜式アルコール症スクリーニングテスト（男性版（KAST-M）と女性版（KAST-F））

①KAST-M

最近6カ月の間に，以下のようなことがありましたか．

	項目	はい	いいえ
1	食事は1日3回，ほぼ規則的にとっている	0点	1点
2	糖尿病，肝臓病，または心臓病と診断され，その治療を受けたことがある	1点	0点
3	酒を飲まないと寝つけないことが多い	1点	0点
4	二日酔いで仕事を休んだり，大事な約束を守らなかったりしたことがある	1点	0点
5	酒をやめる必要性を感じたことがある	1点	0点
6	酒を飲まなければいい人だとよく言われる	1点	0点
7	家族に隠すようにして酒を飲むことがある	1点	0点
8	酒が切れたときに，汗が出たり，手が震えたり，イライラや不眠など苦しいことがある	1点	0点
9	朝酒や昼酒の経験が何度かある	1点	0点
10	飲まないほうがよい生活が送れそうだと思う	1点	0点
	合計点		点

判定
①合計点が4点以上
　アルコール依存症の疑い群：アルコール依存症の疑いが高い群です．専門医療の受診をお勧めします．
②合計点が1〜3点
　要注意群：飲酒量を減らしたり，一定期間禁酒をしたりする必要があります．医療者と相談してください．ただし，質問項目1番のみ「いいえ」の場合には正常群とします．
③合計点が0点
　正常群

②KAST-F

最近6カ月の間に，以下のようなことがありましたか．

	項目	はい	いいえ
1	酒を飲まないと寝つけないことが多い	1点	0点
2	医師からアルコールを控えるように言われたことがある	1点	0点
3	せめて今日だけは酒を飲むまいと思っていても，つい飲んでしまうことが多い	1点	0点
4	酒の量を減らそうとしたり，酒を止めようと試みたことがある	1点	0点
5	飲酒しながら，仕事，家事，育児をすることがある	1点	0点
6	私のしていた仕事をまわりの人がするようになった	1点	0点
7	酒を飲まなければいい人だとよく言われる	1点	0点
8	自分の飲酒についてうしろめたさを感じたことがある	1点	0点
	合計点		点

判定
①合計点が3点以上
　アルコール依存症の疑い群：アルコール依存症の疑いが高い群です．専門医療の受診をお勧めします．
②合計点が1〜2点
　要注意群：飲酒量を減らしたり，一定期間禁酒をしたりする必要があります．医療者と相談してください．ただし，質問項目6番のみ「はい」の場合には正常群とします．
③合計点が0点
　正常群

(樋口　進：成人の飲酒実態と関連問題の予防に関する研究（平成16年度総括研究報告書，樋口班），p.1-6，厚生労働省科学研究費補助金健康科学総合研究事業，厚生労働省，2005．より引用)

回復期ごとのアセスメント項目(表5)

表5 アセスメント項目

回復段階	アセスメント項目
急性期	・身体症状,離脱症状の程度,基礎体力,治療動機の有無 ・アルコールの進行度の害を身体面,精神面,社会面を包括的に評価する ・飲酒行動の評価には久里浜式アルコール症スクリーニングテスト(新KAST)(表4)
回復期前期	・精神的耐性,身体的耐性,作業遂行能力,対人特性に関する各評価 ・グループ適応,自尊感情評価,飲酒と断酒のメリットとデメリットについて考える
回復期後期	・酒のない生活の仕方,家族機能,社会復帰に対する自信の程度,社会との関わり方,就労や職場復帰の能力

アルコール依存症に対する作業療法評価の内容

- 本人の治療経過を知るうえでも,表6の精神機能面,日常生活面の各項目の評価をしておくとよい。

表6 評価領域と内容

精神機能面
①精神症状:アルコール幻覚症,アルコール性妄想,健忘症候群,フラッシュバック[*4]
②身体症状:内科的疾患,離脱経過
③体力評価:基礎体力の程度,歩行の状態
④気分・感情面:易刺激性,自己中心性,情動の不安定さ
⑤思考・認知面:行動に影響を与える思考や認知の程度,否認や認知の偏り
⑥性格傾向
⑦渇望感,耐性の程度,入院前の飲酒状況

日常生活面
①活動量:生活体力の回復,作業療法室までの歩行能力
②リズム:睡眠の回復,生活リズムの回復
③作業遂行能力:作業場面での集中力,持続力,指示の理解
④対人関係能力:病棟や集団での観察,患者・スタッフの関わりの程度,対人交流の回復,治療者からの独立の程度

家族・環境面
①入院前の社会状況:職場,近所づきあい有無,断酒会の参加
②家族との関係:家族の治療協力 配偶者や子どもとの関係,孤立感,暴力行為
③ストレス状況:家族間で生じるストレス耐制
④役割:退院に対する意思,退院後の役割,酒のない生活の仕方,就労の意思,準備性
⑤利用可能な社会資源:生活保護,障害年金,経済状況

用語アラカルト

*4 フラッシュバック
- 薬物使用中止後に現れる,幻覚・妄想の再体験のこと。

補足

アルコール依存症でよく使用する評価尺度:新久里浜式アルコール症スクリーニングテスト(新KAST)
- 新KASTは,旧KASTの欠点である重みづけ点数を廃して,すべての項目が1点と計算する。男性版と女性版があり,男性版は4点以上だと「アルコール依存症の疑い」,1点から3点は「要注意」と判定される。女性版は3点以上,1点から2点が「アルコール依存症の疑い」,「要注意」と判定される(表4)。

3 各領域の評価／精神心理系
統合失調症

※「統合失調症」の治療についてはp.530〜532参照。

Point!

- **精神医学** ☞ **統合失調症の症状は陽性症状の幻覚・妄想と陰性症状の感情鈍麻，自発性の欠如，無為，自閉が中心である**
  ブロイラーの4Aは，連合障害，情動障害，両価性，自閉を示す（表2）
  シュナイダーの一級症状は，考想化声，話しかけと応答の形の幻聴，思考奪取，思考伝播，妄想知覚，させられ体験などが挙げられる（表3）
- **評価項目** ☞ **精神症状，身体機能，日常生活関連能力，課題遂行能力，心理・社会的機能**
- **評価内容** ☞ 陽性症状や陰性症状，服薬の副作用，生活リズム，ADLの状況，対人交流の持ち方，作業遂行能力，認知機能，満足度

疫学

- 発症病率は人口約100人に対して1人の割合で起こり高率である。好発年齢は，男性が20歳代前半で女性は20歳代後半から30歳代前半である。

症状

- 統合失調症の症状経過により**急性期**には**陽性症状**が前景にみられ，経過が**慢性期**になると**陰性症状**が中心となる（表1）。
- **急性期**には解体した会話，注察，被害妄想，思考や知覚の異常，興奮・焦燥などの情動の異常，させられ体験などの**自我障害**が主に認められる（表2，3）。
- **慢性期**には自発性低下・無為・自閉，思考の貧困化，感情鈍麻，意欲低下などの陰性症状が主に認められる。

陽性症状および陰性症状の特徴（表1）

表1 陽性症状および陰性症状の特徴

陽性症状	陰性症状
幻覚 妄想 自我障害 奇異な行動	感情鈍麻 自発性の欠如 無為，自閉 無関心 無気力 意欲減退 思考の貧困 注意力減退

基本症状（表2）

- ブロイラーは統合失調症の特徴を基本症状と副次症状として表している。
- 基本症状には連合障害，情動障害，両価性，自閉の頭文字をとり，**4A**の症状として示して知られている（表2）。

表2 ブロイラーの統合失調症症状学

現象的分類
基本的症状　Grundsymptome(4A)

A：単純機能	B：複合機能
・**連合障害**	・**自閉**
・**情動障害**	・注意障害
・**両価性**	・意志障害
	・自我変化（解体傾向）
	・統合失調症性認知症
	・行動動作の障害

太字は"4A"の症状を示す。

シュナイダーの一級症状（表3）

- 今日の統合失調症の診断に強く影響を与えているのは，シュナイダーの**一級症状**である。統合失調症の症状を記述的に整理し，表3に分類した。

表3 シュナイダーの分類

一級症状
① 考想化声（考えが他人の声となって聞こえる）
② 話しかけと応答の形の幻聴（複数の声が患者のことを三人称で噂しあっているのが聞こえる）
③ 自己の行為に随伴して口出しする形の幻聴
④ 身体への影響体験
⑤ 思考奪取（自分の考えを抜き取られる）やその他思考領域での影響体験
⑥ 思考伝播（自分の考えが他者に伝わる）
⑦ 妄想知覚（事象に特別の異様な意味があることを直感的に察知する）
⑧ 感情や衝動や意思の領域に現れるその他のさせられ体験・影響体験

二級症状
妄想着想，困惑，気分変調，情動欠如体験など

米国精神医学会の診断基準（表4）

表4 統合失調症の診断基準（DSM-Ⅳ）

A. 特徴的症状：以下のうち2つ（またはそれ以上），おのおのは，1カ月の期間ほとんどいつも存在する
　(1) 妄想
　(2) 幻覚
　(3) 解体した会話
　(4) ひどく解体した，または緊張病性の行動
　(5) 陰性症状，すなわち感情の平坦化，思考の貧困，または意欲の欠如
B. 社会的または職業的機能低下
C. 障害の持続的な徴候が少なくとも6カ月間存在する
D. 統合失調感情障害と気分障害の除外
E. 物質や一般身体疾患の除外
F. 広範性発達障害との関係

精神症状評価尺度(表5)

- 統合失調症の陽性症状・陰性症状でよく使用されている症状評価尺度としてBPRS(表5), SANS, 全般的機能評価(GAF)(表6)がある。

表5 BPRS(brief psychiatric rating scale)　18項目からなり主に陽性症状を評価する。

		なし	ごく軽度	軽度	中等度	やや重度	重度	最重度
重症度を表す数字のなかで患者の現在の状況を最もよく示す番号に○をつけてください。								
1. 心気症	現在の身体の健康状態についての関心の程度, 患者が自分の健康についてどのくらい問題と受け止めているかの程度を患者の訴えに相当する所見の有無にかかわらず評価せよ。	1	2	3	4	5	6	7
2. 不安	現在または未来に対する心配, 恐れあるいは過剰なこだわり, 患者自身の主観的体験についての言語的訴えのみに基づいて評価せよ。身体徴候や神経症的防衛機制から不安を推測してはならない。	1	2	3	4	5	6	7
3. 情動的引きこもり	面接者と面接状況に対する交流の減少。面接状況において患者が他者との感情的接触に障害があるという印象を与える程度のみを評価せよ。	1	2	3	4	5	6	7
4. 概念の統合障害	思考過程の混乱, 弛緩あるいは解体の程度。患者の言語表出の統合の程度に基づいて評価せよ。思考機能レベルに対する患者の自覚的印象に基づいて評価してはならない。	1	2	3	4	5	6	7
5. 罪責感	過去の言動についての過剰なこだわりまたは自責感, 相応する感情を伴って語られる患者の主観的体験に基づいて評価せよ。抑うつ, 不安あるいは神経症的防衛機制から罪責感を推測してはならない。	1	2	3	4	5	6	7
6. 緊張	緊張, 神経過敏あるいは活動レベルの高まりによる身体と運動機能における徴候。身体徴候や行動, 態度のみに基づいて評価すべきであり, 患者の訴える緊張についての主観的体験に基づいて評価してはならない。	1	2	3	4	5	6	7
7. 衒奇症と不自然な姿勢	奇妙で不自然な行動と態度。健常人のなかでは目立つようなある種の精神病者の行動と態度の類型。動作の異常のみを評価せよ。単なる運動性亢進はこの項目では評価しない。	1	2	3	4	5	6	7
8. 誇大性	過大な自己評価と並はずれた才能や力をもっているとの確信。自分自身についての, または他者との関係における自己の立場についての患者の陳述のみに基づいて評価せよ。面接状況における患者の態度に基づいて評価してはならない。	1	2	3	4	5	6	7
9. 抑うつ気分	意気消沈と悲哀, 落胆の程度のみを評価せよ。いわゆる制止や身体的愁訴に基づいて抑うつの存在を推測して評価してはならない。	1	2	3	4	5	6	7
10. 敵意	面接状況ではないところでの, 他者に対する憎悪, 侮辱軽蔑, 好戦性あるいは尊大, 他者に対する患者の感情や行動の言語的訴えのみに基づいて評価せよ。神経症的防衛機制, 不安あるいは身体的愁訴から敵意を推測してはならない(面接者に対する態度は「非協調性」の項目で評価せよ)。	1	2	3	4	5	6	7
11. 猜疑心	現在または以前に患者に対して他者からの悪意や差別があったという(妄想的あるいは非妄想的な)確信, 言語的訴えに基づいて, それが存在した時期にかかわらず, 現在認められる猜疑心のみを評価せよ。	1	2	3	4	5	6	7
12. 幻覚による行動	通常の外界の刺激に対応のない知覚, 過去1週間以内に起こったと患者が訴える体験のみを評価せよ。それらの体験は健常人の思考や表象過程と明らかに区別できるものである。	1	2	3	4	5	6	7
13. 運動減退	緩徐な動きによって示されるエネルギー水準の低下, 患者の行動観察のみに基づいて評価せよ。自己のエネルギー水準についての患者自身の自覚的印象に基づいて評価してはならない。	1	2	3	4	5	6	7
14. 非協調性	面接者に対する抵抗, 非友好性, 易怒性の徴候あるいは協調的態度の欠如, 面接者と面接状況に対する患者の態度と反応に基づいて評価せよ。面接状況ではないところでの易怒性や非協調性の情報に基づいて評価してはならない。	1	2	3	4	5	6	7
15. 不自然な思考内容	普通ではない, 風変わりな, 異様あるいは奇怪な思考内容。ここでは不自然さの程度を評価し, 思考過程の解体の程度を評価してはならない。	1	2	3	4	5	6	7
16. 情動の平板化	感情的緊張度の低下。正常の感受性や興味・関心の明らかな欠如。	1	2	3	4	5	6	7
17. 興奮	感情的緊張度の高揚, 焦燥感あるいは反応性亢進。	1	2	3	4	5	6	7
18. 失見当識	人, 場所あるいは時についての適切な関連性の混乱または欠如。	1	2	3	4	5	6	7

(慶大精神神経科臨床精神薬理研究班 訳)
(大熊輝雄:現代臨床精神医学, 第11版, p.535, 金原出版, 2008. より引用)

表6 GAF(global assessment of functioning)

全般的な機能把握にはGAFを用いる。

100-91	広範囲の行動にわたって最高に機能しており，生活上の問題で手に負えないものは何もなく，その人の多数の長所があるために他の人々から求められている．症状は何もない．
90-81	症状がまったくないか，ほんの少しだけ(例：試験前の軽い不安)，すべての面でよい機能で，広範囲の活動に興味をもち参加し，社交的にはそつがなく，生活に大体満足し，日々のありふれた問題や心配以上のものはない(例：たまに，家族と口論する)．
80-71	症状があったとしても，心理的社会的ストレスに対する一過性で予期される反応である(例：家族と口論した後の集中困難)，社会的，職業的または学校の機能にごくわずかな障害以上のものはない(例：学業で一時遅れをとる)．
70-61	いくつかの軽い症状がある(例：抑うつ気分と軽い不眠)，または，社会的，職業的または学校の機能に，いくらかの困難はある(例：ときにずる休みをしたり，家の金を盗んだりする)が，全般的には，機能はかなり良好であって，有意義な対人関係もかなりある．
60-51	中等度の症状(例：感情が平板的で，会話がまわりくどい，ときに恐慌発作がある)，または，社会的，職業的，または学校の機能における中等度の障害(例：友達が少ない，仲間や仕事の同僚との葛藤)．
50-41	重大な症状(例：自殺の考え，強迫的儀式がひどい，しょっちゅう万引きする)，または，社会的，職業的，または学校の機能において何か重大な障害(友達がいない，仕事が続かない)．
40-31	現実検討か意思伝達にいくらかの欠陥(例：会話はときどき，非論理的，あいまい，または関係性がなくなる)，または，仕事や学校，家族関係，判断，思考または気分，など多くの面での粗大な欠陥(例：抑うつ的な男性が友人を避け家族を無視し，仕事ができない．子どもが年下の子どもを殴り，家で反抗的で，学校では勉強ができない)．
30-21	行動は妄想や幻覚に相当影響されている．または意思伝達か判断に粗大な欠陥がある(例：ときどき，滅裂，ひどく不適切に振る舞う，自殺の考えにとらわれている)，または，ほとんどすべての面で機能することができない(例：一日中床についている，仕事も家庭も友達もない)．
20-11	自己または他者を傷つける危険がかなりあるか(例：死をはっきり予期することなしに自殺企図，しばしば暴力的，躁病性興奮)，または，ときには最低限の身辺の清潔維持ができない(例：大便を塗りたくる)，または，意思伝達に粗大な欠陥(例：ひどい滅裂か無言症)．
10-1	自己または他者をひどく傷つける危険が続いている(例：何度も暴力を振るう)，または最低限の身辺の清潔維持が持続的に不可能，または，死をはっきり予測した重大な自殺行為．
0	情報不十分

(APA 編，髙橋三郎 ほか訳：DSM-Ⅵ-TR 精神疾患の分類と手引，新訂版，p.43-44，医学書院，2003．より引用)

統合失調症の回復過程（図1）

- 図1の縦軸にはエネルギーポテンシャル，活動域を，横軸は時間経過を表している。この図からわかるように，作業療法では亜急性期を含むすべての時期を対象にしている。エネルギーの各状態からA：過覚醒状態，B：通常の活動帯域，C：過鎮静状態を示している。

図1　統合失調症の回復過程

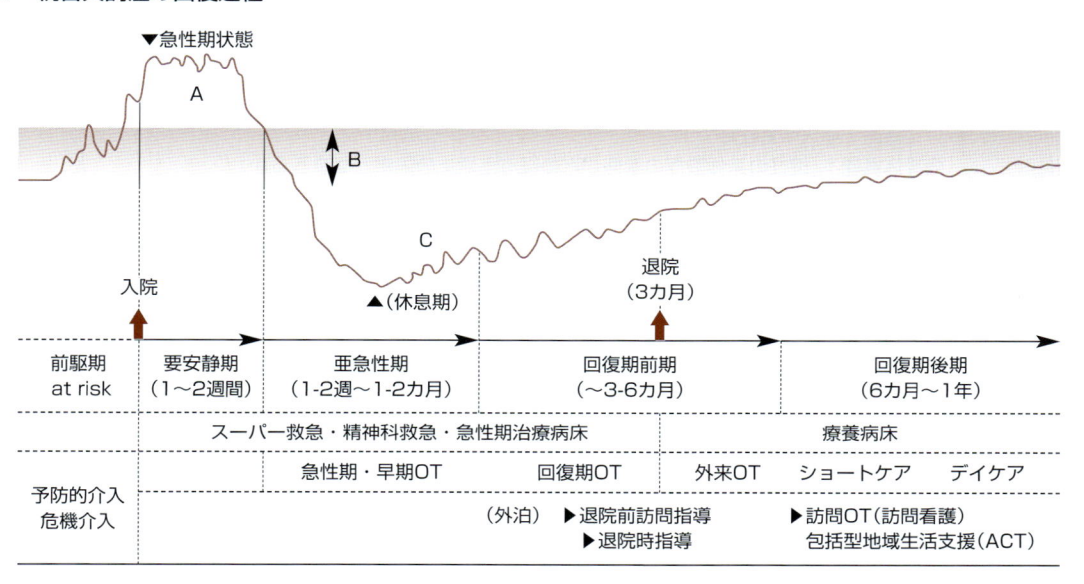

前駆期 at risk	要安静期 (1～2週間)	亜急性期 (1-2週～1-2カ月)	回復期前期 (～3-6カ月)	回復期後期 (6カ月～1年)
	スーパー救急・精神科救急・急性期治療病床		療養病床	
	急性期・早期OT	回復期OT	外来OT　ショートケア　デイケア	
予防的介入 危機介入	（外泊）	▶退院前訪問指導 ▶退院時指導	▶訪問OT（訪問看護） 包括型地域生活支援（ACT）	

図中：▼急性期状態　A　B　C　▲（休息期）　入院　退院（3カ月）

（小林正義：疾患・障害別作業療法の実際．作業療法学全書第5巻　作業治療学2 精神障害, p.134, 協同医書出版社, 2010. より引用）

早期作業療法実施上の問題領域（表7）

表7　早期作業療法上の問題領域

		例
急性期	自律系の低下	入眠困難，過覚醒，昼夜逆転
	精神症状の障害	幻覚・妄想の影響，現実検討能力の低下，対処行動の低下
	身体面の障害	易疲労性，服薬による副作用
	身辺処理能力の低下	不潔・不衛生の程度
	本人を取り巻く関係性の障害	自室・病棟での他者との関係，スタッフに対して
回復期以降	精神症状の障害	残存の影響
	病識の影響	病感や病識の程度
	症状のコントロール	自己対処の方法，服薬の必要性
	身辺処理能力	現在の自律度，援助を要する程度
	社会生活能力	現在の自律度，援助を要する程度
	退院後の目標	本人のニーズ，日常生活の満足度
	家族機能	家族内での役割，家族との自立，サポートの程度

作業療法評価の実際(表8)

表8 作業療法の評価項目

面接	●一般情報やその他情報の追加 ・第一印象 ・本人の主訴 ・入院理由／OT依頼理由(入院治療やOTの参加動機の程度) ・入院生活で困っていること, 作業療法への希望
参加・観察	●精神機能：(残存する精神症状がどの程度生活上の障害となりうるか) ・陽性症状や陰性症状の程度 ・衝動性や易怒性の程度 ・思考・認知機能の障害の程度 ・気分・感情 ・意欲・関心・主体性 ●身体機能：(現在の身体機能の状態がどの程度生活上の障害となりうるか) ・生活体力 ・移動や歩行能力 ・疲労度 ・服薬の影響 ・睡眠状況 ●日常生活関連能力 ・日課・生活パターン・生活リズム 　(1日のスケジュール：睡眠・遊び・余暇・ADL・仕事の量で分類し本人と確認) ・ADLの状況(睡眠・清潔・排泄(便秘)・入浴・食事・服薬の状況) ・対人交流の持ち方(作業療法士, 病棟スタッフ, 他患者) ・会話持ち方(会話の自発性, 流暢性, まとまり) ・本人／家族のニーズ(現在困っていること, 受けている治療内容, 作業療法に対する希望, 退院への意欲, 退院に対する思い) ●課題遂行能力 ・作業遂行能力 　(現実検討, 問題解決, 理解力, 集中力, 注意力, 計画性, 実効性, ストレス耐性) ・課題・日常の認知機能障害 　(注意機能, 記憶機能, 実行機能など)
検査・測定	●心理・社会的機能 ・症状評価(BPRS, SANS, PANSS, GAF) ・人格の評価(バウムテスト, 人物画テスト) ・認知機能評価(Allen's cognitive評価, AMPS) ・行動評価(REHAB, COTE) ・気分・疲労特性(SMSF)*1 ・ADL評価(LASMI, JAOT精神障害ケアアセスメント*2, ISDA*3) ・満足度評価(COPM, 角谷の生活満足度スケール) ●その他(労働省一般職業適性検査, NPI興味チェックリスト)
その他	金銭管理, 家族の協力, 住居の有無, 利用可能な制度・社会資源の利用

用語アラカルト

***1　SMSF[1]**
- 気分と疲労のチェックリスト(inventory scale for mood and sense of fatigue)
- 急性期後に伴う体調, 気分状態, 疲労感, 退屈感, 回復状態について, 13項目からなる自記式尺度。

***2　JAOT精神障害ケアアセスメント**
- JAOT精神障害ケアアセスメントは, ①相談表, ②アセスメント表, ③ケアプラン表, ④ケアパッケージの実施内容の資料からなり, ②アセスメント表は, 1. 現在の生活についての7領域24項目と, 2. 働くことについて分かれている。

***3　ISDA[1]**
- 入院生活チェックリスト(inventory scale of daily activities for sub-acute in-patients)
- 睡眠, 食事, 整容, 生活リズムに関する26項目および行動範囲, 関わりをもつ人, 空き時間の過ごし方, 気がかりなこと, からなる自記式尺度。

【文献】
1) 小林正義, 香山明美：回復状態の評価指標. 生活を支援する精神障害作業療法, p.78-87, 医歯薬出版, 2007.

4 各領域の評価／精神心理系
気分（感情）障害

※「気分（感情）障害」の治療については p.533〜535参照。

Point!

- **精神医学** ☞ 有病率は1〜2%，生涯有病率は10%前後，高い再発率を示す
  うつ病では抑うつ症状による自覚症状が前景にあるのではなく，頭痛や肩こり，腹痛，胸痛，めまい，睡眠障害を訴える
- **評価項目** ☞ ①身体症状，②精神症状，③気分と行動の変化，④生活リズム，⑤日常生活行動，⑥作業能力，⑦社会生活の状態，⑧家族関係
- **評価内容** ☞ 頭痛，肩こり，便秘，倦怠感，睡眠障害，平日と休日の差，食欲，活動と休息のバランス，生活リズム，1日の過ごし方，対人交流，復職，復学への意欲

症状

- 大うつ病エピソードの診断基準は，①「抑うつ気分」もしくは②「興味喜びの喪失」の少なくともどちらかを含む，5項目が2週間以上続くことを診断基準にしている。

米国精神医学会の診断基準

表1 大うつ病エピソードの診断基準（DSM-IV）

以下の①あるいは②のどちらかを含む，5つ以上の症状が2週間以上存在する
①ほとんど1日中，ほとんど毎日の抑うつ気分
②ほとんど1日中，ほとんど毎日の興味喜びの著しい減退
③1カ月で5%以上の変化を伴う食欲の減退，または増加
④ほとんど毎日の不眠または過眠
⑤ほとんど毎日の精神運動性の焦燥または制止
⑥ほとんど毎日の易疲労性，または気力の減退
⑦ほとんど毎日の無価値観，または過剰あるいは不適切な罪責感
⑧思考力や集中力の減退，決断困難が毎日認められる
⑨死についての反復思考，反復的自殺念慮，自殺企図

- うつ病性障害は大うつ病性障害と気分変調性障害が含まれる。
- 大うつ病性障害の基本症状は，**一日中続く**抑うつ気分，興味・喜びの喪失，食欲不振・体重減少，無価値感，現実喪失感，罪責感，思考制止，集中困難，不安・焦燥，不眠，自殺念慮，自殺企図が出現する。
- 過度な罪責感から二次妄想である**罪業妄想**，**貧困妄想**，**微笑妄想**はしばしばみられる。

高い再発率

- うつ病は再発しやすい病気であり初回から次の再発のリスクは約50%の割合で起こり，1回目の再発から2回目の再発のリスクは約75%の割合で起こり，3回目以上の再発は約90%以上起こる。そのため，再発を繰り返すたびに再発率は高くなるといえる。

うつ病の初期症状

- 以下の3領域から観察するとよい。

●身体面の変化
- 過度なストレスが続くことで，最初に身体症状の不調を自覚する。内科を受診することが多いがさまざまな検査をしても異常は見つからない。
- 身体面でよく見られる症状は，頭痛や肩こり，腹痛，胸痛，めまい，吐き気，発熱，下痢，過呼吸発作(軽いパニック症状)である。

●行動面の変化・情緒面の変化
- 職場では集中力の低下や仕事の能率の低下が見られ，ミスが多くなる。また叱責を受ける回数も多くなる，さらに不機嫌でイライラ感がつのり，ときに怒りとなって表出する。悩み事や心配事が頭から離れないことが多く見られる。

●睡眠の問題
- 布団に入っても眠れない，寝つきが悪い，朝の早い時間に目が覚める，寝ても疲れがとれないなど，うつ病の多くに睡眠障害の問題が見られる。睡眠障害は，入眠障害，早朝覚醒，中途覚醒，熟眠感の障害として現れる。1日10時間以上の睡眠をとる過眠もみられる。

●うつ病の経過(図1)
- 急性期の治療後，うつ病エピソードの前の正常な状態に戻ることを**寛解**とよび，寛解が4～9カ月持続した安定状態を**回復**とよび，寛解後の悪化を**再燃**，回復後ののち新たなうつ病エピソードがみられることを**再発**とよぶ。

図1 うつ病の経過

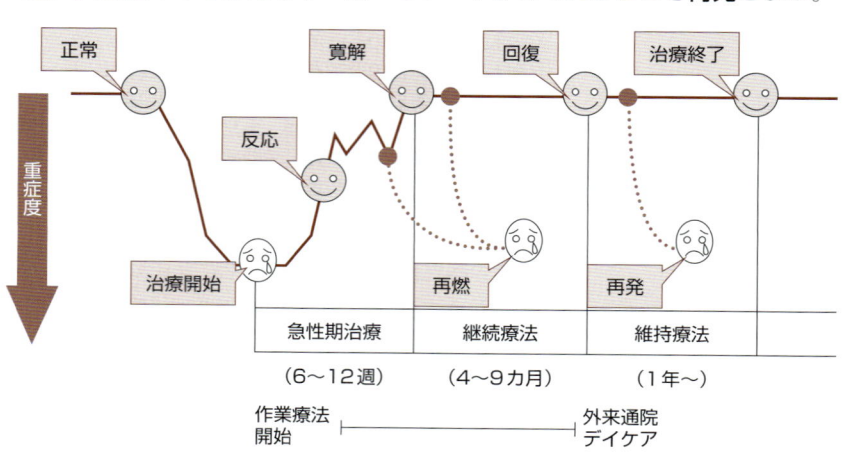

(伊賀淳一：気分障害, p.70, 中外医学社, 2011. より引用改変)

補足

疫学
- 時点有病率は1～2%，生涯有病率は10%前後である。有病率は男性に比べ女性は2倍程度高い。
- 好発年齢は2つに分かれ，初発年齢は20歳代から30歳代の若年層と40歳代後半から50代歳代にピークがある。

表2 Beck depression inventory(BDI)

21項目からなり，20点以上を中等度のうつ病と評価する。

1	0	特に悲しい気持ちにはならない
	1	悲しい気持ちがする
	2	いつも悲しい気持ちがし，悲しみから逃れられない
	3	悲しみのあまり，耐えられない気持ちになる
2	0	将来に関して特に心配はしてはいない
	1	将来が心配である
	2	将来の展望がもてない
	3	将来は絶望的で，状況が改善する余地はないと感じる
3	0	自分の人生はまあまあだと思う
	1	平均以下の人生だと思う
	2	人生を振り返ると，失敗だらけだと思う
	3	人間として失格だと思う
4	0	生活にいつも通りの満足感がある
	1	以前のように物事を楽しめない
	2	真に満足することはなくなってしまった
	3	すべてに関して不満足であるし，もう飽きてしまった
5	0	特に罪の意識は感じない
	1	ときどき罪の意識を感じる
	2	よく罪の意識を感じる
	3	常に罪の意識を感じる
6	0	罪を受けているような気はしない
	1	罪を受けるような気がする
	2	罪を受けると思う
	3	現在，罪を受けていると感じる
7	0	自分自身に失望したりはしない
	1	自分自身に失望している
	2	自分自身に嫌悪を感じる
	3	自分自身を憎んでいる
8	0	特に他人より劣っていると考えたりしない
	1	自分自身の弱さや失敗に敏感である
	2	いつも自分の失敗を責めてしまう
	3	何か悪いことが起こると，きまって自分を責める
9	0	自殺を考えたことなどない
	1	自殺について考えることはあるが，実行するつもりはない
	2	自殺したいと思う
	3	機会があれば自殺したいと思う
10	0	いつもより泣いてしまうことはない
	1	いつも以上に泣いてしまう
	2	いつも泣いてしまう
	3	以前は泣くこともできたが，今では泣きたくても泣けない

20以上：中等度の抑うつ状態
30以上：重度の抑うつ状態
40以上：極度の抑うつ状態

11	0	いつもどおりに落ち着いている
	1	いつもより少しイライラする
	2	困惑したりイライラすることが多い
	3	常にイライラしている
12	0	他人に対する関心を失ってはいない
	1	以前よりも他人に関心がない
	2	他人に対する関心は大分ない
	3	他人にまったく関心がない
13	0	決断力はいつもどおりである
	1	いつもより決断を先に延ばしてしまう
	2	決断力がいつもより大分，落ちている
	3	何も決断できない
14	0	いつもどおりの外見だと思う
	1	老けて見えないか，魅力がないかと心配である
	2	外見が変わってしまい，魅力がなくなってしまったと思う
	3	自分の姿は醜いと確信している
15	0	いつもどおりに仕事をしている
	1	物事に取り掛かる前にいつもより努力がいる
	2	何をするにも相当，努力が必要である
	3	仕事が全然できない
16	0	いつもどおりに眠れている
	1	いつもどおりに眠れない
	2	いつもより1〜2時間早く目が覚め，その後，なかなか眠れない
	3	いつもより数時間早く目が覚め，その後，眠れない
17	0	いつも以上の疲れは特に感じない
	1	いつもより疲れやすい
	2	ほとんど何をしても疲れを感じる
	3	疲れているので何もできない
18	0	食欲はいつもどおりである
	1	いつもの食欲はない
	2	食欲はいつもと比べて大分ない
	3	食欲はまったくない
19	0	体重はいつもどおりである
	1	体重が2kg以上減った
	2	体重が4kg以上減った
	3	体重が6kg以上減った
20	0	いつも以上に健康状態が気にかかったりしない
	1	痛み，胃の不快感，便秘などの身体状態が気にかかる
	2	自分の健康問題を気にしすぎて，他のことをあまり考えられない
	3	自分の健康問題が常に頭の中にあり他のことを考えることができない
21	0	性欲はいつもどおりである
	1	性欲はいつもよりない
	2	性欲は大分ない
	3	性欲はまったくない

計　点／63

(Beck AT. : Center for Cognitive Therapy, Philadelphia, PA, 1978. より引用)

米国精神医学会の診断基準（表3）

表3 躁病エピソードの診断基準（DSM-Ⅳ）

気分の異常かつ持続的な高揚が1週間以上持続し，以下の症状のうち3つ以上が持続する
① 自尊心肥大または誇大妄想
② 睡眠欲求の減少
③ 多弁あるいは談しゃべり続ける心迫
④ 観念奔逸またはいくつかの考えが競い合っているという主観的な体験
⑤ 注意転導性亢進
⑥ 活動の増加または精神運動性の焦燥
⑦ 快楽への活動に過度の熱中

感情障害に対する作業療法評価項目の内容（表4）

表4 作業療法評価項目

	＜一般情報＞
生活暦	発症前，社会状況の状況，職業の有・無
現病歴	発症時，病状経過
受診・入院理由	（治療，休息，教育，その他）
	＜医学的情報＞
発病のきっかけ	性格傾向，遺伝傾向，対人関係・家族・職場の種ストレス，その他
服薬内容	種類，量，効果／副作用
現在受けている治療	薬物療法，精神療法，認知行動療法，環境調整，カウンセリング，家族療法，デイケア，復職支援
治療方針	各職種の目標，入院期間の確認，家族協力の程度
	＜作業療法評価＞第一印象
精神症状	基本症状の特徴，日内変動，気分と活動の関係
身体症状	頭痛，肩こり，便秘，倦怠感など
生活リズム	睡眠障害，平日と休日の差，食欲，活動と休息のバランス
日常生活行動	1日の行動特徴，対人交流
感情の変化	抑うつ，不安・焦燥，過小な自己評価，多幸，易刺激性，過大な自己評価，気分の波
思考の変化	思考制止，悲観的，絶望感，微小妄想，希死念慮，観念奔逸，誇大的，即座の判断
作業能力	指示の理解，作業内容，作業量，参加時間
対人交流	他患者，家族，友人，リハビリスタッフとの関わり
社会生活	復職，復学，家事，退院後を意識した活動，その他
希望／欲求	現在の希望，欲求
危機管理	自殺企図，多量服薬の危険，死に対する意識
家族関係	家族内の協力，家庭内役割，友人とのつながり
制度・社会資源	通院公費負担制度，障害年金，税金の免除，生活保護
うつ病検査	自己記入式評価尺度のBeckのうつ病評価尺度，Zungのうつ病評価尺度

※近年，うつ病の軽症化あるいは非定型化が指摘され，外来治療やデイケアを中心に増加がみられる。

5 各領域の評価／精神心理系
神経症性障害，ストレス関連障害および身体表現性障害

※「神経症性障害，ストレス関連障害および身体表現性障害」の治療についてはp.536～539参照。

> **Point!**
> - ■ 精神医学 ☞ パニック障害，広場恐怖，社会不安障害，強迫性障害，外傷後ストレス障害，全般性不安障害，ストレス性障害，転換性障害などがあり，不安や恐怖などの強い感情により過剰な反応や病的な反応を起こす
> - ■ 評価項目 ☞ ①**症状レベル**，②**心理レベル**，③**行動レベル**，④**対人・職場関連**，⑤**社会生活レベル**，⑥**危機サイン**（**表1**）
> - ■ 評価内容 ☞ 発症時の状態（いつ　どこで　どの程度，頻度は），何にリラックスでき，症状に振り回されないか，対人・職場でのストレスの程度，社会レベルが保たれているか，自殺の恐れについて

神経症性障害

パニック障害

- 激しい苦悶とともに動悸，胸痛，窒息感，発汗，振戦などのパニック発作や再びこのような発作が起こるのではないかという恐れ（**予期不安**）が生じるようになり，発作が頻発し，予期不安が強い例では，**広場恐怖**となり生活が制限される。

社会不安障害

- 従来，対人恐怖とよばれてきた。人前で話すことや少人数，大人数で他人から注目される場面で恥をかかないように過度に心配し，強い不安や恐怖となって感じられる。
- 学業や職場に大きな影響を及ぼす。自分が不安に感じる状況に直面することで症状が起こる。

強迫性障害

- 自らの意志に反して考えが浮かび，不合理であると頭では理解しながらも，それを軽減するために行動に移さずにはいられないことで苦しむ。「**強迫観念**」および「**強迫行為**」の病態からなる。
- 強迫障害の原因は，Freudにさかのぼれば肛門期の固着に問題があるとされたり，あるいは几帳面や徹底癖，些細なことにこだわる強迫性格傾向，遺伝素因などさまざまである。

外傷後ストレス障害(PTSD)

- 死に直面する出来事や破壊的出来事，身体的危害，強姦や虐待などに遭遇することによる精神的後遺症である。通常3カ月以内に発症することが多い。
- 典型的な症状は，①フラッシュバック，②行動回避，③過覚醒の3つが臨床症状に挙げられる。

全般性不安障害

- 特定の不安内容に限定されるものではない。特徴的な症状は，イライラ，易怒性，集中困難，易刺激性，全身の強い筋緊張，睡眠障害などである。日常生活において強い不安を示し，生活そのものに支障をきたすため悩まされる。環境因のストレスと関連しているといわれている。

ストレス性障害

外傷性ストレス反応

- 激的なストレスあるいは持続する不快な境遇により，抑うつ，不安，焦燥，錯乱などの精神症状，頻脈，発汗などの自律神経症状がみられる。

適応障害

- 旧来の伝統的診断名では心因反応が最も近い。
- 明らかなストレス反応により，社会的・職業的役割が果せない状態をいう。
- ストレスから離れると症状が急速によくなるケースがみられる。

身体表現性障害

- 従来の神経症分類ではヒステリーに位置し，人格の統合性の働きが失われた**解離性障害**と，随意運動の異常あるいは視覚・聴覚の障害として現れる**転換性障害**に分類される。
- 鑑別診断として疾患を特定する身体疾患がないことに加えストレスの多い出来事，あるいは対人関係に関連する心理上の問題がきっかけになることが多いとされている。
- 解離性健忘，解離性遁走，解離性同一性障害，解離性昏迷，解離性運動障害はそれぞれ転換ヒステリー，解離性けいれんがみられる。

転換性障害

- 葛藤あるいは心理的問題が身体領域の症状となって置き換えられ，**失立**，**失歩**，**失声**などの運動障害や感覚脱失，視力障害，聴覚障害などを呈する。事の重大に比べ自らの麻痺や感覚異常に無関心を装うことが多いため，こうした態度を「満ち足りた無関心」とよぶ。

解離性障害

- 意識や記憶，知覚に関する障害としてさまざまな症状を呈する。

疾患別評価のポイント(表1, 2)

- 疾患の特性からみた作業療法評価のポイントを表1, 2に示す。

表1 評価のポイント

①発症時の状態 　(いつ, どこで, どの程度, どの時間, 自律神経症状は)	症状レベル
②何にリラックスでき, 症状に振り回されないか	心理的レベル
③症状がおさまっている時の適応能力の程度	行動レベル
④対人・職場でのストレスの程度	対人・職場関連
⑤どの程度社会レベルが保たれているか	社会生活レベル
⑥自殺の恐れ	危機サイン

表2 疾患別評価のポイント

パニック障害の評価
- 発作が起こる場所や状況と苦痛の程度
- 発作が起こる場所や状況をどの程度回避しているか
- 発作あるいは不安が日常生活に及ぼす影響の評価
- 誘引物質(例:喫煙, カフェインの取り過ぎ, 急激な運動)の有無
- 生活習慣全般(ライフスタイル)の評価
- 発作を予防する為の対処法の有無
- 機能全般的評価(GAF)の程度

強迫性障害の評価
- 強迫観念・強迫行為の頻度と時間
- 現在も誰かに確認を求めるか
- 「大丈夫」であるとの保障がなされたとき, 安心感は得られているか
- 生活全般への影響は
- 機能全般的評価(GAF)の程度

外傷後ストレス障害の評価(PTSD)
- 再体験につながる状況や場所
- 感情の麻痺あるいは感情鈍麻の有無
- 睡眠状況あるいは過覚醒は見られるか
- 集中力の程度
- 対人関係の回避の程度
- 日常活動の回避の程度
- 場所の回避の程度
- 周囲のサポート, あるいは家族や職場の理解の程度
- 必要な環境調整は何か
- 機能全般的評価(GAF)の程度

全般性不安障害の評価
- 現在の心配事について
- 現在の不安について
- イライラ感・落ち着きのなさの程度
- 日常生活に支障を来たす程度
- 易怒性
- 現在のストレス状況について
- 不安を受け入れる程度について
- 自分を客観的に見ることの程度
- 日中, 集中できているか
- 症状が出現したときの対処法は
- 機能全般的評価(GAF)の程度

社会不安障害の評価
- 他者との関係は保たれているか
- 特定の人との関係は保たれているか
- どのようなときに不安が増強されるか
- 他者との関わりのなかで何に恐怖や不安を感じるか
- 日常の行動パターン評価
- 症状が出現したときの対処法は
- 機能全般的評価(GAF)の程度

転換性障害の評価
- 現在の不安感・苦痛に感じていることについて
- 日常の生活リズムについて
- 作業療法を受けるにあたっての意欲について
- 家族との関係について

6 各領域の評価／精神心理系
生理的障害および身体的要因に関連した行動症候群

> **Point!**
> - ■摂食障害とは ☞ 思春期の女子に好発し，食行動の障害を含む症候群
> - ■摂食障害の種類 ☞ 神経性食思不振症，神経性過食症
> - ■疫学 ☞ 女性の発症率は男性の約10～20倍

※「生理的障害および身体的要因に関連した行動症候群」の治療については p.540～541参照．

神経性無食欲症
- 標準体重から15％以上の体重減少．
- 体重減少は自己誘発性（太りやすい食物を避け，自己誘発性嘔吐，下剤の使用，過度の運動，など）．
- 肥満への恐怖（痩せていることを認めない．治療拒否）．
- 広範な内分泌障害（無月経，男性では性的関心や能力の低下）．
- 操作的，過剰適応あるいは希薄な対人関係．

神経性過食症
- 食物に対する抗しがたい渇望．
- 過食後の絶食，自己誘発性嘔吐，下剤，食欲抑制剤などの使用．
- 肥満に対する病的恐怖．

摂食障害の評価

●摂食行動
- 体重・栄養状態，過食の有無，浄化行動（自己誘発性嘔吐や下剤乱用）の有無．

●性格特徴
- 衝動性，慢性的空虚感，知的レベル

●社会関係
- 家族関係，学校や職場

●治療関係
- 問題行動，行動制限

表1 摂食障害患者にみられる精神症状，行動異常および身体症状

		anorexia nervosa	bulimia nervosa
精神症状	痩せ願望	必発(強い)	必発(必ずしも強くない)
	肥満恐怖	必発	必発
	身体像の障害	伴う	伴う
	病識	乏しい	病感を有する
	その他の精神症状	抑うつ，不安，強迫症状，失感症など	抑うつ，不安，強迫症状，失感情症など
行動異常	摂食行動	食思不振，拒食，摂食制限，隠れ食い，盗み食い，過食	過食，だらだら食い，絶食，摂食制限，隠れ食い，盗み食い
	排出行動	嘔吐，下剤の乱用，利尿薬の乱用	嘔吐，下剤の乱用，利尿薬の乱用
	活動性	過活動	低下
	問題行動	自傷行為，自殺企図，万引き，薬物乱用	自傷行為，自殺企図，万引き，薬物乱用
身体症状	体重減少	低体重	標準体重〜肥満
	月経異常	無月経	一部は無月経
	その他の身体症状	徐脈，低体温，低血圧，浮腫，産毛の密生など	浮腫，過食後の微熱など

(切池信夫：専門医をめざす人の精神医学, p.325, 医学書院. より引用)

表2 痩せや低栄養状態による身体合併症の症状と徴候および検査データ

器官	症状と徴候	検査データ	検査名
尿	急激な痩せ	ケトン体	尿検
皮膚系	産毛の密生，脱毛，皺の増加		視診
血液	疲労，低体重	貧血(正球性正色素性が多い)，血清鉄・葉酸・ビタミンB_{12}が低下，白血球減少，汎血球減少症	末梢血液検査
電解質	動悸，不整脈，痙攣	心電図異常，低K血症，低Na血症	電解質検査
消化器	味覚障害，食後の不快感，腹部膨満感，便秘，嘔吐，腹痛	血漿亜鉛の減少，胃内容排泄時間の延長，イレウス，上腸間膜動脈症候群	血液検査，消化管検査
肝臓	疲労	トランスアミナーゼの軽度上昇	肝機能検査
腎臓	足の腫張，浮腫	BUNの上昇，腎濃縮能の低下	腎機能検査
脂質代謝	無症状	コレステロール値の上昇	脂質検査
循環器系	徐脈，不整脈，動悸，失神	ST-T変化，T波異常，QT時間の延長，左室径・右室径・大動脈径の減少	心電図検査，心エコー
骨・筋肉系	骨折，筋力低下	骨粗鬆症，筋萎縮	CT，DEXA(骨量計測)，筋電図
内分泌系	無月経，性欲低下，皮膚乾燥，浮腫，睡眠障害	視床下部-下垂体-性腺系，副腎系・甲状腺系の異常	内分泌検査
中枢神経系	睡眠障害，認知，集中力の低下，痙攣	異常脳波，脳萎縮像	脳波検査，CT検査，MRI検査

(切池信夫：専門医をめざす人の精神医学, p.325, 医学書院. より引用)

図1 摂食障害の発症機序

(切池信夫：専門医をめざす人の精神医学, p.325, 医学書院. より引用)

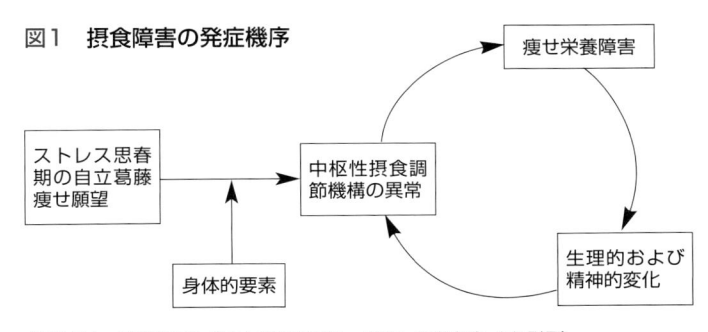

7 各領域の評価／精神心理系
成人の人格(パーソナリティ)および行動の障害

※「成人の人格(パーソナリティ)および行動の障害」の治療についてはp.542〜543参照。

Point!

- ■人格障害とは ☞ その人の属する文化から期待されるものより著しく偏った，内的体験および行動の持続的様式
- ■人格障害の分類 ☞ (『理学療法士・作業療法士 ブルー・ノート 基礎編 2nd edition』のp.407〜408参照)
- ■境界性人格障害とは ☞ 対人関係や同一性の不安定さ，複数の衝動行為，慢性の抑うつ・空虚感

境界性人格障害の特徴

- 現実に，または想像のなかで見捨てられる[*1]ことを避けようとする努力。
- 理想とこき下ろしとの両極端を揺れ動くことによって特徴づけられる不安定で激しい対人関係様式[*2]。
- 同一性障害：著名で持続的な不安定な自己像[*3]または自己感。
- 自己を傷つける可能性のある衝動(浪費，性行為，物質乱用など)。
- 自殺の行動，そぶり，脅し，または自傷行為の繰り返し。
- 顕著な気分反応性による感情不安定性。
- 慢性的な空虚感。
- 不適切で激しい怒り，または怒りの抑制の困難。
- 一過性のストレス関連性の妄想様観念または重篤な解離性症状。

用語アラカルト

[*1] 見捨てられ不安
- 現実や空想のなかで，分離や拒絶が迫っているという知覚。こういう人は，周囲の状況に敏感である。

[*2] 不安定で激しい対人関係
- 自分の面倒をみてくれる可能性のある人を理想化するが，すぐに「こきおろし」へと変化する。

[*3] 不安定な自己像
- 目標，価値観，および志望する職業の変化によって特徴づけられる自己像の突然で劇的な変化。

One point Advice

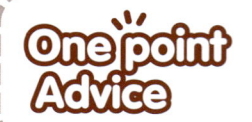

- 境界性人格障害患者の特徴は，自分ではコントロールできない激しい衝動性と感情のジェットコースターともよばれる両極端に揺れ動く感情の振幅である。

8 知的障害

各領域の評価／精神心理系

※「知的障害」の治療については p.544〜547 参照。

> **Point!**
> ■ 精神遅滞の分類 ☞ IQ：50〜70（軽度）
> 　　　　　　　　　　20〜50（中等度）
> 　　　　　　　　　　0〜20（重度）
> ■ 評価領域 ☞ 運動，感覚，精神症状，心理機能，コミュニケーション，ADL，家族のニーズ
> ■ 知的障害者の活動分析の要素
> 　　　　　　　☞ 因果関係，運動技能，手指の操作性，道具の操作性，活動の永さ，活動の好み，フィードバック，行動調整，目的性

概念

- 以前は「精神遅滞」として用語が使われていたが，現在は「知的障害」とほぼ同義語として使用されている。
- **DSM-IV** の定義では「精神遅滞」は明らかに平均以下の知的機能，現在の適応機能の欠損または不全，18歳未満の発症とされている。IQは70以下である。
- **厚生労働省**の定義では18歳以下の発症，IQは75以下である。
- 生活面・社会面においても問題を呈するため，日常生活に支障が生じ何らかの援助を必要とする。

疫学

- 精神遅滞は人口の1%である。精神遅滞全般の85%は軽度精神遅滞である。男女比は1.5：1と男児に多い。
- 精神遅滞全体の30〜40%で原因が特定できない。
- **軽度**では原因の特定が難しく，半数が原因不明。
- **中等度および重度**では，3/4が特定でき，染色体異常，遺伝子病，奇形が60%とされる。
- 精神遅滞の分類を示した（表1）。

程度による分類

表1 精神遅滞の分類

	ICD-10による IQカテゴリー	わが国の慣用	精神年齢(歳)
境界知能	70〜80	50〜70（軽度）	8〜12
軽度精神遅滞	50〜69		
中度精神遅滞	35〜49	20〜50（中等度）	6〜9
重度精神遅滞	20〜34		
最重度精神遅滞	0〜19	0〜20（重度）	3〜6

（上野武治：標準理学療法学・作業療法学 精神医学, 医学書院, 2004. より引用）

病理学的原因

表2 病理的原因：精神遅滞は原因により9種類に分類（AAMR[*1]の学術的原因分類）

1) 感染および中毒に続発するもの（巨細胞封入体病，風疹，梅毒など）
2) 外傷または物理的原因に続いて起こるもの（放射線障害，胎児の窒息，血管，髄膜，脳実質の断裂，胎盤早期剥離，頭部骨折，重度頭部外傷，脳梗塞，挫傷など）
3) 代謝，発育，栄養の障害によるもの（フェニルケトン尿症，ガラクトース結晶，グリコーゲン症，ニーマン・ピック病，ゴーシェ病，クレチン病，くも指症，マルファン症候群）
4) 生後の粗大な器質脳疾患による（レックリングハウゼン病，スタージ・ウエーバー・ディミドリ病）
5) 不明の出生前要因によるもの（無脳症，脳回形成異常，）
6) 染色体異常によるもの（ダウン症，クラインフェルター症候群，ターナー症候群）
7) 周産期疾患によるもの（未熟産，2,500グラム以下，胎生38週以下の児に伴う）
8) 精神医学的障害に続発するもの（小児期の精神病，ほかの精神障害の後に起こるもので，重篤な場合）
9) 環境の影響によるもの（正常な環境刺激の剥奪）

（大熊輝雄：現代臨床精神医学 改訂第8版, 金原出版, 2006. 参照）

用語アラカルト

[*1] AAMR
- the American Association on Mental Retardation の略。2007年1月に the American Association on Intellectual and Developmental Disabilities（AAIDD）へと変更されている。

精神科臨床上での特徴

- 精神科臨床上において，①知的障害をもち精神症状が問題になる場合，あるいは②何らかの精神障害が合併している場合が主である。

①周囲との関わりの問題。
②睡眠障害。
③抑うつ症状，極端な引きこもり。
④認知機能，コミュニケーション能力の障害。
⑤小児，思春期，成人期の発達段階での幻聴体験。
⑥著しい興奮，奇声，衝動行為。
⑦知的障害に幻覚，妄想，幻聴の統合失調症の精神症状が加わったもの。現在はまったくと言っていいほど用いられなくなった"接枝分裂病"とよばれる。
⑧脳損傷による知的機能の障害に加え，精神症状を呈するもの。

- 行為・行動の障害や奇異な行動が目立ち，社会での適応が困難な場合が臨床上での特徴である。
- 精神科での知的障害は統合失調症のほか，うつ病，アルコール依存症に併せ持った特徴としてとらえられ，主病名はあくまでも精神疾患が中心にある。

小児期から思春期の精神障害

●小児期の精神医学的問題となるもの

表3 小児期の精神医学的問題となるもの

①チック：運動性チック（まばたき，肩すくめ，顔しかめ）発声チックが特徴
②夜尿：遺尿症とも呼ばれ，夜お漏らしをしてしまう．神経学的発達の遅れによる
③夜驚症（夜中に激しく泣きじゃくる），悪夢（怖い夢で目が覚める），夢中遊行（睡眠中に歩き回る）
④爪かみ・指しゃぶり（乳児から幼児期），抜毛（学童期以降の女児），吃音（2歳から5歳の男児）
⑤強迫性障害：強迫観念や強迫行為に特徴付けられる．成人の強迫性障害（p.217）を参照
⑥不登校：小学生から中学生に多い
⑦摂食障害：思春期以降の女子，拒食と過食として現れる（神経性食欲不振・神経性大食症）

●思春期の精神医学的問題となるもの

表4 思春期の精神医学的問題となるもの

①不登校：学校生活や家庭環境，家族関係などさまざま，原因はさまざま
②家庭内暴力：子どもから親に向けられる暴力を指す．本人の問題，家庭の問題，社会の問題，他の病気が隠れていないか疾患によっても起こることもある
③摂食障害：上記の通り，拒食と過食として現れる（神経性食欲不振・神経性大食症）
④引きこもり：精神的疾病はなく，6カ月以上にわたり，自宅にひきこもり，学校や仕事に行かない状態を指す
⑤うつ病：意欲低下，気分・感情の障害，ときには自ら死を選ぶ
⑥対人恐怖：現在では社交不安障害に分類，人前で不安と緊張，他人を避けようとする
⑦強迫性障害：強迫観念や強迫行為に特徴付けられる．上記参照
⑧発達障害：主に3つに分けられる．知的発達の障害を示す「精神遅滞」，学習面での困難さが目立つ「学習障害」，症状が1つの精神機能に特定しない「発達障害」，「広汎性発達障害」（自閉症やアスペルガー症候群など）
⑨統合失調症：幻聴，妄想を主な症状とする自我の障害
⑩PTSD（心的外傷後ストレス障害）：死に直面するような精神的ショックや強い感情反応，恐怖や攻撃など
⑪境界例：境界性パーソナリティー障害では著しい人格の偏りが特徴である

知的障害の評価（表5）

表5 評価綱目

運動評価	関節可動域検査 姿勢・動作パターン 筋緊張 腱反射，病的反射
感覚	音・感覚刺激に対する快・不快の内容と程度
精神症状の内容と程度	精神機能：BPRS，PANSS，BDI 知的水準：WISC，WAIS，HDS-R，MMSE
心理検査	
関心	興味・関心，ユニークさ 得意なこと，やり方の発現

（次ページに続く）

(前ページからの続き)

行為あるいは行動	特徴的な行動，常同的・反復的動きの有無
言語	コミュニケーションの程度，新聞活字の音読の程度
作業遂行能力	集中力，耐久性，指示の理解
人・集団との相互作用*	参加態度，他者との関係性，集団になじんでいるか
日常生活機能	ADL（食事・更衣・整容・排泄・入浴・移動など）
家族のニーズ	家族の本人への希望，作業療法士への希望

＊「精神機能の評価」の項の「集団評価」(p.137)を参照。

行動の評価（日常生活あるいは入院生活，作業療法場面での評価）

- 対人関係：他者とのかかわり方。
- 興味・関心：特定のもの場合によっては人に強い興味を示す。
- 社会性，約束：順番や決められたルールを守る。行動の自制。
- 評価において目を向ける視点は，**できているところ，良いところ探し**である。
- 問題点の列挙は目につきやすく挙げやすいものの，アプローチを行ううえでは問題点を改善することより「できているところ」，「良いところ探し」を伸ばしていくことのほうが成果に結びつきやすいといわれている。

活動分析を行う際の要素

- 精神科領域では活動分析を行ううえで大切なことは作業・活動あるいは対象者の能力に沿って分析することである（Ⅲ章の「知的障害」の項（p.544～547）を参照）。

図1　対象者の能力に沿った活動分析の視点

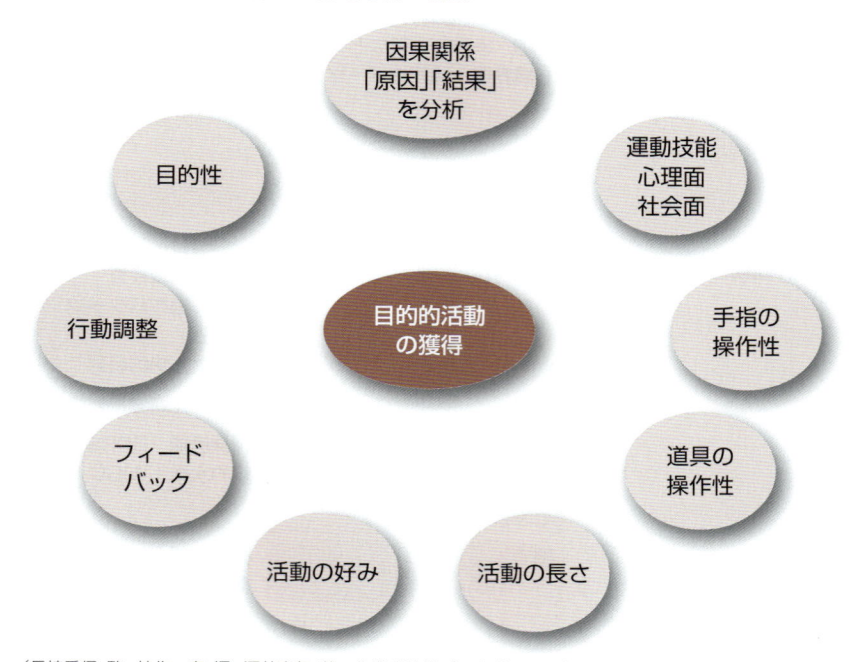

目的的活動の獲得を中心に：因果関係「原因」「結果」を分析，運動技能 心理面 社会面，手指の操作性，道具の操作性，活動の長さ，活動の好み，フィードバック，行動調整，目的性

（長﨑重信 監，神作一実 編，酒井康年 著：作業療法学ゴールド・マスター・テキスト7 発達障害作業療法学，p.141，メジカルビュー社，2011.より引用改変）

9 各領域の評価／精神心理系
心理的発達の障害

※「心理的発達の障害」の治療についてはp.548参照。

Point!

- ■心理的発達障害の種類
  - ☞ 会話および言語・学力（学習能力）運動機能の特異的発達障害
    広汎性発達障害（小児自閉症，アスペルガー症候群，レット症候群）
- ■自閉症とは
  - ☞ 対人的相互反応およびコミュニケーションの著しい異常またはその発達の障害，および著明に制限された活動と興味の範囲
- ■アスペルガー症候群とは
  - ☞ 重症で持続する対人的相互反応の障害，限定的，反復的な行動，興味，活動の様式。しかし言語，認知，学習能力や適応行動の学習には遅れがない
- ■レット症候群
  - ☞ 女児に発症。一見正常に発達するが，その後手先の技能や言葉が一部あるいは完全に喪失し，頭囲の増加が減少する。通常7～24カ月に発症し，特有な常同運動（手もみ）を呈し，重度の知的障害にいたり，しばしばてんかん発作が出現する

評価

- 生育歴・発達検査。
- 神経学的検査。
- 行動評価（小児自閉症評定尺度，自閉症チェックリスト，心理社会的プロフィール，など）。
- 作業遂行能力（ADL，遊び・余暇活動，教育関連活動，職業関連活動，など）。
- 家族や地域支援の状況。

10 各領域の評価／精神心理系
小児期および青年期に通常発症する行動および情動の障害(注意欠陥・多動性障害，学習障害を含む)

> ※「小児期および青年期に通常発症する行動および情動の障害(注意欠陥・多動性障害，学習障害を含む)」の治療についてはp.549参照。

Point!

■障害の種類
☞ 多動性障害，行為障害，情緒および社会機能の障害，チック障害，その他の精神医学的問題(虐待，不登校，いじめ)

■注意欠陥・多動性障害(ADHD)とは
☞ 不注意，過活動，衝動性

■不登校とは
☞ 「学校に行けない，行かない」という一般的な状況。年間50日以上の欠席。

注意欠陥・多動性障害

●対応の基本

- 本人に対しては，さまざまな行動を叱ったりしない。本人が自信を無くしたり，劣等感を持ったりしないようにする。
- 家族や学校に対しては，学校の成績の低下や周りに迷惑をかけているのではないかという不安を理解し，一定の年齢(10〜15歳)になると症状は少なくなることを伝え，安心して落ち着ける環境を整えてもらう。

不登校

●対応の基本

- 不登校によって何を訴えようとしているのかを慎重に考慮する。
- 親や教師には，不登校の意味を良く説明し，登校刺激は無意味であることを伝える。ただし，小学校低学年や初期には登校を促す。
- 長期の不登校や中学以降ならば，心的葛藤に対してアプローチし，自我の発達を促す。

11 各領域の評価／精神心理系
てんかん

Point!

※「てんかん」の治療についてはp.550参照。

- ■ てんかんとは ☞ さまざまな原因で起こる慢性の脳疾患で，大脳神経細胞の過剰な放電からくる繰り返す発作を主な徴候とし，多種多様な臨床的および検査所見を伴うものである
- ■ てんかんの種類 ☞ （『理学療法士・作業療法士 ブルー・ノート 基礎編 2nd edition』，p.412〜413参照）
- ■ てんかんの障害 ☞ 機能障害，能力低下，社会的不利
- ■ 作業療法評価

てんかんの障害（表1）

- てんかんによる機能障害（表2）。
- てんかんによる能力低下（表3）。

表1　てんかん発作の臨床・脳波分類（日本てんかん学会分類委員会，1981）

Ⅰ．部分（焦点，局所）発作
　A．単純部分発作（意識減損［意識障害］はない）
　　1．運動徴候を呈するもの
　　　(a) マーチを示さない焦点運動性
　　　(b) マーチを示す焦点運動性（Jackson型）
　　　(c) 偏向性［方向性］
　　　(d) 姿勢性
　　　(e) 音声性（発声あるいは言語制止［言語停止］）
　　2．体性感覚あるいは特殊感覚症状を呈するもの（単純幻覚，例えば，ヒソヒソ，ピカピカ，ブンブン）
　　　(a) 体性感覚性
　　　(b) 視覚性
　　　(c) 聴覚性
　　　(d) 嗅覚性
　　　(e) 味覚性
　　　(f) 眩暈性［めまい性］
　　3．自律神経症状あるいは徴候を呈するもの（上腹部感覚，蒼白，発汗，紅潮，立毛，散瞳を含む）
　　4．精神症状（高次大脳機能障害）を呈するもの
　　　これらの症状はまれには意識減損［意識障害］を伴わずに起こることもあるが，多くは複雑部分発作として経験される
　　　(a) 言語障害性
　　　(b) 記憶障害性（例えば，既視感）
　　　(c) 認識性（例えば，夢様状態，時間感覚の変容）
　　　(d) 感情性（恐怖，怒りなど）
　　　(e) 錯覚性（例えば，音楽，光景）
　　　(f) 構造幻覚性（例えば，音楽，光景）
　B．複雑部分発作（意識減損［意識障害］を伴う，ときには単純部分発作をもって始まることもある）
　　1．単純部分発作で始まり意識減損［意識障害］に移行するもの
　　　(a) 単純部分発作（A.1-A.4）で起こり意識減損［意識障害］に移行するもの
　　　(b) 自動性を伴うもの
　　2．意識減損［意識障害］で始まるもの
　　　(a) 意識減損［意識障害］のみのもの
　　　(b) 自動症を伴うもの
　C．部分発作から二次的に全般化するもの（これは全般強直－間代，強直，あるいは間代発作でありうる）
　　1．単純部分発作（A）が全般発作に伸展するもの
　　2．複雑部分発作（B）が全般発作に伸展するもの
　　3．単純部分発作が複雑部分発作を経て全般発作へと伸展するもの

Ⅱ．全般発作（けいれん性あるいは非けいれん性）
　A．1．欠神発作
　　　(a) 意識減損［意識障害］のみのもの
　　　(b) 軽度の間代要素を伴うもの
　　　(c) 脱力要素を伴うもの

（次ページに続く）

（前ページからの続き）

  (d) 強直要素を伴うもの
  (e) 自動症を伴うもの
  (f) 自律神経要素を伴うもの
   (b〜fは単独でも単独でも組み合わせでもありうる)
 2. 非定型欠神
  (a) 筋緊張の変化はA.1に比べよりはっきりしている
  (b) 発作の起始およびもしくは終末は急激ではない
 B. ミオクロニー発作（単発あるいは連発）

  C. 間代発作
  D. 強直発作
  E. 強直間代発作
  F. 脱力発作
   （失立発作）
   （上記のものと重複，例えばBとF，BとDとの重複が起こりうる）
Ⅲ. 上記の分類に含まれないてんかん発作
Ⅳ. 付記

（てんかん研究, 5：62, 1982. より引用）

表2 てんかんによる機能障害

知的機能障害	・知能障害 ・記憶，健忘，物忘れ ・思考過程の流れおよび形成：概念化，抽象化 ・観念連合の迂遠，新しい観念の受け入れ障害
その他の心理的機能障害	・意識および覚醒：意識の間欠的障害 ・注意：注意の散乱，注意・集中の悪さ，持続時間の狭小 ・衝動：目標に対して一貫性をもつ能力の欠如 ・情緒・感情・気分：落ち着きのなさ，情緒の不安定 ・その他：精神運動機能
言語機能障害	・言語の理解と使用の障害：語彙，構文，意味 ・話し言葉：発語の内容，話し方，声の抑揚，発語の不明瞭 ・話し方：流暢さ，場面に適さない話し方，一貫性など ・発語内容：発声量の低下，発語の困難など ・その他：聞き手としてのフィードバックの悪さ
骨格系の機能障害	・四肢，その他：振戦，巧緻性，筋緊張低下など
全身性，感覚性およびその他	・複合障害

（作業療法学全書 改訂第2版 第5巻 作業治療学2, p.105, 協同医書出版社, 1994. より引用改変）

表3 てんかんによる能力低下

行動能力低下	・知的習得，自己認識，個人的安全，状況的行動，家庭での役割，職業的役割など
コミュニケーション能力低下	・発語，聞き取り，受け取り，および書字能力
個人ケアの能力低下	・個人衛生（入浴，洗面，洗髪，シャワー使用），衣服着脱，食事摂取，食事の準備など
移動の能力低下	・自分で自由に歩く，引きこもりによる交通機関の利用
身体配置の能力低下	・家庭内（食料品の買物，運搬，料理），家事（洗濯，乾燥，清掃，家庭の世話など）
器用さの能力低下	・日常生活（身辺調査，安全，火の使用，家事器具の使用など）
状況の能力低下	・依存と耐久：耐久性の低下 ・環境上：仕事ストレスに対する耐久性の低下
特殊技能の能力低下 （職場復帰，あるいは就労のために必要な能力の低下をいう。この項目にはてんかんの能力低下の課題が集約されている）	・行動能力：知能，欲求，意欲，知識，認識（可能性や限界を示す能力を含めて） ・学習能力：形や空間，集中（強さと維持），記憶（語，数，形，長期），思考（抽象的，論理的）批判に対する反応 ・協調能力：社会的関連など ・仕事を遂行する能力：計画，問題解決（柔軟さと臨機応変さ），順応性，仕事の独立性，意欲と関心，自己と他人の仕事を比較する，感覚運動協調性，器用さ，正確さ，整頓，時間厳守，安全な行動，耐久性，遂行率，遂行の質

（作業療法学全書 改訂第2版 第5巻 作業治療学2, p.106, 協同医書出版社, 1994. より引用改変）

作業療法評価

表4　作業活動場面での評価時の着眼点

①意欲や作業習慣	・意欲・興味 ・注意・集中 ・身体的耐性 ・精神的耐性 ・作業の決まり ・整理・整頓
②理解や応用	・指示の理解 ・計画・予測 ・選択・判断 ・応用・修正
③実用性	・作業の出来栄え ・作品の実用性・完成度 ・作業速度 ・器械・器具の安全使用
④運動機能	・目と手の供応 ・巧緻性 ・粗大動作 ・筋緊張 ・代償作用
⑤身体症状	・発作 ・振戦 ・複視 ・その他

(作業療法学全書 改訂第2版 第5巻 作業治療学2, p.109, 協同医書出版社, 1994. より引用)

12 各領域の評価／骨関節系
変形性関節症

Point!

※「変形性関節症」の治療についてはp.551〜555参照。

- ■分類 ☞ 一次性関節症，二次性関節症[*1]
- ■要因 ☞ 全身的要因（肥満・ホルモンなど）・局所的要因（関節へのストレスなど）
- ■画像所見 ☞ 単純X線検査（Kellgren・Lawrence分類，Croft分類）
- ■症状 ☞ 疼痛，関節可動域制限，関節腫脹，ただし発赤・熱感なし
- ■各部位
  - 上肢 ☞ 変形性肩関節症，変形性肘関節症，変形性手関節症
  - 下肢 ☞ 変形性股関節症，変形性膝関節症，変形性足関節症
- ■作業療法評価
  ☞ 疼痛，ROM，各関節機能評価，ADL評価，QOL評価，など

用語アラカルト

＊1 一次性関節症・二次性関節症
- 変形性関節症は一次性と二次性に分類される（表1）。
- 一次性関節症は特定の原疾患がなく発症する原因不明の関節症，二次性関節症は軟骨変性を起こすなんらかの原疾患によって発症する関節症である。
- 変形性関節症は力学的に負荷が大きくかかる関節で発症しやすく，慢性的に進行する。

分類

表1 変形性関節症の分類

一次性（特発性）変形性関節症
- ・末梢小関節：指節間関節〔Heberden結節（DIP関節），Bouchard結節（PIP関節）〕など
- ・他の末梢関節：母指CM関節など
- ・大関節：膝関節，股関節など
- ・脊椎：椎間関節，椎体間
- ・その他：全身性〔変形性〕関節症（GOA），びまん性特発性骨増殖症（DISH）

二次性（続発性）変形性関節症
- ・外傷：急性，慢性（スポーツ，職業関連）
- ・基礎関節疾患
    - 局所性：骨折，感染，骨壊死，股関節脱臼，臼蓋形成不全，Perthes病，骨頭すべり症，半月板切除後など
    - 全身性：関節リウマチ，関節弛緩，出血性素因
- ・結晶誘発性（沈着性）疾患：尿酸ナトリウム（痛風），ピロリン酸カルシウム（偽痛風）など
- ・全身性代謝疾患・蓄積性疾患：破壊性脊椎関節症，アルカプトン尿症，ヘモクロマトーシス，Wilson病など
- ・内分泌疾患：末端肥大症，副甲状腺（上皮小体）機能亢進症
- ・神経病性関節症（Charcot関節）：脊髄癆，糖尿病など
- ・家族性変形性関節症：多発性骨端異形成症や脊椎骨端異形成症などの骨系統疾患に伴うもの
- ・その他

（国分正一，鳥巣岳彦 監：標準整形外科学 第10版，p.233，医学書院，2008．より引用）

要因

- **全身的要因**：肥満・性ホルモンの影響　⇒　決定的要因ではない。
- **局所的要因**：関節に加わる機械的圧迫・摩擦などのストレス　⇒　軟骨に障害（＊軟骨に負荷が加わらないことが，軟骨に障害をきたす場合もある）。

症状

- **疼痛**　　　：運動時・荷重時痛が特徴。運動開始時の疼痛訴えが多い（starting pain）。
- **可動域制限**：疼痛による反応性筋緊張，関節包肥厚・線維化，関節面変形進行⇒可動域制限・拘縮
- **変形**　　　：関節面不適合・形態変化　⇒　さらなる関節変形。
- **関節液貯留**：二次性滑膜炎による関節液貯留　⇒　関節腫脹（特に膝関節）
  （関節腫脹）　＊淡黄色透明，粘稠度は高。発赤や熱感はない。

単純X線検査

- 軟骨摩耗の程度に応じた関節裂隙の狭小・消失
  - ⇒　応力集中部分（部位）のみ。RA様に関節全面での狭小化はない。
- 荷重部　⇒　骨硬化像出現
- 関節面輪郭　⇒　不規則
- 骨の囊腫状陰影・関節面の広範な骨破壊
- 関節辺縁部　⇒　大小さまざまな骨棘形成

＊KellgrenとLawrenceの分類（Grade2以上），Croftの分類（Grade3以上）

表2　KellgrenとLawrenceの分類

Grade 0 (No OA)
正常
Grade 1 (Doubtful)
疑わしい関節裂隙の狭小化と骨棘形成，または骨棘形成のみ
Grade 2 (Mild)
明らかな関節裂隙の狭小化と骨棘形成，わずかな骨硬化像
Grade 3 (Moderate)
著明な関節裂隙の狭小化と明らかな骨棘形成，骨硬化像と骨囊胞形成，骨頭と臼蓋の変形
Grade 4 (Severe)
骨硬化像と骨囊胞形成を伴った著しい関節裂隙の消失と大きな骨棘形成，骨頭と臼蓋の著しい変形

表3　Croftの分類

Grade 0
正常
Grade 1
骨棘形成のみを認める
Grade 2
関節裂隙の狭小化（2.5mm以下）のみを認める
Grade 3
骨棘形成，関節裂隙の狭小化，骨硬化像（5mm以上），骨囊胞形成のうち2つを認める
Grade 4
骨棘形成，関節裂隙の狭小化，骨硬化像（5mm以上），骨囊胞形成のうち3つを認める
Grade 5
Grade 4に加え，骨頭の変形を認める

（長野　昭ほか編：整形外科専門医テキスト，p.264，南江堂，2010．より引用）

MRI検査

- 関節内病変（関節水腫，骨軟骨病変，滑膜変化など）抽出，病変範囲・程度判定。
- 軟骨の厚さ・質的変化。

各部位での変形性関節症

●変形性肩関節症

- 上腕骨頭や関節窩の関節軟骨・軟骨下骨の変性・消失。
- 膝・股関節よりも頻度は低い（発症率：1/100以下）。

●変形性肘関節症

- 上肢や肘関節の過度な使用や酷使するスポーツ（野球など）・職業（大工・チェーンソーなどの振動機械の使用）でみられる。
- 原因不明，突発的に発症する場合もある。
  * ロッキング症状：前ぶれなく急に発症。屈・伸ともある角度で動かず固まった状態。
- 膝・股関節より頻度は少ない。

●変形性手関節症

- 橈骨遠位端骨折，舟状骨偽関節，キーンベック病，手根不安定症，など外傷に続発 ⇒ 多い
- 遠位橈尺関節症 ⇒ 遠位橈尺関節（DRUJ）不適合性・不安定性に続発して発生。
- 母指CM関節変形性関節症 ⇒ つまみ動作で母指基部に疼痛出現。
- ヘバーデン結節 ⇒ DIP関節の変形性関節症（女性に多発。男性の10倍）
- ブジャール結節 ⇒ PIP関節の変形性関節症
- 罹患頻度は，DIP関節＞母指CM関節＞PIP関節

●変形性股関節症
●概要（表4）

- 女性に多い（初診時年齢30～50歳代，初めての痛みの自覚年齢10～20歳代）

●疼痛

- 股関節部痛，鼠径部痛が主。臀部痛，腰背痛なども少なくない。
- 病気進行による痛みの持続性。安静時痛や夜間痛も出現。

●可動域制限

- 内旋，外転，屈曲，伸展の制限出現。進行。
 * 強直になることはまれ。

●異常歩行

- 疼痛，脚短縮，筋力低下
  ⇒ さまざまなタイプの異常歩行出現。
  ⇒ 疼痛性回避歩行，硬性墜下性歩行，軟性墜下性歩行，Trendelenburg歩行，Duchenne歩行，など。

表4 変形性股関節症の原因

一次性（特発性）股関節症（頻度15%前後）
二次性股関節症（頻度約80%）
①先天性疾患 ・発育性股関節形成不全 ・臼蓋形成不全 ②炎症性疾患 ・化膿性股関節炎 ・股関節結核 ③外傷 ・大腿骨頸部骨折 ・股関節脱臼骨折 ・骨盤（寛骨臼）骨折 ④Perthes病 ⑤大腿骨頭すべり症 ⑥大腿骨頭壊死症 ⑦関節リウマチ ⑧強直性脊椎炎 ⑨神経病性関節症（Charcot関節） ⑩その他の疾患 ・内分泌疾患 ・代謝性疾患 ・骨系統疾患

（国分正一，鳥巣岳彦 監：標準整形外科学 第10版，p.533, 医学書院. 2008. より引用）

● 病期
 ・股関節症は，前期・初期・進行期・末期の4つの病期に分類。
● 単純X線検査
 前期　：関節裂隙は正常，骨硬化像・骨囊胞（−）
 初期　：関節裂隙の軽度狭小化・骨硬化像（+），骨囊胞・骨棘（−）
 進行期：関節裂隙狭小化と部分的消失（+），骨頭・臼蓋縁の骨棘形成（+），
　　　　骨硬化・骨囊胞（+）
 末期　：広範な関節裂隙消失（+），骨硬化・骨囊胞（+），
　　　　著明な骨棘形成・臼底の二重像（double floor）（+），臼蓋破壊（+）

表5　関節裂隙の状態によるX線像の評価

	関節面の不適合	関節裂隙の狭小化	軟骨下骨質の接触	荷重部関節裂隙の消失
前股関節症	（±）	（−）	（−）	（−）
初期	（+）	（±）部分的	（−）	（−）
進行期	（+）	（+）	（+）部分的	（+）
末期	（++）	（++）	（++）	（++）

進行期股関節症のカバーする範囲が広いため，最近では関節裂隙の狭小化の程度によって進行期初期，進行期末期の2つに分けて考える傾向がある。
（国分正一，鳥巣岳彦 監：標準整形外科学 第10版，p.537，医学書院，2008．より引用）

図1　変形性股関節症の進行

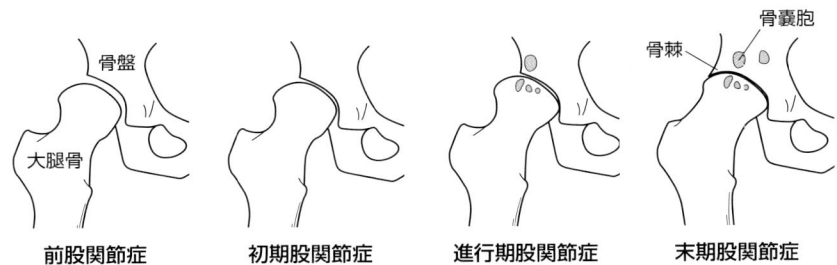

前股関節症　　初期股関節症　　進行期股関節症　　末期股関節症

（柳澤 健 編：理学療法学ゴールド・マスター・テキスト4　整形外科系理学療法学，p.36，メジカルビュー社，2009．より引用）

● X線学的パラメーター
 ・CE角（日本人成人）：男性平均値30〜32°，女性平均値27〜34°
 ・Sharp角（日本人成人）：男性平均値35〜39°，女性平均値34〜42°
 ・AHI（日本人成人）：男性平均値82〜88%，女性平均値80〜89%

図2　よく用いられるX線学的指標

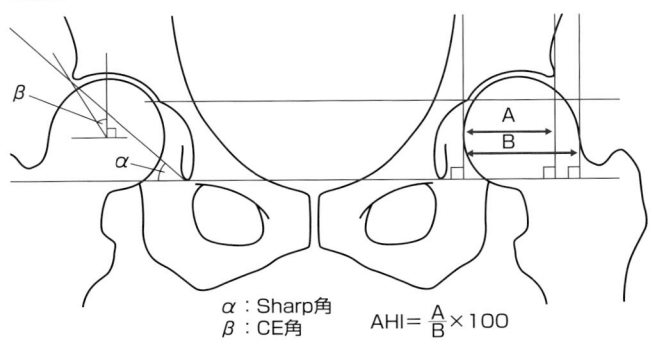

α：Sharp角
β：CE角　　AHI$=\dfrac{A}{B}\times 100$

表6 変形性膝関節症の原因

一次性膝関節症
- 原疾患が不明なもの（肥満，遺伝，生活環境などが考えられている）
  *日本 ⇒ 一次性が多い。
  発症率 ⇒ 白人＜黒人，欧米人＜アジア人

二次性膝関節症
- 靭帯損傷，半月板損傷，骨折などの外傷，感染などの炎症性疾患，代謝性，内分泌疾患，骨系統疾患などを原因とするもの

●変形性膝関節症
●概要（表6）
- 男女比 ⇒ 1：3で女性に多い
- 変形性膝関節症（一次性）の罹患率
  ⇒ 45歳以降で徐々に増加（65～70歳で最も高い）

●疼痛・症状
- 膝関節内側，膝蓋骨周辺，膝窩部等に緊張感を訴える場合もある。
- 可動域制限，膝関節の軋轢音，関節液貯留による膝蓋跳動，関節裂隙に一致した圧痛。

●病型分類
- 膝関節症 ⇒ 内側型，外側型，膝蓋型に分類。
- 日本 ⇒ 内反変形に伴う内側型とこれに膝蓋型の合併が多い。

●病期
- X線所見より病期分類
  初 期 ⇒ stage Ⅰ，Ⅱ
  中 期 ⇒ stage Ⅲ
  進行期 ⇒ stage Ⅳ

表7 横浜市大式

grade	X線像
0	正常
1	骨硬化像または骨棘
2	関節裂隙の狭小化（3mm未満）
3	関節裂隙の閉鎖または亜脱臼
4	荷重面の摩耗または欠損（5mm未満）
5	荷重面の摩耗または欠損（5mm以上）

図3 X線像上の特徴

（腰野富久, 2003. より）

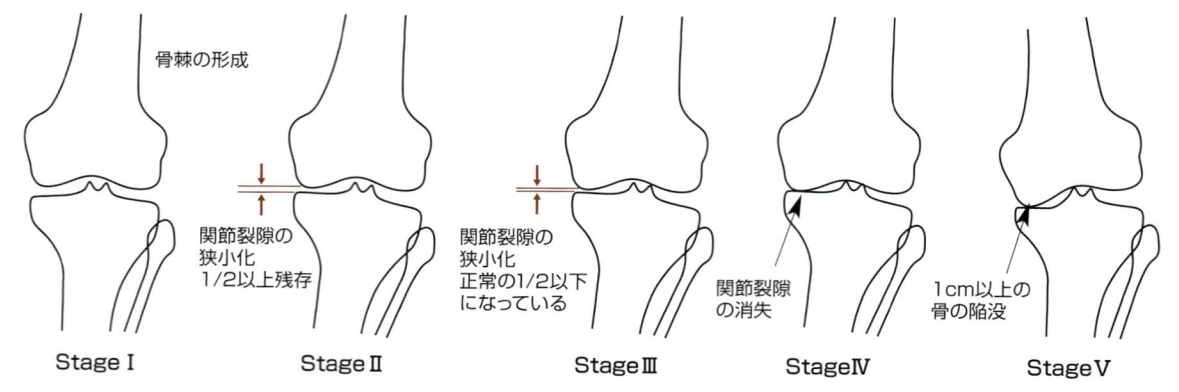

Stage Ⅰ：骨棘のみ
Stage Ⅱ：関節裂隙の狭小化（正常1/2以上残存している）
Stage Ⅲ：関節裂隙の狭小化（正常1/2以下まで進行している）
Stage Ⅳ：関節裂隙の消失または1cm以下の骨の摩耗
Stage Ⅴ：1cm以上の骨の摩耗または亜脱臼，または二次的な外側関節面の膝関節変化

（杉岡洋一 監：変形性膝関節症の運動・生活ガイド 第3版, p.47, 日本医事新報社, 2005. より引用）

表8 変形性足関節症の原因

一次性足関節症
- 原疾患が不明なもの

二次性足関節症
- 関節内骨折により，関節不適合が残存した場合に多い

●変形性足関節症
●症状
- 足関節周囲の腫脹，熱感，圧痛，可動域制限，不安定性。
  *著しい熱感 ⇒ 炎症性疾患と鑑別が必要。
- 可動域は，底背屈が制限。内外反は，動揺性を認めることが多い。

図4 X線学的計測

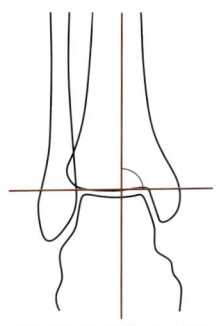

a　正面天蓋角（TAS角）

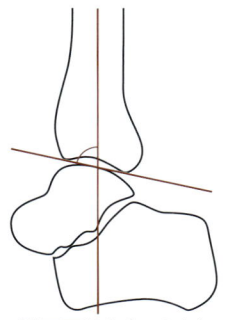

b　側面天蓋角（TLS角）

用語アラカルト

＊2　FABERテスト
- Patricテストが、flexion, abduction, external rotationからなるため、FABERテストともいう。

＊3　FADIRテスト
- flexion, adduction, internal rotationからなるため。

＊4　ASLRテスト
- active straight leg raising（自動下肢伸展挙上テスト）。

＊5　SMD
- spina malleolar distanceの略。

●病期
- X線所見より病期分類
  - Ⅰ期（前関節症期）：関節裂隙の狭小化（－），骨硬化像と骨棘のみ（＋）
  - Ⅱ期（初期）　　　：関節裂隙狭小化（＋），消失（－）
  - Ⅲ期（進行期）　　：関節裂隙一部消失（＋）
    - Ⅲa期　⇒　関節裂隙の消失（＋），内果関節面に限局
    - Ⅲb期　⇒　関節裂隙の消失（＋），天蓋関節面に及ぶ
  - Ⅳ期（末期）　　　：広範囲に関節裂隙消失（＋）
- X線所見より変形評価：TAS角，TLS角（図4）

機能障害評価

●変形性肩・肘・手関節症
- 痛み（疼痛）の測定：Visual Analogue Scale（VAS）
- 関節可動域測定：自・他動的関節可動域の測定
- 筋力測定：MMT
- 日本整形外科学会制定：肩関節疾患治療成績判定基準，肘機能評価法，など

●変形性股関節症
- 問診…疼痛の部位・性状，既往歴・家族歴・生活歴，年齢，性別，身長，体重，など
- 身体所見
  - ①歩容（疼痛回避歩行，Trendelenburg徴候）
  - ②触診（Scarpa三角の圧痛，大転子近位の圧痛，股関節後方の関節裂隙部位の圧痛）
  - ③徒手検査
    - ・Patricテスト（FABERテスト＊2），Fadirテスト＊3，ASLRテスト＊4。
  - ④関節可動域
  - ⑤計測（SMD＊5　⇒　上前腸骨棘と足関節内果間の距離）
  - ⑥JOA Hip Score（日本整形外科学会股関節機能判定基準）

●変形性膝関節症
- 問診…疼痛の部位・性状，既往歴・家族歴・生活歴，年齢，性別，身長，体重，スポーツ歴，外傷歴
- 身体所見
  - ①歩容：疼痛回避歩行（antalgic gait），下腿内旋位歩行（toe-in gait），歩行初期の横ぶれ（lateral thrust）
  - ②触診：（膝蓋跳動）関節水症や血症　⇒　膝蓋骨を皮膚表面上から押す　⇒　膝蓋骨浮動感・膝蓋骨溝とぶつかるコツコツ感（図5）
    - （圧痛）内反型　⇒　内側関節裂隙中央から後方
    - 　　　　外反型　⇒　外側関節裂隙中央から後方

③徒手検査
　＊靱帯損傷に続発して発生（外側支持機構の弛緩を生じる場合がある）
　・前方引き出しテスト，Lachman test，N-test，Sagging徴候，後方引き出しテスト，内・外反ストレステスト（図6）
④関節可動域（ROM）
⑤計測（Q-angle：上前腸骨棘と膝蓋骨中心とを結ぶ線と膝蓋骨中心と脛骨粗面を結ぶ線の成す角度　⇒　20°以上は注意）
⑥JOA Knee Score：日本整形外科学会膝関節機能判定基準
⑦JKOM（Japanese Knee Osteoarthritis Measure）
　日本版変形性膝関節症患者機能評価表

図5　触診

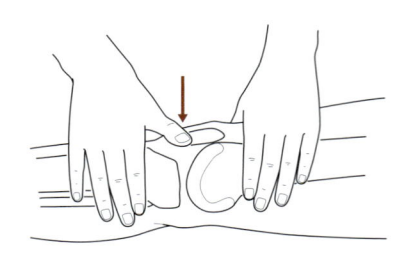

膝蓋跳動
（高岡邦夫 編：整形外科徒手検査法，p.82，メジカルビュー社，2003．より引用改変）

図6　徒手検査

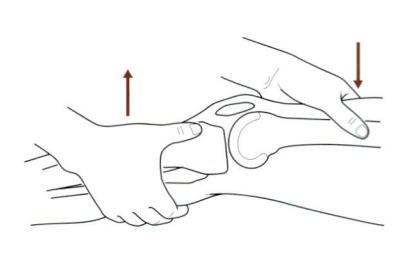

a　Lachman test
（高岡邦夫 編：整形外科徒手検査法，p.91，メジカルビュー社，2003．より引用改変）

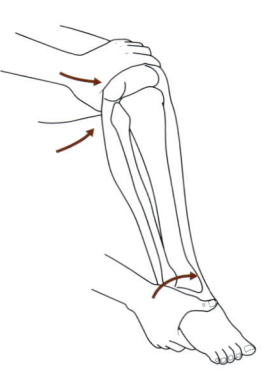

b　N-test
（岩谷　力 監：変形性膝関節症の保存的治療ガイドブック，p.55，メディカルレビュー社，2006．より引用）

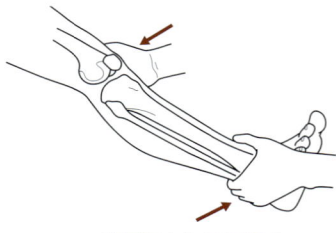

c　内反ストレステスト

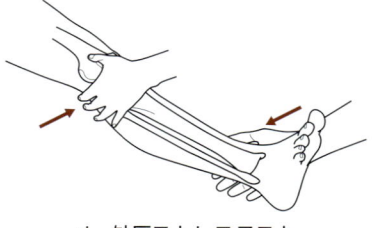

d　外反ストレステスト

●変形性足関節症
- 問診…疼痛の部位・性状，外傷・感染の既往，基礎疾患の有無，治療歴，など
- 痛み（疼痛）の測定：Visual Analogue Scale（VAS）
- 関節可動域測定：自・他動的関節可動域の測定
- 筋力測定：MMT
- 日本整形外科学会制定：足部疾患治療成績判定基準，など

日常生活・QOL

- Barthel Index，FIM
- WOMAC（Western Ontario McMaster Universities Osteoarthritis Index）
　→　変形性股関節・膝関節症に特異的なQOL評価尺度
- SF-36（健康関連QOL）　など

13 各領域の評価／骨関節系
骨折

Point!

- ■ 骨癒合 ☞ 一次性骨癒合[*1]，二次性骨癒合[*2]
- ■ 骨折治癒段階 ☞ 炎症期，修復期，再構築期
- ■ 骨折の分類 ☞ ①程度，②骨折線の走行，③部位，④骨折片の位置関係による分類
- ■ 作業療法評価 ☞ ROM，MMT，握力・ピンチ力，浮腫，痛み，上肢障害評価，ADLなど

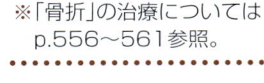

※「骨折」の治療についてはp.556〜561参照。

用語アラカルト

[*1] 一次性骨癒合
- 密接で直接的な骨片間接触で生じる。密接的に圧迫された骨折線（部）を直接架橋するように新生骨が成長。

[*2] 二次性骨癒合
- 石灰化と特徴的な化骨形成，軟骨基質の骨に置換。骨折部に動きがあるほど仮骨が増える。

[*3] 炎症性細胞
- 好中球，マクロファージ，貪食細胞など。

補足
骨折部と外界との交通による分類
① 骨折部と外界との交通なし：皮下骨折（単純骨折）
② 骨折部と外界の直接交通あり：開放骨折（複雑骨折）

骨折治癒過程

① **炎症期（約1〜2週間）**：炎症反応・骨折部での血腫形成⇒炎症性細胞[*3]の侵入⇒壊死組織の吸収⇒修復期へ準備

② **修復期（数カ月間）**：血腫に軟骨芽細胞・線維芽細胞の侵入⇒仮骨となる基質の沈着⇒軟らかい仮骨形成⇒骨芽細胞による石灰化⇒硬い仮骨へ変換

③ **再構築（リモデリング）期（数カ月〜数年）**：未熟線維骨を成熟・器質化した層板骨によって置換⇒骨芽細胞と破骨細胞の作用⇒骨髄腔の再形成⇒凸部の骨吸収・凹部の骨形成

図1 骨折治癒過程

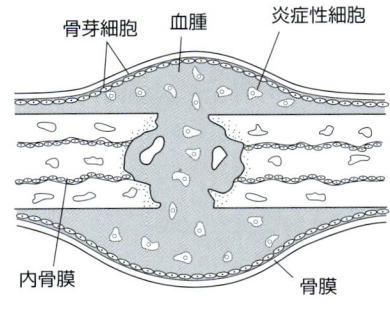

炎症期／修復期（1）／修復期（2）／リモデリング期

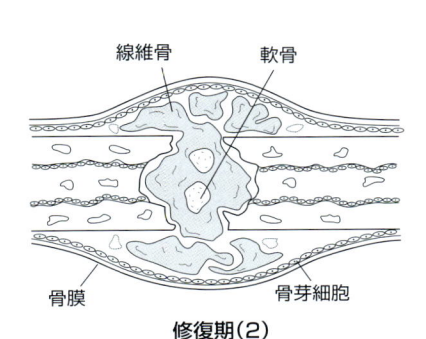

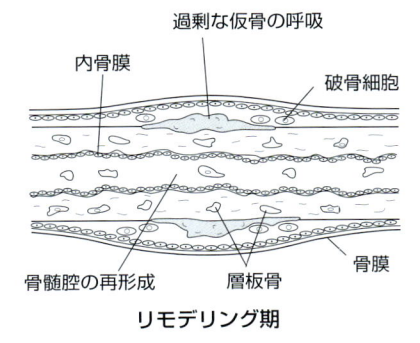

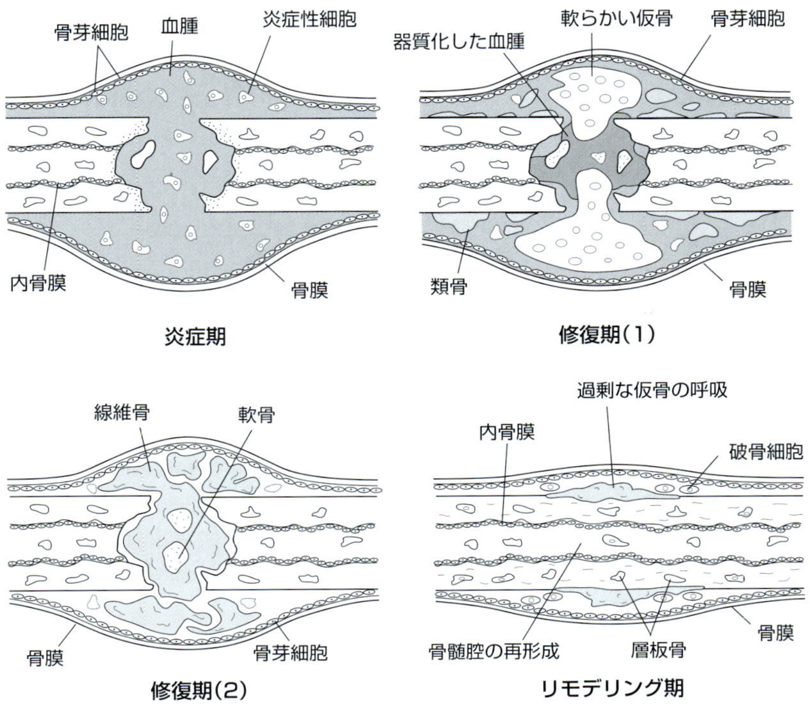

(Hoppenfeld S, Murthy VL 編：骨折の治療とリハビリテーション, p.3, 南江堂, 2002. より引用)

骨折の分類

図2 骨折の分類

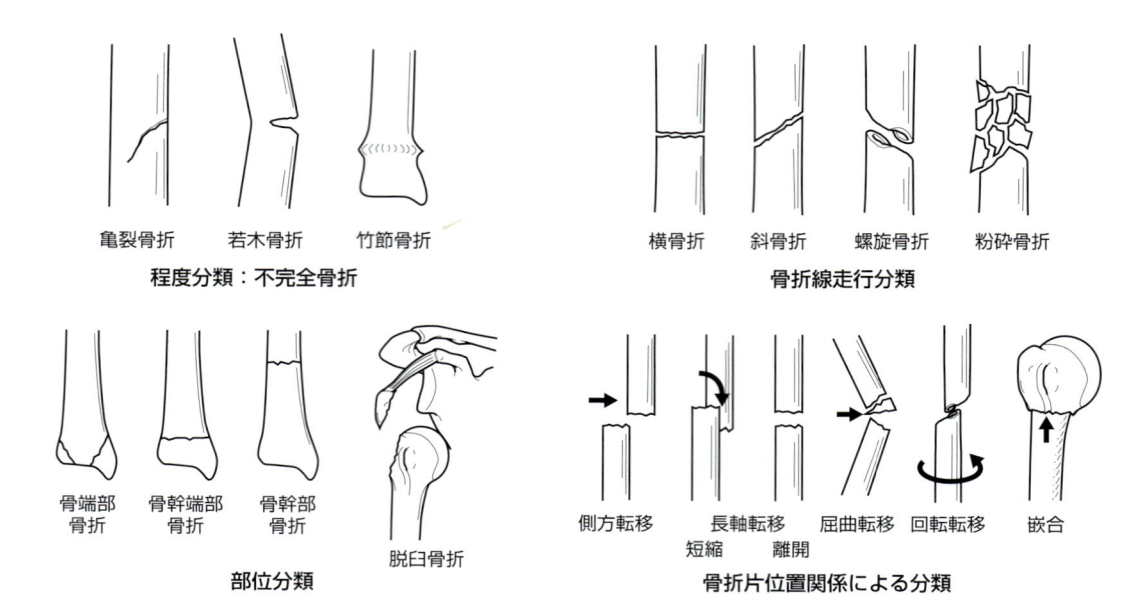

亀裂骨折　若木骨折　竹節骨折
程度分類：不完全骨折

横骨折　斜骨折　螺旋骨折　粉砕骨折
骨折線走行分類

骨端部骨折　骨幹端部骨折　骨幹部骨折
部位分類

脱臼骨折

側方転移　長軸転移／短縮・離開　屈曲転移　回転転移　嵌合
骨折片位置関係による分類

図3 応力分散機器

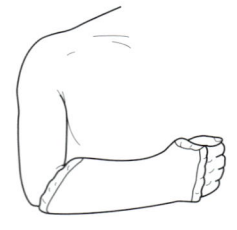

前腕ギプス

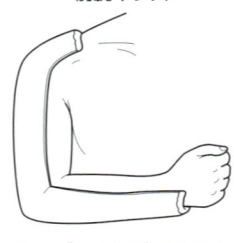

シュガータング型副子／ギプス

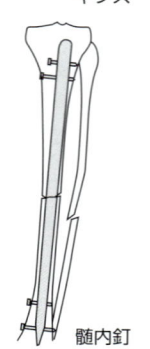

髄内釘

固定

①**応力分散機器**：骨折部に対して荷重の部分的伝播が生じ，骨折部位の微小運動（刺激）が生じて仮骨形成を伴う二次性骨癒合が生じる。
【例】ギプス，髄内ロッド，髄内釘など（図3）

②**応力遮蔽機器**：機器が応力を代わりに担う。骨折部への応力遮断 ⇒ 骨折部への圧迫力 ⇒ 骨折部の動きをさせない。
【例】圧迫プレートなど（図4）

図4 圧迫プレート

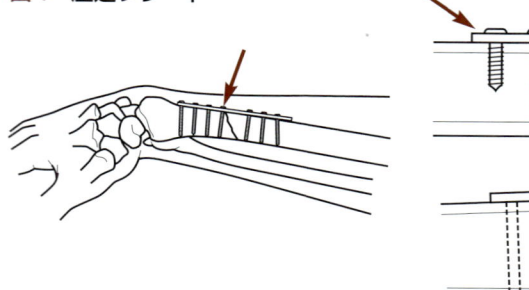

(Hoppenfeld S, Murthy VL 編：骨折の治療とリハビリテーション，p.95-96，南江堂，2002. より引用改変)

合併症

●**神経損傷**

- 上腕骨近位端骨折→腋窩神経，腕神経叢の後神経束
- 上腕骨骨幹部骨折→橈骨神経
- 上腕骨遠位端骨折→正中神経，橈骨神経，尺骨神経

- 肘頭骨折→尺骨神経
- 橈骨頭骨折→後骨間神経，正中神経
- 前腕骨骨折→前腕部のあらゆる神経，特に後骨間神経の損傷が多い
- Colles骨折→正中神経（尺骨神経障害もまれにある）

●血管損傷
- 鎖骨骨折→鎖骨下動静脈
- 上腕骨骨幹部骨折→上腕動脈
- 上腕骨遠位端骨折→上腕動脈
- 橈骨頭骨折→上腕動脈

●その他
- 外傷性骨化性筋炎：骨折・脱臼後，損傷部周辺に急速に増大する圧痛のある異常硬結
- 阻血性拘縮（Volkmann拘縮）：深部動脈の不完全閉鎖による筋・神経への血行障害。筋組織は強く変性・壊死
- Sudeck骨萎縮：四肢末梢部損傷によって起こりやすい。高度の骨萎縮

代表的な上肢骨折

●上腕骨近位端骨折：Neerの分類（図5）
- 上腕骨近位端骨折を，骨頭，骨幹，大結節，小結節の回旋と転位によって4つに分類（1-パート，2-パート，3-パート，4-パート）。

図5　Neerの分類

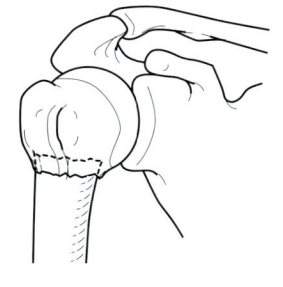

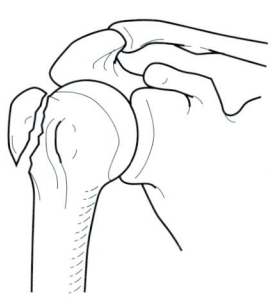

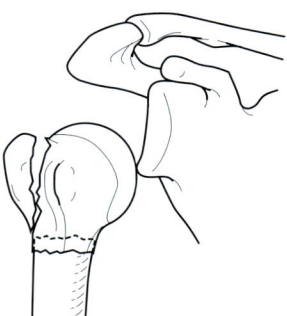

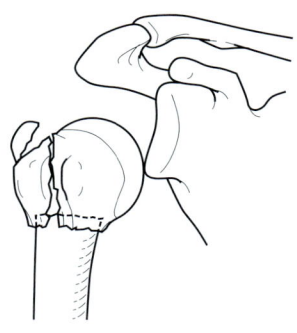

| 1-パート骨折 | 2-パート骨折 | 3-パート骨折 | 4-パート骨折 |

(Hoppenfeld S, Murthy VL 編：骨折の治療とリハビリテーション, p.66-67, 南江堂, 2002. より引用改変)

●上腕骨遠位端骨折（表1，図6，7，9）
- 関節内骨折と関節外骨折。

表1　上腕骨遠位端骨折

関節内骨折		関節外骨折	
縦構造1つ	縦構造2つ	関節包外	関節包内
・内顆骨折	・T字顆間骨折	・顆上骨折	・通顆骨折
・外顆骨折	・Y字顆間骨折	・内外上顆骨折	

(Hoppenfeld S, Murthy VL 編：骨折の治療とリハビリテーション, p.97, 南江堂, 2002. より引用)

図6　上腕骨遠位端骨折

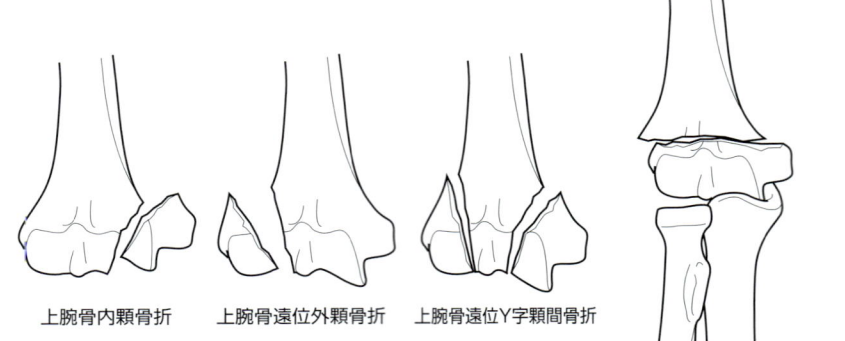

上腕骨内顆骨折　　上腕骨遠位外顆骨折　　上腕骨遠位Y字顆間骨折　　転位した通顆骨折　　顆上骨折に近い通顆骨折の側面図

(Hoppenfeld S, Murthy VL 編：骨折の治療とリハビリテーション，p.95-96，南江堂，2002．より引用改変)

- 骨端軟骨板損傷

　　幼少時にのみ発生。一般の骨折とは異なった問題を含む。成長障害や続発する変形を形成する特殊な損傷。

図7　骨端軟骨板損傷のSalter-Harrisの分類シェーマ

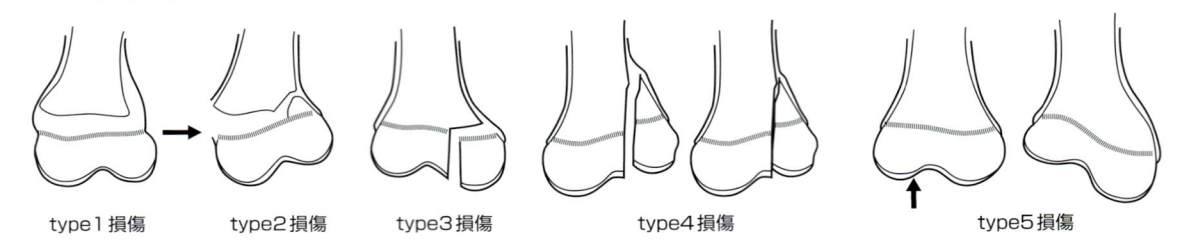

type1損傷　　type2損傷　　type3損傷　　type4損傷　　type5損傷

● 前腕部骨折（図8）
- Monteggia骨折：橈骨頭の脱臼を伴った尺骨近位，中央1/3の骨折。
　⇒ 変形治癒，偽関節，神経血管損傷（後骨間神経，橈骨神経深枝麻痺）などの合併症あり。
- Galeazzi骨折：橈骨骨折に，遠位橈尺関節の脱臼。

● 橈骨遠位骨幹端部骨折（図8）
● 関節外骨折
- Colles骨折：手関節面近位の部位に生じ，遠位骨片の背側転位，橈骨短縮を伴う橈骨遠位骨幹端部骨折。
　⇒高齢者に多い。正中神経損傷の合併。
- Smith骨折（逆Colles骨折）：Colles骨折とは逆に，遠位骨片が掌側転位。

● 関節内骨折
- Barton骨折：関節内骨折で，遠位骨片が手根骨とともに
　背側へ転位⇒背側Barton骨折
　掌側へ転位⇒掌側Barton骨折

図8　主な骨折

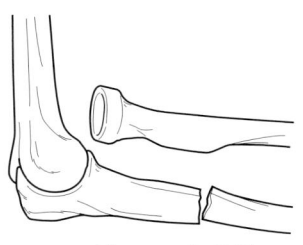

a　Monteggia骨折

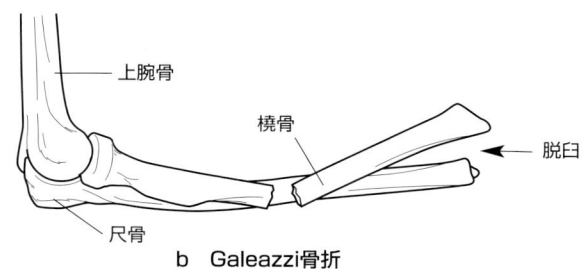

b　Galeazzi骨折

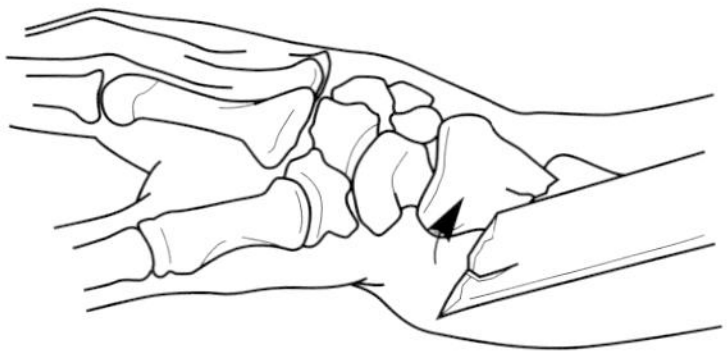

c　Colles骨折

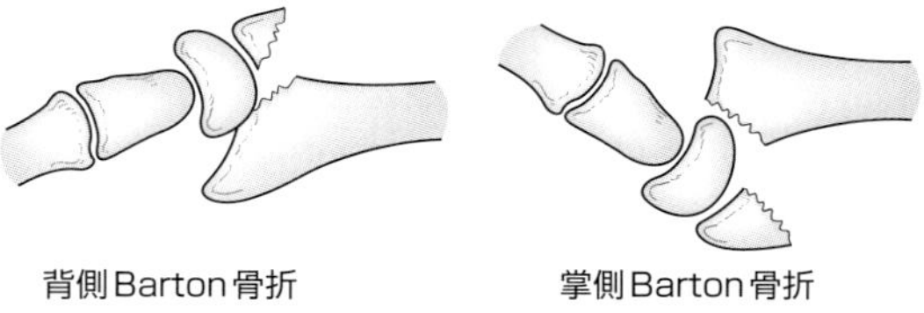

d　Barton骨折
　　背側Barton骨折　　掌側Barton骨折

- **Chauffeur骨折**：橈骨茎状突起骨折（関節内）。
  ＊運転手（Chauffeur）がクランク（ハンドル）の逆回転で受傷したことから。
- **AO分類**（図9）

図9　上腕骨遠位部骨折と前腕骨遠位端骨折のAO分類

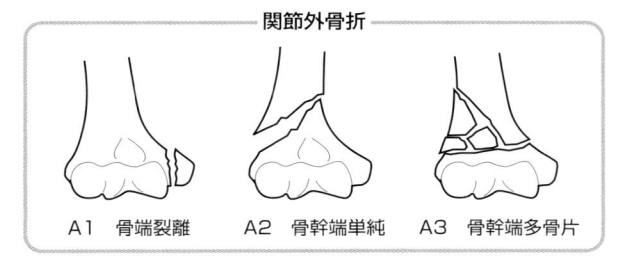

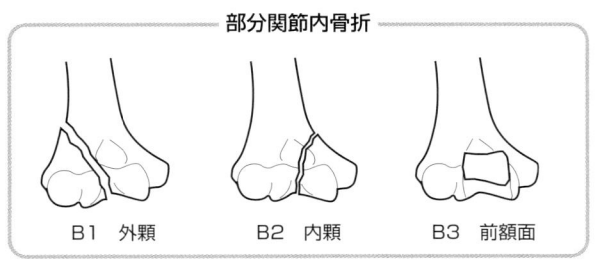

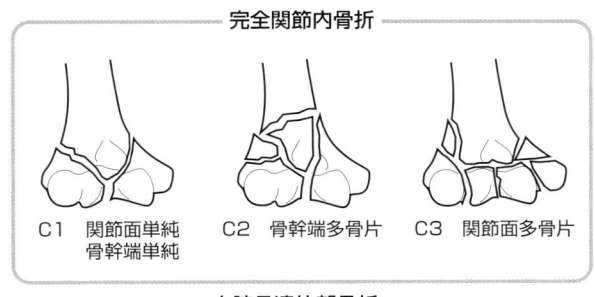

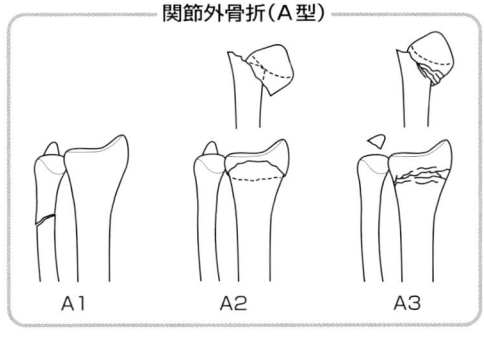

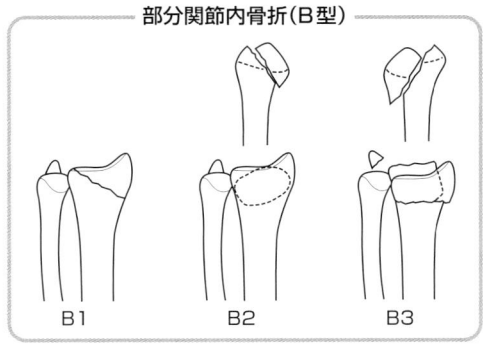

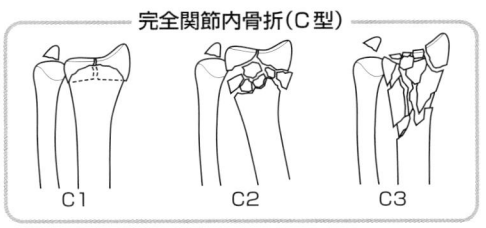

【上腕骨遠位部骨折】

関節外骨折
- A1　骨端裂離
- A2　骨幹端単純
- A3　骨幹端多骨片

部分関節内骨折
- B1　外顆
- B2　内顆
- B3　前額面

完全関節内骨折
- C1　関節面単純／骨幹端単純
- C2　骨幹端多骨片
- C3　関節面多骨片

【前腕骨遠位端骨折】

関節外骨折（A型）
- A1, A2, A3

部分関節内骨折（B型）
- B1, B2, B3

完全関節内骨折（C型）
- C1, C2, C3

（澤口　毅 編：骨折　プレート治療マイスター, p.105, メジカルビュー社, 2012. より引用改変）

各領域の評価

表2　Melone分類

type I	粉砕は最小限で安定骨折
type II A	遠位骨片の背側転位
type II B	遠位骨片の掌側転位
type III	近位掌側の骨棘で神経, 腱が損傷
type IV	背尺側と掌尺側の骨片が大きく転位
type V	高度の粉砕骨折

図10　Garden分類
- 非転移型骨折
    stage Ⅰ, Ⅱ
- 転移型骨折
    stage Ⅲ, Ⅳ

- **Melone分類**
  骨幹部, 茎状突起, 背尺側骨片, 掌尺側骨片の4つの基本的要素に分け, 転位の程度でtype Ⅰ～Ⅴに分類（表2）。
- **その他**：Frykman分類, 斉藤の分類, など

代表的な下肢骨折

●大腿骨頸部骨折：Garden分類（図10）
- 高齢者　：自然に骨折, 低エネルギー外傷による骨折
- 若年者　：高エネルギー外傷による骨折
- 男女比　：「1：4」で女性に多い
- 平均年齢：約80歳
  ⇒大腿骨頭への血流障害による偽関節, 大腿骨頭壊死（＋）（高率で生じる）

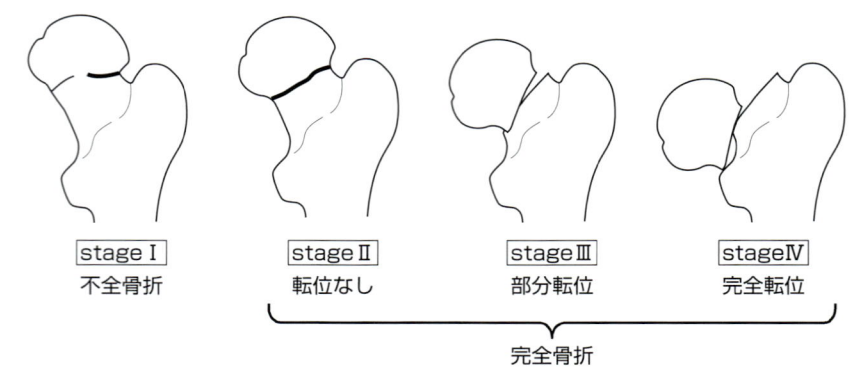

stage Ⅰ 不全骨折　stage Ⅱ 転位なし　stage Ⅲ 部分転位　stage Ⅳ 完全転位
完全骨折

(Garden RS:Low-angle fixation in fractures of the femoral neck. J bone joint surg 43-B:647-663, 1961.より引用)

●大腿骨転子部骨折（Evans分類）（図11）
- 高齢者　：低エネルギー外傷（転倒, 直接打撲）による骨折
- 若年者　：高エネルギー外傷による骨折
- 男女比　：「1：4」で女性に多い
- 平均年齢：約84歳（転子部骨折がやや高齢）
  ⇒血流は豊富で, 骨折治癒の条件は良好。
    ・骨頭壊死・偽関節（－）, 多量の血腫（＋）, 内反・後捻変形を生じやすい。

●大腿骨転子下骨折（Seinsheimer分類）（図12）
- 小転子と大腿骨近位1/3までの部位に生じた骨折
  ・高齢者：骨粗鬆症関連骨折として発生
  ・若年者：高エネルギー外傷（交通事故, 転落事故）により発生
    ⇒付着する筋肉収縮によって特有の転移を呈する
      ・近位骨片：中殿筋, 腸腰筋の作用 → 外転・屈曲・外旋
      ・遠位骨片：内転筋の作用 → 内転
            大腿直筋, ハムストリングスの作用 → 短縮
    ⇒血流に富んでおり, 著明な出血（＋）

図11　大腿骨頸部外側骨折に対するEvansの分類

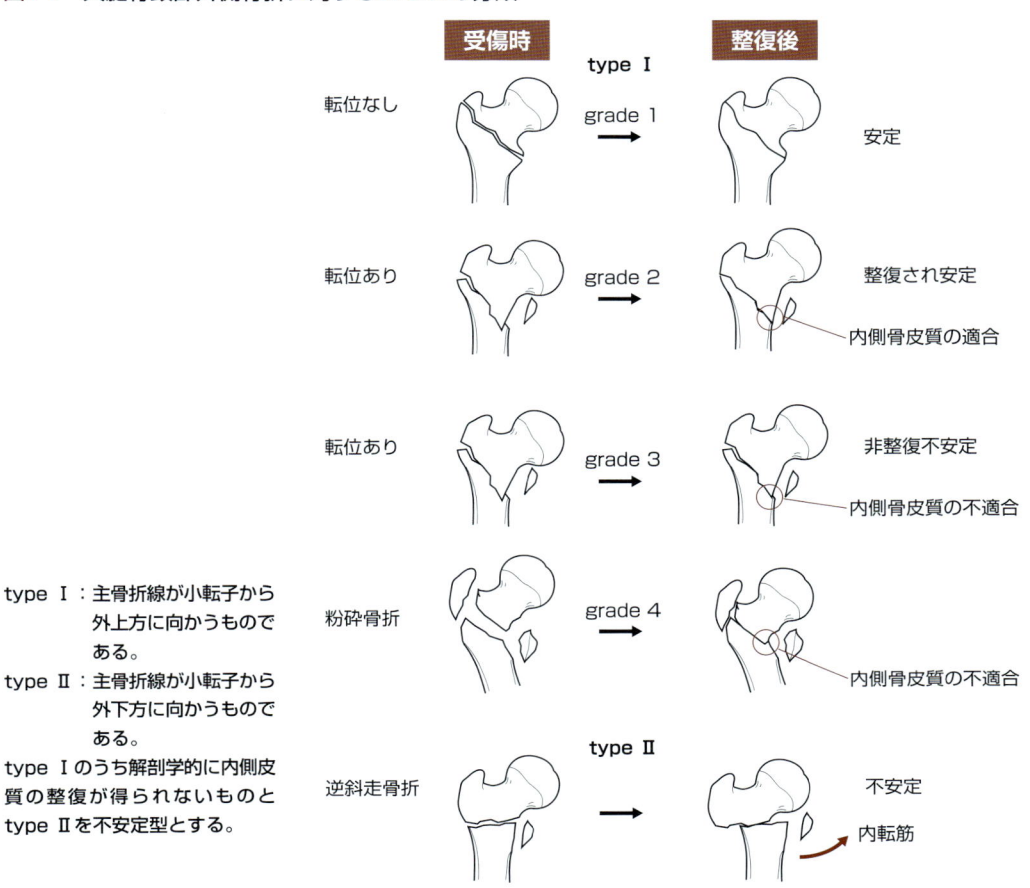

受傷時　　　　　　　　　　　整復後

type Ⅰ

転位なし　　grade 1　　　安定

転位あり　　grade 2　　　整復され安定
　　　　　　　　　　　　　内側骨皮質の適合

転位あり　　grade 3　　　非整復不安定
　　　　　　　　　　　　　内側骨皮質の不適合

粉砕骨折　　grade 4　　　内側骨皮質の不適合

type Ⅰ：主骨折線が小転子から外上方に向かうものである。
type Ⅱ：主骨折線が小転子から外下方に向かうものである。
type Ⅰのうち解剖学的に内側皮質の整復が得られないものとtype Ⅱを不安定型とする。

逆斜走骨折　　type Ⅱ　　不安定
　　　　　　　　　　　　　内転筋

（菊地臣一 ほか編：改訂版 整形外科専門医をめざすための経験すべき外傷・疾患97, p.412, メジカルビュー社, 2006. より引用）

図12　転子下骨折のSeinsheimerの分類

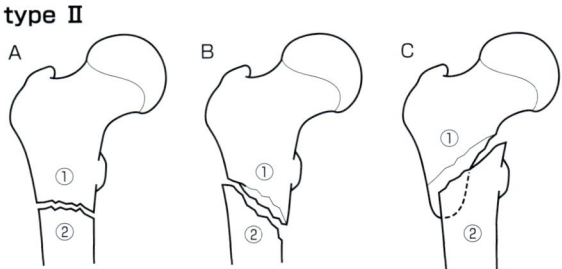

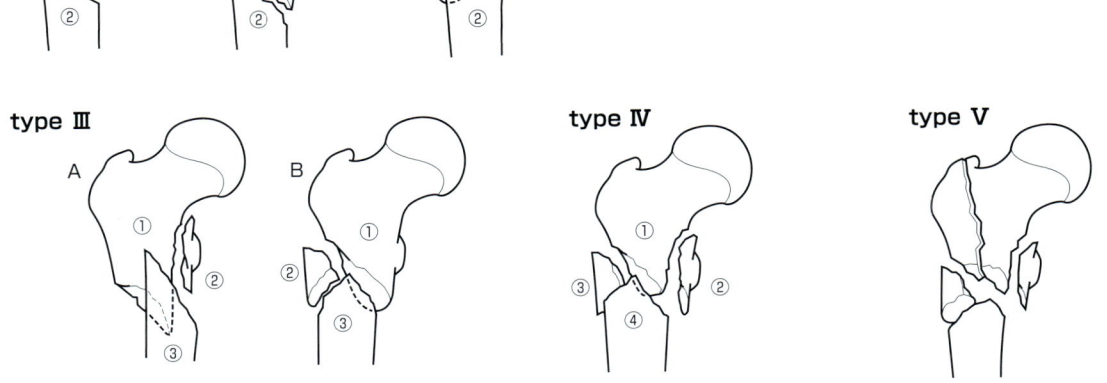

type Ⅱ

A　　B　　C

type Ⅲ

A　　B

type Ⅳ　　type Ⅴ

（Seinsheimer F.：J. Bone Joint Surg., 60-A：300, 1978. より引用）

各領域の評価

骨折の治癒期間

表3 骨癒合期間

骨折部		標準的な骨癒合期間	標準的なリハ期間
	鎖骨骨折	6〜12週	10〜12週
上腕骨	近位端骨折	6〜8週	12週〜1年
	骨幹部骨折	8〜12週	12〜16週
	遠位端骨折	8〜12週	12〜24週
	肘頭骨折	10〜12週	10〜12週
前腕部	橈骨頭骨折	6〜8週	6〜12週
	前腕骨骨折	8〜12週	12〜24週
	Colles骨折	6〜8週	12週
手部	舟状骨骨折	4週〜12カ月	3〜6カ月
	結節部骨折	4〜6週＊骨折部に依存	
	腰部骨折	10〜12週	
	近位部骨折	16〜20週	
	中手骨骨折	4〜6週	6〜12週
大腿骨近位部	頸部骨折	12〜16週	15〜30週
	転子部骨折	12〜15週	15〜20週
	転子下骨折	12〜16週	16〜20週

(Hoppenfeld S, Murthy VL編：骨折の治療とリハビリテーション，南江堂，2002. を参考に作成)

表4 Gurltの表による各骨の平均癒合日数

中手骨2週，肋骨3週，鎖骨4週，前腕骨5週，上腕骨骨幹部6週，脛骨，上腕骨頸部7週，両下腿骨8週，大腿骨骨幹部8週，大腿骨頸部12週

＊有名な表であるが，骨癒合期間の最小限度を示すものと捉えるべきである。

(広畑和志 監：標準整形外科学 第5版，p.556, 医学書院，1993. より引用)

補足

単純X線画像所見で確認するポイント
- 各骨折部位での単純X線画像（整復前後）から，骨折線・転位・固定（プレート，髄内釘，K-Wire，など）状況・仮骨形成・癒合状態などを確認

形態測定で確認するポイント
- 骨折による変形やアライメントの変化の有無を形態測定などにより確認

作業療法評価

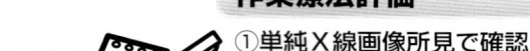

①単純X線画像所見で確認
②形態測定
③痛み（VAS：visual analogue scale）
④血流チェック（皮膚の色，皮膚温，など）
- 指で圧迫を加えて皮膚を白くし，その後圧迫を除去した際の皮膚の色（血流）の回復具合を健側肢と比較する，など。
- 骨折後の血流障害は，その後の重篤な障害（フォルクマン拘縮など）をもたらす危険性がある。

⑤浮腫チェック（容積計・周囲の計測）
- 末梢神経障害やコンパートメント症候群の予防のため。

⑥ROM（自動・他動関節可動域）
⑦徒手筋力検査（MMT）
⑧握力・ピンチ力検査
⑨上肢機能評価
- 上肢全体：DASH（Disabilities of the Arm, Shoulder and hand），簡易上肢機能検査（STEF），操作機能検査（ペグ検査など），到達機能検査，など
- 上腕骨近位部骨折：日本整形外科学会 肩関節疾患治療成績判定基準
- 上腕骨遠位端骨折：日本整形外科学会 肘機能評価法（改訂版）
- 橈骨遠位骨幹端部骨折：日本整形外科学会 手関節障害の機能評価基準（改訂版）

One point Advice

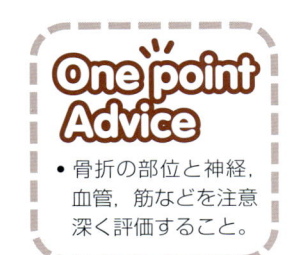

・骨折の部位と神経，血管，筋などを注意深く評価すること．

⑩**下肢機能評価**
- 大腿骨近位部骨折：日本整形外科学会股関節機能判定基準（改訂版）など

⑪**ADL**
- FIM（functional independence measure），Barthel Index

⑫**QOL**
- SF-36，など

参考：日本整形外科学会 各関節部位での機能・治療成績判定基準

表5　日本整形外科学会肩関節疾患治療成績判定基準（JOA score）

Ⅰ．疼　　痛（30点）	
なし	30
圧痛またはスポーツ，重労働時にわずかな痛み	25
日常生活時の軽い痛み	20
	15
中程度の耐えられる痛み（鎮痛剤使用，ときどき夜間痛）	10
高度な痛み（活動に強い制限あり，夜間痛頻回）	5
痛みのために全く活動できない	0

Ⅱ．機　　能（20点）

総合機能（10点）

外転筋力の強さ（5点）		耐久力（5点）	
※90°外転位にて測定	正常 5	※1kgの鉄アレイを	10秒以上 5
同肢位のとれないときは	優 4	水平保持できる時間	3秒以上 3
可能な外転位にて測定	良 3	肘伸展位・回内位にて	2秒以下 1
（可能外転位角度）	可 2	測定	不　可 0
	不可 1		
	ゼロ 0		

日常生活動作群（10点）

結髪動作	1	反対側の眼窩に手が届く	1
結帯動作	1	引戸の開閉ができる	1
口に手が届く	1	頭上の棚の物に手が届く	1
患側を下に寝る	1	用便の始末ができる	1
上着のサイドポケットのものを取る	1	上着を着る	1

他に不能の動作あれば各1点減点する
1.　　　　　　2.　　　　　　3.

Ⅲ．可動域（自動運動）　（30点）　坐位にて施行

a. 挙上（15点）		b. 外旋（9点）		c. 内旋（6点）	
150°以上	15	60°以上	9	Th12以上	6
120°以上	12	30°以上	6	L5以上	4
90°以上	9	0°以上	3	臀部	2
60°以上	6	−20°以上	1	それ以下	0
30°以上	3	−20°以下	0		
0°	0				

Ⅳ．X線所見評価（5点）

正常	5
中程度の変化または亜脱臼	3
高度の変化または脱臼	1

Ⅴ．関節安定性（15点）

正常	15
軽度のinstabilityまたは脱臼不安感	10
重度のinstabilityまたは亜脱臼の既往，状態	5
脱臼の既往または状態	0

備考：肘関節，手に障害がある場合は，可動域，痛みについて記載する．

（高岸直人 ほか：肩関節疾患治療成績判定基準，日整会誌，61：623-629，1987．）

表6 手関節障害の機能評価基準

I．手関節機能評価(Cooneyの評価法の改変)

1. 疼痛(20)
- なし ……………………………………………… 20
- 軽度(頻度は少ないがときどき痛む) ……… 15
- 中等度(頻回に痛む) ………………………… 10
- 高度(常に痛む) ………………………………… 5
- 激痛(常に痛み，薬を要する　使えない) … 0

2. 可動域(30)　　　　　　　[健側比]
- 掌背屈　106°以上　　76%以上 …………… 15
- 　　　　71〜105°　　51〜75 ……………… 10
- 　　　　15〜70°　　　11〜50 ………………… 5
- 　　　　14°以下　　　10%以上 ……………… 0
- 回内外　136°以上　　76%以上 …………… 15
- 　　　　91〜135°　　51〜75 ……………… 10
- 　　　　46〜90°　　　26〜50 ………………… 5
- 　　　　45°以下　　　25%以下 ……………… 0

3. 握力(20)
[健側比]
- 76%以上 ………………………………………… 20
- 51〜75 …………………………………………… 15
- 26〜50 …………………………………………… 10
- 25%以下 ………………………………………… 0

4. 日常動作(10)
(できる2点，なんとかできる1点，できない0点とし，洗顔・食事・シャツのボタンかけ・用便の始末・書字の5項目の合計点を算出)
- 6〜10点 ………………………………………… 10
- 3〜5点 …………………………………………… 5
- 0〜2点 …………………………………………… 0

5. 職業復帰(20)
- 現職，現作業に復帰 ………………………… 20
- 制約あるが復帰 ……………………………… 15
- 労務変更または転職 ………………………… 10
- 著明な制約あり，部分復帰 …………………… 5
- 就労不能 ………………………………………… 0

6. 成績判定
- E：80〜100　　G：60〜75
- F：40〜55　　　P：35以下

II．橈骨遠位端骨折の治療成績評価基準

症状・障害の程度	減点数

自覚的評価
- Excellent　疼痛，労働力低下，可動域制限，いずれもなし …………………………………… 0
- Good　　　ときどき疼痛，軽度可動域制限のみ …… 2
- Fair　　　ときどきの疼痛，注意すれば労働に影響なし，中等度可動域制限，手関節脱力感，生活動作の軽度制限 ……………………………… 4
- Poor　　　疼痛，労働力低下，高度可動域制限，生活動作の著しい制限 …………………………… 6

他覚評価

1. 遺残変形
   - 橈・尺側遠位端長差　0±2mmの範囲外 …… 1
   - 橈側遠位端掌側傾斜　11±10°の範囲外 …… 1
   - 橈骨遠位端尺側傾斜　23±10°の範囲外 …… 1

2. 可動域制限
   - 手関節　背屈<45° ……………………………… 1
   - 　　　　掌屈<30° ……………………………… 1
   - 　　　　尺屈<15° ……………………………… 1
   - 　　　　橈屈<15° ……………………………… 1
   - 前腕　　回外<50° ……………………………… 1
   - 　　　　回内<50° ……………………………… 1

3. 握力低下
- 利き手　反対側の握力より少ないとき ……… 1
- 　　　　反対側の握力の2/3以下 ……………… 2
- 非利き手　反対側の握力の2/3以下 ………… 1
- 　　　　　反対側の握力の1/2以下 ………… 2

4. 関節症変化
- なし ……………………………………………… 0
- 軽度(関節面の不整，関節辺縁尖鋭化) …… 1
- 中等度(関節裂隙の狭小化，骨棘形成) …… 2
- 高度(著明な骨棘形成，関節強直) ………… 3

合併症
- 神経合併症 …………………………………… 1〜2
- 手指拘縮 ……………………………………… 1〜2
- 腱断裂 ………………………………………… 1〜2

総合成績　　　　　　　　　　　　総減点数
- Excellent ……………………………………… 0〜3
- Good …………………………………………… 4〜9
- Fair …………………………………………… 10〜15
- Poor …………………………………………… 16〜26

IIIA. Kienböck病の成績判定基準(1)

satisfactory results
1) 原職復帰し手関節痛があってもわずか
2) 握力　健側の60%以上
3) 手関節掌背屈可動域が改善あるいは低下しても10°以内

unsatisfactory results
1)，2)，3)の1つでも満たさないものがある場合

IIIB. Kienböck病の成績判定基準(2)

1. 手関節痛(10)
- なし ……………………………………………… 10
- 負荷時痛のみ …………………………………… 7
- 日常軽い痛み …………………………………… 4
- 常時の痛み ……………………………………… 0

2. 握力対健側比(5)
- 90% ……………………………………………… 5
- 80% ……………………………………………… 4
- 70% ……………………………………………… 3
- 60% ……………………………………………… 2
- 50% ……………………………………………… 1
- 49%以下 ………………………………………… 0

3. 手関節掌背屈増加可動域(6)
- 20°以上 ………………………………………… 6
- 10〜19° ………………………………………… 5
- 5〜9° …………………………………………… 3
- 5%未満 ………………………………………… 0

4. X線所見
- 硬化像改善 ……………………………………… 1
- 骨嚢胞像改善 …………………………………… 1
- 分節化改善 ……………………………………… 1
- Ståhl index　　改善 …………………………… 3
- 　　　　　　　不変 …………………………… 1
- 　　　　　　　悪化 …………………………… 0
- carpal height ratio　改善 ……………………… 3
- 　　　　　　　　　　不変 …………………… 1
- 　　　　　　　　　　悪化 …………………… 0

5. 成績判定(0〜30)
- E：24〜30　　G：18〜23
- F：12〜17　　P：0〜11

(国分正一，鳥巣岳彦：標準整形外科学 第10版, p.827-830, 医学書院, 2008. より引用)

14 各領域の評価／骨関節系
関節リウマチとその近縁疾患

※「関節リウマチとその近縁疾患」の治療についてはp.562〜568参照。

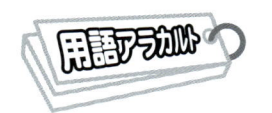

Point!

- ■関節リウマチ(RA)[*1]の概要 ☞ 原因不明，女性に多い，など
- ■疾患経過 ☞ Smyth分類など
- ■症状 ☞ 関節症候，関節外症状
- ■関節の特徴的な変形 ☞ 全身，手関節，手指，足指，など
- ■X線所見 ☞ Larsen分類，Sharpスコア，など
- ■炎症反応 ☞ 赤沈の亢進，CRP値上昇，（リウマトイド因子の陽性）
- ■関節液所見 ☞ 淡黄緑色，混濁，滑膜細片の浮遊，など
- ■診断基準 ☞ 米国リウマチ学会分類基準，日本リウマチ学会
- ■関節病変の進行程度分類 ☞ Stage分類(Steinbroker stage分類)
- ■機能障害分類 ☞ 改訂Class分類など
- ■リウマチ炎症活動指数 ☞ Lansbury活動指数，ARCコアセット，DAS(Disease activity score)など
- ■近縁疾患 ☞ 悪性リウマチ，若年性関節リウマチ，など
- ■作業療法評価 ☞ 心理検査，活動性，関節所見，ROM，MMT，ADL，QOL，家屋調査，など

用語アラカルト

[*1] 関節リウマチ
- 多発性の関節炎を主訴とする原因不明の進行性炎症性疾患。
- 女性に多い疾患（男女比1：5）。
- 発症年齢は，女性35〜55歳，男性40〜60歳ごろに発症することが多い。
- 手足の関節腫脹，疼痛，朝のこわばりといった関節症状にて発症。
- 骨破壊，変形などの関節症状や皮下結節・肺線維症などの関節外症状の併発。

補足
- 多周期増悪型，進行増悪型は，関節リウマチ全体の35％（比較的症状がよくない状況になる）にみられる。

疾患の経過

●Smyth分類
- 単一周期型：関節炎症状が一定期間続き，診断後症状を示さないタイプ。
- 多周期型：寛解と増悪を繰り返すタイプ。
  →リウマチのなかで最も多い（全体の50％〜80％）。
- （急速）進行型：さまざまな治療にもかかわらず急速に関節炎が進行増悪するタイプ。

●日本医師会 *日本医師会編：リハビリテーションマニュアル より
- 単周期型：およそ2年程度で寛解するタイプ。
- 多周期寛解型：多相性で症状が軽いタイプ。
- 多周期増悪型：症状の変化を繰り返しながら（多相性で）進行していくタイプ。
- 進行増悪型：進行し，かつ増悪していくタイプ。

症状

●関節症候
- 朝のこわばり：朝，起床時に関節がこわばってうまく動かせない。
- 疼痛：多関節の自発痛（うずくような痛みで天候の影響を受ける）と運動痛，寒冷痛，圧痛
- 腫脹：炎症性の滑膜肥厚，関節包の肥厚，関節液の貯留（PIP関節では紡錘状の腫脹）
- 関節動揺性：関節腫脹の持続による関節包・関節包性靱帯の弛緩，関節破壊
- 関節可動域制限：疼痛，関節破壊，軟部組織の拘縮
- 関節変形：手・足など小関節で初発し，その後全身の関節（肘・肩・膝・股・脊椎）に及ぶ。

●関節外症候
- 微熱：37℃台の微熱
- 腱鞘滑膜炎：腱鞘滑膜の炎症による疼痛と腫脹（手根管症候群や伸筋腱断裂など）。
- リウマトイド結節（皮膚症状）：肘頭部，後頭部など骨突出部位生じる（RAの10〜20%にみられる）。
- 呼吸器症状：肺線維症，間質性肺炎（間質性肺炎の合併が多く，リウマチ肺とも呼ばれる）
- 貧血：炎症と貧血の程度はしばしば相関する。持続的消化管出血による貧血が合併することがある。
- アミロイドーシス：病歴10年以上の患者で合併率が増える。
- 眼・口腔の乾燥：強膜炎・上強膜炎，Sjögren症候群との合併で乾燥症状（乾燥性角結膜炎）がある。
- 神経症状：環軸関節脱臼などによる脊髄圧迫症状がでる。
- リンパ浮腫：リンパ管炎による一側または両側性に難治性の浮腫が生じる。
- 骨粗鬆症：初期に局所的な傍関節性骨粗鬆症を生じる。
- その他：腎障害，心血管系障害，食欲低下，体重減少，易疲労性，意欲低下，憂鬱気分など。

関節の特徴的な変形

図1 リウマチ特有の全身変形図

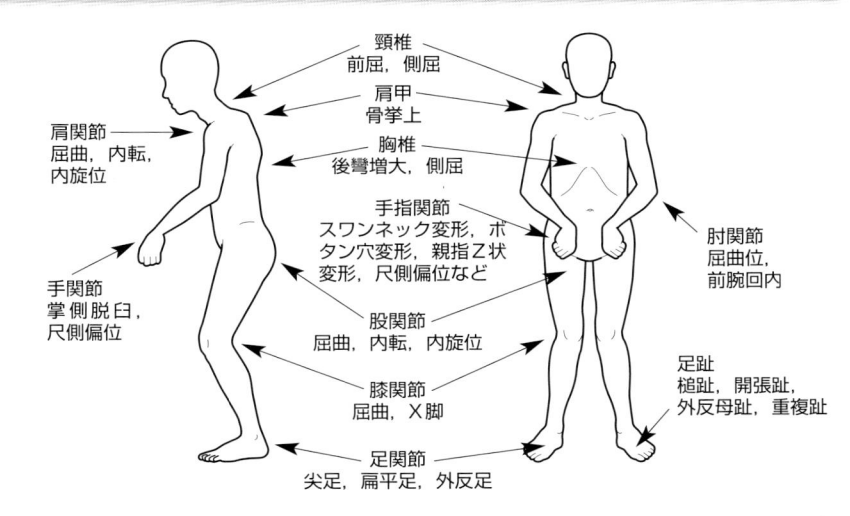

- 頸椎：前屈, 側屈
- 肩甲骨挙上
- 肩関節：屈曲, 内転, 内旋位
- 胸椎：後彎増大, 側屈
- 手指関節：スワンネック変形, ボタン穴変形, 親指Z状変形, 尺側偏位など
- 手関節：掌側脱臼, 尺側偏位
- 肘関節：屈曲位, 前腕回内
- 股関節：屈曲, 内転, 内旋位
- 膝関節：屈曲, X脚
- 足関節：尖足, 扁平足, 外反足
- 足趾：槌趾, 開張趾, 外反母趾, 重複趾

（前田真治：リウマチの生活ガイド, p.17, 医歯薬出版, 1994. より引用）

図2 変形を起こしやすい関節部位

- 遠位指節間関節（DIP）
- 近位指節間関節（PIP）
- 中手指節間関節（MCPまたはMP）
- 手関節
- 橈骨
- 尺骨
- 中節骨
- 末節骨
- 中節骨
- 基節骨
- 中手骨
- 手根骨

● 関節リウマチにおかされやすい関節部位

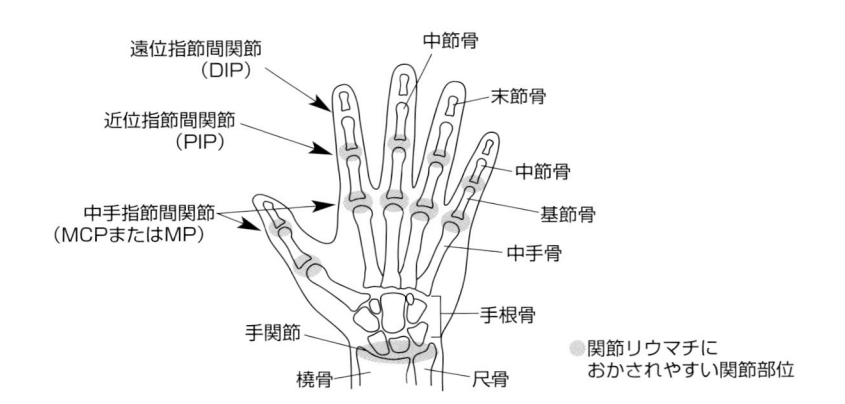

図3 手指・足趾の変形

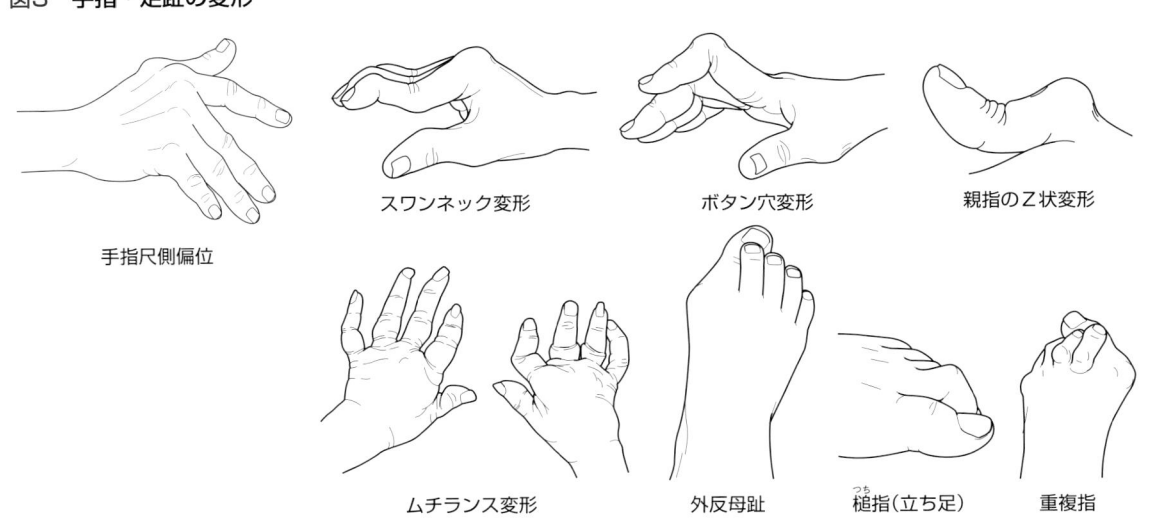

- 手指尺側偏位
- スワンネック変形
- ボタン穴変形
- 親指のZ状変形
- ムチランス変形
- 外反母趾
- 槌指（立ち足）
- 重複指

各領域の評価

251

X線所見

- **Larsen分類**：関節破壊の程度をGrade分類したもの（**表1**）。

- **Sharpスコア**：手指・手関節の関節裂隙狭小化やびらんのスコアを算出して、関節破壊の程度を評価（足趾も加えたものがModified Sharpスコア（**表2**、**図4**））。

- **その他**
  - Nalebuff母指変形分類やRA病型分類（越智分類）がある。

表1 X線像のLarsen分類

grade 0	正常。変化はあっても関節炎とは関係ないもの
grade I	軽度の異常。関節周囲の軟部腫脹。傍骨性骨粗鬆症。軽度の関節裂隙狭小化のうち1つ以上が存在する
grade II	初期変化。びらんと関節裂隙狭小化。びらんは非荷重関節では必須
grade III	中等度の破壊。びらんと関節裂隙狭小化。びらんは荷重関節でも必須
grade IV	高度の破壊。びらんと関節裂隙狭小化。荷重関節では骨変形
grade V	ムチランス変形。関節端が原形をとどめないもの

表2 Modified Sharpスコア

関節裂隙狭小化スコア
- スコア0：異常なし
- スコア1：局所的または疑い
- スコア2：全般的（50％以上残存）
- スコア3：全般的（50％以上残存）または亜脱臼
- スコア4：骨性強直または完全脱臼

びらんスコア
- スコア0：異常なし
- スコア1：個々に存在する場合
- スコア2～5：びらんが存在する関節表面の面積に応じてスコアリング
- スコア5：関節が完全に破壊

（内田淳正 監：標準整形外科学 第11版, p.237, 医学書院, 2011. より引用）

図4 Modified Sharpスコアの対象となる部位

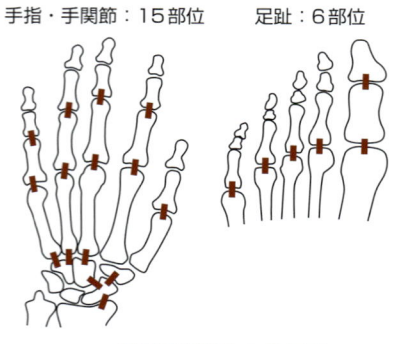

手指・手関節：15部位　足趾：6部位　　手指・手関節：16部位　足趾：12部位

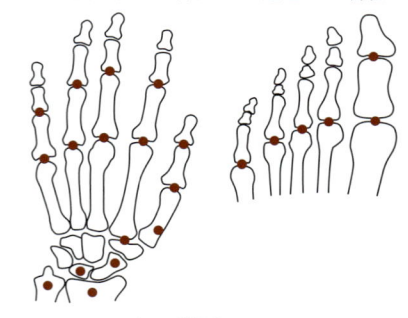

a 関節裂隙狭小化スコア　　b びらんスコア

血液検査所見

- 赤沈値：亢進。CPR値：上昇（RAの疾患活動性と相関）。
- 白血球数：正常または軽度増加。血小板・好酸球：増加を認めることもある。
- リウマトイド因子：70～90％で陽性。

関節液所見

- 淡黄緑色が多く、混濁、滑膜の細片の浮遊を認めることもある。
- 粘稠度は低下。

補足
- RAの血清マーカーとして抗環状シトルリンペプチド抗体が有用。

診断基準

表3 RAの診断基準（1987年アメリカリウマチ協会改訂による）

項目	定義
1. 朝のこわばり	朝のこわばりが少なくとも1時間以上持続すること
2. 3関節領域以上の関節炎	少なくとも3つの関節領域で，軟部組織の腫脹または関節液の貯留を医師が確認すること（関節領域とは左右のPIP関節，MCP関節，手関節，肘関節，膝関節，足関節，MTP関節の全部で14カ所である）
3. 手の関節炎	手関節，MCP関節またはPIP関節の，少なくとも1カ所の関節領域に腫脹があること
4. 対称性の関節炎	対称性に関節炎が同時に認められること（PIP，MCP，MTP関節領域では完全に左右対称ではなくともよい）
5. リウマトイド結節	骨が突出した部分または関節周囲の伸側にみられる皮下結節を医師が確認すること
6. 血清リウマトイド因子	いずれの方法でもよいが，正常対照群が5％以下の陽性率を示す方法で異常値を示すこと
7. X線像の変化	手関節または肺のX線前後像でRAに典型的な変化を示すこと．すなわち，関節もしくはその周囲にエロジオンまたは限局性の骨萎縮が認められること（変形性関節症様の変化のみでは不十分）

※少なくとも4項目を満たす症例をRAとする．なお，項目1〜4までは，少なくとも6週間持続していること．

表4 日本リウマチ学会による早期RA診断基準（1994年）
1. 3関節以上の圧痛または他動運動中痛
2. 2関節以上の腫脹
3. 朝のこわばり
4. リウマトイド結節
5. 赤沈20mm以上のまたはCRP陽性
6. リウマトイド因子陽性

これら6項目のうち，3項目以上を満たすものを早期RAと判定する．
この診断基準に該当する患者は詳細に経過を観察し，病態に応じて適切な治療を開始する必要がある．

関節病変の進行程度分類：Stage分類（Steinbroker stage分類）

表5 関節リウマチのstage分類

Stage I：初期
*1. X線像に骨破壊像はない
 2. X線像の所見として骨粗鬆症はあってもよい

Stage II：中期
*1. X線像で軽度の軟骨下骨の破壊を伴う，あるいは伴わない骨粗鬆症がある．軽度の軟骨破壊はあってもよい
*2. 関節運動は制限されていてもよいが，関節変形はない
 3. 関節周囲の筋萎縮がある
 4. 結節および腱鞘炎のような関節外軟部組織の病変はあってもよい

Stage III：高度進行期
*1. 骨粗鬆症に加え，X線像で軟骨および骨の破壊がある
*2. 亜脱臼，尺側偏位，あるいは過伸展のような関節変形がある．線維性または骨性強直を伴わない
 3. 強度の筋萎縮がある
 4. 結節および腱鞘炎のような関節外軟部組織の病変はあってもよい

Stage IV：末期
*1. 線維性あるいは骨性強直がある
 2. それ以外はStage IIIの基準を満たす

＊患者をその病期，あるいは進行度に分類するための必須項目．

（Arthritis Foundation，編（水島 裕ほか，監訳）：リウマチ入門 第12版（日本語版），p.728-729，萬有製薬，2003．より引用）

機能障害分類

表6　米国リウマチ学会によるRAのClass分類（ACR）（改訂Class分類）

Class I	日常生活活動を完全にこなせる（日常の自分の身のまわりの世話，職場での機能性，趣味・スポーツなどの活動性）
Class II	日常の自分の身のまわりの世話および職場での機能性は果たせるが，趣味・スポーツなどの活動性は限定される
Class III	日常の自分の身のまわりの世話はできるが，職場での機能性および趣味・スポーツなどの活動性は限定される
Class IV	日常の自分の身のまわりの世話，職場での機能性および趣味・スポーツなどの活動性は限定される

自分の身のまわりの世話：衣服の着脱，食事，入浴，身づくろい，用便などの動作を操作を含む。
趣味・スポーツなどの活動性：レクリエーション，および/またはレジャーに関する活動。
職場での機能性：職場，学校，あるいは家事に関する活動が患者の希望どおり，ならびに年齢，性別に相応していること。

(Arthritis Foundation 編（水島　裕ほか 監訳）：リウマチ入門 第12版（日本語版），p.728-729，萬有製薬，2003．より引用)

表7　スタインブロッカーのClass分類（1949年）

Class I（正常）	身体機能は完全で不自由なしに普通の仕事は全部できる
Class II（ふつう）	動作の際に，1カ所あるいはそれ以上の関節に苦痛があったり，または運動制限はあっても，普通の活動なら何とかできる程度の機能
Class III（制限）	普通の仕事とか自分の身の回りのことがごくわずかできるか，あるいはほとんどできない程度の機能
Class IV（不能）	寝たきり，あるいは車いすに座ったきりで，身の回りのことはほとんどまたはまったくできない程度の機能

表8　移動動作の藤林分類
ACR改訂版のClass III・IVをさらに細かくした分類。

Class III	3a：実用性のある歩行可。500m以上 3b：歩行介助器具などを用いて3aが可 3c：実用性のある室外歩行可 3d：実用性のある室内歩行可
Class IV	4a：実用性のない歩行 4b：実用性のある車いす動作 4c：実用性のない車いす動作 4d：寝たきり

(国分正一，鳥巣岳彦 監：標準整形外科学 第10版，p.220，医学書院，2008．より引用)

疾患活動性

●ACRコアセット

- 治療法の有効性を評価する指標。
- 1993年，ACRにより考案。①圧痛関節数，②腫脹関節数，③対象者自身による疼痛の程度評価，④対象者自身による全般的な体調評価，⑤医師による全般的評価，⑥日常生活活動，⑦血沈あるいはC反応性蛋白試験，の7項目で構成されている。

●ランスバリー（Lansbury）活動指数

図5 ランスバリー活動指数

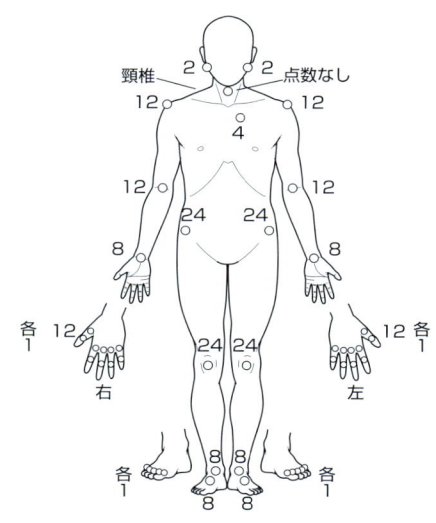

- 数字は関節指数
- 疼痛のある関節に"×"を，腫脹がある関節に"○"をつける。
- Lansburyの原著では関節の圧痛または運動痛を関節炎症ありと判断して点数化している。

表9 RA活動性指数換算表

| 朝のこわばり || 握力 || 関節点数 || 赤沈 ||
分	%	mmHg	%	点	%	mm	%
10	1	260	0	5	1	10	0
20	2	250	1	10	2	15	2
30	3	240	2	15	3	20	3
45	4	230	3	20	4	25	5
60	6	220	4	25	5	30	6
90	9	210	6	30	6	35	8
120	11	200	7	35	7	40	10
150	14	190	8	40	8	45	12
180	17	180	9	45	9	50	13
210	20	170	11	50	10	55	15
240	23	160	12	55	11	60	17
270	26	150	13	60	12	65	18
300	29	140	15	65	13	70	20
330	31	130	16	70	14	75	22
360	34	120	17	75	15	80	23
390	37	110	19	80	16	85	25
420	40	100	20	90	18	90	27
450	43	90	21	100	20	95	28
480	46	80	22	110	22	100	30
		70	23	120	24	105	32
		60	24	130	26	110	33
		50	25	140	28	115	35
		40	26	150	30	120	37
		30	27	160	32	125	38
		20	28	170	34	130	40
		10	29	180	36	135	42
		0	30	190	38	140	43
				200	40	145	45

（標準整形外科学 第5版，p.209，医学書院，2003．より引用）

●DAS（Disease activity score） 参照：http://www.das-score.nl/index.html（2012.2.1検索）

- ヨーロッパ・リウマチ学会が推奨する疾患活動性評価法。
- オリジナルDAS
  ①Ritchie（リッチー）関節指数，②腫脹関節数，③患者による全般的健康状態（VAS），④ESR（またはCPR）の4項目を測定（公式を用いて算出）。
- DAS28
  - オリジナルの簡略化版。評価する関節を28関節とし，圧痛の有無だけに絞ったもの。

近縁疾患

●悪性関節リウマチ（MRA）

- 血管炎が主体。難治性で重篤な関節外症状を呈する。
  - RA患者の1％弱。性差：男女比1：1〜2（RA比率より男性に多い）。
- 症状：RA症状に加えて，
  紫斑（皮膚出血），下腿潰瘍，指趾壊疽，上強膜炎，末梢神経炎，間質性肺炎，肺線維症，心外膜炎，心嚢炎，心筋炎，糸球体腎炎，消化管潰瘍，多発性単神経炎，など。
- 予後：種々の治療に抵抗して，予後は不良。

表10　悪性関節リウマチ診断の手引き（厚生労働省研究班，1989）

A. 臨床症状・検査所見
　①多発性神経炎：知覚障害，運動障害いずれを伴ってもよい。
　②皮膚潰瘍または梗塞または指趾壊疽：感染や外傷によるものは含まない。
　③皮下結節：骨突起部，伸側表面もしくは関節近傍にみられる皮下結節。
　④上強膜炎または虹彩炎：眼科的に確認され，他の原因によるものは含まない。
　⑤浸出性胸膜炎または心嚢炎：感染症など，他の原因によるものは含まない。癒着のみの所見は陽性にとらない。
　⑥心筋炎：臨床所見，炎症反応，筋原性酵素，心電図，心エコーなどにより診断されたものを陽性とする。
　⑦間質性肺炎または肺線維症：理学的所見，胸部X線，肺機能検査により確認されたものとし，病変の広がりは問わない。
　⑧臓器梗塞：血管炎による虚血，壊死に起因した腸管，心筋，肺などの臓器梗塞。
　⑨リウマトイド因子高値：2回以上の検査で，RAHAテスト2,560倍以上の高値を示すこと。
　⑩血清低補体価または血中免疫複合体陽性：2回以上の検査で，C3，C4などの血清補体成分の低下またはCH50による補体活性化の低下をみること，または2回以上の検査でC1q結合能を基準とする血中免疫複合体陽性をみること（ただし，医療保険が適用されていないので検査のできる施設に限る）。

B. 組織所見
　皮膚，筋，神経，その他の臓器の生検により小ないし中動脈に壊死性血管炎，肉芽腫性血管炎ないしは閉塞性内膜炎を認めること。

判定：関節リウマチの診断基準を満たし，以下に該当する場合
　(1) Aの項目（①～⑩）のうち3項目以上満たすもの。
　(2) Aの項目（①～⑩）のうち1項目以上とBの項目があるもの。
鑑別疾患：アミロイドーシス，Felty症候群，全身性エリテマトーデス，多発性筋炎，MCTDなど。

（長野　昭ほか編：整形外科専門医テキスト，p.315，南江堂，2010．より引用）

●若年性関節リウマチ（若年性突発性関節炎）
- 16歳未満の小児に発生する原因不明の慢性関節炎
- 頻度：10～15人／小児人口10万人

①全身型（Still病）
- 関節炎とともに，関節外症状が主症状。
- 日内変動（3～4℃）のある弛緩熱（remittent fever）（スパイク熱（spike fever））。
- 40℃以上の高熱。自然寛解することが多い。関節炎の予後は多彩。

②小（単）関節型
- 関節炎が発生6カ月以内に，4関節以下の限局する病型。
- 関節炎は，非対称性。膝・足関節に多い。合併症：慢性虹彩炎，失明，など。

③多関節型
- 6カ月以内に，5箇所以上の関節が侵襲される病型
- RF陽性型と陰性型がある。RF陽性型は，関節炎の予後不良。
- 長期経過にて，貧血，発育不良，性的発達遅滞などがみられる。

表11 若年性関節リウマチ診断の手引き（厚生労働省研究班）

①6週間以上続く多関節炎
②6週間未満の多関節炎（または単関節炎，少関節炎）の場合にはつぎの1項目を伴うもの。
　a．虹彩炎
　b．リウマトイド疹
　c．朝のこわばり
　d．弛張熱
　e．屈曲拘縮
　f．頸椎の疼痛またはX線像の異常
　g．リウマトイド因子陽性
③下記疾患と確定したものは除外し，鑑別不能の場合は「疑い」とする。
　リウマチ熱，全身性エリテマトーデス，多発性動脈炎，皮膚筋炎，進行性全身性硬化症，白血病，敗血症，骨髄炎，感染性関節炎，川崎病。

〔注意すべき点〕
1）関節炎は移動性でなく固定性であること。
2）リウマトイド疹とは，直径数mm～10mmの鮮紅色の紅斑で，発熱とともに出現し，解熱時に消退することもある。
3）弛張熱とは，日差が3～4℃で，下降時は平熱またはそれ以下となることがあり，1週間以上続くこと。
4）リウマトイド因子（RAテスト）は，肝疾患や他の自己免疫疾患でも陽性となることがある。

（厚生省研究班，1981）

作業療法評価

●心理検査
- フェイススケール*2，CMI*3，SDS*4がある。

●活動性
- ランスバリー活動指数
- ACRコアセット
　①圧痛関節数，②腫脹関節数，③対象者自身による疼痛の程度評価，④対象者自身による全般的な体調評価，⑤医師による全般的な評価，⑥日常生活活動，⑦血沈あるいはC反応性蛋白試験
　の7項目で構成
- メイソン（Mason）-椎野変法
　・自己記入式で，5分程度で記入。

●関節所見（関節腫脹，関節痛，関節変形）
- 腫脹は，両側対称性（肘・手・手指・膝に起こりやすい）
- 疼痛は，深部痛で持続性，広汎性，鈍い痛み（関節炎に起因，変形・荷重など物理的要因に起因）
- RAに特有の関節変形

用語アラカルト

*2 フェイススケール
- Lorishら（1986）によって報告されたRA患者の抑うつ気分の程度を知るための評価表。

*3 CMI
- Cornell Medical Indexの略。Cornell大学のブロードマンら（1949）によって報告された心身両面の自覚症状を評価するもの。

*4 SDS
- うつ病自己評価尺度（Self-rating depression scale）。Zungら（1965）によって考案された自己評価による抑うつ性の評価。

表12　RAに特有の関節変形

1.	頸椎	環軸椎亜脱臼
2.	手関節	掌側亜脱臼，尺骨背側亜脱臼
3.	手指	母指Z変形，MP関節尺側偏位，MP関節掌側亜脱臼，スワンネック変形，ボタン穴変形，オペラグラス変形
4.	膝関節	外反膝，脛骨後方亜脱臼
5.	足関節	外反扁平足
6.	足部	前足部三角変形
7.	足趾	かぎ爪趾，槌趾，胼胝（たこ）

（岩﨑テル子 ほか編：標準作業療法学 専門分野 作業療法評価学，p.361，医学書院，2005．より引用）

表13 リーチ評価

リーチ評価項目

①頭上
②頭頂
③額
④後頭
⑤口唇
⑥咽頭
⑦反対側の肩峰
⑧肩甲骨下角5cm下方
⑨肛門部
⑩腓骨外果
⑪母趾末節骨頭

評価基準

3：所定の位置にスムーズに届く
2：所定の位置に困難ながら届く
1：所定の位置に指先が届く
0：不可

●ROM
- 他動運動の測定が原則。ただし，RA 患者では自動運動での測定のみをすることが多い。

●上肢機能の評価
- リーチ，STEF（簡易上肢機能検査），など。

●MMT
- 徒手筋力検査法。握力は，手指の変形により握力計を把持できないことも多く，水銀血圧計を利用して握力を測定することもある。
* マンシェットの代わりに握力測定用のカフを取り付け，水銀が20mmHgの高さまでになるように空気を入れ，対象者にカフを握らせ水銀柱が上昇した目盛り値にて計測。単位はmmHg，100mmHgは約8kgに相当。

●ADL
- ADLテスト表（表14），リー-間変法（自己記入式による評価表，表15）がある。

表14 ADLテスト表

起居動作
1. 寝返る
2. 仰臥位より長座位になる
3. 座位を保持できる
4. 床から立ち上がる
5. 立位を保持できる
6. ベッドからいすへ移る

移動動作
7. いざるなどの方法で移動する
8. 平地を移動する
9. 階段の昇降
10. 敷居をまたぐ
11. 扉のある部屋への出入り
12. 物を運ぶ

食事動作
13. 箸かフォークまたはスプーンで食事する
14. グラスの水を飲む
15. 水道の蛇口を閉める
16. 大ビンのねじ蓋を開閉する
17. やかんの水をグラスに入れる

更衣動作
18. 丸首のシャツの着脱
19. ズボンまたはパンツの着脱
20. ベルトを絞める
21. カッターシャツのボタンをはめる
22. 運動靴を履く

整容動作
23. 歯を磨く
24. 顔を洗い，そして拭く
25. 髪をとく

トイレ動作
26. 排泄動作
27. 後始末をする
28. 失禁の有無

入浴動作
29. タオルを絞る
30. 背中を洗う

コミュニケーション
31. 電話をかける
32. ことばが話せる

（厚生省特定疾患神経・筋疾患リハビリテーション調査研究班ADL分科会による）

表15 リー-間変法

それぞれの設問に対し「0：困難なしにできる」「1：困難だができる」「2：まったくできない」の3段階で測定する。

1. 箸を使う
2. 字を書く
3. 頭を左右に回す
4. 後頭部の髪の毛をとかす
5. 引き出しを腕だけで閉める
6. ドアを開ける
7. 湯水の入ったポットを持ち上げる
8. 片手でコップを取り上げて水を飲む
9. カギを回す
10. ナイフで肉を切る
11. パンにバターを塗る
12. 腕時計のネジを巻く
13. 歩く
14-a. 他人の助けなしで歩く
　-b. 松葉杖なしで歩く
　-c. ステッキなしで歩く
15. 階段を昇る
16. 階段を降りる
17. 膝を伸ばして立っている
18. つま先立ちをする
19. 腰を曲げる（床の物を拾うためなど）

（間　得之：RA患者の日常生活動作，リハ医学，14：212-216，1977．より引用）

- Barthle Index, FIM (functional independence measurement), Katz Index (Katz activities of daily living Index), DASH (Disabilities of the arm, shoulder and hands)

● 家屋調査
- 所有形態：持家・借家
- 建築形態：一戸建て（平屋・二階建て），集合住宅，エレベーターの有無，など
- アプローチ：道路から玄関，玄関，廊下，浴室，洗面所・脱衣所，トイレ，居間，など
- 自宅周辺

● QOL
- HAQ (Health assessment questionaire)
  - Fries (1980) によって発表された評価表。8項目20問で構成。
- MHAQ (Modified Health assessment questionaire)
  - HAQの8項目ある質問を1つずつ取り上げ8問とし，対象者の満足度の記入を追加。

表16　Modified Health assessment questionaire (MHAQ)

1. 衣服着脱	靴ひもを結び，ボタンかけも含めて自分で身支度できますか
2. 起床	就寝，起床の動作ができますか
3. 食事	いっぱいに水が入っている茶碗やコップを口元まで運べますか
4. 歩行	戸外で平坦な地面を歩けますか
5. 衛生	身体全体を洗い，タオルで拭くことができますか
6. 伸展	膝を曲げ床にある衣類を拾い上げられますか
7. 握力	蛇口の開閉ができますか
8. 活動	車の乗り降りができますか

最近1週間の状態について，それぞれ「何の困難もない（0点）」，「いくらか困難である（1点）」，「かなり困難である（2点）」，「できない（3点）」の中から該当する1つを選択する。採点は，8項目の総和／回答設問数で算出する。

（岩﨑テル子 編：標準作業療法学 専門分野 身体機能作業療法学 第2版, p.318, 医学書院, 2011. より引用）

- AIMS2 (Arthritis impact measurement scale version2)
  - Meenan (1992) によって発表されたRAへ特異的なQOL評価表。
  - 19項目78問で構成（6項目28問がADL関連）。
- SF-36 (Short-Form36)
  - 米国の慢性疾患対象者を対象とした医療評価研究に伴って開発されたもの（信頼性・妥当性は確立）。
- SIP (Sickness impact profile)
  - Gilson (1975) が開発した包括的尺度の評価表。Independence 5項目，Physical 4項目，Psychosocial 3項目の計12項目135問で構成（日本→簡易SIP（25の質問）が臨床で使用されている）。

15 外傷・障害（スポーツ外傷・障害）

各領域の評価／骨関節系

※「外傷・障害（スポーツ外傷・障害）」の治療についてはp.569〜573参照。

Point!

- ■概要 　　　☞　スポーツ外傷[*1]，スポーツ障害[*2]
- ■スポーツ外傷　☞　頸部，肩，肘，手指，膝，下腿・足関節部，など
- ■スポーツ障害　☞　疲労骨折，骨端症，肩，肘，膝，下腿，足関節部，など
- ■評価 　　　☞　問診，視診，触診，X-P所見，関節可動域，MMT，ストレステスト（各関節），疼痛，動作分析

用語アラカルト

*1　スポーツ外傷
- 急激に大きな力が骨，軟骨，靱帯，筋肉，腱などに加わり発生。
- 骨折，軟部組織の損傷・断裂，関節の脱臼，など。

*2　スポーツ障害
- 繰り返して負荷が骨，軟骨，靱帯，筋肉，腱などへ加わったり，使いすぎ(over use)によって発生。

スポーツ外傷

- 好発部位：①手指，②足関節，③膝関節，④下腿の順に多い
- 外傷名別：①突き指，②足関節捻挫，③膝関節靱帯損傷，④アキレス腱断裂，⑤前腕骨折，⑥下腿打撲の順に多い
- 種目別　：ソフトボール，バレーボールなどが多く，野球，サッカー，バドミントン，など
- 発症率　：アメリカンフットボール…10％以上
　　　　　　バレーボールなど…1〜2％

表1　主なスポーツ種目とスポーツ外傷

スポーツ種目	頻度の高いスポーツ外傷	スポーツ種目	頻度の高いスポーツ外傷
バレーボール	①足関節捻挫 ②手指部捻挫 ③アキレス腱断裂 ④膝関節捻挫 ⑤手指部骨折	ソフトボール	①手指部骨折 ②手指部捻挫 ③足関節捻挫 ④膝関節捻挫 ⑤下腿打撲・挫傷
サッカー	①前腕骨折 ②足関節捻挫 ③手指部骨折 ④下腿骨折 ⑤膝関節捻挫	軟式野球	①手指部骨折 ②足関節捻挫 ③手指部捻挫 ④前腕骨折 ⑤眼打撲・挫傷

（千野直一 編：現代リハビリテーション医学，第3版，p.570，金原出版，2009．より引用）

●頸部

●頸部神経過伸展症候群（バーナー症候群）
- 外力が頸部に加わり過度に側屈されたり，一側肩が押し下げられることによって発生 ⇒ 腕神経叢の伸展，椎間孔での神経圧迫
　・ラグビー，アメリカンフットボール，レスリング，など

●頸髄損傷
- 軽く屈曲した頸椎へ過大な外力（軸圧） ⇒ 発生
　・水泳飛び込み，アメリカンフットボール，ラグビー，など

●肩関節と上腕
●上腕骨投球骨折
- 投球動作における上腕骨骨幹部への回旋力　⇒　螺旋骨折
  （青壮年男子に好発）
    ・野球，腕相撲やアームレスリング，など

●肘関節と前腕と手関節
●蹴り上がり骨折
- 鉄棒での蹴り上がりの際に受傷　⇒　肘頭骨折
●鉄棒競技での巻き込み外傷
- 鉄棒競技で手に装着するプロテクター（手袋）が巻き込まれて受傷
  ⇒　総指伸筋（3・4指）の皮下断裂や橈骨・尺骨の骨折，など
●有鉤骨鉤骨折（発症率：手根骨骨折の2%）
- バットやラケット・ゴルフクラブなどのグリップを握ってボールなどを打った際の外力（衝撃）　⇒　有鉤骨鉤骨折（利き手に多い）
    ・野球やテニス，ゴルフ，など

●手指（関節）
●ボクサー骨折
- 試合や練習の際に，拳を突出することによる中手骨への衝撃
  ⇒　中手骨頸部骨折（第2～5中手骨で発生）
●野球指（槌指）
- 指尖部や背側から加えられた外力によるDIP関節への急激な屈曲強制
  ⇒　腱性（槌指）
- DIP関節伸展時の長軸方向への強力な力
  ⇒　剥離骨折・骨性（槌指）（中指・環指に多い）
    ・野球，バレーボール，など

●膝関節
●十字靱帯損傷，半月板損傷，骨軟骨骨折，骨折，など

●下腿部・足関節
●アキレス腱断裂
- 腓腹筋の強い自動収縮や腱の過伸展，直達外力（衝撃）が加わり発生。
- バドミントン，バレーボール，剣道，体操，運動会での保護者の競技，など
●足関節の靱帯損傷
- 足関節が強制的に内返しをさせられ発生　⇒　外側靱帯損傷
    ＊最も頻度が高い

各領域の評価

スポーツ障害（過用に起因）

- 炎症性疾患：腱炎，腱鞘炎，筋膜炎，関節包炎，滑液包炎，離断性骨軟骨炎，骨膜炎，など
- 骨折：軟骨下骨折（距骨），疲労骨折
- 外傷性外骨腫：衝突性外骨腫（フットボーラーズアンクル），脊椎分離症
- 絞扼性神経障害：足根管症候群，Morton病

表2　代表的なスポーツ種目とスポーツ障害

スポーツ動作・種目	関連するスポーツ障害
ランニング	①膝関節周囲の損傷・炎症 　（腸脛靱帯炎，鵞足炎，膝蓋軟骨軟化症，Osgood病，脛骨疲労性骨膜炎） ②足関節・足部の損傷・炎症 　（アキレス腱炎，腓骨筋腱炎，後脛骨筋腱炎，足底靱帯炎，中足骨疲労骨折，中足骨痛）
跳躍 （陸上・バレーボール・バスケットボール）	①ジャンパー膝 　（膝蓋靱帯炎） ②足関節・足部の損傷・炎症 　（アキレス腱炎，腓骨筋腱炎・後脛骨筋腱炎，踵骨痛，中足骨痛，距骨背面外骨腫）
投球動作 （野球） 投てき （やり投げ・ハンマー投げ・砲丸投げ） アタック・サーブ （バレーボール・テニス）	①肩周囲の損傷・炎症：野球肩 　（腱板炎・二頭筋腱炎：インピンジメント症候群，三頭筋腱炎，滑液嚢炎，上腕骨近位端骨端障害，骨棘形成） ②肩甲上神経麻痺 ③肘周囲の損傷・炎症：野球肘（内上顆炎，内側靱帯損傷，肘関節離断性骨軟骨炎，骨棘形成） ④腰部障害
スイング（テニス，ゴルフ）	①肘周囲の炎症：テニス肘，ゴルフ肘（外上顆炎，内上顆炎） ②手関節周囲の損傷・炎症（有鉤骨疲労骨折，腱鞘炎）
水泳	①肩周囲の損傷・炎症：水泳肩 　（腱板炎・二頭筋腱炎：インピンジメント症候群）

（千野直一 編：現代リハビリテーション医学 改訂第3版．p.570，金原出版，2009．より引用）

●疲労骨折
- 骨や骨膜の同一箇所に集中して，繰り返した外力（衝撃）が加わり，微小な骨折から明らかな骨折となる。

●脛骨疲労骨折
- 疾走型　⇒　走っている際に近位1/3部に発生（トラック競技，など）
- 跳躍型　⇒　跳躍などの際に中央1/3部に発生（バレーボール，バスケットボール，など）

●腓骨疲労骨折
- 疾走型　⇒　遠位1/3の部位に発症（長距離ランナー，など）
- 跳躍型　⇒　近位1/3の部位に発症（うさぎ跳び，など）

● **中足骨疲労骨折**
- ランニング・ジャンプによる大きな力が繰り返し集中して加わって発生。
  * バスケットボール，バレー，跳躍，剣道，など
  * 第2・3中足骨の骨幹部に多い。

● **踵骨疲労骨折**
- 高所から着地やジャンプ後の着地の際に衝撃とアキレス腱による牽引力にて発生(ランニング，など)。

● **尺骨疲労骨折**
- 前腕を回外位にして伸展側へ外力が繰り返し加わるスポーツで多い。
  ⇒ 中央〜遠位1/3の部位に多い。12〜22歳の若い女性に多い。バレーボール，ソフトボール，野球，などで多い。

● **腰椎分離症**
- 活発なスポーツ活動
  ⇒ 第5腰椎(まれに第4腰椎)。男子が多数(柔道，重量挙げ，など)

● **骨端症**
- 成長期に起こる長管骨の骨端核，短骨の第一次骨核，骨突起に発生する阻血性壊死。

● **オズグッド-シュラッター病**
- 脛骨粗面(結節)部の骨端症。
- 急激な成長による膝蓋伸展機構の緊張とスポーツでの繰り返しの膝蓋腱の牽引力によって発生⇒運動時痛・腫脹・圧痛，発赤，など
  * 発育期(11〜15歳)の男子に好発。しばしば両側性(20〜30％)。

● **シーヴァー病**
- 小児の踵骨の骨端部に発症し，アキレス腱付着部での運動時痛(踵骨部)が生じる。
  ⇒ 8〜12歳の男子に多い。ランニング，ジャンプ，体操，剣道，サッカー(やり過ぎにて発生)。

表3 オーバーユース障害の分類法

段階	徴候	段階
I	活動後の痛み	最初はほとんど機能不全は起こらない。動きによる痛みは第Ⅱ段階に近づくにしたがって強くなる
Ⅱ	活動中，活動後の痛み	患部の動きにより痛み，それに伴いパフォーマンスが低下する。さらに段階が進むと，患部の機能不全により被検者は活動ができなくなる
Ⅲ	常にある痛み	すべての活動中で機能喪失

(中里伸也 監訳：スポーツ外傷・障害 評価ハンドブック, p.2, NAP limited, 2005. より引用)

●肩関節
●インピンジメント症候群
- 肩の使い過ぎによって上腕を挙上した際に肩関節に有痛弧を呈する障害
    - ⇒ 肩回旋腱板や肩峰下滑液包，結節間溝を通過する上腕二頭筋長頭（腱）などが上肢挙上運動の際に繰り返し烏口肩峰アーチに衝突して発生
    - ⇒ 浮腫・炎症・変性・痛み
- 野球肩，水泳肩なども含まれる
    - ＊繰り返す投球動作によって肩関節の構成体が損傷・痛みの発生（野球肩）
    - ＊水泳におけるクロールやバタフライ（上肢のオーバーユース）によって発生（水泳肩）
    - ＊リトルリーグショルダー（成長期の野球少年）
        過度の投げ込み ⇒ 利き腕の上腕骨近位骨端線の解離

●肘関節
●野球肘（10〜16歳，ピッチャー歴のある野球少年に多い）
- 繰り返しの投球動作で肘関節に起こる障害
- 内側型：前腕屈筋群，回内筋群の繰り返しの張力
    - ⇒ 上腕骨内側上顆炎・骨端線離開・尺側側副靱帯損傷，など
- 外側型：橈骨頭からの圧迫力，回旋力の繰り返し
    - ⇒ 上腕骨小頭の離断性骨軟骨炎・関節内遊離体（関節ネズミ），など
- 後方型：ボールリリースからフォロースロー期での牽引力・張力
    - ⇒ 上腕三頭筋腱炎・骨棘・骨端線離開・肘頭（疲労）骨折，遊離体形成，など
- 尺骨神経：尺骨神経への繰り返し張力 ⇒ 肘部管症候群

●テニス肘（上腕骨外側上顆炎）
- 手関節の背屈筋群の使いすぎ（繰り返しの外力）によって上腕骨上顆の停止部（起始部）に起こる炎症（疼痛・圧痛）

●ゴルフ肘（上腕骨内・外側上顆炎）
- 繰り返しのゴルフスウィング
    - ⇒ 上腕骨内側（あるいは外側）上顆に炎症を呈する肘関節障害

図1 野球肘発生のメカニズム

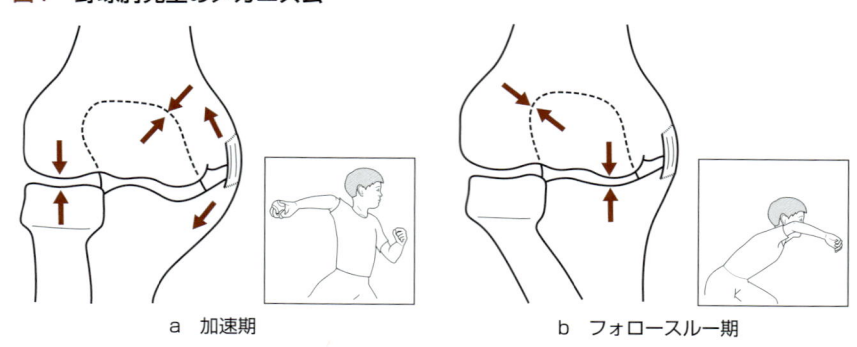

a 加速期　　b フォロースルー期

（越智隆弘 ほか編：整形外科外来シリーズ9 手・肘の外来，p.238，メジカルビュー社，2000．より引用改変）

●膝関節
●ランナー膝
- ランニングによる繰り返される力（過度の使用）
  - ⇒ 慢性の膝関節痛
  - ⇒ 脛骨疲労骨折，腸脛靱帯炎，変形性膝関節症，など

●下腿
●過労性脛部痛
- 陸上競技のトラック種目や幅跳びなど
  - ⇒ 下腿中央から遠位1/3部の脛骨後内方，前脛骨筋部や骨間膜などに疼痛（安静により軽快）

●足関節・足部
●アキレス腱炎・周囲炎・付着部炎
- アキレス腱への繰り返しの負荷（ランニング，ジャンプ，ダッシュ，など）
  - ⇒ 運動の開始時・終了時に疼痛
    - ＊男性に多い(80～90％)（踵を高くする足底板が有効）

●足底筋膜炎
- 足底筋膜は内側縦アーチを静的支持し，横足根関節を固定，衝撃吸収などに関与。使いすぎによる炎症によって足底筋膜炎が生じる。
  - ⇒ ランニング，ジャンプ時での踵部内側の自発痛。踵骨隆起内側突起の圧痛が特徴的。
  - ⇒ 足指の背屈で痛み(++)（アーチサポート，足底板などが有効）

作業療法評価

- スポーツ外傷・障害における評価は，基本的には整形外科的疾患（各部位）の評価と大きな違いはない。
- ただし，以下のような情報取集は，今後のリハビリや再発防止に重要となる。
  - ①どのような状況で症状が発現したのか？（外傷歴，など）
  - ②練習量，練習内容（運動歴，競技レベル，など）
  - ③どの時期にどの肢位で痛みがでるのか？（誘発動作）

●問診
①主訴，②発生時期，③発生状況，④治療歴，⑤現在の種目，⑥ポジション，⑦競技成績，⑧練習量，⑨疼痛を生じる動作，⑩今後の試合などの予定，⑪チーム内での立場，など
  - ⇒ その人（選手）が置かれている状況の把握も必要

●X線検査所見の確認
①形状，関節適合性，アライメント，など，②疲労骨折の有無，骨片の有無，など

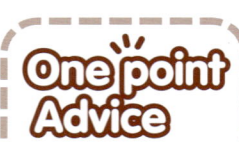

> **One point Advice**
> ・スポーツ外傷・障害における評価は，各部位での整形外科疾患に対する評価についても参考にすること。

● 視診・触診
① アライメント，筋萎縮・硬結，腫脹，発赤，熱感，左右差，など

● 身体測定
● 姿勢の評価
　左右対称性，脚長差，上肢長，など
　周径測定：腫脹，筋肥大，筋萎縮など
● 関節可動域測定（他動・自動）（表4, 5）
● 筋力測定（MMT）

表4　生理学的（正常）エンドフィール

エンドフィール	構造	段階
軟（Soft）	軟部組織どうしの接触	膝屈曲（下腿後面と大腿後面の間の接触）
確（Firm）	筋伸張	膝伸展したまま股関節屈曲（ハムストリングスの他動的弾性張力）
	関節包伸張	中手指節関節の伸展（手掌の関節包における張力）
	靱帯伸張	前腕の回外（橈尺関節の手掌橈尺靱帯，骨間膜，斜帯の張力）
硬（Hard）	骨と骨の接触	肘伸展（尺骨の肘頭と上腕骨の肘窩の接触）

（中里伸也 監訳：スポーツ外傷・障害 評価ハンドブック, p.2, NAP limited, 2005. より引用）

表5　病的（異常）エンドフィール

エンドフィール	内容	例
軟（Soft）	普通よりも先または後に関節可動域に起こる。または普通しっかりしたあるいは硬いエンドフィールを有する関節で起こる。沼地のような感じ	軟部組織の浮腫 滑膜炎
確（Firm）	普通よりも先または後に関節可動域に起こる。または普通軟らかいあるいは硬いエンドフィールをもつ関節に起こる	筋緊張の増加 関節包，筋，靱帯の短縮
硬（Hard）	普通よりも先または後に関節可動域に起こる。または普通軟らかいあるいはしっかりしたエンドフィールをもつ関節に起こる。骨で阻止されている感じ	変形性関節症 関節遊離体 骨化性筋炎 骨折
無（Empty）	痛みのために関節可動域の端まで到達しないので本当のエンドフィールドがない。被検者の筋防御や筋痙攣以外は抵抗を感じない	急性関節炎 滑液包炎 膿瘍 骨折 心因性

訳注：表中では，firmは「しっかりした」という意味で「確」と表現している。

（中里伸也 監訳：スポーツ外傷・障害 評価ハンドブック, p.2, NAP limited, 2005. より引用）

表6　作業療法

●ストレステスト(靱帯など)

肩関節
- 肩甲上腕滑走テスト(GlenoHumeral Glide test)
- 肩甲上腕前方不安定性アプリヘンションテスト(Apprehension test)
- 肩甲上腕前方不安定性リロケーションテスト(Relocation test)
- 肩甲上腕後方不安定性アプリヘンションテスト
  (posterior apprehension test)
- Neerインピンジメントテスト(Neer shoulder impingement test)
  など

肘関節
- 外反ストレステスト
- 内反ストレステスト
  など

手関節・指関節
- 手関節外反・内反ストレステスト
- 手関節滑走テスト(Wrist Glide test)
- 指関節(IP)外反・内反ストレステスト
- 側副靱帯不安定性テスト
  など

股関節
- 股関節擦テスト(Hip Scouring test)

膝関節
- 前十字靱帯不安定性前方引き出しテスト
- 前十字靱帯不安定性Lachmanテスト，Lachmanテスト変法
- 後十字靱帯不安定性後方引き出しテスト
- 内側側副靱帯不安定性外反ストレステスト
- 外側側副靱帯不安定性内反ストレステスト
- 半月板損傷McMurrayテスト
- 半月板損傷Apley圧迫・牽引テスト
  (Apley's compression and distraction tests)
  など

足関節・下腿
- 前方引き出しテスト
- 内反・外反ストレステスト(距骨傾斜：Talar tilt)
- 外旋テスト(Kleigerテスト)
- 絞りテスト(Squeeze test)
- 下腿疲労骨折バンプテスト(Bump test)
- アキレス腱断裂Thompsonテスト
- 深部静脈血栓症Homan徴候
  など

●疼痛
- 疼痛の位置(部位)，程度(VAS)，種類(性質)，頻度，出現肢位，など

●動作分析(チェック)
- 各スポーツにおける動作・フォームなどをチェックする。

16 各領域の評価／骨関節系
靱帯損傷

Point!

- ■靱帯の修復過程　☞　炎症期，増殖期，再構築期
- ■分類　☞　第1度捻挫，第2度捻挫，第3度捻挫
- ■各部位での靱帯損傷　☞　肘関節，手関節，膝関節，足関節
- ■各部位損傷での誘発テスト　☞　肘関節，手関節，膝関節，足関節

※「靱帯損傷」の治療については p.574～576 参照。

靱帯(Ligament)

①コラーゲン線維束(Ⅰ型が主)と線維芽細胞からなる。
②長軸方向への牽引で伸張，牽引力が取り除かれると元の長さへ短縮。
③適切な関節の可動域を許容。
④非生理的な方向への動きの抑制　⇒　関節の動的安定性
⑤有髄・無髄神経の神経終末の存在　⇒　痛覚・固有感覚の情報を中枢へ

靱帯の修復過程

- 炎症期(受傷後2,3日)：損傷周囲に炎症性細胞集積
- 増殖期(受傷後2～6週)：①集積した炎症性細胞から液性因子放出，②線維芽細胞・血管内皮細胞の遊走・分化・増殖を促進，③線維芽細胞の浸潤・血管新生，④線維芽細胞による基質産生(コラーゲン主体)，⑤損傷部へ充填
- 再構築期(受傷後数カ月～数年)：①靱帯損傷部の細胞減少，②充填された細胞外基質の張力方向への線維配行，③細胞外基質の分解・新生の繰り返し(数カ月～数年)，④細胞外基質の再構築促進

分類

- 関節への生理的可動域を越えた運動の強制　⇒　種々の程度の靱帯損傷，一般に捻挫(sprain)。
- 骨折や脱臼を伴わず，関節構成体間に解剖学的乱れがないものに限られる。
- 第1度捻挫：靱帯の一部線維断裂，関節包は温存。
  (症状)：自発痛，圧痛，軽度の腫脹，疼痛による運動制限，関節血腫(－)。
- 第2度捻挫：靱帯の部分断裂，関節包も損傷されることが多い。
  (症状)：関節血腫，軽度の異常可動性(＋)。

- 第3度捻挫：靱帯の完全断裂，関節包断裂を伴う。
  （症状）：第2度の症状が強く，異常可動性（関節不安定性）が特徴．圧痛は断裂部に強い。

各部位での靱帯損傷

●肘靱帯損傷
- 原因：関節脱臼に起因
  - スポーツ障害「野球肘」として発生する内側側副靱帯の機能不全によるもの。
- 関節包靱帯
  - 内側側副靱帯（MCL）：前斜走靱帯・後斜走靱帯・横斜走靱帯の3つに分けられる。
  - 外側側副靱帯（LCL）：橈側側副靱帯・外側尺側側副靱帯に分けられる。
    ＊肘安定性に最も重要　⇒　内側の前斜走靱帯
- 臨床症状
  - 肘関節腫脹，皮下に及ぶ出血，靱帯付着部圧痛，可動域制限，運動時痛，不安定感，など
  - X線所見：骨折の有無（内外側上顆周囲や鉤状突起部の剥離骨片）
    ストレステスト（内外側ストレス撮影）
      内側　Gravity stress
      外側　O'Driscoll誘発

●手関節（三角線維軟骨複合体損傷：TFCC[*1]損傷）
- 原因：手関節への外傷や反復的ストレス
- 構造：三角線維軟骨と三角靱帯，尺骨月状骨間靱帯，尺骨三角骨間靱帯，尺側側副靱帯などの周囲靱帯構造，尺側手根伸筋腱腱鞘から構成。
  ＊掌背側方向や橈尺方向への安定性へ強く関与

*1 TFCC
- triangular fibrocartilage complex

図1　TFCCの構造

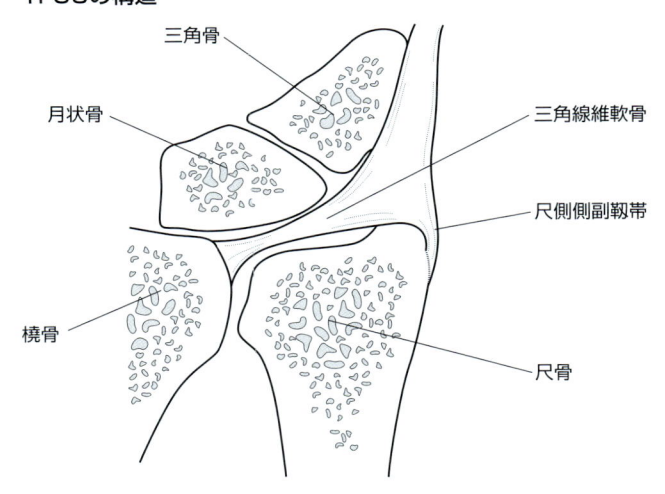

（石井清一 編：図説 手の臨床，p.167，メジカルビュー社，1998．より引用）

- 臨床症状
  - 手関節尺側の運動時痛(前腕回内外・背屈時)，前腕回内外制限，運動時のクリック，不安定感，など
- 誘発テスト
  - Ulnocarpal stress test：手関節を他動的に尺屈させ軸圧をかけながら他動的に(尺骨頭ストレステスト)回内外。→　クリックや疼痛
  - Piano-key sign：手関節回外位保持位での尺骨頭の掌側方向への押し。
    →　DRUJ(遠位橈尺関節)の不安定性を検査。
  - DRUJ compression test：尺骨遠位をDRUJへ整復するように押し，回内外してDRUJの適合性を検査。
    →　疼痛，回内外制限，クリック
- X線所見
  - 骨折，変形の有無確認．尺骨茎状突起骨折，尺骨の橈骨に対する相対長，掌背側への脱臼の有無確認，など
    ＊TFCCそのものは単純X線画像では，描出されない。

図2　尺骨頭ストレステスト

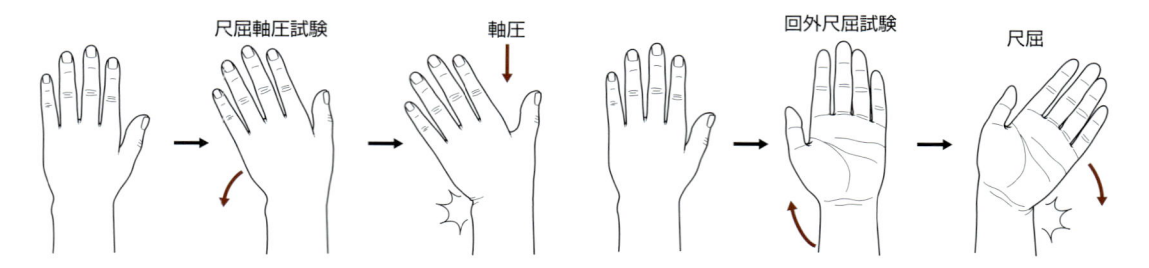

(石井清一 編：図説 手の臨床, p.169, 図2, メジカルビュー社, 1998. より引用)

- MRI検査：T2脂肪抑制画像，T2強調画像で損傷部が抽出。
- 関節造影：造影剤の露出により確認。
- 関節鏡　：TFCC断裂，緊張喪失の有無，断裂部位の確認，手根間靱帯損傷程度，滑膜炎の状態，軟骨面の摩耗・変性・欠損などの確認。

- 分類(Palmer分類)

表1　Palmer分類

Type I 外傷性(新鮮)断裂	A	中央部損傷
	B	尺側損傷
	C	遠位(辺縁)損傷
	D	橈側損傷
Type II 変性断裂	A	関節円板のすり減り
	B	関節円板のすり減り＋月状骨の軟化
	C	関節円板の穿孔＋月状骨の軟化
	D	関節円板の穿孔＋月状骨の軟化＋月状三角骨間靱帯の損傷
	E	さらに進行した変性所見

(長﨑重信 監, 佐竹　勝 編, 奥村修也 著：作業療法学ゴールド・マスター・テキスト3 作業療法評価学, p.356, メジカルビュー社, 2012. より引用)

図3 TFCC損傷の手術適応による分類

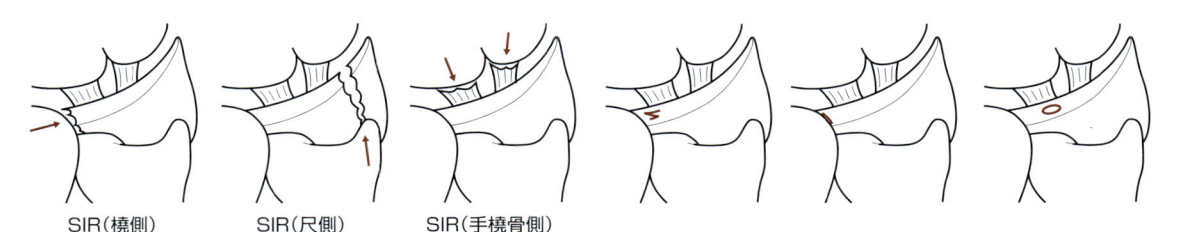

SIR(橈側)　SIR(尺側)　SIR(手橈骨側)

a　Groupe S1：TFCC辺縁の靱帯部分に及ぶ断裂
　　→縫合の適応

b　Groupe S2：TFCC辺縁の靱帯部分に及ばない断裂
　　→部分切除の適応

type a：4mm以上のulnar plus varianceまたは尺骨突き上げ症候群⇒尺骨短縮術の適応

(長野 昭 ほか編：整形外科専門医テキスト, p.690, 南江堂, 2010. より引用改変)

●膝関節靱帯損傷

前十字靱帯損傷(anterior cruciate ligament injury)

①原因
- ジャンプ(高所)からの着地，急停止，急な方向転換，ジャンプの踏切り時（女子に多い）
  - バスケットボール，スキー，など
  - バスケットボール受傷(男女比は，1：4で女性に多い)
    * 半月板損傷の合併(40〜60％)
    * 受傷時 ⇒ 激痛 +「ブツッ」という断裂音を体感することが多い。

②臨床症状
- 関節の著しい腫脹，関節血腫，など
  * 陳旧例 ⇒ ジャンプや方向転換時の膝くずれ。

③徒手検査
- 前方引き出しテスト：膝90°屈曲位とし，足部を臀部で固定，両手で脛骨近位部を前方へ引く。→脛骨が前方へ引き出される。
- Lachmenテスト(ラックマン)：膝軽度屈曲位(20°〜30°)とし，大腿遠位部を一側手で把持，他側手で脛骨近位端を前方へ引く。→脛骨は前方へ引き出される。
  * 正常例：停止するときの感覚を触れる
  * 断裂例：停止点を触れない

図4 前方引き出しテスト
(a)

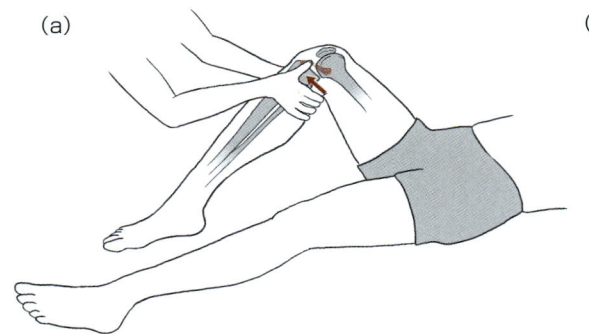

図5 Lachmanテスト
(b) 前方への力を脛骨近位部に加える　30°屈曲

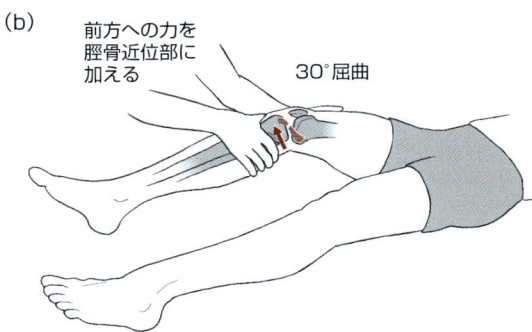

(柳澤 健 編：理学療法学ゴールド・マスター・テキスト4 整形外科系理学療法学, p.111, メジカルビュー社, 2009. より引用)

- 軸移動テスト(Pivot-shift test)(図6)
- 定量的検査(Knee Arthrometer：KT1000)(図7)：膝関節の不安定性を定量的に測定可能 ⇒ 健側との比較

図6 Pivot-shift test

図7 定量的検査法

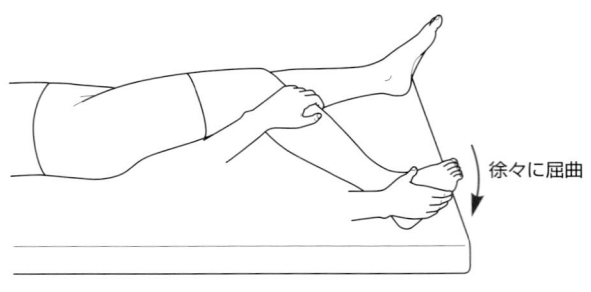

①右膝の場合，右手で踵部をもって内旋ストレスを加える。左手で下腿近位部を外側から把持して外反ストレスを加える。
②膝5〜10°屈曲位から徐々に屈曲していくと，約30°屈曲位で"ガクッ"という手ごたえとともに整復される。

(高岡邦夫：整形外科徒手検査法, p.92, メジカルビュー社, 2003. より引用改変)

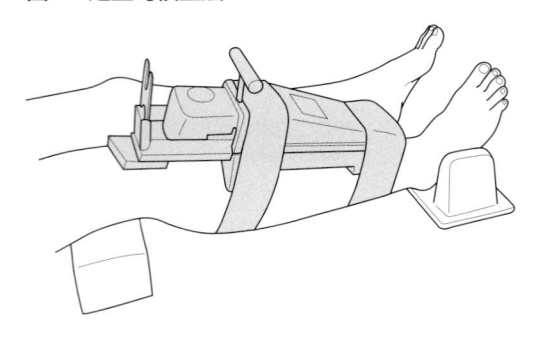

後十字靱帯損傷(posterior cruciate ligament injury)
①原因
- バイク事故，スポーツ外傷(フットボール，柔道)などで，膝からの転倒
  ⇒ 脛骨粗面部付近に直達外力が加わり受傷
    *ダッシュボード損傷：車の追突事故で，膝屈曲位のままで膝前下方をダッシュボードなどで打撲して受傷。多くは男性に発症

②臨床症状
- 脛骨前面に皮膚損傷，関節血腫，圧痛
  *後方ストレス ⇒ 膝窩部に激痛
  *陳旧例 ⇒ 膝くずれの訴えは少ない漠然とした不安定感を訴え

③徒手検査
- 後方引き出しテスト：膝を90°屈曲位で，足部を固定したまま両手で脛骨近位部を後方へ押す。→ 脛骨が後方へ移動
- 脛骨後方落ち込み徴候(Tibial posterir sag sign)
  ・陳旧例 ⇒ 膝屈曲位(膝立て位)で脛骨近位端が後方へ移動が多い
    *脛骨粗面部の落ち込み(健側に比して後方へ) ⇒ Sag sign

内側側副靱帯損傷(medial collateral ligament injury)
- 膝の靱帯損傷で最も頻度が高い。膝への外反力が加わり受傷。
①原因
- スキー，フットボール，柔道など接触競技で多発
  ⇒ 膝の外反・下腿外旋ストレスで発症
    *単独型と前・後十字靱帯損傷を伴う複合型
    *MCL損傷は，MCL大腿骨起始部付近が多い

②臨床症状
- MCL大腿骨起始部付近での圧痛(膝外反で激痛)の訴え
  (American Medical Assosiation基準)
  ・第1度損傷:圧痛のみで外反不安定性を示さない軽症例
  ・第2度損傷:軽・中等度の不安定性を認めるが完全断裂には至らないもの
  ・第3度損傷:完全断裂
  (MCL損傷分類)
  *ストレスX線像などの定量的な評価
    IKDC:International Knee Documanntation Committee

表2 MCL損傷の分類

関節裂隙の開大の左右差	
grade I (+)	5mm未満
grade II (++)	5mm以上, 10mm未満
grade III (+++)	10mm以上
IKDCによるMCL損傷分類	
<2mm	normal
3〜5mm	nearly normal
6〜9mm	6abnormal
>10mm	severely abnormal

(長野 昭 ほか編:整形外科専門医テキスト, p.778, 南江堂, 2010. より引用)

③徒手検査
- 側方不安定性検査 ⇒ 膝関節30°屈曲位と完全伸展位で実施(Hughston)。
  ・外反ストレステスト:一側手を膝外側にあて,他側手で足関節部を把持,膝外反の強制 → 軽度屈曲位で緩みがみられる(内側側副靱帯損傷)
  ・内反ストレステスト:一側手を膝内側にあて,他側手で足関節部を把持,膝内反の強制 → 軽度屈曲位で緩みがみられる(外側側副靱帯損傷)

④X線検査
- 正常とされるが,ストレス撮影でのみ損傷の有無と程度が判断できる。

図8 側方不安定性の検査(外反ストレステストの場合)

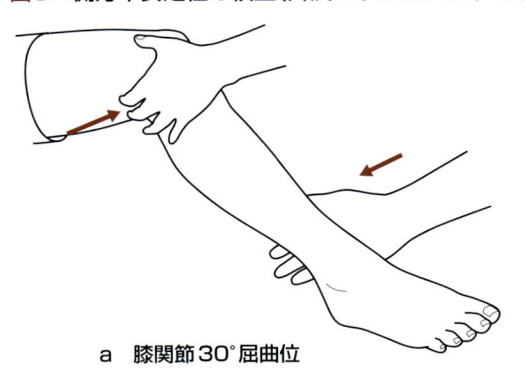

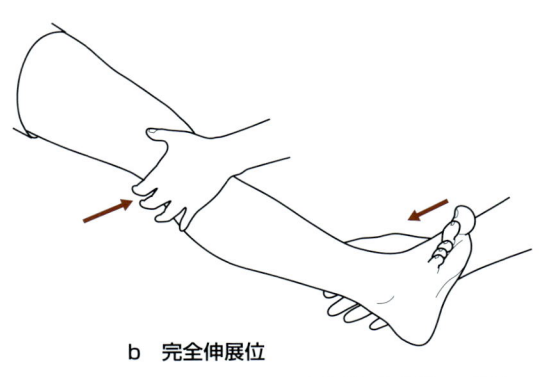

a 膝関節30°屈曲位

b 完全伸展位
※完全伸展位での陽性 ⇒ 十字靱帯損傷合併の可能性

●膝半月板損傷
①**原因**：膝関節面への圧迫＋回旋を伴った外力　⇒　発生（多い）
②**断裂の分類**：縦断裂，水平断裂，横断裂，弁状断裂，斜断裂，バケツ柄状断裂，など

図9　半月の断裂形態

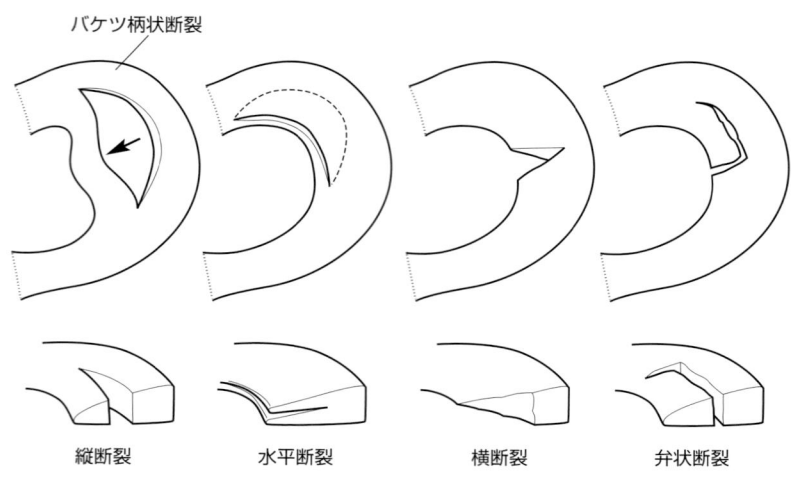

バケツ柄状断裂

縦断裂　　水平断裂　　横断裂　　弁状断裂

（内野淳正 監：標準整形外科学 第11版, p.627, 医学書院, 2011. より引用）

③**臨床症状**：損傷側に一致した膝関節隙での疼痛，関節血腫，運動時痛，動作開始時痛，ロッキング症状，ひっかかり感，クリック，など
＊正座が困難
④**X線所見**：単純X線撮影では異常（−）　→　MRI検査と関節鏡検査
⑤**徒手検査**
- McMurrayテスト（図10）：膝を最大屈曲位にし，手指を膝関節裂隙の内外側にあて，下腿に回旋を加えながら膝関節を伸展。
　→ 疼痛と関節裂隙にクリック
　　（外側半月板損傷 → 下腿内旋での膝伸展）
　　（内側半月板損傷 → 下腿外旋での膝伸展）
- Apleyテスト（図11）：膝関節90°屈曲位で，大腿部を検査者の膝でおさえ，患者の下腿を上方へ引っ張り上げる（distriction test）→ 患側に疼痛
- 上記肢位で，足部を押さえ膝関節を圧迫しながら下腿を内旋・外旋（griding test）→ 患側に疼痛
（注）これらの徒手的な検査では，診断率は低い。

図10　McMurrayテスト

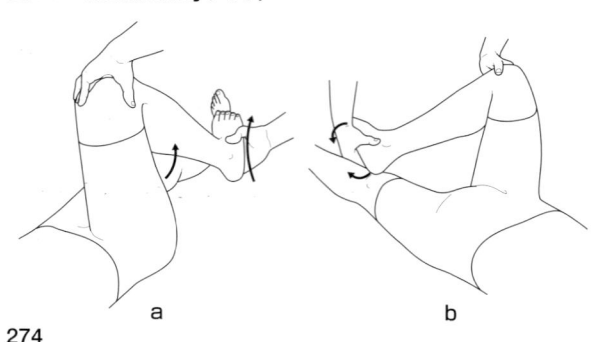

a　　b

図11　Apleyテスト

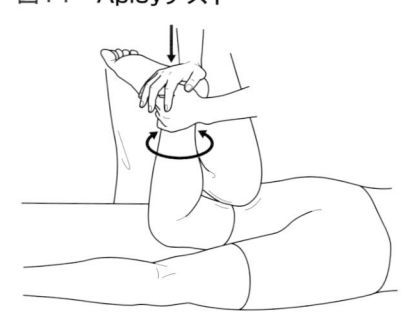

●足関節靱帯損傷
①**原因**：外力による過度の関節運動の強制により発生
　　＊スポーツによる損傷が多い。
　　＊内返しに強制 ⇒ 外側靱帯損傷（主に前距腓靱帯・踵腓靱帯）が大部分

図12　足関節周辺の靱帯

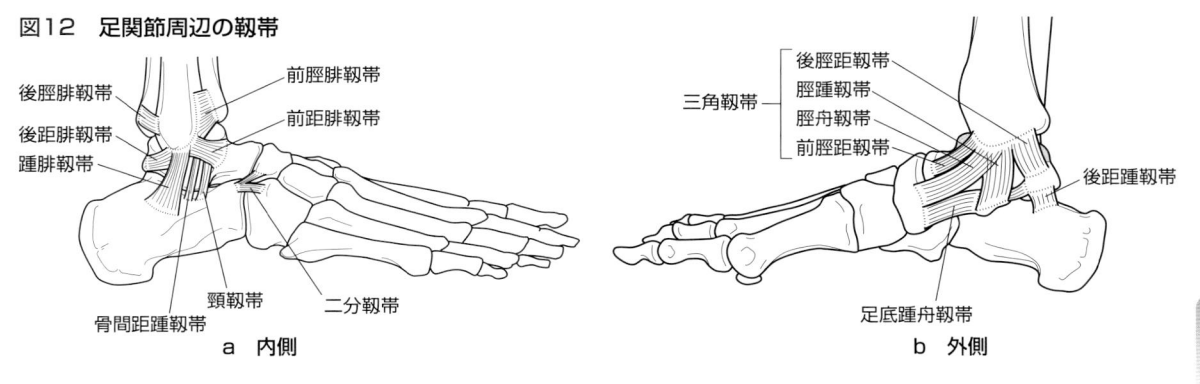

後脛腓靱帯　　前脛腓靱帯
後距腓靱帯　　前距腓靱帯
踵腓靱帯

骨間距踵靱帯　頸靱帯　二分靱帯
a　内側

三角靱帯 ｛ 後脛距靱帯／脛踵靱帯／脛舟靱帯／前脛距靱帯
後距踵靱帯
足底踵舟靱帯
b　外側

②**臨床症状**：腫脹，疼痛，皮下出血，歩行障害，など
　　　　→ 重症度に応じて程度が強くなる
③**X線所見**：ストレス画像（内がえし，外がえし，前方引き出し，など）
　　　　→ 内反ストレスで10°以上（陽性）
　　　　→ 前方引き出しで5mm以上（陽性）

図13　ストレスX線計測法

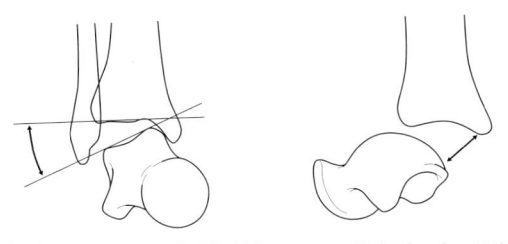

a　内がえしストレス距骨傾斜角　　b　前方引き出し距離

図14　足関節外側靱帯損傷の診断と治療

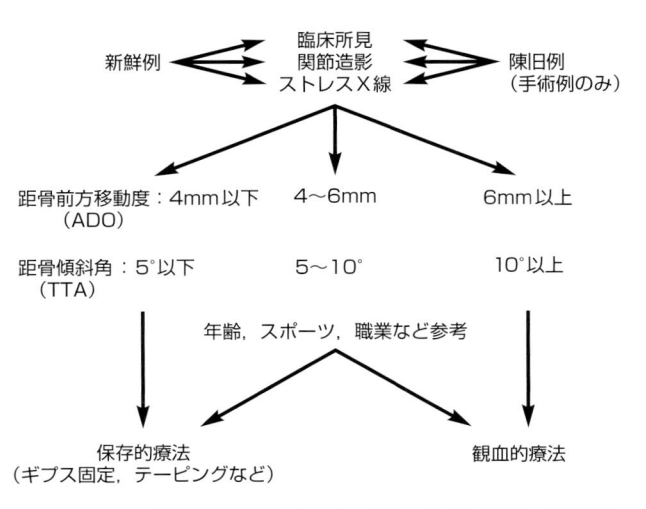

新鮮例　←→　臨床所見／関節造影／ストレスX線　←→　陳旧例（手術例のみ）

距骨前方移動度：4mm以下　　4〜6mm　　6mm以上
（ADO）

距骨傾斜角：5°以下　　5〜10°　　10°以上
（TTA）

年齢，スポーツ，職業など参考

保存的療法　　　　　　　　　観血的療法
（ギプス固定，テーピングなど）

（長野　昭 ほか編：整形外科専門医テキスト，p.832，南江堂，2010．より引用）

④**徒手検査**：足部内がえし・外がえしストレス，前方引き出しストレス
　　　　⇒ 動揺の程度・エンドポイントの有無を確認

17 各領域の評価／骨関節系
切断

※「切断」の治療については p.577〜581参照。

用語アラカルト

*1 切断（amputation）
- 上肢・下肢などの肢の一部が切離された状態。

*2 離断
　（disarticulation）
- 関節の部分で切離された状態。

Point!

■切断の原因
☞ ①外傷，②末梢循環障害，③悪性腫瘍，④炎症，⑤神経性疾患，⑥先天性奇形，⑦その他

■上肢の切断*1・離断*2部位
☞ ①肩甲胸郭間切断，②肩関節離断，③上肢切断，④肘関節離断，⑤前腕切断，⑥手関節離断

■断端長による分類
☞ 上肢切断→上腕短断端（30〜50％），上肢標準型断端（50〜90％），上肢長断端（90〜100％；肘関節離断）

前腕切断→前腕極短断端（0〜35％），前腕短断端（35〜55％），前腕中長断端（55〜100％）

$$上肢切断（\%）=\frac{上腕断端長（肩峰〜断端末端部）}{非切断上腕長（肩峰〜上腕骨外側上顆）}\times 100$$

$$前腕切断（\%）=\frac{前腕断端長（上腕骨外側上顆〜断端末端部）}{非切断前腕長（上腕骨外側上顆〜橈骨茎状突起）}\times 100$$

両上肢切断の場合（Carlyle Index）
　上腕長＝0.19×身長（cm），前腕長＝0.21×身長（cm）

■上肢切断端の計測
■上肢切断と残存機能
■切断端の処置
■特殊な切断
■先天性奇形などによる切断
☞ 国際分類（ISO/ISOP）
■作業療法評価
☞ 断端肢，健側肢，全身，心理・精神，ADL検査，社会経済面，など

切断の原因

- 欧米
  ・約90％が動脈硬化・糖尿病。60歳以上に多い。
- 日本
  ・上肢切断　⇒　外傷が83％
  ・下肢切断　⇒　血行障害が66％（*2000〜2004年では80％）
  ・平均年齢：37歳。男女比：女性の4倍弱で男性に多い。

表1 切断の原因となる病態ならびに合併症

分類	病態ならびに合併症
外傷および後遺症	交通事故・労働災害などによる複雑骨折などの外傷，熱傷，凍傷，戦傷など
末梢循環障害	糖尿病性の壊死，閉塞性動脈硬化症，閉塞性血栓性血管炎（バージャー病），レイノー病，膠原病など
悪性腫瘍	がん，骨肉腫など
炎症	骨髄炎，骨関節結核，ガス産生菌感染による壊疽（ガス壊疽），化膿性関節炎など
神経性疾患	難治性潰瘍，癩，脊椎破裂など
先天性奇形	ディスメリア，フォコメリア，アメリア，サリドマイド胎芽病，ペロメリアなど
その他	二分脊椎による四肢の高度変形，著明な脚長差，上腕神経叢損傷による高度な麻痺によるものなど

(岩﨑テル子 編：標準作業療法学 専門分野 身体機能作業療法学, p.367, 医学書院, 2005. より引用)

適応の基準

①**絶対的適応**：四肢の保存が人体へ悪い影響を及ぼし，生命への危険が明らかな場合。
②**相対的適応**：四肢の切断によって，機能的・外観的改善を図り，社会生活を営みやすくする場合。

切断の分類

図1 上肢切断と義手の適応

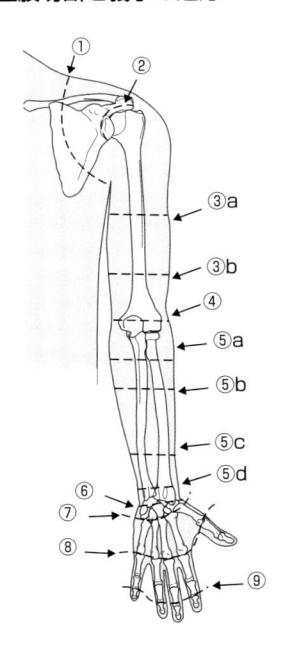

切断名称	断端長（%）	適応義手
①肩甲胸郭間切断		肩関節離断・フォークォーター用義手
②肩関節離断	0%	
③上腕切断	a. 短断端30〜50% b. 標準断端50〜90%	上腕義手
④肘関節離断	90% 100%	肘離断用義手
⑤前腕切断	a. 極短断端 〜35% b. 短断端 〜55% c. 中断端 〜80% d. 長断端 80%〜	前腕義手
⑥手関節離断		手関節離断用義手
⑦手根骨部切断 ⑧中手骨切断 ⑨手指切断		手部義手

(標準作業療法学 専門分野 身体機能作業療法学, p.309, 医学書院, 2005. より引用改変)

上肢切断肢の計測

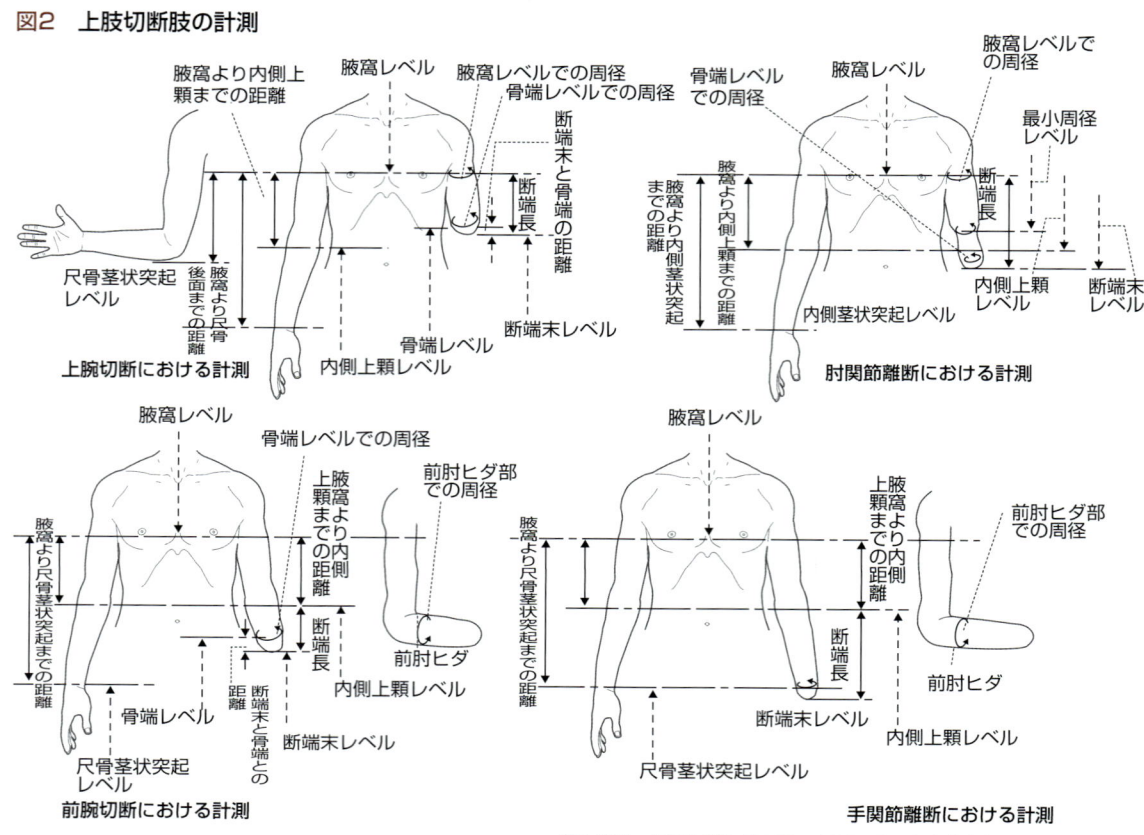

図2 上肢切断肢の計測

上腕切断における計測

肘関節離断における計測

前腕切断における計測

手関節離断における計測

（澤村誠志：切断と義肢 第1版, p.102-103, 医歯薬出版, 2007. より引用）

上肢切断と残存機能

表2 上肢切断と残存機能

切断部位		断端長	機能
肩甲胸郭間切断（フォークォーター切断）			肩甲帯運動（−）
肩関節離断	解剖学的		上腕部運動（−）
	上腕骨頚部切断		上腕部回旋（−）
上腕	短断端	30〜50%	上腕部回旋 1/2
	標準型断端	50〜90%	上腕部回旋 1/2
	長断端（肘関節離断）	90〜100%	上腕部回旋 120°以上
前腕	極短断端	0〜35%	肘関節屈曲半減 前腕回旋 0°（正常55°）
	短断端	35〜55%	前腕回旋 60°（正常100°）
	中長断端	55〜100%	前腕回旋 100°（正常140°）
手関節離断			前腕回旋 120°（正常180°）
手根骨部切断			手関節運動半減

図3　前腕切断時の残存回旋角度

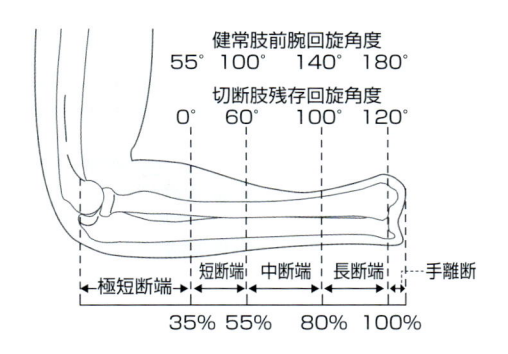

健常肢前腕回旋角度
55°　100°　140°　180°

切断肢残存回旋角度
0°　60°　100°　120°

極短断端｜短断端｜中断端｜長断端｜手離断
35%　55%　80%　100%

(日本整形外科学会, 日本リハビリテーション医学会 監：義肢装具のチェックポイント 第6版, p.61, 医学書院, 2003. より引用)

切断の断端処置

- 切断の断端処置には, 筋肉, 血管, 神経, 骨, 皮膚などの処置があり, 術後管理や義手訓練に重要な情報である.

①**皮膚**：上肢切断の皮膚弁 ⇒ 前後同長が基本.
　　　　　前腕長断端や手関節離断 ⇒ 屈筋側の皮膚瘢痕を背側(伸筋)へ移動.
②**血管**：動脈と静脈は結紮.
③**神経**：神経腫の発生予防 ⇒ 遠位部を軽く牽引して結紮. その遠位部で切断.
④**骨**　：骨端は, 骨皮質部はやすりで丸く形成. 骨膜でチューブ状に縫合.
⑤**筋肉**：適度な緊張下で切断端が骨端部を覆い縫合.
　　　　　(筋膜縫合術, 腱縫合術, 筋肉縫合術, 筋肉形成術, 筋肉固定術)

特殊な切断

●クルーケンベルグ(Krukenberg)切断

- **手関節離断, 前腕長断端** ⇒ 前腕を橈骨と尺骨に縦列分割し, 前腕回内外運動により断端部で物の把持を可能とする方法.
  - ・回内運動→橈骨の外転で両断端が開く
  - ・回外運動→橈骨の内転で両断端が閉じる
  - ＊本来の知覚が残存 ⇒ 外観が奇怪であるため広くは用いられていない.

図4　クルーケンベルグ切断

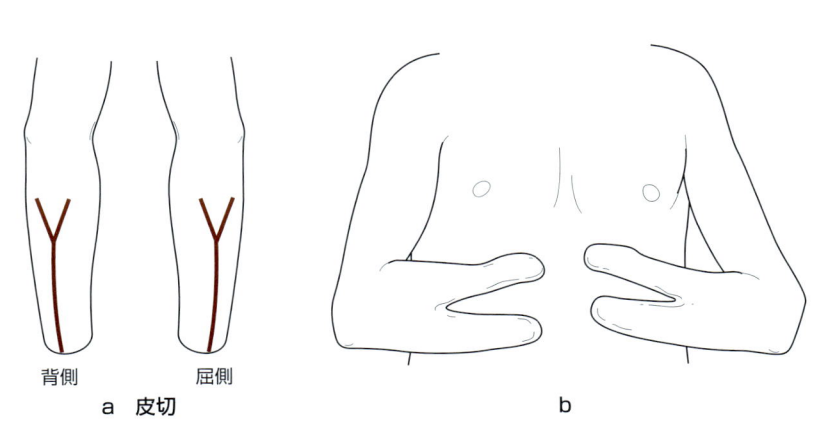

背側　屈側
a　皮切　　　　　　　b

各領域の評価

● 先天性奇形・切断（ISO/ISPOによる国際的な分類法）

①横断性四肢欠損（先天性切断）・・・四肢を横断して欠損をみる
②長軸性四肢欠損（先天性切断）・・・長軸に向かって欠損をみる

図5　横断性四肢欠損（先天性切断）

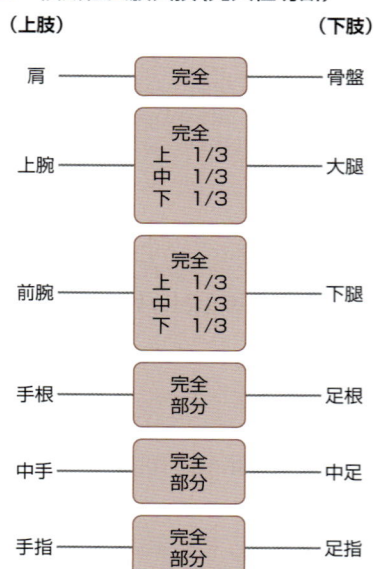

（上肢）　　　　　　　　　　　　（下肢）

上肢	区分	下肢
肩	完全	骨盤
上腕	完全 / 上1/3 / 中1/3 / 下1/3	大腿
前腕	完全 / 上1/3 / 中1/3 / 下1/3	下腿
手根	完全 / 部分	足根
中手	完全 / 部分	中足
手指	完全 / 部分	足指

図6　長軸性四肢欠損

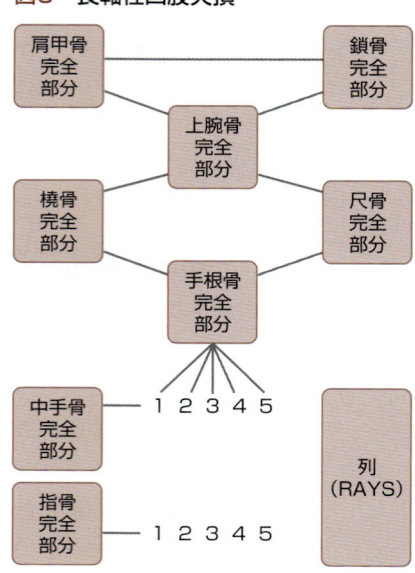

- 肩甲骨 完全/部分
- 鎖骨 完全/部分
- 上腕骨 完全/部分
- 橈骨 完全/部分
- 尺骨 完全/部分
- 手根骨 完全/部分 — 1 2 3 4 5
- 中手骨 完全/部分 — 1 2 3 4 5
- 指骨 完全/部分

列（RAYS）

（澤村誠志：切断と義肢，p.79，医歯薬出版，2007．より引用）

図7　横断性欠損（右上肢例）

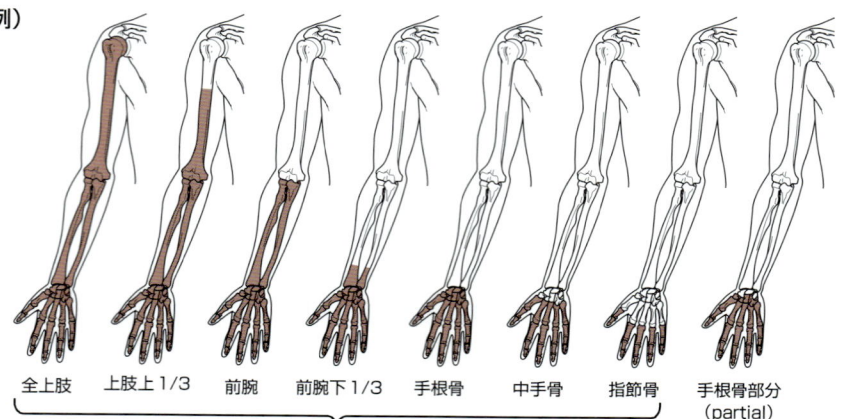

全上肢　上肢上1/3　前腕　前腕下1/3　手根骨　中手骨　指節骨 ── 完全（complete）
　　　　　　　　　　　　　　　　　　　　　　　　　　　　　手根骨部分（partial）

（澤村誠志：切断と義肢，p.79，医歯薬出版，2007．より引用）

図8　長軸性欠損

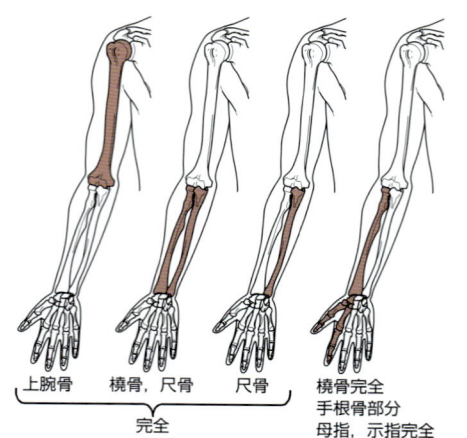

上腕骨　橈骨, 尺骨　尺骨 ── 完全
橈骨完全　手根骨部分　母指, 示指完全

（澤村誠志：切断と義肢，p.79，医歯薬出版，2007．より引用）

作業療法評価

- 情報収集：年齢，性，現病歴，既往歴，合併症，職業（職歴），など

①**断端肢**
- 切断肢の状態把握：断端の状態→皮膚の状態，浮腫など
  - 痛み→断端痛，幻肢痛，幻肢など
  - 形態→断端長，断端周径の測定
  - （周径などは目安となる骨指標などから5cm間隔で測定）
- 関節可動域測定：切断肢のROM測定（正常可動域と切断後可動域の比較）
- 知覚測定：断端皮膚の触圧覚，関節位置覚，関節運動覚，温冷覚，など
  - ＊知覚過敏や異常感覚が生じることがある。
- 筋力測定：手術（断端処置）にて，筋肉がどのように切断され，どこに縫着されたか，などを確認して徒手的筋力測定を行う。

②**健側肢**：ROM，MMT，筋持久力，握力，上肢機能検査，など巧緻・粗大，協調運動を測定。

③**全身**：体力・持久力，姿勢，座位・立位バランス，など

④**心理・精神面**

⑤**日常生活活動検査（ADL検査）**
- 健側（非切断）肢での日常生活活動での遂行状況の確認
  - ＊両側切断 ⇒ かなりの不便性のため，喪失感を強くしてしまうケースでは，残存肢での操作に助言をしながら評価・確認する。

⑥**社会・経済面**
- 生活費・治療費などの情報収集。職業などの情報収集（作業内容など）。
  - ＊義手は補装具対象となる⇒身体障害者手帳の取得の有無について確認。
  - ＊職場や学校などへの訪問調査など。

図9 上肢切断者のリハビリテーションの流れ

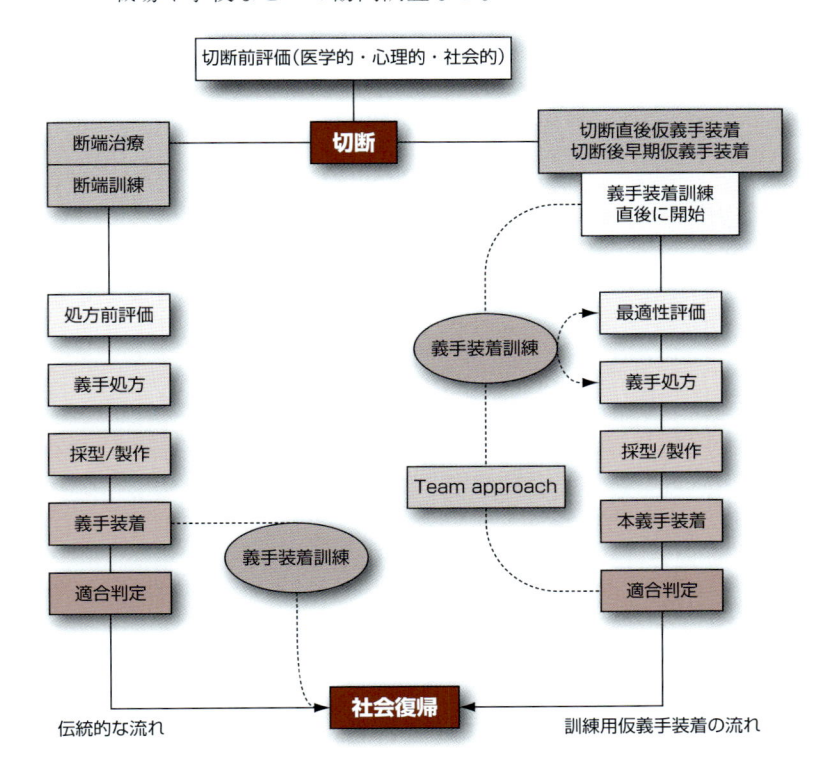

（日本整形外科学会 監：義肢装具のチェックポイント，p.102，医学書院，1999．より引用改変）

義手

●義手のタイプ

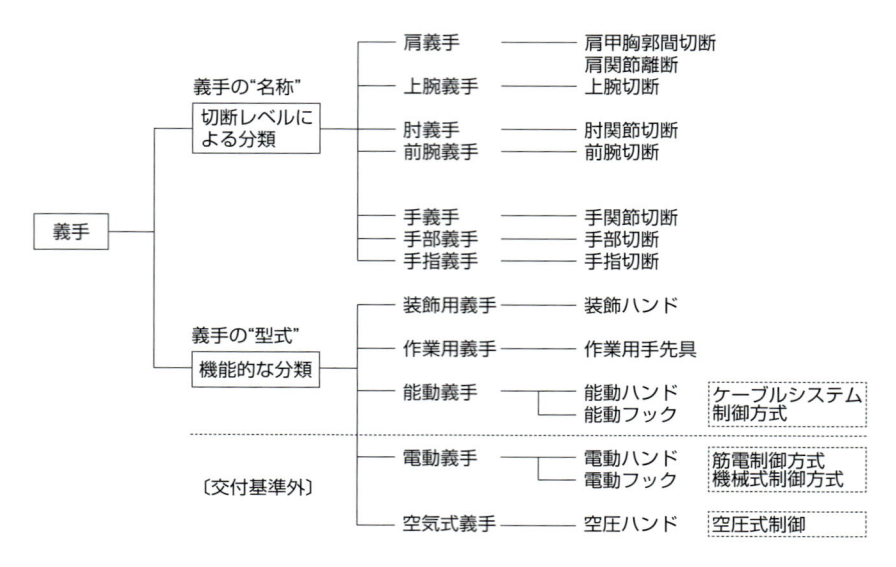

図10　義手のタイプ

```
                           ┌─ 肩義手 ──── 肩甲胸郭間切断
                           │              肩関節離断
          ┌─ 義手の"名称"  ├─ 上腕義手 ── 上腕切断
          │  切断レベルに  │
          │  よる分類      ├─ 肘義手 ──── 肘関節切断
          │                ├─ 前腕義手 ── 前腕切断
          │                │
  義手 ──┤                ├─ 手義手 ──── 手関節切断
          │                ├─ 手部義手 ── 手部切断
          │                └─ 手指義手 ── 手指切断
          │
          │                ┌─ 装飾用義手 ── 装飾ハンド
          │                ├─ 作業用義手 ── 作業用手先具
          └─ 義手の"型式"  ├─ 能動義手 ──┬ 能動ハンド  [ケーブルシステム
             機能的な分類  │              └ 能動フック   制御方式]
                           │ ··············································
                           ├─ 電動義手 ──┬ 電動ハンド  [筋電制御方式
                           │              └ 電動フック   機械式制御方式]
            [交付基準外]   └─ 空気式義手 ── 空圧ハンド  [空圧式制御]
```

(義肢装具のチェックポイント　第6版, p.87, 医学書院, 2003. より引用)

図11　機能的分類に基づく義手の種類

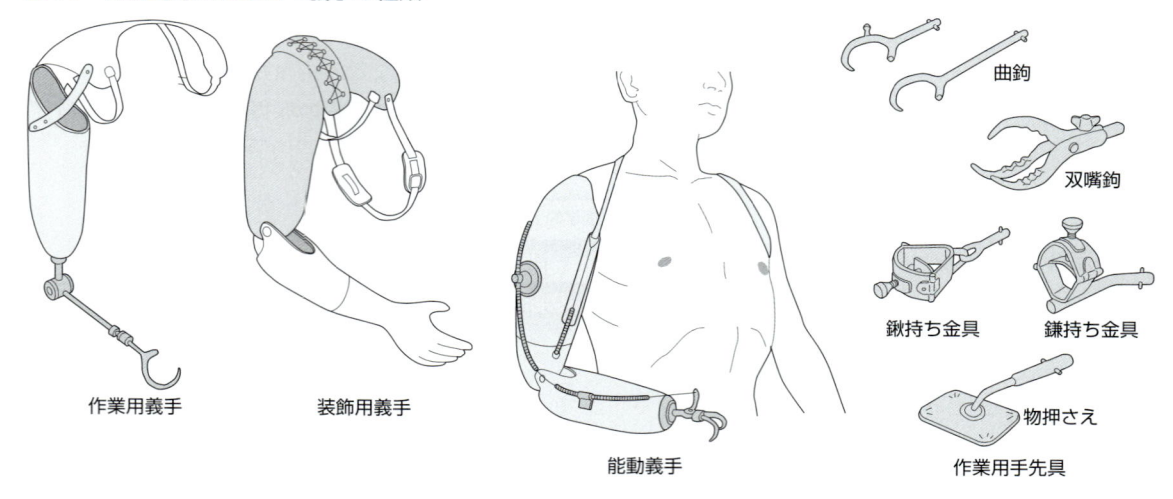

作業用義手　　装飾用義手　　能動義手

曲鉤
双嘴鉤
鍬持ち金具　　鎌持ち金具
物押さえ
作業用手先具

●手先具と手継手

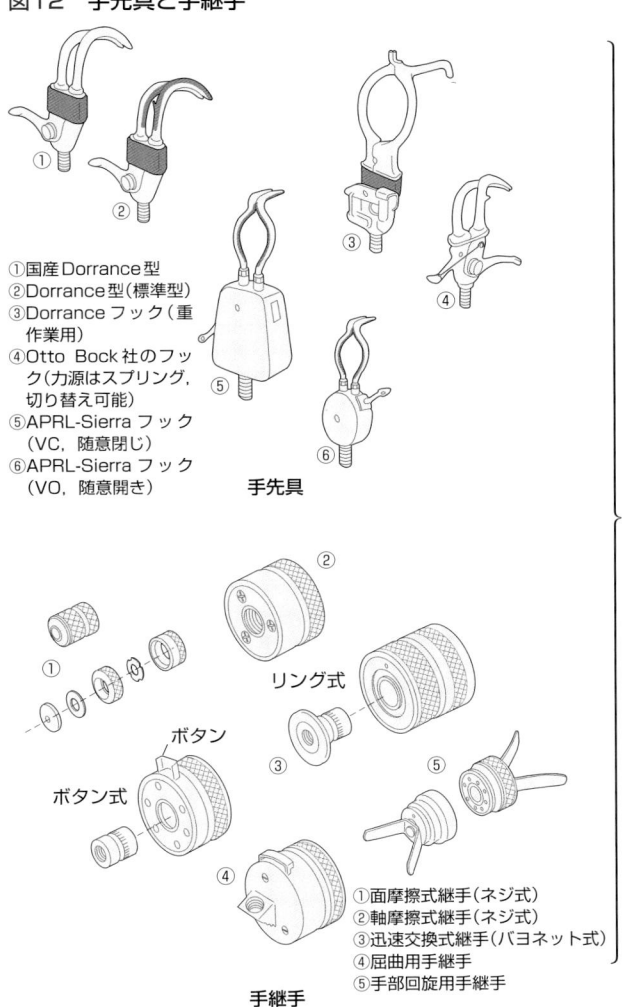

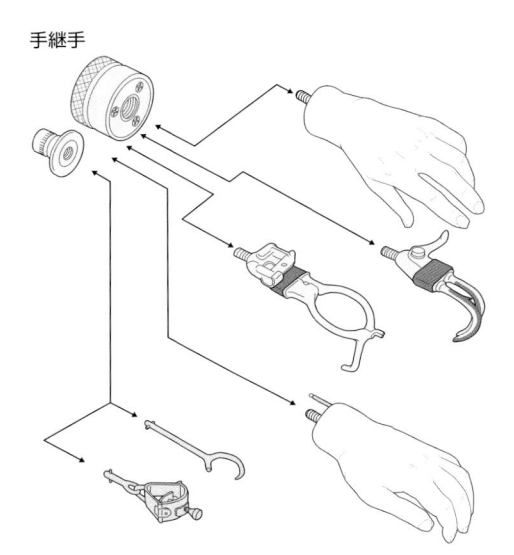

図12　手先具と手継手

①国産 Dorrance 型
②Dorrance 型（標準型）
③Dorrance フック（重作業用）
④Otto Bock 社のフック（力源はスプリング，切り替え可能）
⑤APRL-Sierra フック（VC，随意閉じ）
⑥APRL-Sierra フック（VO，随意開き）

手先具

ボタン式
リング式

①面摩擦式継手（ネジ式）
②軸摩擦式継手（ネジ式）
③迅速交換式継手（バヨネット式）
④屈曲用手継手
⑤手部回旋用手継手

手継手

手継手

手先具は人間の「手」に替わる部分である。手先具は手関節の機能として屈曲，回旋などの運動機能が付加されている。手先具結合には「ネジ式」と「バヨネット式」「差込み式」などがある。

各領域の評価

●肘継手（ブロック型とヒンジ型）

図13　肘継手

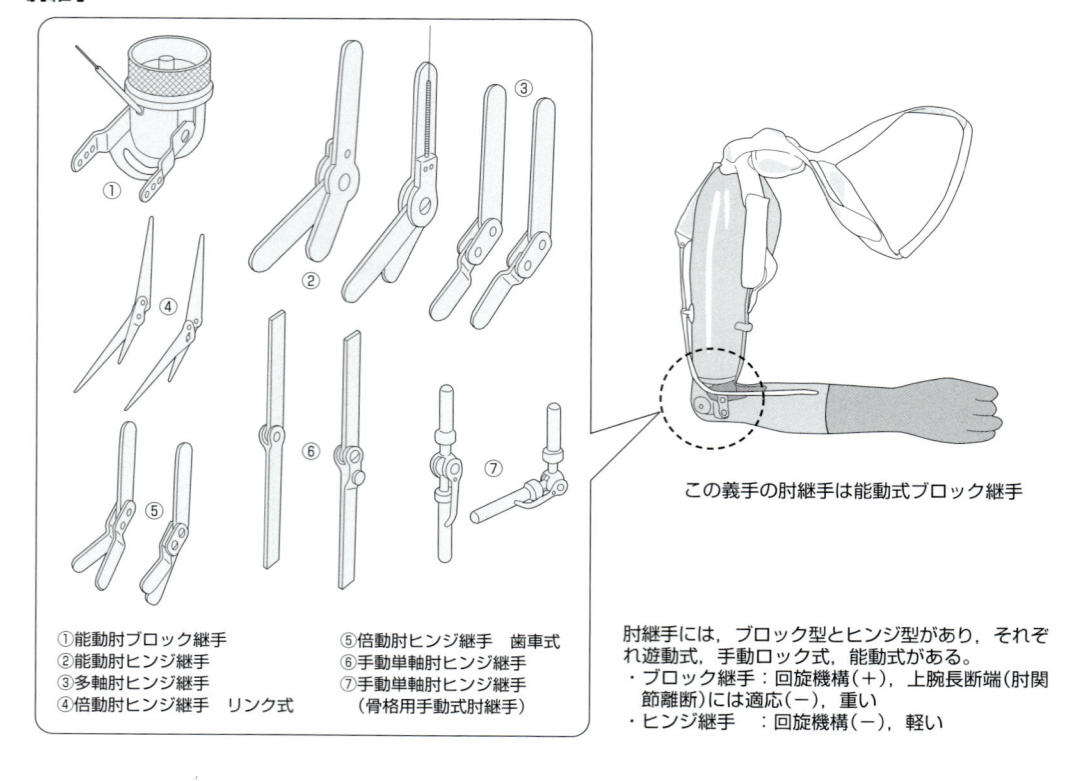

①能動肘ブロック継手
②能動肘ヒンジ継手
③多軸肘ヒンジ継手
④倍動肘ヒンジ継手　リンク式
⑤倍動肘ヒンジ継手　歯車式
⑥手動単軸肘ヒンジ継手
⑦手動単軸肘ヒンジ継手
　（骨格用手動式肘継手）

この義手の肘継手は能動式ブロック継手

肘継手には，ブロック型とヒンジ型があり，それぞれ遊動式，手動ロック式，能動式がある。
・ブロック継手：回旋機構（＋），上腕長断端（肘関節離断）には適応（－），重い
・ヒンジ継手　：回旋機構（－），軽い

●肩継手

図14　肩継手

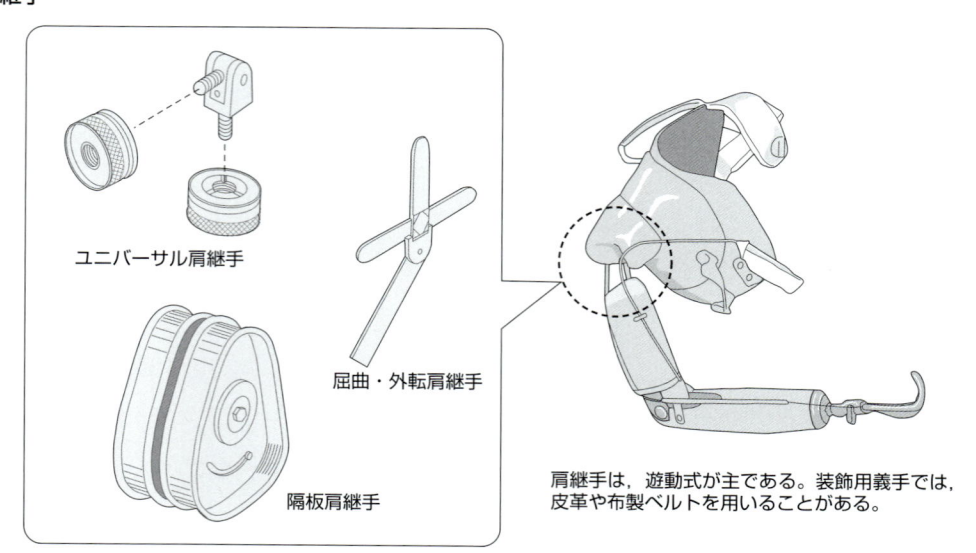

ユニバーサル肩継手

屈曲・外転肩継手

隔板肩継手

肩継手は，遊動式が主である。装飾用義手では，皮革や布製ベルトを用いることがある。

●ソケット

- ソケットは，切断端と義手を結合させるインターフェイスである。
- 特性として，断端の収納，義手の支持・懸垂，力と運動の伝達がある。

図15　上腕ソケット

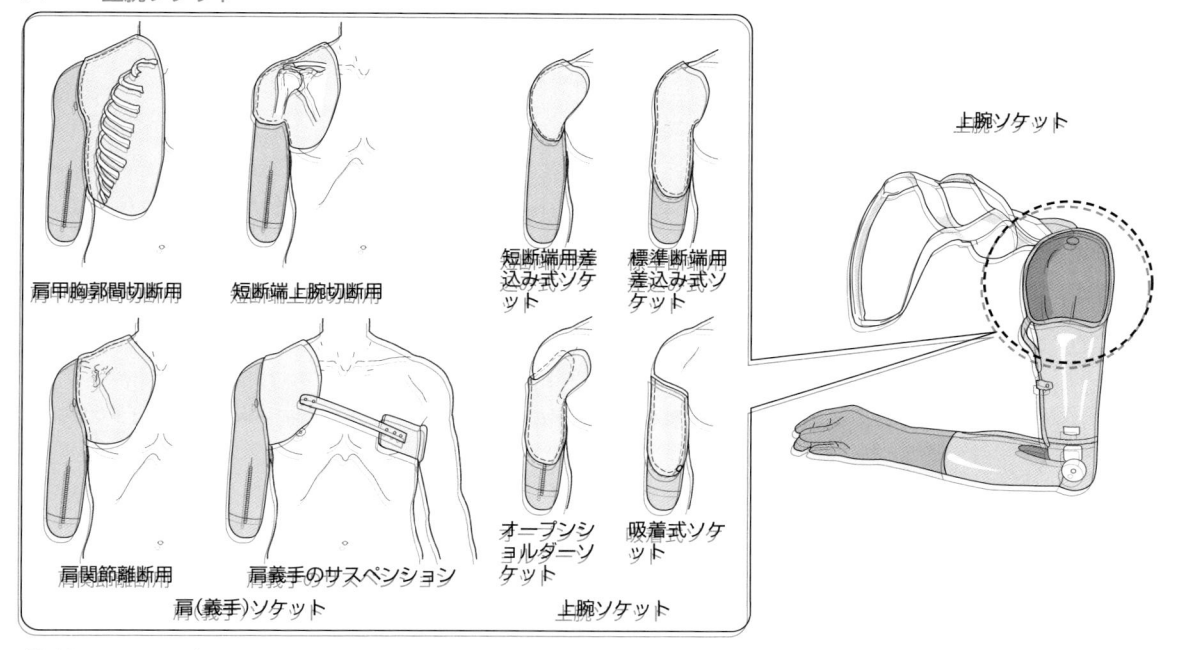

肩甲胸郭間切断用　　短断端上腕切断用　　短断端用差込み式ソケット　　標準断端用差込み式ソケット

肩関節離断用　　肩義手のサスペンション　　オープンショルダーソケット　　吸着式ソケット

肩（義手）ソケット　　　　　　　　　　　上腕ソケット

上腕ソケット

（義肢装具のチェックポイント 第6版, p.99-100, 医学書院, 2003, より引用改変）

図16　前腕ソケット

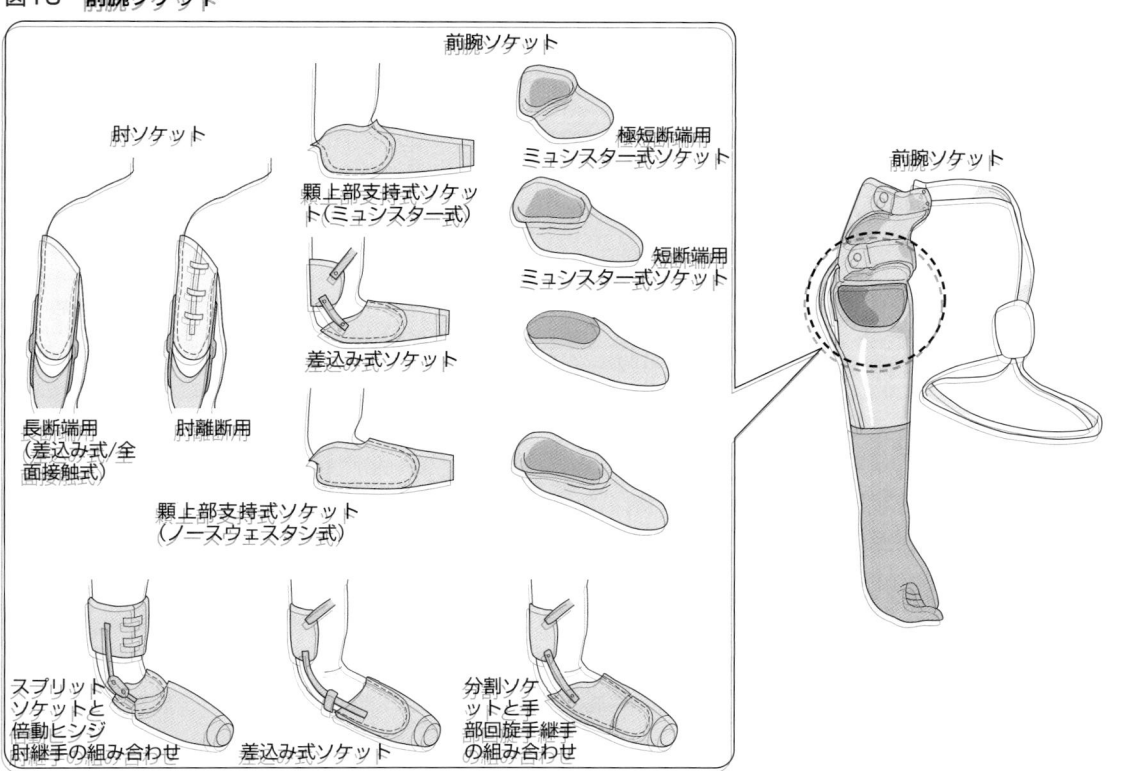

肘ソケット

前腕ソケット

顆上部支持式ソケット（ミュンスター式）

差込み式ソケット

長断端用（差込み式/全面接触式）　　肘離断用

顆上部支持式ソケット（ノースウェスタン式）

極短断端用ミュンスター式ソケット

短断端用ミュンスター式ソケット

スプリットソケットと倍動ヒンジ肘継手の組み合わせ　　差込み式ソケット　　分割ソケットと手部回旋手継手の組み合わせ

前腕ソケット

（義肢装具のチェックポイント 第6版, p.100-102, 医学書院, 2003, より引用改変）

各領域の評価

●ハーネス
- ソケットを介して，義手を懸垂支持。
- 体内力源をコントロールケーブルに伝達する。

図17 ハーネス

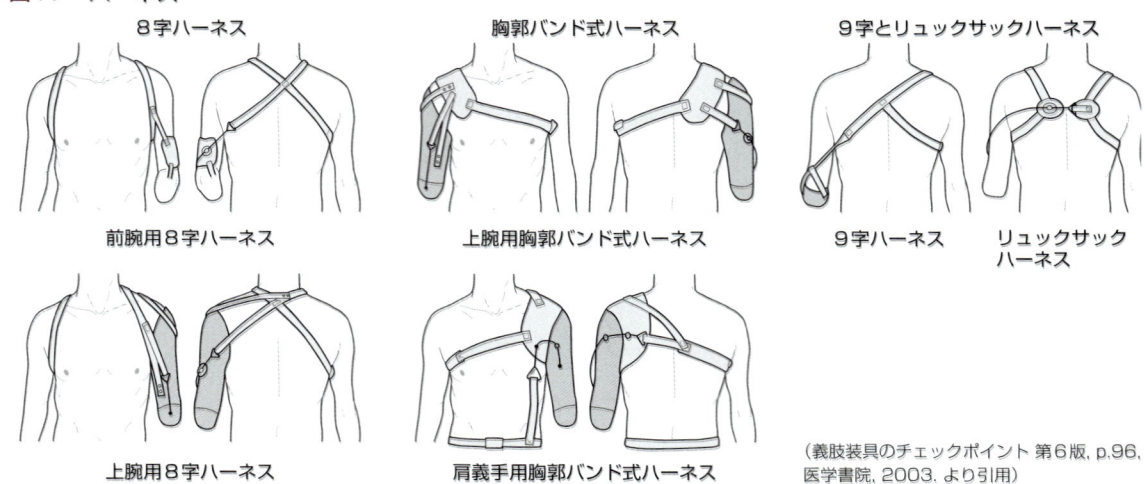

8字ハーネス　　胸郭バンド式ハーネス　　9字とリュックサックハーネス

前腕用8字ハーネス　　上腕用胸郭バンド式ハーネス　　9字ハーネス　リュックサックハーネス

上腕用8字ハーネス　　肩義手用胸郭バンド式ハーネス

(義肢装具のチェックポイント 第6版, p.96, 医学書院, 2003. より引用)

●コントロールシステム（制御機構）
- 能動義手や電動義手を操作制御（肘屈曲，手先具開閉など）する装置。
- 目的にて，単式，複式，3重コントロールケーブルシステムがある。

図18 コントロールシステム

ハンガー
浮動アン
プレート用ゴム
リテーナ
ケーブルハウジング
リテーナプレート
リフトレバー
スイベルターミナル
ワイヤー
単式
複式

単式コントロールケーブルシステム

複式コントロールケーブルシステムおよび肘ロックコントロールケーブル

ハーネス
コントロールケーブル

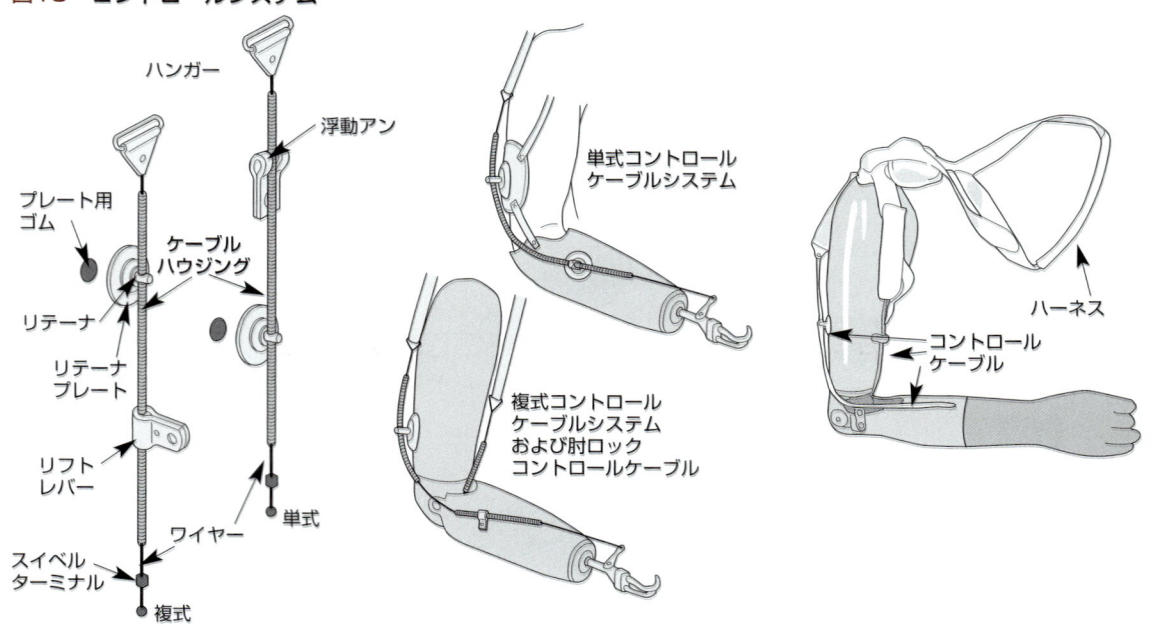

●筋電義手

- 電動ハンドは，手掌部に内蔵された小型電動モーターによる母指と示指，中指の3指駆動型が標準的な構造。→切断者自身が随意にハンドを開閉できるように，電極を装着して筋電シグナルの発生訓練が重要。

筋電制御方式

- ダブルチャンネルシステム→弱い筋電シグナル（ハンド閉じる），強い筋電シグナル（ハンド開ける）。
- 4チャンネルシステム→弱い筋電シグナル（ハンド開閉），強い筋電シグナル（回内外）。
- DMCシステム→2個の電極で，収縮力による違いで握るスピード，把持力を随意に制御。

  など

  ＊電動モーターなどで，重量が重い。

上肢切断レベルと義手の特徴（AAOS分類）

- AAOS：American Academy of Orthopeadic Surgeons

図19　上肢切断レベルと義手の特徴（AAOS分類）

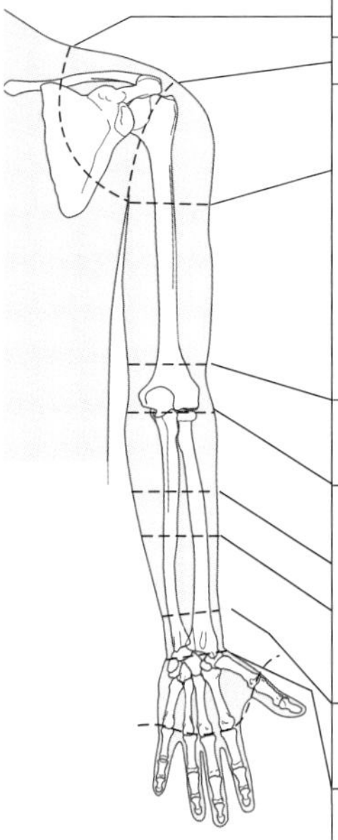

切断レベル	適応する義手	特徴
肩甲胸郭間切断	肩義手　肩甲胸郭間切断用	断端に可動性なし。能動義手の効率は悪い。
肩関節離断	肩義手　普通型（上腕切断短断端用）	肩甲骨の可動性残存。 胸郭ベルト式ハーネス （肩継手を省いて上腕義手型として能動義手の効率を高める）
上腕切断（30%）	肩義手　普通型（上腕切断短断端用）	
上腕切断（50%）	上腕義手（短）	機能適合式差込みソケット（短断端） オープンショルダーソケット，吸着式ソケット，ブロック肘継手 8字ハーネス，二重コントロールケーブルケーブルシステム
上腕切断（90%）	上腕義手（標準）	
肘関節離断	肘義手	機能適合式差込みソケット，二重式ソケット，肘ヒンジ継手
前腕切断（35%）	前腕義手（極短）	顆上部支持型自己懸垂ソケット（M，NW，OB），スプリットソケット　8字ハーネス，単式コントロールケーブルシステム
前腕切断（55%）	前腕義手（短）	
前腕切断（80%）	前腕義手（中）	機能適合式差込みソケット（二重式）
前腕切断（100%）	前腕義手（長）	前腕部回旋機能残存（たわみ肘継手）
手関節離断	手義手	機能適合式差込み（窓付き）ソケット，二重式ソケット，リュックサック型ハーネス
手根中手切断	手部義手（手根中手義手）	手関節機能の利用 断端機能の実用化

（義肢装具のチェックポイント 第6版，p.103，医学書院，2003．より引用）

義手適合判定（作業療法評価）

●義手のみ
- 処方項目と合致しているか。
- ソケットの仕上げ（内面，トリミング縁の処理など）。
- 継手の組み立ての正確性。
- ハーネス・コントロールシステムの仕上げ。
- 衣服の汚染・損傷のないように配慮。

●義手の長さ

片側切断
- 健側上肢の肩峰より母指先端までの長さが基準。
- 能動フックでは，フックの先端（指鈎先端ではなく）で合わせる。
- 能動ハンドでは，ハンドの母指先端を合わせる。

図20　義手の長さ

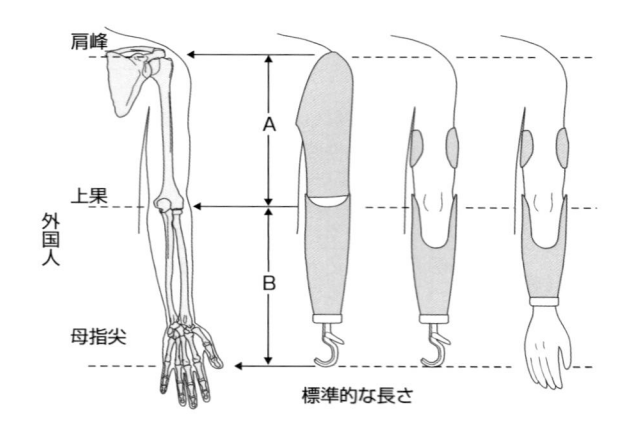

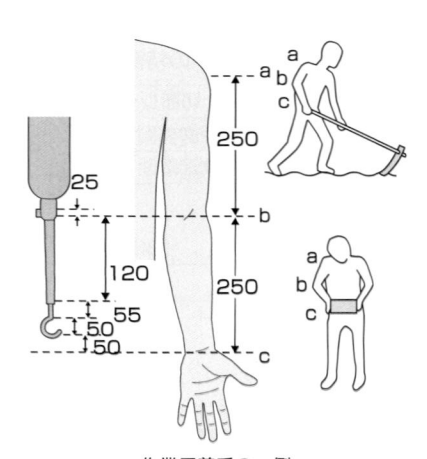

作業用義手の一例
短めにしたほうが作業がしやすい。

（義肢装具のチェックポイント 第6版, p.106, 医学書院, 2003. より引用）

両側切断
- 身長を基準として，Carlyle（カーライル）式で算出。
  上腕長（A）＝0.19×身長（cm）
  前腕長（B）＝0.21×身長（cm）

● 上腕義手・前腕義手適合検査

表3 上腕義手，肩義手検査表

No.	氏名	（男・女）	年齢
切断日	長さ	手先具	ハーネス
検査日	月日	検査者名	

	検査項目	成績 上腕	成績 肩離断	標準	通常の欠陥
1	義手除去時の断端の可動範囲	外転 ° 内転 ° 屈曲 ° 伸展 °	° ° ° °	外転（健180°）90° 内転（健90°）45° 屈曲（健180°）90° 伸展（健60°）30°	拘縮 筋力低下 断端長の問題
2	義手の肘屈曲範囲			義手肘屈曲135°	・前腕部ソケットの適合 ・肘装置の調節不適
3	義手装着時の断端の可動範囲	外転 ° 内転 ° 屈曲 ° 伸展 °	° ° ° °		（ソケットの適合）
4	義手装着の肘の自動的屈曲範囲	°	°	肘完全屈曲135°	・ハーネスのとり方の欠陥 ・ケーブルハウジングが長すぎる ・義手操作の動きが拘束されている
5	肘完全屈曲に要する肩の屈曲角	°	°	肩の屈曲角は45°を超えてはならない	・ハーネスの調整不適
6	肘を（90°から）屈曲するのに必要な力	kg	kg	4.5kgを超えてはならない	・レバーループの位置，長さが不適 ・コントロールケーブルの走行が不適
7	操作効率	%	%	効率は少なくとも50％以上であること	・ハーネスの調整不適 ・ケーブルの走行不適 ・ケーブルのハウジングが長すぎる ・リテーナプレート，クロスバーの位置不適
8	肘90°屈曲位でのフックの開大あるいは閉鎖	cm	cm	肘90°屈曲位での手先具は完全開大あるいは閉鎖すること	・ハウジングが長すぎる ・ハーネスの調整不適 ・義手操作運動が束縛されている
9	口および肘伸展位でのフックの開大あるいは閉鎖	口 cm 肘伸展位 cm	cm cm	手先具の開大あるいは閉鎖は最小限度50％はできなければならない	・ハウジングが長すぎる ・ケーブルの走行が不適 ・ハーネスの調整不適
10	肘固定の不随意的動き			走行時または側方60°挙上するとき固定してはならない	・肘コントロールケーブルの走行が不適
11	義手回旋時のソケットの安定性			ソケットは断端の周囲でスリップしてはならない	・ソケットの適合性
12	トルクに対するソケットの安定性			肘軸より約30cm先端部で内外両側ともに1kgの引っ張りに抵抗できなければならない	
13	張力安定性	cm	cm	23kgの牽引力に対して断端からソケットが2.5cm以上移動してはならない	・ソケットの適合 ・ハーネスの調整不適
14	圧迫適合および快適さ	良 普通 不良	良 普通 不良	加圧力が患者に不適合，具合の悪さ，痛みの原因となってはならない	・ソケットの適合
15	義手の重さ	kg	kg		

（古川　宏 編：作業療法学全書 第9巻 作業療法技術学1 義肢装具学，第3版，p.49，協同医書出版社，2009．より引用）

各領域の評価

表4 前腕義手検査表

No.	氏 名	（男・女）	年 齢
切断日	長 さ	手先具	ソケット
検査日　　月　　日	検査者名		

	検査項目	成績	標準	通常の欠陥
1	肘屈曲範囲　装着時　　　　　　　　除去時	装着時　　　° 除去時　　　°	自動屈曲は装着時も同程度でなければならない	・ソケットの適合
2	義肢装着時および除去時の肘の回旋範囲	装着時 { 回内　回外 除去時 { 回内　回外	装着時の自動回旋範囲は除去時の1/2はできなければならない	・ソケットの適合
3	操作効率	％	効率は70％以上あるべきである	・ケーブルの走行不適 ・ケーブルのハウジングが長すぎる ・ハーネスの調整不適 ・フックのゴムが不適
4	肘90°屈曲位でフックまたはハンドの開大あるいは閉鎖	cm	他動的開大または閉鎖の程度まで自動的にできなければならない	同上
5	口および肘伸展位でのフックまたはハンドの開大あるいは閉鎖	口　　　　cm 肘伸展位　cm	肘90°屈曲位の自動完全開閉の70％以上	・ケーブルの走行が不適 ・リテーナプレート，クロスオーバーの位置が不適 ・ケーブルハウジングが長すぎる ・ハーネスの調整不適
6	張力安定性 （移動のcm）	cm	23kgの牽引力で断端からソケットが2.5cm以上はずれてはならない。またはハーネスが破損してはならない	・ソケットの適合 ・ハーネスの調整不適
7	圧迫適合と快適さ	良　普通　不良	加圧力が患者の不適合，具合の悪さ，痛みの原因となってはならない	・ソケットの適合
8	義肢の重さ	kg		

（古川　宏 編：作業療法学全書 第9巻 作業療法技術学1 義肢装具学，第3版，p.46, 協同医書出版社，2009. より引用）

●**関節可動域測定**
- 正常関節可動域と切断後の可動域を比較。
- 力源となる肩甲帯と肩関節の可動域は重要。
- 義手の可動域についても自動・他動にて測定。

●**筋力測定**
- 通常，徒手筋力検査を用いる。
- 力源となる肩甲帯の筋力は重要。

●**知覚検査**
- 断端の皮膚の触圧覚，関節位置覚，温度覚の検査。
- 幻肢・幻肢痛は，その状態と痛みを聴取・記録。

●**皮膚観察・触察**
- ソケットの当たり具合や圧創の有無等。

●**ADL検査**

●**社会生活活動・参加**
- 職業，学校，年齢など，社会参加や職場状況について調査。

18 末梢神経障害

各領域の評価／骨関節系

Point!

※「末梢神経障害」の治療については p.582～584 参照。

- ■末梢神経障害分類
  ☞ ①単神経障害，②多発性単神経障害，③多発神経障害
- ■単神経障害の代表的障害
  ☞ 絞扼性神経障害
- ■絞扼性神経障害における各疾患
  ☞ ①回内症候群，②前骨間神経障害，③後骨間神経障害，④肘部管症候群，⑤手根管症候群，⑥尺骨管症候群
- ■末梢神経障害における基本的検査
  ☞ ①感覚（知覚）検査，②自律神経機能検査，③上肢・手指機能検査，など

概要

- 末梢神経障害 ⇒ 末梢神経または神経根に病変を有する疾患の総称。
- 発生様式：急性，亜急性，慢性。
- 主症状：運動麻痺，感覚障害，自律神経障害。
- 病因：遺伝性，感染症，中毒症，代謝性，機械的。
- 病理学的分類：軸索変性型，節性脱髄型，神経細胞障害型，間質性，血管障害性。
- 障害の分布：単神経障害，多発性単神経障害，多発神経障害。

障害の分布による分類

①単神経障害

●1本の末梢神経のみの障害

- 症状：神経支配領域 ⇒ 筋力低下，感覚障害，など
- 要因：機械的圧迫（絞扼），外傷，感染，血管炎（膠原病），血栓症，中毒，代謝性疾患など，糖尿病性眼筋麻痺も含まれる。
- 代表的疾患：絞扼性神経障害[*1]

②多発性単神経障害

- 複数の個別の神経に単神経障害が生じたもの。
- 要因：血管炎，サルコイドーシス，糖尿病，動脈硬化など。

用語アラカルト

[*1] 絞扼性神経障害
- 末梢神経が，靱帯や筋，骨などの骨性トンネルを通過している部分で，なんらかの原因により神経に慢性的に異常刺激が加わり起こるもの。

③多発神経障害
- 末梢神経の支配している領域に限らず障害分布を示す神経障害。
- 症状：四肢の左右対称性分布，遠位優位性障害。
- 要因：遺伝性，中毒，代謝，免疫性，傍腫瘍症候群などの全身疾患に合併
- 代表的疾患：遺伝性ポリニューロパシー，ギラン-バレー症候群，慢性炎症性脱髄性多発根ニューロパシー，など。

*本項目では，多発性単神経障害，多発神経障害は扱わないこととする。

各疾患（単神経障害：絞扼性神経障害）

●回内筋症候群
- 円回内筋浅・深頭両頭の間で正中神経が慢性的に絞扼を受けることによる障害。

表1 Spinner診断基準
①前腕掌側近位部の疼痛・誘発試験での増強
②母・示・中・環指橈側1/2の感覚異常
③ファーレンテスト陰性
④短母指外転筋の筋力低下
⑤前骨間神経支配筋の筋力正常
⑥前腕近位部の感覚・運動神経伝導速度遅延または正中神経支配の前腕筋の筋電図異常

表2 沖永診断基準
①円回内筋部の圧痛またはティネル徴候の陽性
②円回内筋・橈側手根屈筋・長掌筋の筋力低下を伴わない正中神経麻痺
③手関節部の正中神経伝導速度正常
④回内筋症候群の各種誘発テストのいずれかで陽性
⑤円回内筋部へのブロック注射が有効

●臨床症状
- 初発症状 ⇒ 手のしびれ感，肘から前腕にかけての疼痛が多い。

●検査
- 筋電図検査：円回内筋・長母指屈筋・短母指外転筋などに神経原性の変化（多い）
- 運動・感覚神経伝導速度検査：手関節−肘関節の間
- 誘発テスト：回内テスト，肘屈曲テスト，中指屈曲テスト，など

図1 回内筋症候群の誘発テスト法とその陽性率

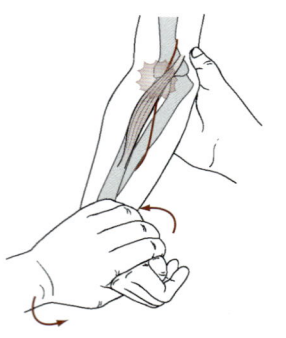

a 回内テスト（50%）
抵抗に抗して前腕回内・手関節屈曲運動を行わせたとき，前腕近位部に疼痛，しびれが増強する場合は，円回内筋による正中神経の圧迫が陽性である。

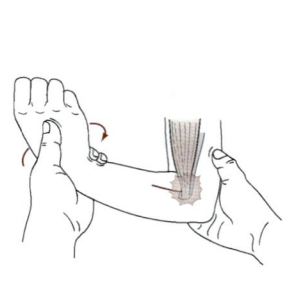

b 肘屈曲テスト（29%）
前腕回外，肘屈曲の抵抗運動時に前腕近位部に疼痛，しびれが増強する場合は，上腕二頭筋腱膜による正中神経の圧迫が陽性である。

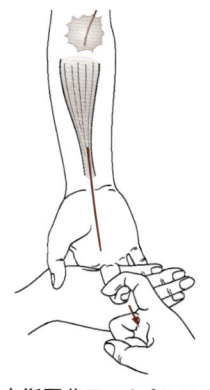

c 中指屈曲テスト（24%）
中指PIP関節を抵抗に抗して屈曲させたときに前腕近位部に疼痛，しびれが増強する場合は，浅指屈筋腱弓部での正中神経の圧迫が陽性である。

（長﨑重信 監・編，齋藤慶一郎 著：作業療法学ゴールド・マスター・テキスト4 身体障害作業療法学，p.216，メジカルビュー社，2010．より引用）

●前骨間神経麻痺
- 外傷性と突発性の2つがある。突発性（麻痺の一部）は，神経束の「砂時計様くびれ」が原因と考えられている。
  * 前骨間神経：運動枝（正中神経からの分岐），感覚枝（－）

●外傷性
- 小児の上腕骨課上骨折によるものが多い。肘の周囲骨折など。

●突発性
- 絞扼性神経障害，神経炎，神経痛性筋委縮症，など
  * 絞扼性神経障害によるものは少ない可能性もある。
  * くびれは，神経の炎症に起因すると考えられている。

●臨床症状
- 初めに疼痛出現，疼痛の軽快とともに麻痺症状に気づく。
- 円回内筋，橈側手根屈筋，浅指屈筋（すべて），深指屈筋（示・中指），長母指屈筋，方形回内筋，長掌筋 ⇒ 筋力低下（麻痺）

●検査
- 涙滴徴候（teardrop sign）：母指と示指による正円動作で，長母指屈筋と示指の深指屈筋の麻痺により，うまく作れず涙痕状の形となる。

図2 teardrop sign

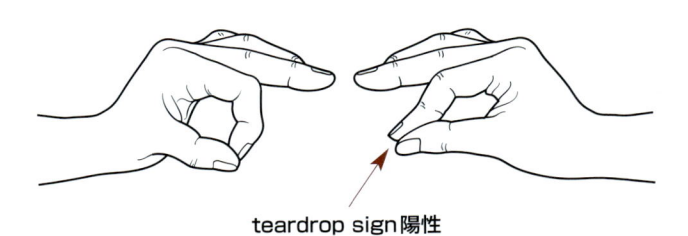

teardrop sign陽性

（長﨑重信 編，齋藤慶一郎 著：作業療法学ゴールド・マスター・テキスト4 身体障害作業療法学，p.217，メジカルビュー社，2010．より引用）

●後骨間神経麻痺
  * 後骨間神経：運動枝（橈骨神経から分岐した深枝）。一部深部感覚線維（手関節背側）。ほとんどは運動神経。

●原因が明らかなもの
- 外傷，肘関節の炎症・滑膜増殖，腫瘍（ガングリオン含む），絞扼，など

●原因が明らかでないもの
- 内因性・突発性
  * 突発性 ⇒ ほとんどが患肢の酷使。先行する肩～肘にかけての激痛神経炎の関与 → 砂時計様くびれ

表3 後骨間神経麻痺の原因

①外傷：刺創，切創，圧挫
　Monteggia骨折などの橈骨頭脱臼・骨折
②占拠病変：腫瘍（脂肪腫，血管腫，神経鞘腫など）
　ガングリオン，関節滑膜増生
③絞扼障害（狭義のentrapment syndrome）：
　Frohse's アーケードの繊維性肥厚，
　血管束の圧迫，
　回外筋・ECRBなど筋の発達肥厚や浮腫
④特発性：原因不明……神経炎？

注）素因・誘因として，①double lesion neuropathy（頸椎症，胸郭出口症候群），
　②上肢の浮腫（外傷後，ギブス固定後，乳がん術後，点滴漏れ，内分泌疾患）

(長野 昭ほか編：整形外科専門医テキスト, p.574, 南江堂, 2010. より引用)

●臨床症状
- 下垂指（drop finger）：すべての指の外在伸筋が麻痺 ⇒ 指のMP伸展不全，一部の指伸展可能：不全型
- 手関節：長橈側手根伸筋（橈骨神経）は大丈夫で手関節の背屈可能．短橈側手根伸筋・尺側手根伸筋（ともに橈骨神経深枝支配）は働かず，手関節背屈では橈屈位を示す．
- 感覚障害はない。一部深枝にも深部感覚線維があり，手関節背側に放散する鈍痛を認めることもある。
  * 神経束にしばしば砂時計様くびれが認められる。麻痺発生直前には肩～肘への放散痛が数日持続する。運動制限も出現。痛みの消失によって麻痺の存在に気づくようになる。

●検査
- 神経伝導速度検査（橈骨神経），筋電図検査，また腫瘍など病変からの圧迫などを疑うときには，超音波・MRI検査などを実施。

●肘部管症候群
- 肘部管の中を尺骨神経が通過するときに圧迫を受けて障害を呈する。
- 肘関節90°屈曲 ⇒ 肘部管圧は約3倍に増加。
- 手根管症候群に次いで多い。

●原因が明らかなもの
- 変形性肘関節症，上腕骨顆上骨折後の外・内反肘，尺骨神経の習慣性脱臼，腫瘍性病変（ガングリオン）による圧迫，不良肢位（仕事やスポーツなどでの屈曲の持続や反復），など。

●原因が明らかでないもの：突発性

- ●病期分類：赤堀の病期分類など

- ●臨床症状
  - 感覚障害：環指尺側，小指痺れ，疼痛，冷感
    ＊疼痛は，前腕や肩に放散することもある。
  - 運動麻痺：内在筋麻痺・萎縮
    → 小指内外転障害，鷲手様変形(環・小指の伸展不全)，巧緻動作障害(箸，書字，ボタンかけ，など)

- ●検査・評価
  - 神経伝導速度検査：肘部管を挟む部分での速度の低下
    ＊50歳以下の正常値50m/s以上
    ＊1cm間隔で神経伝導側を測定する局在診断(インチング法)
  - X線検査：肘部での骨変形の有無など
  - 感覚検査：触覚，痛覚，温冷覚，振動覚，二点識別覚，Semmes Weinstein test(SW検査)など(＊各検査法参照)
  - 筋力検査(MMT)：尺骨神経支配筋(小指外転筋，母指内転筋，尺側虫様筋，など(握力・ピンチ力検査含む)
  - Froment徴候：母指と示指で紙をつままさせて引っ張る
    → 母指内転障害による母指IP関節屈曲による代償の出現
  - Tinel徴候：肘部管の叩打による痺れ・疼痛の出現
  - 指交差テスト(cross finger sign)：中指を示指の背側へ交差させる
    → 骨間筋障害による中指を示指背側への交差不全
  - 肘屈曲テスト：手関節伸展位で肘関節最大屈曲位を5分間維持させる
    → 環・小指の痺れ・疼痛の出現(陽性)

図3　Froment徴候

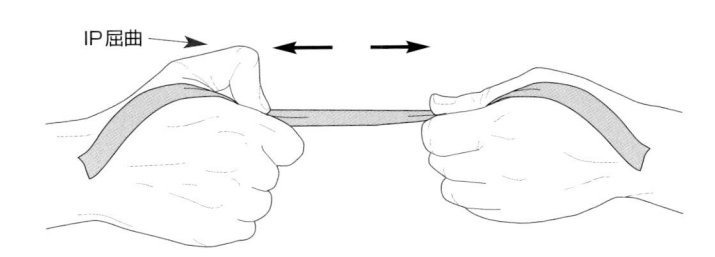

- ●手根管症候群
- 最も頻度の多い絞扼性神経障害。
- 手根管の内圧がなんらかの要因で上昇し，手根管の中を通過する正中神経が絞扼され発症。
- 中高年女性にて発症が多い。ときに両側性。

図4 手関節横断面

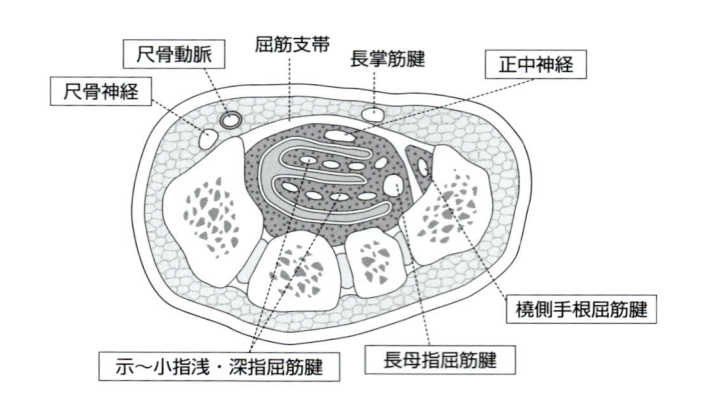

ラベル: 尺骨動脈, 屈筋支帯, 長掌筋腱, 正中神経, 尺骨神経, 橈側手根屈筋腱, 示～小指浅・深指屈筋腱, 長母指屈筋腱

● 原因
- 外傷（橈骨遠位端骨折および変形治癒，月状骨，月状骨周囲脱臼，など），キーンベック病，CM関節症，屈筋腱腱鞘炎，手の過度の使用，透析アミロイド沈着，妊娠による全身浮腫，ガングリオンなどの腫瘤形成，など

● 原因があきらかでないもの：突発性

● 臨床症状
- 感覚障害：母指・示指・中指および環指橈側1/2に痺れ，疼痛，など
   ＊夜間や明け方に強い傾向。母指脱力の訴え。
- 運動麻痺：母指球筋麻痺
   → 猿手様変形（母指対立運動不全），巧緻動作の低下，など

● 検査・評価
- 神経伝導速度検査：手根管から末梢への伝導性（指-手掌間部）と病変部を含んだ伝導性（指-手関節間）の差を検査
   ＊インチング法は軽症例に有用

図5 Tinel sign（ティネル徴候）

- 筋電図検査：短母指外転筋
- 画像検査：MRI検査や超音波検査が有用（ガングリオンなど）
- X線検査：骨折，儀通風，石灰沈着，など
- 感覚検査：触覚，痛覚，温冷覚，振動覚，二点識別覚，Semmes Weinstein（SW検査）test，など（＊各検査法参照）
- 筋力検査（MMT）：短母指外転筋，握力，握力・ピンチ力検査など
   → 母指の手掌側外転が弱くなるあるいは不全となる
- Tinel徴候：手関節部掌側の叩打による痺れ・放散痛（疼痛）の出現
- Phalenテスト（ファーレン）：手関節掌屈位保持（1分間）にて正中神経支配領域に痺れの増強（陽性）手関節屈曲テストともいう。
- 手関節背屈テスト：手関節背屈による症状の増強
- 正中神経圧迫テスト：正中神経の皮膚上より持続的に圧迫を加えることによる症状増強

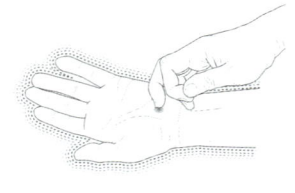

図6 Phalenテスト

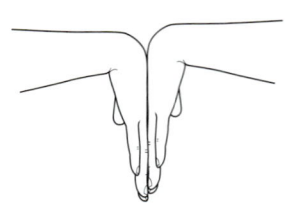

● 尺骨管症候群（Guyon管症候群）
- 尺骨管を通過する尺骨神経が圧迫されて出現。比較的まれな絞扼性神経障害。

●原因
- 外傷(有鉤骨骨折, 手根骨脱臼, など), 腫瘍(ガングリオン, 脂肪腫, など), 慢性刺激(長時間サイクリングでのハンドル把持, 大工などの手に衝撃を受けやすい職業, など), 先天異常(有鉤骨変形, など), その他(RA, 変形性関節症, など)

●臨床症状
- 絞扼を起こす場所により, 症状に違い。
- 障害部位による分類：津下はⅣ型へ分類, SheaはⅢ型へ分類

表4 尺骨管症候群の分類

津下・山河	障害部位	障害神経	Shea
Ⅰ型	尺骨管の中枢部	浅枝(感覚) 深枝(運動)	Ⅰ型
	尺骨管部	深枝のみ	Ⅱ型
Ⅱ型	尺骨管部	深枝のみ	Ⅲ型
Ⅲ型	小指球筋筋枝分岐 またはそれ以前	深枝	
Ⅳ型	小指球筋筋枝分岐後	小指球筋筋枝 を除く, 深枝	

(長野 昭 ほか編：整形外科専門医テキスト, p.566, 南江堂, 2010. より引用)

図7 尺骨管の解剖

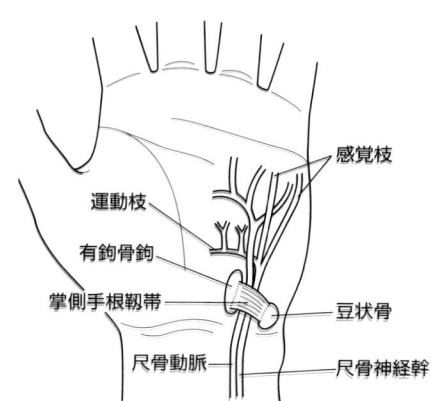

- 感覚障害(尺骨神経浅枝)：環指(尺側)や小指掌側の痺れ・疼痛に
    ＊主に手掌側の尺側のみに出現。手背の尺側には感覚障害はない。
    →肘部管症候群との違い
- 運動麻痺(尺骨神経深枝)：小指外転筋・骨間筋・母指内転筋の萎縮, 手指巧緻動作の障害, など

●検査・評価
- 神経伝導速度検査：運動神経(MCV), 感覚神経(SCV)
- 筋電図検査：針筋電図
- 画像検査：MRI検査や超音波検査が有用(ガングリオンなど).
- X-P検査：橈骨遠位端骨折後変形治癒, 有鉤骨骨折後の偽関節, など
- 感覚検査：触覚, 痛覚, 温冷覚, 振動覚, 三点識別覚, Semmes Weinstein test(SW検査), など(＊各検査法参照)
- 筋力検査(MMT)：小指外転筋, 骨間筋, 母指内転筋, 握力, など(握力・ピンチ力検査含む)
- Froment徴候：母指と示指で紙をつまませて引っ張る
    → 母指内転障害による母指IP関節屈曲による代償の出現
- 指交差テスト(cross finger sign)：中指を示指の背側へ交差させる
    → 骨間筋障害による中指を示指背側への交差不全
- Tinel徴候：尺骨管の叩打による痺れ・疼痛の出現(放散痛)

※末梢神経障害に関する基本的検査：検査法は,「末梢神経損傷」の評価(p.360〜371)を参照.

19 各領域の評価／骨関節系
骨形成不全症

Point!

※「骨形成不全症」の治療については p.585 参照。

用語アラカルト

*1 骨形成不全症
- Osteogenesis imperfecta(OI)の略。
- 病因：常染色体優性遺伝
- 発症頻度：2～3万出生に1人
- 古典的分類：①易骨折性，②青色強膜，③難聴…3徴候
- 国際分類(2006)：7つの型に分類

■概要	常染色体優性遺伝，2～3万人に1人
■分類	古典的分類，国際分類(2006)
■臨床症状	骨脆弱性，など
■所見	全身症状，長管骨，脊柱，眼，耳，歯，骨盤
■検査	X線検査，骨密度検査，骨代謝検査，など
■成長期終了後の問題	偽関節，側弯症，など
■作業療法評価	基本的情報収集，身体的機能，心理的機能，日常生活活動，社会生活活動，など

分類

表1　骨形成不全症*1の分類

タイプ	原因遺伝子	遺伝様式	臨床所見特徴
1	COL1 A1	常染色体優性	軽症，易骨折性(＋)，青色強膜，難聴(＋) 歯牙形成不全を伴うものと伴わないものあり
2	COL1 A1 COL1 A2	常染色体優性 稀に劣性	子宮内で，または周産期に死亡 最重症型易骨折性(艹)，長管骨弯曲変形(＋)
3	COL1 A1 COL1 A2	常染色体優性	子宮内骨折，易骨折性(艹)，青色強膜 進行性の長管骨弯曲変形(艹)　脊柱側弯(艹)
4	COL1 A1 COL1 A2	常染色体優性	青色強膜(成長とともに目立たなくなる) 初回骨折は新生児から成人まで様々 細い骨，思春期になると骨折回数は減少 歯牙形成不全を伴うものと伴わないものあり
5	1型コラーゲンに異常なし	常染色体優性	骨折後の過剰な骨形成 青色強膜(－)，歯牙形成不全(－)， 靱帯弛緩(＋)
6	1型コラーゲンに異常なし	不明	歯牙形成不全(－)， 血中アルカリフォスファターゼの高値
7	CPTAP	常染色体劣性	4型OIと似た症状．2型と似た重症例もある

(内田淳正 監：標準整形外科学 第11版, p.290, 医学書院, 2011. より引用)

- タイプ1～4型 ⇒ 1型コラーゲン α1(Ⅰ)鎖(COL1A1)または α2(Ⅰ)鎖(COL1A2)の遺伝子異変
- *1型患者 ⇒ 最も多い(骨形成不全症の50％)
- *タイプ ⇒ 1～4型(1型コラーゲン異常＋)90％，5～7型(1型コラーゲン異常－)10％

臨床症状

- 1型：軽症，2～3型：重症，4型：中等症
- 骨脆弱性 ⇒ 易骨折，四肢・脊柱・胸郭の変形
    - 生下時に多発骨折を認める例，生涯で数回以内の骨折のみの例など，幅広い。
- 骨形成不全症では，膜性骨化が障害される。
    - 頭蓋骨 ⇒ Worm骨，長管骨 ⇒ overmodeling，脊椎 ⇒ 椎体高
- 小児期では，骨折が主
    - 成長終了以降 ⇒ 偽関節化による運動障害憎悪，心肺機能障害（高度な側弯症に起因），脊髄空洞症・圧迫性脊髄症（頭蓋陥入症に起因），など
        ＊定期的医学チェックが必要

所見

① 全身所見：皮膚弛緩，靱帯弛緩（外反足・関節過可動性），筋力低下，多汗，低身長，など
② 長管骨　：弯曲変形，軸捻変形，など
③ 脊柱　　：前弯を伴う側弯変形，環軸椎不安定性，など
④ 眼　　　：青色強膜
⑤ 耳　　　：難聴（感音性，伝音性，混合性）
⑥ 歯　　　：歯牙形成不全
⑦ 骨盤　　：高度の変形

検査

●X線検査
① 長管骨での骨幹端部骨皮質菲薄化，横径狭小化に伴う骨皮質菲薄化
② 成長軟骨帯周辺のpop corn像（タイプ3型）
③ 骨塑性変形による弯曲，骨折変形治癒像，偽関節
④ 脊椎圧迫骨折像，側弯変形，骨盤変形
⑤ 環軸関節不安定，頭蓋陥入症
極めてまれなものとして
⑥ 過剰仮骨形成（タイプ5型，骨肉腫が疑われる）

●骨密度検査
① 低年齢児（タイプ2～3型）⇒ 同年代比10％程度の高度骨粗鬆症例（+）
② 成人（タイプ1型）⇒ 正常範囲内の骨密度例（+）
③ 骨形成不全症児のBMD（就学前）⇒ 同年代に比べ50％値までのことが多い

●骨代謝検査
① 血中PICP（C-terminal propeptide of type I procollagen）
    ⇒ 同年代に比べ50％以下に低下。タイプ1型（+），タイプ3～4型（−）
② 高カルシウム尿症
    ⇒ 骨吸収マーカー（尿中ピリジノリン，デオキシピリジノリンなど）が高値。タイプ3～4型（+）

成長期を終えてからの問題

●偽関節
- 長管骨骨幹部骨折，大腿骨頸部骨折後，など

●側弯症
- 高度側弯症による座位不安定性，心肺機能障害，など
- Cobb角　5°～60°までの固定が推奨

●神経症状
- 頭蓋陥入症　⇒　腱反射亢進・痙性四肢麻痺
- 高度側弯症　⇒　脊髄ヘルニアに起因する下肢痙性麻痺，など

●閉経期骨粗鬆症
- 疾患固有の代謝性骨粗鬆症＋更年期骨粗鬆症　⇒　脊柱破壊，側弯症憎悪，など

●呼吸器感染症
- タイプ3型や高度側弯症例　⇒　呼吸器感染症が生命的予後へ影響

作業療法評価

●基礎的情報収集
- 骨折のある家族歴，妊娠経過，出産状況，乳児期の骨折回数，起坐呼吸，呼吸器感染症，動悸，息切れ，後頭部痛，手で頭を支える，四肢の痺れ，など

●身体的機能
- 形態測定，関節可動域，筋力，粗大運動，上肢機能，スピード，瞬発力，持久力

●心理的機能
- 発達評価

●日常生活活動
- ADL評価，IADL評価，など

●社会生活活動
- 就学状況，交通機関の利用状況，コミュニケーション，対人関係，教育的・職業的適応性，遊び・趣味活動，など

20 各領域の評価／中枢神経系
脳血管障害

Point!
- 画像情報からの理解
  ☞ 脳の解剖学的理解，脳の血流と部位，病変部位と運動・感覚機能障害，病変部位と高次脳機能障害
- 運動機能障害
  ☞ 筋緊張と腱反射，運動の統合レベル（連合反応・共同運動・姿勢制御）
- 脳卒中の基本的機能障害
  ☞ 原因疾患・一次的合併症・二次的合併症
- 末梢性麻痺と中枢性麻痺の違い
- 脳卒中の運動機能障害
  ☞ 要素的運動障害・基本動作障害・複合動作障害，片麻痺の回復段階
- 脳卒中の評価法
  ☞ 機能（障害）・活動（制限）・参加（制約）について

※「脳血管障害」の治療については p.586～597 参照。

大脳の解剖学的構造

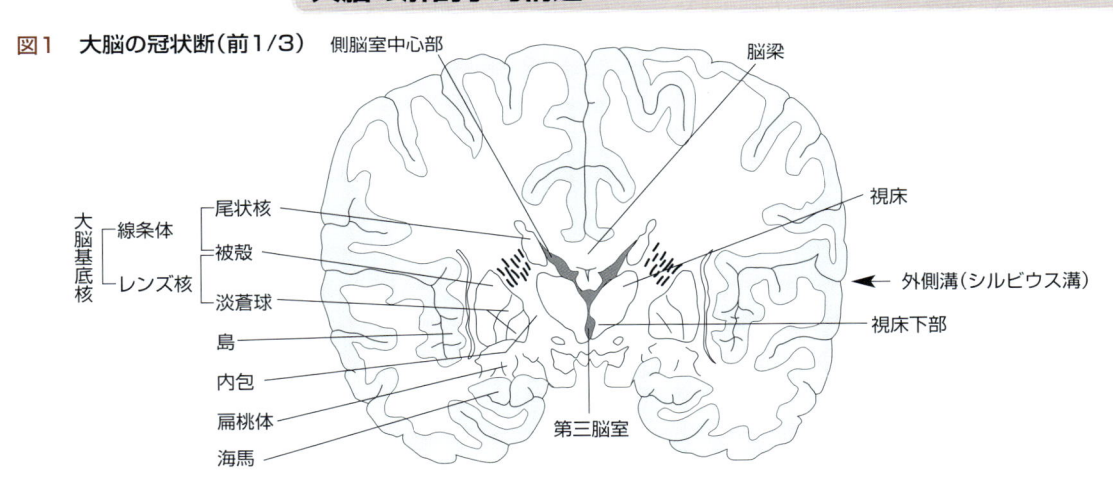

図1　大脳の冠状断（前1/3）

ラベル：側脳室中心部、脳梁、大脳基底核（線条体（尾状核、被殻）、レンズ核（被殻、淡蒼球））、島、内包、扁桃体、海馬、視床、外側溝（シルビウス溝）、視床下部、第三脳室

脳の血流と部位

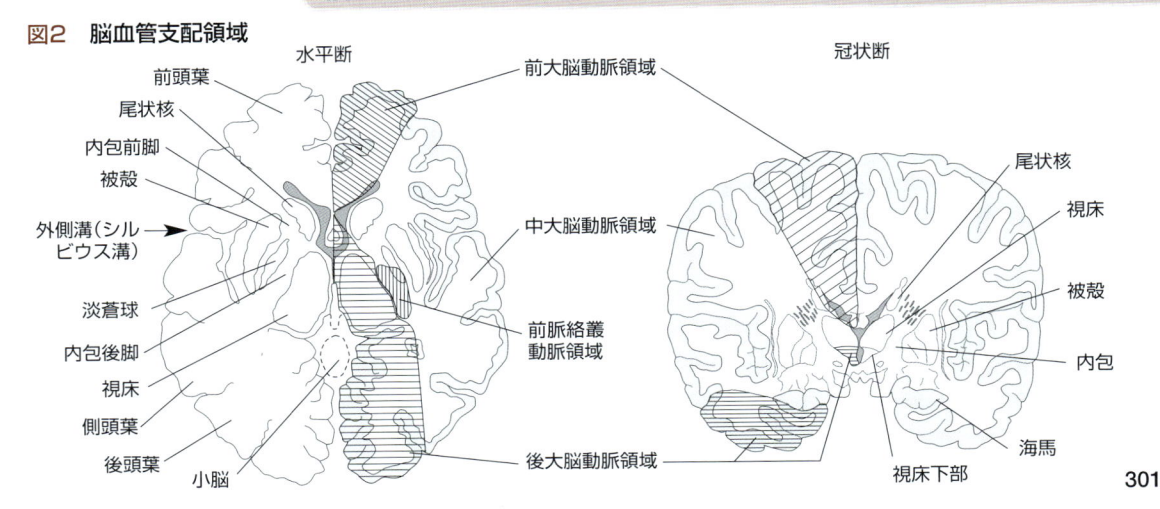

図2　脳血管支配領域

水平断ラベル：前頭葉、尾状核、内包前脚、被殻、外側溝（シルビウス溝）、淡蒼球、内包後脚、視床、側頭葉、後頭葉、小脳、前大脳動脈領域、中大脳動脈領域、前脈絡叢動脈領域、後大脳動脈領域

冠状断ラベル：尾状核、視床、被殻、内包、海馬、視床下部

301

図3 脳血管障害の横断シェーマ

高血圧性脳内血腫（脳出血）①

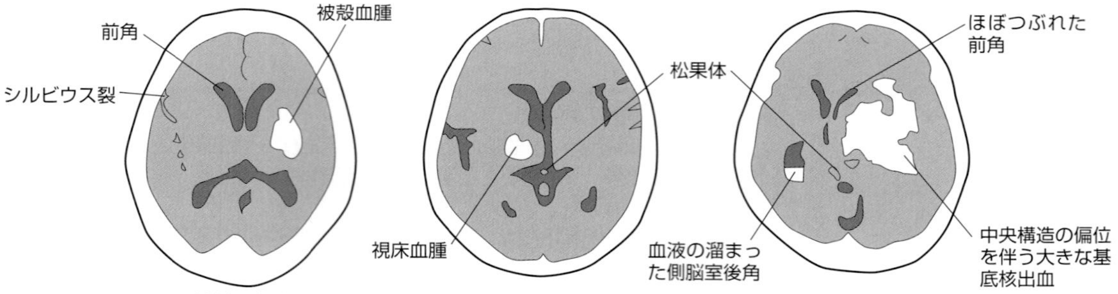

外側型血腫 — 前角／被殻血腫／シルビウス裂
内側型血腫 — 松果体／視床血腫／血液の溜まった側脳室後角
混合型血腫 — ほぼつぶれた前角／中央構造の偏位を伴う大きな基底核出血

高血圧性脳内血腫（脳出血）②

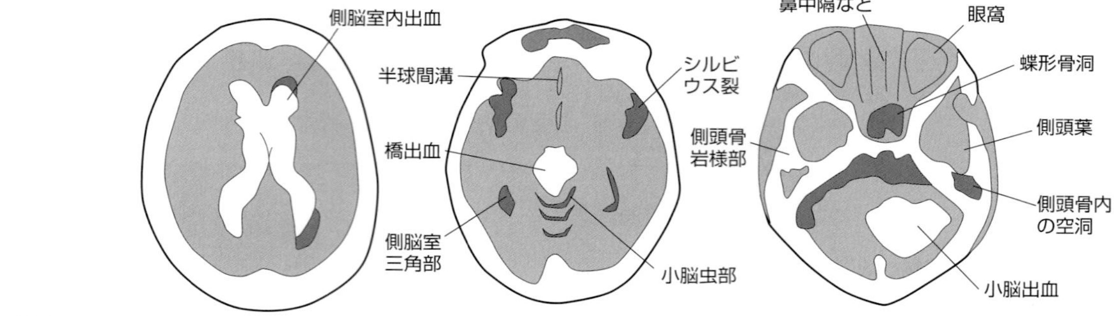

側脳室内出血
半球間溝／シルビウス裂／橋出血／側頭骨岩様部／側脳室三角部／小脳虫部
鼻中隔など／眼窩／蝶形骨洞／側頭葉／側頭骨内の空洞／小脳出血

脳梗塞

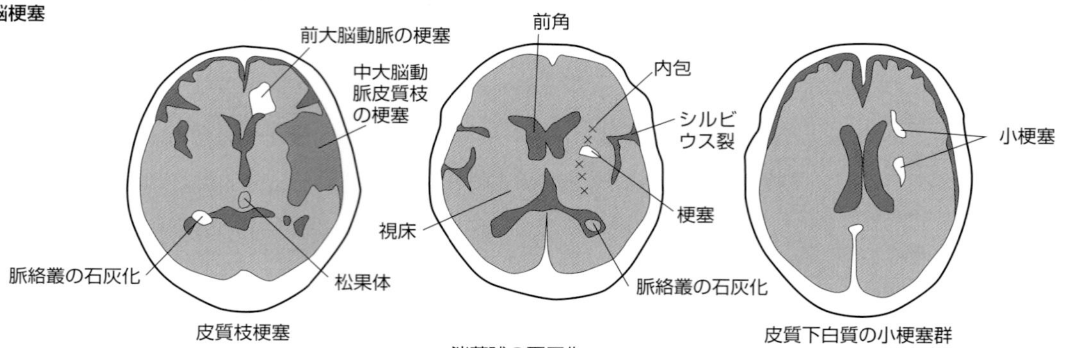

皮質枝梗塞 — 前大脳動脈の梗塞／中大脳動脈皮質枝の梗塞／脈絡叢の石灰化／松果体
前角／内包／シルビウス裂／視床／梗塞／脈絡叢の石灰化
皮質下白質の小梗塞群 — 小梗塞
淡蒼球の石灰化

くも膜下出血

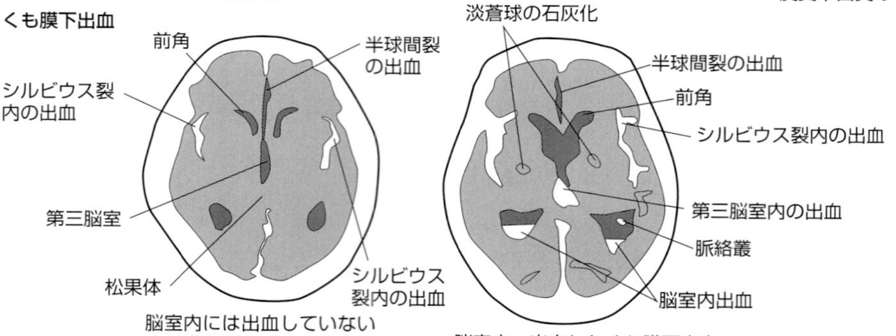

脳室内には出血していないくも膜下出血 — 前角／半球間裂の出血／シルビウス裂内の出血／第三脳室／松果体／シルビウス裂内の出血

脳室内へ出血したくも膜下出血 — 半球間裂の出血／前角／シルビウス裂内の出血／第三脳室内の出血／脈絡叢／脳室内出血

（作業療法技術ガイド 第2版, p.463-464, 文光堂, 2003. より引用改変）

病変部位と運動麻痺

図4　病変部位と運動麻痺

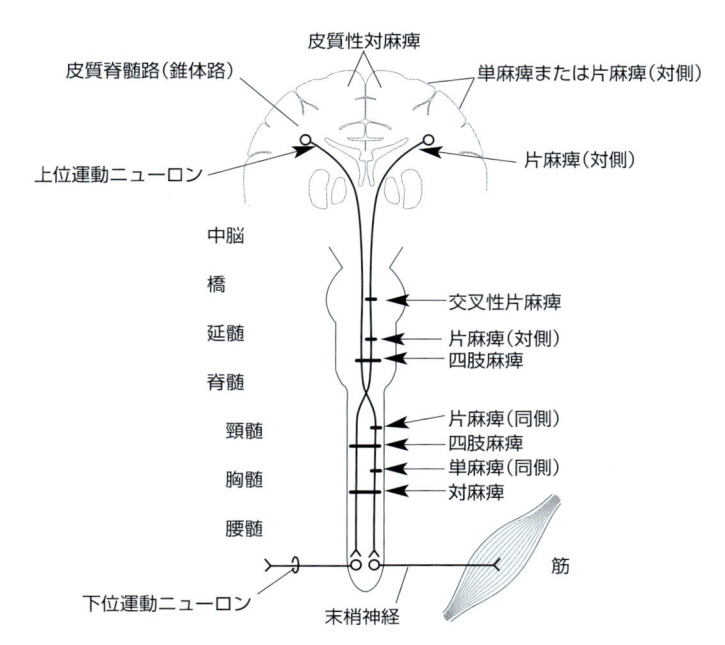

- 皮質性対麻痺
- 皮質脊髄路（錐体路）
- 単麻痺または片麻痺（対側）
- 上位運動ニューロン
- 片麻痺（対側）
- 中脳
- 橋
- 延髄
- 交叉性片麻痺
- 片麻痺（対側）
- 四肢麻痺
- 脊髄
- 頸髄
- 片麻痺（同側）
- 四肢麻痺
- 単麻痺（同側）
- 胸髄
- 対麻痺
- 腰髄
- 筋
- 下位運動ニューロン
- 末梢神経

（脳血管障害による高次脳機能障害ナーシングガイド 改訂版, p.49, 日総研出版, 2005. より引用改変）

病変部位と高次脳機能障害

図5　病変部位と高次脳機能障害

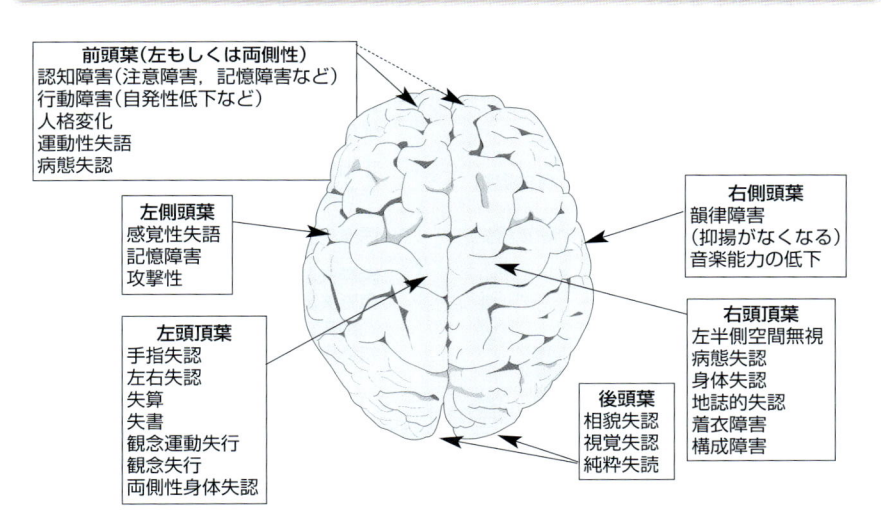

前頭葉（左もしくは両側性）
- 認知障害（注意障害，記憶障害など）
- 行動障害（自発性低下など）
- 人格変化
- 運動性失語
- 病態失認

左側頭葉
- 感覚性失語
- 記憶障害
- 攻撃性

右側頭葉
- 韻律障害（抑揚がなくなる）
- 音楽能力の低下

左頭頂葉
- 手指失認
- 左右失認
- 失算
- 失書
- 観念運動失行
- 観念失行
- 両側性身体失認

右頭頂葉
- 左半側空間無視
- 病態失認
- 身体失認
- 地誌的失認
- 着衣障害
- 構成障害

後頭葉
- 相貌失認
- 視覚失認
- 純粋失読

（脳血管障害による高次脳機能障害ナーシングガイド 改訂版, p.49, 日総研出版, 2005. より引用改変）

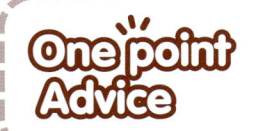

One point Advice

- 『理学療法士・作業療法士 ブルー・ノート 基礎編 2nd edition』p.459～463も参考にして学習を深めておこう。

表1 種々の連合野とその機能障害

解剖学的区分	関連する機能障害
前頭葉連合野	性格,情動変化…イライラ感,多幸感,無気力,自発性減少 高次運動機能障害…失行症,運動無視 原始反射の出現把握反射,吸啜反射,口とがらし反射 筋緊張の異常(paratonic rigidity, Gegenhalten) 運動失調…Bruns' ataxia 共同偏視 非流暢性失語 保続
頭頂葉連合野	高次感覚障害…触覚・痛覚認知障害,視空間失認,身体失認, 身体部位失認,Gerstmann徴候 地誌的障害 着衣失行
側頭葉連合野	聴覚失認…純粋語聾 環境音失認 感覚性失音楽
頭頂－後頭葉連合野	精神性注視麻痺 視覚運動失調
後頭葉連合野	物体失認 色彩失認 純粋失読 同時失認
後頭－側頭葉連合野	相貌失認

(ADL－作業療法の戦略・戦術・技術 第2版, p.344, 三輪書店, 2005. より引用)

表2 各半球症状の比較(大橋)
(鳥居方策, 1991, 一部改変)

		左半球症状	両側症状	右半球症状
言語		失語症　失読　失書		失書(準空間的)
計算		失算		失算(準空間的)
行為		観念運動失行 観念失行 構成失行	構成失行 (視覚失調)	視覚・構成障害 着衣障害
身体認知		手指失認 左右障害	身体部位失認	半側身体失認
聴覚認知		聴覚失認		
視覚認知	対象認知	純粋失読 色彩失認 同時失認 (物体失認)	物体失認 相貌失認	(相貌失認)
	視空間認知	(地誌的失見当)± (地誌的記憶障害)±	Bálint症状* Anton症状**	空間知覚障害 (「時間知覚」障害) 半側空間失認 地誌的失見当 地誌的記憶障害

＊精神性注視麻痺,視覚性注意障害,視覚(性運動)失調の三症候が認められる。
＊＊盲を否認する病態失認。

(脳血管障害による高次脳機能障害ナーシングガイド 改訂版, p.83, 日総研出版, 2005. より引用改変)

図6 筋緊張の種類

亢進 ←→ 低下

筋緊張

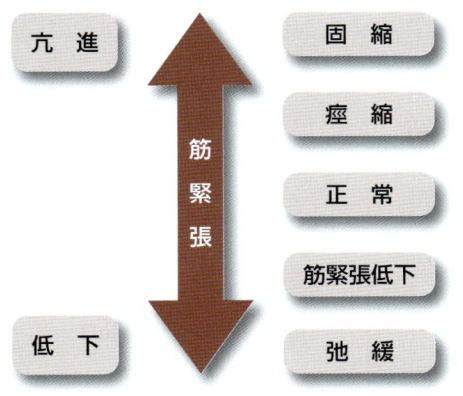

- 固縮
- 痙縮
- 正常
- 筋緊張低下
- 弛緩

表3 modified Ashworth scale

0	筋緊張の亢進なし
1	軽度の筋緊張亢進，引っかかりとその弛み，または，屈曲-伸展時の最終域でのわずかな抵抗
1+	軽度の筋緊張亢進，明らかな引っかかり，それに続くわずかな抵抗を可動域の1/2以下で認める
2	よりはっきりとした筋緊張亢進を全可動域で認める。部位は容易に動く
3	相当の筋緊張亢進，他動運動は困難
4	部位の屈曲-伸展は動かない

(福井圀彦 ほか編著：脳卒中最前線-急性期の診断からリハビリテーションまで-, 第4版, p.117, 医歯薬出版, 2009. より引用)

筋緊張と腱反射

表4 筋緊張と腱反射

痙縮 (spasticity)	筋を他動的に動かしたとき，受動的に伸張された筋に初期に大きな抵抗があるが，その後抵抗が減少する（折りたたみナイフ現象）	錐体路障害
固縮 (rigidity)	筋を他動的に伸張したとき，最初から終わりまで一様な抵抗感がある（鉛管様現象，歯車様現象）	錐体外路障害

●Wernike-Man（ウェルニッケ マン）の肢位

- 発症直後の弛緩状態から徐々に筋緊張が亢進し，その状態が強くなると痙性麻痺となるが，このときの上肢内転屈曲傾向・下肢伸展傾向の姿位。
- 上肢：肩内転内旋，肘屈曲，前腕回内，手関節掌屈・手指屈曲
- 下肢：股内転内旋，膝伸展，足関節内反伸展

図7 中枢性麻痺における腱反射と筋緊張

	腱反射 亢進	腱反射 正常	腱反射 低下
筋緊張 亢進	固縮痙縮		
筋緊張 正常	痙縮	正常	
筋緊張 低下		一見弛緩様	弛緩

固縮痙縮：rigidospastic
痙縮：spastic
一見弛緩様：quasi-flaccid
弛緩：flaccid

(標準リハビリテーション医学 第2版, p.84, 医学書院, 2000. より引用)

各領域の評価

運動の統合レベル

図8 運動統合の諸レベル

運動統合レベル	形態的レベル
巧緻動作（不安定） skilled movement : labile 学習の過程にある，もしくは意識的に遂行しなければならない動作	大脳皮質 (cerebral cortex)
巧緻動作（安定） skilled movement : stable 学習の結果，安定したパターンで無意識的に遂行できる動作 （各種スポーツ，自転車の運転，日常用具の使用，書字など）	基底核 (basal ganglia)
巧緻動作（半自動的） skilled movement : semiautomatic 発達の早期に学習され，無意識に遂行される随意的巧緻動作 （四つ這い，歩行など）	小脳 (cerebellum)
平衡反応 equibrium reactions バランス反応・保護反応	
立ち直り反応 righting reactions 立ち直り反応4種*	中脳，橋 (midbrain, pons)
緊張性姿勢反射 tonic postural reflexes 緊張性頸反射；緊張性迷路反射；緊張性腰反射	延髄(medulla)
連合反応 associated reactions 対側性連合反応；同側性連合反応	
共同運動 synergy 屈筋共同運動；伸展共同運動	脊髄 (spinal cord)
伸張反射 stretch reflex** phasic-痙性(spasticity)；tonic-固縮(rigidity)	

左側縦軸：随意性（上）／自動性（下）

＊視性立ち直り反応の中枢は大脳皮質。
＊＊筋を急激に伸張すると筋紡錘が興奮し，求心性刺激が脊髄に入り，伸張された筋の運動神経を直ちに興奮させ，その筋が収縮する現象。

（岩﨑テル子 ほか編：標準作業療法学 専門分野 作業療法評価学，p.145, 286, 医学書院, 2005. より引用）

連合反応*1

- 脊髄ニューロンの異なった髄節間での左右の連絡。

図9 連合反応

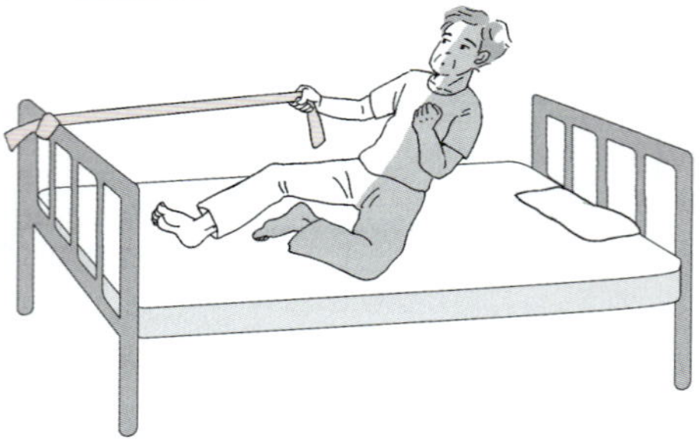

ひもを引っぱって起きようとすると麻痺側の上下肢が屈曲してくる。
【注】この動作は麻痺側の筋緊張を高め連合反応を強めてしまうので，勧められない。

用語アラカルト

*1 連合反応
- 身体の一部にある運動をさせたとき，それとほぼ対称的な部位に筋の収縮が起こること。片麻痺患者では，非麻痺側の過剰努力に伴う筋収縮で運動が不可能な麻痺側の筋収縮が引き起こされる。

（長﨑重信 監・編, 五百川和明 著：作業療法学ゴールド・マスター・テキスト4 身体障害作業療法学, p.73, メジカルビュー社, 2010. より引用）

表5　連合反応

対側性連合反応(contralateral associated reactions)
　A．上肢(対称性)*
　　　非麻痺側上肢の屈曲→麻痺側上肢の屈曲
　　　非麻痺側上肢の伸展→麻痺側上肢の伸展
　B．下肢
　　i．内外転・内外旋については対称性(Raimisteの反応)
　　　非麻痺側下肢の内転→麻痺側下肢の内転(と内旋)
　　　非麻痺側下肢の外転→麻痺側下肢の外転(と外旋)
　　ii．屈伸に関しては相反性*
　　　非麻痺側下肢の屈曲→麻痺側下肢の伸展
　　　非麻痺側下肢の伸展→麻痺側下肢の屈曲

同側性連合反応(homolateral associated reactions)
　主に同種*
　　　上肢の屈曲・下肢の屈曲
　　　下肢の伸展→上肢の伸展，など

＊例外も決して少なくない．

(標準リハビリテーション医学　第2版, p.85, 医学書院, 2000. より引用)

共同運動*2

- 脊髄ニューロンの異なった髄節間での上下の連絡．

表6　共同運動の基本的な構成要素

部位	屈曲(筋)共同運動	伸展(筋)共同運動
肩甲帯	後退または挙上 (肩甲骨の挙上・上方回旋・内転)	前方突出(幾分) (肩甲骨の下制・下方回旋・外転)
肩	屈曲・外転・外旋 (ときに伸展・外転・内旋もある)	伸展・内転・内旋
肘	屈曲(鋭角が多い)	伸展(完全伸展困難)
前腕	回外(回内位のこともある)	回内
手関節	掌屈	背屈(掌屈のままが多い)
手指	屈曲	伸展(屈曲のままが多い)
股関節	屈曲・外転・外旋	伸展・内転・内旋 (内旋はほとんど不可)
膝関節	屈曲	伸展
足関節	背屈と内がえし	底屈と内がえし
足指	伸展(背屈)	屈曲(底屈) まれに第1指の伸展(背屈)

(脳卒中最前線 第3版, p.65, 医歯薬出版, 2003. より引用改変)

用語アラカルト

＊2　共同運動
- ある運動を行う際に，その運動に必要な動作筋だけが働くことができず，共同筋も同時に働いてしまう現象．片麻痺患者は，個々の関節を随意的に分離して動かす複雑な動作が困難．

図10 姿勢制御の反射
(Monnier, 1970)

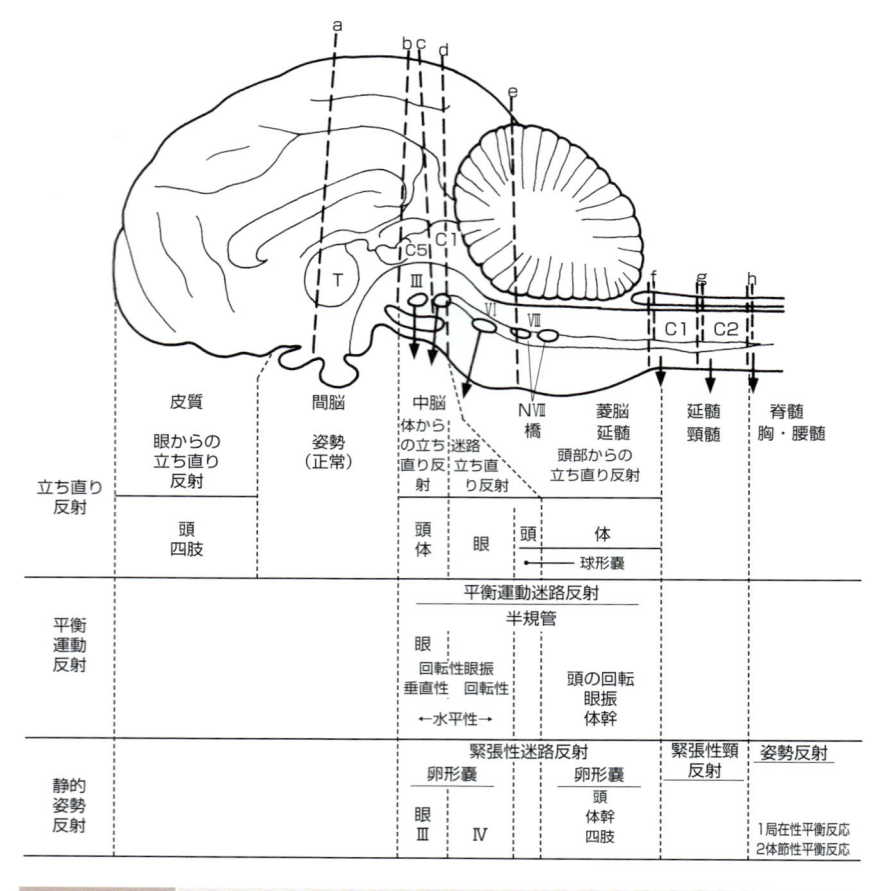

	皮質	間脳	中脳		N Ⅷ 橋	菱脳 延髄	延髄 頸髄	脊髄 胸・腰髄
	眼からの立ち直り反射	姿勢(正常)	体からの立ち直り反射	迷路立ち直り反射		頭部からの立ち直り反射		
立ち直り反射	頭 四肢		頭 体	眼	頭	体 球形嚢		
平衡運動反射			平衡運動迷路反射					
			半規管					
			眼 回転性眼振 垂直性 回転性 ←水平性→			頭の回転 眼振 体幹		
静的姿勢反射			緊張性迷路反射				緊張性頸反射	姿勢反射
			卵形嚢			卵形嚢		
			眼 Ⅲ	Ⅳ		頭 体幹 四肢		1 局在性平衡反応 2 体節性平衡反応

表7 陽性支持反応と立ち直り反応

(岩﨑テル子 ほか編:標準作業療法学専門分野 作業療法評価学, p.145, 287, 医学書院, 2005. より引用)

陽性支持反応 (反射)	足底部を圧迫したり体重をかけると,下肢筋の筋緊張が高まる反応。測定部の皮膚への圧と指間の筋の伸張が引き金になって起こり,身体の体位を保持し,姿勢筋緊張を保つ機構の1つといわれている。
立ち直り反応	体幹と四肢の位置関係を正しく保つとともに,空間での頭の正常な位置,および頭と体幹との正常な位置関係を保ったり,修正する自律的な反応。

脳卒中の基本的な機能障害と中枢性麻痺の特徴

図11 脳卒中における基本的機能障害

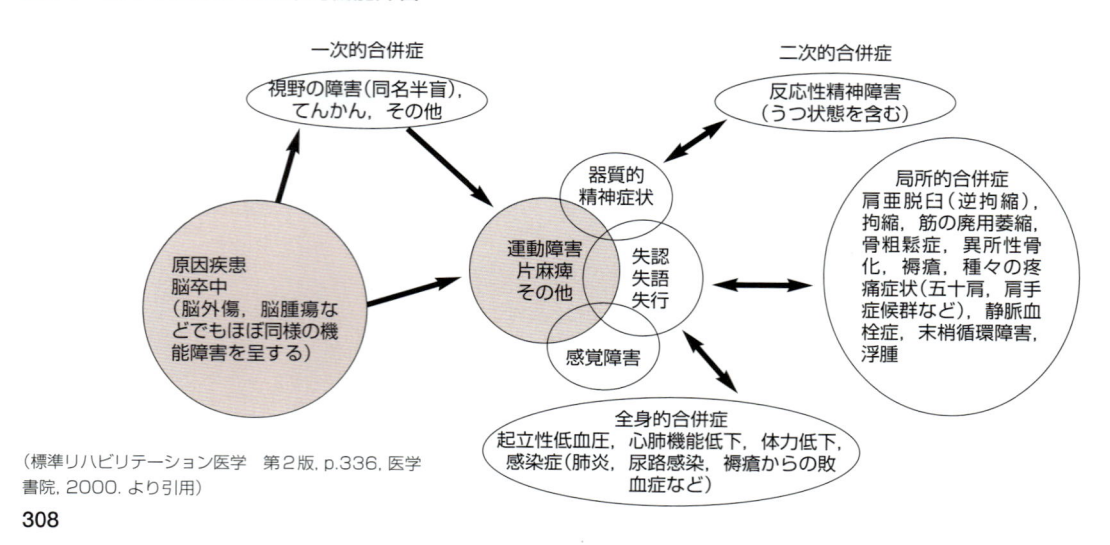

一次的合併症
視野の障害(同名半盲),てんかん,その他

二次的合併症
反応性精神障害(うつ状態を含む)

器質的精神症状

原因疾患 脳卒中(脳外傷,脳腫瘍などでもほぼ同様の機能障害を呈する)

運動障害 片麻痺 その他

失認 失語 失行

感覚障害

局所的合併症
肩亜脱臼(逆拘縮),拘縮,筋の廃用萎縮,骨粗鬆症,異所性骨化,褥瘡,種々の疼痛症状(五十肩,肩手症候群など),静脈血栓症,末梢循環障害,浮腫

全身的合併症
起立性低血圧,心肺機能低下,体力低下,感染症(肺炎,尿路感染,褥瘡からの敗血症など)

(標準リハビリテーション医学 第2版, p.336, 医学書院, 2000. より引用)

図12　末梢性麻痺と中枢性麻痺の回復過程の差

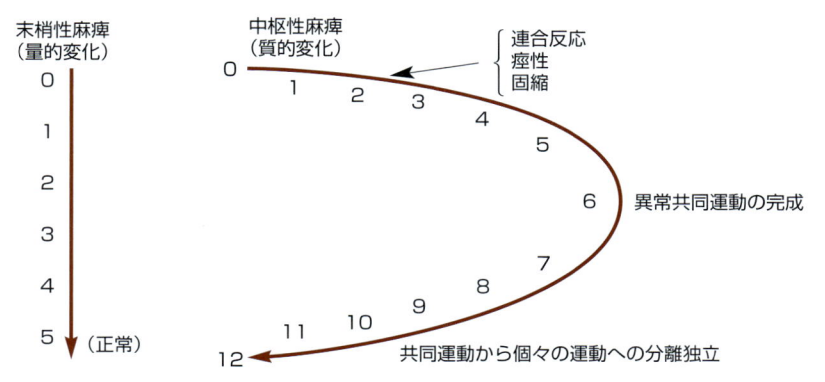

末梢性麻痺の回復が筋力0から5(正常)への量的変化にすぎないのに対し，中枢性麻痺の回復は質的変化である。すなわち完全麻痺(グレード0)から始まって，回復初期には質的に異常な現象として，痙性・固縮などとともにまず連合反応が出現し(グレード1)，次いでわずかな筋収縮が現れる(グレード2)。その後，異常共同運動が出現して(グレード3)，徐々にそれが完成し(グレード4〜5)，それが頂点に達する(グレード6)。その後，次第に異常共同運動の影響力が弱まって，個々の分離独立した運動が容易となり(グレード7〜11)，最終的にスピードも正常化して，ほぼ完全な回復に達する(グレード12)。もちろんこれは回復が理想的に進んだ場合であって，途中で止まりそれ以上の回復に至らない場合も多い。このことは末梢性麻痺についても同様である。

(標準リハビリテーション医学　第2版，p.84，医学書院，2000．より引用)

表8　脳卒中における運動機能障害

要素的運動障害
　中枢性麻痺
　　・片麻痺
　　・両側性片麻痺
　　・交代性片麻痺
　運動失調
　　・小脳性
　　・感覚性
　パーキンソン症候群(parkinsonism)

基本動作障害
　・床上動作障害：寝返り，起き上がり，座位保持などの障害
　・移動，歩行障害：移乗動作，歩行などの障害
　・立ちしゃがみ動作の障害：立ち上がり，立位保持，かがみ込み，しゃがみ込み，のび上がり等の障害
　・上肢基本動作障害：物に手を届かせる(リーチ)，物を押す，引く，上から押さえる，下から支える，握る，つまむなどの障害

複合動作障害
　・いす座位での上肢による物の操作の障害：手先を足首にもっていき，そこで物を操作する，横に手を伸ばして物をとるなどの障害
　・立位での物の操作の障害：立位で高い所の物を操作する，体をひねって非麻痺側の手で麻痺側にある物を操作するなどの障害
　・歩行に伴う複合動作障害：重い物を手に持って歩く，背中にしょって歩くなどの障害

(標準リハビリテーション医学　第2版，p.336，医学書院，2000．より引用)

図13　脳血管障害による症候（左片麻痺）

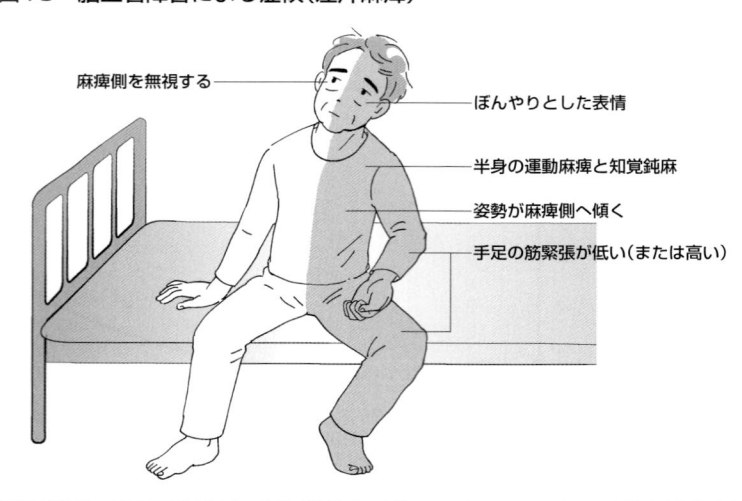

- 麻痺側を無視する
- ぼんやりとした表情
- 半身の運動麻痺と知覚鈍麻
- 姿勢が麻痺側へ傾く
- 手足の筋緊張が低い（または高い）

（長崎重信 監・編，五百川和明 著：作業療法学ゴールド・マスター・テキスト4　身体障害作業療法学, p.72, メジカルビュー社, 2010. より引用）

表9　ブルンストロームの回復段階の概要（Brunnstrom 1970，一部改変）

ステージⅠ	随意運動なし。筋は弛緩
ステージⅡ	随意的あるいは連合反応として共同運動またはその要素が発現する。関節運動は要しない。軽度痙縮の出現
ステージⅢ	共同運動が随意的に可能で，明らかな関節運動が起こる。痙宿は顕著
ステージⅣ	共同運動から分離した運動が可能となる。痙縮は減少傾向
ステージⅤ	共同運動から独立した運動が可能となる。痙縮は減少。複雑な運動パターンの組み合わせが努力によって可能になる（ステージⅣとの区分が困難なこともある）
ステージⅥ	協調性のある分離運動が可能になる。ほぼ正常に近い状態であり，痙縮は他動的に明らかでない程度。運動の検査により非麻痺側との差は認められる

（入門リハビリテーション医学　第2版, p.61, 医学書院, 2000. より引用）

表10 ブルンストロームの回復段階の詳細（各部位の特徴）

stage	腕	手と指	下肢と体幹
Ⅰ（弛緩状態）	反射的にも随意的にも筋収縮・運動が出現せず	反射的にも随意的にも筋収縮・運動が出現せず	反射的にも随意的にも筋収縮・運動が出現せず
Ⅱ（痙性出現期）	連合反応または随意的に筋収縮出現（共同運動の要素がわずかに出現）	自動的な手指屈曲がわずかに可能、または痙性屈曲位	連合反応または随意的に筋収縮出現（共同運動の要素がわずかに出現）
Ⅲ（痙性著明）	随意的に共同運動またはその一部の要素が出現する 屈曲・伸展共同運動	随意的に全指同時握り、鉤型握りは可能だが離せない。反射による手指伸展可能かもしれないが、随意的には不可能	随意的に共同運動またはその一部の要素が出現する 屈曲・伸展共同運動
Ⅳ（痙性やや減少）	共同運動から少し離脱した運動が出現 手を腰の後ろに回す 腕を前方水平位まで挙上 肘屈曲位で前腕を回内外させる	横つまみ可。母指を動かし離すこと可能。随意的な手指の屈曲・伸展少し可	共同運動から少し離脱した運動が可能。座位で膝を90°以上屈曲し、足底を床にそって後方に滑らす 座位で踵を床から離さず足背屈可
Ⅴ（痙性減少）	共同運動からかなり離脱した運動可 腕を側方水平位へ挙上する。腕を前から頭上まで挙上する。肘伸展位で前方・側方水平位に挙上し腕を回旋する	対向つまみ、筒握り、球握りはだいたい可。しかし動きはぎこちなく実用性は低い。随意的な手指の屈曲・伸展はかなり可。	共同運動からかなり離脱した運動可。立位で股関節を伸展位におき膝の屈曲が可。立位で足を少し前方に出し、踵を床から離さずに足関節の背屈が可。
Ⅵ（痙性最小）	単一の関節運動が自由に可。協調運動もほぼ正常。	すべての握り・つまみが可、巧緻性も改善し完全な指伸展が可。手指の運動が個別にできるが、正確さが劣る。	立位で膝伸展のまま股関節外転可。座位で内外側膝屈筋群の交互収縮が可。

＊回復段階の判定：1つ以上の課題が可能な最も高いステージ。
＊テストの詳細については成書を参照。

（脳卒中最前線 第3版, p.65, 医歯薬出版, 2003. より引用改変）

表11 12段階片麻痺グレード総合判定

片麻痺回復グレード	片麻痺機能テスト結果 テストNo.	判定	参考（ステージ）
0	1（連合反応）	不十分（2, 3, 4も不十分）	Ⅰ
1	1（連合反応）	十分	Ⅱ-1
2	2（随意収縮）	十分	Ⅱ-2
3	3, 4（共同運動）	一方不可能・他方不十分	Ⅲ-1
4	3, 4（共同運動）	両方ともに不十分、または、一方不可能・他方十分	Ⅲ-2
5	3, 4（共同運動）	一方十分・他方不十分	Ⅲ-3
6	3, 4（共同運動）	両方ともに十分	Ⅲ-4
7	5, 6, 7（ステージⅣのテスト）	1つが十分	Ⅳ-1
8	5, 6, 7（ステージⅣのテスト）	2つが十分	Ⅳ-2
9	8, 9, 10（ステージⅤのテスト）	1つが十分	Ⅴ-1
10	8, 9, 10（ステージⅤのテスト）	2つが十分	Ⅴ-2
11	8, 9, 10（ステージⅤのテスト）	3つが十分	Ⅴ-3
12	11（スピードテスト）	ステージⅤのテストが3つとも十分で、かつスピードテストが十分	Ⅵ

（上田 敏：目でみる脳卒中リハビリテーション, 東京大学出版会, 1981.より引用）

表12　一般的に使用されている脳卒中の評価

障害分類	目的	評価法
機能障害	意識障害	Glasgow Coma Scale(GCS), Japan Coma Scale(JCS)
	注意障害	Trail Making Test(TMT), Paced Auditory Serial Addition Task(PASAT)
	前頭葉障害	Wisconsin Card Sorting Test(WCST)
	半側空間無視	BIT行動性無視検査, 線分2等分・文字図形の抹消・Albert抹消試験, 模写・描画
	失語症	Standard Language Test of Aphasia(SLTA), Western Aphasia Battery(WAB)
	構音障害	5段階明瞭度テスト
	知的障害	改訂長谷川式簡易知能評価(HDS-R), Kose立方体, Mini Mental State Examination(MMSE), Wechsler Adult Intelligence Scale(WAIS)
	嚥下障害	水飲みテスト, Videofluorography(VF), Electro Glott Graphy(EGG)
	運動麻痺	Brunnstromの回復段階, 上田12段階グレード
	痙縮	Modified Ashworth Scale(MAS)
	筋力	Motoricity Index
	包括的評価	National Institute of Health Stroke Scale(NIHSS), Canadian Neurological Scale(CNS), Japan Stroke Scale(JSS), Fugl-Meyer評価法, Stroke Impairment Assessment Set(SIAS)
	記憶障害	三宅式記銘力検査, ウェクスラー記憶検査
	うつ状態	Hamilton Depression Scale(HDS), Self-Rating Depression Scale(SDS)
	不安状態	Manifest Anxiety Scale(MAS)
活動制限	基本動作	Trunk Control Test(TCT), Motor Assessment Scale(MAS), Functional Movement Scale(FMS), Revermead Mobility Index(RMI)
	バランス	Functional Reach(FR), Functional Balance Scale(FBS), Timed"Up and Go"test(TUG), Performance-Oriented Mobility Assessment(POMA), Clinical Test for Sensory Interaction in Balance(CTSIB)
	歩行	Maximum Walking Speed(MWS), 6-Minute Walking Distance(6MD), Physiological Cost Index(PCI), Dynamic Gait Index(DGI), Functional Ambulation Classification(FAC)
	ADL	Life-Space Assessment(LSA), Barthel Index(BI), Functional Independence Measure(FIM)
	IADL	LawtonのIADLスケール, 老研式活動能力指標, Frenchay Activity Index(FAI)
参加制約	社会参加	Craig Handicap Assessment and Reporting Technique(CHART), Community Integration Questionnaire(CIQ)
	自己効力感	Falls Efficacy Scale(FES), Activities-specific Balance Confidence Scale(ABC Scale)
	QOL	健康関連：SF-36, Sickness Impact Profile 生活満足度：Life Satisfaction Index(LSI)

＊テストの詳細については成書を参照。

(福井圀彦 ほか編著：脳卒中最前線-急性期の診断からリハビリテーションまで-, 第4版, p.83, 医歯薬出版, 2009. より引用)

21 各領域の評価／中枢神経系
外傷性脳損傷

Point!

- ■ 身体的側面 ☞ 運動・感覚麻痺, バランス障害
- ■ 神経心理学的側面 ☞ 意識障害, 注意障害, 記憶障害, 遂行機能障害
  病識欠如　性格変化　意欲低下
  情動障害（易怒性・情緒不安定）

※「外傷性脳損傷」の治療についてはp.586〜597参照。

頭部外傷のタイプとメカニズム

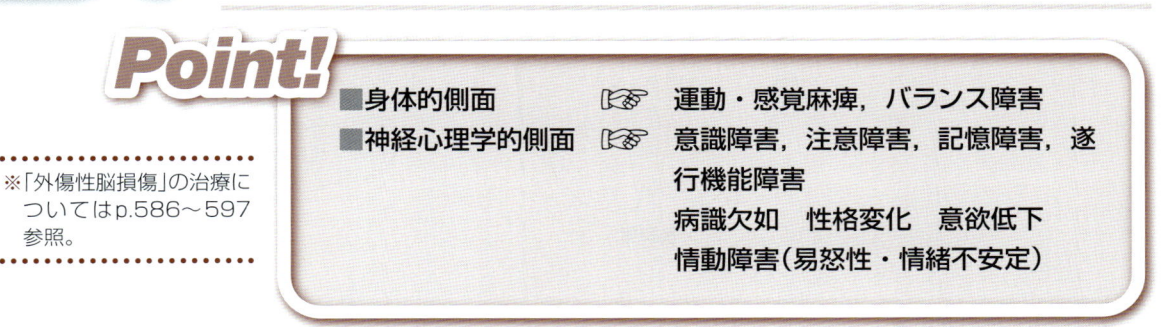

図1　頭部外傷のタイプとメカニズム

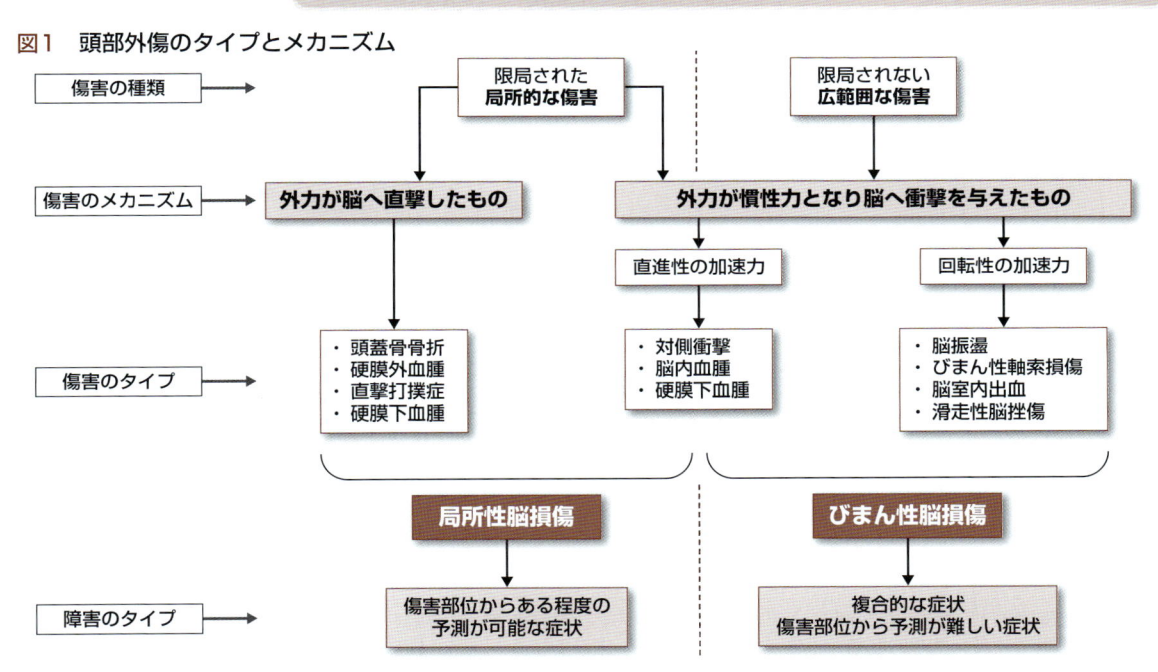

- 傷害の種類
  - 限局された局所的な傷害
  - 限局されない広範囲な傷害
- 傷害のメカニズム
  - 外力が脳へ直撃したもの
  - 外力が慣性力となり脳へ衝撃を与えたもの
    - 直進性の加速力
    - 回転性の加速力
- 傷害のタイプ
  - ・頭蓋骨骨折
  - ・硬膜外血腫
  - ・直撃打撲症
  - ・硬膜下血腫

  - ・対側衝撃
  - ・脳内血腫
  - ・硬膜下血腫

  - ・脳振盪
  - ・びまん性軸索損傷
  - ・脳室内出血
  - ・滑走性脳挫傷

- **局所性脳損傷** → 傷害部位からある程度の予測が可能な症状
- **びまん性脳損傷** → 複合的な症状　傷害部位から予測が難しい症状

（長﨑重信 監・編, 幅田智也 著：作業療法学ゴールド・マスター・テキスト4　身体障害作業療法学, p.96, メジカルビュー社, 2010. より引用）

身体的側面

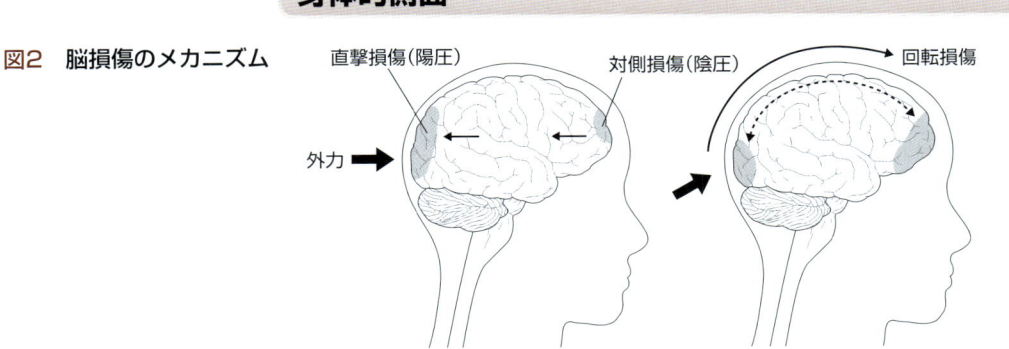

図2　脳損傷のメカニズム

直撃損傷（陽圧）　対側損傷（陰圧）　回転損傷
外力

直撃損傷および対側損傷による局所性脳損傷　　回転損傷によるびまん性脳損傷

図3 脳挫傷の好発部位

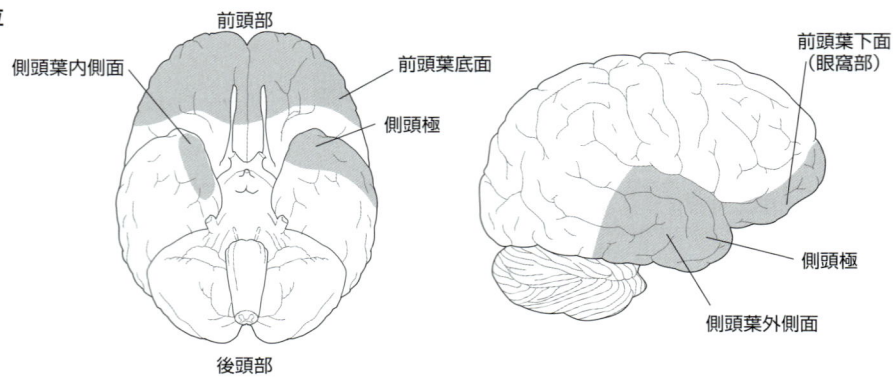

前頭部／側頭葉内側面／前頭葉底面／側頭極／後頭部／前頭葉下面（眼窩部）／側頭極／側頭葉外側面

図4 びまん性軸索損傷の好発部位

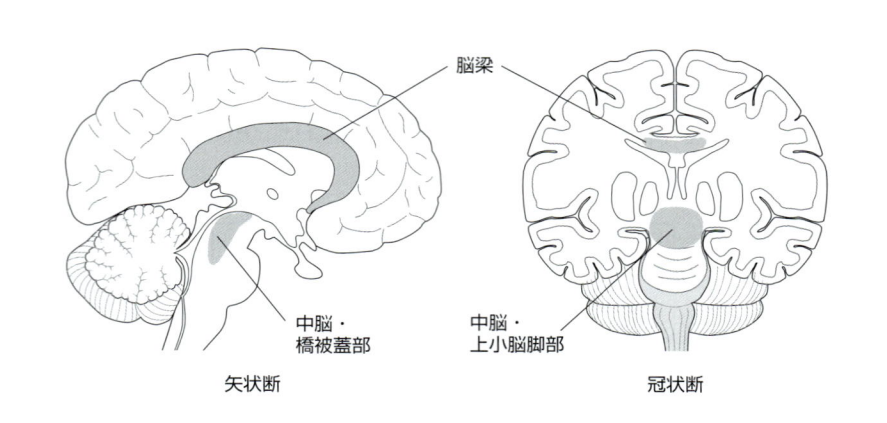

脳梁／中脳・橋被蓋部／中脳・上小脳脚部／矢状断／冠状断

神経心理学的側面

表1 Disability Rating Scale

開眼反応	運動反応	言語反応	食事, 整髪, 排泄動作に関する認知能力	一般的機能状態	就労の可能性
自発的に開眼 0	指示に従う 0	見当識あり 0	完全 0	完全に自立 0	制限なし 0
声かけで開眼 1	刺激を払いのける 1	やや混乱した話 1	部分的 1	特別な環境内では自立 1	選ばれた職場 1
痛みで開眼 2	逃避的屈曲 2	意味の通じない言葉 2	少ない 2	少し依存的 2	保護職場 2
なし 3	異常屈曲反応 3	意味のない発声 3	なし 3	かなり依存的 3	就労不能 3
	異常伸展反応 4	なし 4	（食事, 整髪, 排泄動作ごとに）	きわめて依存的 4	
	なし 5			まったく依存的 5	

Total DR Score	Level of Disability
0	障害なし
1	障害軽度
2, 3	障害はあるが部分的
4〜6	障害が目立つ
7〜11	障害はやや重い
12〜16	障害はかなり重い
17〜21	障害はきわめて重い
22〜24	植物状態
25〜29	重度の植物障害

(Rappaport M, et al：Disability Rating Score for severe head trauma: Coma to community. Arch Phys Med Rehabil, 63：118-123, 1982. より引用)

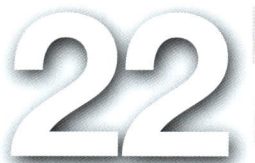

22 各領域の評価／中枢神経系
Parkinson病，Parkinson症候群

Point!

- **特徴** ☞ 中脳黒質のドパミン産出の低下
- **原因** ☞ 不明
- **主症状** ☞ 4大徴候（安静時振戦，筋固縮，寡動・無動，姿勢反射障害）
- **指標** ☞ Hoehn & Yahrの分類（症状および日常生活活動の重症度）

※「Parkinson病, Parkinson症候群」の治療についてはp.598〜600参照。

用語アラカルト

＊1 Lewy小体
- α-synucleinを主成分とするタンパク質で，神経細胞の変性脱落に伴うさまざまな障害をもたらすといわれている。発現機序は不明。Lewy小体が大脳皮質に広がる（Braak仮説）と認知機能障害や幻覚症状がみられ「Lewy小体型認知症」といわれる。

＊2 DBS
- deep brain stimulation（脳深部刺激）の略。脳の神経核に電極を埋め込み，症状の緩和を図る。

疾患の概要

- Parkinson病は，50歳代以降で発症する緩徐進行性の神経変性疾患である。
- 中脳黒質 - 線条体系のドパミン神経細胞の変性（Lewy小体＊1の沈着）を主体とする錐体外路系疾患である。
- 代表的症状は，①**安静時振戦**，②**筋固縮**，③**寡動・無動**，④**姿勢反射障害**で4大徴候といわれ，特徴的な運動障害がみられる（表1）。一側上肢あるいは下肢の振戦から発症する場合が多い。
- 薬物療法はL-DOPAによるドパミン補充，手術療法はDBS＊2などがあるが，いずれも対症療法である。
- 生命予後は一般より数年短い程度だが，発症から十数年経過すると日常生活が困難になることが多く，末期には臥床生活となり，誤嚥性肺炎や感染症などが死因になることが多い。
- パーキンソン症候群（parkinsonism）＊3とは，パーキンソン病に認められる症状を呈するパーキンソン病以外の病態の総称である。

表1　パーキンソン病の主な症状

運動症状	4大徴候	振戦	・4〜6Hz（4〜6回／秒）の安静時のふるえ。上肢遠位部に多い ・丸薬丸め運動＊4
		筋固縮	受動運動で屈筋・伸筋とも絶えず緊張が亢進 ・鉛管様（鉛のパイプを曲げるような持続的な抵抗感） ・歯車様（歯車の凹凸のようにガクガクとした抵抗感）
		寡動・無動	動作緩慢，運動の停止 仮面様顔貌，小字症＊5，構音障害（小声，単調），嚥下障害など
		姿勢反射障害	立ち直り反応障害，突進現象＊6，前傾・前屈位，四肢屈曲肢位など
	歩行障害（4大徴候の複合症状）		すくみ足＊7，小刻み歩行，加速歩行，歩行時の腕の振りが少ないなど
精神機能症状	抑うつ傾向，思考速度の遅延，知的機能障害，自発性低下など		
自律神経症状	副交感神経優位の症状が多い。起立性低血圧，脂顔，便秘，排尿障害，唾液分泌過多，発汗異常など		

用語アラカルト

*3 パーキンソン症候群
- 多発性脳梗塞などにみられる「脳血管性パーキンソニズム」，抗精神病薬投与などにみられる「薬剤性パーキンソニズム」，その他には，多系統萎縮症，進行性核上性麻痺，正常圧水頭症，脳炎後などの症状にもみられる。

*4 丸薬丸め運動
- 母指と示指や中指とで小球を作るような小刻みに反復する不随意運動。

*5 小字症
- 書字をしていると，徐々に字が小さくなってしまう症状。

*6 突進現象
- 前後・側方から押されるとその方向に突進していき倒れてしまう症状。

*7 すくみ足
- 歩行開始のときに，はじめの一歩を出すことが困難な症状。

*8 Wearing-Off現象
- 薬効の持続時間の減退に伴い症状が日内変動する。朝夕に起こりやすい。

*9 On-Off現象
- 服薬時間とは無関係に急激に薬効の切れる時間帯(off)が日に何回か現れる。

*10 UPDRS
- Unified Parkinson's Disease Rating Scaleの略。精神機能・日常生活活動・運動能力・治療の合併症の4部構成42項目で最大251点(点数の高い方が重症)の順序尺度スケール。薬物や手術の効判定などによく用いられる。

図1　パーキンソン病患者の歩行

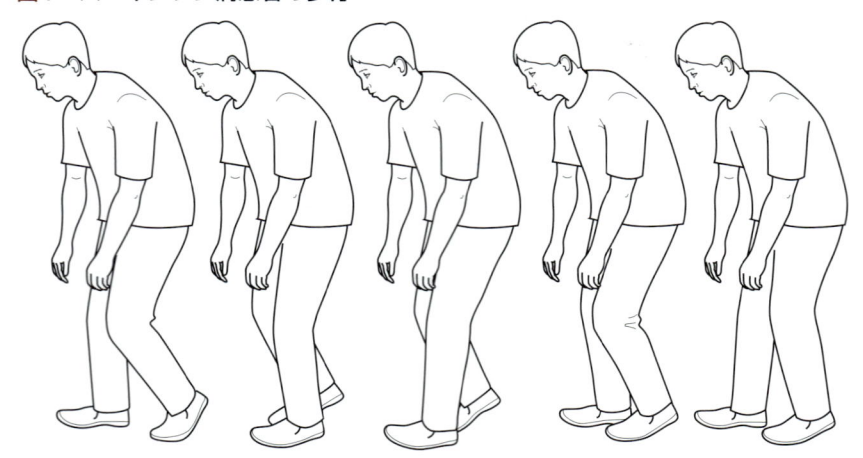

●L-DOPAの長期使用による問題
- 4～5年間で効果が減弱。
- 不随意運動(ジスキネジアなど)の出現，Wearing-Off現象*8，On-Off現象*9。
- 幻覚・妄想などの副作用。

評価

- 4大症候など，疾患由来の一次的機能障害と，低活動(廃用)による二次的機能障害があり，これらを整理してとらえることが重要である。

●総合的評価
- Hoehn＆Yahrの分類(表2)
- UPDRS*10

表2　Hoehn＆Yahrの分類および厚生省生活機能障害度

	Yahrの重症度分類		生活機能障害度
stageⅠ	一側性症状のみ。通常機能障害は軽微またはなし	Ⅰ度	日常生活・通院にほとんど介助を要しない
stageⅡ	両側または身体中心部の症状となるが，身体のバランス障害は伴わない。日常生活，職業は多少の制限はあるが行える		
stageⅢ	姿勢反射障害の初期徴候がみられるもの。これは歩行時に向きを変えるときや，眼を閉じ足をそろえて立っている患者を押したときにみられる不安定さで判断できる。身体機能はやや制限されているものの，職業の種類によっては，ある程度の仕事も可能である。身体的には独立した生活を送ることができ，その障害度は軽度ないし中等度にとどまる	Ⅱ度	日常生活・通院に部分介助を要する
stageⅣ	病状が完全に進行し，機能障害高度。かろうじて起立，歩行が介助なしで可能であるが，日常生活は高度に障害される		
stageⅤ	介助がないかぎり，寝たきり，または車いすの生活を余儀なくされる	Ⅲ度	日常生活に全面的な介助を要し，独力では歩行起立不能

(前田真治：老人のリハビリテーション，第7版，p.159，医学書院，2008．より引用)

●機能障害
①運動症状
- 4大徴候や自立神経障害の有無・程度を把握。
- 関節可動域：頸部・体幹の伸展・回旋制限に注意。胸郭の可動性が低下すると呼吸機能低下を起こす。
　その他，肩屈曲・肘伸展・下肢伸展などが制限されやすい。
- 筋力：粗大筋力で評価。低活動による筋力低下に注意。
- 上肢機能：簡易上肢機能検査(STEF)など。粗大運動と巧緻動作，所要時間が参考になる。
- 姿勢反射：立ち直り反応，リーチ検査など。
- 発声発語機能，呼吸機能，嚥下機能についても把握。

②非運動症状
- 認知機能：Mini Mental State Examination(MMSE)，Kohs立方体組み合わせテストなど。
- 高次脳機能障害：遂行機能，手続き記憶，ワーキングメモリー，視空間認知機能などが障害されることがある。まずは観察から様子を把握。
- 精神機能：抑うつ傾向，幻覚，妄想に留意。

●活動制限
- 寡動・無動(時間を要する)，姿勢反射障害(安全性の低下)の程度がADLに与える影響が大きい。
- 特に寝返り時，いすからの起立時などに制限が目立つことが多く，中期ころまでは，ADL自立度は移動動作の能力に影響されることが多い。
- 振戦，筋固縮はボタン留めなどの巧緻動作に影響を与える。

●参加制約・環境の評価
- 家族構成，住環境，社会的役割，QOLなどを評価する。

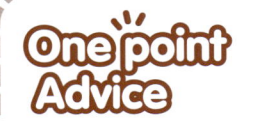

One point Advice
- 「4大徴候」と「Hoehn＆Yahrの分類」の習得は必須！
- 筋力は通常保たれるが出力に時間を要する。また腱反射はパーキンソン病の場合，基本的には変化しない。
- 1日の生活のなかで，onとoffでのそれぞれの活動状態を把握することが大切。

23 各領域の評価／中枢神経系
脊髄小脳変性症

Point!

- ■ 特徴 ☞ 小脳・脳幹・脊髄などの神経細胞が脱落・消失する慢性進行性の神経変性疾患
- ■ 原因 ☞ 不明（一部は遺伝性）
- ■ 主症状 ☞ 運動失調[*1]
- ■ 指標 ☞ 厚生省運動失調調査研究班の重症度分類

※「脊髄小脳変性症」の治療については p.601〜602参照。

用語アラカルト

[*1] 運動失調
- 筋力低下がないにもかかわらず，随意運動の際に，その方向や程度をコントロールすることが困難になる。また姿勢を正常に保持するために必要な筋収縮が損なわれている状態。小脳性・脊髄性・前庭性・大脳性に分類される。

疾患の概要

- 脊髄小脳変性症（spinocerebellar degeneration：SCD）とは，いくつかの病型の総称である（表1）。
- 中年以降の発症が多いが，病型によっては若年発症もみられる。
- MRIなどの画像検査で，小脳や脳幹（主に橋）に萎縮がみられる。
- 孤発性（非遺伝性）と遺伝性に大別され，わが国では孤発性のものが約70％を占めている。孤発性のものの大多数は「多系統萎縮症」で，約70％を占める。
- 主症状は，四肢・体幹を中心とした**運動失調**による協調性障害である。
- その他の症状として病型により，自律神経障害，パーキンソニズム，錐体路徴候などがみられる。
- 薬物療法（甲状腺刺激ホルモン放出ホルモンなど）は対処療法である。
- 予後は病型により大きく異なる。一般的に多系統障害の方が重症で経過が早い。

表1 脊髄小脳変性症の分類

孤発性
小脳皮質萎縮症（CCA）
多系統萎縮症
オリーブ橋小脳萎縮症（OPCA）
線条体黒質変性症（SND）
Shy-Drager症候群（SDS）

遺伝性
①常染色体優性遺伝
遺伝性OPCA
遺伝性CCA
Machado-Joseph病
歯状核赤核淡蒼球ルイ体萎縮症
遺伝性痙性対麻痺
②常染色体劣性遺伝
Friedreich失調症
ビタミンE欠乏症Friedreich病型失調症
低アルブミン血症を伴うFriedreich病型失調症
遺伝性痙性対麻痺
③伴性劣性遺伝
遺伝性痙性対麻痺

（菅原洋子 編：作業療法学全書 第4巻 作業療法治療学1 身体障害, 第3版, p.222, 協同医書出版社, 2008. より引用）

評価

●総合的評価
- 厚生省「運動失調症調査研究班」による脊髄小脳変性症の重症度分類(**表2**)。

表2 脊髄小脳変性症の重症度分類

	下肢機能障害	上肢機能障害	会話障害
Ⅰ度 (軽微)	独立歩行 独り歩きは可能。 補助具や他人の介助を必要としない。	発病前(健常時)に比べれば異常であるが,ごく軽い障害。	発病前(健常時)に比べれば異常であるが,軽い障害。
Ⅱ度 (軽度)	随時補助・介助歩行 独り歩きはできるが,立ち上がり,方向転換,階段の昇降などの要所要所で,壁や手摺りなどの支持補助具,または他人の介助を必要とする。	細かい動作は下手であるが食事にスプーンなどの補助具は必要としない。書字も可能であるが,明らかに下手である。	軽く障害されるが,十分に聞き取れる。
Ⅲ度 (中等度)	常時補助・介助歩行-伝い歩行 歩行できるが,ほとんど常に杖や歩行器などの補助具,または他人の介助を必要とし,それらのないときは伝い歩きが主体をなす。	手先の動作は全般に拙劣で,スプーンなどの補助具を必要とする。書字はできるが,読みにくい。	障害は軽いが少し聞き取りにくい。
Ⅳ度 (重度)	歩行不能-車いす移動 起立していられるが,他人に介助されてもほとんど歩行できない。移動は車いすによるか四つ這い,またはいざりで行う。	手先の動作は拙劣で,他人の介助を必要とする。書字は不能である。	かなり障害され聞き取りにくい。
Ⅴ度 (極度)	臥床状態 支えられても起立不能で,臥床したままの状態であり,日常生活活動はすべて他人に依存する。	手先のみならず上肢全体の動作が拙劣で,他人の介助を必要とする。	高度に障害され,ほとんど聞き取れない。

注:下肢機能障害,上肢機能障害,会話障害を5段階に分けてあるが,これらの障害は必ずしも平行しない。
障害度の最も重いところをもって(その患者のその時期における)障害度とする。

(柳澤 健編:理学療法士 イエロー・ノート 専門編 2nd edition, p.276, メジカルビュー社, 2011. より引用)

●機能評価
- **運動失調**:有無と程度を確認する。
  - ①体幹失調⇒立位や座位での様子→**Romberg試験**[*2],躯幹失調試験など。
  - ②四肢失調⇒**測定異常**[*3]・**企図振戦**[*4]→鼻指鼻試験(**図1**),踵膝試験など。
  - 変換運動障害[*5]→回内回外試験など。
  - ③その他 ⇒運動失調性発語(断綴性・爆発性発話),嚥下機能,眼振など。

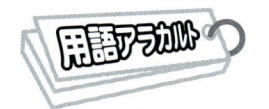

用語アラカルト

＊2 Romberg試験
- 両足をそろえて立ち,閉眼後も安定して立っていることができるかを調べる。閉眼後にバランスを崩すと陽性といい,末梢性前庭障害や下肢深部感覚障害の場合に起こる。小脳失調の場合,開眼・閉眼ともに動揺する。

＊3 測定障害
- p.89の用語アラカルト参照。

＊4 企図振戦
- 手指が目標に近づくほど,振戦が明明になる現象。

＊5 変換運動障害
- 主動筋と拮抗筋を交互に反復して運動することが困難になること。反復拮抗運動不能ともいう。

- **筋力・耐久力**：廃用による筋力・体力低下に注意。
- **関節可動域**：筋緊張低下がみられる場合，過伸展や関節動揺に注意。
- **上肢機能**：簡易上肢機能検査(STEF)，線引きテストなど。
- **精神・認知機能**：抑うつ傾向に注意。病型によっては認知機能低下を起こすこともある。
- **その他**：起立性低血圧，排尿障害，パーキンソニズム，脊柱・四肢の変形などに注意。

● 活動制限
- 歩行：wide based gait*6，酩酊歩行，左右への動揺などの有無と程度を確認。
- ADL：上肢より体幹・下肢のほうが運動失調が強く出ることが多く，移動・排泄・更衣・入浴などの全身的運動要素が多いADLが障害されやすい。書字・食事時における上肢の巧緻性も確認する。
- コミュニケーション能力なども把握する。

● 参加制約・環境因子
- 職業・住環境などの情報収集，社会資源の情報収集など。

用語アラカルト

*6 wide based gait
- バランスを崩しやすいため，足を左右に大きく開き，後下方で重心をとる歩き方。

図1 鼻指鼻試験でみられる異常

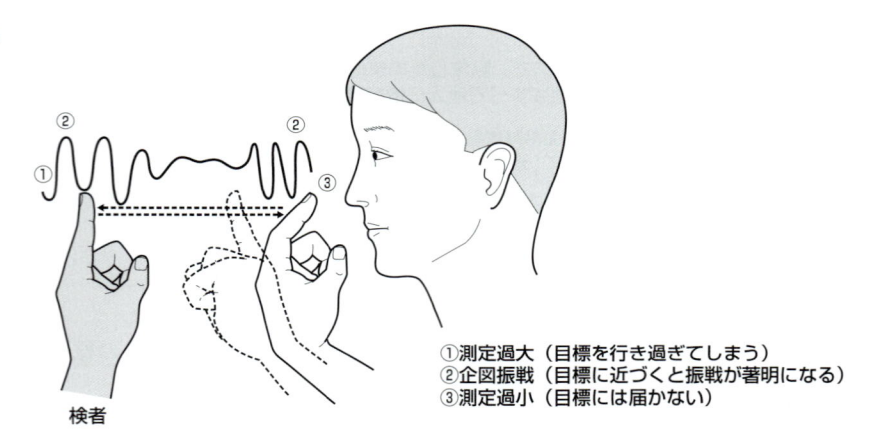

①測定過大（目標を行き過ぎてしまう）
②企図振戦（目標に近づくと振戦が著明になる）
③測定過小（目標には届かない）

検者

(川平和美 編：標準理学療法学・作業療法学 神経内科学 第2版, 医学書院, 2003. より引用改変)

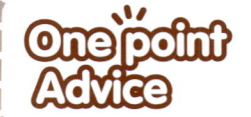

One point Advice
- 運動失調の基本的特徴を理解することが必須！
- 小脳障害ではγ系の機能低下により筋緊張は低下を示し，筋力低下は通常起きないのが特徴。

24 脊髄損傷

各領域の評価／中枢神経系

※「脊髄損傷」の治療については p.603～615 参照。

Point!

■ 概要 ☞ 交通事故，労働災害，スポーツ外傷，転落，転倒，など
交通事故（約44％），高所転落（約29％），転倒（約13％），打撲・下敷き（約5.5％），スポーツ（約5.4％）
（1995年 日本パラプレジア医学会全国集計より）

■ 脊髄損傷の臨床症状
☞ 運動障害，感覚障害，膀胱・直腸障害，性機能障害，自律神経機能障害，など

■ 脊髄損傷の合併症
☞ 褥瘡，関節拘縮，異所性骨化・萎縮，痙縮，疼痛，など

■ 病態分類
☞ 完全麻痺，不全麻痺，四肢麻痺，対麻痺

■ 作業療法評価
☞ ①Zancolli の上肢機能分類，②Frankel 分類，③Maynard 分類，④ASIA/IMSOP 脊髄損傷国際評価基準，⑤筋力検査，⑥感覚検査，⑦関節可動域検査，⑧腱反射・伸張反射，⑨筋緊張，⑩上肢機能検査，⑪座位バランス検査，⑫日常生活活動（ADL）検査，⑬脊髄障害自立度評価，⑭社会参加

■ 不全麻痺
☞ 中心性脊髄損傷，脊髄半側損傷（ブラウンセカール症候群），脊髄前部損傷，脊髄後部損傷，など

用語アラカルト

＊1 脊髄ショック spinal shock

・脊髄は伝導機能を失って損傷部以下の運動・知覚は完全に麻痺して弛緩性となり，損傷部以下の脊髄反射もすべて消失。閉尿もみられる（持続時間は受傷後3・4日～6週で平均3～4週）。

概要

- 外傷・腫瘍などに起因した脊髄実質の損壊や脊髄内出血 ⇒ 脊髄実質の循環障害，代謝障害，生化学的障害 ⇒ 脊髄性の麻痺
  ＊外傷などによる重度の脊髄損傷：
  受傷直後に損傷部以下の脊髄が脊髄ショック（spinal shock＊1）へ
  脊髄伝導機能が断たれ，下位脊髄の自立性を喪失
  運動・感覚機能および脊髄反射のすべてが消失 ⇒ 自律神経機能も停止
- 原因：第1は交通事故，次いで高所からの転落，転倒，重量物の下敷き，スポーツなど
- 受傷年齢：若年者と中高年にピーク
  ＊50歳以上が62％，男性が70～80％，頸髄損傷が75～80％。

321

臨床症状と合併症

- **●臨床症状**
- **●運動障害**：弛緩性運動麻痺（損傷髄節で支配されていた筋・筋群）
  痙性運動麻痺（損傷髄節より下位の髄節が支配している筋・筋群）
- **●感覚障害**：表在感覚（触覚，痛覚，温度覚），深部感覚（位置・運動覚，振動覚）など
- **●膀胱・直腸障害**：排尿 → 仙髄節より上位の損傷 → 自動膀胱（反射性膀胱，無抑制膀胱）
  ↳ 仙髄節排尿反射中枢以下の損傷 → 自律性膀胱（弛緩性膀胱）
  排便 → 便失禁，便秘，など（慢性期は便秘となることが多い）
- **●性機能障害**：男性は勃起・射精障害，女性は妊娠可能
- **●自律神経障害**：血圧調整障害 → 起立性低血圧
  体温調整障害（皮膚血流長生障害・発汗調整障害）
   → うつ熱，異常体温，めまい，など
  自律神経過反射（第5胸髄以上損傷）
   → 発作性高血圧，除脈，頭痛，異常発汗，心悸亢進，立毛，顔面紅潮，など
  ＊末梢麻痺域への刺激 → 自律神経反射 → 上位中枢からの無抑制 → 刺激の持続による反射の継続
  ＊高血圧は脳出血の要因となる可能性がある
  その他 → 呼吸機能，循環機能，消化管，皮膚などに障害
  ＊呼吸機能低下により，肺炎・無気肺の合併症
  ＊C4より高位完全損傷では，人工呼吸器が必要

- **●合併症**
- **●褥瘡**：後頭部，肩甲骨部，肘部，仙骨部，腸骨部，尾骨部，坐骨部，大転子部，腓骨小頭部，下腿外果部，踵骨部，など
- **●関節拘縮**：不動や筋・筋緊張の不均衡により発生しやすい
- **●異所性骨化・萎縮**：股関節，膝関節，肩関節，肘関節などに生じやすい
  ＊軟部組織の微細な損傷が誘因といわれている
- **●痙縮**：深部反射亢進，クローヌス，折りたたみナイフ減少，屈曲あるいは伸展反射（←疼痛刺激）
  ＊上位中枢からの抑制の欠如
  ＊発生後2～3カ月でピーク，不完全損傷にて痙縮が強い，自分でコントロール不可
- **●疼痛**：損傷脊髄由来性，損傷脊椎・軟部組織由来性，心因性，など
  ＊損傷脊髄由来性 → 損傷レベルの帯状疼痛，麻痺域の疼痛・痺れ（難治性）
  ＊軟部組織由来性 → 運動時痛が多い

好発部位

- 中・下位頸椎部と胸腰椎移行部(頸髄損傷:頸髄損傷以下=3:1)

病態分類

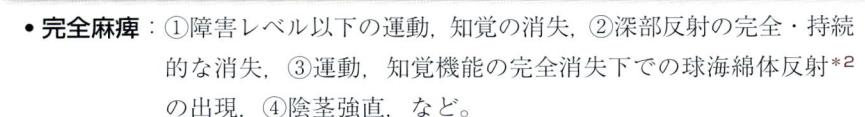

- **完全麻痺**:①障害レベル以下の運動,知覚の消失,②深部反射の完全・持続的な消失,③運動,知覚機能の完全消失下での球海綿体反射[*2]の出現,④陰茎強直,など.
- **不全麻痺**:①障害レベル以下に運動,知覚機能の遺残,②運動,知覚機能の非対称性,③下肢腱反射消失は一時的,④sacral sparing(仙髄回避)[*3]がある,⑤受傷後24時間以内に麻痺の改善徴候がある,など.
- **四肢麻痺**:頸髄の損傷による運動・知覚(感覚)機能障害あるいは消失をきたし,上肢・下肢(四肢)や骨盤臓器に機能障害があるもの.
- **対麻痺**:胸髄・腰髄・仙髄あるいは馬尾の損傷で,両下肢や骨盤臓器に機能障害があるもの.

損傷高位

- 残存する最下位の脊髄髄節レベルで表示する.
  * 頸髄損傷C6レベルでは,第6頸髄髄節まで機能し,第7頸髄髄節以下の機能が障害.
  (注)救急治療を扱う整形外科・脳神経外科などでは,損傷の存在に重点
    → 損傷髄節そのもの(あるいは損傷脊椎名)で表記することがある.

作業療法評価

● **Zancolliの上肢機能分類(四肢麻痺上肢の臨床分類)**

用語アラカルト

*2 球海綿体反射
(burbocavernosus reflex)
- 男性の亀頭や女性の陰核を刺激して,肛門括約筋の収縮状態を観察し,この反射の減弱や消失により,仙髄もしくは陰部神経の障害をみる.

*3 sacral sparing
(仙髄回避)
- 四肢の状態が完全麻痺のように見えても,仙髄領域の会陰部感覚や肛門括約筋の随意収縮などが温存されている状態.肛門の周囲の近く(S3,4,5)の知覚での判断.

表1 Zancolliの上肢機能分類

可能な動作	最下位機能髄節	残存運動機能	亜群			分類
肘屈曲	C5	上腕二頭筋 上腕筋	A	腕橈骨筋(−)		C5A
			B	腕橈骨筋(+)		C5B
手関節伸展	C6	長・短橈側手根伸筋	A	手関節伸展可能		C6A
			B	強い手関節伸展	Ⅰ. 円回内筋,橈側手根屈筋,上腕三頭筋(−)	C6BⅠ
					Ⅱ. 円回内筋(+),橈側手根屈筋,上腕三頭筋(−)	C6BⅡ
					Ⅲ. 上記三筋	C6BⅢ
指の外来伸筋	C7	総指伸筋 小指伸筋 尺側手根伸筋	A	尺側指の完全伸展と橈側の指と母指の麻痺		C7A
			B	全指の完全伸展と弱い母指伸展		C7B
指の外来筋による屈曲と母指伸筋	C8	深指屈筋 固有示指伸筋 長母指伸筋 尺側手根屈筋	A	尺側指の完全伸展と橈側の指と母指の屈曲不完全母指伸展可能		C8A
			B	全手指の完全屈曲 内在筋麻痺	Ⅰ. 浅指屈筋(−)	C8BⅠ
					Ⅱ. 浅指屈筋(+)	C8BⅡ

(脊髄損傷マニュアル リハビリテーション・マネージメント,p.89,医学書院,1996.より引用改変)

- 上肢残存機能をC5〜C8レベルについて，各レベルをAとB（C6は，Ⅰ〜Ⅲ，C8はⅠ〜Ⅱ）に細分化したもの。
- レベルごとの起居・移乗動作，セルフケアの方法あるいは日常生活活動到達目標の基準として臨床上よく用いられる。
  → 肩関節周囲筋が含まれないこと，指の機能が詳細なことなど，機能評価では信頼性が低いとの指摘がある。

● Frankel分類
- 損傷の程度について，完全麻痺（A）と不完全麻痺（B）〜（E）の5段階にて分類するもの。
  → ASIA機能障害の重症度スケールのもと。

表2　Frankel分類

A	運動・知覚喪失	損傷部以下の運動・知覚機能が失われているもの。
B	運動喪失・知覚残存	損傷部以下の運動機能は完全に失われているが，仙髄域などに知覚が残存するもの。
C	運動残存（非実用的）	損傷部以下に，わずかな随意運動機能が残存しているが，実用的運動は不可能なもの。
D	運動残存（実用的）	損傷部以下に，かなりの随意運動機能が残されており，下肢を動かしたり，あるいは歩行などもできるもの。
E	回復	神経学的症状，すなわち運動・知覚麻痺あるいは膀胱直腸障害を認めないもの。ただし，深部反射の亢進のみが残存しているのはこれに含まれる。

(Frankel HL, et al: The value of postual reduction in the initial management of closed injury of the spine with paraplegia and tetraplegia. Paraplegia, 7: 179-192, 1969. より引用)

● Maynard分類
- Frankel分類を改変したもの。

表3　Maynard分類

C	運動・知覚完全	神経学的にまったく正常な運動・知覚機能を示す髄節から数えて，3髄節より以下の運動・知覚機能が完全に失われているもの。
S	知覚不全	同じく，損傷部より3髄節下位では完全麻痺運動を示すのに，知覚に関しては若干の機能が残されているもの。
M	運動不全	損傷部より3髄節下位で，随意運動機能の残存を認めるもの。
R	回復	深部反射の異常以外は，神経学的異常を認めないもの。
W	歩行可能	下肢筋力の回復が，実用的歩行を許すもの。この場合，短下肢装具と杖を使用して歩行可能なものはこれに含まれるが，長下肢装具が必要なものは除外すること（この群はM・R群との重複あり）。

(脊髄損傷マニュアル リハビリテーション・マネージメント, p.101, 医学書院, 1996. より引用)

●ASIA/IMSOP脊髄損傷国際評価基準

図1　ASIAによる脊髄損傷の神経学的・機能的国際評価法

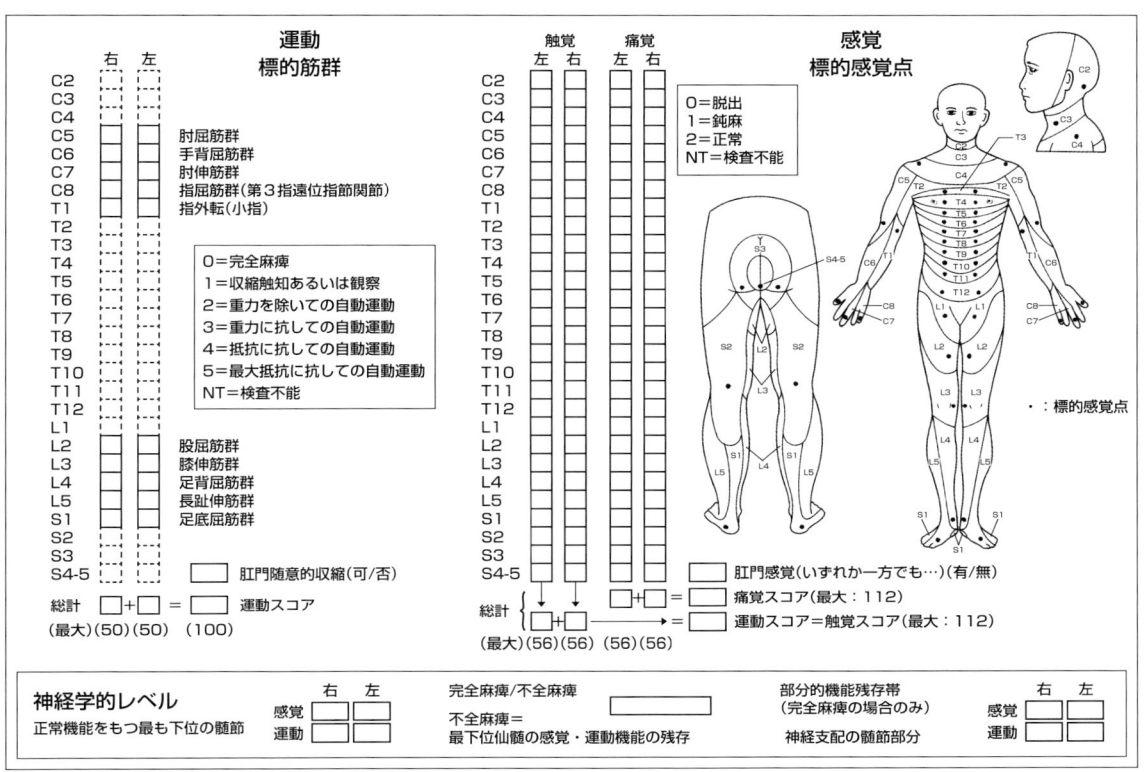

運動　標的筋群

髄節	筋群
C5	肘屈筋群
C6	手背屈筋群
C7	肘伸筋群
C8	指屈筋群（第3指遠位指節間関節）
T1	指外転（小指）
L2	股屈筋群
L3	膝伸筋群
L4	足背屈筋群
L5	長趾伸筋群
S1	足底屈筋群

0＝完全麻痺
1＝収縮触知あるいは観察
2＝重力を除いての自動運動
3＝重力に抗しての自動運動
4＝抵抗に抗しての自動運動
5＝最大抵抗に抗しての自動運動
NT＝検査不能

肛門随意的収縮（可/否）

総計 □＋□ ＝ □ 運動スコア
（最大）(50)(50)　(100)

感覚　触覚　痛覚

0＝脱出
1＝鈍麻
2＝正常
NT＝検査不能

肛門感覚（いずれか一方でも…）（有/無）

総計 □＋□ ＝ □ 痛覚スコア（最大：112）
　　 □＋□ ＝ □ 運動スコア＝触覚スコア（最大：112）
（最大）(56)(56)　(56)(56)

感覚　標的感覚点

・：標的感覚点

神経学的レベル
正常機能をもつ最も下位の髄節
感覚 □ 右 □ 左
運動 □ 右 □ 左

完全麻痺/不全麻痺
不全麻痺＝最下位仙髄の感覚・運動機能の残存

部分的機能残存帯（完全麻痺の場合のみ）
神経支配の髄節部分
感覚 □ 右 □ 左
運動 □ 右 □ 左

ASIA：機能障害スケール

- □ A＝完全：S4～S5の知覚・運動ともに完全麻痺
- □ B＝不全：S4～S5を含む神経学的レベルより下位に知覚機能のみ残存
- □ C＝不全：神経学的レベルより下位に運動機能は残存しているが，主要筋群の半分以上が筋力3未満
- □ D＝不全：神経学的レベルより下位に運動機能は残存しており，主要筋群の少なくとも半分以上が筋力3以上
- □ E＝正常：運動・知覚ともに正常

臨床症状

- □ 中心性脊髄損傷
- □ ブラウン-セカール症候群
- □ 脊髄前部損傷
- □ 脊髄円錐損傷
- □ 馬尾神経損傷

機能的自立度評価法（FIM）

レベル		介助者
	7 完全自立（時間，安全性含めて）	介助者なし
	6 修正自立（補装具使用）	
部分介助	5 監視	介助者あり
	4 最小介助（患者自身で75%以上）	
	3 中等度介助（50%以上）	
完全介助	2 最大介助（25%以上）	
	1 全介助（25%未満）	

	入院時	退院時
セルフケア		
A．食事　箸／スプーンなど		
B．整容		
C．清拭		
D．更衣（上半身）		
E．更衣（下半身）		
F．トイレ動作		
排泄コントロール		
G．排尿コントロール		
H．排便コントロール		
移乗		
I．ベッド，いす，車いす		
J．トイレ		
K．浴槽，シャワー　シャワー		
移動		
L．歩行，車いす　歩行／車いす		
M．階段		
コミュニケーション		
N．理解　聴覚／視覚		
O．表出　音声／非音声		
社会的認知		
P．社会的交流		
Q．問題解決		
R．記憶		
合計		

注意：空欄は残さないこと。リスクのために検査不能の場合はレベル1とする。

a	b
c	d	e
f	
g	h

a：運動機能スコア
b：知覚機能スコア
c：神経損傷高位
d：完全麻痺と不全麻痺の区別
e：部分的神経機能残存域
f：機能障害スケール
g：臨床症状分類
h：FIM

各領域の評価

- 国際的な脊髄損傷の評価基準
- 運動機能スコアと知覚機能スコアの得点より，神経損傷高位と機能障害スケール，臨床症状分類が可能
- 運動機能スコア→C5〜S1髄節までの代表する筋(key Muscle)について，0〜5点の6段階で判定
- 知覚機能スコア→C2〜S4-5髄節を支配する28領域に検査すべき点(Key sensory point)で触覚・痛覚を検査し，脱失・鈍麻・正常の3段階を0〜2点で判定
- 機能障害の重症度スケールは，Frankel分類を改変したもので，完全・不完全損傷の段階について表したもの

● **筋力検査(MMT：manual muscle testing)**
- 予後予測と訓練指標として重要
- 機能残存部の筋力は，今後の日常生活活動(ADL)獲得予測の設定に重要
- MMTは，粗大筋群としての評価ではなく，各脊髄髄節レベル支配における筋を1つ1つ詳細に評価していくことが重要
- 左右差についてもチェックが必要
- 損傷レベルに応じて，握力・ピンチ力

● **感覚検査**
(表在感覚　⇒　触覚，痛覚，温度覚)
(深部感覚　⇒　振動覚，位置・運動覚)
- 表在感覚は，分節性感覚分布(デルマトーム)に基づき検査する。
- 完全損傷の場合，損傷髄節以下の知覚が完全に消失する。
- 不全損傷の場合，知覚の解離現象がみられる。
- 高位判定，状態の判定，予後予測のために重要。

● **関節可動域検査(測定)：ROM**
- 麻痺と安静による不動化，麻痺境界部の筋力不均衡，痙性による筋肉の短縮により関節拘縮。
- 肩甲骨，肘関節の拘縮はプッシュアップ動作の阻害因子。
- ハムストリングス短縮は，長座位姿勢の安定性，プッシュアップによる移乗動作の阻害因子　⇒　SLR(Straight leg rising)110°以上必要。

● **腱反射・伸張反射の検査**
- 下肢のクローヌスは，立位や移乗時に突然バランスを崩すことがあり注意。

●筋緊張

- 筋緊張の亢進した部位では関節拘縮が起こりやすい。

表4 Modified Ashworth scale（MAS）

0	：筋緊張の亢進がない
1	：軽度の筋緊張の亢進があり，catch and releaseあるいは可動域の終末でわずかな抵抗がある
1+	：軽度の筋緊張の亢進があり，catchと引き続く抵抗が残りの可動域（1/2以内）にある
2	：さらに亢進した筋緊張が可動域（ほぼ）全域にあるが，他動運動はよく保たれる（easily moved）
3	：著明な筋緊張亢進があり，他動運動は困難である
4	：他動では動かない（rigid）

(Bohannon RW, Smith MB : Interrater reliability of a modihied Ashworth scale of muscle spasticity. Phys ther, 67 : 206-207, 1987. より引用)

●上肢機能検査

- 上肢のリーチ範囲，把持機能，両手協調など
- 簡易上肢機能検査（STEF）
    - ＊完全損傷の場合 → 残存筋の有効活用の可否，リーチ能力，把握・把持方法，テノデーシスアクションを用いた把持の効率性・実用性など。
    - ＊不完全損傷の場合 → 完全麻痺より多様．筋力変化も長期にわたる．総合的な上肢機能の評価が必要。

●座位バランス検査

- ISMG（鷹野改）を用いることが多い。

表5 座位バランス評価法：ISMG（鷹野改）

Normal	正しい姿勢や座位にて，あらゆる方向からの強いプッシングに対し，正常な立ち直り反射があり座位を保持できる
Good	ある程度のプッシングに対し立ち直りがあり，座位を保持できる
Fair	両手を前方挙上でき，座位保持が可能であるが，プッシングに対して不安定である
Poor	座位はとれるが，両手前方挙上できず，プッシングに抵抗できない
Trace	ごく短時間座位をとれるが，安定した座位を維持できない
Zero	まったく座位をとれない

(菅原洋子 編：作業療法学全書 第4巻 作業治療学1 身体障害，第3版，p.107，協同医書出版社，2008. より引用)

●日常生活活動（ADL）検査（表6）

- Barthel Index，FIM（functional independence mesurement）など。

●脊髄障害自立度評価（Spinal cord independence measure：SCIM）

- 脊髄障害自立度評価法（SCIM）が用いられる。

●社会参加

- CHART（Craig Handicap Assessment and Reporting technique）
- 社会不利を定義する6つの項目「オリエンテーション」「身体自立」「移動性」「作業」「社会的統合」「経済的自立」の中の「オリエンテーション」を除く5領域にて評価可能。

表6 頸髄損傷者の機能レベルとADL到達可能動作

レベル	key muscle	到達可能なADL	自助具，福祉器具
C4	肩甲挙筋	・タッチセンサーなどによるナースコールの使用 ・チンコントロールによる電動車いす操作 ・タッチセンサーや呼気センサーを使用しての環境制御装置によるOA機器やベッドの操作 ・パソコン操作	電動リフター 電動ベッド マウススティックやヘッドポインター
C5A	三角筋 上腕二頭筋	・電動車いすの操作 ・ページをめくる ・スプーン，フォークにて食事	コの字型ジョイスティック ポークブルススプリングバランサー ポケットつき手関節固定装具
C5B	上腕二頭筋 腕橈骨筋	・室内にて手動車いす操作 ・スプーン，フォークにて食事 ・顔を拭く，歯磨き ・パソコン操作 ・車いす操作用手袋の着脱 ・電話をかける ・リモコンによるOA機器，ベッドなどの操作 ・長座位の維持 ・車いす上で徐圧ができる ・両手でコップを持って飲む	車いす駆動用手袋（手関節固定） ポケット付き手関節固定装具 車いす操作用手袋 柄つきのコップ
C6A	橈側手根伸筋	・柵を使っての寝返り ・ベッド上での前後，左右の移動 ・スプーン，フォークでの食事 ・手づかみでも食べられる ・洗顔，整髪，髭剃り ・かぶりシャツ，靴下，靴の着脱 ・ファスナーの上げ下ろし	 万能カフ 靴下，靴のループ ファスナーのリング
C6B	長短橈側手根伸筋 大胸筋 前鋸筋	・仰臥位からの起き上がり ・仰臥位の保持 ・車いすとベッド間の前方移乗 ・プッシュアップができる ・車いすと自動車間の移乗 ・自動車の運転 ・おかずを細かくできる ・手の爪切り ・男性は自己導尿ができる ・男性は収尿器の着脱ができる ・長座位での座薬挿入 ・ズボンの着脱 ・自走式シャワーチェアによる入浴 ・洗い台への移乗 ・洗い台上での洗体，洗髪 ・シャワーの使用	移乗用台，車いす固定金具 スライディングボード 改造車，ハンドル旋回装置 万能カフ，太柄 爪切り台 自己導尿用改良カテーテル 埋め込み式便器 座薬挿入器 車いすの座面と同じ高さの台 ループつきタオル
C7	上腕三頭筋 指伸筋 橈側手根伸筋	・横移り（側方移乗） ・洋式便器への移乗 ・便器での座薬挿入 ・浴槽への出入り	手すり 座薬挿入器
C8	手指屈筋	・箸の使用 ・床から車いすへの移乗	

（標準作業療法学 専門分野 作業療法評価学, p.330, 医学書院, 2005. より引用）

不全麻痺の分類

●中心性脊髄損傷
- 脊髄灰白質と白質背側部の損傷
- 白質は外側から内側(中心)に向かって，仙髄・腰髄・胸髄・頸髄の順に伝導路が位置 → 頸髄伝導路が障害を受けやすい
  * 下肢障害が軽度，上肢障害が重度高齢者脊髄損傷の多くは，中心性頸髄損傷

図2 脊髄横断面(右側)の解剖と索路線維の配列(左側)

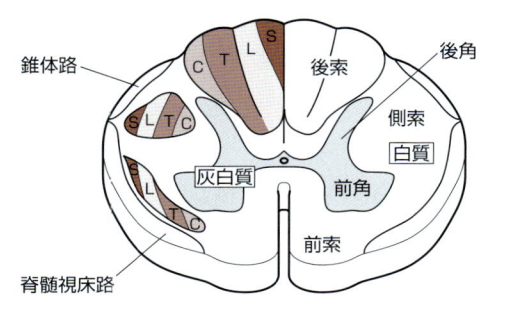

図3 中心性脊髄損傷

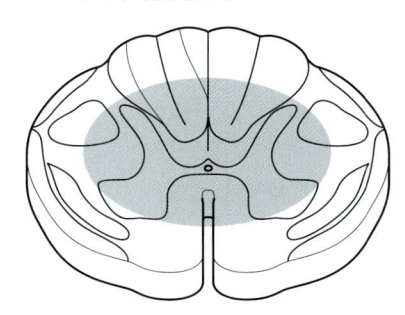

(水上昌文：脊髄損傷．系統理学療法学・筋骨格系理学療法学(居村茂幸 編), p.137-163, 医歯薬出版, 2006. より引用)

脊髄空洞症
- 脊髄空洞症では，感覚解離を示す．下部頸髄・上部胸髄に起こり，進行例は腰髄にも及ぶ．
- 上肢，胸部上部に両側性の温度・痛覚消失を認める(宙吊り型感覚解離)．

図4 脊髄空洞症にみられる宙吊り型感覚解離

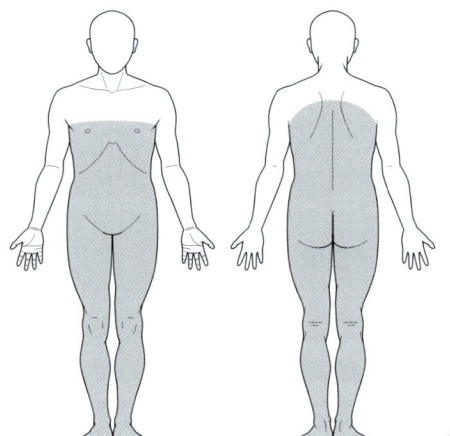

(ベッドサイドの神経の診かた, 改訂16版, p.198, 南山堂, 2004. より引用)

●脊髄半側損傷(Brown-Sequard：ブラウンセカール症候群)
- 脊髄の左右どちらかの半側が損傷(図5, 6)．
- 損傷側の運動と深部知覚，反対側の痛覚・温度覚が障害(触覚は保たれる)．
  * 歩行は片麻痺様で，AFOと杖で実用性が高い．

● 脊髄前部損傷
- 脊髄灰白質と前・側索の損傷で，痛覚・温度覚の消失(図7)。
- 完全な運動麻痺
  ＊脊髄の後索が残存 ⇒ 振動覚・位置覚・一部触覚は保存

図5 左胸髄半側の障害(T_4)

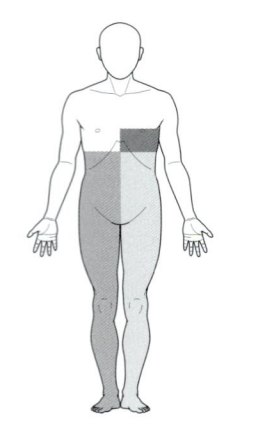

■ 触覚，痛覚，温度覚の障害
■ 温度・痛覚のみの障害
□ 振動度，位置覚のみの障害

(ベッドサイドの神経の診かた，改訂16版，p.196，南山堂，2004．より引用)

図6 脊髄半側損傷　　図7 前部脊髄損傷

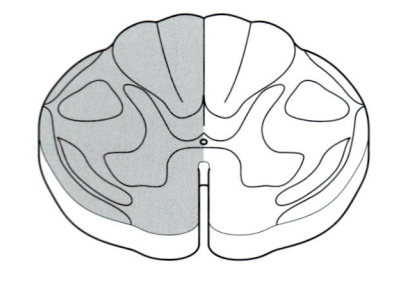

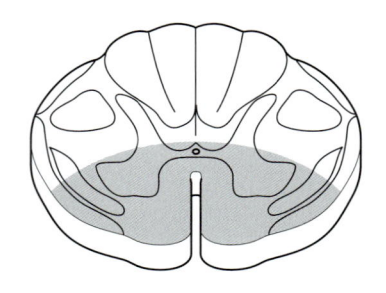

(図6，7：水上昌文：脊髄損傷．系統理学療法学・筋骨格系理学療法学(居村茂幸 編)，p.137-153，医歯薬出版，2006．より引用)

図8 馬尾障害(背面)

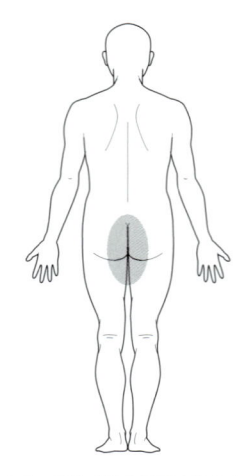

● 脊髄後部損傷
- 脊髄後索周辺の損傷
  ⇒ 運動麻痺(－)，深部知覚障害，頸部・上肢の疼痛・痺れ，知覚過敏(＋)
  ＊深部知覚障害のため，歩行が実用的にならない場合がある。

代表疾患として脊髄癆
- 深部感覚の障害で脊髄性運動失調を呈し，ロンベルク徴候(＋)

● 円錐・馬尾障害
＊円錐は第3-5仙髄および尾髄よりなり，L2-3以下の神経根で囲まれる。
＊純粋な円錐障害では膀胱・直腸障害と肛門・性器周囲の左右対称性の感覚消失(＋)，運動障害や腱反射の障害(－)。
＊馬尾は円錐より下にあり，L2以下の神経根の集合。
＊その上部の切断ではL2以下，中部ではL4以下の運動，反射，感覚障害症候を示す。
＊下部馬尾障害では，肛門周囲，会陰部を主とした乗馬ズボンの尻あてに似た全感覚障害を認める。
＊馬尾障害では，閉尿，大便失禁，インポテンツを伴う。

(ベッドサイドの神経の診かた，改訂16版，p.196，南山堂，2004．より引用)

25 各領域の評価／中枢神経系
高次脳機能障害

Point!

※「高次脳機能障害」の治療については p.616〜620参照。

- ■認知障害の評価（視覚失認）☞ 視覚失認の型，標準高次視知覚検査
- ■半側空間無視の評価
  ☞ 発生機序，方向性注意機能の半球差，Visual Extinction Test，BIT，右半球症状
- ■言語障害（失語症）の評価
  ☞ 言語機能（聴く・話す・読む・書く），失語症のタイプ，SLTA，WAB，CADL
- ■記憶障害の評価 ☞ 記憶の3過程（登録・把持・再生），再生の段階，記憶障害の病変，記憶の分類（時間的・内容的），RBMT，生活健忘チェックリスト
- ■行為障害の評価
  ☞ 観念失行・観念運動失行・肢節運動失行の病巣，失行の特徴，失行の分類，標準高次動作性検査，前頭葉損傷の臨床症状
- ■遂行機能障害の評価 ☞ 遂行機能の理解，BADS

- 「高次脳機能の評価」の項（p.116〜131）で高次脳機能の基盤的な機能である「情動・意識・注意」について触れているので，ここでは比較的独立した機能である「認知・言語・記憶・行為（遂行機能）」についてまとめる。

認知

●失認

- 失認とは「ある感覚（sense）を介する対象認知の障害で，しかもその対象認知障害をその感覚の異常，知能低下，意識障害などに帰することのできないもので，かつ，他の感覚様式を介せばその対象を認知できるもの」（山鳥重：神経心理学入門，p.63-64，医学書院，1985．より引用）である。

表1 失認の種類と主たる病巣

・視覚失認		・聴覚失認	側頭葉連合野
物体失認	後頭葉連合野	・触覚失認	頭頂葉連合野
相貌失認	後頭側頭葉連合野	・身体失認	頭頂葉連合野
同時失認	後頭側頭葉連合野	・病態失認	頭頂葉連合野
・半側空間失認（半側無視）	頭頂葉連合野		

用語アラカルト

*1 バリント症候群
- 精神性注視麻痺，視覚性注意障害，視覚失調の3徴候。
- 盲人のような振る舞い。
- 読みの障害。
- 両側の頭頂-後頭領域の損傷により出現。

図1 視覚失認の分類

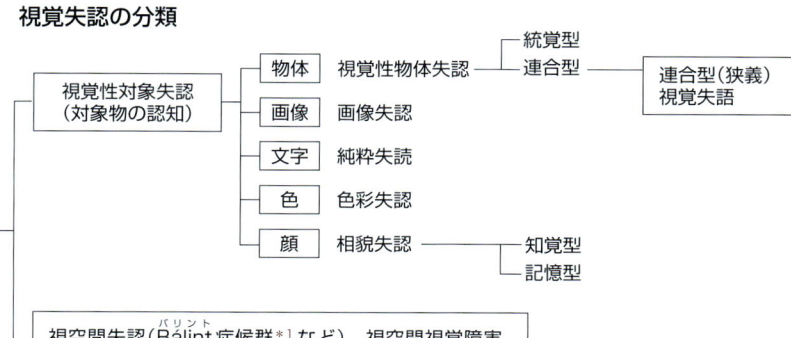

```
視覚失認 ─┬─ 視覚性対象失認 ─┬─ 物体 ── 視覚性物体失認 ─┬─ 統覚型
          │  （対象物の認知）  │                          └─ 連合型 ── 連合型（狭義）視覚失語
          │                   ├─ 画像 ── 画像失認
          │                   ├─ 文字 ── 純粋失読
          │                   ├─ 色  ── 色彩失認
          │                   └─ 顔  ── 相貌失認 ─┬─ 知覚型
          │                                        └─ 記憶型
          └─ 視空間失認（Balint症候群*1 など），視空間視覚障害，
             半側無視，地誌的障害（対象の場所，空間の認知）
```

図2　視覚失認の位置づけ

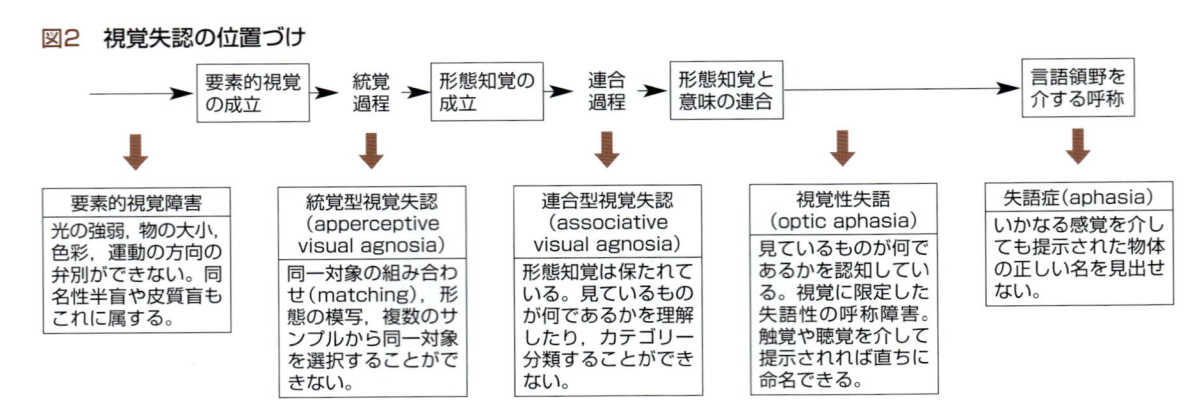

要素的視覚の成立 → 統覚過程 → 形態知覚の成立 → 連合過程 → 形態知覚と意味の連合 → 言語領野を介する呼称

- **要素的視覚障害**：光の強弱，物の大小，色彩，運動の方向の弁別ができない。同名性半盲や皮質盲もこれに属する。
- **統覚型視覚失認（apperceptive visual agnosia）**：同一対象の組み合わせ（matching），形態の模写，複数のサンプルから同一対象を選択することができない。
- **連合型視覚失認（associative visual agnosia）**：形態知覚は保たれている。見ているものが何であるかを理解したり，カテゴリー分類することができない。
- **視覚性失語（optic aphasia）**：見ているものが何であるかを認知している。視覚に限定した失語性の呼称障害。触覚や聴覚を介して提示されれば直ちに命名できる。
- **失語症（aphasia）**：いかなる感覚を介しても提示された物体の正しい名を見出せない。

➡：各レベルにおける障害

（ADL－作業療法の戦略・戦術・技術　第2版, p.345, 三輪書店, 2005. より引用）

図3　標準高次視知覚検査の成績プロフィール例

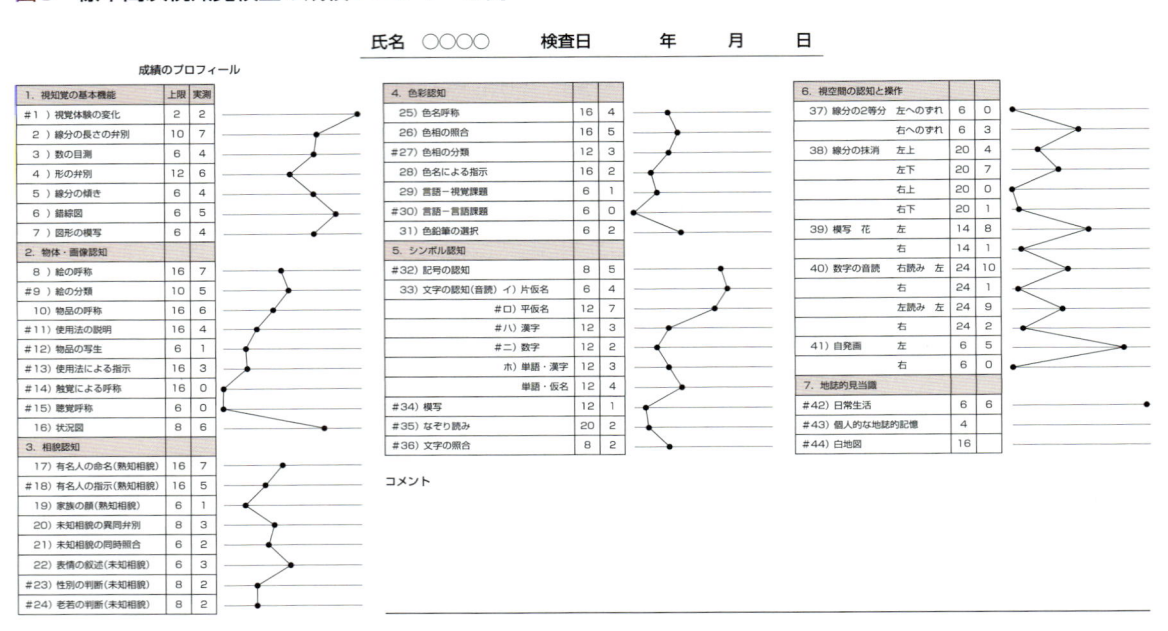

氏名　○○○○　　検査日　　年　月　日

成績のプロフィール

1. 視知覚の基本機能

		上限	実測
#1）	視覚体験の変化	2	2
2）	線分の長さの弁別	10	7
3）	数の目測	6	4
4）	形の弁別	12	6
5）	線分の傾き	6	4
6）	錯線図	6	5
7）	図形の模写	6	4

2. 物体・画像認知

		上限	実測
8）	絵の呼称	16	7
#9）	絵の分類	10	5
10）	物品の呼称	16	6
#11）	使用法の説明	16	4
#12）	物品の写生	6	1
#13）	使用法による指示	16	3
#14）	触覚による呼称	16	0
#15）	聴覚呼称	6	1
16）	状況図	8	6

3. 相貌認知

		上限	実測
17）	有名人の命名（熟知相貌）	16	7
#18）	有名人の指示（熟知相貌）	16	5
19）	家族の顔（熟知相貌）	6	1
20）	未知相貌の異同弁別	8	3
21）	未知相貌の同時照合	6	1
22）	表情の叙述（未知相貌）	6	3
#23）	性別の判断（未知相貌）	8	2
#24）	老若の判断（未知相貌）	8	2

4. 色彩認知

		上限	実測
25）	色名呼称	16	4
26）	色相の照合	16	5
#27）	色相の分類	12	3
28）	色名による指示	16	2
29）	言語─視覚課題	6	1
#30）	言語─言語課題	6	0
31）	色鉛筆の選択	6	2

5. シンボル認知

		上限	実測
#32）	記号の認知	8	5
33） 文字の認知（音読）	イ）片仮名	6	4
	ロ）平仮名	12	7
	ハ）漢字	12	3
	ニ）数字	12	2
	ホ）単語・漢字	12	3
	単語・仮名	12	4
#34）	模写	12	1
#35）	なぞり読み	20	2
#36）	文字の照合	8	2

6. 視空間の認知と操作

		上限	実測
#37） 線分の2等分	左へのずれ	6	0
	右へのずれ	6	3
#38） 線分の抹消	左上	20	1
	左下	20	7
	右上	20	0
	右下	20	1
#39） 模写	花　左	14	8
	右	14	1
40） 数字の音読	左読み　左	24	10
	右	24	1
	左読み　左	24	9
	右	24	2
41） 自発画	左	6	5
	右	6	0

7. 地誌的見当識

		上限	実測
#42）	日常生活	6	6
#43）	個人的な地誌的記憶	4	
#44）	白地図	16	

コメント

（長﨑重信 監, 鈴木孝治 編, 能登真一 著：作業療法学ゴールド・マスター・テキスト5　高次脳機能障害作業療法学, p.118, メジカルビュー社, 2012. より引用）

表2　認知の障害におけるADL評価のポイント

動作の種類	問題点	動作の種類	問題点
食事	●食器の区別ができているか ●調理されたおかずの内容が理解できているか	排泄	排泄後の洗浄においてスイッチ操作ができるか
整容	●歯ブラシやかみそりなどの洗面用具が区別できているか ●歯磨き粉や洗顔フォームなどの区別がついているか	対人関係	●よく知っているはずの人を区別できるか ●相手の表情が理解できるか
		買い物	野菜や果物，加工食品の区別がつくか
		金銭管理	硬貨の種類，紙幣の種類が区別できるか
更衣	●衣服の表裏や前後の区別がついているか ●衣服の色がわかっているか	外出	●地図や標識，時刻表を読んで理解できるか ●方角を見失わないか
入浴	蛇口の区別や温度の調整ができているか		

（長﨑重信 監, 鈴木孝治 編, 能登真一 著：作業療法学ゴールド・マスター・テキスト5　高次脳機能障害作業療法学, p.119, メジカルビュー社, 2012. より引用）

方向性注意

表3 半側空間無視の発生機序についての諸説

1. 注意障害説
   右頭頂葉は左右へ（主には左方へ）注意を向けるが，左頭頂葉は右方へ注意を向けるため，右頭頂葉損傷で左方の注意が低下する
2. 眼球運動障害説
   左方へのサッケードの立ち上がりが悪い．左右同時に刺激があると右へ引かれる
3. amorphosynthesis説
   頭頂葉損傷で複数の感覚を空間的に統合できない
4. 表象障害説
   意識のなかで，外空間，自己の身体に関する表象は左空間については認識されていない。既知の風景を思い出させても左空間については欠落が多い
5. 一側性記憶障害説
   左半側空間に呈示された刺激については忘れてしまう

(川平和美 編：標準理学療法学・作業療法学 専門基礎分野 神経内科学 第2版, p.106, 医学書院, 2003. より引用)

図4 方向性注意機能の半球差に関する仮説

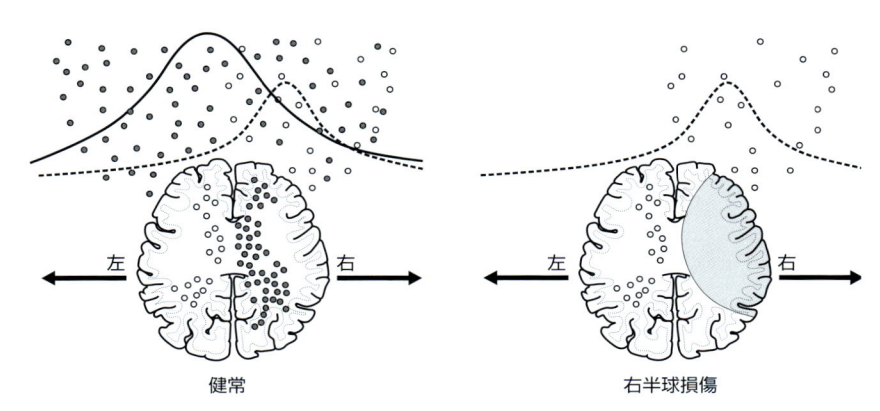

健常　　　右半球損傷

(高次脳機能障害学, p.141, 医歯薬出版, 2003. より引用)

図5 空間性注意のネットワーク

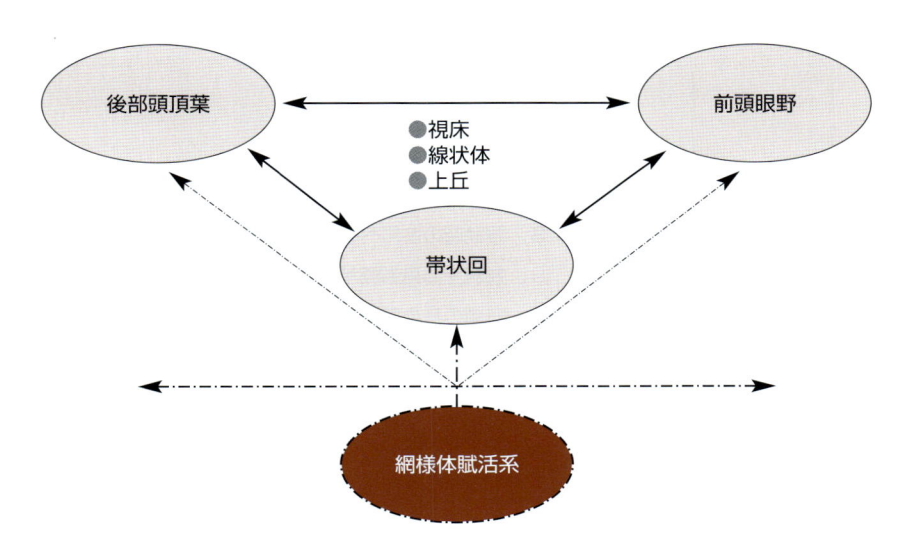

後部頭頂葉 ― 前頭眼野
●視床
●線状体
●上丘
帯状回
網様体賦活系

(Mesulam MM：A cortical network for directed attention and unilateral neglect. Ann Neurol, 10：309-325, 1981. より引用)

図6 Visual Extinction Test(視覚刺激を左右同時に与えるテスト)

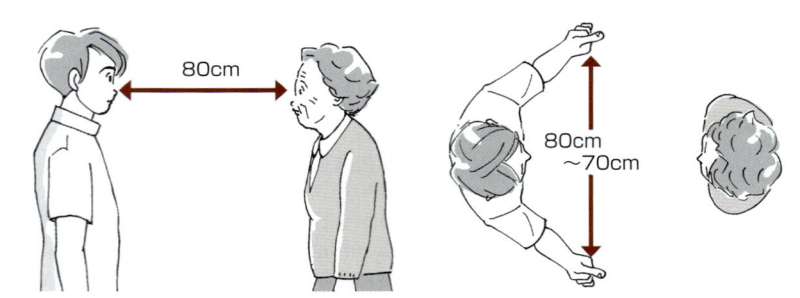

刺激提示方法：検者は患者の目から約80cm離れた場所に位置する．検者は患者とのほぼ中間距離に左右の示指を70～80cm離して立てる．

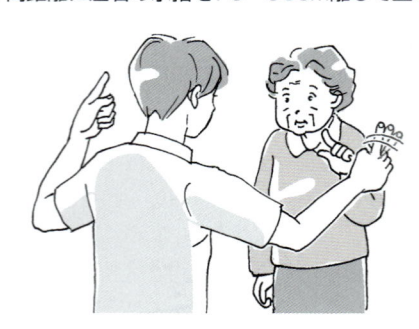

① 検者は，自身のどちらかの眼を患者に凝視させながら，左右の示指を別々に約2秒間迅速に動かし，患者にどちらの指が動いたかを尋ねる（視野〈同名半盲〉の検査）．
② 検者は左右の示指を同時に動かして，患者にどちらの指が動いたかを尋ねる（視覚消去現象の検査）．同名半盲がなくても，検者の右指の動きを見落とせば視覚消去現象（＋）となる．

（大土井淑郎：半側空間失認の診断．総合リハ 3, 903-910, 1975. より引用）

表4 Catherine Bergego Scale(CBS)日本語版

評価者の「観察」，患者の「自己評価」，両得点の差を「(半側空間無視に対する)病態失認」とする．
各項目得点　0：困難なし，1：時々あり，2：明らかにあり，3：左側の探求ができない

	0	1	2	3
1. 左側の整容を忘れる	□	□	□	□
2. 左側の着衣困難	□	□	□	□
3. 左側にある料理を食べ忘れる	□	□	□	□
4. 左側の歯を磨き忘れる	□	□	□	□
5. 左側への注視が困難	□	□	□	□
6. 左上下肢への認識が困難[※1]	□	□	□	□
7. 左側への聴性注意が困難[※2]	□	□	□	□
8. 移動時の左側への衝突	□	□	□	□
9. 左側空間見当識が困難[※3]	□	□	□	□
10. 左側の身の周りのものを探せない	□	□	□	□

※1　左上下肢を正しい位置に配置せず放置する症状や必要な時に使わない症状
※2　左側からの音や話しかけに注意を向けられない症状
※3　既知の場所やリハビリテーション訓練室で左側への道を見つけられない症状

（石合純夫：高次脳機能障害学 第2版．医歯薬出版，2012. より引用）

表5 ADL・訓練場面における半側空間無視症状の評価

会話・コミュニケーション（話しかけた相手の方を向かない，など）	無／有
ベッド上動作（眼鏡やナースコールが見つからない，など）	無／有
摂食場面（患側の皿を見落とす，お茶碗の患側を食べ残す，など）	無／有
整容（整髪，髭剃りなどにおける患側の不備，など）	無／有
着衣（患側の着そこない，など）	無／有
トランスファー（車いすブレーキのかけ／はずし忘れ，など）	無／有
移動①（患側をぶつける，など）	無／有
移動②（患側に曲がりそこなう，など）	無／有
PT訓練における無視傾向	無／有
OT訓練における無視傾向	無／有

（太田久晶：半側空間無視．高次脳機能障害マエストロシリーズ3 リハビリテーション評価〈鈴木孝治 ほか 編〉，62-68, 医歯薬出版，2006. より引用改変）

表6 ADL場面における左半側空間無視の評価

ADL場面	評価内容
食事	・トレイの左側にある器に手をつけるか ・それぞれの器の左側に食べ忘れがないか
整容	洗顔・整髪・ひげ剃りのやり残し，化粧での塗り忘れやゆがみが左側にないか確認する
排泄	トイレの中で左側にある手すり，トイレットペーパー，水を流すボタンやレバーを探せるか
移動 （車いす駆動・歩行）	・右または左に寄っていないか ・左側にある障害物や目標物を見つけられるか ・車いす乗車中の左上下肢の管理
更衣	・上着に左手を通せるか ・左側の襟や袖を直せるか ・左足をズボンの左裾へ通すことができるか ・ズボンのウエスト部分を腰までしっかり上げられるか ・左足の靴の着脱を忘れていないか
入浴	身体の左側を洗う，または拭けるか

（石合純夫：BIT行動性無視検査日本版．新興医学出版社，1999. より引用）

表7 BIT下位検査項目と得点

通常検査

項目	カットオフ点／最高点
1. 線分抹消試験	34/36
2. 文字抹消試験	34/40
3. 星印抹消試験	51/54
4. 模写試験	3/4
5. 線分二等分試験	7/9
6. 描画試験	2/3
合計得点	131/146

行動検査

項目	カットオフ点／最高点
1. 写真課題	6/9
2. 電話課題	7/9
3. メニュー課題	8/9
4. 音読課題	8/9
5. 時計課題	7/9
6. 硬貨課題	8/9
7. 写字課題	8/9
8. 地図課題	8/9
9. トランプ課題	8/9
合計得点	68/81

（石合純夫：BIT行動性無視検査日本版．新興医学出版社，1999. より引用）

各領域の評価

表8 右半球症状

異常の種類	症状
注意機構に関する異常	①汎性注意障害（はんせいちゅういしょうがい） ・覚醒し周囲への応答も一応保たれているが，注意が集中せず，思考や行為の脈絡が失われる．首尾一貫性の消失，記憶錯誤，エラーの添加，周囲刺激への無関心，書字障害，自己の状態に対する洞察の障害，などの臨床的特徴がある ②方向性注意障害（半側空間無視）
対象の視知覚能力の異常	知覚対象の範疇化過程の異常．個々の形態知覚は可能だが，角度を変えた呈示や照明確度の違いにより，同定できなくなる ①画像認知障害 ・少し情報量を減らした文字や図形の視覚認知障害 ②相貌失認（一過性）（そうぼうしつにん）
空間情報についての認知および操作の異常	①構成障害 ・視空間認知障害，特に空間関係の把握障害 ②ランドマーク失認（街並失認） ・熟知した建物や風景を見ても既知感がなく，誰の家か，またはどこかがわからないが，異同弁別（いどうべんべつ）やマッチングは可能 ③道順障害（ナビゲーション障害） ・実際の行動異常で，目印となる固有の建物や風景は認知できるが，それに基づいてどの方向に進んでよいかがわからないという症状 ④地誌的見当識障害 ・主に新しい環境に限定した地誌的障害で，ランドマーク認知とナビゲーション学習の双方が障害され，道順を覚えられずに迷い，見取り図を描けないが，熟知した環境では認知できて迷わない
自己身体についての認知の異常	①片麻痺無認知（anosognosia） ・麻痺に気づかず，行動上も片麻痺がないかのようにふるまう．麻痺をはっきり否定するものから，無関心だが尋ねると麻痺を認めるものまで程度はさまざまである ②半側身体失認（hemiasomatognosia） ・左身体空間の方向性注意障害．身体一側に対する認知異常で，時に喪失感などの訴えがある ③身体パラフレニア ・片麻痺無認知に合併し，「麻痺手が自分のものではない，自分の赤ちゃん」などと言ったり，麻痺手のほかにもう1本よく動く手があるなどの奇異な主張をする
感情に関する異常	感情が平坦化し，周囲の出来事に無関心．「あうん」の呼吸は失われ，淡々としており，対人的緊張も失われる ①プロソディの障害（aprosodia）：言語にみられる感情表現および感情知覚の障害
運動に関する異常	①運動維持困難（motor impersistence：MI） ・命令に応じて特定の運動を開始することはできるが，その運動を維持することができない状態 ②右向き徴候（right neck rotation） ・左側からの声かけなどの刺激により，右向き回転が強化 ③右同側性本能性把握 ・右手への刺激を契機として，手を刺激のほうへ向け，その刺激を把握しようとする一連の運動．例えば，非麻痺側である右手で手すり・自分の衣類など，自己周囲のものをやたらと把握する行動 ④過書（hypergraphia） ・目の前の紙や鉛筆などの筆記用具が誘因となって，半自動的に書き始める症状．まとまりを欠く内容で，文字の空間配置は散漫．字形も崩れている状態 ⑤pacing障害 ・動作が性急でせっかち，不用心で短絡的，危なっかしい状態

（鈴木孝治：認知の機能．作業療法学全書 改訂第3版 第3巻 作業療法評価学〈日本作業療法士協会 監〉，237-245，協同医書出版社，2009．より引用改変）

言語（コミュニケーション）

表9 聴く機能の障害

障害の種類	状態像
語音認知の障害	聴力は正常だが，語音が正しく認知できない状態。復唱が困難で，話し言葉の理解も障害される
聴覚的理解の障害	語音としては正確に受容されているが，言われた言葉が意味に結びつかず，理解できない状態
聴覚的把持力の障害	一定数の言葉の単位を一時的に記憶にとどめることができない状態。程度の差こそあれ，ほとんどすべての失語症患者に認められる

表10 話す機能の障害

障害の種類	状態像
喚語障害	失語症の主要症状 ・無反応 ・遅延反応 ・錯語（音韻性錯語・語性錯語・ジャーゴン） ・迂遠な表現
構音の障害	ブローカ失語によく合併する。発声発語器官の運動麻痺や失調が明らかではないが，構音動作の障害により意図した言葉とは異なった音を発する
統語の障害	言葉を組み合わせて，正しい文の形を作ることができない状態 ・失文法（ブローカ失語にみられる電文のような文） ・錯文法（ウェルニッケ失語にみられる不適切な文法規則を使用した文）
復唱の障害	言われた通りに単語や短文を復唱することが困難

表11 読む機能の障害

障害の種類	状態像
読解の障害	読んだ内容を理解できない状態
音読の障害	声に出して文字を読めない状態

表12 書く機能の障害

障害の種類	状態像
自発書字の障害	錯書
書き取りの障害	自発書字よりやや良好

（表9~12：長﨑重信 監，鈴木孝治 編著：作業療法学ゴールド・マスター・テキスト5 高次脳機能障害作業療法学，p.127，メジカルビュー社，2012. より引用）

●失語症のタイプ

- 失語症は，**流暢さ**，**聴覚的理解**，**復唱**の3要因で8分類される。

図7 失語症のタイプ分類

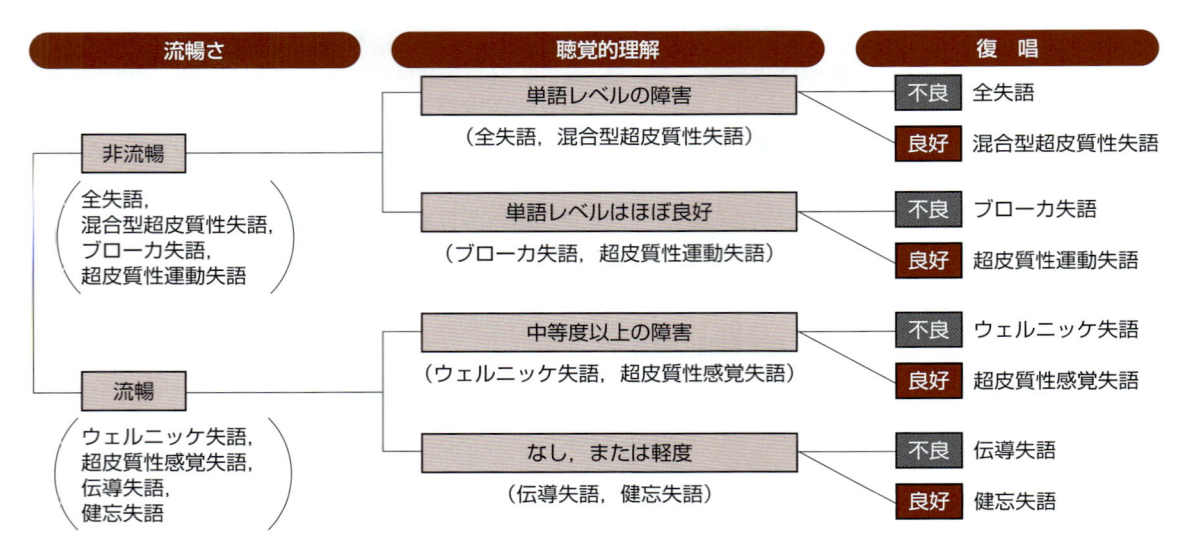

流暢さ	聴覚的理解	復唱	タイプ
非流暢（全失語，混合型超皮質性失語，ブローカ失語，超皮質性運動失語）	単語レベルの障害（全失語，混合型超皮質性失語）	不良	全失語
		良好	混合型超皮質性失語
	単語レベルはほぼ良好（ブローカ失語，超皮質性運動失語）	不良	ブローカ失語
		良好	超皮質性運動失語
流暢（ウェルニッケ失語，超皮質性感覚失語，伝導失語，健忘失語）	中等度以上の障害（ウェルニッケ失語，超皮質性感覚失語）	不良	ウェルニッケ失語
		良好	超皮質性感覚失語
	なし，または軽度（伝導失語，健忘失語）	不良	伝導失語
		良好	健忘失語

（長﨑重信 監，鈴木孝治 編著：作業療法学ゴールド・マスター・テキスト5 高次脳機能障害作業療法学，p.129，メジカルビュー社，2012. より引用）

用語アラカルト

＊2 超皮質性失語
- 復唱が良好なタイプ。

表13 失語症の代表的なタイプ

タイプ名	状態像
全失語	●すべての言語様式に重篤な障害あり ●機能的な実用言語は完全に喪失 ●数語の残語以外は全く発話を認めない ●言語機能改善はほとんど望めない
ブローカ失語（運動失語）	●発話は非流暢，努力的でぎこちない構音，発話量は少ない ●聴覚的理解は相対的に良好，表出面の障害が重篤 ●重症例では失文法あり ●患者が言語障害を自覚している
ウェルニッケ失語（感覚失語）	●発話は一見流暢で多弁だが，情報量に乏しく空虚 ●聴覚的理解は不良，復唱・音読の障害，文字言語の理解障害あり ●言語障害に対する患者の自覚は乏しい
健忘失語（失名詞失語）	●発話は流暢で文法的に正しい ●聴覚的理解，復唱は比較的良好 ●喚語障害が著明 ●言語機能の障害は最も軽度

（長﨑重信 監，鈴木孝治 編著：作業療法学ゴールド・マスター・テキスト5 高次脳機能障害作業療法学，p.130，メジカルビュー社，2012. より引用）

表14 失語症スクリーニング検査

①自然な話しかけ：患者をくつろがせ，できるだけ自然な状況の会話に。テストと思わせず質問を盛り込み，理解能力と発語機能を大体推定する
②7個の物品の呼称
③その物品を使っての系列指示
④そのうち2つを選んでの2物品間の操作命令（文法の理解）
⑤復唱（1音節から17音節の俳句まで）
⑥簡単な書き取り
⑦簡単な読解

（山鳥 重：神経心理学入門. p.183, 医学書院, 1985. より引用）

表15 標準失語症検査（SLTA）の構成

検査項目	下位検査
聴く	①単語の理解　②短文の理解　③口頭命令に従う　④仮名の理解
読む	①漢字単語の理解　②仮名単語の理解　③短文の理解　④漢字命令に従う
話す	①呼称　②単語の復唱　③動作説明　④まんがの説明　⑤文の復唱　⑥語の列挙　⑦漢字単語の音読　⑧仮名1文字の音読　⑨仮名単語の音読　⑩短文の音読
書く	①漢字単語の書字　②仮名単語の書字　③まんがの説明　④仮名1文字の書取　⑤漢字単語の書取　⑥仮名単語の書取　⑦短文の書取
計算	計算

（日本高次脳機能障害学会〈旧 日本失語症学会〉編：標準失語症検査マニュアル, 新興医学出版社, 1997. より引用）

図8 標準失語症検査プロフィール

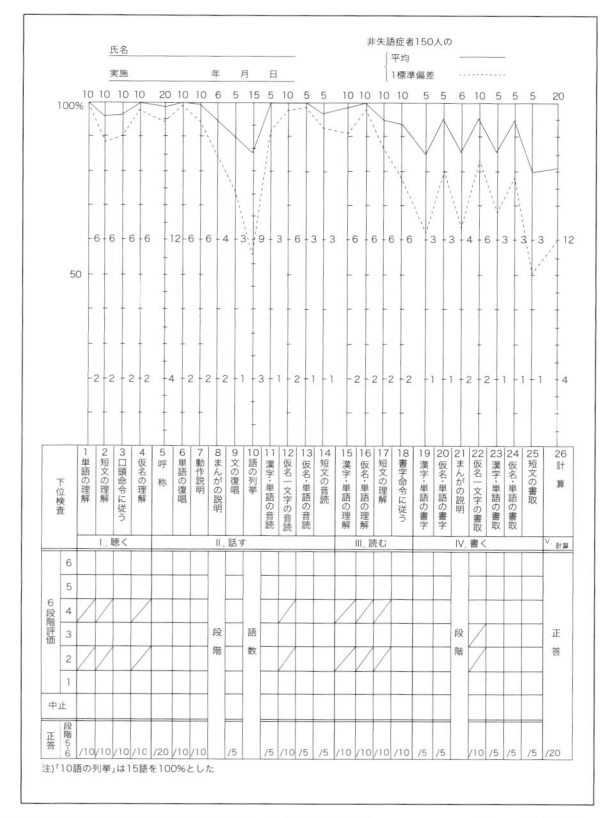

（日本高次脳機能障害学会（旧 日本失語症学会）編：標準失語症検査マニュアル, 新興医学出版社, 1997. より引用）

表16 WAB失語症検査日本語版の構成

大項目	下位項目
Ⅰ. 自発話	A. 情報の内容　B. 流暢性
Ⅱ. 話し言葉の理解	A. はい‐いいえで応える問題　B. 単語の聴覚的認知 C. 継時的命令
Ⅲ. 復唱	―
Ⅳ. 呼称	A. 物品の呼称　B. 語想起　C. 文章完成　D. 会話での応答
Ⅴ. 読み	A. 文章の理解 B. 文字による命令文 C. 漢字単語と物品の対応・仮名単語と物品の対応 D. 漢字単語と絵の対応・仮名単語と絵の対応 E. 絵と漢字単語の対応・絵と仮名単語の対応 F. 話し言葉の単語と仮名単語の対応・話し言葉の単語と漢字単語の対応 G. 文字の弁別 H. 漢字の構造を聞いて語を認知する I. 漢字の構造を言う
Ⅵ. 書字	A. 指示に従って書く　B. 書字による表現　C. 書き取り D. 漢字単語の書き取り・仮名単語の書き取り　E. 五十音・数 F. 文字を聞いて書く・数を聞いて書く　G. 写字
Ⅶ. 行為	―
Ⅷ. 構成	A. 描画　B. 積木問題　C. 計算 D. レーヴン色彩マトリックス検査

(WAB失語症検査〈日本語版〉作成委員会 編：WAB失語症検査 日本語版, 医学書院, 1986. より引用)

表17 WAB失語症検査日本語版のプロフィール

下位検査名	得点
Ⅰ. 自発話	
Ⅱ. 話し言葉の理解	
Ⅲ. 復唱	
Ⅳ. 呼称	
Ⅴ. 読み	
Ⅵ. 書字	
Ⅶ. 行為（右手）	
行為（左手）	
Ⅷ. 構成	
失語指数（AQ）	
大脳皮質指数（CQ－右手）	
大脳皮質指数（CQ－左手）	

＜得点算出上の注意＞
1. 得点は，自発話ではA+B，話し言葉の理解は「×1/20」，行為は「×1/6」とし，その他の下位検査では「×1/10」とする。
2. 行為の得点は右手と左手の両方について求める。
3. AQおよびCQの算出方法
   AQ＝（Ⅰ＋Ⅱ＋Ⅲ＋Ⅳ）×2
   CQ＝Ⅰ＋Ⅱ×2＋Ⅲ＋Ⅳ＋Ⅴ＋Ⅵ＋Ⅶ＋Ⅷ

WAB失語症検査日本語版による失語症の分類基準

失語症のタイプ	流暢性	話し言葉の理解	復唱	呼称
全失語	0-4	0-4	0-3	0-2
ブローカ失語	0-5	4-10	0-7.9	0-7.9
ウェルニッケ失語	5-9	0-7	0-8.9	0-7
健忘失語	8-10	7-10	7-10	5-10

(WAB失語症検査〈日本語版〉作成委員会 編：WAB失語症検査 日本語版, 医学書院, 1986. より引用)

表18 CADLと従来の包括的な失語症検査との相違点

	CADL	従来の包括的な失語症検査
測定対象とする能力	日常のコミュニケーション活動そのものをみる	聞く・話す・読む・書くの言語様式ごとに，単語・文・パラグラフの各段階別にみる
検査刺激	主として実際の生活用品 ：言語以外の状況文脈を積極的に利用	絵カード・字カード ：言語以外の状況文脈の手掛かりが少ないように構成
検査方法	ロールプレイなど相互のやりとりを重視する	検者が刺激を与え，患者がそれに反応する
採点	実用性（情報が伝達できたかどうか）の有無が採点の基準となる	言語学的に正確であるかどうかが採点の基準となる
解釈	コミュニケーションの実用性によるレベル分け ：障害された機能の代償法（コミュニケーション・ストラテジー）の分析など	失語症のタイプ分類 ：障害された機能の分析

（前島伸一郎：失語症. 精神機能評価 増補版〈土肥信之 ほか 編〉, p.205, 医歯薬出版, 1993. より引用）

記憶

図9 記憶の3過程

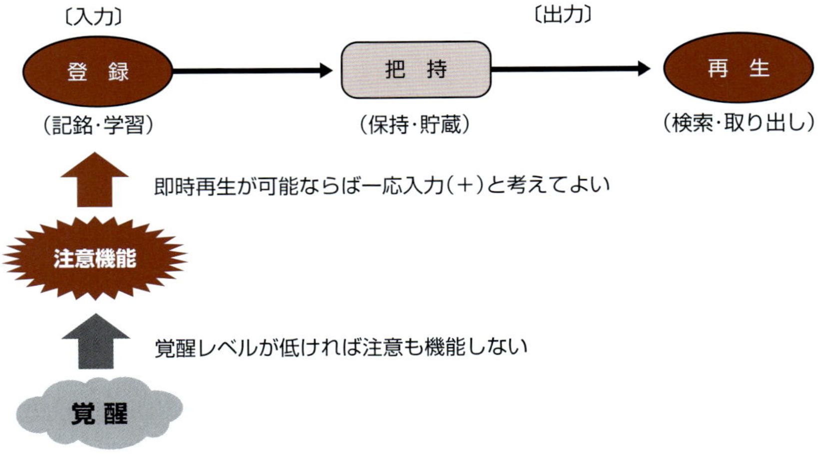

〔入力〕 登録（記銘・学習） → 把持（保持・貯蔵） 〔出力〕 → 再生（検索・取り出し）

即時再生が可能ならば一応入力（＋）と考えてよい

注意機能

覚醒レベルが低ければ注意も機能しない

覚醒

（長﨑重信 監, 鈴木孝治 編著：作業療法学ゴールド・マスター・テキスト5 高次脳機能障害作業療法学, p.140, メジカルビュー社, 2012. より引用）

図10 再生の段階

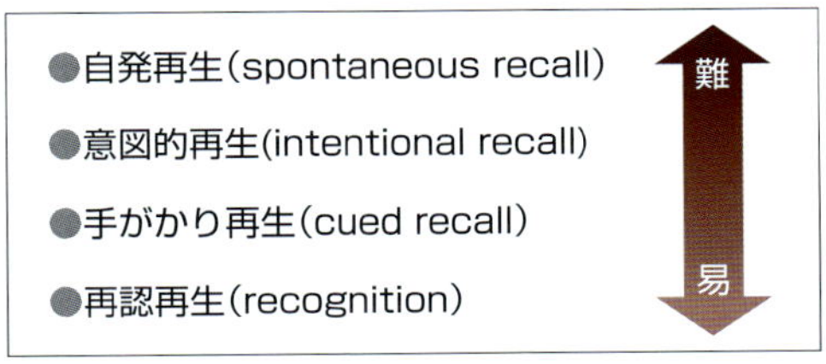

- 自発再生（spontaneous recall）
- 意図的再生（intentional recall）
- 手がかり再生（cued recall）
- 再認再生（recognition）

難 ↑↓ 易

（長﨑重信 監, 鈴木孝治 編著：作業療法学ゴールド・マスター・テキスト5 高次脳機能障害作業療法学, p.141, メジカルビュー社, 2012. より引用）

表19 記憶障害を引き起こす3つの主な病変

病変部位	疾患	症状
間脳	Wernicke-Korsakoff症候群，視床の脳血管障害，第3脳室腫瘍など	作話，病識の欠如が特徴。逆向性健忘が長期間に及ぶが，その程度は過去にさかのぼるほど軽度となる（temporally graded retrograde amnesia）
側頭葉内側面	頭部外傷，外科的切除，ヘルペス脳炎，低酸素脳症など	病識は保たれており，作話はみられない。逆向性健忘は著しくないが，著しい忘却が特徴
前頭葉	前交通動脈瘤破裂，くも膜下出血術後，頭部外傷など	注意の障害を合併，認知機能は比較的保たれている。文脈や前後関係を要求される課題の遂行が困難。意味的なカテゴリー分類（semantic categorization）が困難

（綿森淑子：記憶障害. リハビリテーションMOOK4 高次脳機能障害とリハビリテーション〈大橋正洋 ほか 編〉, 38-47, 金原出版, 2001. より引用）

図11 記憶の時間的分類

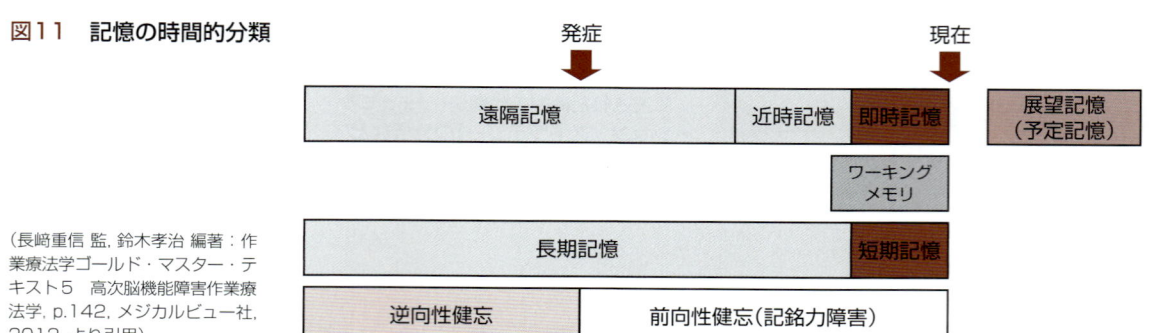

発症　　　　　　　　　　　現在

| 遠隔記憶 | 近時記憶 | 即時記憶 | 展望記憶（予定記憶） |

ワーキングメモリ

| 長期記憶 | 短期記憶 |

| 逆向性健忘 | 前向性健忘（記銘力障害） |

（長﨑重信 監, 鈴木孝治 編著：作業療法学ゴールド・マスター・テキスト5 高次脳機能障害作業療法学, p.142, メジカルビュー社, 2012. より引用）

図12 記憶の内容的分類

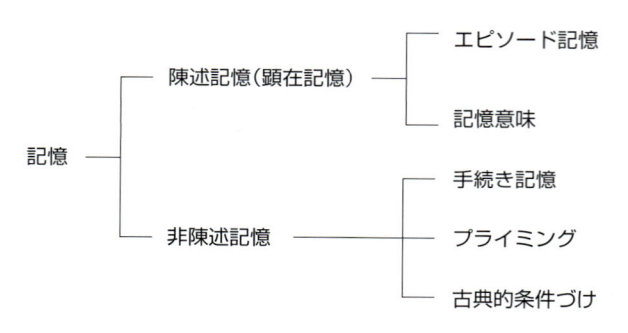

記憶
├ 陳述記憶（顕在記憶）
│ ├ エピソード記憶
│ └ 記憶意味
└ 非陳述記憶
   ├ 手続き記憶
   ├ プライミング
   └ 古典的条件づけ

（Squire LR: Mechanism of memory. Science 232, 1612-1619, 1986. より引用）

表20 日本版RBMTの構成

下位検査課題	検査内容	下位検査項目番号
①姓名	顔写真を見せてその人の姓名を記憶させ，遅延を置いた後に再生させる課題	1&2
②持ち物	被験者の持ち物を借りて隠し，検査終了後に被験者にその持ち物の返却を要求させる課題	3
③約束	20分後にタイマーをセットし，タイマーが鳴ったら決められた質問をする約束の記憶	4
④絵	絵を呼称させ，遅延後に再認させる	5
⑤物語（直後・遅延）	短い物語を聞かせ，直後再生と遅延再生させる	6a, 6b
⑥顔写真	顔写真を見せて性別と年齢について判断をさせ，遅延後に再認させる	7
⑦道順（直後・遅延）	部屋の中に一定の道順を設定し，検者がたどるのを覚えさせ，直後と遅延後に被験者にたどらせる	8a, 8b
⑧要件（直後・遅延）	⑦で道順をたどる途中である要件を行う。要件の記憶	9a, 9b
⑨見当識と日付	日付などの見当識をたずねる	10&11

（綿森淑子 ほか：日本版RBMT リバーミード行動記憶検査. 千葉テストセンター, 2002. より引用）

表21　生活健忘チェックリスト

氏名：　　　　　　　　　　　　　　　　　　評価日　　　　年　　　月　　　日
　　　　　　　　　　　　　　　　　　年齢：　　　歳　　　　性別：男・女

記入法：最近1カ月間の生活の中で，以下の13の項目がどのくらいの頻度であったと思いますか．右の4つ（全くない，時々ある，よくある，常にある）の中から最も近いものを選択して，その数字を○で囲んでください．

		全くない	時々ある	よくある	常にある
1	昨日あるいは数日前に言われたことを忘れており，再度言われないと思い出せないことがありますか	1	2	3	4
2	つい，その辺りに物を置き，置いた場所を忘れてしまったり，物を失くしたりすることがありますか	1	2	3	4
3	物がいつもしまってある場所を忘れて，全く関係のない場所を探したりすることがありますか	1	2	3	4
4	ある出来事が起こったのがいつだったかを忘れていることがありますか（例：昨日だったのか，先週だったのか）	1	2	3	4
5	必要な物を持たずに出かけたり，どこかに置き忘れて帰ってきたりすることがありますか	1	2	3	4
6	自分で「する」と言ったことを，し忘れることがありますか	1	2	3	4
7	前日の出来事の中で，重要と思われることの内容を忘れていることがありますか	1	2	3	4
8	以前に会ったことのある人たちの名前を忘れていることがありますか	1	2	3	4
9	誰かが言ったことの細部を忘れたり，混乱して理解していることがありますか	1	2	3	4
10	一度，話した話や冗談をまた言うことがありますか	1	2	3	4
11	直前に言ったことを繰り返し話したり，「今，何を話していましたっけ」などと言うことがありますか	1	2	3	4
12	以前，行ったことのある場所への行き方を忘れたり，よく知っている建物の中で迷うことがありますか	1	2	3	4
13	何かしている最中に注意をそらす出来事があった後，自分が何をしていたか忘れることがありますか	1	2	3	4

得点　　　/52点

生活健忘チェックリストの成績　　　　　　　　　　　　　　　　　　　（平均±1SD）

	患者自己評価点	介護者評価点	健常者自己評価点
39歳以下	25.8±7.7	28.4±9.8	22.6±4.6
40～59歳	23.7±7.6	26.4±10.0	21.7±4.2
60歳以上	21.8±6.2	30.0±9.3	24.6±5.4
合計	23.1±7.1	28.7±9.7	23.3±5.0

（綿森淑子 ほか：日本版RBMT リバーミード行動記憶検査．千葉テストセンター，2002．より引用）

各領域の評価

行為

●失行

- 失行とは,「運動可能であるにもかかわらず,合目的的な運動が不可能な状態」である。

図13 肢節運動失行,観念運動失行,観念失行の責任病巣(Liepmann)

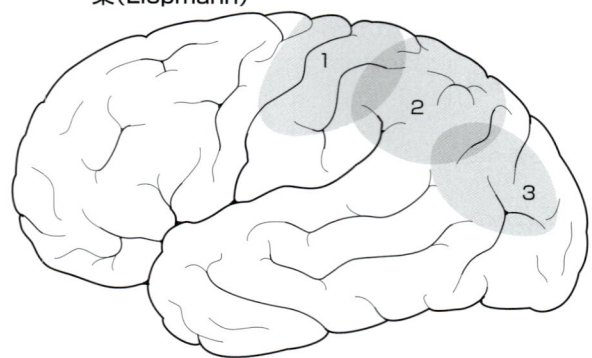

1:肢節運動失行　2:観念運動失行　3:観念失行

図14 観念運動失行の発現のメカニズム(Geschwind)

運動前野／一次運動野／弓状束／Wernicke中枢／脳梁／病巣による遮断

表22　失行の除外条件

① 動作を行う筋群の麻痺,失調,不随意運動などの運動障害
② 失語による理解障害
③ 対象の認知障害(視覚失認,触覚失認),重度の半側空間無視やBálint症候群のような視空間性障害
④ 認知症(痴呆),全般的注意障害
⑤ 動作を正しく遂行するために必要な感覚(視覚含む)によるフィードバックの障害

(石合純夫:高次脳機能障害学,p.51,医歯薬出版,2003.より引用)

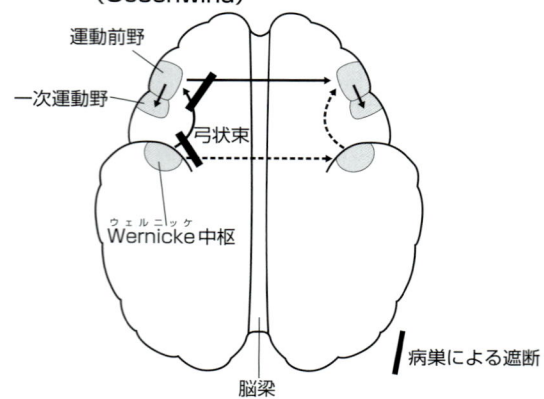

表23　失行の一般的特徴

① 学習されたすべての動作が障害されることではない
② 同じ動作でも,できるときとできないときがある
③ 口頭命令よりも模倣が容易
④ 物品を使う身振りよりも実際の使用のほうが容易
⑤ 検査場面よりも日常生活場面のほうが容易

(石合純夫:高次脳機能障害学,p.53,医歯薬出版,2003.より引用)

表24　失行の分類

失行	高次運動障害
1. 肢節運動失行 要素的運動はできるが,複数の要素的運動を連続的に行うことができない。動作の拙劣さ 2. 観念運動失行 社会的習慣性の高い動作("バイバイ"など)が言語命令に従ってはできない。道具使用の身振りができない 3. 観念失行 道具(単数,複数)が使用できない 4. 口部顔面失行 舌を出すなど口部や顔面の運動が口頭命令や模倣でできない 5. 着衣失行※1 着衣を不可能にする原因はないのに着衣ができない 6. 構成失行※1 描画など,まとまりのある形態をつくることができない ※1 着衣活動と構成活動に関しては,多分に感覚・認知的な要素と運動的な要素の両者が密接に関連している。したがって,その障害にあっては純粋側の着衣失行・構成失行も存在するが,着衣障害・構成障害とするのが現在では一般的である。	1. 病的把握反射 ・把握反射:手掌への触覚刺激で,その手に把握運動が起こる ・本能性把握:手に刺激があると,その刺激を把握しようとする 2. 病的把握反射と関連がある現象 ・ユーティライゼーション・ビヘイビアー:無意識のうちに物をつかむ。意識すれば抑制できる ・強迫的道具使用:日常的に使用する用品を患者の前に置くと,制止しても手にとって目的に合わせて使用する。本能性把握や把握反射がある例に多くみられる。無意識のうちに道具を使ってしまう。意識しても抑制できない 3. 脳梁離断が関連した失行 ・拮抗失行:右手と左手が拮抗する動作をする ・他人の手徴候:患者(左脳)の意図しない左手(右脳)の行為,左手の知覚がわからない 4. 運動維持困難 動作はできるが,その状態を持続できない 5. 運動保続 運動を始めると,その運動を繰り返す 6. 運動開始困難 自動的にはできる運動が意図的には開始できない 7. 遂行障害 環境や目的に合った最適の行動がとれない

(川平和美 編:標準理学療法学・作業療法学 専門基礎分野 神経内科学 第2版,p.112-113,p.116,医学書院,2003.より引用改変)

表25 研究者で異なる観念運動失行，観念失行の分け方

	Liepmann	Morlaas (モルラース)	Heilman (ヘイルマン)
慣習的動作	観念運動失行	観念運動失行	観念運動失行
道具を使うまね	観念運動失行	観念運動失行	観念運動失行
1つの道具を使う	観念運動失行	観念失行	概念失行
複数の道具を使う	観念失行	観念失行	観念失行

(長﨑重信 監，鈴木孝治 編，佐野恭子 著：作業療法学ゴールド・マスター・テキスト5 高次脳機能障害作業療法学，p.174，メジカルビュー社，2012．より引用)

表26 失行の分類

古典的失行	別の失行の名称
観念失行	使用失行
観念運動失行	身振り(パントマイム)失行
肢節運動失行	運動拙劣症

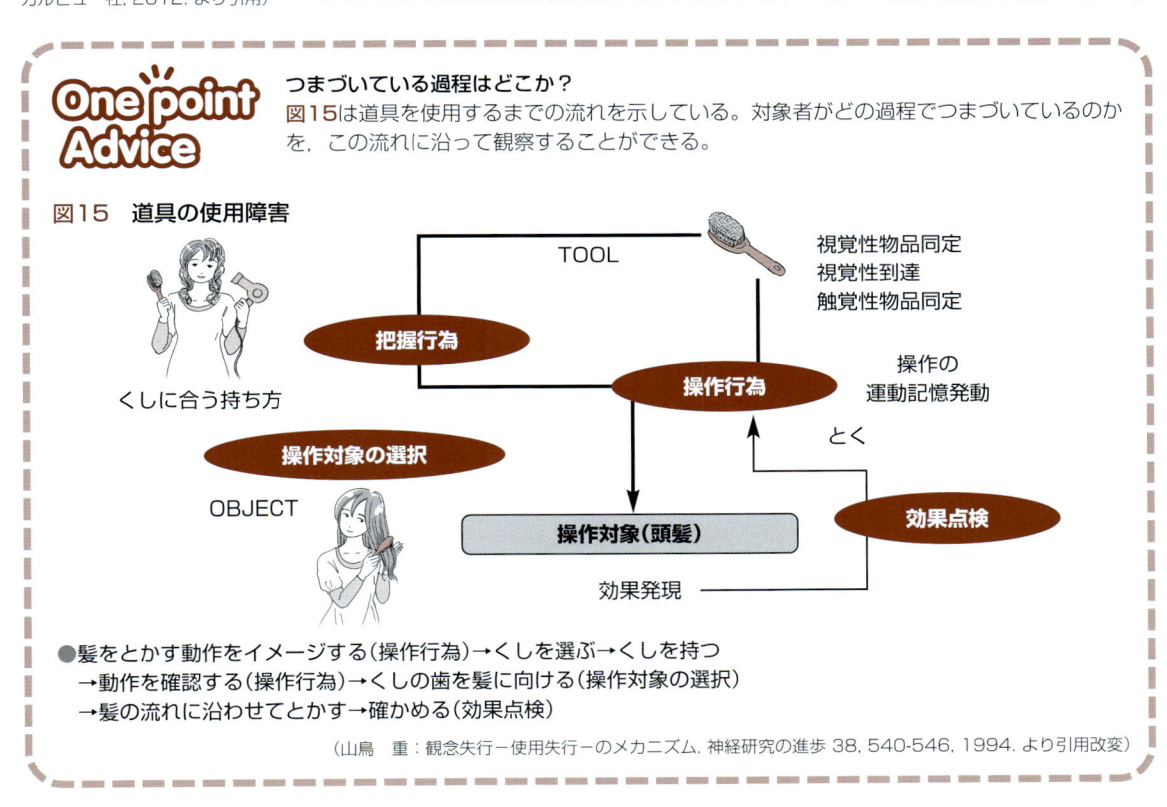

(長﨑重信 監，鈴木孝治 編，佐野恭子 著：作業療法学ゴールド・マスター・テキスト5 高次脳機能障害作業療法学，p.176，メジカルビュー社，2012．より引用)

One point Advice

つまづいている過程はどこか？
図15は道具を使用するまでの流れを示している。対象者がどの過程でつまづいているのかを，この流れに沿って観察することができる。

図15 道具の使用障害

- 髪をとかす動作をイメージする（操作行為）→くしを選ぶ→くしを持つ
  →動作を確認する（操作行為）→くしの歯を髪に向ける（操作対象の選択）
  →髪の流れに沿わせてとかす→確かめる（効果点検）

(山鳥 重：観念失行－使用失行－のメカニズム．神経研究の進歩 38，540-546，1994．より引用改変)

用語アラカルト

＊3 運動消去
- 上肢に両側同時運動を行わせたときに，一方の動きが低下する現象。

＊4 運動無視
- 一側の運動低下が常にみられる。自発的に麻痺側の上肢（ときに下肢）を用いようとしない。

表27 失行のスクリーニングテスト

1) さようならと手を振ってください
2) おいでおいでをしてください
3) 兵隊さんの敬礼をしてください
4) 「しー」といって静かにさせる身振りをしてください
5) 歯ブラシを持ったつもりで歯を磨くまねをしてください
6) 櫛を持ったつもりで髪の毛をとかすまねをしてください
7) ドアに鍵をかけるまねをしてください
8) かなづちを持ったつもりで釘を打つまねをしてください
9) （ろうそく，台，マッチを並べて）ろうそくに火をつけてください

※口頭命令，模倣，実物使用（5～9）で実施。

(石合純夫：第3章 失行．行為・行動の障害．高次脳機能障害学，p.51-80，医歯薬出版，2003．より引用)

表28 標準高次動作性検査の項目と誤りの分類

【検査の項目】

大項目	小項目
1. 顔面動作	1. 舌を出す 2. 舌打ち 3. 咳
2. 物品を使う顔面動作	火を吹き消す
3. 上肢(片手)慣習的動作	1. 軍隊の敬礼 2. おいでおいで 3. チョキなど
4. 上肢(片手)手指構成模倣	1. ルリアのあご手[*5] 2. ⅠⅢⅣ指輪[*6] 3. ⅠⅤ指輪(移送)[*7]
5. 上肢(両手)客体のない動作	1. 8の字 2. 蝶 3. グーパー交互テスト
6. 上肢(片手)連続的動作	ルリアの屈曲指輪[*8]と伸展こぶし[*9]
7. 上肢・着衣動作	着る
8. 上肢・物品を使う動作 (1)上肢・物品を使う動作(物品なし) (2)上肢・物品を使う動作(物品あり)	1. 歯を磨く 2. 髪をとかす 3. のこぎりで木を切る 4. かなづちで釘を打つ
9. 上肢・系列的動作	1. お茶を入れて飲む 2. ろうそくに火をつける
10. 下肢・物品を使う動作	ボールをける
11. 上肢・描画(自発)	1. 三角を描く 2. 日の丸の旗を描く
12. 上肢・描画(模倣)	幾何学図形2種
13. 積み木テスト	2×2の積み木模様1種

【誤りの分類】

N(Normal):正常反応	―
PP(Parapraxis):錯行為	違う行為への置き換え
AM(Amorphous):無定形反応	なにをしているかわからず,形にならない反応
PS(Perseveration):保続	前課題の行為が繰り返される
NR(No Response):無反応	―
CL(Clumsy):拙劣	課題は行えるが,ぎこちない
CA(Coduited Approche):修正行為	正しい行為に近づこうと,修正や試行錯誤がみられる
ID(Initiatory Delay):開始の遅延	行為の開始までに時間を要する
O(Others):その他,上記以外の誤反応	・verbalization(動作を言語化してしまう) ・piecemeal approach(部分のみ可能でまとまりに欠ける) ・body parts as object(身体の一部を道具として使う)

誤り得点
2点:課題が完了できない
1点:課題は完了できたが,その過程に異常が認められる
0点:正常

(日本失語症学会 編:標準高次動作性検査,医学書院,1986.より引用)

用語アラカルト

＊5 ルリアのあご手(水平)
- 肩外転,肘屈曲かつ手関節中間位で,手の甲をあごに水平に添える。

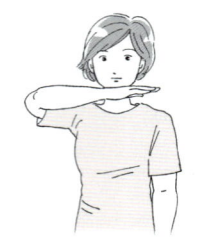

＊6 ⅠⅢⅣ指輪
- 母指と中指および環指で輪を作る。いわゆるキツネの形。

＊7 ⅠⅤ指輪(移送)
- 母指と小指で輪を作る。左手で作り,次に右手で作る。その後,右手で作り,次に左手で作る。

＊8 ルリアの屈曲指輪
- 母指と示指で輪を作る。

＊9 伸展こぶし
- こぶしを握って腕を前に伸ばす。

(長﨑重信 監,鈴木孝治 編,佐野恭子 著:作業療法学ゴールド・マスター・テキスト5 高次脳機能障害作業療法学,p.184,メジカルビュー社,2012.より引用)

表29 前頭葉損傷による臨床症状

言語面	反響言語，反復言語，書字過多
行動・動作面	発動性障害，欲求依存行動，記憶依存行動，環境依存行動，使用行動，模倣行動，反復常同行動，道具の強迫的使用，他人の手徴候，鏡像動作，本能性把握反応，awarenessの障害による有益な作業行動の障害，言語による行動の制御の障害
注意面	注意の持続性障害，注意の転換性障害
記憶面	情報の組織化の障害，想起障害，時間マーカーの障害，作話
思考・知能面	柔軟で流暢な発想が障害されたり，類推や抽象的思考が困難
情動・人格面	躁うつ的反応，真剣さの低下，易怒性，無感情，セクハラ行為，発動性の低下

(標準作業療法学 専門分野 作業療法評価学, p.209, 医学書院, 2005. 一部改変)

表30 前頭葉機能障害

機能的部位分類：運動野，運動前野，補足運動野，前頭眼野，前頭前野
機能概説：運動・知覚・言語・記憶などの大脳後部・基底脳部に基づく，より基礎的な機能系に発動性や連続性を与え，実際の行動を起こす

臨床症状

①注意機能の異常
②陰性症状（発動性の低下）
③陽性症状（行為の抑制障害）
④陽性症状（on状態）と陰性症状（off状態）との切り替え不充分

障害の形式およびその検査

①概念ないしセットの転換の障害	→	WCST（ウィスコンシンカード分類検査），Vygotskyテスト
②ステレオタイプの抑制の障害	→	Modified stroop test（修正ストループテスト）
③複数情報の組織化の障害	→	Recency test，位置異同検査
④流暢性の障害	→	Fluency test
⑤言語（意味）による行為の制御の障害		

障害理解のポイント → ①On状態とOff状態の理解，②与える刺激の意味の明確化

図16 utilization behavior（使用行動）
物品が置かれると，強迫的にではなく，一瞬のためらいの後ごく自然な形で使用してしまう。

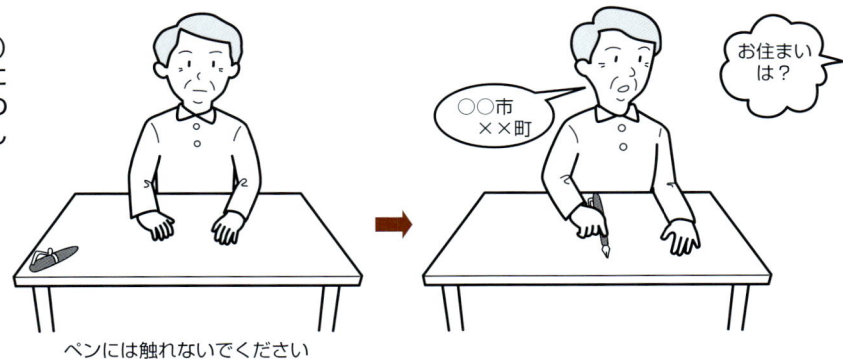

ペンには触れないでください
○○市××町
お住まいは？

図17 道具の強迫的使用
右手が眼前に置かれた物を意志に反して強迫的に使用してしまう。

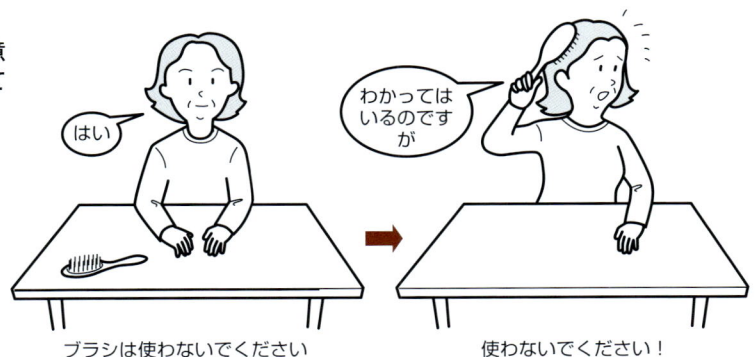

ブラシは使わないでください
はい
わかってはいるのですが
使わないでください！

●遂行機能障害（前頭葉機能障害）

- 遂行機能障害→前頭葉機能障害（一致してはないがほぼイコール）。
- 前頭葉は中心溝より前方で，外側溝（シルビウス裂）の上方の脳葉である。

表31　遂行機能（Lezak レザック）

①目標の設定
②計画の立案
③目標にむけ計画を実際に行うこと
④効果的に行動を行うこと

表32　遂行機能障害症候群の行動評価（BADS）

下位検査	質問表（DEX）…4領域20項目
①規則変換カード検査 ②行為計画検査 ③鍵探し検査 ④時間判断検査 ⑤動物園地図検査 ⑥修正6要素検査	・感情・人格の変化 ・動機づけの変化 ・行動の変化 ・認知の変化

（鹿島晴雄 監訳：BADS 遂行機能障害症候群の行動評価，新興医学出版社，2003．より引用）

表33　遂行機能の構成要素とその内容，および作業行動上の問題

構成要素	内容	問題
意思	今したいことや自分に必要なことを見極め，自分の現実的将来像を実感したうえで行動を意図する能力であり，行動の目的を意識する能力	自ら何かにチャレンジすることや，考えて自分から能動的に行動をおこさない，また感情反応が乏しくなる
企画	目標に至るために，状況を考慮に入れつつ複数の手立てを想定したり，そのなかから最も適切な手段を選択する能力	衝動的，即意的に行動してしまうために失敗し，失敗しても別な手立てを選択できない
目的的行動	行動の開始，維持，変換，停止のプログラミング	動作順序を正しく言えるのに，いったん行動を始めるとそれができなかったり，作業をやめるように指示すると，それに同意しつつもやめるまでに時間がかかる
行為の効率化	自らの行為を含めた状況全体をモニターし，状況が設定した目標に向かっているかを判断し，向かっていない場合に軌道修正する必要を認識し，正しい軌道に乗せるための手段を見定めて，実際に修正する能力	作業の効率化のための工夫が困難であったり，乱雑な作業工程になる

（山崎せつ子：遂行障害の評価．高次神経障害の作業療法評価，p.74-83．日本作業療法士協会，2002．より引用）

表34　遂行機能障害の主な検査

①概念ないしセットの転換の障害	Wisconsin Card Sorting Test Modified Stroop Test part B Trail Making Test B
②ステレオタイプの抑制の障害	go/no-go課題
③複数の情報の組織化の障害	ハノイの塔 迷路課題 Tinkertoy Test
④流暢性の障害	Fluency test
⑤言語（意味）による行為の抑制障害	（ギャンブリング課題？）

※ほか，スクリーニング検査としてFrontal Assessment Battery（FAB），総合的行動検査としてBehavioral Assessment of Dysexecutive Syndrome（BADS）がある。

（鈴木孝治 ほか編著：高次脳機能障害マエストロシリーズ③　リハビリテーション評価，p.102，医歯薬出版，2006．より引用）

26 筋ジストロフィー（デュシェンヌ型を中心に）

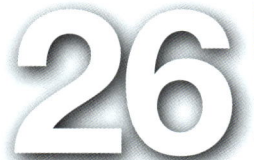

各領域の評価／神経筋系

※「筋ジストロフィー（デュシェンヌ型を中心に）」の治療についてはp.621〜625参照。

Point!
- 遺伝子の異常（性染色体劣性遺伝型）で進行性の筋力低下を示す筋原性疾患
- 動揺性歩行，登攀性起立，歩行不能，座位保持不能と運動機能障害が進み，平均20歳前後で呼吸不全などにより死亡する難病
- デュシェンヌ型進行性筋ジストロフィーに対する作業療法評価

- 障害像は単なる肢体不自由ではなく，病虚弱児プラス肢体不自由児としてとらえる必要がある。それは本疾患が原因不明，予後不良，根本的治療法のない三拍子揃った難病であり，重度な運動機能障害のみならず呼吸不全や心不全などの生命に関わる重篤な内科的問題をも合併する疾患であるからである。

評価

●全身状態
- 死因の多くが呼吸不全であり呼吸をはじめとする全身状態の確認が必要である。これらは病棟やかかりつけ医への情報収集から行う。
- 呼吸不全の程度は活動と安静時間の指標となり，バイタルサインとしてだけでなく施設入所，在宅，学校における生活設計のためにも必要不可欠である。

●障害度
- 移動様式から分類してあるもので，運動機能障害の程度を知ることができる。代表的なものに上田式，Swinyard，Vignos，Price，New York大学式，厚生労働省（旧厚生省）のもの（表1）がある。

表1 デュシェンヌ型筋ジストロフィーの機能障害度分類

StageⅠ	階段昇降可能 a 手の介助なし　b 手の膝おさえ
StageⅡ	階段昇降可能 a 片手手すり　b 片手手すり・ひざ手　c 両手手すり
StageⅢ	いすからの起立可能
StageⅣ	歩行可能 a 独歩で5m以上　b 1人では歩けないが，物につかまれば歩ける（5m以上） ①歩行器，②手すり，③手びき
StageⅤ	起立歩行は不可能であるが，四つ這い可能
StageⅥ	四つ這いは不可能であるが，ずり這い可能
StageⅦ	ずり這いは不可能であるが，座位保持可能
StageⅧ	座位保持不可能であり，常時臥位状態

●ADL
- 厚生労働省（旧厚生省）研究班のものをはじめ多数の評価方法があるが，チェック項目が粗く分析しにくいものや，ADLではなく機能障害をみているものなど，直接役立つ情報を得られるものは少ない。動作工程別の分析的で自立の程度もわかる必要性がある。
- 正確な自立の程度は適切な介助の程度を示し，工程別の可・不可能はADLにおける具体的な障害を示している。過不足のない適宜適量のADLへの関わりは，意思決定や自己決能力を培い，人生を生きる当事者としての主体性を形成するものである。

●関節可動域
- 日本リハビリテーション医学会，日本整形外科学会による測定基準に従う。しかし，多くの場合，年齢とともに変形が大きく，拘縮が強くなり測定肢位・姿勢がとれなくなってくると，測定がしにくくなり工夫が必要となる。
- 関節の可動域や変形・拘縮を知ることができるが，ADLの遂行に便利で都合のよいものもあり，単純に正常や異常と判断することはできない。
- 脊柱変形は残念ながら避けがたいが，QOLのために可能な限りの維持は必要であり，早期から注意を払われなければならない。脊柱変形が小さいと呼吸や消化機能の維持にも役立ち介助も行いやすい。特に座位姿勢に注意して変形を増悪することのないよう努めるべきである。

●筋力
- Danielsによる徒手筋力検査法で測定する。検査をする筋以外のごまかし運動が起こりやすく正しい肢位と姿勢の保持，的確な固定が要求される。
- また，関節の変形拘縮などで測定肢位・姿勢がとれなくなってくると測定が困難となり工夫が必要である。残念ながら筋力低下は避けがたく，筋力増強訓練も効果はあまり期待できない。筋力低下を来たしている筋の特定と確認，筋力の現存している筋の発掘を行い，最終的に寝たきり状態になっても，少しでも何かできることを目的に可能性を検討する。

●代償動作（「代償動作の様式と例」(p.622〜623)を参照）
- 進行性の筋力低下によるADL障害を補完するためのストラテジーである。
- 上肢・下肢・頭部・体幹など全身で観察され，実用的歩行能力の喪失前後頃より病気の進行に伴い増加する。
- 筋力低下の発生部位との関連から上肢の肢位保持と到達機能障害を補完していると考えられる。このストラテジーとしての代償動作の意味を読み取ることで，食事，整容，上衣の更衣，机上動作などのADLに対して作業療法で有効な関わりが可能となる．

●生活や人生に関して
- 今日一般的健康管理と人工呼吸器治療の進歩により，平均寿命が19歳から25歳以上へと延び，40歳以上の人も決して珍しくなくなった。
- 1970年代は短命であったことから，大別して病気や死への恐怖と一生涯を医療施設で送ることから派生する課題に対する評価が求められた。
- しかし，現在では医療施設内のみならず在宅，自立生活，進学，就労や起業，結婚などの外部や社会との関連における評価も求められるようになってきている。

One point Advice

- 国家試験で圧倒的な出題傾向を示すのが障害度とADLである。
- **障害度**：国家試験では厚生労働省（旧厚生省）作成版から出題される。文章・イラスト・写真で示される症例の障害度の判定，障害基準と具体的ADLや作業活動の関連を問う形での出題である。
- **ADL**：障害度の視点からADLを問う問題が中心でADLの内容や評価に関する出題は見当たらないが，他疾患に関連する自助具のなかから本疾患特有の自助具を選択する問題が出題されている。
- **筋力**：最も早期からの罹患筋の出題があったが初学者向きではないとの理由から不適切問題として処理された。
- **代償動作**：イラスト・写真で示される症例の動作の分析や意味を問うている。Ⅲ章の「筋ジストロフィー」の項の「代償動作の様式と例」(p.622〜623)を参照してほしい。
- **関節可動域，生活や人生に関して**の出題はあまりみられない。

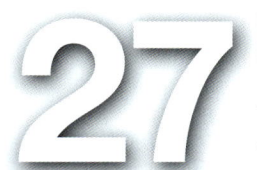

27 各領域の評価／神経筋系
筋萎縮性側索硬化症（ALS）

Point!
- ALSの主要症状と重症度，病期と障害の進行，病型
- 身体面の評価（ROM，筋力，上肢機能，嚥下機能，移動，ADL，コミュニケーション）
- 心理・社会面の評価

※「筋萎縮性側索硬化症（ALS）」の治療についてはp.626〜627参照。

診断基準と主な症状

表1　筋萎縮性側索硬化症の診断の手引き

Ⅰ．一般的に20歳以上で発病するが40歳代以降に多い
Ⅱ．発病は緩徐，経過は進行性（病変が限局性で，経過が非進行性のものは除外する）
Ⅲ．主な症状は以下のごとくである
　①球症状：舌の線維束性攣縮，萎縮および麻痺，構音障害，嚥下障害
　②上位ニューロン徴候（錐体路徴候）：深部反射亢進（下顎反射を含む），病的反射の出現
　③下位ニューロン徴候（前角徴候）：線維束性攣縮，筋の萎縮と筋力低下
Ⅳ．病型と経過には以下のものがある
　a）上肢の小手筋の萎縮（初期には，しばしば一側性）に始まり，次第に上位・下位ニューロン障害が全身に及ぶ形が多い
　b）球症状が初発し，ついで上肢・下肢に上位・下位ニューロン障害の徴候が現れる
　c）下肢の遠位側の筋力低下，筋萎縮に始まり，上位・下位ニューロン障害の症状が上行する場合がある
　d）ときには片麻痺型を示したり，痙性対麻痺の形で症状が現れることがある
　e）上記の①，②，③のいずれかの症状のみに終始する場合があり，それぞれ進行性球麻痺，原発性側索硬化症，脊髄性進行性筋萎縮症とよばれることがある
Ⅴ．遺伝性を示す症例がある
Ⅵ．本症は原則として他覚的感覚障害，眼球運動障害，膀胱直腸障害，小脳徴候，錐体外路徴候，痴呆を欠く。以下の疾患を鑑別する必要がある
　頸椎症，頸椎後縦靱帯骨化症，広汎性脊柱管狭窄症，遺伝性脊髄性筋萎縮症（球脊髄性筋萎縮症，Kugelberg-Welander病など），痙性脊髄麻痺（Charcot-Marie-Tooth病），多発性神経炎（motor dominant），多発性筋炎，進行性筋ジストロフィー症，脳幹および脊髄の腫瘍，偽性球麻痺

（厚生省特定疾患神経変性疾患調査研究班：1992年度報告書, p.17, 1993. より引用）

表2　ALSの重症度分類

1. 筋萎縮をみるのみで日常生活に支障がない
2. 細かい作業ができない
3. 介助を要せずに自分で何とか日常生活ができる
4. 介助をすれば日常生活はかなりできる
5. 介助をしても日常生活に支障がある
6. 臥床の状態で，自分では何もできない
7. 経管栄養，あるいは呼吸管理を要する

（厚生省特定疾患研究班, 1974. より引用）

表3 筋萎縮性側索硬化症(ALS)の症状

①上位運動ニューロン徴候	四肢特に下肢に痙縮(歩行困難),手足先の巧緻運動拙劣,下顎反射・四肢深部腱反射亢進,表在腹壁反射消失,ホフマン反射・バビンスキー反射の出現,構音障害,嚥下障害(仮球性麻痺)
②下位運動ニューロン徴候	骨格筋の萎縮,筋力低下,線維束攣縮,体重減少,四肢・体幹弛緩,関節可動域の拡大,四肢深部腱反射の減弱ないし消失,腕が上がらない,字を書きにくい,箸でつかみにくい,歩きにくい,首が前方へ下がるなどの症状が出現
③球麻痺	舌の萎縮,線維性攣縮,咽頭・喉頭の筋萎縮,ろれつ不良,鼻声,嚥下障害(口腔期障害が主),食事に時間がかかる,食物が口腔内に残る,進行すると咽頭期障害が加わり誤嚥する
④呼吸障害	横隔膜・肋間筋・腹筋・頸部筋の萎縮による拘束性肺胞低換気,球麻痺により気道が狭くなる閉塞性肺胞低換気が加わる
⑤精神症状	湯浅-三山型ALSと通称するALS群。球麻痺か精神症状で発症。前頭葉機能障害,知的障害

(岩﨑テル子 編:標準作業療法学専門分野 身体機能作業療法学, p.191, 医学書院, 2005. より引用)

表4 ALSと鑑別を要する疾患

1. 変形性頸椎症による頸髄症および他の頸髄,腰仙髄の神経根症
2. 自己免疫疾患
    ①異常免疫性下位運動ニューロン症候群
    ②伝導ブロックおよび運動性ニューロパチーを伴った単クローン性gammopathy
    ③リンパ腫
    ④paraneoplastic syndrome
3. 甲状腺中毒症
4. 副甲状腺機能亢進症
5. 糖尿病性筋萎縮症
6. 放射線神経障害
7. ポリオ後遺症
8. 遺伝性酵素欠損:hexosaminidase A and B欠損
9. 外因性中毒疾患:鉛,水銀,マンガン
10. プリオン病(Creutzfeldt-Jacob病の筋萎縮型)
11. 封入体筋炎などの筋疾患

(石川 齊 ほか編:図解作業療法技術ガイド, 第2版, p.632, 2003. より引用)

表5 ALSにおける障害の進行

	初期	進行期	ターミナル
四肢筋障害	歩行可能	車いす	臥床
呼吸障害	軽度息ぎれ	酸素吸入	気管切開 レスピレーター
嚥下障害	ときに誤嚥	経口摂取困難	経管栄養 胃瘻
コミュニケーション障害	構音障害のためのコミュニケーション障害	言語以外でのコミュニケーション	言語以外でのコミュニケーション(きわめて困難)

(石川 齊 ほか編:図解作業療法技術ガイド, 第2版, p.633, 2003. より引用)

表6 ALSの病型と病状

症状＼病型	上肢型	下肢型	球麻痺型
初期にみられる動作障害	手に力が入らないため重いものを持てない。転びやすい。発音が不明瞭となる。	走りにくい。	発音が不明瞭。ものを飲み込みにくい。
球麻痺症状	多くの例で初期より発現し、次第に重症化する。		初発症状である。この症状のみが発現している段階で死に至るものも多い。
痙直性	初期より出現し、両下肢に顕著。多くは痙性麻痺の状態を呈する。上肢、体幹にも深部反射亢進がみられる。	深部反射亢進	深部反射亢進
筋力低下と筋萎縮	上肢遠位より発症 ↓ 上肢近位へ波及 ↓ 全身	下肢遠位より発症 ↓ 下肢近位へ波及 ↓ 全身	初期は球麻痺症状のみ ↓ 頸部、体幹筋力低下 ↓ 全身

(宇尾野公義 編：リハビリテーション医学講座 第13巻 神経筋疾患, p.40-70, 医歯薬出版, 1984. より引用)

評価

●ROM
- 全介助期には、拘縮に伴う関節痛に注意する。

●筋力
- 残存能力の把握が重要で、耐久性の観察も必要である。

●上肢機能
- 実用性を考慮して、ピンチ・把握機能、リーチ機能を評価する。

●嚥下機能
- 口腔内の食物の残存やむせの有無などをチェックする。
- 進行性のため、経時的な評価が必要となる。

●ADL
- 移動、身辺処理動作、起居動作、コミュニケーション動作などの自立度、介助量および方法を評価する。

●心理・社会面
- 疾患の理解、障害受容、家族状況、仕事内容などを評価する。

28 各領域の評価／神経筋系
多発性筋炎

Point!
- 身体面の評価（ROM, 筋力）
- ADL・IADL評価
- 心理・社会面の評価

※「多発性筋炎」の治療については p.628 参照。

疾患の概要

- 亜急性・慢性進行性の筋病変を主体とする自己免疫疾患。筋力低下の部位は筋ジストロフィーに似ているが，再燃，自然寛解のある点が異なる。薬物治療効果が期待できる筋疾患である。

表1 特徴

- 亜急性または慢性な進行
- 関節拘縮：近位四肢の廃用に伴う
- 筋力低下：近位，四肢
- 筋萎縮：顔面，頸部，咽頭筋など
- 筋肉痛：急性期
- 皮膚症状：浮腫性紅斑
- 血清CPK活性上昇，筋電図における筋原性変化，筋生検における筋原性変化および細胞浸潤
- 嚥下障害：咽頭筋筋力低下による
- ADL：移動，上肢到達動作・巧緻動作（重症例）などの低下
- 心理・社会的問題

（標準作業療法学 専門分野 身体機能作業療法学, p.236, 医学書院, 2003. より引用）

評価

①筋力測定（MMT, 握力, ピンチ力）
②ROM測定
③ADL・IADL評価
④心理・社会面の評価

29 重症筋無力症

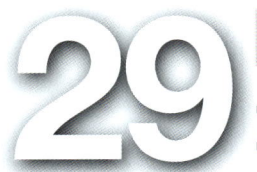

各領域の評価／神経筋系

Point!
- ■身体面の評価(ROM，筋力，上肢機能)
- ■ADL・IADL評価
- ■心理・社会面の評価

※「重症筋無力症」の治療についてはp.628参照。

疾患の概要

- 神経筋接合部の伝達物質の障害で起こる筋の運動疲労性障害(外眼筋・顔面筋・咬筋・嚥下筋・頸筋・呼吸筋・四肢近位筋)を呈する疾患。女性に多い。
- 瞳孔反射・深部腱反射異常，膀胱直腸障害はみられない。

診断基準

表1　診断基準

運動を繰り返すことによって眼球，球筋など一部または全身の筋力が低下し，休息によって一時的に回復する。

1. 次の症状を示すことが多い
 - 眼瞼下垂
 - 眼球運動障害または複視
 - 嚥下障害
 - 言語障害
 - 歩行ないし運動障害
 - 呼吸困難
2. 次の合併症ないし症状を伴うことがある
 - 胸腺異常
 - 甲状腺機能異常
 - 筋萎縮
 - 膠原病
3. 症状に日内変動がある(午前中は具合がよい)
4. 錐体路特徴や知覚障害を伴わない
5. 血中に抗アセチルコリン受容体抗体が高率に証明される
6. 抗コリンエステラーゼ剤により症状は改善する
7. 誘発筋電図検査により異常現象(waningなど)が認められる

(標準作業療法学 専門分野 身体機能作業療法学, p.239, 医学書院, 2003. より引用)

評価

① 筋力：繰り返し動作や運動の持続による易疲労に注意
② ROM
③ 上肢機能検査(STEF)
④ ADL・IADL評価
⑤ 心理・社会面の評価

30 各領域の評価／神経筋系
多発性硬化症

Point!
- 症状と病型の理解
- 身体面の評価（ROM，筋力，筋緊張，腱反射，感覚，随意運動，協調運動，上肢機能）
- 高次脳機能
- コミュニケーション
- ADL・IADL評価
- 心理・社会面の評価

※「多発性硬化症」の治療についてはp.629〜630参照。

疾患の概要
- 神経線維の脱髄（軸索は相対的に温存），若年成人に多く，やや女性に多い。

症状
- 時間的（増悪と寛解の繰り返し）・空間的（中枢神経系内に複数の脱髄巣の散在）に多発，急性発症が多い。レルミット徴候[*1]。
- **視神経障害**：視力低下，視野狭窄，色覚異常，眼痛。
- **脳幹・小脳障害**：錐体路症候，失調（断綴性言語・企図振戦・体幹失調・失調性歩行），複視眼振，MLF（内側縦束）症候群，外転神経麻痺，三叉神経痛。
- **感覚障害**：発作性疼痛，異常感覚，しびれ・しめつけ感。
- **膀胱直腸障害**：失禁，頻尿，尿閉。
- **精神症状**：多幸症・感情障害（感情失禁）・記憶障害。

用語アラカルト

*1 **レルミット徴候**
- 首の前屈で電撃様の痛みが背中から両下肢，ときには上肢にも広がる現象。頸髄の後根・後索病変で特徴的。

表1 多発性硬化症の病型分類

臨床経過による分類	特徴	経過
再発寛解型 (relapsing-remitting MS：RRMS)	急性増悪と寛解をくり返す症例 多発性硬化症の代表的な臨床病型でわが国では85％前後を占める	
2次進行型 (secondary progressive MS：SPMS)	初期にRRMSとしてある程度進行した後に1年以上にわたり持続的に症状が進行していく症例 わが国では8.6％と欧米に比べて低頻度である	
1次進行型 (primary progressive MS：PPMS)	発症から1年以上にわたり持続的に症状が進行していく症例 わが国では6％と欧米に比べて低頻度である	

病変分布による分類	特徴
通常型多発性硬化症 (conventional MS：CMS)	大脳をはじめ脳幹，小脳，視神経，脊髄など中枢神経に病変が播種する症例 わが国では60％前後でオリゴクローナルバンド（OB）陽性率が高い
視神経脊髄型多発性硬化症 (optic spinal MS：OSMS)	視神経と脊髄炎のみのくり返し，大脳に病変がみられない症例 わが国では30％前後と多い。CMSと比較して発症年齢がやや高く，女性の比率が高く，再発回数が多く，OB陽性率が低い

(河野 優ほか：多発性硬化症の治療とリハビリテーション，臨床リハ，7：613-619，2005．より引用改変)

表2　多発性硬化症の主な症状

1. 感覚症状
①**感覚異常**：しびれ，刺すような感覚，痛み，焼けつくような感覚，かゆみなど．回復期に有痛性強直性痙攣（持続の短い痛みを伴い，手足が硬直する）を示すことがある． ②**視力障害**：視力の低下，複視，片方の眼の部分的失明と痛み，眼のかすみやぼやけ，中心視力の消失など．

2. 運動症状
①**運動麻痺** 　・単麻痺　　：脳あるいは脊髄障害で起こり，一肢の部分麻痺を示すこともある． 　・片麻痺　　：身体一側の麻痺は脳障害で起こることが多い． 　・対麻痺　　：下半身が両側性に麻痺する対麻痺が運動麻痺では最も多い．脊髄障害による痙性麻痺で起こる． 　・四肢麻痺：上頸部脊髄障害や脳幹部障害で起こる痙性麻痺である． ②**小脳失調**：小脳・脳幹障害により，体幹失調，四肢の運動失調，企画振戦，眼振，複視，構音障害などを示す．

3. 精神症状
気分の変動，病的な高揚感や眼がくらむ感じ，うつ状態，情動を抑制できない（理由なく泣き出したり，笑い出したりするなど），無関心，記憶障害などを示すことがある．

4. その他の症状
①**神経因性膀胱**：脊髄障害の初期には麻痺性膀胱による尿閉を起こすことがあり，しばしば導尿を要する．回復期には無抑制性膀胱となり，頻尿と排尿困難あるいは失禁を訴える． ②**発作性瘙痒** ③**Uhthoff現象**：体温上昇をきっかけとした症状が増悪する．

（長﨑重信 監・編，田中勇次郎 著：作業療法学ゴールド・マスター・テキスト4　身体障害作業療法学，p.387，メジカルビュー社，2010．より引用）

One point Advice　多発性硬化症の多様な症例

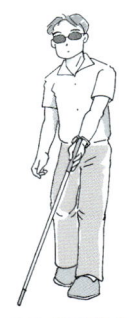

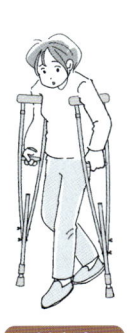

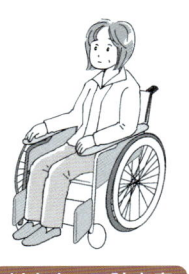

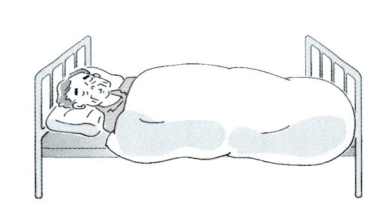

視力障害　片麻痺　対麻痺　対麻痺・四肢麻痺　重度四肢麻痺

視力障害，感覚障害，運動障害，精神症状など中枢神経系の多病巣病変による多様な障害が現れる．再発回数が多い患者ほど早く症状が進行し，15年以上を経て歩行ができないレベルに達することが多い．最終的には認知障害や認知症を伴い寝たきりの状態になることもある．

（長﨑重信 監・編，田中勇次郎 著：作業療法学ゴールド・マスター・テキスト4　身体障害作業療法学，p.387，メジカルビュー社，2010．より引用）

図1 レルミット兆候

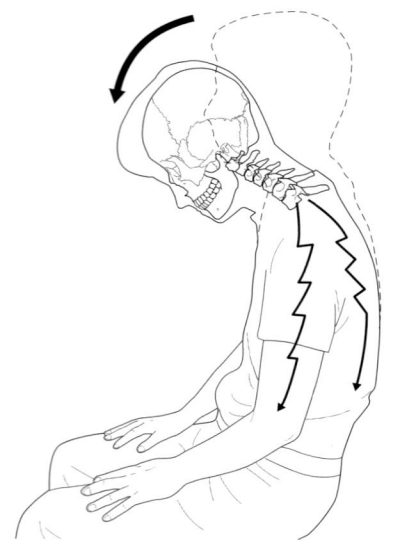

（イラストによる神経検査法の理解, p.320, 医歯薬出版, 1993. より引用改変）

図2 MSの特徴

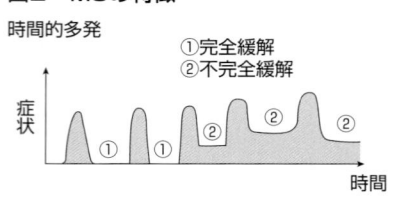

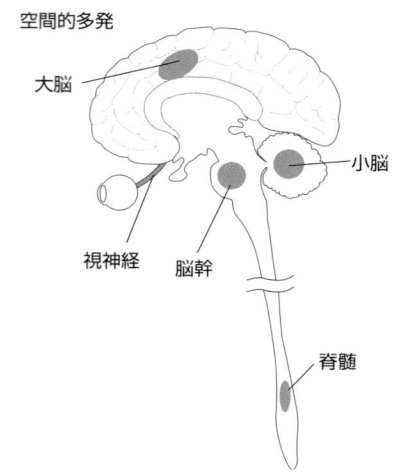

時間的多発
①完全緩解
②不完全緩解
症状
時間

空間的多発
大脳
小脳
視神経
脳幹
脊髄

（作業療法各論, p.274, 医歯薬出版, 1978. より引用改変）

評価

①筋力測定（MMT, 握力, ピンチ力）
②ROM測定
③筋緊張
④深部腱反射
⑤随意運動（連合反応, 共同運動, 姿勢反射）
⑥感覚
⑦協調運動
⑧上肢機能（STEF）
⑨高次脳機能
⑩コミュニケーション
⑪ADL・IADL評価
⑫心理・社会面の評価

31 各領域の評価／神経筋系

ニューロパチー

Point!

■ギラン・バレー症候群の評価
☞ 身体面の評価（ROM，筋力，感覚，巧緻動作），ADL・IADL評価，心理・社会面の評価

■シャルコ・マリー・トゥース病
☞ 身体面の評価（ROM，筋力，筋萎縮，感覚，巧緻動作），歩行，ADL・IADL評価

※「ニューロパチー」の治療については p.629〜630参照。

ギラン・バレー症候群

- 下肢筋力低下・遠位筋の脱力から始まる急性神経炎（末梢神経系の自己免疫性脱髄疾患）。
- 前駆症状として感冒症状などの感染症状，心理面への配慮と運動の過負荷に注意。

表1 神経学的特徴

- 二肢以上（通常は四肢）における神経性の脱力，両下肢末梢に始まる
- 深部腱反射減弱・消失
- 急性発症し数週間以内で症状が軽快に向かう
- 症状は左右対称性
- 感覚障害（軽度） 自覚的感覚症状＞他覚的感覚症状
- 脳神経麻痺を伴う：顔面神経，外眼筋，球麻痺など
- 自律神経障害：頻脈，不整脈，高血圧，起立性低血圧など
- 発熱を伴わない発症
- 髄液蛋白細胞解離 10〜20日でピーク
- 末梢神経伝導異常（遅延）

（岩﨑テル子 編：標準作業療法学 専門分野 身体機能作業療法学, p.223-225, 医学書院, 2005. より引用）

表2 主な障害像

- 筋力低下
- 関節拘縮
- 感覚障害
- 疼痛
- 日常生活活動：嚥下，排尿，移動，上肢到達動作などの低下
- 呼吸障害
- 体温調節障害
- 起立性低血圧
- 循環障害
- 心理・社会面：急性発症による不安など

（岩﨑テル子 編：標準作業療法学 専門分野 身体機能作業療法学, p.223-225, 医学書院, 2005. より引用）

用語アラカルト

＊1 鶏歩（Steppage gait）
- 足関節背屈不能のため，足を前に出す際に通常より足を高く持ち上げる歩行。腓骨神経麻痺などでみられる。

＊2 逆シャンパンボトル変形
- 両側の大腿四頭筋の下1/3以下の萎縮。

シャルコー・マリー・トゥース病

- 慢性・緩徐進行性の末梢神経の遺伝性運動感覚性神経疾患。生命予後は良好。
- 主に遠位筋の左右対称の筋力低下・筋萎縮。鶏歩[*1]，逆シャンパンボトル変形[*2]。

表3 特徴

- 学童期の10〜20歳くらいに発症
- 変形：主に足部
- 筋力低下：四肢遠位部
- 筋萎縮：四肢遠位部
- 感覚障害：下肢遠位部の振動覚など
- 疼痛，しびれ
- 歩行障害：遅延，異常パターンなど
- 巧緻性低下
- 自律神経症状：浮腫，瞳孔異常など
- 腱反射異常：減弱，消失

（岩﨑テル子 編：標準作業療法学 専門分野 身体機能作業療法学, p.219, 医学書院, 2005. より引用）

32 各領域の評価／神経筋系
末梢神経損傷

Point!

※「末梢神経損傷」の治療についてはp.631〜636参照。

用語アラカルト

*1 末梢神経損傷
- 末梢神経は，中枢神経からの指示を末梢の骨格筋などへ伝達（遠心性）したり，末梢にある感覚器官から情報を中枢神経へ伝達（求心性）する伝導路である．
- 末梢神経が，切断，圧迫，牽引，骨折，温熱，電気，放射線，薬品，代謝障害，炎症，などによって損傷されると，損傷以下の筋に障害（麻痺）や知覚の障害，自律神経の障害が起こる．

■末梢神経損傷[*1]分類
☞ Seddon分類，Sunderland分類
■末梢神経麻痺症状
運動麻痺，知覚障害，自律神経障害
■代表的な末梢神経損傷と特徴的症状
☞ 正中神経麻痺（猿手），橈骨神経麻痺（下垂手），尺骨神経麻痺（鷲爪手）
■末梢神経損傷の評価
☞ 浮腫，関節可動域，筋力，知覚
■自律神経系評価
☞ 発汗検査，しわ検査（Wrinkle test）
■誘発テスト
☞ ティネル徴候，ファーレン，肘90°屈曲テスト，正中神経圧迫テスト，など
■スクリーニング検査
☞ フロマン徴候，パーフェクト"O"テスト，ワルテンベルグ徴候，など
■上肢機能検査
☞ STEF検査，パーデュペグボード検査，Jebson-taylor hand function test，O'Connor Finger Dexterity testなど
■知覚回復
☞ Dellon知覚回復パターン
痛覚 → 30cps振動覚 → 動的触覚 → 静的触覚 → 256cps振動覚
■腕神経叢麻痺の分類
☞ 上位型：C5，C6，C7の損傷＜Erb-Duchenne型＞
（肩関節の外転・外旋・肘関節屈曲・前腕回外不能）
下位型：C7，C8，Th1の損傷＜Klumpke型＞
（主に前腕屈筋群および手指筋が障害）
全　型：全部の腕神経叢の損傷

末梢神経損傷分類

表1 Seddon分類

Neurapraxia	一過性伝導障害
Axonotmesis	軸索断裂
Neurotmesis	神経断裂

表2 Sunderland分類

Ⅰ（第1度損傷）	一過性伝導障害
Ⅱ（第2度損傷）	軸索・髄鞘損傷
Ⅲ（第3度損傷）	軸索，髄鞘，神経内膜損傷
Ⅳ（第4度損傷）	軸索，髄鞘，神経内膜，神経周膜損傷
Ⅴ（第5度損傷）	神経断裂（軸索，髄鞘，神経内膜・周膜・上膜損傷）

図1 末梢神経の構造

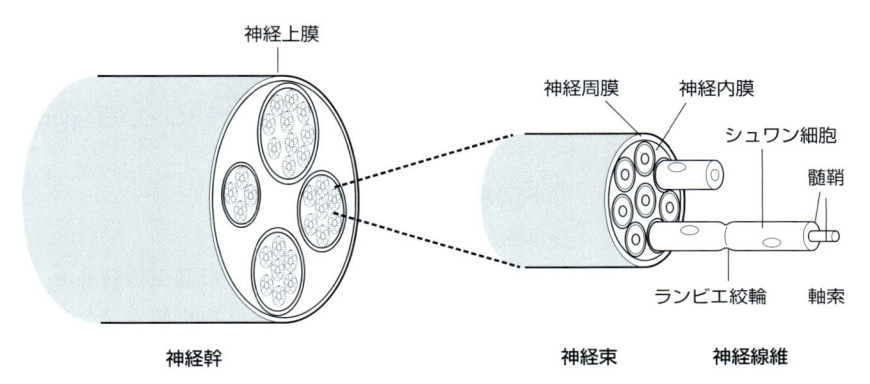

神経上膜／神経周膜／神経内膜／シュワン細胞／髄鞘／ランビエ絞輪／軸索

神経幹　神経束　神経線維

（岩﨑テル子 ほか編：標準作業療法学 専門分野 作業療法評価学, p.334, 医学書院, 2005. より引用改変）

表3 末梢神経の損傷分類

分類		neurapraxia（一過性伝導障害）	axonotmesis（軸索断裂）	neurotmesis（神経断裂）		
	Seddon	neurapraxia	axonotmesis	neurotmesis		
	Sunderland	Ⅰ（第1度損傷）	Ⅱ（第2度損傷）	Ⅲ（第3度損傷）	Ⅳ（第4度損傷）	Ⅴ（第5度損傷）
臨床症状	運動障害	＋	＋	＋	＋	＋
	知覚障害	±	＋	＋	＋	＋
	自律神経障害	±	＋	＋	＋	＋
	自然回復	○	○	△	△〜×	×
組織学的変化						
	髄鞘損傷	＋	＋	＋	＋	＋
	軸索損傷		＋	＋	＋	＋
	神経内膜損傷			＋	＋	＋
	神経周膜損傷				＋	＋
	神経上膜損傷					＋

（岩﨑テル子 ほか編：標準作業療法学 専門分野 作業療法評価学, p.334, 医学書院, 2005. より引用改変）

末梢神経麻痺症状

- 運動麻痺　　：損傷した末梢神経が支配する領域の随意運動が障害
　　　　　　　　　⇒　運動麻痺
- 知覚障害　　：損傷した末梢神経が支配する領域の皮膚感覚が障害
　　　　　　　　　⇒　知覚障害（異常知覚，知覚鈍麻，知覚脱失など）
- 自律神経障害：末梢神経の損傷で，運動・知覚神経と同じく自律神経も障害される（発汗異常，血管運動障害，皮膚温変化など）。

代表的な末梢神経損傷と特徴的症状（手の肢位）

①橈骨神経麻痺（下垂手）
- 上腕部での橈骨神経損傷　⇒　手関節背屈（伸展）が不能
- 手関節背屈位（中間位）を保持するため
　　　⇒　コックアップスプリント（Cock-up splint）装着

②尺骨神経麻痺（鷲爪手）
- 前腕遠位部での尺骨神経損傷
　　　⇒　骨間筋，母指内転筋，尺側虫様筋麻痺　⇒　環・小指の伸展不能
　　　⇒　鷲手様を呈する　⇒　虫様筋カフなどの装着

③正中神経麻痺（猿手）
- 正中神経が損傷　⇒　示・中指の虫様筋と母指対立筋麻痺
　　　⇒　母指球平坦　⇒　母指対立不全
　　　⇒　示指と母指によるつまみ動作が不可　⇒　猿手を呈する
　　　⇒　母指の対立位保持のため対立装具装着

図2　末梢神経損傷と症状に対応した対立器具

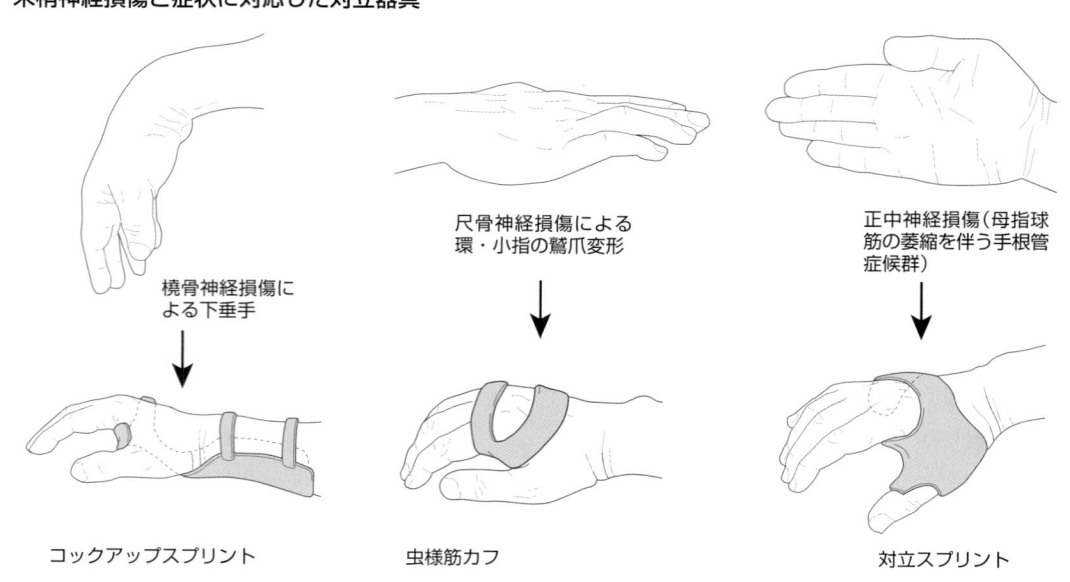

橈骨神経損傷による下垂手　→　コックアップスプリント

尺骨神経損傷による環・小指の鷲爪変形　→　虫様筋カフ

正中神経損傷（母指球筋の萎縮を伴う手根管症候群）　→　対立スプリント

末梢神経損傷と動き・動作の障害

表4　主な末梢神経損傷の運動障害

神経損傷			麻痺筋	障害される動き	障害される動作	変形肢位
正中神経	高位		円回内筋 橈側手根屈筋 浅指屈筋	前腕回内 手関節屈曲（橈屈） PIP屈曲	母指と，示指，中指との指尖つまみ	祈禱肢位
		前骨間枝	長母指屈筋 深指屈筋（示指・中指） 方形回内筋	母指IP屈曲 DIP屈曲 前腕回内		涙のしずく型 （tear drop outline）
	低位		短母指外転筋 母指対立筋 短母指屈筋（浅頭） 虫様筋（示指・中指）	母指掌側外転 母指対立 母指MP屈曲 MP屈曲IP伸展	指腹つまみ 指尖つまみ 3点つまみ	猿手（ape hand）
尺骨神経	高位		尺側手根屈筋 深指屈筋（環指・小指）	手関節屈曲・尺屈 DIP屈曲	握り	鷲手（かぎ爪手） （claw hand）
	低位		小指外転筋 小指対立筋 骨間筋 虫様筋（環指・小指） 短母指屈筋（深頭） 母指内転筋	小指MP外転 小指対立 MP外転・内転 MP屈曲・IP伸展 母指MP屈曲 母指内転	握り動作 鍵つまみ	鷲手（かぎ爪手） （claw hand）
橈骨神経	高位		腕橈骨筋 長橈側手根伸筋	（肘屈曲） 手関節伸展・橈屈		下垂手（drop hand）
	低位		短橈側手根伸筋 指伸筋 小指伸筋 尺側手根伸筋 回外筋 長母指外転筋 短母指伸筋 長母指伸筋 示指伸筋	手関節伸展 MP伸展 小指伸展 手関節伸展・尺屈 回外 母指橈側外転 母指MP伸展 母指IP伸展 示指伸展	握り動作 つまみ動作	下垂指（drop finger）

（菅原洋子 編：作業療法学全書，第4巻，作業治療学1，身体障害，第3版，p.125，協同医書出版社，2008．より引用）

各領域の評価

末梢神経損傷の評価

●浮腫

- 自律神経損傷　⇒　血行障害，筋麻痺，不動など　⇒　浮腫の出現
  ・浮腫の長期化　⇒　線維性結合組織の増殖・関節拘縮
  　＊浮腫の評価・管理が必要。
  （浮腫）循環機能低下→　リンパ液貯留（長期間貯留停滞）→　非弾性の線維組織沈着（フィブリン形成）　→　関節拘縮

図3　手の周囲径の計測

掌側　　背側　　掌側　　背側
　　　8の字法

図4　容積計

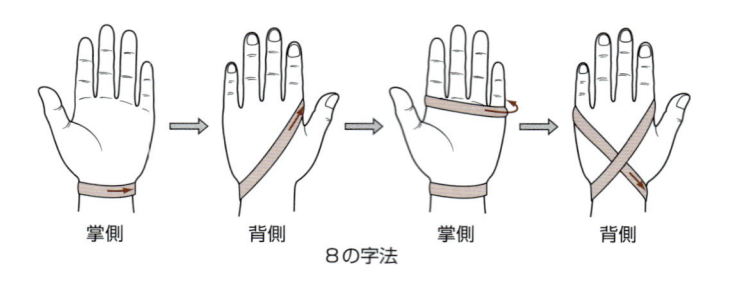

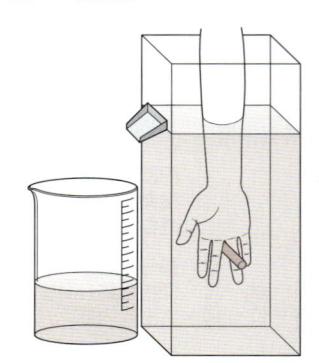

図5　指の周囲径の計測

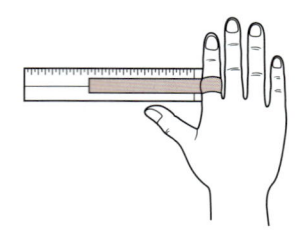

(図3〜5：鎌倉矩子 ほか編：作業療法士のためのハンドセラピー入門, p.26, 27, 三輪書店, 2006.より引用改変)

●関節可動域測定(Active ROM & Passive ROM)
- 他動的関節可動域と自動的関節可動域の測定　⇒　可動域の差を比較
  ＊上肢全体を対象として検査することが重要

●筋力検査
- 関節運動ごとの検査ではなく，筋単位ごとの筋力を検査。
- 握力・ピンチ力測定
  ＊つまみ：指尖つまみ(tip pinch)，横つまみ(lateral(side)pinch)，指腹つまみ(palp pinch)，3指つまみ(three point pinch)，など
- 筋力の段階，触知，健側との比較，ごまかし運動(代償運動)，などのチェック

●知覚検査
●防御知覚検査
①**痛覚検査**：定量的知覚針，ルレット知覚計など
②**温度覚検査**：温覚計

●閾値検査
①**静的触覚検査(constant touch)**：Semmes Weinstein monofilament test(SW検査)など
②**動的触覚検査(moving touch)**：30cps，256cps 音叉など

図6　Semmes Weinstein monofilament test

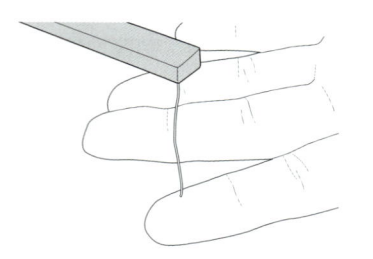

図7　振動覚検査

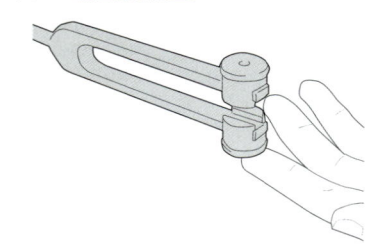

●識別覚(密度)検査
①静的二点識別覚検査：two point discrimination test など
②動的二点識別覚検査：two point discrimination test など

図8　二点識別覚検査

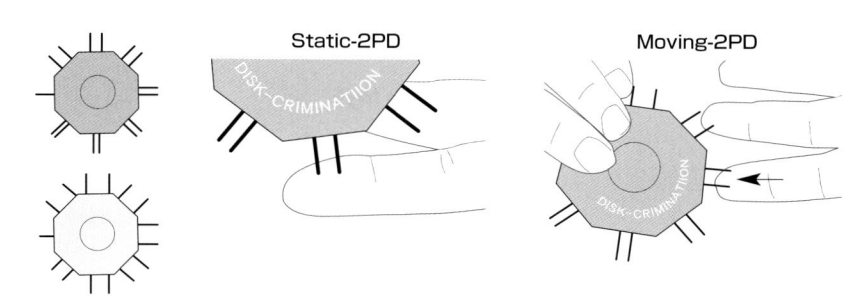

●機能検査
①静的局在(静的触覚)
  ・閉眼で刺激を加える　⇒　すぐに刺激を加えた(受けた)部位を示させる。
②動的局在(動的触覚)
  ・閉眼で刺激を近位から遠位に加える　⇒刺激を加えた(受けた)部位と刺激の動きを再現させる。
③Moberg's pick up test(識別能)(図9)
  ・日常物品(10〜13品目)を，開眼・閉眼で1つ1つトレーの中へ入れる時間を検査(左右)(基準：閉眼での時間／開眼での時間比：健側で2.5)。
④Pick-up test変法(識別能)(図10)
  ・いくつかの物品をつまみ，入れ物に入れる検査に加えて，閉眼にてつまんでいる物品を識別をさせて名前をいわせる検査。
⑤SeddonのCoin test(識別能)
  ・閉眼の患者にコインを渡して，それを識別するように指示する検査。

図9　Moberg's pick up test

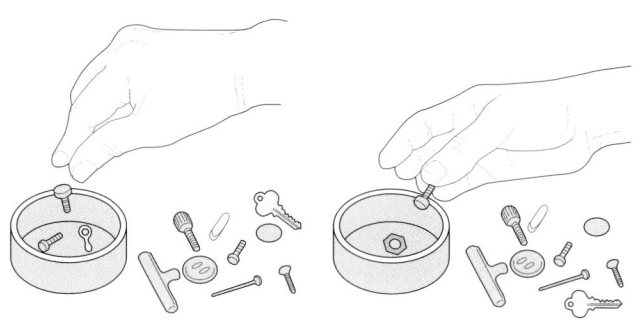

図10　Pick-up test変法

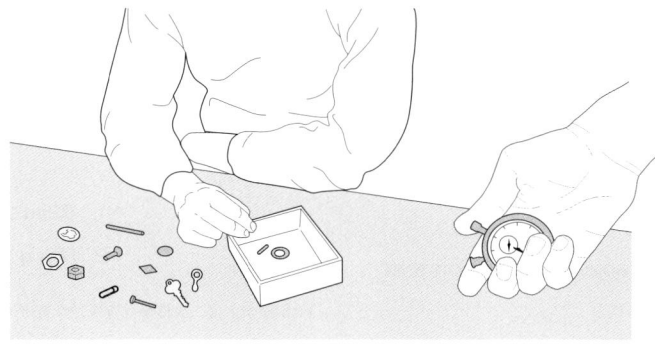

各領域の評価

⑥Poter の Letter test
・1.0×0.8cm 大の H, O, U, V, Y の文字が浮き出ているもの(刻印のようなもの)。
・閉眼で,患者に自分の指先でその表面を30秒間なぞらせ,5回試行できた数を点数とする。

⑦ridge device 検査
・プラスチック・リッジ・デバイスは,手指の縦軸方向に平行に検査部位をゆっくりと(10cm/10秒)動かし,対象者が「手指上を動く平らなものが,平坦でなくなった」と感じたときの目盛りを検査値として記録。

図11　ridge device 検査

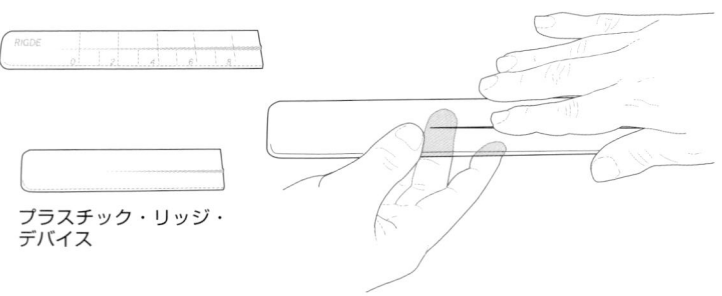

プラスチック・リッジ・デバイス

● 固有感覚検査(位置覚・運動覚)
・母指探し試験
・検査者が任意に移動させた対象者の指(母指)を閉眼にて探索する検査。

図12　母指探し試験図

アイマスク
母指

(長﨑重信 監・編, 齋藤慶一郎 著:作業療法学 ゴールドマスターテキスト 4, 身体障害作業療法学, p.214, メジカルビュー社, 2010. より引用)

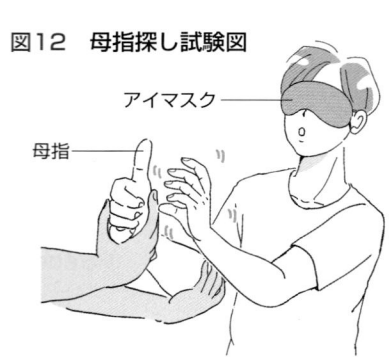

表5　知覚機能と検査項目

知覚機能	検査項目			神経線維	受容器
防衛知覚	痛覚検査			Aδ・C	自由神経終末
	温度覚検査			Aδ・C	自由神経終末
識別知覚	触覚検査	静的触覚	閾値　SWM	Aβ	メルケル触盤,ルフィニ終末
			密度　S2pd*1		
			局在　SWM4, 31 など代用		
		動的触覚	閾値　音叉(30cps・256cps)	Aβ	マイスナー小体(30cps),パチニ小体(256cps)
			密度　M2pd*2		
			局在　SWM4, 31 など代用		
固有感覚	位置覚検査	母指探し試験			
	運動覚検査				
識別能	Moberg's picking up test				
	Dellon's object recognition test				

*1　S2pd:静的二点識別検査(static two point discrimination)
*2　M2pd:動的二点識別検査(moving two point discrimination)

(大嶋伸雄 編:身体障害領域の作業療法, p.276, 中央法規, 2010. より引用)

●自律神経機能検査
- 皮膚の色調，温度，発汗，爪の変化などによって観察可能。

●発汗検査（桜井モンタニア法発汗テスト）
- 桜井モンタニア法発汗テスト紙を使用。

図13 桜井モンタニア法発汗テスト紙

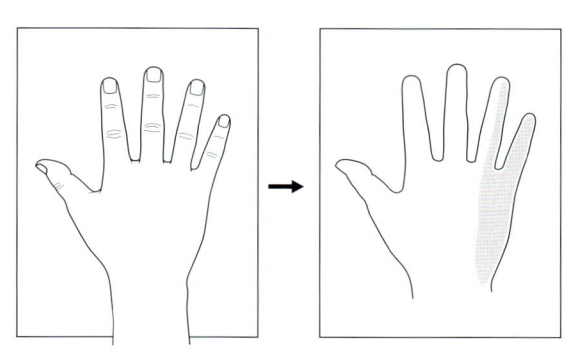

正中神経損傷例。尺骨神経支配域は発汗があるが，正中神経損傷により支配域の母指，示指，中指には発汗がみられない。

●皮膚しわ検査（Wrinkle test）
- 湯の中に手を入れると，時間の経過にて指腹部に「しわ」ができる。このしわの出現の有無によって，自律神経系の回復状況を判定。神経断裂や神経圧迫の患者では，「しわ」ができない・できにくい。

●皮膚温，爪の色・形

●神経誘発テスト

表6 神経誘発テスト

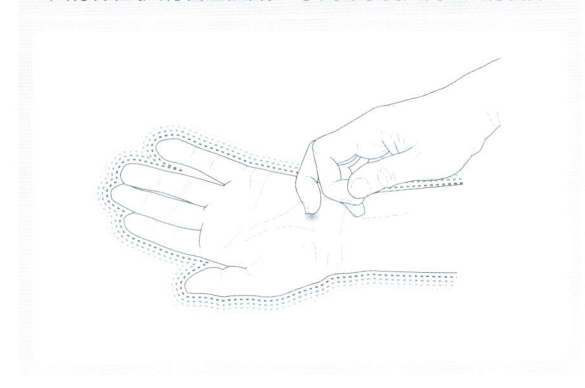

①Tinel sign（ティネル徴候）	②Phalenテスト（ファーレン検査）
・再生軸索が末梢に伸びていくときに，神経内膜はやや遅れて再生するため，再生軸索の先端部は被膜されておらず，外部からの刺激に対して異常に感受性が高い。 ⇒ その部分を叩くと放散痛が発生 ・正中神経（手根管症候群）→手根部 ・尺骨神経（肘部管症候群）→肘内側の肘部管部 ・尺骨神経（尺骨管症候群）→手関節掌側尺側の尺骨管部	・手指伸展位で，手関節を屈曲させたままその肢位をしばらくの間保つようにする。 ⇒ 正中神経領域（母指，示指，中指）にシビレや放散痛が発生 →正中神経，手根管症候群 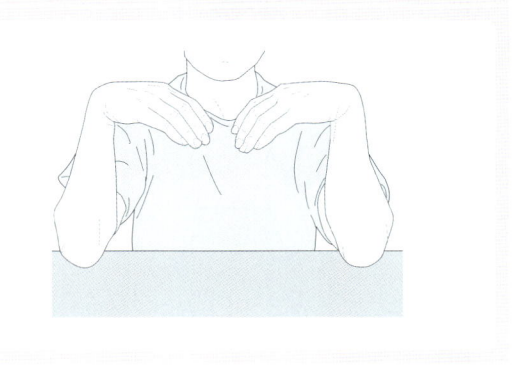

（次ページに続く）

(前ページからの続き)

③手関節90°屈曲テスト

- 手関節を掌屈位で1分間保持。
  ⇒ 症状が増強し母指，示指・中指にシビレが発生
  →正中神経，手根管症候群

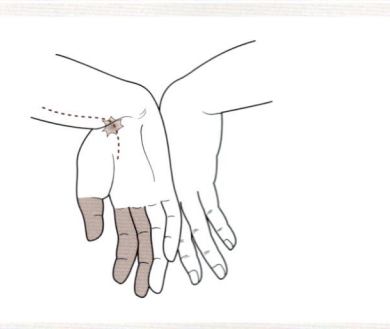

④正中神経圧迫テスト

- 正中神経を皮膚上より持続的に圧迫する。
  ⇒ 症状（シビレなど）が増強
  →正中神経，手根管症候群

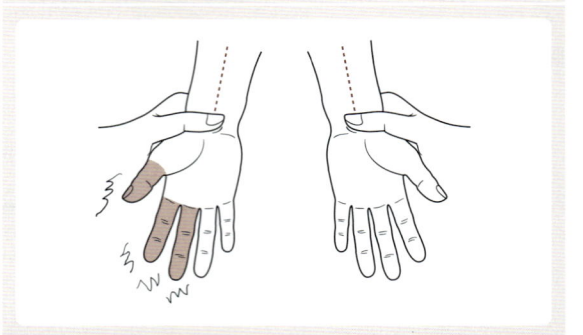

⑤回内テスト（スピナーテスト）

- 抵抗を加えて前腕回内運動を行わせる
  ⇒ 前腕近位部に疼痛発生
  → 肘関節部での正中神経損傷，回内筋症候群

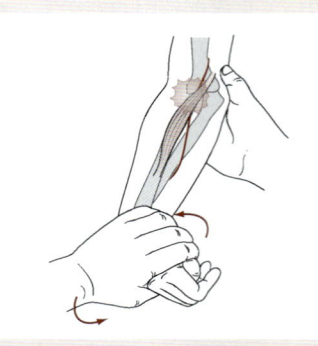

⑥FDSテスト

- 示指・環指・小指を伸展位保持にて，抵抗を加え中指のみ屈曲をさせる
  ⇒ 前腕近位部に疼痛発生
  → 肘関節部での正中神経損傷，回内筋症候群

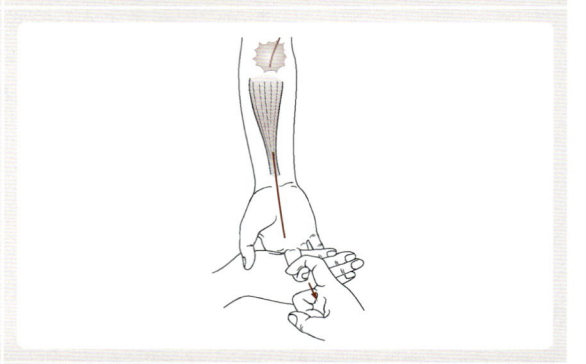

⑦肘屈曲テスト

- 肘関節最大屈曲・手関節伸展（背屈）位に保持
  ⇒ 3分以内に尺骨神経領域にシビレの発生
  → 肘部管症候群

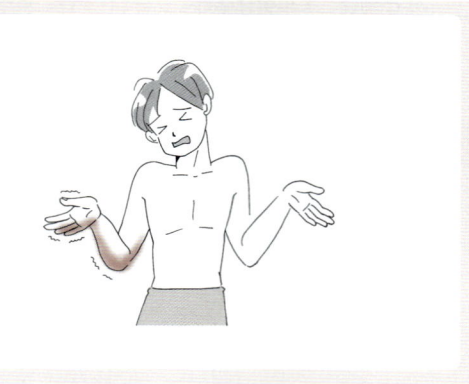

⑧中指伸展テスト

→ 橈骨神経

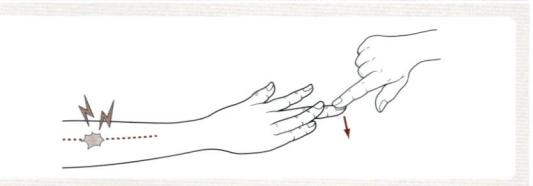

⑨橈骨神経（浅枝）伸張テスト

→ 橈骨神経

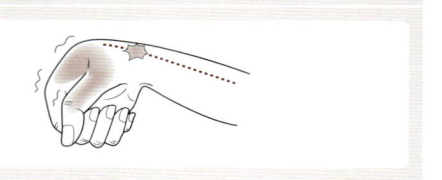

(長崎重信 監・編：作業療法学 ゴールドマスターテキスト4，身体障害作業療法学，p.216-217，メジカルビュー社，2010．より抜粋引用)

●スクリーニング検査
●Froment徴候（フロマン徴候）
- 尺骨神経麻痺では母指内転筋が働かず，母指と示指の間で紙を挟むと，長母指屈筋によって母指IP関節を屈曲してのつまみとなる。
    - → 尺骨神経

図14 Froment徴候

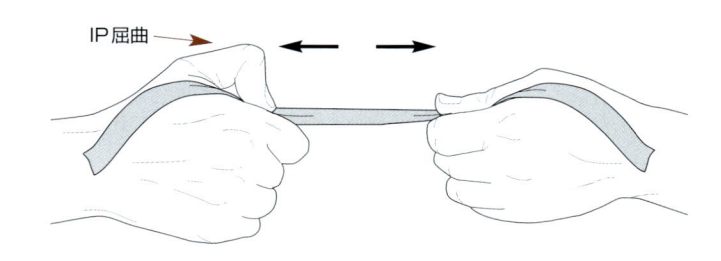

●パーフェクト"O"テスト
- 正中神経麻痺では，母指と示指にてきれいな丸の形（英語のOの文字）を作ることが困難 ⇒ teardrop sign（涙痕状）を呈する
    - → 正中神経（前骨間枝）

図15 パーフェクトOテスト

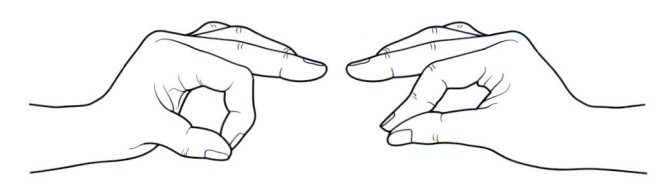

（長崎重信 監・編：作業療法学 ゴールドマスターテキスト 4, 身体障害作業療法学, p.217, メジカルビュー社, 2010. より引用）

●Wartenberg徴候（ワルテンベルグ）
- 手指の内転運動を行わせると，小指の内転ができず，外転位となる。
    - → 尺骨神経

●Cross Fingerテスト
- 隣接する指どうしを重ね合わせるように指示 ⇒ うまく重ねあわせることができない（中指を示指の背側に移動クロスさせることができない）
    - → 尺骨神経

●上肢・手指機能検査
- 末梢神経障害による運動・知覚障害の影響を具体的に把握する必要がある。
    - ⇒ 上肢・手指機能の検査実施
    - ①簡易上肢機能検査（STEF）
    - ②パーデュペグボード検査
    - ③Jebson-taylor hand function test
    - ④O'Connor Finger Dexterity testなど
    - ⑤日本手外科学会（正中・尺首・橈骨神経損傷（障害）の機能評価表）

各領域の評価

● 日常生活検査(ADL検査)
- 末梢神経損傷は多くが一側性のため，ADL面では健側使用などで，ある程度の遂行は可能。そのため，評価は「できる・できない」といった判断ではなく，できるが困難であること，時間がかかること，今までと異なる方法（やり方），などの「変化」を捉えることが重要。

● 知覚回復パターン
- (Dellon)末梢神経損傷後の知覚回復パターンは，最初に痛覚と温度覚，次に30cpsの振動覚，動的触覚，静的触覚，256cpsの振動覚の順に回復を示すとされている。
  ＊痛覚においては30cps振動覚よりも遅れて回復することもあり，一定していないとの報告もある。
- 回復順序(Dellon)
  温痛覚 → 30cps 振動覚 → 動的触覚 → 静的触覚 → 256cps振動覚 → （軽い触覚：light touch）

腕神経叢損傷

- 原因は，交通事故，特にオートバイ事故が最多で，転倒や衝突などによって道路に投げ出されたときに，上肢や頭頸部・肩甲帯に強い外力が加わり，神経が強制的に牽引されて発生する。切・刺創や睡眠時・手術中などの不良肢位による圧迫によっても発生することがある。
  ＊分娩時に発生 ⇒ 分娩麻痺

● 腕神経叢の構造
- 腕神経叢
  ・第5頸髄神経根～第1胸髄神経根(root) ⇒ 上・中・下神経幹(trunk)に合成 ⇒ 鎖骨上(か)において再分岐し外束，後束，内束の神経束(cord)へ移行 ⇒ 外束は筋皮神経，後束は腋窩神経と橈骨神経，内束は尺骨神経，外束と内束から分岐したものが合成して正中神経となる(図16)。
  ＊腕神経叢損傷は，これら神経叢の断裂や引き抜きによって起こる損傷で，一側の上肢機能を著しく低下，全廃させる。

● 腕神経叢の分類
● 損傷高位分類
- 上位型(Erb's-Duchenne type)
  ・C5，C6，(C7)レベルに相当する神経叢の損傷。
  ・肩の挙上，肘の屈曲，前腕の回外が不能。上肢は下垂し，前腕は回内位をとる。上腕外側の知覚障害を認める(最も多いタイプ)。⇒ 手指の機能は残存。
- 下位型(Dejerine-Klumpke type)
  ・(C7)，C8，T1レベルに相当する腕神経叢の損傷。手・指の屈曲が不能。手の固有筋も麻痺する。下位型はまれである。⇒ 肩・肘の機能は残存

図16 腕神経叢

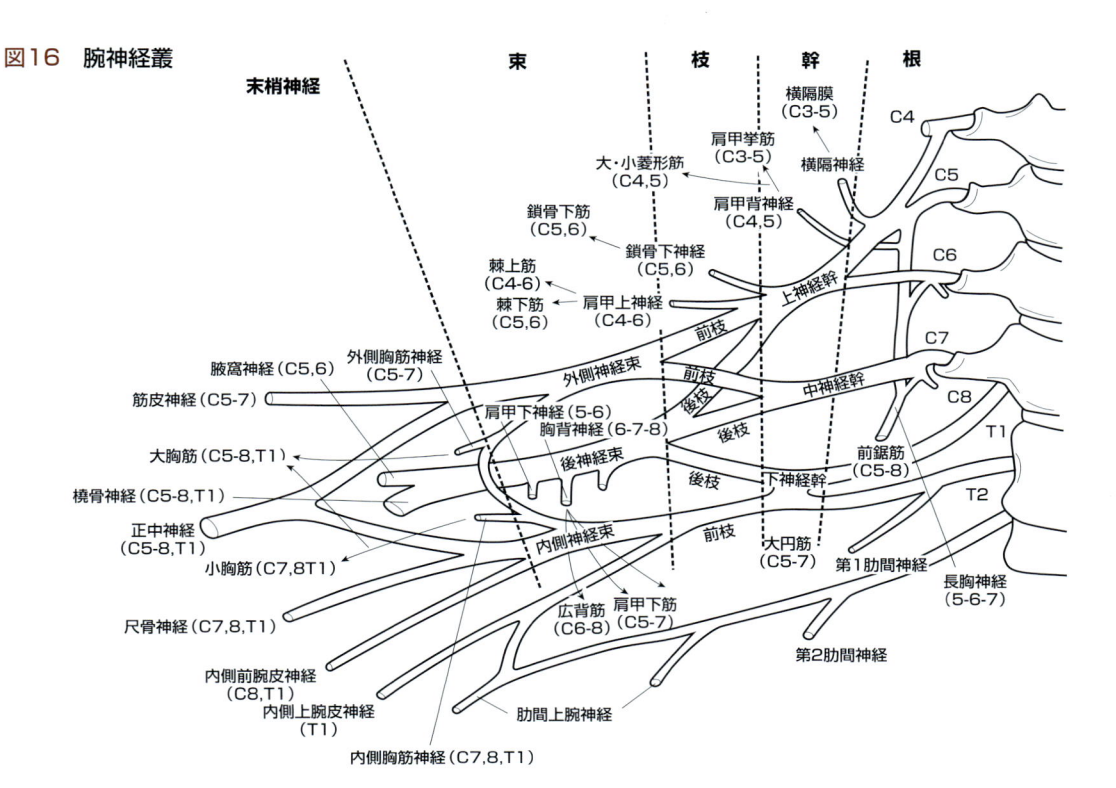

(渡辺英夫 ほか：リハビリテーション診療必携 第2版, p.84-85, 医歯薬出版, 1989. より引用)

- 全型
  - C5～T1すべての腕神経叢の損傷。
- 高位型
  - C2, 3, 4の損傷を含む損傷。

● 損傷部位分類
- 節前損傷（引き抜き損傷）
  - 後根神経節の中枢側損傷で，神経根が脊髄付け根より引き抜かれた引き抜き損傷。
  ⇒ Horner（ホルネル）徴候（眼瞼下垂，縮瞳，眼球陥没）がみられる。
- 節後損傷（叢部損傷）
  - 後根神経節の末梢側損傷。

● 検査・評価
● 診断的検査
- X-P検査，脊髄造影検査，MRI，筋電図，体性感覚誘発電位検査，など。

● 作業療法評価
- MMT検査，知覚検査
- 関節可動域検査（自・他動）
  ＊特に肩関節では，受傷直後，術直後など時期と動かす範囲に注意が必要。
- 上肢機能検査，ADL検査
- 日本手外科学会（腕神経叢麻痺の機能評価表）

33 各領域の評価／運動発達系
総論

Point!

- ■運動発達系とは　☞　過去の国家試験で出題対象となっている運動発達の障害を主とする疾患について解説する
- ■運動発達系の疾患　☞　脳性麻痺，二分脊椎症，ダウン症，重症心身障害，運動発達遅滞
- ■運動発達系の評価　☞　運動発達系の評価領域・項目と手段・方法（表1）
- ■評価の統合　☞　心身機能・身体構造，活動・参加の視点で包括的な評価の統合

運動発達系の評価

表1　運動発達系の評価領域・項目と手段・方法

評価領域	評価項目	手段・方法	対象年齢
心身機能・身体構造 A. 全般的発達	粗大運動の発達	①遠城寺式乳幼児分析的発達検査法 ②乳幼児精神発達診断法（津守式） ③日本版デンバー式発達スクリーニング検査 ④観察	0カ月〜4歳7カ月 1カ月〜7歳 0カ月〜6歳
B. 粗大運動機能	粗大運動の発達	①全般的発達検査の粗大運動発達領域 ②下肢の運動年齢検査 ③粗大運動発達表	（全般的発達に準じる） 0カ月〜6歳 0カ月〜12月
	粗大運動機能	④粗大運動能力尺度（GMFM） ⑤観察（正常運動発達から解釈する）	＊
C. 姿勢と運動の発達	姿勢反応	①姿勢反射検査表 ②観察	主に乳児期
D. 微細運動機能（上肢機能）	微細運動の発達	①全般的発達検査の運動，認知，生活習慣の発達領域	（全般的発達に準じる）
	上肢機能の発達	②上肢の運動年齢検査 ③エアハート発達学的把持能力評価（EDPA） ④観察（正常運動発達から解釈する）	0カ月〜6歳 ＊
E. 感覚-運動統合機能	感覚統合・感覚調整機能	①臨床観察（行為検査，遊び，生活関連活動，行動観察指針） ②感覚発達チェックリスト（JSI-R） ③日本版ミラー幼児発達スクリーニング検査（JMAP） ④南カリフォルニア感覚統合検査，および回転後眼振検査（SVSIT，SCPNT）	＊ ＊ 2歳9カ月〜6歳2カ月 4歳〜10歳
	視知覚機能	⑤日本版フロスティッグ視知覚発達検査（DTVP） ⑥改訂・日本版視覚-運動統合発達検査（VMI） ⑦観察	4歳〜8歳11カ月 4歳〜14歳

	評価領域	評価項目	手段・方法	対象年齢
心身機能・身体構造	F. 視覚, 口腔機能	視覚機能	①エアハート発達学的視覚評価(EDVA)	＊
		口腔機能	②摂食-口腔機能発達表 ③口腔反射検査表 ④観察	＊ ＊
	G. 筋緊張		①自動運動時の観察 ②他動運動時の抵抗と運動制限	
	H. 関節可動域	関節可動域	①関節可動域検査	
	I. 筋力	筋力	②筋力検査	
	J. 形態計測	形態計測	③形態測定	
	K. その他, 認知, 知的側面	認知機能	①全般的発達検査の認知領域の検査が該当	(全般的発達に準じる)
		知的機能	②日本版WISCⅢ知的検査法 ③K-ABC心理・教育アセスメントバッテリー ④観察	6歳〜16歳11カ月 2歳6カ月〜12歳11カ月
活動・参加	L. 社会性の評価	ADL, APDL	①全般的発達検査のコミュニケーション, 生活習慣の発達領域 ②日本広汎小児リハ評価セット(JASPER) ③リハビリテーションのための子どもの能力低下評価法(PEDI) ④子どものための機能的自立度評価(WeeFIM) ⑤運動とプロセス技能の評価(AMPS)	(全般的発達に準じる) 乳児〜成人 6カ月〜7歳6カ月 6カ月〜7歳程度 3歳以上
		社会生活能力	⑥新版S-M社会生活能力検査 ⑦観察	6カ月〜13歳

＊：確定していない

評価の統合

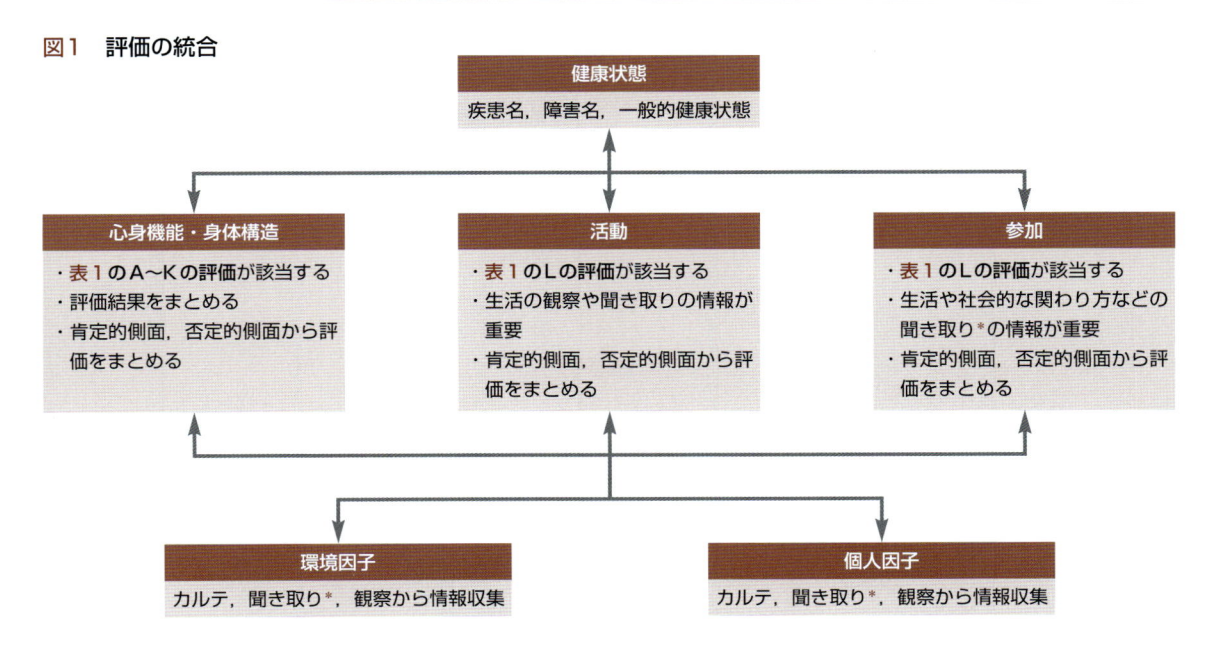

図1　評価の統合

```
                    ┌─────────────────────┐
                    │      健康状態        │
                    │ 疾患名, 障害名, 一般的健康状態 │
                    └─────────────────────┘
           ┌───────────────┼───────────────┐
           ▼               ▼               ▼
  ┌──────────────┐ ┌──────────────┐ ┌──────────────┐
  │心身機能・身体構造│ │     活動      │ │     参加      │
  │・表1のA〜Kの評価│ │・表1のLの評価が │ │・表1のLの評価が │
  │ が該当する    │ │ 該当する      │ │ 該当する      │
  │・評価結果をまとめる│ │・生活の観察や聞き│ │・生活や社会的な関│
  │・肯定的側面, 否定│ │ 取りの情報が重要│ │ わり方などの聞き │
  │ 的側面から評価を│ │・肯定的側面, 否定│ │ 取り＊の情報が重要│
  │ まとめる      │ │ 的側面から評価を│ │・肯定的側面, 否定│
  │              │ │ まとめる      │ │ 的側面から評価を │
  │              │ │              │ │ まとめる      │
  └──────────────┘ └──────────────┘ └──────────────┘
           ▲                               ▲
           └───────────────┬───────────────┘
                   ┌───────┴───────┐
                   ▼               ▼
          ┌──────────────┐ ┌──────────────┐
          │   環境因子    │ │   個人因子    │
          │カルテ, 聞き取り＊, │ │カルテ, 聞き取り＊, │
          │観察から情報収集│ │観察から情報収集│
          └──────────────┘ └──────────────┘
```

＊：本人から聞き取れない場合は養育者が対象となる。

各領域の評価

評価のプロセス

図2　乳幼児，学童・成人期の評価プロセス

情報収集
① 1日の生活，1週間の養育者と子ども（児童，当事者）の生活活動について養育者（当事者）から聞き取る
② 表1-L 社会性の評価と養育者からの聞き取り（当事者からの聞き取り）
③ 地域で利用している医療，福祉機関とその内容
④ 医学的診断，リスク管理，予後についての情報，その他の専門的支援の内容

観察

乳幼児期
① 養育者と子どもの関係，コミュニケーション面での観察
② 作業療法室での遊びの観察，または作業療法士が関わるなかでの観察
③ 簡単な日常生活活動を設定しての観察

聞き取りと観察

児童・成人（6歳～成人）
① コミュニケーションがとれる場合は，本人と面接
② 簡単な日常生活活動のデモンストレーション

評価計画立案
① 表1から適切な評価の選択
② 情報収集Aと観察Aよりも焦点化した聞き取りと観察
③ ①の評価実施中の作業遂行程度の観察

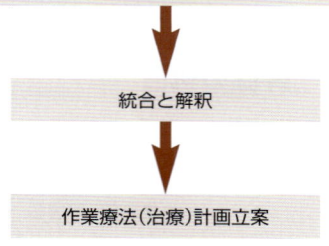

統合と解釈

作業療法（治療）計画立案

34 脳性麻痺

各領域の評価／運動発達系

※「脳性麻痺」の治療については p.637～642 参照。

Point!
- ■定義 ☞ 永続的な，しかし変化しうる運動および姿勢の障害
- ■分類 ☞ ①筋緊張の性質に基づいたタイプ分類
  - ②タイプ別姿勢・運動パターンの特徴
  - ③障害部位による麻痺の分類
  - ④分類に役立つ評価
- ■評価 ☞ ①乳幼児期，学童・成人期の評価プロセス
  - ②日常生活活動（ADL）におけるタイプ別特徴
  - ③姿勢の評価（姿勢の異常と姿勢反応）
  - ④その他の評価

定義

- 受胎から新生児期までの間に生じた脳の非進行性病変に基づく，永続的な，しかし変化しうる運動および姿勢の異常である（厚生省研究班，1968年）。

分類

●筋緊張の性質に基づいたタイプ分類

表1　筋緊張の性質に基づいた脳性麻痺のタイプ分類

タイプ	筋緊張の性質
痙直型	亢進（過緊張-屈筋優位）-痙縮（spasticity）や固縮（rigidity） 過緊張は遠位部より近位部，上半身より下半身のほうが強い ＊過緊張を示す身体部位により以下に分類される 全身-四肢麻痺，下半身-両麻痺，右 or 左半身-片麻痺
アテトーゼ型	動揺性の筋緊張 基本的な筋緊張は低緊張，活動時に過緊張（伸筋優位）に変動する。過緊張は上半身に強い。筋緊張の動揺は不随意運動として現れる。
・純粋型アテトーゼ ・痙直型アテトーゼ ・ジストーニックアテトーゼ ・舞踏様アテトーゼ	＊動揺の幅により以下に分類される やや低い～正常範囲：非律動的で振幅の小さい不随意運動が近位部にみられる 正常範囲～高い：中等度の痙縮が近位部にみられ，不随意運動はより遠位部にみられる。 低い～非常に高い：突発的，急激に変化し持続する。不随意運動は遠位部にみられる。 やや低い～正常範囲：持続的で速い振幅の不随意運動が近位部にみられる。
失調型	基本的な筋緊張は低く，やや低い～正常範囲を動揺とする。不随意運動として企図振戦がみられる。
弛緩型	非常に低い。成長に伴い痙直型，アテトーゼ型，失調型，混合型へ移行するものもある。
混合型	痙直型，アテトーゼ型，失調型のいずれかを合併する。

（田村良子 著，福田恵美子 編：標準作業療法学 専門分野 発達過程作業療法学，p.63，医学書院，2006. より引用）

●タイプ別姿勢・運動パターンの特徴

表2 タイプ別姿勢・運動パターンの特徴

タイプ	姿勢運動パターンの特徴
痙直型四肢麻痺	全身を中心部に引き寄せるような屈曲姿勢，屈曲・内転方向への動きになり，伸展・外転方向の動きは制限される。動きは緩慢で，体軸内回旋の動きが乏しく姿勢変換が困難となる。頸部・脊柱屈曲，股関節屈曲・内転・内旋，膝関節屈曲，足関節底屈位の定型的パターンをとる。上肢も肘関節屈曲・回内，手関節掌屈，母指内転位をとり，体幹を支えると体幹前面の狭い範囲で両側上肢を使う。脊柱，上下肢の屈曲変形・拘縮，股関節脱臼が生じやすい。
痙直型両麻痺	臥位では上半身を過剰に使って姿勢変換や移動をするため，下肢は伸展・内転・内旋の伸展パターンが強まる（連合反応）。座位では上肢を支持に使い，頭部・体幹屈曲，骨盤を後傾し，股関節を屈曲位にする。あるいは腰椎前彎を強め，股関節屈曲・外転・外旋位をとる。立位では腰椎前彎，骨盤前傾，股関節屈曲・内転・内旋，膝関節過伸展あるいは屈曲，足関節底屈位になる。下肢の関節に変形・拘縮，股関節脱臼が生じやすい。
痙直型片麻痺	初期は，患側を弛緩しているため，健側上肢を過剰に使い，患側を引きずって姿勢変換や移動をする。座位や歩行は可能となるが，患側半身は後方に引かれ，下肢は外転位をとり患側への体重移動・体重支持は少ない。健側の過剰な使用によって，患側上肢の肘屈曲・回内が強まり（連合反応），両手での物の操作が困難となる。歩行時，下肢の伸筋痙性を高めて体重を支持するため，内反尖足位が強まる。
アテトーゼ型	基本的には低緊張であり，動こうとすると頸部や脊柱，股関節の伸筋群が過緊張となり上半身は伸展パターンをとる。また，頭部を中間位に保持できず過伸展・回旋し非対称性緊張性頸反射様肢位をとる。そのため，両手の協調や目と手の協調動作が困難となる。筋緊張の動揺により一定の姿勢を保つことが難しい。拮抗筋の段階的コントロールの欠如により，運動は突発的で伸展か屈曲の両極に動き，中間範囲でのコントロールが難しい。不随意運動は顔面，下顎，舌，頸部，上肢に多くみられ，微細運動が困難となる。不随意運動を軽減するために，近位部あるいは遠位部を代償的に過伸展あるいは屈曲位に固定する。
失調型	小脳障害による協調性の障害，体幹の動揺，企図振戦，距離測定障害，平衡障害などがみられる。座位や歩行は下肢を過度な外転位にしたワイドベースとなる。
弛緩型	抗重力姿勢をとることはできず，重力に引かれた形で上下肢は屈曲・外転・外旋位，胸郭は扁平化し，それらの肢位で変形・拘縮が起きる。頭部が一側に傾くため脊柱側彎，股関節も一側に倒れ，股関節屈曲・外旋，他側は屈曲・内旋位となり股関節脱臼が生じやすい。

各タイプの筋緊張の性質に基づく姿勢運動パターンの特徴を示す。四肢・体幹だけでなく，眼球運動，口腔運動（下顎，口唇，舌，頰）にも筋緊張の異常による運動障害がみられ，視覚，摂食，発声・発語，呼吸機能に障害を示す。

（田村良子 著，福田恵美子 編：標準作業療法学 専門分野 発達過程作業療法学，p.64，医学書院，2006. より引用）

●障害部位による麻痺の分類

図1 障害部位による麻痺分類

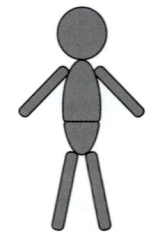

四肢麻痺
・頭部，上部体幹，下部体幹，骨盤，四肢の全ての麻痺。
・アテトーゼ型は痙直型に比べて，上肢，上部体幹の麻痺が強い。

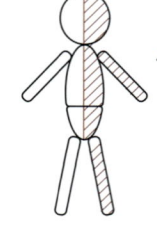

片麻痺
・片側の上部体幹，下部体幹，骨盤，四肢の麻痺。

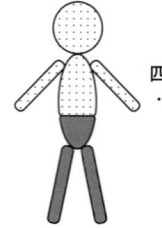

四肢麻痺
・上部体幹の麻痺よりも下部体幹，下肢の麻痺が強い。しかし，四肢麻痺に比べて麻痺の程度は軽度。

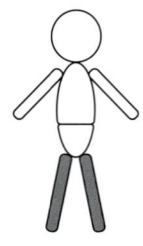

対麻痺
・下部体幹を除く両下肢のみの麻痺。
・非常にまれ。

麻痺の強さ： ■ > ▦ > ▨

● 分類に役立つ評価
- p.372の表1のB，C，Dの観察とG，Hの評価から情報を収集する。

評価

● 乳幼児期，学童・成人期の評価プロセス
- p.374の図2参照。

● 日常生活活動(ADL)におけるタイプ別特徴(図2～5)

図2 痙直型四肢麻痺(乳幼児期)

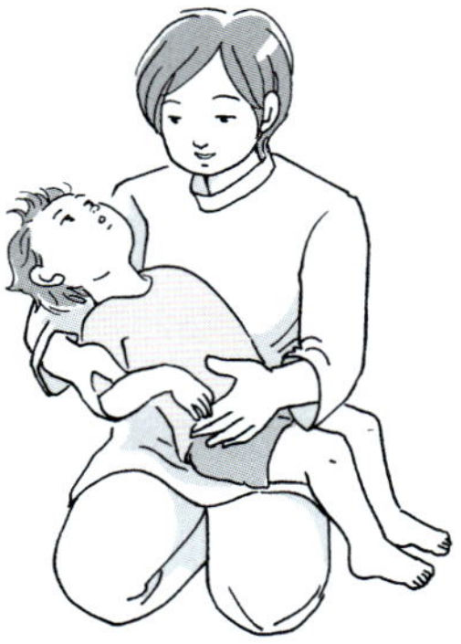

反り返っている様子

図3 痙直型四肢麻痺(学童児～)

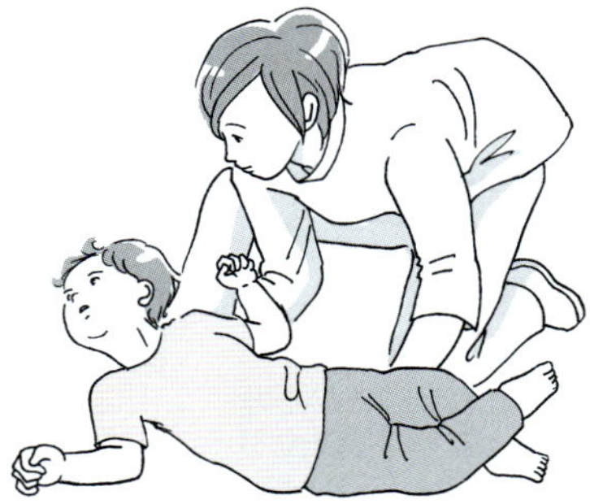

頭部は過伸展して，情動の高まりによって左の体幹が短縮してねじれることが多い。

図4 アテトーゼ型四肢麻痺(学童児)

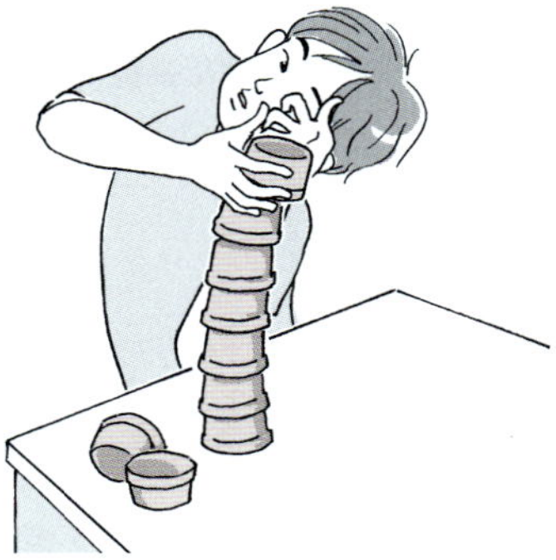

入れ子の積み上げ活動

図5 アテトーゼ型四肢麻痺(成人)

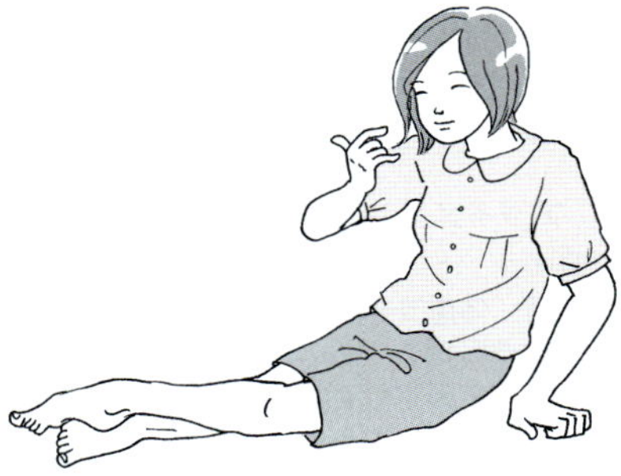

独力での座位保持。左上肢での支持を行いながら，体幹，頭部を起こすことができている。

● 姿勢の評価(姿勢の異常と姿勢反応)
- 脳性麻痺と抗重力姿勢の発達
 ⇒生後6カ月の定型発達の姿勢・運動(図6，7)の遅滞もしくは異常。

図6 最大抗重力屈曲期

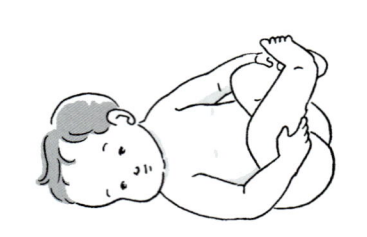

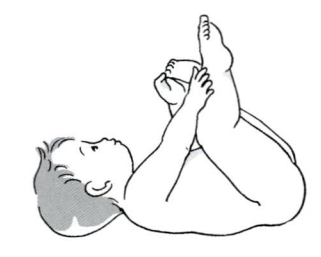

図7 最大抗重力伸展期

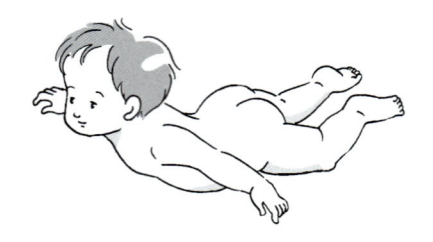

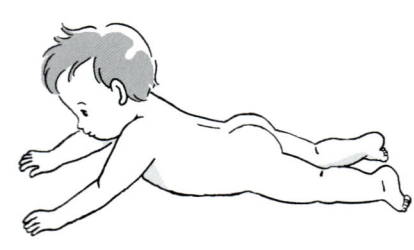

- 異常発達の要因
  ⇒①緊張性反射活動*1，②基本的筋緊張の異常，③相反神経作用*2の障害，④アライメント*3の異常など

図8 非対称性緊張性頸反射の影響を受けた姿勢（異常要因の②③④も認められる）

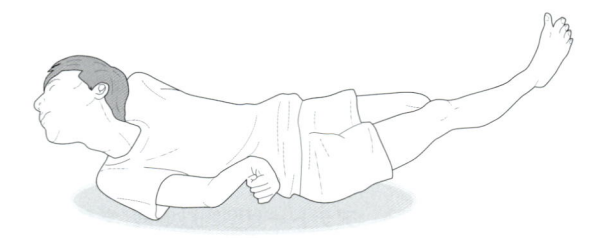

図9 緊張性迷路反射の影響を受けた姿勢・腹臥位（異常要因の②③④も認められる）

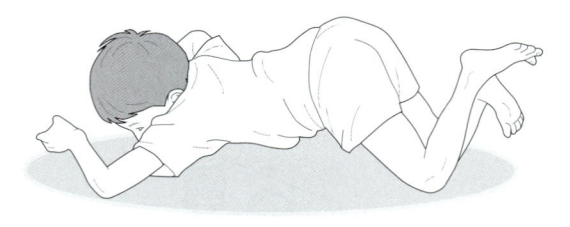

図10 緊張性迷路反射の影響を受けた姿勢・背臥位（異常要因の②③④も認められる）

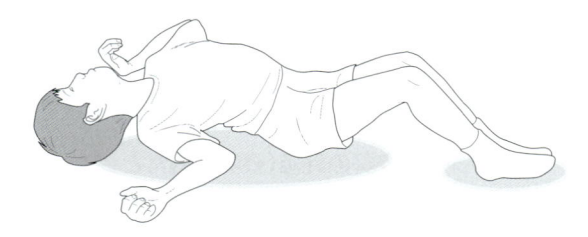

用語アラカルト

*1 迷路性緊張性反射
- 腹臥位，背臥位そのものが刺激となる。腹臥位では頭部中間位にて上肢，下肢が屈曲する。背臥位では頭部中間位にて上肢，下肢が伸展する。つまり，重力に抗する姿勢の発達が阻害される。

*2 相反性神経作用
- 時間，空間的変化に応じた協調的な筋収縮（主動作筋，拮抗筋，協働筋）の作用。

*3 アライメント
- アライメントとは，重心の位置，体重支持面，運動の視点を指し，その異常によって異常な姿勢・運動パターンが生じる。

● 評価
- p.372の表1のA（特に乳幼児期），B（②③），C（①②），D（③④），F（②），L（②③④⑤⑥）から手段・方法を選択。

35 各領域の評価／運動発達系
重症心身障害

Point!

※「重症心身障害」の治療についてはp.637～642参照。

- ■ 定義 ☞ 身体障害，知的障害がともに重度で重複しており，高度な医療管理を必要とする児，者
- ■ 障害の程度と分類 ☞ 大島の分類
- ■ 評価 ☞ ①日常生活場面での医療管理とその対応
  ②脳性麻痺と知的障害の評価が適応
  ③生活の質の向上のための評価

障害の程度と分類

図1 大島による障害度分類

21	22	23	24	25
20	13	14	15	16
19	12	7	8	9
18	11	6	3	4
17	10	5	2	1

80(IQ)
70
50 ▭ 重症心身障害
35

走れる　歩ける　歩行障害　座れる　寝たきり

（大島良一：重症心身障害者の基本的問題. 公衆衛生, 35：648-655, 1971. より引用）

評価

●日常生活場面での医療管理とその対応

①経鼻経管栄養：カテーテルを鼻腔から胃まで挿入し留置してテープでとめる。
②吸引：吸引器を用いて口腔，鼻腔，気管内にチューブを入れて分泌物（唾液，痰，鼻汁など），吐物を吸い取ること。
③姿勢指導（ポジショニング：運動器系，各領域の治療を参照）：変形，拘縮を予防し，残された機能を生かすための姿勢。

●脳性麻痺と知的障害の評価

・p.372の表1のB-⑤，E-⑦，F-②③④，H-①，J-③，K-④。

●生活の質の向上のための評価

・p.372の表1のL-③⑥。
・p.372～373の表1，図1を参考に評価を実施し，機能，活動，参加の肯定的側面を生活に生かす。

36 二分脊椎症

各領域の評価／運動発達系

Point!

※「二分脊椎症」の治療については p.643〜644参照。

- ■ 症状 ☞ 運動麻痺：麻痺のレベルに特有な筋力低下
  感覚・知覚麻痺：麻痺レベルに応じた触覚，痛覚の麻痺
  膀胱直腸障害：排泄，排便のコントロール障害
  変形・拘縮：内反足，脊椎後彎など
- ■ 評価 ☞ 運動発達系，感覚，感覚統合機能，地域生活での活動遂行

二分脊椎の概念と症状

●概念
- 胎生初期になんらかの原因により生じた脊椎骨，神経（脊髄），軟部組織などの癒合不全。

●多発部位
- 腰仙部。

●症状

表1 症状と特徴

症状	特徴
運動麻痺	麻痺のレベルに特有な筋力低下と下肢変形（『理学療法士・作業療法士ブルー・ノート 基礎編 2nd edition』のp.492参照） 水頭症が合併していると上肢の筋力低下と未熟さが顕著
感覚・知覚麻痺	麻痺レベルに応じた触覚，痛覚の麻痺および脱失 褥瘡の原因ともなる
膀胱直腸障害	排尿，排便のコントロール障害 学童期までに児に応じた排泄指導が必要（主に間歇自己導尿） 尿臭による集団不適応になることもある
変形・拘縮	内反足，脊椎後彎など（出生時のもの）
知覚－運動障害	水頭症が合併している場合に多い 集中力に欠け学習面への遅れにつながる

評価

①p.374の図2にしたがって実施する。幼児期から学童期にかけての作業療法が主となる。p.372の表1のA，B-①⑤，C-②，D-③④，H・K-②③④，L-②④⑥。

②社会性の評価（日常生活活動）では，自己導尿のためのスキルの指導が重要。

37 各領域の評価／運動発達系
ダウン症（評価と治療）

Point!

- ダウン症とは ☞ 21番染色体が3本ある染色体異常
- 症状 ☞ 知的障害，特異顔貌，低身長，低緊張，早期老化，先天性心疾患，白内障口蓋裂などの合併
- 評価 ☞ 低緊張を呈する知的障害児・者に同じ
- 作業療法 ☞ 日々の療育のなかで子どもの遊び，学習，ADLの遂行を援助・支援する

特異顔貌

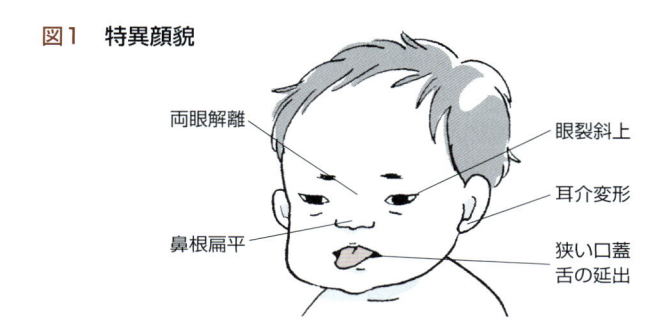

図1 特異顔貌

- 両眼解離
- 鼻根扁平
- 眼裂斜上
- 耳介変形
- 狭い口蓋
- 舌の延出

評価

●評価のプロセス(p.374の図2参照)
- 情報収集→乳児期(①養育者と子どもの関係，コミュニケーション面での観察が重要)→p.372の**表1**から適切な評価の選択。

●評価(p.372の表1参照)
- A，B(特に③と④)，D(特に①と④)，F(食事場面での観察から口腔機能を把握する)，G(①)，J，L(特に①③⑥⑦)。

作業療法

- 家庭生活，療育生活などの毎日の繰り返しのなかで彼らに必要な環境と，環境に働きかけやすい心身を準備することで作業遂行が促される。養育者への対応は乳幼児期前半(0歳から3歳)までが重要である。また，成人になっても比較的就労までの見通しがもてるため，他の障害に比べて養育者も障害受容も早く安定しやすい。

One point Advice
- 粗大運動，巧緻運動，生活習慣，コミュニケーションと発達全体の輪郭を把握することが大切。
- 高齢出産になるほど発生率が高まる。40歳以上の出産では100人に1人の割合で発生する。

38 各領域の評価／呼吸・循環系
慢性閉塞性肺疾患

Point!

※「呼吸器疾患」の治療については p.645〜647 参照。

- ■病態生理についておさえておく
  - ☞ 閉塞性換気障害，病期分類
- ■基本的な検査についておさえておく
  - ☞ 肺機能検査，持久力検査，息切れの分類，SpO_2，血液ガス，胸部X線写真
- ■作業療法評価
  - ☞ 呼吸困難や呼吸不全を起こしやすいADL動作についておさえておく

慢性閉塞性肺疾患（COPD）とは（図1）

- 閉塞性の換気障害を呈する慢性（1年以上症状が持続）の呼吸器疾患である。
  ①呼吸不全の定義（PaO_2 が60torr以下）はおさえておく。
  ②**換気機能**：大気と肺の間で空気の流れをつくる機能。
  ③**ガス交換**：肺胞と肺血管との間で酸素や二酸化炭素をやり取りする。
  ④**閉塞性換気障害**：呼気時に気管支がつぶれてしまい空気が吐けない状態。肺気腫，慢性気管支炎など。
  ⑤**拘束性換気障害**：何らかの原因に肺活量が減少した状態。肺の部分切除，肺繊維症など。

図1 呼吸機能障害

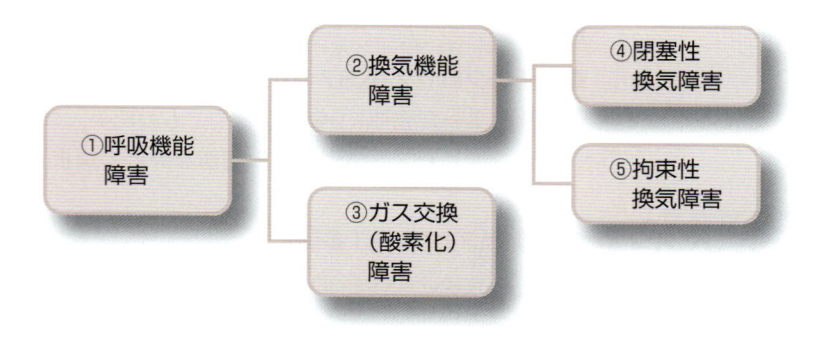

病期分類

表1 病期分類

病気	特徴
COPDリスク群	スパイロメトリーは正常。 慢性症状（咳嗽，喀痰）
Ⅰ期：軽症COPD	FEV1/FVC＜70％，FEV1≧80％pred 慢性症状（咳嗽，喀痰）の有無は問わない
Ⅱ期：中程度COPD	FEV1/FVC＜70％，50％≦FEV1≧80％pred 慢性症状（咳嗽，喀痰）の有無は問わない
Ⅲ期：重症COPD	FEV1/FVC＜70％，30％≦FEV1≧50％pred 慢性症状（咳嗽，喀痰）の有無は問わない
Ⅳ期：最重度COPD	EV1/FVC＜70％，FEV1≧30％pred あるいはFEV1≧50％predかつ慢性呼吸不全 あるいは右心不全合併症

（日本呼吸器学会：COPD（慢性閉塞性肺疾患）診断と治療のためのガイドライン，第2版，2004．より引用）

呼吸機能検査

表2 主な呼吸機能検査の正常値

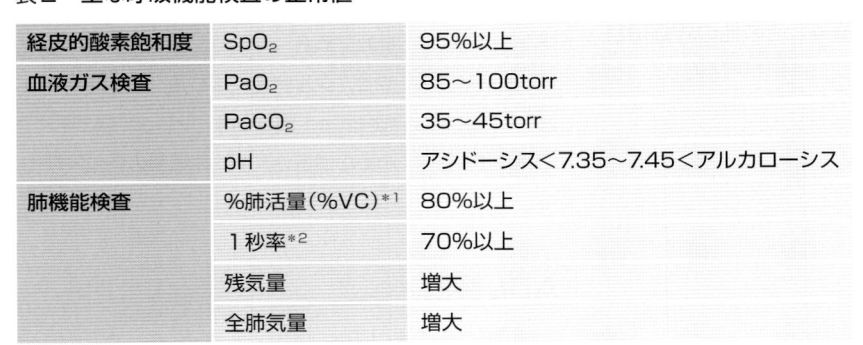

経皮的酸素飽和度	SpO_2	95％以上
血液ガス検査	PaO_2	85〜100torr
	$PaCO_2$	35〜45torr
	pH	アシドーシス＜7.35〜7.45＜アルカローシス
肺機能検査	％肺活量（％VC）[*1]	80％以上
	1秒率[*2]	70％以上
	残気量	増大
	全肺気量	増大

用語アラカルト

*1 ％肺活量
- 計算によって求められる標準的な予測肺活量に対する実測肺活量の割合。

*2 1秒率
- 吸気量に対する呼気量の割合。若年健常成人では吸気量のほぼ100％を1秒間で呼出する。

図2 肺気量の分画

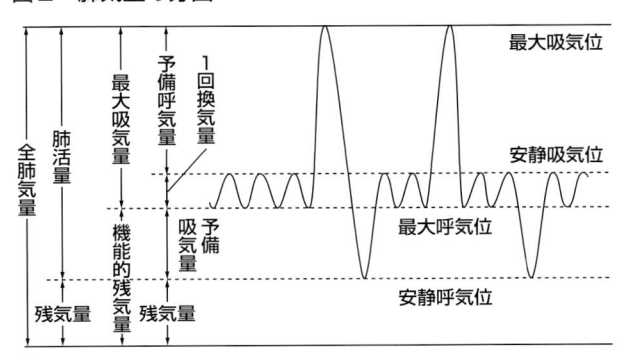

持久力検査

①**6分間歩行テスト**：30mの直線を6分間往復してその距離や呼吸困難や疲労を評価する。
②**シャトルウォーキングテスト**：10mの直線距離を信号音に合わせ往復し、その距離や疲労度，バイタルサインの変化について評価する。

息切れの分類

表3　Fretcher-Hugh-Jonesの分類

Ⅰ 息切れなし	健常人と同様に動作ができる
Ⅱ 軽度の息切れ	平地では同年齢の健常人と同様に歩行できるが，坂や階段では健常人並みには昇れない
Ⅲ 中程度の息切れ	平地さえ健常人並みに歩けないが，自分のペースなら1km以上歩ける
Ⅳ 重度の息切れ	休み休みでなければ50mも歩けない
Ⅴ 非常に高度の息切れ	話したり，着物を脱いだり身の回りのことをするにも息切れがする

その他の主な評価項目と疾患にみられる特徴

表4　その他の評価項目と特徴

打診	肺野で鼓音
視診	やせ，タル状胸，ばち指，口すぼめ呼吸，頸静脈怒張など
聴診	wheeze・rhonchi・stridorなど連続性複雑音
胸部X線	肺野の透過性亢進，横隔膜の低位平坦化，滴状心と心胸郭比の減少

ADL評価

①活動のモニタリング指標としてSpO_2，脈拍，呼吸回数，呼吸パターン，呼吸困難感については可能なかぎりおさえておく。
②動線，いすの高さ，手すりの位置など環境面についても評価しておく。
③特に呼吸困難や呼吸促拍を起こしやすい食事，入浴動作などについて評価しておく。
④上肢を挙上して行う動作，上肢を反復的に使う動作，胸腹部を圧迫するような動作，息を止める動作は特に呼吸困難を誘発しやすいので注意する。

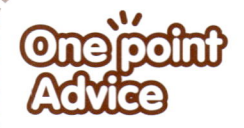

One point Advice

- 慢性閉塞性肺疾患のリハビリテーションの場面において，酸素飽和度だけをモニタリングしながらリハビリテーションを実施している場面に遭遇するが，患者の換気努力によって酸素飽和度は是正されるため必要以上に負担をかけてしまっていることもある。
- 酸素飽和度だけでなく，脈拍，換気回数，換気パターンなどに注意しながらリハビリテーションを実施すべきである。また，運動負荷時には酸素需要が増加することを考慮し，医師の処方のもと，十分な酸素吸入量を適時，調節する。

39 各領域の評価／呼吸・循環系
虚血性心疾患

Point!
- 狭心症と心筋梗塞
- 虚血性心疾患のリスクファクター
- 心機能分類
- 運動負荷試験
- 持久力検査

※「循環器疾患」の治療については p.645〜647参照。

狭心症と心筋梗塞

①虚血性心疾患は心臓の栄養動脈である冠動脈が梗塞することにより心臓の筋が機能不全を起こした，もしくは壊死した状態である。

②虚血性心疾患は狭心症と心筋梗塞に大別される。

表1　狭心症と心筋梗塞の比較

	狭心症	心筋梗塞
心筋	一過性の心筋虚血 （運動による酸素需要増に対する相対的な血流不足）	心筋壊死
症状	運動時，労作時に前胸部の痛み 痛みの持続時間は数分〜15分未満	運動の有無にかかわらず突然の強い痛み 痛みの持続時間は20〜30分，数時間に及ぶ場合もある
発作時	安静．ニトログリセリンが有効	ニトログリセリン無効
心電図	ST低下（安静時は正常）	ST上昇，異常Q波，冠性T波

虚血性心疾患の危険因子

表2　虚血性心疾患の危険因子

01. 加齢（男性45歳以上，女性55歳以上）
02. 冠動脈疾患の家族歴
03. 喫煙習慣
04. 高血圧（収縮期血圧140mmHg以上，あるいは拡張期血圧90mmHg以上）
05. 肥満（BMI 25以上かつウエスト周囲径が男性で85cm，女性で90cm以上）
06. 耐糖能異常（境界型および糖尿病型）
07. 高コレステロール血症（総コレステロール220 mg/dL以上，あるいはLDLコレステロール140mg/dL以上）
08. 高トリグリセライド血症（150mg/dL以上）
09. 低HDLコレステロール血症（40mg/dL未満）
10. メタボリックシンドローム
11. 精神的，肉体的ストレス

（循環器病の診断と治療に関するガイドライン．虚血性心疾患の一次予防ガイドライン（2006年改訂版）（http://www.j-circ.or.jp/guideline/pdf/JCS2006_kitabatake_h.pdf）（2013年1月閲覧）より引用）

心機能分類

表3　NYHAの心機能分類

Ⅰ度	心疾患は有するが，身体活動には特に制約がなく日常労作により，特に不当な呼吸困難，狭心痛，疲労，動悸などの愁訴を生じない。
Ⅱ度	心疾患を有し，身体活動が軽度に制約される。安静時は無症状であるが，日常労作のうち，比較的強い労作(例えば，階段上昇，坂道歩行など)によって，疲労，動悸，呼吸困難を生じる。
Ⅲ度	心疾患を有し，身体活動が高度に制約されるもの。安静時には無症状であるが，比較的軽い日常労作でも疲労，動悸，呼吸困難を生じる。
Ⅳ度	心疾患を有し，非常に軽度の身体労作の際にも愁訴が出現し，また，安静時においても心不全症状，または，狭心症の症状を示すことがある。少しの身体活動でも愁訴が増加する。

(作業療法学全書 第4巻 作業治療学1 身体障害, 第3版, p.259, 協同医書出版社, 2008. より引用)

運動負荷試験

- 運動負荷に対する身体の反応をモニタリングし運動耐容能を測定する
  - ①**運動負荷方法**：マスター2段階試験，トレッドミル，エルゴメーターなど。
  - ②**身体指標**：
    - バイタルサイン。
    - 心電図：安静時や運動負荷時のSTの上昇や下降，RR間隔の出現など。
    - 呼気ガス分析：1回換気量，分時換気量，酸素摂取量，ATポイントなど。
    - 自覚的運動強度(Borg(ボルグ)スケール，p.430の**表2**参照)，呼吸困難感など患者の主観的なつらさ。
  - ③**運動負荷試験中止基準**
    - p.431の**表5**参照。
  - ④**運動負荷心電図の虚血判定基準**

表4　運動負荷心電図の虚血判定基準

確定基準
・ST下降：水平型ないし下降傾斜型で0.1mV以上
・ST上昇：0.1mV以上
・安静時にST下降がある場合：水平型ないし下降傾斜型で付加的な0.2mV以上のST下降

参考所見
・上行傾斜型ST下降：ST部の傾きが小さく(1mV/秒以下)0.1mV以上
・陽性U波の陰転化

(上月正博：新編 内部障害のリハビリテーション, p.38, 医歯薬出版, 2009. より引用)

持久力検査

①**6分間歩行テスト**：30mの直線を6分間往復してその距離や呼吸困難や疲労を評価する。

②**シャトルウォーキングテスト**：10mの直線距離を信号音に合わせ往復し，その距離や疲労度，バイタルサインの変化について評価する。

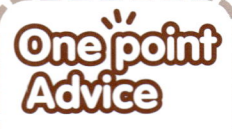

One point Advice

- 精神的なストレスや疲労，筋緊張などによる影響を受けやすいことも考慮しリハビリテーションを行う。循環器系に対する負荷は運動による酸素需要だけでなく末梢血管抵抗，血液粘度，筋の状態などにも影響される。

40 各領域の評価／代謝系
糖尿病

Point!

- 疾患の概要と診断基準
- 病型分類
- 情報収集（生活習慣・リスクファクター）
- 身体機能評価
- 運動耐容能

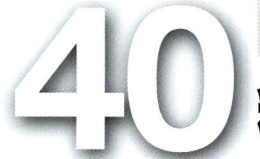

※「糖尿病」の治療についてはp.648〜649参照。

疾患の概要と診断基準

- 糖尿病はインスリンの不足，またはインスリンの働きが不十分であるために血液中の糖質（血糖）が高くなり，糖尿病特有の症状（口渇，多飲，多尿など）や合併症を呈する疾患である。

●インスリンの働きと血糖値

①筋細胞表面のインスリン受容体にインスリンが結合することにより，血液中の糖の筋細胞内への取り込みが可能となる。

⇒ つまり，血液中の糖が筋細胞に取り込まれるため血糖値は低下する。この作用が不十分であれば高血糖となる。

図1 筋細胞における糖の取り込み

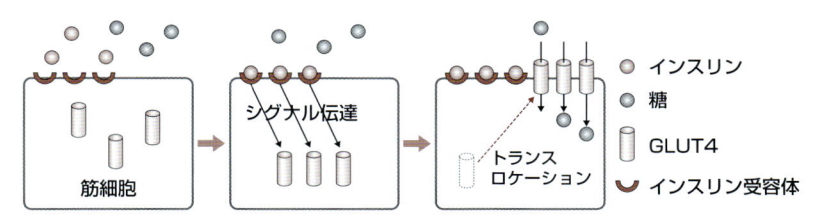

②また，インスリンは肝臓からの糖放出を抑制する働きがある

⇒ インスリンが不足したり，働きが不十分であると肝臓からの糖放出が増大し高血糖となる。

用語アラカルト

*1 75g経口糖負荷試験（OGTT）
- 75gのブドウ糖を摂取し，服用後1時間後と2時間後に血糖値を測定する。

*2 HbA1c（グリコヘモグロビン）
- その名の通りヘモグロビンと糖が結合した物質である。血糖値と違い，過去1〜2カ月間の血糖コントロール状態を知ることができる。近年，糖尿病の診断に際し，より重要視されるようになった。

●糖尿病の診断基準

- 初回検査で以下①〜④の1つでも当てはまる場合を糖尿病型とし，別日に検査し糖尿病型に該当すれば糖尿病と診断される。

①空腹時血糖値≧126mg/dl
②75g 経口糖負荷試験（OGTT）[*1]　2時間値≧200mg/dl
③随時血糖値≧200mg/dl
④HbA1c（国際標準値）≧6.5%[*2]
※空腹時血糖値<110mg/dl，かつOGTT 2時間値<140mg/dlであれば正常型とし，正常型にも糖尿病型にも属さない境界型の3型に分類する。

●三大合併症（慢性合併症）

- ①糖尿病性神経障害，②糖尿病性網膜症，③糖尿病性腎症。

病型分類

- 糖尿病はインスリン自体が不足するⅠ型糖尿病，インスリンの作用が低下するⅡ型糖尿病に大別される。

表1 Ⅰ型糖尿病とⅡ型糖尿病

	Ⅰ型糖尿病	Ⅱ型糖尿病
発症年齢	若年性発症が多い	成人以降の発症が多い
疫学	全糖尿病の約5％	全糖尿病の95％
遺伝素因	なし	あり
主な機序	膵臓β細胞破壊によるインスリン不足	インスリンに対する反応が低下
インスリン分泌	著明に低下	正常〜やや低下
発症形式	急激	緩徐
体型	やせ型が多い	肥満型が多い
昏睡	ケトアシドーシスによる昏睡が多い	高浸透圧性昏睡が多い
インスリン療法	要	必ずしも必要なし

情報収集（生活習慣・リスクファクター）

- 基本的な情報に加え，病識，自覚症状，合併症（三大合併症含む），自律神経障害，生活習慣（特に嗜好品，食事，運動習慣），メタボリックシンドローム，脂質や血糖関連の値についても情報収集しておく。
- BMI基準値：体重÷(身長(m))^2
  ※標準値：22，肥満：25以上，低体重18.5未満（日本肥満学会）

表2 メタボリックシンドロームの診断基準

必須項目	内臓脂肪蓄積 ウエスト周囲径　　男性≧85cm 　　　　　　　　　女性≧90cm （内臓脂肪面積　男女とも≧100cm^{2}に相当）	
選択項目 （これらの項目のうち2項目以上）	高トリグリセリド血症 かつ／または 低HDLコレステロール血症	≧150mg/dl <40mg/dl
	収縮期（最大）血圧 かつ／または 拡張期（最小）血圧	≧130mmHg ≧85mmHg
	空腹時高血糖	≧110mg/dl

（厚生労働省ホームページ(http://www.e-healthnet.mhlw.go.jp/information/metabolic/m-01-003.html)より引用）

One point Advice

- 運動時の糖消費だけでなく，運動時以外のインスリン感受性の改善，基礎代謝量の向上にポイントをおきリハビリテーションを行う。

身体機能評価

- 代謝疾患としての運動耐容能，肥満に対する評価に加え，感覚障害などの合併症（足部の状態，視力など）に対する評価と情報収集を行う。特に三大合併症については運動機能評価維時や訓練中のリスク管理の面からもおさえておく。

運動耐容能

- 運動負荷試験，全身持久力検査などを行う。詳細については「呼吸・循環・代謝系の評価」の項(p.70〜72)を参照。

41 各領域の評価／代謝系
腎機能障害

Point!
- 腎臓の働きと腎機能評価
- 慢性腎不全（CKD）
  ☞ 近年CKD患者の急増が問題視されている
- 人工透析
  ☞ CKDの増加に伴い慢性透析患者も年々増加している
- 情報収集と身体機能評価

腎臓の働きと腎機能評価

- 腎臓は尿生成と排泄を通して体液の量と質を調節している。
  ⇒ 例：老廃物の排泄，水・電解質の調節，pH調節，血圧調節など。
- 尿毒症：排泄機能の障害により体内で尿毒素が蓄積されて出現する症状。全身倦怠感，高血圧，貧血，心不全などが比較的出やすい。

表1 尿毒症の症状

神経学的症状	倦怠感，不眠，頭痛，筋痙攣，痙縮，嗜眠，意識消失
精神・心理学的症状	うつ病，不安，拒否，精神病
眼症状	red eye syndrome，帯状角膜症，高血圧性網膜症
心血管系症状	高血圧，心不全，尿毒症性肺（肺水腫），動脈硬化性心疾患，尿毒性心包炎，心筋症
消化器症状	食思不振，嘔気，嘔吐，口臭，胃腸炎，消化管出血，消化性潰瘍
末梢神経症状	restless leg syndrome，知覚異常，麻痺
皮膚症状	蒼白，色素沈着，掻痒症，斑状出血，擦過，Ca沈着，uremic frost
血液学的	貧血，出血傾向
代謝異常	耐糖能異常，高脂血症，栄養失調，痛風
内分泌学的	二次性副甲状腺機能亢進症，甲状腺以上，無月経，不妊，性機能低下

（香川 征 ほか編：標準泌尿器科学，第7版，p.227，医学書院，2005．より引用）

慢性腎不全（CKD：chronic kidney disease）

●定義[1]

- 腎機能の低下があるか，もしくは腎臓の障害を示唆する所見が慢性的に持続するものすべて。
- 具体的には，下記①，②のいずれか，または両方が3カ月以上持続する
  ①尿異常，画像診断，血液，病理で腎障害の存在が明らか（特に蛋白尿の存在が重要）
  ②GFR[*1] < 60 mL/min/1.73m^2

用語アラカルト

*1 GFR
- glomerular filtration rateの略。糸球体濾過量。糸球体で濾過される血漿量で糸球体機能を反映する。

CKDの病期分類

- CKDの病期はGFRにより6段階に分類される。

表2 CKDの病期分類

病期 (ステージ)	重症度の説明	進行度による分類 GFR ml/min/1.73m²
	ハイリスク群	≧90 (CKDのリスクファクターを有する状態で)
1	腎障害は存在するが，GFRは正常または亢進	≧90
2	腎障害が存在し，GFR軽度低下	60〜89
3	GFR中等度低下	30〜59
4	GFR高度低下	15〜29
5	腎不全	<15

(日本腎臓学会 編：CKD診療ガイド2009, 東京医学社, 2009. より引用)

CKDリスクファクター

- 高齢
- CKDの家族歴
- 過去の検診における尿異常や腎機能異常および腎形態異常
- 脂質異常症
- 高尿酸血症
- NSAIDsなどの常用薬
- 急性腎不全の既往
- 高血圧
- 耐糖能異常や糖尿病
- 肥満およびメタボリックシンドローム
- 膠原病
- 感染症
- 尿路結石など

人工透析

- 体内に蓄積した尿毒症性物質や過剰な水分，電解などを是正するため機械を使用し血液を浄化する治療法。一般的に1回3〜4時間，2〜3回／週の頻度で行うため患者の負担も大きい。また，長期透析による合併症も問題になる。

表3 長期透析患者の合併症

- blood access 合併症
- 動脈硬化
- 心筋症，冠疾患
- 心外膜炎
- 感染症(一般細菌感染，ウイルス感染，結核症，真菌症)
- 二次性副甲状腺機能亢進症(繊維性骨炎)
- 骨軟化症
- 異所性石灰化(軟部組織，関節周囲，肺，心筋，心臓弁，血管)
- ミオパチー
- 手根幹症候群
- アミロイド症
- 虚血性腸炎
- 中枢・末梢神経障害
- 悪性腫瘍
- 後天性嚢胞性腎疾患

(香川 征 ほか編：標準泌尿器科学, 第7版, p.229, 医学書院, 2005. より引用)

情報収集と身体機能評価

- 一般的な評価に加え，リスクファクター，尿毒症の症状の有無，人工透析による合併症の有無などについても評価する。

【引用・参考文献】
1) 日本腎臓学会 編：CKD診療ガイド2009, 東京医学社, 2009.

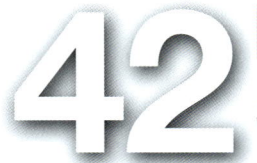

42 各領域の評価／感覚器系
視覚障害

Point!

■視覚に関わる主な脳神経と検査
①視神経：視力・視野
②動眼・滑車・外転神経：視覚に関わるさまざまな運動を司る

※「視覚障害」の治療については p.650 参照。

視覚に関わる主な脳神経

図1　ランドルド環

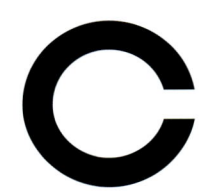

●視神経：視力や視野を司る

①視力検査
- ランドルド環（図1）などの視標を用いて片眼ずつ視力を測定することが多い。
- 被検者は 5m 離れた位置で他眼を遮眼子で覆い，指示された指標について応答する。

②視野検査
- 網膜から視覚連合野まで障害部位により視野欠損のパターンは異なる（図2）。

動眼・滑車・外転神経

①眼瞼下垂
- 一側眼瞼下垂が多く，動眼神経麻痺や眼瞼挙筋の形成不全などで起こる。重症筋無力症などでは両側性の眼瞼下垂が起こる。

②眼球運動
- 対応する眼球運動と眼筋の関係についておさえておく（図3）。

図2　視路と視野欠損

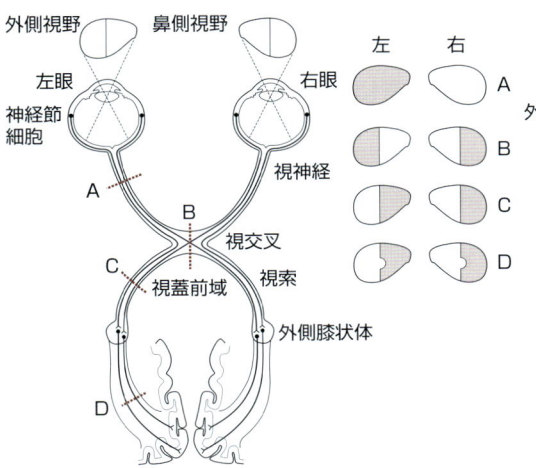

図3　眼球運動と眼筋の関係

右眼
- 下斜筋（動眼N）　上直筋（動眼N）
- 外側直筋（外転N）　内側直筋（外転N）
- 上斜筋（滑車N）　下直筋（動眼N）

左眼
- 下斜筋（動眼N）
- 外側直筋（外転N）
- 上斜筋（滑車N）

（William F. Ganong 著：ギャノング生理学，原著22版，p.156，丸善，2006．より引用）

43 各領域の評価／感覚器系
聴覚・前庭障害

Point!

- ■ 聴神経（第Ⅷ脳神経）
  - ☞ 前庭神経と内耳神経に大別される
    - ①前庭神経：平衡感覚を司る，
    - ②内耳神経：聴覚を司る
- ■ 難聴　☞ 伝音難聴と神経難聴
- ■ めまい　☞ 回転性めまいと浮動性めまい

難聴（伝音難聴と神経難聴）

①伝音難聴：外耳または中耳の音波伝導の障害
②神経難聴：有毛細胞または神経伝導路の障害

表1　神経難聴と伝音難聴を鑑別するための音叉による聴力検査

	Weber	Rinne	Schwabach
方法	音叉の底部を頭頂に置く	音叉の底部を乳様突起の上に置き，聞こえなくなったら耳のすぐ近くの空間に置く	被検者の骨伝導を正常人のそれと比較する
正常	両側で等しく聞こえる	骨伝導で聞こえなくなった後でも空気振動で聞こえる	
伝音難聴（1耳）	罹患耳のほうが大きく聞こえる。なぜならば罹患耳のほうには環境の雑音がないためである	骨伝導音が聞こえなくなった後には空気振動音が聞こえない	骨伝導は正常よりよい（伝導障害が邪魔になる雑音を除去するため）
神経難聴（1耳）	正常耳のほうが大きく聞こえる	骨伝導音が聞こえなくなってからも神経難聴が部分的である限り空気振動音が聞こえる	骨伝導は正常より悪い

（William F. Ganong：ギャノング生理学．原書22版，p.187，丸善，2006．より引用）

めまい（回転性めまいと浮動性めまい）

表2　めまいの分類

症候	末梢性障害（内耳・前庭神経とその核）	中枢性障害（前庭核より上位の中枢神経）
①めまい 　a）性質 　b）程度 　c）頭位・体位との関係	回転性めまい（vertig） 回転感 激しい ⊕	浮動性めまい（dizziness） 身体不安定感など 軽い ⊖
②耳鳴・難聴	（+）*	（−）
③脳・脳神経障害の合併	（−）	（+）

＊脳幹性のときには耳鳴や難聴を伴わないことが多い。これは前庭神経と蝸牛神経とは脳幹に入るとすぐ分かれるからである。両神経が同時に侵されるのは内耳か第8脳神経そのものが障害されるときである。

（田崎義昭, 斎藤佳雄：ベッドサイドの神経の診かた．第16版，p.229，南山堂，2004．より引用）

44 各領域の評価／その他の疾患・障害
摂食・嚥下障害

※「摂食・嚥下障害」の治療についてはp.651〜655参照。

Point!
- 嚥下障害を疑う症状と臨床評価
- 嚥下造影(VF：video fluorography)検査
- 非V系摂食・嚥下障害評価フローチャート
- その他の検査

嚥下障害を疑う症状と臨床評価

表1　嚥下障害を疑う症状

咳：食事中や夜間の咳の有無
むせ：むせる食材，時間
痰：痰がらみの声，食事と喀痰量の関係
咽頭・喉頭不快感：部位や感じ方など
食欲：食べると苦しくなるか？
好みの食物の変化：嚥下しやすさとの関連
食事時間の延長
食べ方の変化：うなづき嚥下や交互嚥下の有無
不明熱

（上月正博 編：新編 内部障害のリハビリテーション，p.361，医歯薬出版，2009. より引用）

表2　臨床評価

①先行期障害
- 実際の食事場面の観察（患者および介護者）
- 意識レベルの評価
- 失行・失認・前頭葉症状の程度
- 患者の情動反応の観察

②準備期障害
- 口唇・咀嚼筋・舌筋の各筋運動麻痺・分離
- 運動障害や筋萎縮の程度
- 口腔内感覚障害の程度
- 歯牙状態・義歯の噛み合わせの観察

③口腔期障害
- 舌の発音・運動機能のチェック
- 口腔期所要時間の延長の有無

④咽頭期障害
- 舌の発音・運動機能のチェック
- 口腔期所要時間の延長の有無
- 嚥下時の食塊の口腔内残留の有無
- V，VII，IX，XIIのチェック
- 咽頭反射・軟口蓋反射のチェック
- 嚥下時の鼻への逆流の有無（鼻咽腔閉鎖障害の有無）
- 食道への通過不能の有無（輪状咽頭筋弛緩の有無）
- むせこみの有無，silent aspirationとの相関性

（米本恭三 ほか編：CLINICAL REHABILITATION別冊　リハビリテーションにおける評価 Ver.2，p.148，医歯薬出版，2000. より引用）

嚥下造影検査(VF)

- 造影剤を混入した種々の食材を使用し，実際の摂食・嚥下状態をX線透視下の動画で評価する方法である。
- VFにおいては評価の目的を明確にし評価・観察することが必要。観察のポイントについて**表3**に挙げる。

表3 VFの観察のポイント

模擬食品の動態	解剖学的構造の異常・動き
・口唇からのこぼれ ・咀嚼状態 ・食塊形成 ・口腔残留（前庭部・口底部・舌背部） ・咽頭への取り込み	・形態学的異常（口腔） ・口唇の開閉 ・下顎の動き ・舌の動き ・舌軟口蓋閉鎖
・早期咽頭流入 ・咽頭通過 ・誤嚥・喉頭進入とその量 ・口腔への逆流 ・鼻咽腔への逆流 ・咽頭残留*（喉頭蓋谷・梨状陥凹） ・食道入口部の通過 *咽頭滞留：嚥下反射が起こらずにそのまま残った場合は「滞留」とする	・形態的異常（咽頭） ・舌根部の動き ・鼻咽腔閉鎖 ・舌骨の動き ・喉頭挙上 ・喉頭蓋の動き ・喉頭閉鎖 ・咽頭壁の収縮 ・食道入口部の開大
・食道残留 ・食道内逆流 ・胃食道残留	形態学的異常（食道の蛇行・外部からの圧迫など） ・食道蠕動 ・下食道括約筋部の開大

（日本摂食・嚥下リハビリテーション学会医療検討委員会：日本摂食嚥下リハ会誌, 14(1)：54-73, 2010. より引用）

非VF系摂食・嚥下障害評価

- 嚥下評価は複数のテストを用いて評価する。図1はVFを用いずに行う検査のフローチャート。

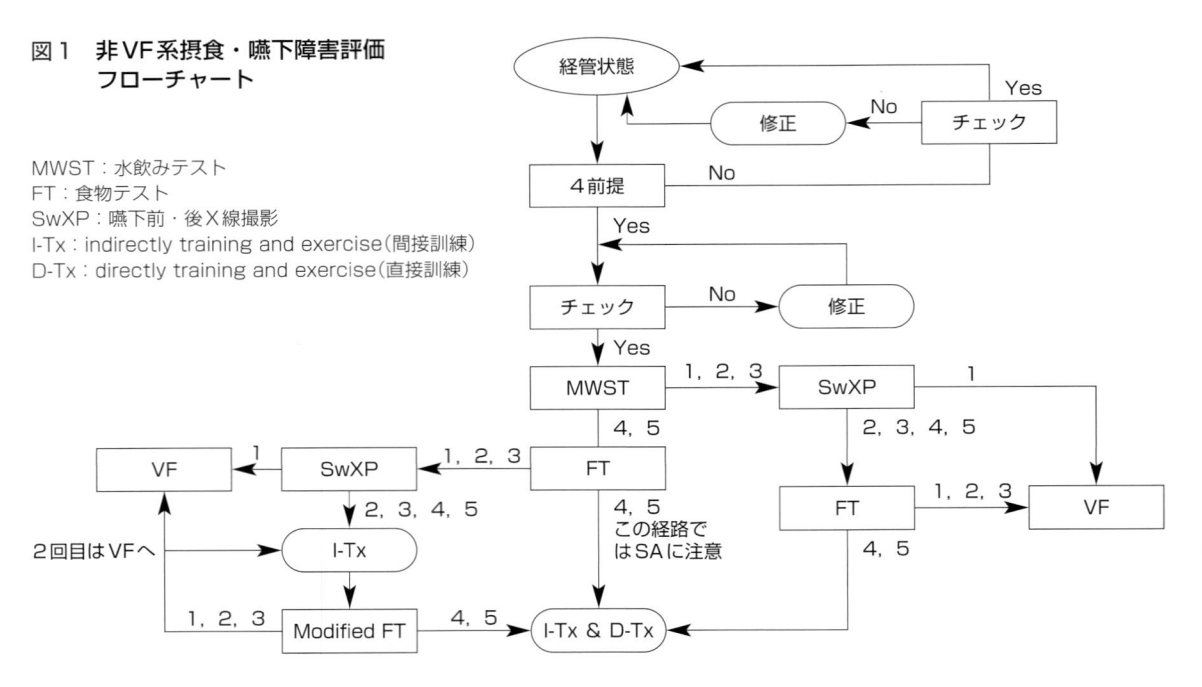

図1 非VF系摂食・嚥下障害評価 フローチャート

MWST：水飲みテスト
FT：食物テスト
SwXP：嚥下前・後X線撮影
I-Tx：indirectly training and exercise（間接訓練）
D-Tx：directly training and exercise（直接訓練）

4つの前提条件およびチェック項目をクリアした患者のみ臨床評価に進む。ゴールはVFによる精査が必要，または直接訓練開始可能のいずれかになっている。

（宮野佐年 ほか編：Monthly Book Medical Rehabilitation, No.57, 2005年9月増刊号, 摂食・嚥下障害リハビリテーション実践マニュアル, p.8, 全日本病院出版会, 2005. より引用）

●4つの前提条件とチェック項目

- 本検査は4つの前提条件およびチェック項目を確認・修正した患者のみフローチャートの各臨床テストに進むことができる。

表4　前提条件およびチェック項目

4つの前提条件
①意識障害（JCS 3桁，2桁） ②誤嚥性肺炎を繰り返し唾液も嚥下できず，呼吸状態が不良なもの ③発熱して全身状態が不良なもの ④カニューレを用いた気管切開を有するもの

チェック項目
①チューブのサイズと走行 ②口腔内状態 ③チューブ使用者では，各評価は抜去後20～30分以降に行う

（宮野佐年 ほか編：Monthly Book Medical Rehabilitation, No.57, 2005年9月増刊号, 摂食・嚥下障害リハビリテーション実践マニュアル, p.8, 全日本病院出版会, 2005. より引用）

●改訂水飲みテスト（MWST：modified water swallowing test）

表5　改訂水飲みテスト

手技
・冷水3mlを口腔前庭に注ぎ，嚥下を命じる。 ・もし可能ならば追加して2回嚥下運動をさせる。 ・最も悪い嚥下活動を評価する。 ・もし，評価基準が4点以上なら最大2試行（合計3試行）を繰り返し，最も悪い場合を評価として記載する。

判定基準
①嚥下なし，むせる and/or 呼吸切迫 ②嚥下あり，呼吸切迫（silent aspirationの疑い） ③嚥下あり，呼吸良好，むせる and/or 湿性嗄声 ④嚥下あり，呼吸良好，むせない ⑤④に加え，追加嚥下運動（空嚥下）が30秒以内に2回可能

●食物テスト（FT：food test）

表6　食物テスト

手技
・茶さじ1杯のプリンを舌背前部に置き，食べさせる。 ・もし可能ならば追加して2回嚥下運動をさせる。 ・最も悪い嚥下活動を評価する。 ・もし，評価基準が4点以上なら最大2試行（合計3試行）を繰り返し，最も悪い場合を評価として記載する。

判定基準
①嚥下なし，むせる and/or 呼吸切迫 ②嚥下あり，呼吸切迫（silent aspirationの疑い） ③嚥下あり，呼吸良好，むせる and/or 湿性嗄声 ④嚥下あり，呼吸良好，むせない ⑤④に加え，追加嚥下運動（空嚥下）が30秒間に2回可能

● SwXP
- I-TX（間接訓練）とD-Tx（直接嚥下訓練）については，3章の「摂食・嚥下障害」の項（p.651）を参照。

● 摂食・嚥下障害の臨床的病態重症度に関する分類

表7 臨床的病態重症度に関する分類

		食事	経管栄養	直接的訓練（摂食訓練）	在宅管理	備考
誤嚥なし	⑦正常範囲	・常食	・不要	・必要なし	問題なし	
	⑥軽度問題	・軟飯，軟菜食など ・義歯，自助具の使用	・不要	・ときに適応	問題なし	食事動作や歯牙の問題など経過観察でよいレベル
	⑤口腔問題	・軟飯，軟菜食，ペースト食など ・食事時間の延長 ・食事に指示，促しが必要 ・食べこぼし，口腔内残留が多い	・不要	・適応 ・一般施設や在宅で可能	可能	先行期，準備期，口腔期の問題
誤嚥あり	④機会誤嚥	・嚥下障害食から常食 ・誤嚥防止方法が有効 ・水の誤嚥も防止可能 ・咽頭残留が多い場合も含む	・ときに間欠的経管法の併用	・適応 ・一般施設や在宅で可能	可能	医学的に安定
	③水分誤嚥	・嚥下障害食 ・水を誤嚥し誤嚥防止方法が無効 ・水分に増粘剤必要	・ときに間欠的経管法・胃瘻の併用	・適応 ・一般病院で可能	可能	医学的に安定
	②食物誤嚥	・経管栄養法	・長期管理に胃瘻の検討	・適応 ・専門施設で可能	可能	・医学的に安定 ・難治の場合，機能再建術の検討
	①唾液誤嚥	・経管栄養法	・長期管理に胃瘻の検討	・困難	困難	・唾液を誤嚥 ・医学的に不安定 ・難治の場合，気管食道分離術の検討

（馬場 尊, 才藤栄一, 武田斉子 ほか：経口摂食のための摂食・嚥下機能評価. 総合リハ, 30：1309-1316, 2002. より引用）

その他の検査

● 反復唾液嚥下テスト（RSST）
- 空嚥下を30秒以内に可能な限り多く行う。2回／30秒以下で異常。

● 嚥下内視鏡検査（VE：videoendoscopic examination of swallowing）
- 鼻咽腔喉頭ファイバースコープを用いて嚥下諸器官・食物の動態などを観察する検査。

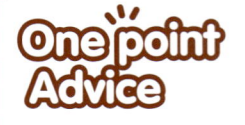

One point Advice
- 比較的，新しい分野のリハビリテーションであり，日進月歩で新しいアプローチ方法や検査・測定技法，援助機器が開発されているので常に最新の情報をチェックしておく。
- このような新しいものとして電気刺激を用いた嚥下治療，三次元CT，嚥下時のポジショニングイスなどが開発されている。また，嚥下リハは誤嚥や窒息といったリスクも高いため医師の処方の下にモニタリングを常に行いながら実施し，誤嚥しても咳嗽反射の出ない不顕性誤嚥（silent aspiration）も多いので注意する。

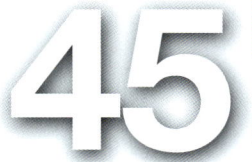

45 各領域の評価／その他の疾患・障害
排尿障害

Point! ■排尿障害の分類　■原因疾患と病態　■評価法

※「排尿障害」の治療については p.656〜657 参照。

排尿障害の全体像（表1）

●排尿障害の分類
- 排尿障害は蓄尿障害と排出障害，およびその混合型に分類される。

●原因疾患
- 排尿障害は，排尿コントロールに関わる脳，脊髄，自律神経系，末梢神経などのシステムの障害でも起こりうる。また，尿道や括約筋などの排尿に関わる組織の変性や障害によっても起こる。
- 脊髄の障害ではS2-S4の排尿反射中枢が機能している核上型と排尿反射が消失している核下型では病態が異なる。

●評価法
①身体機能評価
- 基本的な評価として，排尿チャートなどを使用し飲水量と排出量をチェックする。また，神経学的な検査として感覚や尿意，反射検査を行ったり，外尿道括約筋の筋電図や各種の機器により膀胱・尿道内の圧力を測定することもある。

②QOLの評価
- オストメイトQOL調査票：ストーマ*1 などの人工的に体外に排泄物を誘導する機器をつけた対象者（オストメイト）に特化したQOL評価表。

用語アラカルト

*1 ストーマ（尿管ストーマ）
- 腹部に尿や便を排泄するために増設された排泄口のこと。排泄物はストーマ装具に蓄積される。ストーマを持つ人をオストメイトとよぶ。

表1　排尿障害の全体像

障害	原因疾患	病態	評価法
蓄尿障害 ・刺激症状 ・反射性排尿 ・括約筋不全 （頻尿・尿失禁） **排出障害** ・閉塞症状 （排尿困難） **混合型** ・排出障害 ・蓄尿障害 （頻尿・尿失禁・排尿困難）	・脳血管障害 ・パーキンソン病 ・脳腫瘍 ・アルツハイマー ・脊髄小脳変性症 ・脳脊髄炎 ・外傷性脳損傷 ・脊髄損傷 ・二分脊椎 ・脊椎疾患 馬尾損傷	大脳皮質・基底核・脳幹部・視床・橋・中脳・小脳・延髄など脳内排尿中枢・排尿神経伝導路の障害 ・脊髄排尿中枢・脊髄排尿 ・伝導路の障害 排尿末梢神経の障害	・排尿チャート 　・排尿回数，量 　・尿失禁回数，量 　・飲水量 ・神経学的評価 　・球海綿体反射 　・仙髄領域の知覚 　・尿意 ・膀胱内圧曲線 ・外尿道括約筋筋電図 ・尿道内圧 ・膀胱造影 ・尿流計 ・残尿 ・神経因性膀胱の分類 　・ICSの分類 　・Krane，Siroskyの分類

（米本恭三 ほか編：CLINICAL REHABILITATION別冊　リハビリテーションにおける評価 Ver.2, p.148, 医歯薬出版, 2000. より引用）

46 褥瘡

各領域の評価／その他の疾患・障害

Point!

※「褥瘡」の治療については p.658〜659参照。

- ■褥瘡発生危険度予測尺度
  ☞ Norton scale, Bardenscal scale, Gosnell scale
- ■重症度による分類
  ☞ Cambellの分類，Sheaの分類，NPUAPの分類など
- ■情報収集
  ☞ 発生原因について明らかにするため情報を収集する

褥瘡発生危険度予測尺度

①**Norton scale**：全身状態，精神状態，活動性，可動性（ADL），失禁の5項目について評価し予測。

②**Bardenscal scale**：知覚の認知，湿潤，活動性，可動性，栄養状態，摩擦とずれの6項目から予測。

重症度による分類（表1〜3）

表1　Cambellの分類

1. 発赤を示す
2. 発赤・腫脹・硬結がみられ，ときに水疱形成
3. 皮膚が壊死し，脂肪組織が露出
4. 皮下脂肪組織まで壊死が進行し，筋肉露出
5. 筋肉まで壊死が進行
6. 骨に炎症が波及
7. 骨髄炎・化膿性関節炎などが併発，敗血症，死亡の危険性

表2　Sheaの分類

1. 損傷は表皮にとどまるか，真皮が露出
2. 真皮全層から皮下脂肪層との移行部にまで至る
3. 脂肪層が損失するが深在筋膜には至らない，皮膚にポケットがみられる
4. 創底部に骨が露出
5. 小洞を経て閉鎖性の大きな役割

表3　NPUAP（national pressure ulcer advisory panel）の分類

第Ⅰ期	皮膚の損傷はないが，指で押しても白くならない紅斑がある。皮膚潰瘍の発生直前状態。皮膚の変色や硬化，局所的な発熱が見られる場合もある。
第Ⅱ期	表皮および／または真皮に及ぶ皮膚上層の損傷で，皮膚浅層の軽度の潰瘍状態。症状は，擦りむけ，水疱，浅い潰瘍。
第Ⅲ期	皮膚組織の障害または壊死などの，皮膚全層からそれ以上に及ぶ損傷。ただし，その下の筋膜までには達しない。症状は深いクレーター状で，周囲の組織深部にさらに広範囲な組織欠損（ポケット）が見られることもある。
第Ⅳ期	皮膚深層の広範囲な組織破壊や壊死，さらに筋肉／骨／支持組織（腱や関節包）にまで及ぶ損傷。

情報収集

①褥瘡の部位，大きさ，深さ，形状。

②**環境要因**：居住場所，寝具，車いす，車いすのシートタイプ，介護力など。

③**本人要因**：生活パターン，身体機能，コミュニケーション状態，栄養状態（血清総蛋白，血清アルブミン値，ヘモグロビン，血糖など）。

47 各領域の評価／その他の疾患・障害
熱傷

Point!
- 熱傷深度による分類
- 熱傷範囲の算出方法　☞ Lund-Browderの公式，9の法則・5の法則
- 重症度　☞ Artzの基準

※「熱傷」の治療については p.660〜661参照。

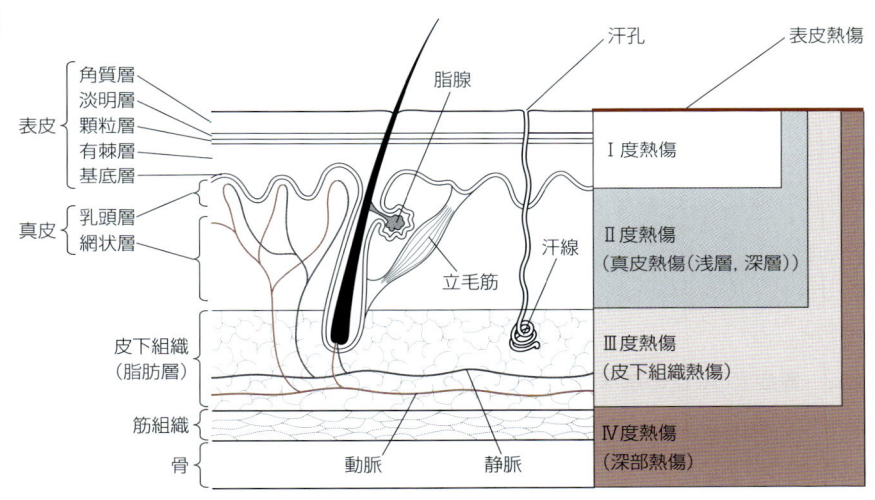

熱傷深度による分類

図1　熱傷深度による分類

（會田玉美 編，矢﨑　潔 著：OT臨床問題テク・ナビ・ガイド，p.126，メジカルビュー社，2011．より引用）

表1　熱傷深度による分類

	分類	組織深達度	臨床所見	経過
I	第1度熱傷	表皮	ピリピリ，発赤，軽度浮腫	2〜3日で治癒 跡（−），色素沈着（＋）
II	第2度浅層性熱傷	真皮乳頭層上部	水疱形成，水疱底ピンク，水々しい，疼痛	1〜2週で治癒 跡（−），色素沈着（＋）
II	第2度深層性熱傷	真皮深層	水疱形成，水疱底白濁，時に凝固血管	1カ月 肥厚性瘢痕
III	第3度熱傷	皮膚全層皮下組織	黄褐色，黒褐色，皮状（乳幼児赤色のことあり）	数ヶ月 瘢痕，醜形，拘縮

（細田多穂，柳澤　健 編：理学療法ハンドブック 第3巻　疾患別・理学療法プログラム，第3版，p.765，協同医書出版社，2000．より引用）

図2 5と9の法則

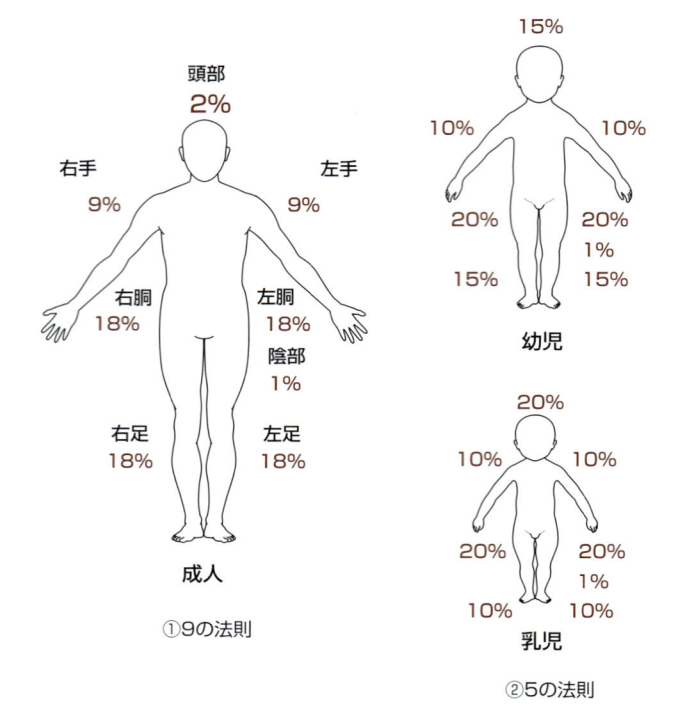

```
         頭部
         2%
右手            左手
9%             9%
     右胴   左胴
     18%   18%
          陰部
          1%
     右足   左足
     18%   18%
         成人
       ①9の法則
```

幼児:
- 15%（頭部）
- 10%, 10%
- 20%, 20%
- 1%
- 15%, 15%

乳児:
- 20%（頭部）
- 10%, 10%
- 20%, 20%
- 1%
- 10%, 10%

②5の法則

(會田玉美 編, 矢﨑 潔 著：OT臨床問題テク・ナビ・ガイド, p.127, メジカルビュー社, 2011. より引用)

重症度（Artzの基準）（表2）

表2 重症度（Artzの基準）

I．重症熱傷（総合病院での入院治療必要）	
①II度熱傷	30%以上
②III度熱傷	10%以上
③顔面，手，足の熱傷	
④気道熱傷が疑われる	
⑤軟部組織の損傷や骨折を伴う	
II．中等度熱傷（一般病院で入院治療必要）	
①II度熱傷	15～30%以上
②III度熱傷	10%以下
III．軽症熱傷（外来で治療可能）	
①II度熱傷	15%以下
②III度熱傷	2%以下

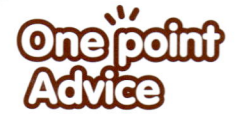

One point Advice

- 熱傷患者は，受傷時にかなりの恐怖を受けていることが多く受傷時の問診には細心の注意を図る。また，コスメティックな問題や受傷機転が焼身自殺であることもあるので会話内容には留意する。
- 急性期には全身の炎症性疾患であること念頭にバイタルサインのモニタリング確認しながら実施する。創部の状態を知るために包帯交換時などに直接視認しておくと関節可動域訓練時などにイメージがつきやすい。また，創部に対する清潔を保つことは言うまでもなく不可欠である。

48 悪性腫瘍

各領域の評価／その他の疾患・障害

※「悪性腫瘍」の治療については p.662〜663 参照。

Point!

- リハビリテーションの対象となる障害の種類
  - ☞ がんそのものによる障害と治療の過程においてもたらされる障害
- がんのリハビリテーションの病期別分類
  - ☞ Dietsの分類（予防的リハビリテーション，回復的リハビリテーション，維持的リハビリテーション，緩和的リハビリテーション）
- 身体機能評価
  - ☞ ECOGのPerformance Status Scale (PS)，Karnofsky Performance Scale (KPS)
- 副作用

リハビリテーションの対象となる障害の種類（表1, 2）

表1　がんそのものによる障害

①がんの直接的影響	
骨転移（長幹骨・脊椎）	骨転移をきたしやすい原発巣は，乳がん，前立腺がん，腎がんなどである。好発部位は脊椎，骨盤骨，大腿骨，肋骨，頭蓋骨であるが，上肢にも生じる。骨転移の症状は転移骨の疼痛や圧迫骨折に伴う神経症状などである。長管骨では突然の病的骨折で発症することもある。
脳腫瘍（転移）	頭蓋内に腫瘍があることによる頭蓋内圧亢進症状（頭痛，嘔気など）と腫瘍が発育あるいは圧迫した部位の脳局所症状（片麻痺，失調症，失語症など高次脳機能障害，脳神経麻痺など）を呈する。
脊髄・脊椎腫瘍（転移）	脊髄転移は，肺がん，乳がん，前立腺がんできたしやすく，多くは硬膜外からの進展である。好発部位は胸椎：70％，頸椎：10％，腰椎・仙骨：20％程度である。腫瘍による脊髄の圧排，脊椎転移による脊椎の不安定性により，四肢麻痺，対麻痺，神経因性膀胱，疼痛を生じる。
腫瘍の直接浸潤	消化管のがんなどの腹膜播種による多発神経根症，肺がんや乳がんなどの腋窩リンパ節転移に伴う腕神経叢麻痺，第8頸髄，第1胸椎神経の浸潤によるPancoast症候群などを生じる。消化器がんや婦人科がんなど腹部がんの直接浸潤によって腰仙部神経叢麻痺をきたすこともある。
疼痛	安静時・運動時の疼痛はがんのリハビリテーションにおける阻害因子であり，訓練を行ううえで疼痛コントロールがうまくなされているかどうかは非常に大きな問題である。
②がんの間接的影響（遠隔効果）	
がん性末梢神経炎	原発巣によって生じる末梢神経炎の種類（運動性・感覚性・混合性）は多彩である。感覚障害（異常感覚，感覚低下）や運動障害（下垂足などの運動麻痺）を生じる。
悪性腫瘍随伴症候群	亜急性小脳変性症（paraneoplastic subacute cerebellar degeneration：PSCD），末梢神経炎，筋炎，神経筋接合部疾患が含まれる小脳変性症に付随した失調症は，肺がん，乳がん，卵巣がんでみられることがある。Shy-Drager症候群は肺がん（小細胞がん）で認める。近位筋の筋力低下（ミオパチー）は，炎症性筋炎（皮膚筋炎），カルチノイド筋炎，ステロイド筋炎，悪液質による筋力低下などによる。皮膚筋炎患者では高率に悪性腫瘍を合併する。重症筋無力症は胸腺腫に合併し，筋無力症候群（Lambert-Eaton症候群）は肺がん（小細胞がん）で生じる。

（辻　哲也 編：がんのリハビリテーションマニュアル，p.25-26, 医学書院，2011．より引用）

表2　治療の過程においてもたらされる障害

①全身性の機能低下，廃用症候群	
化学，放射線療法，造血幹細胞移植	化学・放射線療法や造血幹細胞移植の治療中や治療後の患者では治療に伴う副作用や合併症および骨髄抑制による隔離により，ベッド上安静による不動の状態となる機会が多く，いわゆる廃用症候群に陥りやすい。造血幹細胞移植後には移植片対宿主病（graft-versus-host disease：GVHD）も問題となる。

②手術	
骨・軟部腫瘍術後	患肢温存術や四肢切断術などの術後には，運動障害やADL障害を生じるので，術後の後療法として歩行訓練や義手・義足などのリハビリテーションを要する。
乳がん術後	胸壁や腋窩の切開部の疼痛と肩の運動障害を認め，肋間神経を切除された場合には上腕後面〜側胸部のしびれ感，感覚障害も出現する。腋窩リンパ節郭清が施行された患者では，腋窩部の痛みやひきつれ感による肩の挙上困難が生じる。
乳がん・子宮がん・卵巣がん術後リンパ浮腫	腋窩リンパ節郭清術後には，術側上肢リンパ浮腫，骨盤内リンパ節郭清術後には片側もしくは両側下肢リンパ浮腫を生じる。治療せず放置すると，徐々に悪化し，見ばえだけでなく，上肢巧緻性の障害や歩行障害を生じ，ADLに支障をきたす。
頭頸部がん術後	舌がんを初めとする口腔がんの術後には，舌の運動障害のため，口腔期の嚥下障害および構音障害を認める。がんが中咽頭に及ぶと咽頭期の嚥下障害を生じる。また，喉頭がんによる喉頭摘出術後には発生が困難となり代用音声（電気喉頭・食道発声など）を要する
頸部リンパ節郭清後	全頸部郭清術により胸鎖乳突筋，副神経が合併切除されると僧帽筋が麻痺し，肩関節の屈曲・外転障害・翼状肩甲をきたす。症状として上肢の挙上障害，頸・肩甲帯のしめつけ感を伴う疼痛，肩こりを生じる。保存的・選択的頸部郭清術でも術中操作などにより，副神経の完全もしくは不全麻痺が生じる可能性がある。
開胸・開腹術後	術後には，患者の不動化により生じる下側（荷重側）肺障害（dependent lung disease：DLD）や開胸・開腹術の手術侵襲による術後の呼吸器合併症の軽減には，周術期の予防的なリハビリテーション介入が効果的である。

③化学療法・放射線療法の副作用	
化学療法	抗がん剤の種類によって生じる末梢神経炎の種類（運動性・感覚性・混合性）は多彩である。感覚障害（異常感覚，感覚低下）や運動障害（下垂足などの運動麻痺）を生じる。
放射線療法	晩期反応として，神経系（脳・脊髄・末梢神経），皮膚，骨などさまざまな臓器に不可逆性の障害を生じる。

（辻　哲也 編：がんのリハビリテーションマニュアル，p.25-26，医学書院，2011．より引用）

がんのリハビリテーションの病期別分類（表3）

表3　Dietsの分類

①予防的（preventive）リハビリテーション
がんと診断された後，早期に開始されるもので，手術，放射線治療，化学療法前もしくは化学療法後すぐに施行される。機能障害はまだないが，その予防を目的とする。
②回復的（restorative）リハビリテーション
治療されたが残存する機能や能力をもった患者に対して，最大限の機能回復を目指した包括的訓練を意味する。機能障害，能力低下の存在する患者に対して，最大限の機能回復を図る。
③維持的（supportive）リハビリテーション
がんが増大しつつあり，機能障害，能力低下が進行しつつある患者に対して，すばやく効果的な手段（例えば，自助具やセルフケアのコツの指導など）により，セルフケアの能力や移動能力を増加させる。また，拘縮，筋萎縮，能力低下，褥瘡のような廃用を予防することも含まれる。
④緩和的（palliative）リハビリテーション
終末期のがん患者に対して，そのニーズを尊重しながら，身体的・精神的・社会的にもQOLの高い生活が送れるようにすることを目的とし，温熱，低周波治療，ポジショニング，呼吸介助，リラクセーション，各種自助具・補装具の使用などにより，疼痛，呼吸困難，浮腫などの症状緩和や拘縮，褥瘡の予防などを図る。

（辻　哲也 編：がんのリハビリテーションマニュアル，p.25-26，医学書院，2011．より引用）

身体機能評価（表4, 5）

表4　ECOGのPerformance Status Scale（PS）

grade 0	無症状で社会活動ができ，制限を受けることなく，発病前と同等にふるまえる。
grade 1	軽度の症状があり，肉体労働の制限は受けるが，歩行，軽労働や作業はできる。例えば，軽い家事，事務。
grade 2	歩行や身の回りのことはできるが，ときに少し介助を要することもある。軽労働はできないが，日中の50％以上は起居している。
grade 3	身の回りのことはある程度できるが，しばしば介助が必要で，日中の50％以上は就床している。
grade 4	身の回りのこともできず，常に介助を要し，終日臥床している。

表5　Karnofsky Performance Scale（KPS）

100	日常生活，労働活動ともに正常。まったく正常の生活をしている。
90	正常活動性，維持。少し具合が悪いことがあるが普通の生活をしている。
80	正常活動性，努力して維持。具合が悪くても努力して普通の生活をしている。
70	家庭生活可能，ADL自立，労働不能，身の回りのことは一応1人でできるが，普通の生活は無理。
60	家庭生活可能，ADL要介助。身の回りのことは一応1人でできるが，ときに介助が必要。
50	家庭生活可能，医療，介助が必要。頻回の治療とかなりの介助が必要。
40	常時，医学的管理が必要。日常的に医学的管理と介助が必要。
30	入院適応。死の危険はないが，障害が重く入院が必要。
20	入院，体力維持が必要。重症で入院，積極的な体力維持療法が必要。
10	臨死。死が迫った状態。
0	死亡。

副作用（表6）

表6　すべての治療に共通する副作用

消化器症状	食欲不振，吐気，嘔吐
栄養症状	貧血，低蛋白血症
呼吸器症状	無気肺，呼吸困難
循環器症状	低血圧，脱水，浮腫，DIC
皮膚粘膜症状	褥創，口内炎
尿路系症状	尿閉，尿失禁，乏尿
精神心理症状	不眠，不穏，うつ状態，傾眠
その他	全身倦怠感，易疲労性

One point Advice

- 予後，余命期間は医師やカルテから情報収集しておく。時期によってリハビリテーションの目的，介入方法は変化することを念頭に置き，患者に無駄な身体ストレスや精神ストレスをかけないよう適時調整する。
- ただし，リハビリテーションの方法が変化しないことが患者の生きる希望になっていることもあるので注意する。最近では患者自身に告知されることも多いが，告知の有無は事前に確認しておく。また，告知からの期間，告知やがんに対して患者がどのように向き合っているかを知る努力をする。

49 各領域の評価／その他の疾患・障害
浮腫

> **Point!**
> ■末梢循環，浮腫の成因

※「浮腫」の治療については p.664～665参照。

末梢循環（図1，2）

①末梢循環において血管内から血管外へ体液が流れ出すための力源は毛細血管の血圧である。
②末梢循環において血管外から血管内へ体液が流入するための力源は浸透圧（有効膠質浸透圧）である。
③このイン－アウトのバランスにより末梢循環は成り立つ。

図1 各部の浸透圧と結果

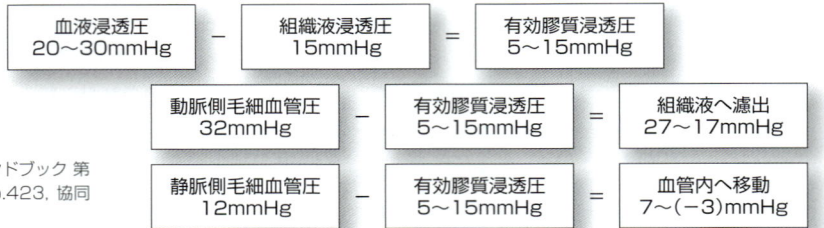

血液浸透圧 20～30mmHg － 組織液浸透圧 15mmHg ＝ 有効膠質浸透圧 5～15mmHg

動脈側毛細血管圧 32mmHg － 有効膠質浸透圧 5～15mmHg ＝ 組織液へ濾出 27～17mmHg

静脈側毛細血管圧 12mmHg － 有効膠質浸透圧 5～15mmHg ＝ 血管内へ移動 7～(－3)mmHg

（細田多穂，柳澤 健 編：理学療法ハンドブック 第1巻 理学療法の基礎と評価，第3版，p.423，協同医書出版社，2000．より引用）

④このバランスが崩れアウト（血管から組織への体液の流出）が大きくなる浮腫が出現する。

図2 浮腫発現の目安

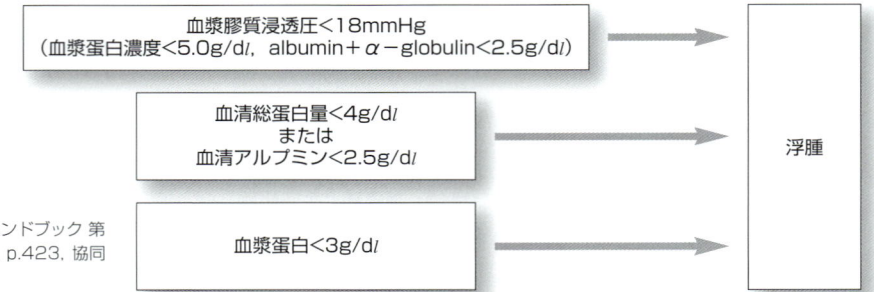

血漿膠質浸透圧<18mmHg（血漿蛋白濃度<5.0g/dl，albumin＋α-globulin<2.5g/dl） → 浮腫

血清総蛋白量<4g/dl または 血清アルブミン<2.5g/dl → 浮腫

血漿蛋白<3g/dl → 浮腫

（細田多穂，柳澤 健 編：理学療法ハンドブック 第1巻 理学療法の基礎と評価，第3版，p.423，協同医書出版社，2000．より引用）

浮腫の成因

①**毛細血管透過性の亢進**：炎症などにより血管膜の透過性（通りやすさ）は亢進する。
②**毛細血管圧の上昇**：血流量の増加などにより上昇する。
③**血漿膠質浸透圧の低下**：血液内のタンパク質の低下，もしくは血管外組織でのタンパク質の増加などにより血管内への浸透圧は低下する。
　※タンパク質でなくても浸透圧を形成する物質であれば同様。
④**組織内NaClの増加**：組織Naの水分を吸着する。
⑤**リンパの還流障害**：循環を助けるリンパ還流の障害は浮腫を引き起こす。
⑥**組織膨化圧の亢進**：ムチンやムコイドが沈着すると組織液と結合して膨化し浮腫が起こる。

50 各領域の評価／保健・福祉領域
予防保健医学と産業作業療法

Point!

※「予防保健医学と産業作業療法」における予防や介入法についてはp.667〜668参照。

- ■予防保健医学
  - 生活習慣病 ☞ メタボリックシンドローム
  - 高齢者の評価 ☞ 身体機能，精神機能，ADL

- ■産業作業療法
  - 産業領域における作業療法
    - ☞ 職業能力関連評価，職業環境の評価

予防保健医学

●生活習慣病の進展
- 生活習慣の乱れから肥満，インスリン抵抗性，そして食後高血糖，高血圧，脂質異常，さらにはさまざまな疾患へと連鎖する。

●メタボリックシンドロームの診断基準

表1 メタボリックシンドロームの診断基準

内臓脂肪（腹腔内脂肪）		
ウエスト周囲径	男性≧85cm 女性≧90cm	（内臓脂肪面積：男女とも≧100cm²に相当）
上記に加え，以下のうち2項目以上		
高トリグリセリド血症≧150mg/dl	かつ／または	低HDLコレステロール血症＜40mg/dl
収縮期血圧≧130mmHg	かつ／または	拡張期血圧≧85mmHg
空腹時高血糖≧110mg/dl		

●高齢者の身体機能の評価（予防保険医学（高齢者の体力測定））
- 開眼片足立ち（平衡性），ファンクショナルリーチ（平衡性），座位体前屈（柔軟性），落下棒テスト（敏捷性），timed up&go（歩行能力），6分間歩行（全身持久力）。

●高齢者の精神機能の評価
- Mini Mental State Examination（MMSE）
- 長谷川式簡易知能スケール（HDS-R）
- N式精神機能検査，など

●高齢者の行動観察尺度
- N式老年者用精神状態尺度(NMスケール)。
- 臨床認知症評価尺度(CDR)。
- 認知症老人の日常生活自立度(認知症度)判定基準，など。

●高齢者の活動制限の評価
- 障害老人の日常生活自立度(寝たきり度)判定基準。
- N式老年者用日常生活動作能力評価尺度(N-ADL)，など。

産業作業療法

- 作業療法士の産業保健分野での役割としては，職場の作業環境に作業療法士的視点から物理的側面，人的側面評価・介入することになる。

●作業環境の評価
●物理的側面
- 建物の場所(建物の周囲の状況，何階にあるか，アクセスなど)の評価。
- 設備(採光，空調，トイレの位置・仕様，エレベーターの有無，段差の有無)の評価。
- ワークスペースの広さの評価。
- 機器，機材，道具等の評価。

●人的側面
- 長時間の作業姿勢の評価。
- 運搬作業時の姿勢の評価。
- 作業効率の評価。
- 労働時間，休息時間の評価。
- 対人環境の評価。
- 身体的・精神的ストレスの評価，など。

III

作業療法治療学

基礎
基本介入手段
精神障害に対する介入
各領域の治療

1 基礎

目的と領域

Point!

- ■作業療法の目的 ☞ 応用的動作能力・社会的適応能力の回復，主体的な活動の獲得
- ■作業療法学の分野 ☞ 身体障害・精神障害・発達障害・老年期障害，基礎作業療法学，地域作業療法学
- ■疾患・障害の時期 ☞ 急性期・回復期・維持期・終末期
- ■作業療法の展開されている場 ☞ 医療・保健・福祉・教育・職業

目的

- 作業療法の目的は，理学療法士および作業療法士法および社団法人日本作業療法士協会(1990年6月採択)の作業療法の定義に記載されている内容を理解するとよい。

> 身体または精神に障害のあるものに対し，**主としてその応用的動作能力又は社会的適応能力の回復を図る**ため，手芸，工作その他の作業を行わせることをいう。
>
> （1965年6月29日　法律第137号　理学療法士及び作業療法士法）

> 身体または精神に障害のある者，またはそれが予測される者に対し，**その主体的な活動の獲得を図る**ため，諸機能の回復，維持及び開発を促す作業活動を用いて治療・指導・援助を行うこと。
>
> （1990年6月　社団法人日本作業療法士協会）

作業療法学の領域(分野)～身体障害，精神障害，発達障害，老年期障害

- 作業療法学の領域(分野)には，基礎的な部分に，作業を科学する際の基礎的な理論を中心とした基礎作業療法学がある。
- そして，ヒトの機能から精神と身体との2つに分けた精神障害，身体障害，ヒトの人生を小児期から老年期までというライフステージの視点から分類した発達障害，老年期障害の4つの領域(分野)がある。
- ヒトの生活する場という観点から，これらの領域すべてを包括する位置づけとして地域作業療法学がある。

図1　作業療法学の分野

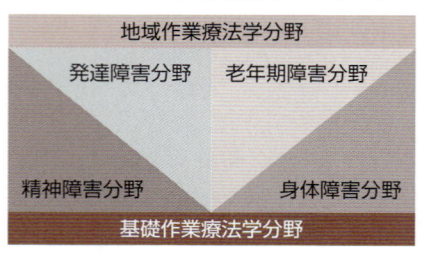

急性期，回復期，維持期，終末期

図2 高齢者のリハビリテーションと介護予防

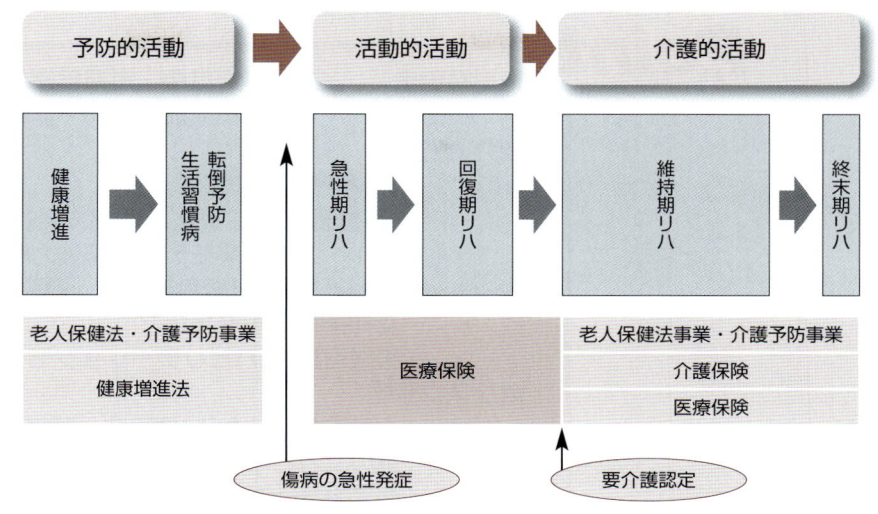

予防的活動 → 活動的活動 → 介護的活動

健康増進 → 転倒予防・生活習慣病 ／ 急性期リハ → 回復期リハ → 維持期リハ → 終末期リハ

老人保健法・介護予防事業	医療保険	老人保健法事業・介護予防事業
健康増進法		介護保険
		医療保険

傷病の急性発症 ／ 要介護認定

（澤村誠志 監，日本リハビリテーション病院・施設協会 編：これからのリハビリテーションのあり方，p.11，青海社，2004．より引用）

作業療法が展開されている場（保健，医療，福祉）

図3 作業療法が展開されている場

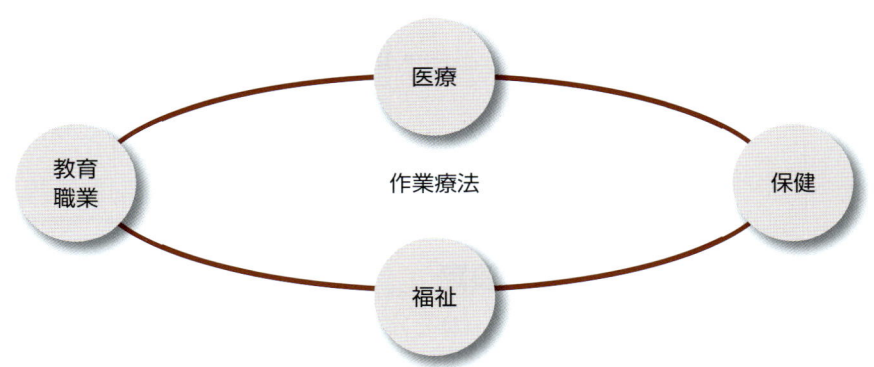

作業療法：医療／保健／福祉／教育・職業

保健	居宅，地域の介護保険関連施設の居室，地域の集会所，作業療法室など
医療	病室，病棟，作業療法室，デイケア，居宅（訪問）など
福祉	生活棟，機能訓練室，デイルーム，居宅，各種入所・通所施設など
教育	プレイルーム，教室，運動訓練室など
職業関連	職場，社会復帰施設，作業療法室，デイケア，ナイトケアなど

（日本作業療法士協会 監，杉原素子 編：作業療法学全書 第1巻 作業療法概論，改訂第3版，p.3，協同医書出版社，2010．より引用）

2 基礎 組み立てと手順

Point!

- ■目標設定 ☞ 長期目標・短期目標，目標達成の条件・基準 → 効果判定
- ■介入方略
  ☞ ・メタ理論（作業科学）
  ・全体理論（作業療法の理念，発達モデル，作業行動モデル・人間作業モデル，精神力動モデル）
  ・中間理論（感覚統合モデル，運動コントロールモデル，認知能力障害モデル）
  ・実践理論（リハビリテーションモデル，生体力学モデル）
- ■リスク管理
  ☞ ・一般的なリスク（意識障害・頭痛・めまい・血圧上昇・脈の乱れと増加・尿量変化・便秘・腹痛・尿失禁など）
  ・作業療法治療上のリスク（骨折・転倒・咳きこみ・息苦しさ・聴理解低下）
  ・初期の対応 ①バイタルサインの確認，②担当看護師・主治医への連絡，③各症状に適した対応を主治医のもと実施
- ■プログラム
  ☞ ・評価後，介入方針決定，目標設定，プログラム立案，介入実施の一連の流れ
  ・短期目標は具体的に変化のわかる設定を
  ・プログラムと短期目標との対応関係を明確に
  ・介入の種類（訓練と支援）と残存機能・失われた機能との関係を明確に

目標設定

- 治療目標とは，一定期間の作業療法実施ののちに対象者の行動がどのように変化するかを述べたものである．治療目標は，現実性・妥当性のある達成可能な目標でなければならない．

図1 目標設定

目標 ┤ 長期目標 / 短期目標　　治療目標 ┤ 定性的目標 / 定量的目標

目標を達成するための条件
・実施期間
・介入内容
・どのくらいの介助量
・使用機器など

目標を達成するための基準
・どの程度の時間や速度・正確さで
・どの程度の頻度で

→ 効果判定

（岩﨑テル子 ほか編：標準作業療法学専門分野 作業療法評価学, 第2版, p.41, 医学書院, 2005. より引用改変）

図2 目標の段階的設定（古川）

「治療の目的①」生活のあり方・生き方
- 主体的生活の獲得
- 生産的生活の獲得
- 自立（自律）した生活の獲得

「治療の目的②」主たる生活の「場」
1. 家庭復帰
2. 単身生活自立
3. 職場復帰
4. 保護就労
5. 施設入所

治療の目標①
1. 運動耐性（心肺機能）の向上
2. 座位・立位の支持力の強化
3. 関節可動域の拡大
4. 筋力の増強
5. 麻痺筋（協調作用）の機能改善
6. 上肢巧緻機能の向上
7. 不安，攻撃などの情緒面の改善
8. 注意力の向上
9. 認識機能の改善

治療の目標②
1. 上下肢機能の改善
2. 座位・立位バランス機能の改善
3. 身体機能の耐久性の改善
4. 心的生活・防衛体力の改善
5. 高次脳機能の改善
6. 生活習慣機能の改善
7. 対人関係の改善
8. 意欲，障害受容などの改善
9. 問題行動の改善
10. 道具，機器などの操作機能の改善
11. 家屋などの環境適応の改善

治療の目標③
1. 身の回り動作能力の改善
2. 生活維持管理能力の改善
3. 家事動作能力の改善
4. 生活圏拡大能力の改善
5. 職業関連活動能力の改善
6. 余暇関連活動能力の改善

（石川 齊 ほか編：図解作業療法技術ガイド，第2版，p.38，文光堂，2003．より引用）

介入方略

図3 作業療法における治療体系

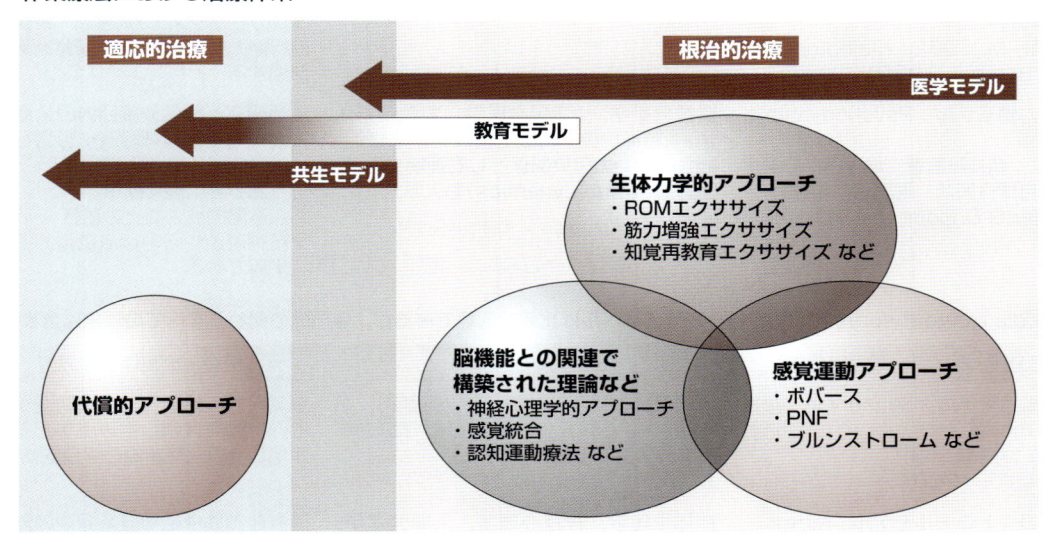

適応的治療　　根治的治療

- 医学モデル
- 教育モデル
- 共生モデル

生体力学的アプローチ
- ROMエクササイズ
- 筋力増強エクササイズ
- 知覚再教育エクササイズ　など

代償的アプローチ

脳機能との関連で構築された理論など
- 神経心理学的アプローチ
- 感覚統合
- 認知運動療法　など

感覚運動アプローチ
- ボバース
- PNF
- ブルンストローム　など

（長﨑重信 監・編，古田常人 著：作業療法学ゴールド・マスター・テキスト4 身体障害作業療法学，p.22，メジカルビュー社，2010．より引用）

表1　代表的な作業療法理論

Ⅰ Meta theory（メタ理論 専門職の全体像を述べた理論）

理論名（提唱者，著書出版年）	理論的基礎	機能－機能障害の見方
作業科学：Occupational science （Yerxa EJ, Clark , Henderson A,1989） 作業科学は基礎科学であり，作業療法は応用科学と定義 （対象：全年齢，全障害，健常者）	・一般システム理論 ・進化論的生物学，社会心理学，社会学，心理学 ・既存の作業療法理論の整理統合 ①作業療法実践を学問的に支持する基礎科学の確立を目指す ②作業と作業遂行に関する知識の体系化と研究が必要 ③作業する存在としての人間の研究	①適応と満足，社会的期待との関係 ②内発的動機づけ，有能感を求める動因 ③生涯発達的観点でみる ④人間システムの全レベルが，作業という出力に貢献する過程に関心を持つ

Ⅱ Grand theory （全体理論，専門職が関わる現象の全レベルにわたって主要な目標や概念を述べた理論）

理論名（提唱者，著書出版年）	理論的基礎	機能－機能障害の見方
作業療法の理論：The philosophy of OT (Meyer A, 1922 ; Slagle EC,1933)	精神医学（道徳療法，仕事療法） 「作業(occupation)，仕事(work)，活動(activity)，行動(action)は人間に与えられた自然の場である」とする哲学的前提に立って作業療法の成立根拠を提示	①精神病の本質は現実世界への適応の障害である ②現実世界への適応を可能にするのが作業・仕事・活動・行動である
発達モデル：Developmental model (Llorens L, 1970 ; Ayres J, 1963 ; Mosey A, 1968)	発達心理学：人間発達と成熟は支持的環境の中では連続的，段階的に起こる	①発達の遅れ ②ストレスによる抑制 ③発達に必要な環境の欠如
作業行動モデル：Occupational behavior model 人間作業モデル：Model of human occupation （対象：全年齢，全障害，特に心理社会的障害） (Reilly M, 1962 ; Kielhofner G & Burke J, 1980)	一般システム理論 哲学，心理学，社会学，人類学，社会心理学	身体的，精神的，発達的障害や遅れが作業行動の選択，組織化，遂行に影響し，作業機能障害を引き起こす。人間は，環境との絶えざる交流の中で，オープンシステムとして機能し，3つのサブシステム（意志・習慣化・遂行能力）の状態により正常と異常を形成する
精神力動モデル：Psychodynamic model （対象：精神障害者，境界例，心身症，自我自律性困難，現実適応困難） (Fidler G & Fidler J, 1954)	精神分析学，（深層心理学，力動精神医学）：精神現象や行動を生物的，心理的，社会的な力の因果関係として理解する（集団力動(group dynamics)も入る）	生活適応と組織や集団内の人間関係に働く力動が精神障害に影響を及ぼし，治療関係にも影響する。 ①行為の裏に働く欲求 ②無意識的欲求向上の葛藤 ③精神現象や行動は無意識的欲求の妥協である

Ⅲ Middle range theory（中間理論 扱う現象のレベルは比較的広範であるが，専門職の関わるすべての現象は含まない）

理論名（提唱者，著書出版年）	理論的基礎	機能－機能障害の見方
感覚統合モデル：Sensory integration model （対象：学習障害児） (Ayres J, 1968)	発達理論（神経発達学・運動発達学）。系統発生的，個体発生的発達原理。実験神経科学システム理論，哲学	感覚入力の処理と統合に問題があると，行動を計画し生み出す上で欠陥が生じ，概念や運動の学習を妨げる
運動コントロールモデル：Motor control model （対象：全年齢の中枢性疾患） (Rood M, 1956 ; Bobath B & Bobath K, 1956 ; Brunnstrom S, 1970 ; Kabat H, Knott M, Voss DE, 1963)	神経生理学，神経心理学，人間発達学，心理学，人体運動学 日本ではファシリテーションテクニック(facilitation technique)または神経発達学的アプローチとして紹介されることが多い。PTの運動療法として開発されたがOTにも広く応用している（RoodはOT/PT資格，他はPT）	随意運動は中枢神経系発達の再構成の結果である。運動機能障害は中枢神経系障害の結果起こる運動コントロールの障害である
認知能力障害モデル：Cognitive disability model （対象;精神障害，頭部外傷，認知症） (Allen CK, 1985)	生物学的精神医学，神経学：認知はすべての行動の基礎である。認知障害は運動行為を導く認知機能の障害である	認知レベルは脳損傷の結果引き起こされる感覚運動，運動行為などの情報処理能力の相異として記述される

IV Practice theory（実践理論　治療目標と治療方法について述べた理論）

理論名（提唱者，著書出版年）	理論的基礎	機能－機能障害の見方
リハビリテーションモデル：Rehabilitation model（対象：身体障害，発達障害）（Willard HS & Spackman CS, 1954）	リハビリテーション医学（リハビリテーションをモデルと呼ぶときは主にリハ技術を指す。リハ理念はmeta theoryに匹敵し最も大きな影響を与えたが，OT独自の理論ではないのでこの項へ入れる）	基本的ADLと生活関連動作(IADL)，作業における残存機能を重視
生体力学モデル　Biomechanical model（対象：身体障害）（Trombly CA, 1977 ; Pedretti LW & Zoltan B, 1981）	物理学，力学，運動学，リハビリテーション医学	身体の構造的安定性，ROM，筋力，耐久力の障害

（日本作業療法士協会 監，杉原素子 編：作業療法学全書 第1巻 作業療法概論，改訂第3版，p.146-147，協同医書出版社，2010．より引用改変）

表2　4つの神経発達的アプローチ

	理論	概要	技法
①神経発達的治療（NDT：Neurodevelopmental Treatment）[1,3]	イギリスのボバース（Bobath）夫妻が提唱した脳性麻痺児に対する理論であり，現在は中枢神経障害を対象に広く応用されている。中枢神経の発達原理にしたがって，脳の階層的な運動統合機能を高めようとする考えに基づく	適切な運動刺激や感覚情報を提供することにより，過度の筋緊張と異常な運動パターンを抑制し，正常な運動パターンを促通することを基本とする	とくに脳血管障害の回復過程を（初期）弛緩期・痙性期・適応回復期の3期に分け，各々の時期に応じたポジショニング，ハンドリング，インストラクションなどが用いられる
②ブルンストローム（Brunnstrom）の運動療法[1,3,4]	回復段階は，連合反応や共同運動パターンなどを経て，その後分離運動が進むことにより，正常な運動パターンが回復するという考えに基づく	いろいろな感覚刺激を利用して共同運動を誘発し，その後に分離運動を促進することを基本とする	中枢神経系の障害による麻痺の回復には，一定の回復段階があり，その回復段階に応じた適切な運動パターンなどが用いられる
③ノット（Knott），ボス（Voss），マイヤーズ（Myers）の固有受容性神経筋促通法（PNF：Proprioceptive Neuromuscular Facilitation）[1,3,4]	正常運動発達の原理と固有（感覚）受容器に対する多重感覚刺激を加えることにより，神経生理学的に有効な反応を促通できるという考えに基づく	促通要素・特殊テクニック・促通パターンを用いて，固有受容器を利徴することにより，筋活動に有効な運動パターンなどでの反応を引き出すことを基本とする	主な刺激として，らせん的・対角線的な動きを用いての抵抗運動，関節に対しての圧縮と牽引の交互刺激，リズミカルに行う主動筋と拮抗筋の等尺性運動などが用いられる
④ルード（Rood）のアプローチ[1,2]	正常な運動パターンの獲得は，正常な運動発達の順序にしたがうこと，そして適切な知覚刺激が運動を発現させるために必要であるという考えに基づく	姿勢の維持に関わる筋群から運動の遂行に関与する筋群へと回復を図ることを基本とする	主な適切な感覚刺激として，固有（感覚）受容器に対する刺激と，ブラッシングやアイシングなど外受容器に対する刺激などが用いられる

（長﨑重信 監，栗原トヨ子・里村恵子 編，佐藤 章 著：作業療法学ゴールド・マスター・テキスト1　作業療法学概論，p.214，メジカルビュー社，2012．より引用）

●Moseyの6つの適応理論

表3 6つの適応技能

1. 感覚統合機能（Sensory Integration Skill） 合目的運動のために、前庭刺激、固有刺激、触覚刺激を受容し、選択し、統合し、組織していく能力	1. 触覚のサブシステムを統合する能力（0～3カ月） 2. 原始姿勢反射を統合する能力（3～9カ月） 3. 立ち直り反射、平衡反射が完全に発達する（9～12カ月） 4. 身体の両側を統合し、身体部位とその関係を認知し、粗大運動を企画する能力（1～2歳） 5. 巧緻運動を企画する能力（2～3歳）
2. 認知技能（Cognitive Skill） 思考、問題解決のために感覚情報を知覚し、表象し、組織する能力	1. 環境との相互作用のために生得的な行動パターンを利用する能力（0～1カ月） 2. 視覚、徒手、聴覚、言語による反応を相互に関係づける能力（1～4カ月） 3. 興味をもって行動が環境に与える影響に関わり、外知覚的方法で対象を表象し、対象を経験し、自己中心的な因果関係に基づいて行動し、自己が関係している事柄に連続的に関わる能力（4～9カ月） 4. 目標を設定し、意図的に手段を実行し、対象が独立した存在であることを認め、サインを解釈し、新しい行動を模倣し、空間の影響を理解し、部分的ではあるがほかの対象の因果関係を知覚する能力（9～12カ月） 5. 試行錯誤による問題解決を行い、道具を使用し、空間内で対象がとる位置関係の多様さを知覚し、自己が関係しない事柄に連続的に関わり、そしてほかの対象の因果関係を知覚する能力（12～18カ月） 6. イメージで対象を表象し、信念をもち、結果から原因を推論し、複合的空間関係に基づいて行動し、他人に無限の力があるとし、そして対象者は空間と時間のなかで不変であると知覚する能力（18カ月～2歳） 7. 内知覚で対象を表象し、思考と行動を区別し、はっきりしない原因に対するニードを知覚する能力（2～5歳） 8. 表示的方法で対象を表象し、他人の観点を受け入れ、寛大になる能力（11～13歳） 9. 暗示的方法で対象を表象し、公式な論理を使い、仮説に基づいて作業を進める能力（11～13歳）
3. 二者関係技能（Dyadic Skill） 多様な二者関係に関わる能力	1. 信頼感のある親しい関係をとる能力（8～10カ月） 2. 共同関係をとる能力（3～5歳） 3. 権威者との人間関係で影響しあう能力（5～7歳） 4. 友人関係で影響しあう能力 5. 同僚、権威者との人間関係をとる能力（15～17歳） 6. 親密な人間関係をとる能力（18～25歳） 7. 養育的な人間関係をとる能力（20～30歳）
4. 集団関係技能（Group Interaction Skill） 多様な1次集団に参加する能力	1. 平行グループに参加する能力（18カ月～2歳） 2. 課題グループに参加する能力（2～4歳） 3. 自己中心的・協同的グループに参加する能力（5～7歳） 4. 協同的グループに参加する能力（9～12歳） 5. 成熟したグループに参加する能力（15～18歳）
5. 自己同一性技能（Self-identity Skill） 自己は、時間を超えて永遠に連続的で、自律的、全体的で受け入れられる存在として知覚する能力	1. 自己を価値ある対象として知覚する能力（9～12カ月） 2. 自己の長所と限界を知覚する技能（11～15歳） 3. 自己を自己指向性のある存在として知覚する技能（20～25歳） 4. 自己を社会体制のなかで有能な、貢献度の高いメンバーとして知覚する能力（30～35歳） 5. 自律的な同一性をもった存在として自己を知覚する能力（35～50歳） 6. 自己の加齢過程と最終的な死をライフ・サイクルの一部として知覚していく能力（45～60歳）
6. 性的同一性技能（Sexual Identity Skill） 自己の性的な本質を肯定的に知覚し、性的欲求の相互の満足をめざした比較的長期にわたる性的関係をもつ能力	1. 生殖前期の性的な本質を受容し、それに基づいて行動する能力（4～5歳） 2. 性的な成熟を肯定的な成長の経験として受容する能力（12～16歳） 3. 性的満足を与えたり受けたりする能力（18～25歳） 4. 互いの性的満足感によって特徴づけられる。持続的な性的関係をもつ能力（20～30歳） 5. 加齢の過程に起こる性と関連した生理学的な変化を自然なこととして受容する能力（40～60歳）

（長﨑重信 監，栗原トヨ子・里村恵子 編著：作業療法学ゴールド・マスター・テキスト1 作業療法学概論，p.221，メジカルビュー社，2012. より引用）

リスク管理

表4　リスク管理

I 一般的なリスク管理

臨床症状	考えられる原因
意識障害（反応が鈍くなりときに傾眠，昏睡）	脳卒中発作，血圧低下，心臓発作，重篤な不整脈，慢性呼吸器疾患の増悪，肺栓塞，糖尿病性昏睡や低血糖発作，急性・慢性の腎不全，高度の貧血，脱水や電解質異常
頭痛，顔のほてり，ふらつき，動悸	高血圧症
起立時や入浴時のめまいや眼前暗黒感	低血圧症，脱水，貧血，糖尿病，降圧剤使用中，神経疾患
心臓疾患の危険信号 ・脈拍120↑/分以上 ・脈の乱れ，乱れの増加 ・尿量減少，むくみ・息切れ ・胸の痛み・血圧上昇	・心不全（高齢者では心筋梗塞や高血圧による心肥大で心臓の予備力が低下しており，疾病や苦痛で心不全になりやすい） ・労作性狭心症（寒中外出，階段，坂道昇降，重い荷物の持ち上げで起こる，休息すると3～5分で治る） ・心筋梗塞
せき，痰，労作時息切れ，喘鳴	・慢性閉塞性肺疾患　　・慢性気管支炎・肺気腫
手足のしびれ，脱力時に運動麻痺	末梢神経障害，神経疾患（多発神経炎），糖尿病，尿毒症，ビタミン欠乏症，悪性腫瘍などから
休み休みにしか歩けない（歩き始めは正常，歩行中に下肢の痛み，しびれ，麻痺が生じ，休むと治る）	間欠性跛行（股・膝関節炎でも類似症状） ・下肢灌流動脈狭窄・閉塞 ・大動脈の硬化・血栓 ・腰椎老化→変形→脊椎管狭窄，神経圧迫
目やに，充血，まぶしさ，なみだ目	・慢性結膜炎
視力障害，かすみ目，まぶしさ，昼盲，夜盲	・老人性白内障（年齢とともに自然に発症し進行する水晶体の混濁する疾患） ・原因疾患に引き続いて起こる白内障（例：糖尿病，アトピー性皮膚炎，網膜・ぶどう膜炎他多数）
便秘，腹痛	・原因の第一に大腸のがんを疑う 腎疾患，内分泌疾患でも起こるが高齢者では原因不明も多い ・体重減少，水分摂取量の減少，筋力低下などで便秘になりやすい
尿失禁	・女性→ストレス性尿失禁 　尿道括約筋の筋力低下で笑ったり，重い物を持ち挙げるなど下腹部に力を入れると尿がもれる ・男性→前立腺肥大症 ・脳卒中など疾患に引き続く失禁
湿疹のないかゆみ	老人性皮膚がん痒症 冬期に起こりやすく，皮膚が乾燥して全身にかゆみを覚える

II 作業療法治療上のリスク管理

臨床症状	考えられる原因
骨折	・MMT・筋力強化，ROMテスト・訓練での力のいれ過ぎで骨折に至らなくとも，関節周囲組織の微細損傷を起こしやすい ・オステオポローシスという診断がない場合でも，変形・拘縮で力の入れる方向によって骨折を起こす場合がある
転倒 つまづき よろめき	・運動機能低下　　　　　　　・歩きにくい衣服と履物 ・視力障害などによる認知障害　・障害物，段差など環境の不全 ・高次脳機能障害による注意力・状況判断力の低下　・突然の声かけや物音
作業中の咳きこみ，息苦しさ，気分不良	Iで述べた呼吸器疾患本来の症状以外に，生理的に呼吸機能の低下した高齢者では，ほこりやシンナーなどの薬物の刺激で起こる
聴理解の悪さ	明らかな失語症，意識障害，知的低下がないのに，言ったことが通じない高齢者には，対話者の声の高さ，スピードが不適切である場合が多い

【対応】いずれの場合も，初期の対応は
　①バイタルサインの確認　②担当看護師・主治医への連絡　③各症状に適した対応を主治医のもと実施

（石川　齊 ほか編：図解作業療法技術ガイド，第2版．p.760-762, 文光堂, 2003. より引用改変）

プログラム

図4　作業療法における治療体系

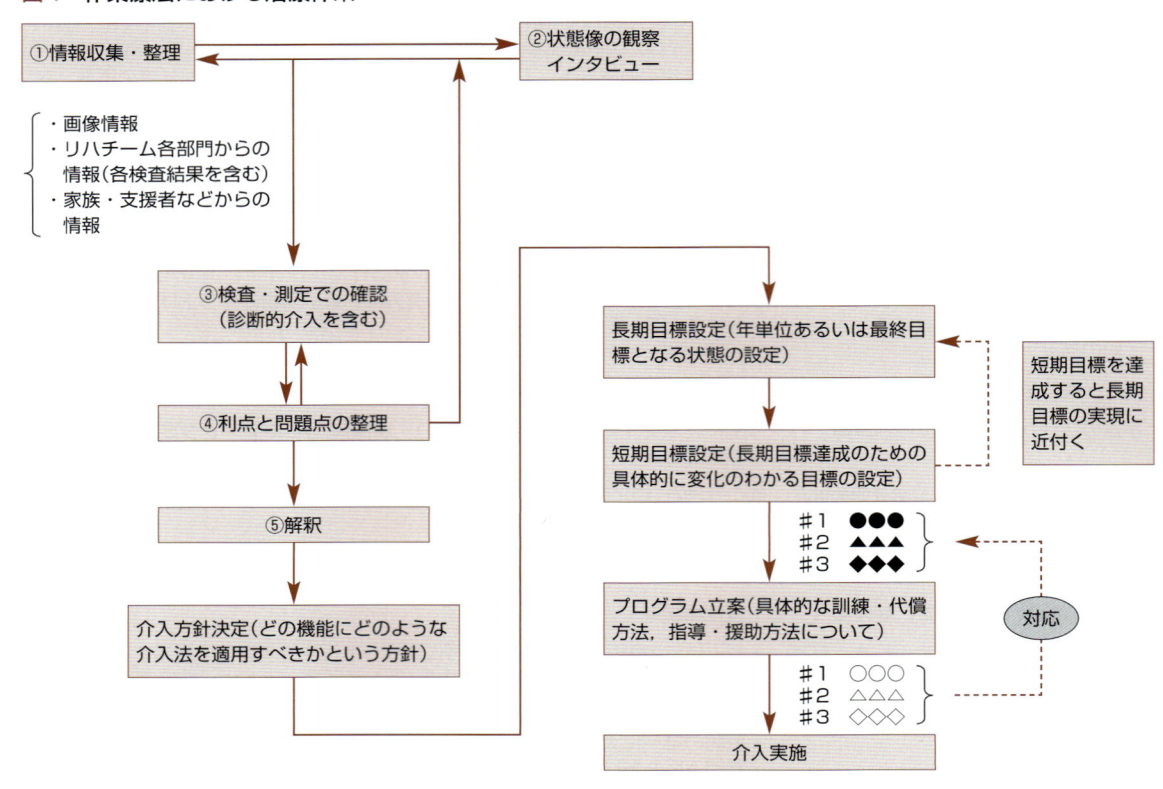

①情報収集・整理 ⇄ ②状態像の観察　インタビュー

- 画像情報
- リハチーム各部門からの情報（各検査結果を含む）
- 家族・支援者などからの情報

③検査・測定での確認（診断的介入を含む）

④利点と問題点の整理

⑤解釈

介入方針決定（どの機能にどのような介入法を適用すべきかという方針）

長期目標設定（年単位あるいは最終目標となる状態の設定）

短期目標設定（長期目標達成のための具体的に変化のわかる目標の設定）

#1 ●●●
#2 ▲▲▲
#3 ◆◆◆

プログラム立案（具体的な訓練・代償方法，指導・援助方法について）

#1 ○○○
#2 △△△
#3 ◇◇◇

介入実施

短期目標を達成すると長期目標の実現に近付く

対応

（澤　俊二，鈴木孝治 編著：作業療法ケースブック　作業療法評価のエッセンス，p.13，医歯薬出版，2010．より引用）

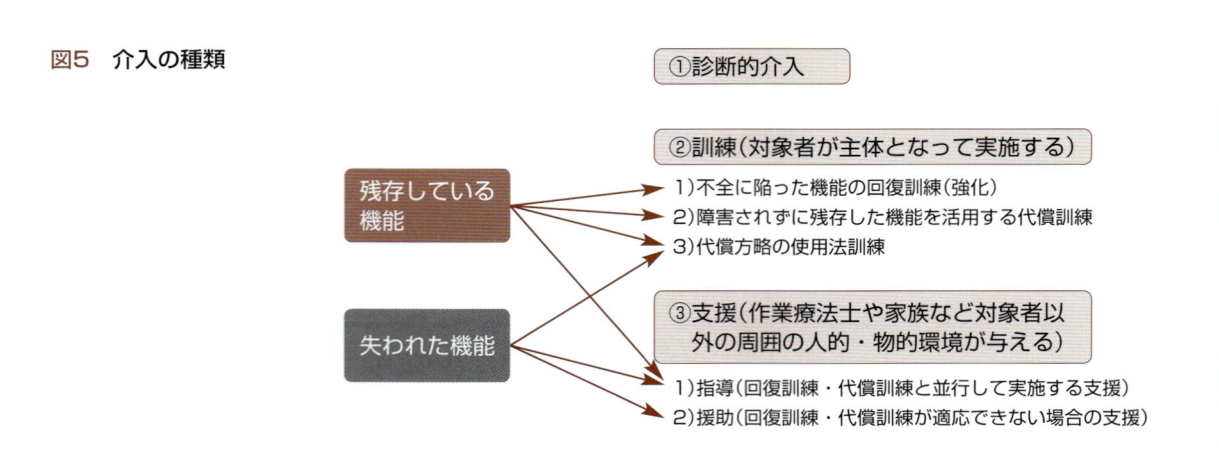

図5　介入の種類

①診断的介入

②訓練（対象者が主体となって実施する）

残存している機能 →
- 1）不全に陥った機能の回復訓練（強化）
- 2）障害されずに残存した機能を活用する代償訓練
- 3）代償方略の使用法訓練

失われた機能 →

③支援（作業療法士や家族など対象者以外の周囲の人的・物的環境が与える）
- 1）指導（回復訓練・代償訓練と並行して実施する支援）
- 2）援助（回復訓練・代償訓練が適応できない場合の支援）

（澤　俊二，鈴木孝治 編著：作業療法ケースブック　作業療法評価のエッセンス，p.15，医歯薬出版，2010．より引用）

【参考文献】
1）日本作業療法士協会 監：作業療法学全書 第1巻 作業療法概論，協同医書出版社，1990．
2）日本作業療法士協会 監：作業療法学全書 第1巻 作業療法概論，第3版，協同医書出版社，2010．
3）長﨑重信 監・編：作業療法学ゴールド・マスター・テキスト4 身体障害作業療法学，メジカルビュー社，2010．
4）大嶋伸雄 編：クリニカル作業療法シリーズ 身体障害領域の作業療法，中央法規出版，2010．

1 基本介入手段

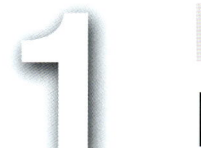

医学的管理

Point!

■疾患に伴う医学的管理　☞　①バイタルサイン
②意識状態の評価
③呼吸器疾患・心疾患

リスク管理のための基本的知識

- 対象者は全身状態の不安定な時期にあるか，疾患や治療によって自律神経症状や気分不快（嘔気・苦痛・痛み・眩暈など）がみられるか，体調（睡眠・食欲・発熱・排泄・服薬状況など）はどうかなどを記録や他部門担当者から情報収集し，対象者本人には自覚症状を確認する。
- その他に顔色，発汗，呼吸パターンなどの他覚症状の観察および点滴・カテーテルの有無も重要である。

バイタルサイン(vital signs)

- バイタルサインとは，vital（生命）のsign（徴候）のこと。一般に脈拍，呼吸，血圧，体温の4つの生体情報を指す。これに加え作業療法の実施に際して意識レベルの把握も重要である。
- 脈拍は一般的に両側の橈骨動脈で，15秒間脈拍数×4，不整脈がある場合は1分間計測する。50/分以下は徐脈，100/分以上は頻脈といわれる。
- 呼吸は呼吸不全（鎖骨上窩の陥凹）か，喘鳴，おおよその呼吸数（成人15～20）を測る。血圧は成人で130～110（収縮期血圧）/60～90（拡張期血圧）が正常とされている。

意識状態の評価

- 急激な意識レベルの低下は多くは生命にかかわる状態を表している。意識レベルの評価にはJapan Coma Scale（JCS）（p.124の**表11**），Glasgow Coma Scale（GCS）（p.123の**表10**）を用いて経過観察する。

一般的な訓練の中止基準

- 急性期のリハの進展により，早期の作業療法実施とリスク管理の併行が重要である。過負荷を避けるためアンダーソン・土肥の基準（p.37の**表1**）と日本リハビリテーション医学会のリスク管理ガイドライン（p.38の**表2**）が使用されている。この2つは共通部分も多い。

呼吸器疾患のリスク管理

- 動脈血ガス分析(PaO_2)の確認および作業療法実施中は経皮的動脈血酸素飽和度(SpO_2：パルスオキシメータ)でモニターをしながら訓練を行う。なお，息切れの尺度としてHugh-Jones（ヒュージョーンズ）の分類(**表1**)が使用されている。

表1 Hugh-Jones分類

Ⅰ度	同年齢・同体格の人と同様の労作が可能で，歩行，階段の昇降もできる。
Ⅱ度	同年齢・同体格の健常人と平地では同様に歩行できるが，坂，階段ではついて行けない。
Ⅲ度	平地でも健常人と一緒には歩けないが，自分のペースでなら平地なら1.6km(1マイル)以上歩ける。
Ⅳ度	休まなければ平地でも50m以上は歩けない。
Ⅴ度	会話や衣服の着脱でも苦しく，そのため外出もできない。

(Hugh-Jones P：A simple standard exersize test and its use for measuring exertion dyspnea. British Medical Journal, 1: 65-71, 1952. より引用)

心疾患のリスク管理

- 心不全とは心臓のポンプが十分に機能しない状態を指し，障害されている部位により肺の浮腫による呼吸困難が中心の左室不全，末梢の浮腫や腹水などの体静脈系の鬱滞を中心とする右室不全に分けられる。
- したがって，心不全のリスク管理は左室不全では呼吸困難と息切れ，右室不全では浮腫となる。
- また，虚血性心疾患では前胸部痛だけでなく，左肩，左上肢，下顎部，背部などへの放散痛にも注意が必要である。
- 自覚的運動強度の尺度としてBorgスケール・修正Borgスケール(**表2**)が使用されている。

表2 Borgスケール

新Borgスケール		Borgスケール	
0	何も感じない	6	
0.5	非常に弱い	7	非常に楽である
1	かなり弱い	8	
2	弱い	9	かなり楽である
3	中等度に弱い	10	
4	やや強い	11	楽である
5	強い	12	
6		13	ややきつい
7	かなり強い	14	
8		15	きつい
9		16	
10	非常に強い	17	かなりきつい
		18	
		19	非常にきつい
		20	

(内山 靖，小林 武，潮見泰蔵 編：臨床評価指標入門 適応と解釈のポイント，p.81-86，協同医書出版社，2003. より引用)

【引用・参考文献】
1) 日本作業療法士協会学術部：OTが知っておきたいリスク管理(1)，日本作業療法士協会，2000．
2) 亀田メディカルセンターリハビリテーション科リハビリテーション室：リハビリテーション リスク管理ハンドブック，メジカルビュー社，2008．
3) 日本リハビリテーション医学会診療ガイドライン委員会：リハビリテーション医療における安全管理・推進のためのガイドライン，医歯薬出版，2006．

2 基本介入手段

運動系

Point!

- ■ポジショニングの目的
  ☞ ①褥瘡予防・改善, ②拘縮予防・改善, ③異常姿勢筋緊張の予防・改善(極力, 良肢位に近づけるとよい)
- ■関節運動の種類
  ☞ 他動運動・自動介助運動・自動運動・抵抗運動
- ■関節運動の3原則 ☞ すべり・転がり・回転
- ■関節保護 ☞ 動作の工夫, 自助具の活用
- ■神経筋再教育の原則
  ☞ 感覚入力の操作, 協調性, 神経発達的概念, 学習理論, 連続した変化の過程
- ■筋力増強訓練 ☞ 漸増抵抗運動, 漸減抵抗運動, 漸減補助運動

※「運動系」における基本評価についてはp.73〜98参照。

ポジショニング

図1 仰臥位姿勢のポジショニング（左麻痺者）

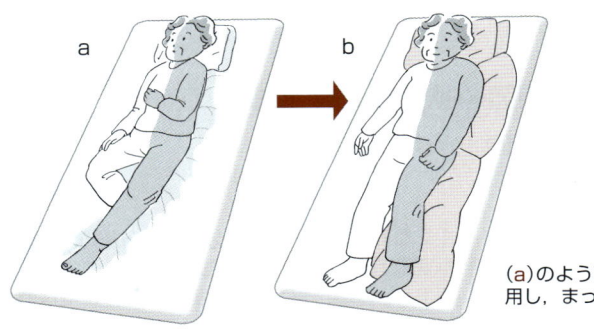

a → b

(a)のように傾いている姿勢を, 枕を使用し, まっすぐな姿勢へと調整する(b)。

(長﨑重信 監・編, 五百川和明 著：作業療法学ゴールド・マスター・テキスト4 身体障害作業療法学, p.88, メジカルビュー社, 2010. より引用)

図2 ポジショニングのとり方

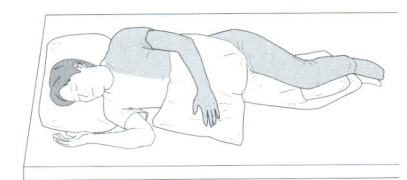

弛緩麻痺：肘を屈曲位にして枕などの上に, 視野に手が入るようにして置く。

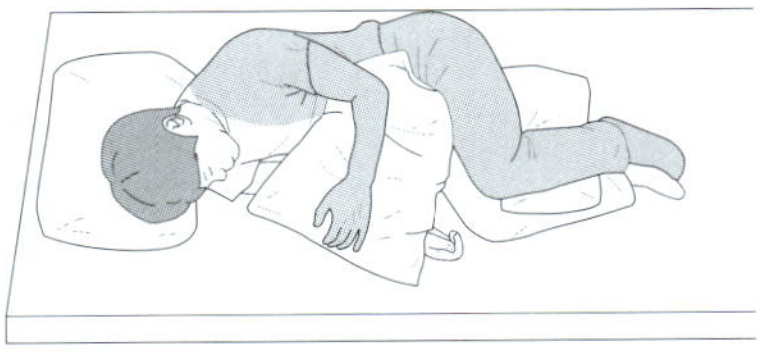

痙性麻痺：大きな枕を抱きかかえるようにする。頸は前屈, 股・膝関節は屈曲位にする。

図3 背臥位

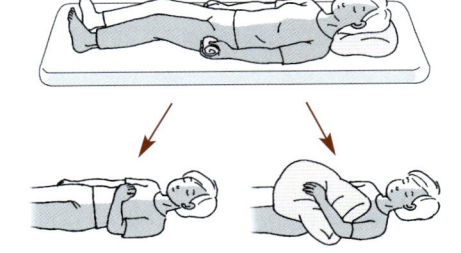

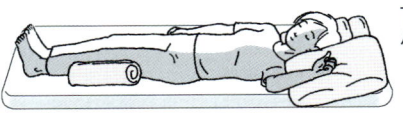

下肢外旋予防のバスタオルロール

上肢を変化させる

- 枕は低めで, 顔は非対称性緊張性頸反射の影響を受けやすいので, 麻痺側を向くようにする。
- 肩関節の落ち込みを防ぐため, 上腕を外旋位, 肘および手関節を伸展位に保つ(上肢は種々に変化させる)。
- 股関節は軽度屈曲にし, 膝関節の下にロール状にしたバスタオルを入れ, 下肢の外旋をおさえる(膝を曲げ過ぎない)。
- 足底板は足底の刺激により下肢の緊張を高める危険性が大きいので使用は避けるべきである。

(福井圀彦 ほか編著：脳卒中最前線, 第4版, p.121, 医歯薬出版, 2009. より引用改変)

図4 半背臥位（半側臥位）

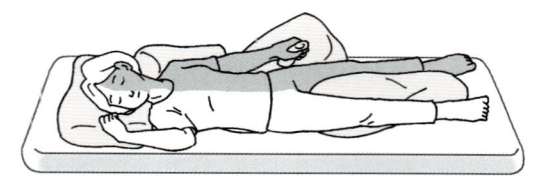

・麻痺側を上にして，背中にクッションを1〜2個入れ少し起こす。
・患側下肢もクッションの上に載せる。
・上肢は少し後方に置き体側と同じ高さまでクッションで支える（肩は十分に前方に出すこと）。

図5 側臥位の基本

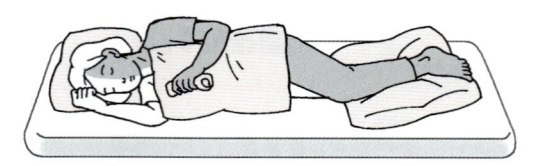

・膝の前にクッションを置き，抱え込むようにする。
・両下肢の間にもクッションを入れ，お互いの足が接触しないようにする。

図6 半腹臥位（半側臥位）

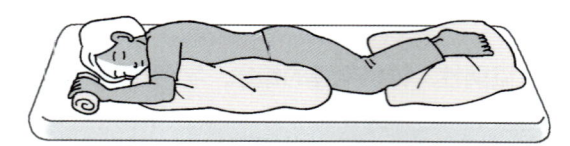

・健側の上肢を体側に出す半側臥位よりさらにクッションを抱え込むようにする（体半分クッションに乗りかかるように）。

図7 腹臥位の基本

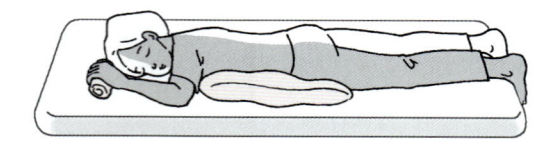

・完全な腹這いになる。
・顔は横向きに，腹の下に薄いクッションを入れる。
・足先は尖足予防のため布団から出す。
・この肢位は状態が十分に安定してから短時間より試みる。

（図4〜7：福井圀彦 ほか編著：脳卒中最前線，第4版，p.121，医歯薬出版，2009．より引用改変）

関節運動，関節保護法

●運動の種類

表1 基本的運動

他動運動 (passive movement)	主な目的は，対象者が自分の力で自動的に関節運動を遂行できない場合，正常な関節運動範囲を第三者的に維持することによって拘縮・変形を予防することである。通常，筋が麻痺しているか，または非常に弱い場合に用いられ，作業療法士または機械・器具によって運動を行う。拘縮をきたした関節に対しては，短縮した筋や軟部組織の弾性を回復する目的で伸張運動（stretching movement）が処方される
自動介助運動 (active-assistive movement)	自動介助運動は他動運動と自動運動の中間と考えられる運動で，通常，理学療法士が遠位肢位節の重みを支持して重力を除去し，運動範囲のなかでできるだけ対象者自身の力で自動的筋収縮ができるように援助し，筋力を増強したり，筋の再教育を目的にして行われる治療法である。介助の方法として滑車を利用したり，水中での浮力を利用したりする
自動運動 (active movement)	対象者が全可動範囲を介助なしで随意的に動かすことのできる運動法である。自動運動は運動を維持し，筋力を増加し，心臓ならびに呼吸予備力を増す目的がある。さらに身体の調整を助け，全身の機能改善に役立つ
抵抗運動 (resisted movement)	自動運動のうち，徒手または機械により抵抗を加えて行う運動法で，対象者の筋力に応じて抵抗量が加減される。抵抗運動の最大の目的は筋力増強であり，抵抗量は対象者の筋持久力に応じて段階的に増やしていくのが原則である。筋増強には，通常，最大筋力の2/3以上の負荷が必要と考えられるが，筋持久力増大には負荷を小さくして，その代わり運動を疲労が生じるまで頻回にくり返すことが必要である

＊可動関節には滑膜・関節包が存在し，その関節運動は「関節包内運動」と呼ぶ。関節包内運動は構成運動と副運動によりなっている。

（長崎重信 監・編，古田常人 著：作業療法学ゴールド・マスター・テキスト4 身体障害作業療法学，p.24，メジカルビュー社，2010．より引用改変）

表2 作業療法における関節可動域運動の目的・留意点

①生活障害に結びつくROM制限の予防を行う。

②ROM制限に対して，改善により生活障害の軽減を図る。
  *生活に必要な機能的ROMの獲得≠正常可動域の獲得

③上肢機能訓練を利用したROM訓練：activityの選択は，関節可動域の増大を図れるもので，くり返しの要素が含まれているものがよい。
  *段階付け：対象者の到達距離を考慮し，関節の動きを必要とするように材料や道具の配置を行う。

④ADL訓練・指導：日常生活活動（ADL）のなかに含まれている動作を使用することは効果的である。ただし，痛みがなく，ADLが適切に遂行できることに注意する。

⑤ROM制限の改善が困難な場合は代償方法の指導を行う。
  *代償的アプローチ（環境のセッティング）：リーチャー，ソックスエイド，長柄ブラシ，補高便座，シャワーチェアなどの自助具・福祉用具を利用し，作業遂行の改善を促す。
  *必要に応じて代償動作による作業遂行の改善方法を指導する。

（長﨑重信 監・編, 古田常人 著：作業療法学ゴールド・マスター・テキスト4 身体障害作業療法学, p.25, メジカルビュー社, 2010. より引用改変）

●関節運動の3原則

図8 関節運動の3原則

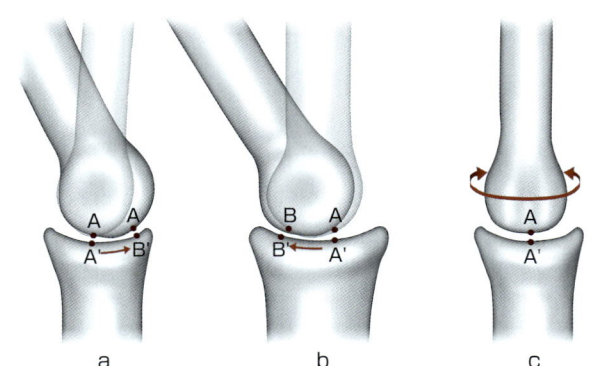

(a) すべり：関節頭が関節窩の面をすべる（骨頭の接触面は変わらない）
(b) 転がり：関節頭が関節窩で転がる（骨頭の接触面は変化する）
(c) 回転：関節頭が関節窩で回転する（接触面と骨頭の中心は変化しない）

（柳澤 健 編, 猪股高志 著：理学療法学ゴールド・マスター・テキスト2 運動療法学, p.35, メジカルビュー社, 2010. より引用）

図9 凹凸の法則

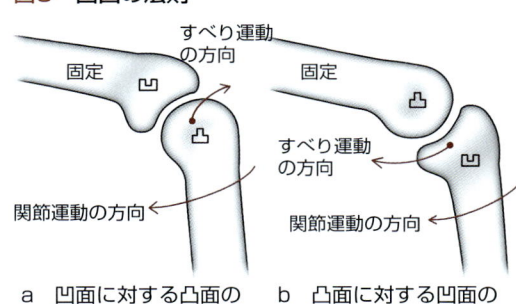

a 凹面に対する凸面の運動
関節運動と凸面のすべる方向が逆になり，「凸の法則」という。

b 凸面に対する凹面の運動
関節運動（骨運動）と凹面のすべる方向が同じで，「凹の法則」という。

（柳澤 健 編, 猪股高志 著：理学療法学ゴールド・マスター・テキスト2 運動療法学, p.53, メジカルビュー社, 2010. より引用）

●関節保護法

・関節を保護するためには，動作の工夫と自助具の活用がある。

図10 関節保護

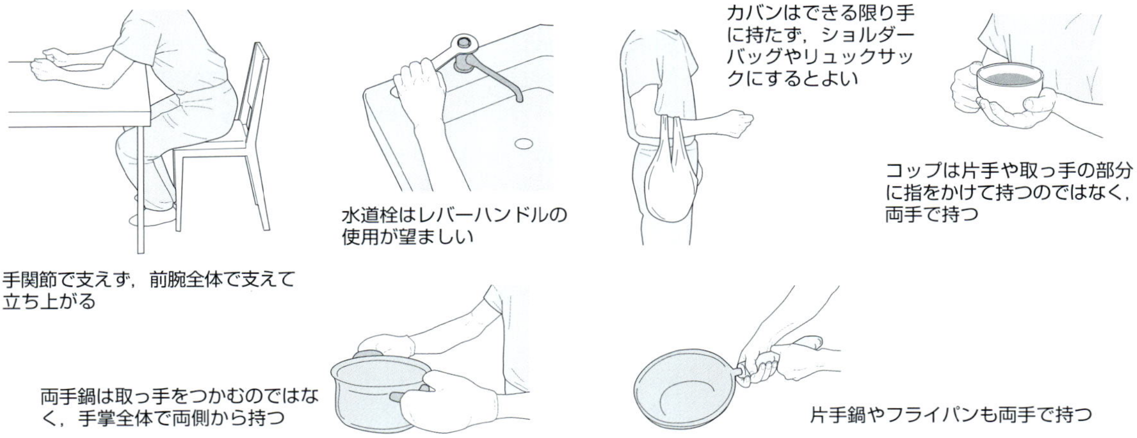

手関節で支えず，前腕全体で支えて立ち上がる

水道栓はレバーハンドルの使用が望ましい

カバンはできる限り手に持たず，ショルダーバッグやリュックサックにするとよい

コップは片手や取っ手の部分に指をかけて持つのではなく，両手で持つ

両手鍋は取っ手をつかむのではなく，手掌全体で両側から持つ

片手鍋やフライパンも両手で持つ

基本介入手段

神経筋再教育

- 「骨格筋の随意運動の発達，または回復を目的とした運動療法の方法」のこと。
  ① 運動の認知および随意運動の発達 ⇒ 随意的反応を高める。
  ② 安全で社会的に受け入れられるような運動形式における筋力および持久力の発達 ⇒ 運動麻痺の回復の促進。

表3 神経筋再教育の原則

① 中枢神経活動の促通，抑制のために感覚入力に操作を加える
② 個々の筋・関節の運動よりも全体の協調性のある運動に重点を置く
③ 神経発達的概念を応用する
④ 心理学，特に条件付け・反復・強化・応答の汎化，あるいは練習に際して自分でその方向，目標，およびその結果を知ることなど，学習の理論を応用する
⑤ 治療は連続した変化の過程とする

(今井基次：神経生理学的アプローチの歴史と今後の展望－PNF法を中心にして－. 群馬大学医療技術短期大学部紀要, 8：9-17, 1987. より引用)

表4 脳卒中片麻痺の回復を促す方法と提唱者

提唱者	方法の名称または内容表現
Gerald G. Hirschberg	非麻痺側主体アプローチ
Temple Fay	神経筋反射療法
Margaret Rood	感覚運動的アプローチ
Signe Brunnstrom	回復段階とアプローチ
Herman Kabat, Margaret Knott, Dorothy E. Voss	固有受容性神経筋促通法（PNF：proprioceptive neuromuscular facilitation）
Karel Bobath, Berta Bobath	神経発達学的アプローチ（NDT：neuro-developmental treatments）
Vaclav Vojta	反射性移動運動誘発法
Glenn Doman	長時間他動的全身運動矯正法
中村隆一	目的運動遂行による運動発達促通法
上田正氏	過剰神経回路を減少させる痙性抑制手技
Klein Vogelbach	機能的運動力学アプローチ
Claude Herveou, Laurent Messean	神経運動器協調訓練（関節トレーニング）（DYJOC：dynamic joint control）
Calro Perfetti	認知運動療法
Shumway Cook, Woollacott	課題指向型アプローチ（task oriented approach）
Edward Taub, Steven L. Wolf	CI療法（constraint induced movement therapy）
Werner Wenk	sing exercise therapy
Vilayanur S. Ramachandran	ミラー療法（ミラーボックス）
	functional electrical stimulation（FES），therapeutic electrical stimulation（TES）
	ロボ・テクノロジー

(福井圀彦 ほか編著：脳卒中最前線, 第4版, p.99, 医歯薬出版, 2009. より引用)

筋力，筋持久力訓練

表5　筋力増強訓練

DeLormeの漸増抵抗運動	Oxford法の漸減抵抗運動	DeLormeの漸減補助運動
10RM（10 repetition maximum）を測定（10回くり返せる最大限の運動強度）	10RM（10 repetition maximum）を測定（10回くり返せる最大限の運動強度）	10RM（10 repetition minimum）の測定（10回くり返せる最小限の補助量）
10RMの50％の力で10回反復	10RMの100％の力で10回反復	10RMの補助量の2倍で10回反復
10RMの75％の力で10回反復	10RMの75％の力で10回反復	10RMの補助量の1.5倍で10回反復
10RMの100％の力で10回反復	10RMの50％の力で10回反復	10RMの補助量の1倍で10回反復
※1段階ごとに2〜4分休憩	※1段階ごとに2〜4分休憩	※1段階ごとに2〜4分休憩
※1週間のうち5日間訓練する	※1週間のうち5日間訓練する	※1週間のうち5日間訓練する

※臨床のなかでの10RMの設定は，丁度10回くり返しあげられる回数を実測として測定することは困難である。そのため，まず1RMを測定し，最大筋力（≒1RM）に対する最高反復回数の関係より，推定して10RMを決定する。最大筋力の80％の負荷のとき最高反復回数は8〜10回より，10RMは「1RM*0.8」で計算するとよい。

（長崎重信 監・編，古田常人 著：作業療法学ゴールド・マスター・テキスト4 身体障害作業療法学, p.32, メジカルビュー社, 2010. より引用）

補足

筋力増強訓練の適用およびリスク管理

■筋力増強訓練を実施する際の前提条件
① 利用可能な運動神経路をもち改善の可能性があること
② 筋や腱は健全で，訓練上必要なROMを有しているか，将来的に獲得が予測されること
③ 位置覚・痛覚などによる運動のフィードバックができること
④ 運動中痛みが少ない（ない）こと
⑤ 分離運動が十分であること
⑥ 訓練に対する理解力・興味・動機があること

■MMTの段階に基づく訓練方法
- MMT 0〜1 ―筋機能再教育：筋電図によるバイオフィードバックの利用，神経生理学的アプローチ，低周波通電による筋萎縮予防など
- MMT 2 ―支持自動運動：除重力位から重力位へ徐々に負荷を増やしていく。スプリングバランサーなどの利用。DeLormeの漸減補助運動法（表5）など
- MMT 3 ―自動運動：抗重力位での保持訓練。自重抵抗運動法など
- MMT 4〜5 ―抵抗自動運動：短時間最大運動。最大抵抗の等張運動，漸増抵抗運動など

■筋力増強訓練を行う前のメディカルチェック（服部一郎 ほか：リハビリテーション技術全書，医学書院，1984.）

● 訓練を中止する一般的な基準
- 発熱38℃以上
- 安静時脈拍数100/分以上
- 高血圧症：拡張期血圧（最低血圧）120Hg以上かつ自覚症状あり
- 低血圧症：収縮期血圧（最高血圧）100Hg以下かつ自覚症状あり
- 著しい疼痛

（長崎重信 監・編，古田常人 著：作業療法学ゴールド・マスター・テキスト4 身体障害作業療法学, p.32-33, メジカルビュー社, 2010. より引用改変）

表6　作業療法における筋力増強の目的・留意点

①弱化した筋を強化すること。
②残存した筋を強化して機能を代償させること。
③関節・靭帯損傷，痛みを予防すること。
④筋力は抵抗を増加することで段階づける。
・運動面を重力軽減位から抗重力位へと変える，また器具や対象者に重りを加える。
・重くした道具を使う。
・素材の手触りをなめらかな，または細かいものから荒いものへと段階づける。
・抵抗の多い，または少ない他の活動に変える。
・持久性は軽作業から重作業へ変えることで，また作業時間を長くすることで段階づけることができる。立位や歩行の耐久性に対しては，作業中に立位に費やす時間を長くする。家事動作や職業上の活動でも同様に段階づけることができる。

(長﨑重信 監・編, 古田常人 著：作業療法学ゴールド・マスター・テキスト4 身体障害作業療法学, p.33, メジカルビュー社, 2010. より引用)

表7　トレーニングのねらいと運動条件

条件＼ねらい	持久力	スピード	最大筋力
強度(%)	25～50	50～80	80～100
反復回数	40回以上	約10回	1～6回
セット数	5	4	3

(Wirhrd, R.(金子　公).より引用)

表8　最大筋力に対する割合と最高反復回数および最高筋収縮持続時間

最大筋力(1RM)に対する割合(%)	等張性収縮 最高反復回数	等尺性収縮 最高筋収縮時間
100	1回	2～3秒
90	3～6回	4～6秒
80	8～10回	4～6秒
70	12～15回	6～10秒
60	15～20回	6～10秒
50	20～30回	15～20秒
1/3	50～60回	15～20秒

(表7, 8：長﨑重信 監・編, 古田常人 著：作業療法学ゴールド・マスター・テキスト4 身体障害作業療法学, p.31, メジカルビュー社, 2010. より引用)

3 基本介入手段

運動制御，運動学習系

1 協調性の訓練

> ■治療の原則
> ■手技　☞　フレンケル(Frenkel)の体操，重錘負荷，弾性包帯装着法，運動学習

※「運動系」における基本評価についてはp.73～98参照。

用語アラカルト

*1　フィードバック
- 目的とする運動と遂行している運動の誤差を検知し，目的とする運動となるよう修正するもの。

*2　フィードフォワード
- 結果を予測し，計画された運動プログラムに基づいて運動を行うもの。

治療の原則

- 視覚による代償や固有感覚情報を利用し，正しい運動を反復して学習することで運動制御の方法をフィードバック[*1]からフィードフォワード[*2]へ移行させる[1]。

フレンケル(Frenkel)の体操

- 固有感覚の障害を視覚により代償し協調性障害を改善しようとするものである。運動は視覚的に確認し正確に行う，段階づけて行う(簡単→複雑)，反復するなどの原則がある。

重錘負荷

- 四肢や腰部に重錘を負荷することにより協調性を改善しようというものである。負荷量の目安として，上肢は200～400g，下肢は300～800g，腰部は1 kgである。

弾性包帯装着法

- 四肢近位部や腰部に弾性包帯を巻くことにより協調性を改善しようというものである。

2 巧緻性の訓練

Point!
- ■巧緻*3性訓練の前提条件
- ■巧緻性訓練の順序

用語アラカルト

*3 巧緻動作
- ここでは、意図的に手指を巧みに操る動作とするが、明確な定義はない。

巧緻性訓練の前提条件

- ある程度以上の精神活動があること。
- 姿勢の保持が可能であること。
- 上肢・手関節のある程度以上の運動性があること。
- 手指の分離的動きがある程度みられること。

（岩﨑テル子 ほか：標準作業療法学専門分野 身体機能作業療法学, 医学書院, 2007. より引用）

巧緻性訓練の順序

① 全身および上肢・手指の正しいフォームを習得する。
② 正確な動作を獲得する。
③ 速度や持久力を徐々に高めていく。

（岩﨑テル子 ほか：標準作業療法学専門分野 身体機能作業療法学, 医学書院, 2007. より引用）

- 臨床場面では、巧緻性訓練としてペグやネジまわしなどの基礎的な訓練を行うことが多い。また、ちぎり絵や編み物などの各種作業活動やADL訓練を行うことで巧緻性を高めることもある。

表1 運動学習に効果的とされる主な理論

① 過負荷の法則
② 繰り返し遂行による手続き学習
③ 宣言的学習
④ 訓練成果のフィードバック
⑤ 訓練メニューの提示
⑥ 運動イメージの想像
⑦ 訓練内容のランダム化
⑧ グループ訓練の有用性
⑨ 古典的条件づけ
⑩ オペラント条件づけ
⑪ 複数指示の禁止
⑫ 集中訓練の重要性
⑬ 類似環境の設定

（椿原彰夫 編：PT・OT・ST・ナースを目指す人のためのリハビリテーション総論－要点整理と用語解説, 診断と治療社, 2009. より引用）

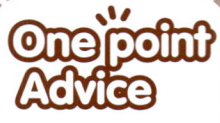

One point Advice
- 巧緻性の習得には運動学習過程が重要である。

3 バランス訓練

Point!
- 介入の階層構造
- 課題の難易度
- 課題設定
- バランス能力に関する身体要素の強化

介入の階層構造(図1)

図1 姿勢調節障害に対する介入の階層構造

評価	階層性	介入視点	介入の方法
調査 →	活動	健康観	自己効力，転倒恐怖，自己管理能力への働きかけ
	↑ 障害学的分析	役割	職業特性，家庭内役割，趣味，余暇活動への働きかけ，実行性を重視した安住性の保証への働きかけ
		課題	実践的練習(practice) 活動量，活動範囲を含めた活動水準の向上のための働きかけ 生活環境を考慮した活動の安全性，安楽性への働きかけ
観察 →	動作	環境	環境アセスメント，環境の設定と調整のための働きかけ
	↑ 症候学的分析	パフォーマンス	練習，応用運動(training) 機能性，安定性の改善のための働きかけ 動作の特徴を踏まえた基本動作獲得のための働きかけ
計測 →	運動	姿勢方略	重心位置と揺らぎに対する働きかけ 姿勢保持，外乱負荷応答，随意運動への働きかけ 支持基底面，圧中心，体重心の制御
		構成要素	運動(exercise) 筋力，可動性，感覚など姿勢調節の構成要素への働きかけ

(奈良 勲ほか編：姿勢調節障害の理学療法，医歯薬出版，2004．より引用)

基本介入手段

課題の難易度

- バランスの難易度は重心の高さ，支持基底面の大きさなどにより変化する(図2)。対象者にとってやや難しい課題を用いた練習が適している。

図2 バランスの難易度に影響を及ぼす動作課題や環境の要素

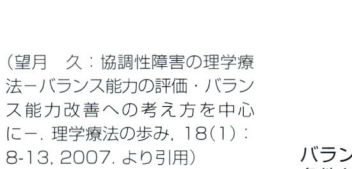

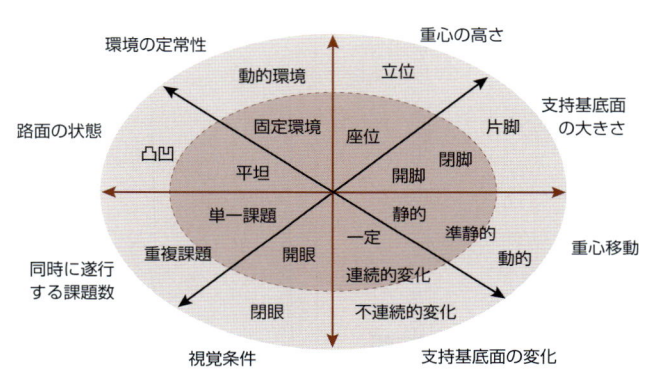

(望月 久：協調性障害の理学療法－バランス能力の評価・バランス能力改善への考え方を中心に－．理学療法の歩み，18(1)：8-13，2007．より引用)

バランスは，バランス能力，動作課題，動作環境に規定される。図の外側ほどバランス的に難しい条件を表している。

課題設定
- 支持基底面：広い→狭い
- 重心：低い→高い
- 動作：部分→全体
- 速さ：遅い→早い

バランス能力に関する身体要素の強化
- 関節可動域，麻痺，筋力，筋緊張，感覚，小脳機能．

4 基本動作の訓練（構え，リーチ，把持，離し）

Point!
■動作練習

動作練習[2]
①異なった形，大きさ，重さの対象物を把持し，離す．
②対象物を把持したまま移動する．
③対象物を手の中で動かす．
④対象物を巧みに扱う．
⑤あらゆる方向の対象物に手を伸ばす．
⑥両手で課題を行う．
⑦ボールを投げたり受けたりする．

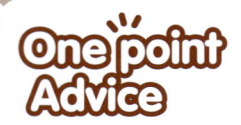

One point Advice
- 適切なリーチ動作には，上肢の動きだけではなく，姿勢調節も重要である．

【参考文献】
1) 岩﨑テル子 ほか編：標準作業療法学 専門分野 身体機能作業療法学, 医学書院, 2007.
2) Janet H. Carr ほか：脳卒中の運動療法 エビデンスに基づく機能回復トレーニング, 医学書院, 2004.

4 基本介入手段
呼吸・循環・代謝系

1 全身の持久力訓練

Point!
- 運動と全身持久力
- 基本的な全身持久力訓練と負荷方法
- 生活習慣病の運動指導
- 日常生活における持久力訓練

※「呼吸・循環・代謝系」における基本評価についてはp.70～72参照。

運動と全身持久力

●運動による筋の変化
①有酸素運動，持久力訓練では，おもにTypeⅠ線維（およびTypeⅡa線維）が増加。
②筋細胞の毛細血管密度，ミトコンドリア含有量，ミオグロビン含有量，ATP含有量の増大。
③筋ポンプ作用の増大。

表1 遅筋と速筋

	遅筋(SO)typeⅠ	速筋(FG)typeⅡb	速筋(FOG)typeⅡa
ATPの供給	酸化的リン酸化	解糖	酸化的リン酸化
ミトコンドリア量	多	少	多
ミオグロビン量	高	低	高
毛細血管	密	粗	密
色	赤	白	赤
グリコーゲン含有量	低	高	中間
解糖系酵素活性	低	高	中間
ミオシンATPase活性	低	高	高
単収縮の速度	遅	速	速
疲労	遅	速	中間
筋線維径	小	大	中間

基本的な全身持久力訓練と負荷方法

●運動強度
- 最大酸素摂取量：45～65％程度。
- 自覚的運動強度：Borg scale 11～13。
- 目標心拍数（Karvonen法）：

> 目標心拍数＝
> 運動強度係数(0.45～0.65)×(最大心拍数－安静時心拍数)＋安静時心拍数

※最大心拍数＝220－年齢

表2 Borgスケールと修正Borgスケール

旧Borgスケール	修正Borgスケール
6	0 nothing at all（何ともない）
7 very, very light（ほとんどどうもない）	0.5 very, very weak（ほとんどどうもない）
8	1 very weak（非常に弱いが感じる）
9 very light（少し感じる）	2 weak（少し感じる）
10	3 moderate（中くらいに感じる）
11 fairly light（中くらいに感じる）	4 somewhat strong（ややきつい）
12	5 strong（きつい）
13 somewhat hard（ややきつい）	6
14	7 very strong（非常にきつい）
15 hard（きつい）	8
16	9
17 very hard（非常にきつい）	10 very, very strong maximal（もうだめ）
18	
19	
20	

（吉尾雅春 編：標準理学療法学専門分野 運動療法学各論，第2版，p.345，医学書院，2006．より引用）

● 運動方法
- 運動：ウォーキング，スイミング，サイクリングなどのリズミカルな全身運動。
- 頻度：週2〜3回。
- 時間：20〜60分の連続もしくは間欠運動。

生活習慣病の運動指導（表3）

表3 生活習慣病の運動指導

疾病	運動種類	強度	頻度	時間
高血圧[1]	動的な等張性運動 例）歩き，ランニング，水中歩行	最大酸素摂取量の50%の軽い*運動	できるだけ毎日	1日30分以上
脂質異常症[2]	大腿筋や大殿筋などの大きな筋肉をダイナミックに動かす有酸素運動 例）速歩，水泳，水中歩行，サイクリング，ラジオ体操，太極拳	軽い*運動，50%最大酸素摂取量 心拍数＝138－年齢/2 ボルグスケール：11〜13	毎日（30分なら）週3回以上（60分なら）	10〜20分以上連続して30分（毎日なら）60分（週3回以上なら）
糖尿病[3]	有酸素運動とレジスタンス運動（筋抵抗性運動）	最大酸素摂取量の50%前後 心拍数100〜120 体感「楽である」または「ややきつい」	毎日，少なくとも週3回以上	1回15〜30分間，1日2回 1日1万歩，消費エネルギー160〜240kcal
肥満[4]	有酸素運動とレジスタンス運動を組み合わせて行う 例）自転車エルゴメータと水泳が肥満者に適している	最大心拍数**の50%前後	週3回以上，軽いのは，毎日から1日おき	最初10〜30分を目安とし，60分以内 1日300kcal 1日1万歩以上（最低7,000歩）

＊ガイドラインには軽い運動と記載してあるが，運動生理学からは中等度の強さの運動である。
＊＊最大酸素摂取量の50%程度の誤りか，計算式では最大心拍数75%が例としてあげられている。
（日本高血圧学会[9]，日本動脈硬化学会[10]，日本糖尿病学会[11]，日本肥満学会[12]）

（上月正博 編：新編 内部障害のリハビリテーション，p.41，医歯薬出版，2009．より引用）

日常生活におけるトレーニング

- 日常生活におけるエネルギー消費量（METs）の値などをもとに生活上での活動を促進・調整する。

表4　ADLとMETs対照表

身の回りの行動		家事	
1.2	座位，安静	1.6～2.0	床掃除，野菜の調理
1.1～1.5	立位，安静	2.1～3.0	肉類の調理，皿洗い
1.5～2.0	食事，会話	2.1～3.0	はたきを使う，食器を磨く，アイロンをかける
1.5～2.0	手洗い，洗面，歯磨き	3.1～4.1	ベッドメイク，掃除機を使う，買物（軽い荷物）
1.6～3.4	更衣，室内歩行（女性）	4.2～5.3	床磨き，買物（重い荷物）
2.6～4.3	更衣，室内歩行（男性）		
3.7～4.4	シャワー		

趣味や気晴らしの行動		運動	
1.5～2.0	編み物，縫い物，ラジオを聴く	2.6～2.7	歩行　50m/min
1.5～2.0	カード遊び，TVを見る	3.1～3.2	歩行　65m/min
1.8～2.8	楽器（ピアノ，弦楽器）	3.6～3.8	歩行　80m/min
2.8～4.0	オルガンを弾く，ドラムを叩く	4.1～4.4	歩行　95m/min
		2.0～3.4	軽い体操（前屈，膝屈伸，腕まわし）
家での軽作業		2.3～4.4	ボーリング
1.5～1.9	机上の事務的な仕事	2.0～3.0	ゴルフ（電動カート）
1.5～2.0	タイプ・オフコン操作	4.0～7.0	ゴルフ（手押しカート）
1.2～3.6	自動車の運転（ラッシュを除く）	2.5～5.0	バレーボール
3.1～4.2	庭仕事（草むしり，移植ゴテの使用，剪枝，熊手を使う）	4.0～5.0	卓球
		4.0～5.0	階段を降りる
5.3～5.7	垣根の刈り込み，芝刈り	6.0～8.0	階段を昇る
		4.0～6.0	性交

（木全心一 編：狭心症・心筋梗塞のリハビリテーション，p.185，南江堂，1991．より引用）

運動負荷訓練の中止基準

表5　運動負荷試験中止基準

絶対的基準
- 他の虚血の証拠が伴い，仕事量の増大に反し収縮期血圧の10mmHg以上の低下
- 中等度から高度の狭心症
- 中枢神経症状の増大
- 灌流不良所見
- 心電図または収縮期血圧のモニタリングが技術的に困難
- 被験者が中止を要請
- 持続性心室頻拍
- 異常Q波を伴わないST上昇（1.0mmHg以上）（V_1あるいはaV_Rを除く）

相対的基準
- 他の虚血の証拠がなく，仕事量の増大に反し収縮期血圧の10mmHg以上の低下（常に負荷前のベースライン値から）
- 過度のST低下（2mm以上の水平または下降型）や著明な軸の偏位など，STまたはQRSの変化
- 多源性，三連発，上室性頻拍症，心ブロック，徐脈を含む，持続性心室頻拍を除く不整脈
- 疲労，息切れ，喘鳴，足のこむらがえり，跛行
- 心室頻拍とは識別できない脚ブロックや心室内伝導障害
- 増強する胸痛
- 血圧の過度の上昇（収縮期血圧250mmHg以上，および，または拡張期血圧115mmHg以上）

（上月正博 編：新編 内部障害のリハビリテーション，p.38，医歯薬出版，2009．より引用）

2 全身調整

Point!
- 運動と全身調整（コンディショニング）
- 全身調整法（コンディショニング法）

運動と全身調整（コンディショニング）

図1 エネルギー産生のイメージ図

●エネルギー産生のイメージ図

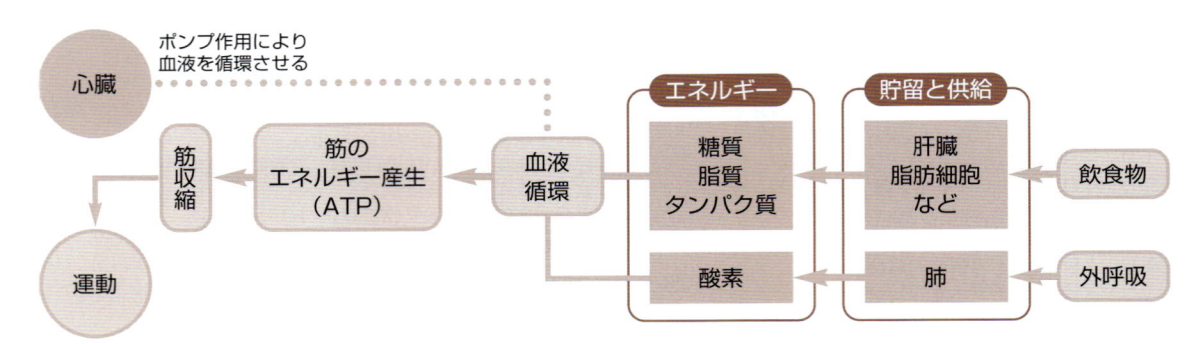

●エネルギー効率に関わる要因
① **エネルギー源もしくは供給源に関わる要因**：食物，栄養状態，呼吸状態，など。
② **血液循環に関わる要因**：心拍数，1回心拍出量，組織の血流量，Hb量，など。
③ **筋エネルギー産生に関わる要因**：使用するエネルギー源（糖質・脂質・タンパク質），筋タイプ（TypeⅠ・Ⅱa・Ⅱbなど），筋血流量，ミトコンドリア量，毛細血管量，など。
④ **運動に関わる要因**：筋タイプ（TypeⅠ・Ⅱa・Ⅱbなど），筋力（絶対筋力・筋持久力・瞬発力），関節運動の動きやすさ，など。

全身調整法（コンディショニング法）

●**ストレッチングにより期待する効果**
- 対象筋の筋血流量を増加させる。
- 軟部組織，拮抗筋の緊張低下などにより運動のエネルギー効率を高める。
- 呼吸筋，胸郭の筋などに対するストレッチにより呼吸運動のエネルギー効率改善。
- 下腿筋などに対するストレッチにより筋ポンプ作用の改善，など。

●**各種の関節に対するモビライゼーションにより期待する効果**
- 関節運動の改善によるエネルギー効率改善。
- 呼吸運動のエネルギー効率改善，など。

●**神経筋促通手技や運動学習により期待する効果**
- 効率の良い動作，筋収縮の獲得によるエネルギー効率改善。
- 呼吸運動のエネルギー効率改善，など。

●**マッサージ**
- リンパ・血流改善によるエネルギー源供給過程の改善，など。

One point Advice

リハビリテーションを行うというイメージでなく，運動や生活といった刺激を入力することで身体の呼吸・循環・代謝システムを変化させるというイメージが必要である。そのためにバイタルサインと患者主観の変化に対するモニタリングは欠かさない。

5 基本介入手段

感覚系

Point!
- 主な感覚障害と代表的疾患・症状
- 末梢神経損傷の分類(Seddon(セドン)の分類,Sunderland(サンダーランド)の分類)
- 知覚再教育の目的
- 知覚再教育の方法

※「感覚系」における基本評価についてはp.99〜103参照。

主な感覚障害と代表的疾患・症状(表1)

- 感覚障害には中枢性と末梢性がある。
- 障害の部位が受容器か伝導路か,中継核か大脳皮質か,疾患の種類によって予測を立て,必要な検査と治療を行う。表1にはごく代表的な障害しか載せていない。
- 末梢神経損傷の分類を表2に示す。( )内のローマ数字はSunderland(サンダーランド)の分類。

表1 主な感覚障害と代表的疾患名,主症状

障害名	代表的疾患名	症状
末梢神経損傷		上肢:C5〜T1の神経根から吻合・分枝し腕神経叢を形成,各末梢神経に分岐。 下肢:T12〜L4,L5〜S4の腰仙骨神経叢から各末梢神経に分岐。
	手根管症候群	手の正中神経領域の運動・感覚・自律神経機能の低下。
手袋靴下型感覚脱失	多発神経炎	四肢末端の異常知覚,下肢が重度,左右対称性
神経根・神経叢病変	胸郭出口症候群 分娩麻痺 椎間板ヘルニア	神経根痛,圧痛,異常知覚,感覚脱失
脊髄損傷	完全横断性損傷	全感覚脱失
	半側損傷	感覚乖離(ブラウン・セカール症候群):障害部位以下の深部覚脱失,反対側の温痛覚脱失
	脊髄視床路障害	温度覚・痛覚障害(身体部位対応)
	後索障害	識別感覚と深部感覚障害(身体部位対応)
	脊髄灰白質障害 (脊髄空洞症)	宙吊り型知覚乖離(上肢と胸上部に両側性の温痛覚脱失)
脳幹部障害	ワレンベルグ症候群	延髄外側・橋下部病変で,顔面とそれ以下に温痛覚障害が逆にでる。
視床症候群	脳血管疾患,腫瘍 炎症	・視床はすべての感覚神経の最終中継地点。 ・VPL核経由の深部感覚障害が顕著。 ・病変で視床症候群と言われる不快な激痛。 ・持続性・発作性の自発痛(中枢性疼痛,視床痛)。
脳血管障害	脳血管疾患	・内包後脚(感覚神経の通路)の感覚障害が最も重い。 ・体性感覚野病変では識別覚と深部感覚が障害され,物体識別や道具使用が困難になる。温痛覚障害は軽度。

・感覚障害は受容器,伝導路,中継核,大脳皮質のどの部位が損傷されても起こりうる。
・末梢神経性感覚障害は,一次ニューロン(脊髄神経節)を損傷するような疾患や,捻挫・切り傷・切断・絞扼などの外傷,神経根・神経叢のヘルニアや引き抜き損傷が原因で起こる。

(中田真由美,岩﨑テル子:知覚をみる・いかす,p.91-101,協同医書出版社,2003.を参考に作成)

表2　Seddonの分類

Neurapraxia(一過性伝導障害，Ⅰ)	髄鞘の部分変性	完全回復
Axonotmesis(軸索断裂，Ⅱ・Ⅲ)	軸索*1・髄鞘*2の損傷	過誤神経支配*4の危険
Neurotmesis(神経断裂，Ⅳ・Ⅴ)	神経内膜・周膜*3まですべて損傷	完全麻痺

用語アラカルト

*1　軸索(axon)
- 1本の神経線維。

*2　髄鞘(myelin鞘)
- 軸索をシュワン細胞膜で囲った鞘。この二重以上重なったのが有髄神経。髄鞘のないのが無髄神経。

*3　神経内膜・周膜・外膜
- 1本の髄鞘を内膜が包み，内膜で包まれた神経線維の束(神経束)を神経周膜が包み，多数の神経束と脂肪組織を含む神経幹(1本の末梢神経)を神経外膜が包む。

*4　過誤神経支配
- 軸索断裂後，再生軸索が以前と異なる領域を支配(母指領域の支配だったのに示指領域の支配になど。指の機能が決定的に異なる)。

図1　末梢神経の構造

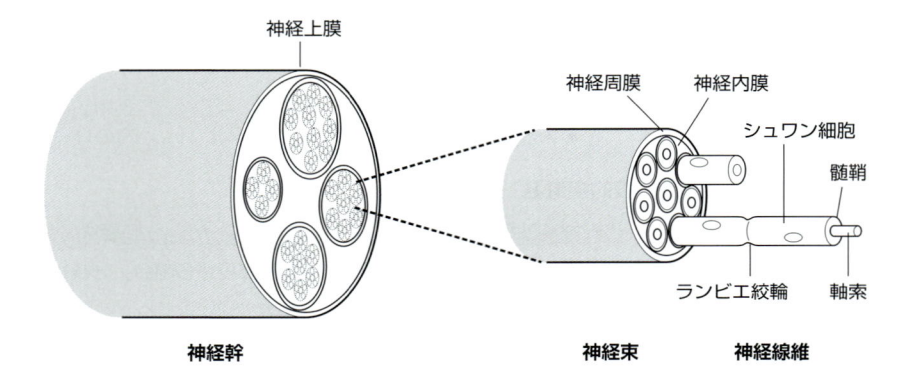

[標準作業療法学専門分野 作業療法評価学，p.334，医学書院，2005．より引用改変]

末梢神経損傷後の末梢での変化

●機能の回復
- 軸索断裂後の神経縫合術により，再生軸索が元通りの神経周膜に入り，元と同じ受容器を支配できるようになる(シュワン細胞・線維芽細胞増殖で両断端に架橋が掛り，健康軸索が再生していく)。

●感覚・運動機能の障害
①軸索数の減少，軸索再生不完全，受容器の変性等で機能が生かせない。
②元とは異なる受容器を支配。
③元とは異なる四肢領域を支配(過誤神経支配)。

末梢神経損傷後の中枢での変化

①第1体性感覚野(3b野)の体部位再現地図(通称「逆さ小人」)を変化させる。
②3b野の変化は1野・2野の物体識別に関わる機能を低下させ，手の使用を拙劣にする。

中枢神経障害後の中枢での変化

- 末梢神経損傷後の中枢での変化と同じ。

知覚再教育

●目的
- 損傷を受けた受容器や神経の再生過程に応じて，適切な皮膚刺激や運動・動作を再学習することで，体性感覚野に新たなニューロンのネットワークを作る。

●神経損傷の回復順序を知る
- 痛覚・温度覚の回復を確認する(回復が最も早い)。
  - ⇒**触覚回復の確認**：30cps音叉で動的触覚を→フィラメントで静的触覚を 256cps音叉で動的触覚の閾値を検査
  - ⇒**過誤神経支配の有無の確認**：音叉・フィラメントで刺激部位と同じ場所に感じることができるか検査
  - ⇒**識別感覚の回復の確認**：2点識別覚検査

知覚再教育プログラム

●外傷予防のための患者教育
- 防御感覚(痛覚・温度覚)回復不可⇒熱傷・外傷予防教育をまず行う。
- 障害のある部位，ない部位を十分説明し理解してもらう。
- 日常生活上の危険を伴う行為を対象者と共にチェックし対策を立てる。
  - ⇒熱い鍋の扱い，湯たんぽやホカロンなどの低温やけど，長時間の軽い圧迫に注意する。
- 皮膚の発赤・むくみ・熱感・乾燥を注意深く観察する。

●感覚過敏への対応(減感法*5)と物体識別学習
図2　視覚遮断して減感法と物体探し

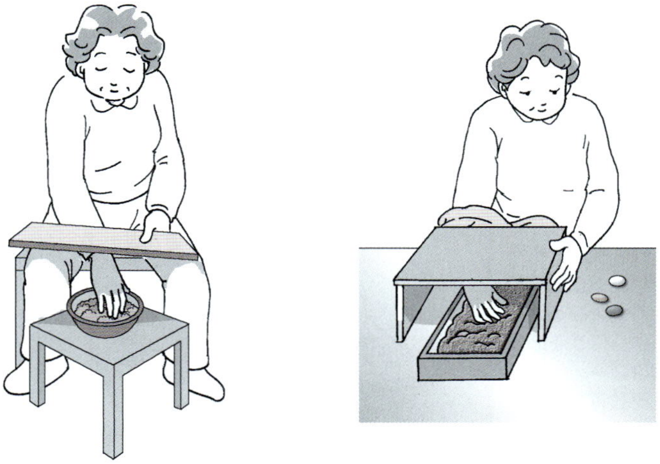

- 綿，米，小豆などの入ったバケツに上肢まで入れる。
- 刺激の少ない物から始め，徐々に慣らしていく。
- 視覚情報を与えないため目隠し用の台を置いてもよい。
- 過敏な皮膚面を，綿→布→目の細かいサンドペーパー→粗いサンドペーパーと段階づけてセラピストが触る⇒自発的に触って慣らす。
- 感覚過敏が減少したら，入れ物のなかに把握機能に合わせた大きさのブロックや日常物品を入れて取り出す訓練をする。把握機能と物体識別機能の改善にも役立つ。
- CVAでは，**上肢の筋緊張を引き起こさずに**把握機能改善にも役立つ肢位を工夫する。動作はゆっくり行わせる。

---

*5　減感法
- 減(脱)感作療法ともいう。アレルギー疾患で少量のアレルゲンを注射し，徐々にその量を増やして慣れさせる療法から，感覚過敏でも少しずつ刺激を与えて慣れさせる方法を指す。

● 識別機能の再学習
- 末梢性障害も中枢性障害も再教育方法は基本的に変わらない。
- 学習効果が期待される場合は，安易に視覚に頼らせない。
- 初期は物品をセラピストが手渡し，閉眼で形態・材質などの識別学習から。
- 材質弁別⇒ペグボードにさまざまな材質の布を張り付けて識別させる。
　　　　　⇒木片（10cm×15cm位）に材質の異なる布と粗さの異なるサンドペーパーを張り付けて識別させる。

● 物体識別の再学習
- ピックアップ・テスト（モバーグ，デロン）の検査用具を使用（p.102の図4参照）。
- 日常生活物品をそろえる。
- 把握機能に合わせて大きさを工夫する。木製のブロックが材質均一で大きさに変化を付けやすい。材質が異なる布を貼り付けてもよい。
- 混乱を招かないよう，物品数は少→多へと段階づける。
- 再学習すべき対象物の性質（例）

| 形態（丸い，四角い，厚い，薄い，角がある，大きい，小さい） |
| 柔軟性（しなやか，硬い） |
| 緻密性（目が粗い・細かい） |
| 重量感（重い，軽い） |

図3　対象物

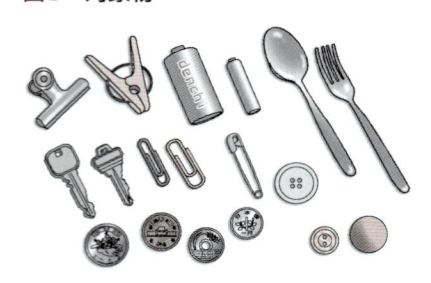

①日常生活物品 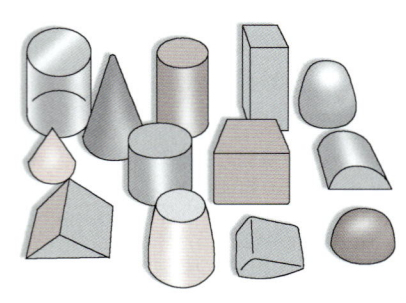　　②各種ブロック

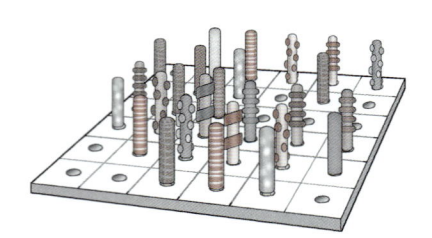

③色々な素材を貼ったペグボード 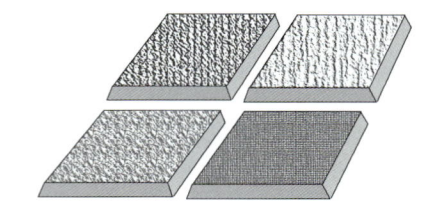　　④素材の異なる布とサンドペーパーを貼った木片

● 上肢の知覚－運動－動作学習
- つかむ・握る・つまむ（把握機能）。
　　⇒把握した物品を前後・左右・上下に**移動**させる（知覚・運動学習）。
　　⇒日常生活活動のなかで物を扱う（動作学習）。

> **One point Advice**
> - ここでは，対象を認知し動作として出力する機能を扱ったので「知覚」の語を使用した。
> - 運動機能がよい場合には知覚障害は気づかれにくい。対象者がしっかり意識し，回復のための努力ができるよう励ます。
> - 各感覚の回復過程（閾値）が明確にならないと，知覚再教育プログラムは立てられない。検査は標準化された検査器具を用いて結果を追跡できるようにする必要がある。
> - 知覚再教育プログラムの実施には時間がかかる。入院期間の短縮と治療時間の点数化で実施が困難な場合が多い。最低，危険防止のための患者教育と自己訓練方法の指導は必ず行う。

6 基本介入手段

高次脳機能系

※「高次脳機能系」における基本評価については p.116〜131参照。

Point!

- ■高次脳機能障害の経時的なとらえ方
  ☞ 意識と巣症状,通過症状群
- ■介入法の分類(訓練と支援)
- ■訓練法 ☞ 刺激法(ボトムアップ・トップダウン)
  代償法(健常機能を活用する代償訓練・代償方略の使用法訓練)
- ■意識 ☞ 環境設定,覚醒・注意・見当識・アウェアネスの向上,家族指導
- ■感情 ☞ 行動療法,環境調整
- ■注意 ☞ 注意障害の意識づけと感情の安定,直接的治療介入(反復訓練法),代償的治療介入,補填的治療介入,行動的治療介入,環境調整的治療介入

高次脳機能障害の経時的なとらえ方

図1 高次脳機能障害の継時的なとらえ方

発症
意識障害の程度
重度意識障害 　軽度意識障害 　意識清明
失行(巣症状)

通過症候群

- Wieck(ウィーク)による定義。
- 意識障害から回復した後の,もはや意識障害のみられない段階でなおかつ回復可能な精神症状群。

図2 精神症状の回復過程(頭部外傷に関するWieckの図を改変して,脳卒中に置き換えた模式図)

Ⅰ:完全回復
Ⅱ:慢性器質脳症状群
Ⅲ:欠陥治癒
Ⅳ:痴呆

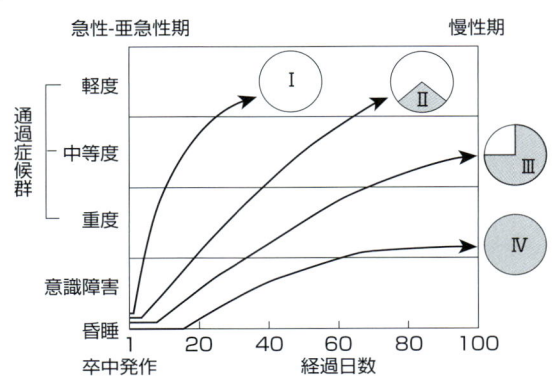

急性-亜急性期　慢性期
通過症候群：軽度／中等度／重度
意識障害／昏睡
卒中発作　経過日数

(脳卒中最前線 第3版, p.211, 医歯薬出版, 2003. より引用)

介入法の分類

表1　介入法

訓練：患者が主体となって実施する
　1）不全に陥った機能の回復訓練（強化）
　2）障害されずに残存した機能を活用する代償訓練
　3）代償方略の使用法訓練

支援：医療スタッフや家族などの人的環境や物的環境が与える
　1）指導（回復訓練・代償訓練と並行して実施する支援）
　2）援助（回復訓練・代償訓練が適応できない場合の支援）

表2　訓練法の詳細

再建に基づいた訓練＝刺激法
ボトムアップ（治療的）アプローチ 　特異的刺激による訓練 　感覚統合アプローチ・神経発達的アプローチ・Affolterアプローチ トップダウン（適応的）アプローチ 　前頭前野への刺激による訓練 　作業遂行アプローチ
再組織化に基づいた訓練＝代償法
健常機能を活用する代償訓練 　立体覚・運動覚などの利用，手続き記憶の利用 代償方略の使用法訓練 　外的代償法…メモリーノートの使用，アラーム音発生 　内的代償法…記憶術，自己教示法

（鈴木孝治 ほか著：高次脳機能障害マエストロシリーズ④ リハビリテーション介入, p.22, 医歯薬出版, 2006. より引用）

図3　機能と介入法

残存している機能 ─ 訓練
　①不全に陥った機能の回復訓練（強化）
　②障害されずに残存した機能を活用する代償訓練
　③代償方略の使用訓練

失われた機能 ─ 支援
　①指導
　②援助

（鈴木孝治 ほか著：高次脳機能障害マエストロシリーズ④ リハビリテーション介入, p.20, 医歯薬出版, 2006. より引用）

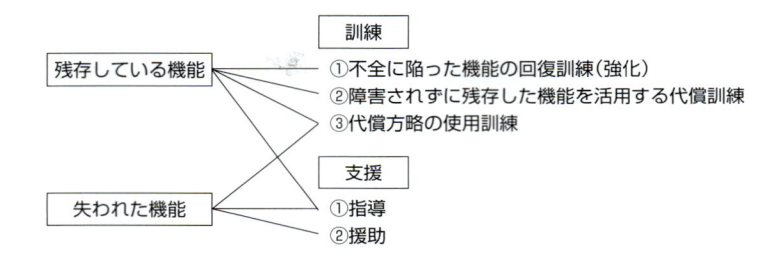

意識・感情・注意への介入

- 脳内の情報処理過程に即して，感情・意識・注意の各障害への介入方針と手技について説明する。

●意識

●介入ストラテジー

①病前（受傷前）の状態についての情報収集	④持続性注意の向上
②環境の設定	⑤見当識・領識の向上
③覚醒レベルの向上	⑥アウェアネスの向上
	⑦家族指導

●感情

- 薬物療法：抑うつ状態の改善。
- 行動療法：客観的に測定可能な「行動」の制御を目標とする治療法。落ち着かず歩きまわる患者にリラックスできる曲という刺激を与え，行動を落ち着かせるなどの効果が期待できる。
- 環境のリセット：原因と考えられる刺激の除去，話題や場面の転換を図る。

●注意
●介入ストラテジー
- 絶えず覚醒障害を念頭において考える ⇒ 環境や課題に配慮。

> ①生活環境の調整（入院（入所）中では）
> ・個室から多数室へと段階づけ。
> ・一定の担当職員から複数の職員，不特定の職員へと拡大。
>
> ②訓練環境の整備
> ・個別からグループへと段階づけ。
> ・刺激の制限の徹底（訓練導入初期には注意をそらすような周囲の聴覚的・視覚的外乱を排除する。訓練中は積極的な刺激の導入と休息をとりながら作業を短時間にする）。
>
> ③課題訓練（日常生活の変容までは般化しにくい）
> ・紙と鉛筆を用いた課題訓練。
> ・コンピュータを活用した課題訓練。
>
> ※訓練初期の配慮
> - 個室で決まった担当者が対応。
> - 短時間で完成できる課題と休息の活用の適切なバランス。
> - 課題の困難度の調整（平易なもの⇒複雑なもの）。
> - 注意障害の特徴にあわせた課題の選択。
>
> ※さらなる考慮（これらの介入ストラテジーを基本に）
> - 手続き記憶の活用を考慮した興味ある活動の導入。
> - 役割の獲得。
> - 代償手段の導入。

表3　注意障害への介入

Ⅰ．注意障害への意識づけと感情の安定
　障害像の具体的説明，支持的対応
Ⅱ．直接的治療介入（反復練習法）
　特異的介入（Attention Process Training；APT），非特異的介入（トップダウン型介入），段階的介入（下位から上位レベルへとボトムアップ的に介入），制御負荷的介入（速度制御法など）
Ⅲ．代償的治療介入
　注意以外の他の機能を利用した介入
　言語的制御を利用する自己教示法
Ⅳ．補填的治療介入
　注意を外的に喚起する工夫
　アラームなどの外的補助手段
Ⅴ．行動的治療介入
　認めや励ましの強化因子の提供（オペラント条件づけ）
Ⅵ．環境調整的治療介入
　生活環境の簡素化・整理整頓，妨害刺激の除去

（鈴木孝治 ほか著：高次脳機能障害マエストロシリーズ④ リハビリテーション介入, p.25-27, 医歯薬出版, 2006. より引用）

7 基本介入手段
作業遂行障害

Point!

- ■作業遂行障害
  - ☞ 対象者の生活に関係する活動を遂行するのに問題が生じている状態
- ■作業遂行障害への介入
  - ☞ 作業遂行の構成要素(身体機能,認知機能,情緒・感情,意志,役割,習慣,環境)および遂行技能への介入
- ■作業遂行障害への介入手段
  - ☞ 治療(回復/発達)的作業療法,学習的作業療法,代償的作業療法,教育的作業療法,前/準備的作業療法

※「作業遂行」の概略についてはp.55〜56,「作業遂行」の評価はp.156〜158参照。

作業遂行障害への介入の流れ

①作業遂行分析・評価を行い,作業遂行のどの部分に問題があるのか明らかにする。

②作業遂行上問題がある部分は,作業遂行の構成要素である心身機能,個人要因(情緒・感情,価値・興味・有能感/効力感,役割,習慣,癖など),環境(物理的,制度的,社会的,文化的)などのうち,どの要素に問題があるから生じているのかを判断する課題分析を行う。

③構成要素以外に,作業遂行上の問題が作業遂行経験・練習不足などによる技能未修得・不足があるかどうかも合わせて課題分析を行う。

④課題分析の結果から作業遂行を阻害している主な原因と,その原因のうち作業療法で改善可能な構成要素や技能は何かを明らかにする。

表1 作業遂行障害への作業療法特有の介入方法と概要

作業療法特有の介入方法	概要
治療(回復・発達)的作業療法	その作業を遂行するのに可能な限り自然な状況でその作業に従事することによって,作業遂行技能の基盤を構成する心身機能を回復あるいは発達・成長させる,あるいは個人要因を肯定的に変化させ,作業の可能化を目指す(低下が予測される場合には維持し,作業が出来続けることを目指す)作業療法。
学習的作業療法	その作業を遂行するのに可能な限り自然な状況でその作業に従事することによって,作業遂行技能を高め,作業の可能化を目指す(低下が予測される場合には維持し,作業ができ続けることを目指す)作業療法。
代償的作業療法	作業遂行上の非効果的な行為を補うよう,代替法の指導,自助具や福祉用具の適応,物理的あるいは人的/社会的環境の調整を行い作業の可能化を目指す(低下が予測される場合には維持し,作業ができ続けることを目指す)作業療法。
教育的作業療法	作業に焦点をあてた(疾患や身体機能に焦点をあてた)知識を集団に提供する作業療法。代償的作業療法でも指導という意味で教育的な視点は欠かせないが,それとは異なり,この教育的作業療法は院内あるいは施設内教育プログラム・講座を計画実施することを指す。作業に関する知識が増えることにより,作業遂行の質や満足度を高めることを目指す。

⑤作業遂行障害を最も効果的に短期で解決できる方法から順番に介入方法を選択する。
- 作業療法特有の介入方法は，大きく分けて4つ(**表1**)。
- 作業療法特有ではないが，作業を用いない手段を用い，心身機能を高める方法を用いて(準備的／前作業療法とよばれる)介入を行うこともある。
- 作業療法の介入方法は同時に2つ以上用いられることはしばしばある(**表2**)。

表2 介入条件と介入方法の選択

介入条件	選択される介入方法
心身機能や個人要因の肯定的変化や維持が期待できる	治療的作業療法，準備的／前作業療法，学習的作業療法，代償的作業療法，教育的作業療法
心身機能や個人要因の肯定的変化や維持が期待できないが，練習などにより技能向上が期待できる	学習的作業療法，代償的作業療法，教育的作業療法
心身機能や個人要因の肯定的変化や維持が期待できないし，練習などによる技能向上も期待できない	代償的作業療法，教育的作業療法(介護者向け)

- 短期に作業遂行障害を軽減し作業療法の成果をあげるためには，代償的作業療法の選択は欠かせない。
- たとえ準備的／前作業療法を選択・介入し，心身機能や個人要因が向上したとしても，作業を用いた治療介入でないと必ずしも作業遂行能力の向上にはつながらないので(必ずしも作業遂行技能は向上しないので)，準備的／前作業療法を介入当初用いることにしても，治療的作業療法，学習的作業療法，代償的作業療法を併用するかあるいは適切な時期に治療的作業療法，学習的作業療法，代償的作業療法を移行し実施する必要がある。

【参考文献】
1)Fisher A.: Assessment of Motor and Process Skills, Vol. 1, 7th ed, Three Star, Fort Collins, 2010.

8 基本介入手段
運動発達系

1 人間発達の基礎知識と治療への応用

Point!

※「発達」の基本評価についてはp.104～115参照。

■人間発達過程の理解 ☞ ①発育の原則
②粗大運動と姿勢反射・反応
③座位の発達とリーチの発達
④手の発達
⑤遊びの発達
⑥社会性（ADL）の発達

■治療への応用 ☞ ①日常生活や遊びのなかでバランス反応を促す
②座位バランスを促す
③安定した座位と手を使った作業，遊びを促す
④子どもにとって意味ある作業，遊びの選択と遂行
⑤日常生活活動・日常生活関連活動・地域生活活動の遂行と参加

人間発達過程の理解

●発育の原則
①順序性と方向性:中枢神経系の成熟と関連し一定の順序性と方向性がある。
・順序性…例） 定頸→寝返り→座位→這い這い→つかまり立ち→独歩
・方向性…例） 頭部～尾部，中枢～末梢，粗大運動～微細運動
②速度の多様性：時期，臓器，性別の成熟などにより速度は異なる。
③臨界期の存在：身体器官，精神機能の現象には，決定的に重要な時期がある。
④相互作用の影響：生活の場における刺激や情報の作用が影響する。

●粗大運動発達と姿勢反射・反応（他の成書にて「ミラニーの発達チャート」を参照）
・中枢神経系の成熟・発達に伴い脊髄，脊髄－橋，中脳の下位レベルの反射が大脳皮質レベルの反応に制御されて粗大運動発達はより高位のレベルに達する。

One point Advice

・粗大運動発達を理解するには，運動発達系のみならず精神心理系で示している広汎性発達障害（または，自閉症スペクトラム）や知的障害の介入の基礎知識として重要である。

●座位の発達とリーチの発達

図1　6カ月の座位

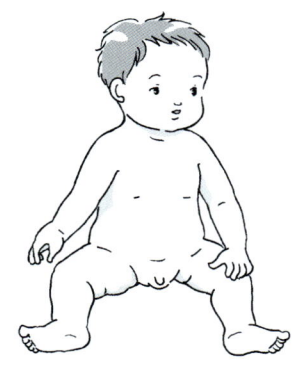

座位保持は可能。しかし手を伸ばすことはできない。

図2　8カ月の座位

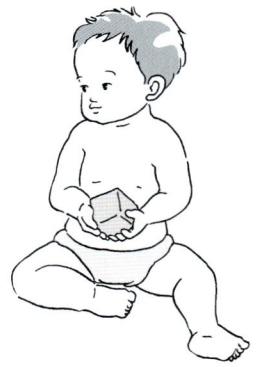

玩具を把持して両手で遊んでも座位は安定している。

図3　10カ月の座位

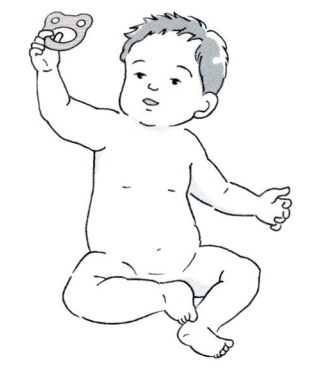

高い位置に差し出されてもリーチできる。

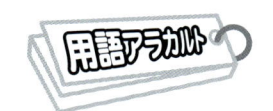

用語アラカルト

*1　機能的座位
- ①座位を保持できる，②座位を保持しながら作業遂行できる，③座位から移動できる。

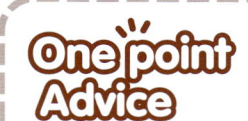

One point Advice
- 運動発達系のみならず，精神心理系で示している広汎性発達障害(または，自閉症スペクトラム)や知的障害の日常生活活動の介入，机上での遊びや学習活動の介入には機能的な座位[*1]が重要である。

●手の発達（「発達の評価」の項(p.104〜115)の「把握の発達」を参照）
①把持の発達…全体把握→尺側優位の把握→橈側把握へ
②つまみの発達…指腹つまみ→指先つまみへ
③拇指と示指の対立…拇指橈側外転(側腹つまみ)→拇指掌側(指腹つまみ)→対立(指先つまみ)

●遊びの発達
- 発達途上の子どもの興味・関心に基づく作業遂行能力やコミュニケーション，社会性は「子どもの遊び」から発達する。
①遊びを発展，豊かにする→2者関係性(養育者と子ども)の発達やイメージ，想像力，コミュニケーション能力が促される。
②遊びを共有する→2者関係や社会的ルールの理解が促される。
③集団遊びを促す→社会的ルール，道徳ルール，社会・個人現象の理解が促される。

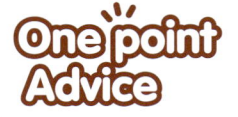

One point Advice
- ①から③の発達に沿った遊びの展開からコミュニケーションが発達し，最終的に自己肯定感，自尊感情が育成される。

基本介入手段

表1　造形遊びの発達

6カ月〜	1歳2カ月〜	2歳6カ月〜	4歳6カ月〜6歳
・かき混ぜるもの	・描けるもの	・思うとおりに作れる素材，道具	・作る動作の拡大を促す素材，道具
・水 ・砂 ・泥	・フェルトペン	・シャベル，バケツ，じょうろ，ふるい ・粘土	・絵の具 ・テープ ・折り紙 ・ビーズ

表2　構成・想像遊びの発達

6カ月〜	1歳2カ月〜	2歳6カ月〜	4歳6カ月〜6歳
・つかみやすい積み木	・積みやすい積み木	・考えながら使うもの	・他児と協力して作るもの
・軽く，手のひらに入る積み木	・たる型積み木 ・ブロック	・組み積み木 ・ドミノ	・大型積み木 ・レゴ

表3　探索・適応遊びの発達

6カ月〜	1歳2カ月〜	2歳6カ月〜	4歳6カ月〜6歳
・ゆっくりした動きの玩具 ・固有な性質を保って変化する玩具	・簡単な操作で動かせる玩具 ・筋道がわかる玩具	・構造に興味をもたせる玩具	・変化が作れる玩具 ・筋道を考えさせる玩具
・自動車 ・起き上がり小法師 ・ビジーボード	・ミニカー ・汽車遊び	・プラレール ・リモコン自動車 ・型はめ→パズル	・ジオラマ ・あぶり出し

表4　役割遊びの発達

6カ月〜	1歳2カ月〜	2歳6カ月〜	4歳6カ月〜6歳
・誰かに似て親しめる人形	・触れ合える人形 ・社会的な関係を体験する玩具	・友達になって遊べる人形 ・社会的な行動を誘う玩具	・役をつけて遊べる人形 ・鑑賞用人形 ・社会的関係を理解する玩具
・ぬいぐるみ ・布の人形	・ぬいぐるみ（大）	・おしゃべり人形 ・買い物ごっこ ・一人電話 ・ままごとセット	・着せ替え人形 ・職業ごっこ

（岩崎清隆 著，鎌倉矩子 ほか編：発達障害と作業療法［基礎編］, p.163, 三輪書店, 2001. より引用）

●社会性（ADL）の発達

- 社会性の発達は，中枢神経系の発達をベースとして運動，感覚−知覚−認知の発達と人，家族，子ども集団との相互関係のなかで育まれる。
- 基本的日常生活活動や図4の手段的日常生活活動（役割，お手伝い），地域生活活動を年齢，興味・関心に応じて遂行でるように介入する。

図4 発達領域における手段的ADLと地域生活活動

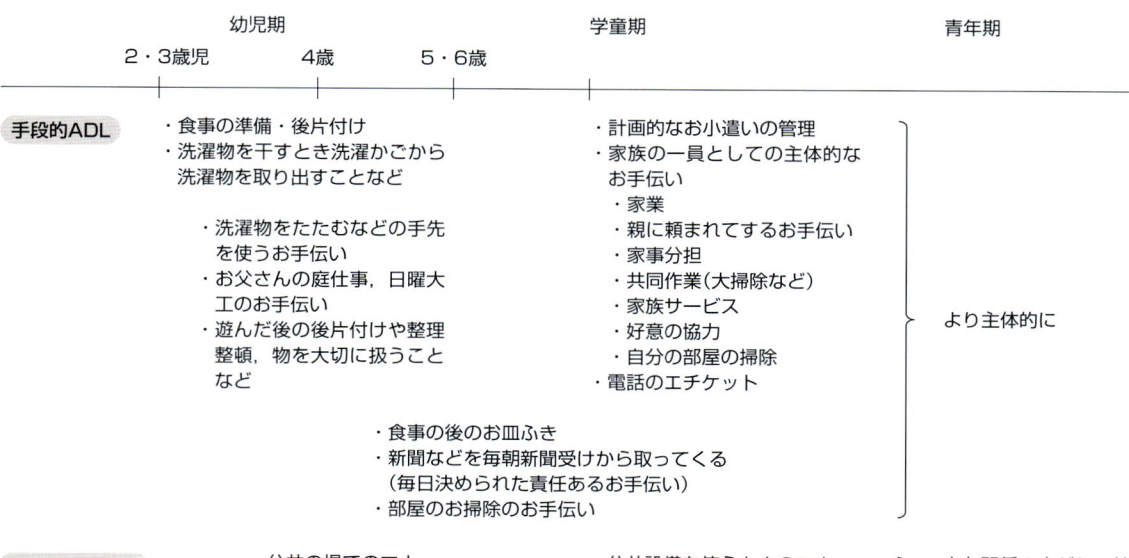

	幼児期			学童期	青年期
	2・3歳児	4歳	5・6歳		

手段的ADL

2・3歳児〜：
- 食事の準備・後片付け
- 洗濯物を干すとき洗濯かごから洗濯物を取り出すことなど

4歳〜：
- 洗濯物をたたむなどの手先を使うお手伝い
- お父さんの庭仕事，日曜大工のお手伝い
- 遊んだ後の後片付けや整理整頓，物を大切に扱うことなど

5・6歳〜：
- 食事の後のお皿ふき
- 新聞などを毎朝新聞受けから取ってくる（毎日決められた責任あるお手伝い）
- 部屋のお掃除のお手伝い

学童期：
- 計画的なお小遣いの管理
- 家族の一員としての主体的なお手伝い
  - 家業
  - 親に頼まれてするお手伝い
  - 家事分担
  - 共同作業（大掃除など）
  - 家族サービス
  - 好意の協力
  - 自分の部屋の掃除
- 電話のエチケット

青年期：より主体的に

地域生活活動

2・3歳児〜：
- 公共の場でのマナー（交通規則，電車のなか，公園などでゴミを捨てないなど）

4歳〜：
- 保育園での生活に必要なこと
  - 上履きをはく
  - 鞄・帽子の片付け
  - 遊具・道具の使い方を知る
  - みんなと一緒に後片付けをする
  - 手洗い，うがいなどの習慣
  - お当番の仕事
  - 共同で使用するおもちゃなどの準備と後片付け

学童期：
- 公共設備を使うときのマナー
- 挨拶
- お客様の迎え方
- 公共の場でのルール
  - 屋外での遊び方
  - 道を歩くときのルールなど
- 外食事のマナー
- 学校生活に必要なこと
  - 学級活動上の役割の遂行
  - 給食当番などの役割遂行
  - 小さな社会人としての共同作業への参加と役割遂行

青年期：
交友関係の広がり，社会参加が増えるにしたがって，場所にふさわしい活動と役割が生まれる

社会人として組織のなかでの役割の遂行

（辛島千恵子 編著：発達障害をもつ子どもと成人・家族のためのADL，p.10，三輪書店，2001.より引用）

● 治療への応用

- 「脳性麻痺．重症心身障害」の項（p.637〜642）を参照。

2 姿勢・運動発達の促進

Point!

■神経発達学的理論と介入手段
　　　　　☞　①中枢神経制御機構と姿勢調整
　　　　　　　②異常筋緊張の抑制と姿勢反応の促通
　　　　　　　③キーポイントコントロール
　　　　　　　④ハンドリング*2
■作業遂行への応用　☞　日常生活活動

用語アラカルト

*2　ハンドリング
- 運動学に基づいた身体の操作。

*3　相反神経支配
- 時間，空間的変化に応じた協調的な筋収縮。

神経発達学的理論と介入手段

- イギリスのB. Bobath（1908〜1991）により神経生理学的知見をもとに理論と介入技術が示された。

●中枢神経制御機構と姿勢調整
- 正常な姿勢筋緊張と正常相反神経支配*3によって姿勢が調整されて活動遂行の基盤となる。

●異常筋緊張の抑制と姿勢反応の促通
- ハンドリングによる姿勢・運動のコントロールの基本理念で，緊張性の姿勢を抑えて機能的な活動につながる立ち直り反応やバランス反応を促通すること。

●キーポイントコントロール
- 発達運動学的に姿勢のコントロールを行う場合は，全身のコントロールは頭，頸部・肩甲帯・脊柱・骨盤・股関節が主で，上肢機能については，肩・肘・手関節がキーポイントとなる。

●ハンドリング
- 運動学に基づいた身体の操作。

図5　ハンドリングによる姿勢・運動のコントロール

キーポイントコントロールによりハンドリングという手段を用いて，異常筋緊張の抑制と姿勢反応の促通を行っている。最終目的は，子ども自身の作業遂行である。

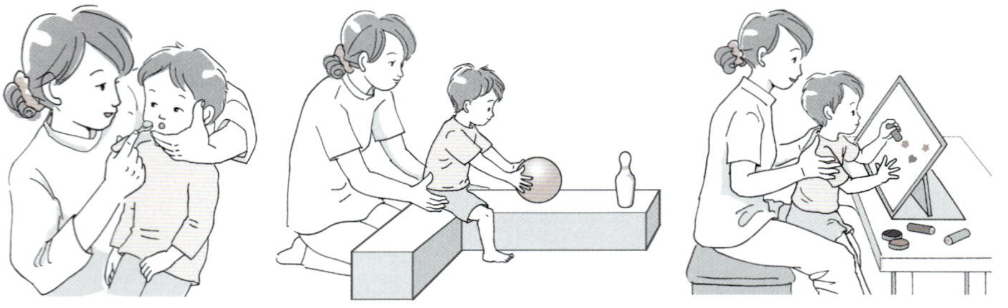

a　頸部をキーポイントとして下顎の開口を促通。

b　骨盤をキーポイントとして，体幹，上肢の動きを促し，遊びを楽しく遂行させる。

c　肩甲骨，肩関節をキーポイントとして肩関節の抗重力運動とお絵描きの活動を遂行させる。

3 感覚・知覚・認知の発達促進

Point!
- ■ 感覚統合理論と介入手段
  - ☞ ①感覚統合発達モデル
  - ②臨床観察
- ■ フロスティグの視知覚発達促進
- ■ 作業遂行と感覚統合発達モデル
  - ☞ ①日常生活活動
  - ②遊び・学習

感覚統合理論と介入手段

●感覚統合発達モデル（図6）

- Ayers（1923～1988）が学習障害の研究から系統立てられた理論である。
- 感覚統合とは，自分の身体や環境から入るさまざまな感覚時用法を整理，比較し組織化する中枢神経系の処理過程である。

図6 感覚統合発達モデル

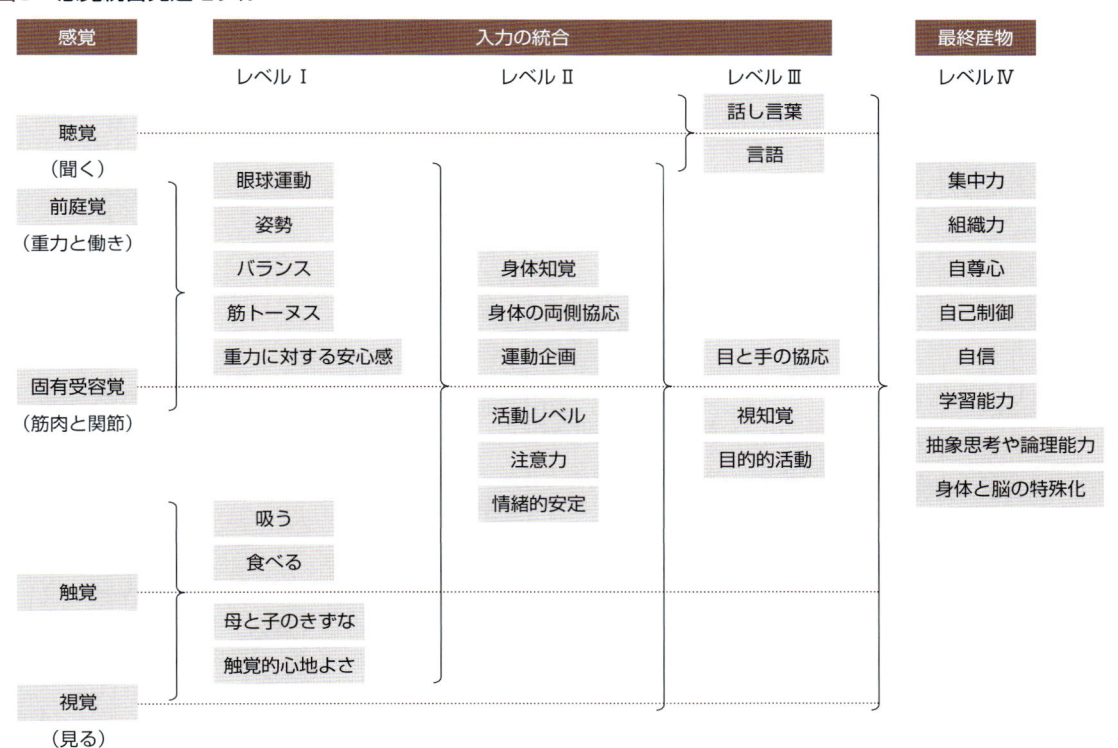

感覚	入力の統合			最終産物
	レベルⅠ	レベルⅡ	レベルⅢ	レベルⅣ
聴覚（聞く）			話し言葉／言語	集中力
前庭覚（重力と働き）	眼球運動／姿勢／バランス／筋トーヌス／重力に対する安心感	身体知覚／身体の両側協応／運動企画	目と手の協応	組織力／自尊心／自己制御／自信
固有受容覚（筋肉と関節）		活動レベル／注意力／情緒的安定	視知覚／目的的活動	学習能力／抽象思考や論理能力／身体と脳の特殊化
触覚	吸う／食べる／母と子のきずな／触覚的心地よさ			
視覚（見る）				

（Miller RJ et al 著，岩﨑テル子 監訳：作業療法実践のための6つの理論－倫理の形成と発展，p.119，協同医書出版社，1994．より引用）

基本介入手段

●感覚統合発達に基づいた遊びの例

図7　姿勢反応の促通

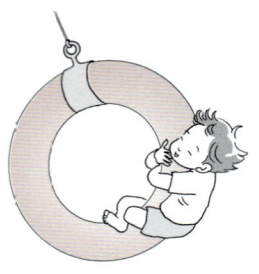

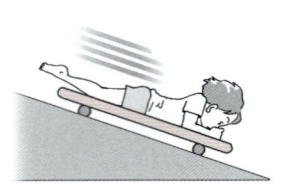

タイヤにしがみつく　　スクーターボードですべる　　片足バランス

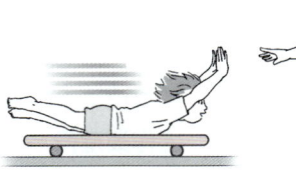

図8　運動企画の促通

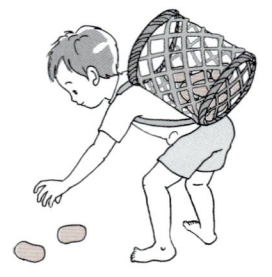

背中のカゴにボールを入れる　　トンネルをくぐる　　ブランコに乗って揺れながらボールをカゴに入れる

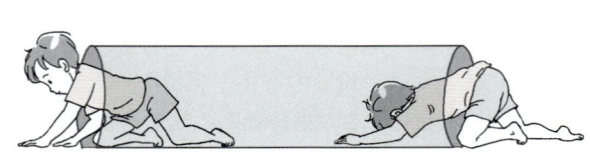

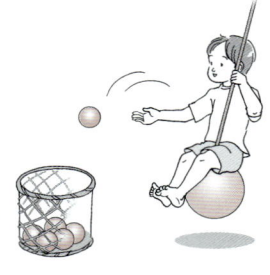

図9　両側統合（両側協調）の促通

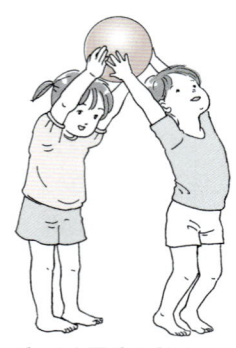

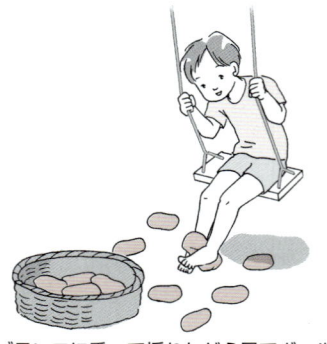

ボールを両手で手わたす　　ブランコに乗って揺れながら足でボールをひろってカゴに入れる　　竹馬

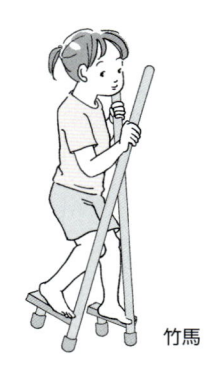

図10　目と手の協調性（視覚-聴覚-形態認知）の促通

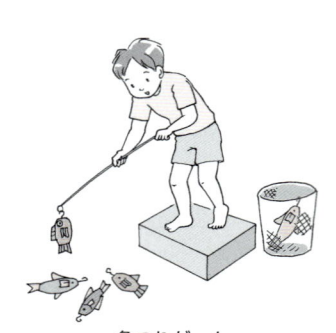

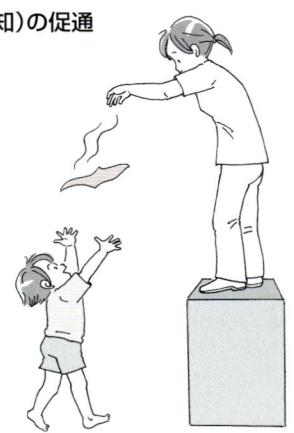

魚つりゲーム　　ティッシュなどをキャッチする　　歌にあわせて手あそびや動作模倣

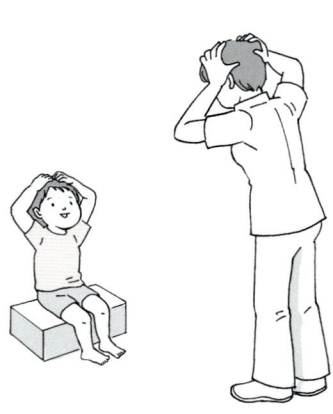

448

フロスティグの視知覚発達促進

- 日本版では，1977年に標準化されたフロスティグの視知覚発達検査結果に基づいて考案された視知覚能力促進法がある。学習ブックとして教育，家庭でも指導しやすい点が利点である。

作業遂行と感覚統合モデル

● 日常生活活動，遊び・学習

- 図11に「パンツを履く」，「ブランコに乗って楽しむ」という作業遂行と感覚統合過程を示す。感覚統合過程を子どもの興味，関心のある活動から促通することで，その感覚統合段階に沿った作業遂行が促される。

図11　作業遂行と感覚統合理論

感覚統合モデル

感覚統合の発達

課題：パンツを履く（日常生活の遂行）	感覚統合の最終産物	課題：ブランコに乗って楽しむ
自分でやり遂げた有能感の経験	感覚統合の最終産物	ブランコに乗った楽しい経験
パンツの形態認知	視覚　目と手の協応	同時に脚・体・腰を協調良く動かしてブランコをこぐ
パンツを履くという体のイメージ	運動企画　両側統合，両側協調　注意力	手で横のロープを保持，ブランコをこぐ
座位・または立位で片足ずつ動かすこととバランス	姿勢反応	板上のシートには全く乗れない（椅子状シートなら乗れる）
衣服への感覚	感覚調整機能	前庭感覚・固有感覚への適応

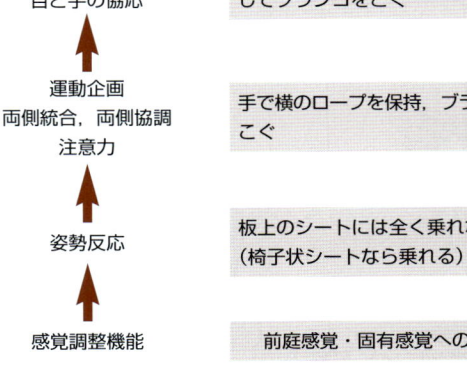

（左側：作業遂行に必要な要素／右側：作業遂行に必要な要素）

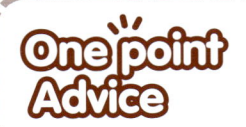

基本介入手段

One point Advice

- 感覚統合理論は，学校，保育園などの体育や遊びで促すことができることと，子どもの感覚ニーズを満たすことから介入することができるので無理なく生活のなかに取り入れることができる。

4 子どもの作業の発達促進

Point!
- 応用行動分析理論
- 作業遂行と応用行動分析，代償法
  ☞ ①日常生活活動
  　②遊び・学習

応用行動分析理論

- 目的行動（オペラント行動）を強化，または形成し日常生活場面における適応能力を促す。
① 形成化：子どもの行動レパートリにない行動や動作を学習すること。
② 望ましい行動を強化する方法：強化刺激を用いて現存する行動の生起を促すこと。
③ 望ましくない行動を軽減させる方法：現存する行動の生起を軽減または消去させる。
④ 作業療法では代償法と併用しながら日常生活活動を促すことが多い。

One point Advice
- 作業の発達促進は，「遊び」，「社会性・日常生活活動」の内容から子どもにとって興味・関心のあるものを選んでその遂行を促すことが重要である。

作業遂行と応用行動分析，代償法

● 日常生活活動（遊び・学習も作業遂行を促す方法としては同じ）

図12 「ズボンをはく」という活動を応用行動分析理論に基づき形成化する

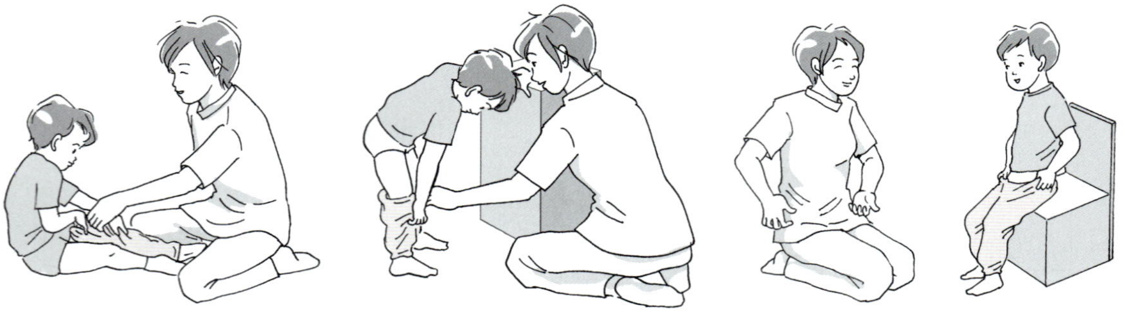

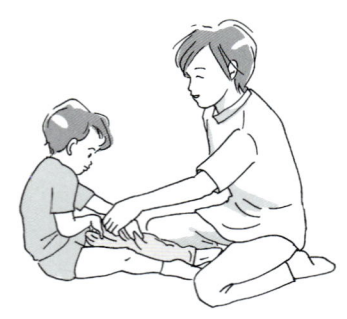

a 期待する自発動作：長座位にて，一側ずつズボンに足を入れる
促進：①身体促進：動かす方向を教える
　　　②言葉かけ

b 期待する自発動作：椅子を手で握り（代償法），支えることで立位を保持しながらズボンを上げる
促進：①膝から上にズボンを上げる方向を教える
　　　②「お膝の上に上げるよ」

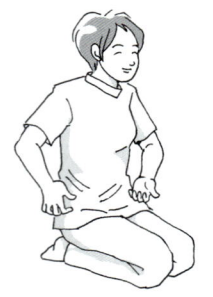

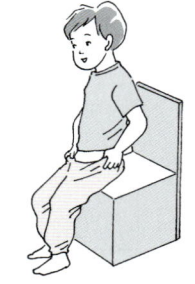

c 期待する動作：ズボンの後ろを上げる
促進　：作業療法士がモデルになり「ズボンを上げましょうね」
代償法：椅子にもたれることで立位が持続できる

（日本作業療法士協会 監，辛島千恵子 著：作業療法学全書 第6巻 作業治療学3 発達障害，第3版，p.168，協同医書出版社，2010．より引用改変）

5 家族・地域での生活支援

Point!

■地域における生活支援
☞ ①子どもと家族の生活を理解する
②機能代償：福祉機器・自助具の活用
③人的，物理的環境の調整

地域における生活支援

●子どもと家族の生活を理解する
- 「三間表*4」，「生活の地図*5」は養育者への聞き取りの手段である。地域で生活する子どもと家族の生活全般について理解する。

●機能代償：福祉機器・自助具の活用
①機能代償，活動・参加支援の基本的な考え方
- 地域で生き生きと家族と共に生活するためには，機能障害や活動制限を何でどのように代償するか，また人的物理的環境へどのように働きかけて作業遂行を促すかを考えることが大切である。
②福祉機器・自助具による機能代償

用語アラカルト

*4 三間表
- 子どもと家族の生活を時間，空間，人との相互関係で表したもの。

*5 生活の地図
- 対象児や家族をとりまく支援機関，支援者の存在を記載する。

図13 福祉機器，自助具による機能代償

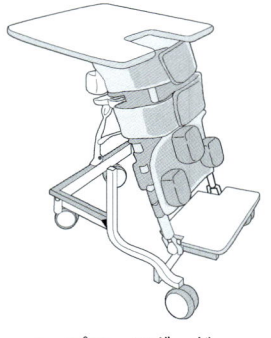

a　プローンボード

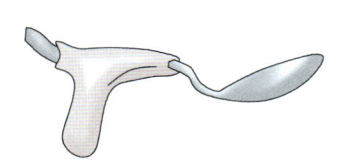

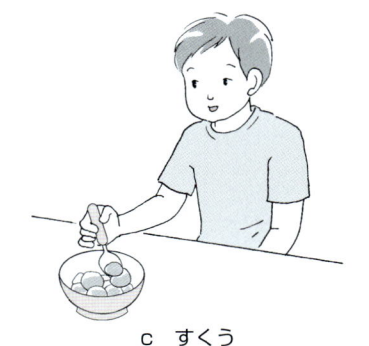

b　T字型スプーン（側面図）
前腕を中間位で保持することができるため，手関節が動かしやすい

c　すくう
bのT字スプーンを使用してすくう練習

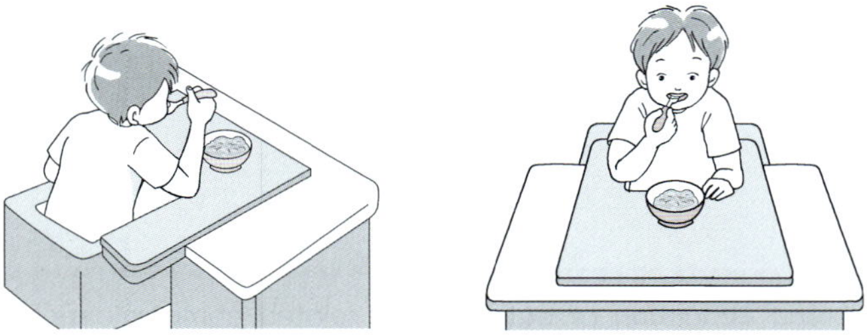

d　口へ運ぶ
テーブルの台を高くして，口と食器の距離を短くすることで口まで運びやすくなる

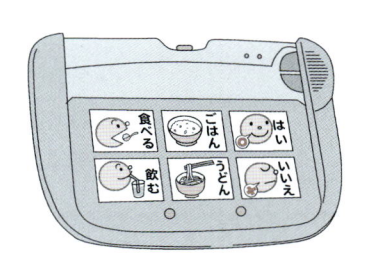

e　コミュニケーションエイド

●人的，物理的環境の調整

①人的環境（家族，医療，福祉，教育関係者に対しての働きかけ）
- **誰に**：家族，行政担当者，教育者，保育士との連携
- **どのように**：電話連絡，連絡ノート，特別支援教育（公的制度内での支援体制）

②物理的環境
- 家庭，学校，保育園など

図14 脳性麻痺四肢麻痺

家庭
どこにでもある折りたたみ式の机とクッション。利用できるように子どもの活動範囲に常備する。

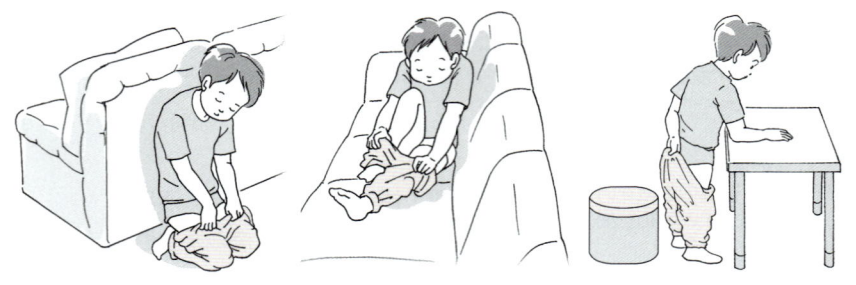

a 既存の家具をうまく利用する（物理環境と機能代償）　　b 子どもが利用しやすい場所に軽量の椅子と折りたたみテーブルを置く

学校・保育園
教室のスペースを工夫する。　　ちょっとした「もたれる」ための台の利用。

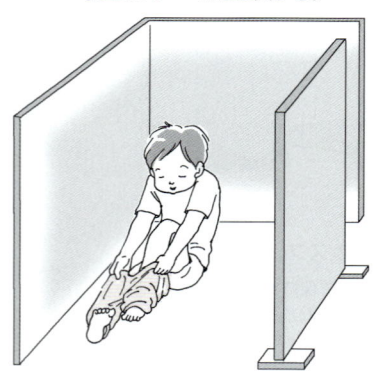

c 教室のコーナーとつい立てを利用した着がえる場所　　d 保育園の幼児用便座の前に体をもたれやすくするための台を置く（座位が不安定な場合にふんばりやすくなる）

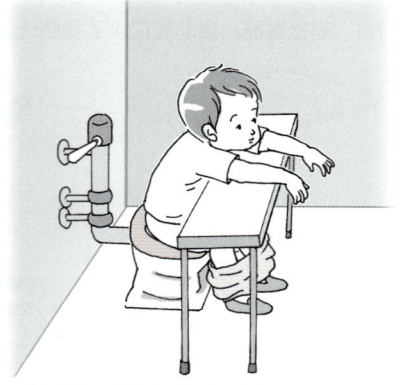

- 特別支援教育：2007年からスタートとした「特別支援教育」により市町村の教育委員会の専門家チームに所属して，地域の保育園，幼稚園，学校，特別支援学校にコーディネータとともに赴き支援を展開している。

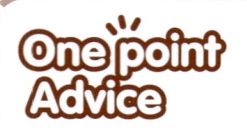

One point Advice

TEACCH（treatment and education of autistic and related communication-handicapped children）
- アメリカのノースカロライナ州で実施されている自閉症児・者に対する包括的治療プログラム。そのなかでも「構造化」は環境調整の視点で有効である。

9 基本介入手段

装具

Point!

※「装具」における基本評価についてはp.178〜184参照。

■作業療法評価　☞　フォローアップ評価
　①機能評価（関節可動域，筋力検査，圧迫部，痛みなどを評価し，その後の基準とする）
　②装着評価（装着時の圧痛部の確認・調整，スプリントのずれ，牽引方向などを随時再評価し，変化とともに調節する）
　☞　製作評価
　①医学的情報（外傷・疾病：軟部組織・骨組織・筋腱組織，部位や治癒状況），
　②機能評価（関節可動域・筋力検査・知覚検査・痛みなどフォローアップの基準にする）

■作業療法介入　☞　装具・スプリントのフォローアップ，スプリントの製作
　①目標達成の援助：機能訓練（関節可動域，筋力・耐久性，把握様式の再教育）の相乗効果を目的とし，変化とともに調整する
　②スプリントを製作し，フォローアップする

One point Advice
- フォローアップのみ行う場合と作業療法プログラムの一環として製作する場合を分ける。

フォローアップおよび治療・装着訓練

- 作業療法の立場から，最も頻度の高いもののフォローアップを考える（ここでのスプリントは，Ⅱ章の「装具」の項の**表1〜4**，**図4〜7**（p.179〜183）を参照）。

●**脳血管障害**
- アームスリングと安静用夜間スプリントを使用する。

①**アームスリング**
- 亜脱臼予防（肢位保持の確認），痛みや二次的障害の回避が使用の目的である。
- 関節可動域訓練，筋機能の再構築訓練を併せて行う。

②**安静用夜間スプリント**
- 機能的肢位の保持と伸展保持肢位での痙縮の抑制，二次的障害の回避を目的とする。
- MCP関節の伸展拘縮，PIP関節屈曲拘縮の徒手的予防を併せて行う。

One point Advice
- ブルンストロームの回復段階Ⅲレベルでは亜脱臼は自己修復が可能であり，その後の装着時間などは医師と相談する。

●頸髄損傷
- 頸椎装具，ポータブルスプリングバランサー，把持装具（スプリント）を使用する。

①フィラデルフィア頸椎装具（カラー）
- 顎受け部に顎を乗せ，運動が制限されているか確認する。

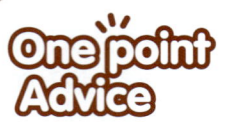

> **One point Advice**
> - 上肢の一部に，頸部の神経圧迫症状によるしびれ感，痛みがないか確認する。

②ポータブルスプリングバランサー（PSB）
- 上肢全体を支持し，肩関節・肘関節の残存機能により手部が口に届くかを確認・調整する。
- このとき，訓練では4～5レベルの筋力レベル（残存筋力＋補助力）に設定するが，普段は耐久性も考えてやや多くの補助をする。
- 基本的な運動機能訓練は併行される。また，机上動作の拡大が可能である。

> **One point Advice**
> - 手関節固定用スプリントと万能ホルダー（ユニバーサルホルダー）*1の利用で食事動作が自立できる。

③把持装具
- 把持装具*2の使用訓練は，RIC型把持スプリントから把持装具へと段階的な導入が望ましい。使用（装着）にあたり手関節の伸筋群の強化，手指・手関節の可動性を十分に保つ。

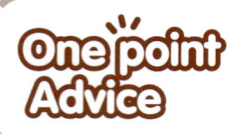

> **One point Advice**
> - 母指は対立位のなかでも3点つまみの把持肢位がとれるか確認する。知覚消失部への圧迫部を確認する。

用語アラカルト

*1 万能ホルダー付き手関節固定用スプリント
- 主に食事や机上動作（書字・パソコンのタイピング）の自助具である。

*2 把持装具
- 手関節の背屈（伸展）運動をMCP関節の屈曲運動に変換し，把持機能を構築する。これは，手関節駆動式装具，テノディーシス式装具，フレクサーヒンジスプリントなどの名称もある。

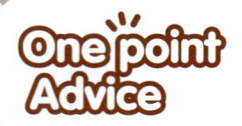

●関節リウマチ（三次元的な変形とスプリント）
①尺側偏位防止用スプリント
- MCP関節の尺側偏位と基節骨基底部の掌側脱臼を伴う。そこで，基節骨を掌側から支え，尺側に矯正されているか確認する。基節骨を背側から支持するストラップは禁忌である。

②スワンネック変形・ボタン穴変形矯正用スプリント
- スワンネック変形：PIP関節屈曲補助用スプリント（指用ナックルベンダー）。
- ボタン穴変形：PIP関節伸展補助用スプリント（逆指用ナックルベンダー）。
- それぞれ，3点固定の原理を利用し，矯正方向が正確かを確認する。

●末梢神経障害

①橈骨神経麻痺
- 手関節・手指MCP関節・母指の伸展障害を生む。
- 装具は，肢位の保持と拮抗筋の機能的な維持を行い，回復を待つ。同時に，二次的な障害を防止する。
  ⇒トーマス型懸垂装具・オペンハイマー型装具・ガレンガー型装具・MCP関節伸展保持付き手関節装具を使用する。

②正中神経麻痺
- 高位型は手関節の肢位維持ができず，また母指の対立運動と示指・中指のMCP関節の屈曲力およびPIP・DIP関節の伸展力の低下を示し，手は猿手傾向を呈する。
- 装具は，母指の対立位(把持肢位)の確保と手関節の支持を目的とする。低位型は手関節の肢位保持は可能となるがほかは変わらない。
  ⇒長対立装具(スプリント)(高位型)，短対立装具(スプリント)(低位型)を使用する。

③尺骨神経麻痺
- 小指球筋の麻痺，さらに環指・小指のMCP関節の屈曲力，PIP・DIP関節の伸展力が低下し，鷲手傾向を示す。そのため装具はMCP関節の過伸展を防止する。
  ⇒虫様筋カフ・ナックルベンダーを使用する。

スプリント製作

- 一般的な処方が出る場合を考える。医師の処方に基づき製作するが，まず製作評価が行われる。

●製作評価(固定部位・材料の選択)
- 目標達成のための現在の機能(関節の可動性，筋力，知覚機能など)を評価する。
- また，製作を前提にスプリントの固定部位，固定方法(3点固定，全面接触)の選択を評価時に決める。それと同時に材料が決まる。
- このとき，創の状況，骨折の治癒状況などの医学的情報を確認し，固定部位と方法を確認する。

●製作
- 採寸・採型から型紙作りを行い，その後，型紙を材料に写し，それを切り温める。温めた材料は伸長しないように，静かに手に載せて成型する。
- 多目的採型法で作られるさまざまな装具の型紙について図1に示す。

図1　多目的採型法

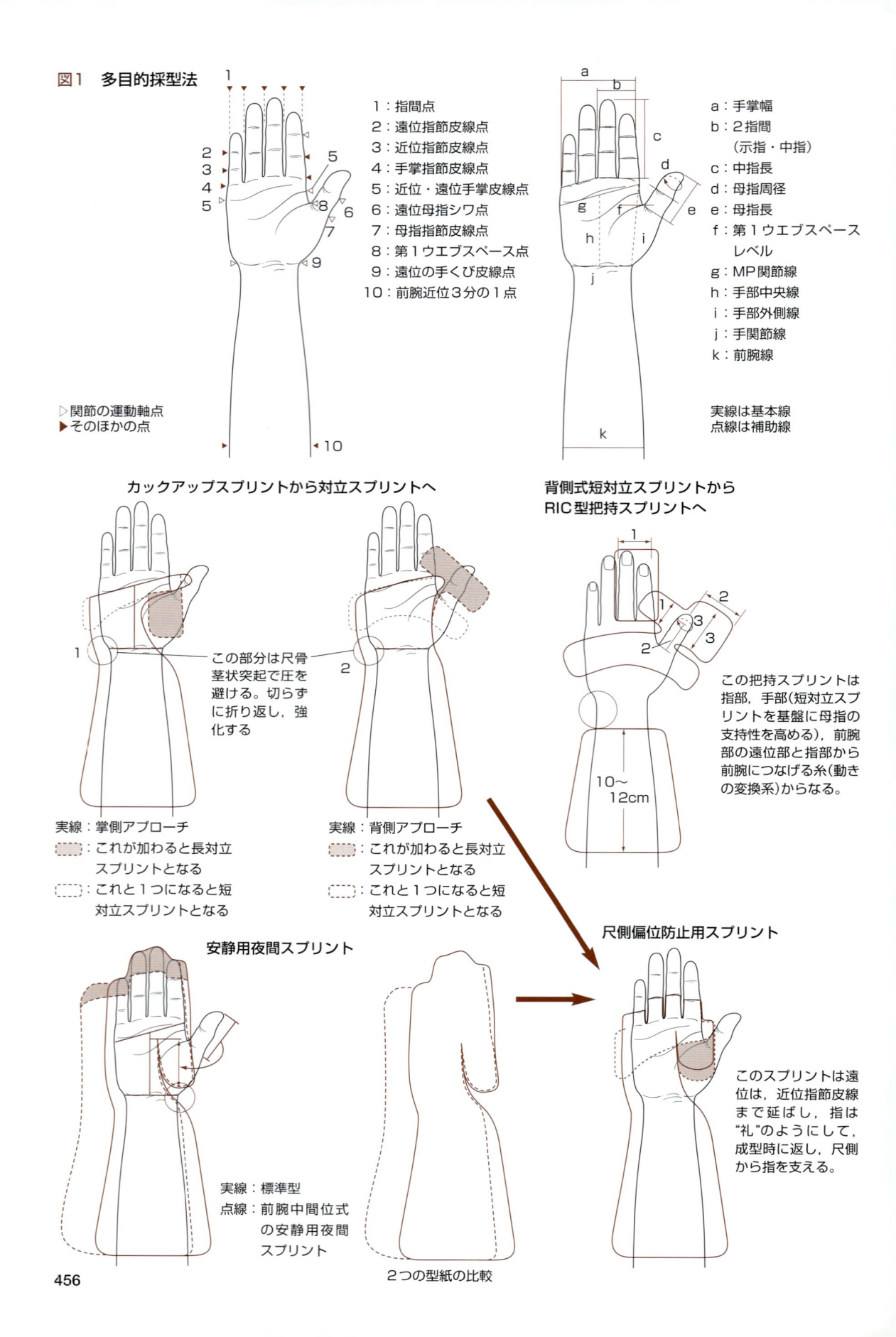

1：指間点
2：遠位指節皮線点
3：近位指節皮線点
4：手掌指節皮線点
5：近位・遠位手掌皮線点
6：遠位母指シワ点
7：母指指節皮線点
8：第1ウエブスペース点
9：遠位の手くび皮線点
10：前腕近位3分の1点

▷ 関節の運動軸点
▶ そのほかの点

a：手掌幅
b：2指間（示指・中指）
c：中指長
d：母指周径
e：母指長
f：第1ウエブスペースレベル
g：MP関節線
h：手部中央線
i：手部外側線
j：手関節線
k：前腕線

実線は基本線
点線は補助線

カックアップスプリントから対立スプリントへ

この部分は尺骨茎状突起で圧を避ける。切らずに折り返し，強化する

実線：掌側アプローチ
▨：これが加わると長対立スプリントとなる
▭：これと1つになると短対立スプリントとなる

実線：背側アプローチ
▨：これが加わると長対立スプリントとなる
▭：これと1つになると短対立スプリントとなる

背側式短対立スプリントからRIC型把持スプリントへ

10〜12cm

この把持スプリントは指部，手部（短対立スプリントを基盤に母指の支持性を高める），前腕部の遠位部と指部から前腕につなげる糸（動きの変換系）からなる。

安静用夜間スプリント

実線：標準型
点線：前腕中間位式の安静用夜間スプリント

2つの型紙の比較

尺側偏位防止用スプリント

このスプリントは遠位は，近位指節皮線まで延ばし，指は"礼"のようにして，成型時に返し，尺側から指を支える。

その他(代表的な装具の部位名称の解説)

●短対立装具
- Cバーは，第1CM関節の掌側外転域を確保する役割がある。
- 対立バー(対立板)は，母指のCM関節の橈側外転を防ぎ，対立位(把持肢位)に保持する。部位的にはMCP関節レベルがよい。
- 手掌バーはランチョ型にある部品で，手掌の遠位横アーチを維持する。
- 虫様筋バーはMCP関節の過伸展を防止する部品で，虫様筋の作用の一部代用する。

図2　短対立装具

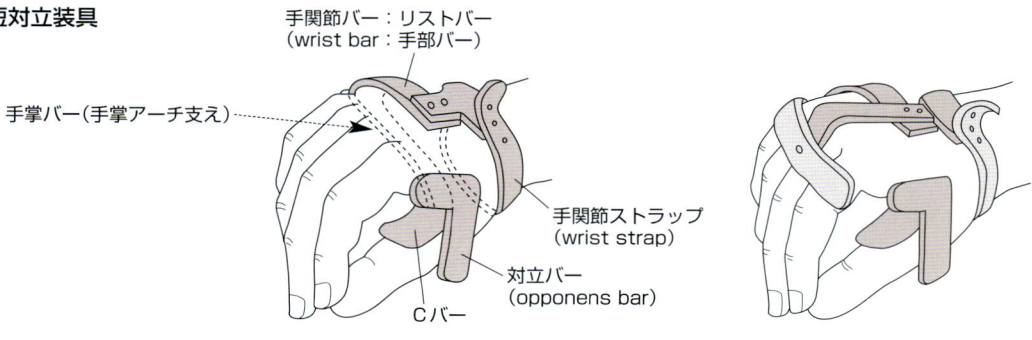

手関節バー：リストバー（wrist bar：手部バー）
手掌バー(手掌アーチ支え)
手関節ストラップ（wrist strap）
対立バー（opponens bar）
Cバー

ランチョ型　　　　虫様筋バー(MCP伸展止め)

●アウトリガー
- アウトリガーはフレームとスリングに分かれる。全体としては牽引装置でもある。
- フレームはアウトリガーの土台部分にあたり，そこに牽引部であるスリングを取り付ける。フレームはこの牽引方向の微調整行う。
- スリングはその牽引の力源の調整で牽引力を調整することができる。ここで使用される牽引力は輪ゴムを使用することが多い。

図3　アウトリガー

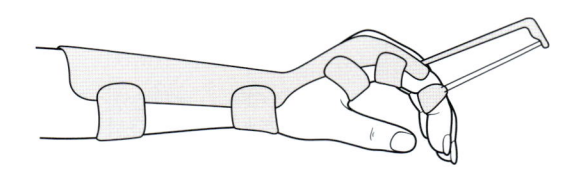

基本介入手段

10 基本介入手段
基本動作

Point!

※「基本動作」における基本評価についてはp.159〜161参照。

- ■ 起居・移乗・移動動作はADLの基本動作
  ☞ 動作の特徴・方法と補装具・福祉用具，環境調整を組み合わせ支援
- ■ 脳卒中（片麻痺）
  ☞ 健側（片側）中心の動作，平衡障害や感覚障害等により転倒のリスクも大。能力に合った動作方法の習得が重要
- ■ 頸髄損傷 ☞ C6機能レベルのADL能力の理解が重要
- ■ 関節リウマチ ☞ 関節保護とエネルギー保存を考慮したADL支援が重要
- ■ 障害高齢者 ☞ 生活習慣と環境調整・福祉用具の活用が重要

起居・移乗・移動の支援

表1 基本動作の障害が問題となりやすい主な疾病・障害とその動作特性

	ADL（基本動作）支援のポイント	起居動作（寝返り・起き上がり）（ベッド上姿勢を含む）	移乗動作	移動
脳卒中（片麻痺）	・片麻痺特有（健側中心）の動作 ・立位姿勢・歩行時など片麻痺に加え，平衡障害や感覚障害により転倒のリスク大 ・安全な動作方法の獲得と補装具（短下肢装具・杖など）・福祉用具（車いす）の活用，環境整備（手すりの設置など）が必須	・寝返り動作（図1）：健側で麻痺上下側をケアしながら健側方向への寝返り・起き上がり ・長期的な不良肢での臥位姿勢は変形・拘縮・褥瘡の原因。除圧や良肢位保持のためのマットやクッションの活用が重要（＝活動制限の要因）	・移乗動作（図2）：健側上下肢を中心として健側方向へ軸回旋で移乗 ・車いすからベッド，椅子，便座，浴槽など日常のなかで頻度の高い動作	・片麻痺特有な歩行パターン（杖歩行）（図5） ・健側上下肢による車いす自走 ・階段昇降（上りは健側から，下りは患側下肢から）（図6） ・能力に応じた補装具・福祉用具（T字杖，多脚杖，短下肢装具・車いす）の選択が重要
頸髄損傷	・ADLの自立のレベルは残存する筋力や機能に依存 ・完全損傷では機能レベルごとに自立可能なADLとその方法・必要な自助具・補装具が対応（Zancolliの機能分類と関連付けて理解） ・C6機能レベルの残存運動機能と達成可能なADLの理解が重要（C6B3を境界にADL自立範囲が一気に拡大）	・寝返り・起き上がりはC6Bレベルより上肢の動きを利用し自立可能（C4-5全介助，C5条件付き自立） ・除圧は，C4全介助，C5条件付き，C6自立可能）（p.612の図12参照）	・水平方法への移乗はC6B3機能レベルから自立可能（C6レベルではトランスファーボードを利用）（p.612の図11参照） ・床からの自立はC8-T1レベル機能より自立可能	・電動車いすの利用（C4-5） ・車いす自走（C4不可，C5A短距離なら可，C5B〜自立可能（室内レベル），C6B3から屋内外での自立可能） ・自動車運転（C6B1が自立の境界）（p.615の図19参照）

458

	ADL(基本動作)支援のポイント	起居動作(寝返り・起き上がり)(ベッド上姿勢を含む)	移乗動作	移動
関節リウマチ	・慢性で女性に多い疾患で、関節保護(関節破壊と痛み)やエネルギー保存(疲労)を考慮したADL支援が重要 ・日常生活のなかで継続的な関節への負担は関節破壊を進め、生活機能の悪化につながる	・臥床時の頸部の保護(形状を考慮した枕の使用) ・エルボークラッチ・車いすの活用 ・手指など小関節の使用を少なくする動作法の獲得	・低い位置からの移乗では筋力低下を補填することと膝関節の負担を軽減するために、洋式トイレに補高便座や昇降式便座を利用	・移動時の杖使用の際には手指の小関節への負担軽減が必要：エルボークラッチ(プラットフォームクラッチ)などの利用 ・長時間の同一関節への負担は関節破壊を進める。移動時には休憩可能な歩行車や車いすの活用も
障害高齢者(要介護者・虚弱高齢者など)	・心身機能の状態を把握し残存機能を生かした支援が重要 ・日常の生活(活動)習慣が心身の機能状態に影響 ・生活環境を考慮し、動作法の獲得や自助具・福祉用具・補装具の活用を総合的に考え、持続可能な方法の選択と支援が重要	・介助法や動作方法の指導・支援 ・起居移動動作のためベッドと福祉用具を活用(電動ベッド・ギャッチアップ式ベッド・ベッド柵など) ・長期臥床者は褥瘡及び関節拘縮予防に配慮(除圧と良肢位保持のためのエアマット、クッションなどの活用)	・介助法や動作能力の指導 ・移乗のための福祉用具などの活用(介助バーの設置、介助リフター、トランスファーボードの活用など) ・自力移乗の際には足元の滑りやすさや手すりなどつかまる位置にも配慮	・下肢の筋力や平衡機能などを考慮し移動方法を選択 ・移動能力に応じた動作方法の選択と指導(自力歩行・補装具の活用・車いすの利用など) ・移動能力に応じた環境整備(手すりや段差、部屋の出入り口など家屋改修も検討)

One point Advice

- 脳卒中(片麻痺)では、**安全性を考慮し常に健側へ移乗するなどの片麻痺特有の動作方法を理解する**。特に、立位姿勢・歩行時には運動障害に加え、**平衡障害や感覚障害**によりバランスを崩しやすく健側上肢で捕まる部分を確保し転倒のリスクを避けるようにする。
- 頸髄損傷のADLでは、**C6機能レベル**の残存運動機能と達成可能なADLの理解が重要(C6B3以下でADL自立範囲が一気に拡大)。
- 関節リウマチでは、ADL動作でも疾病特性より関節破壊や疲労など全身症状への配慮が必要である。特に働き盛りの女性の罹患率が高く、子育てや家事動作など多くの場面で関節への負担がかかる。負担軽減の動作方法を理解することが重要である。
- ◇障害高齢者では、心身の機能と生活習慣との関連が強く、生活環境を整え福祉用具等を活用しながら移動能力や様々な活動への参加を継続できるよう支援する。

基本介入手段

脳卒中(片麻痺)

図1　寝返り動作

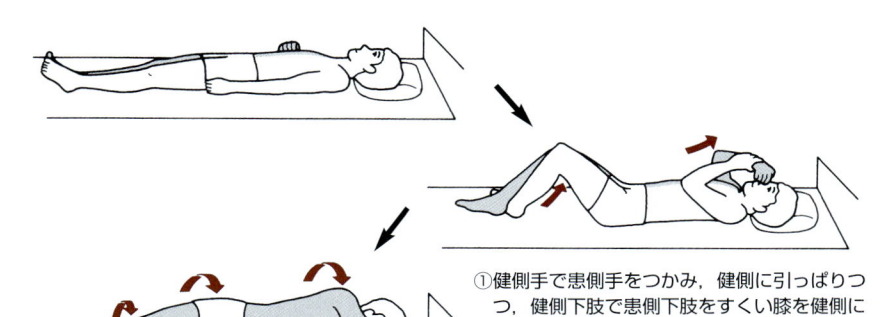

①健側手で患側手をつかみ、健側に引っぱりつつ、健側下肢で患側下肢をすくい膝を健側に倒しながら回旋する。

②側臥位に近づいたときに肘を前方に出し、膝を曲げることで側臥位が安定する。

(柳澤　健 編：理学療法士 イエロー・ノート 専門編 2nd edition, p.415, メジカルビュー社, 2011. より引用改変)

図2　起き上がり動作（ベッドサイドでの）

① 健側手で患側手を持ち，健側に誘導すると同時に健側下肢で患側下肢をすくい健側方向に回旋し，ベッドより下肢を下ろす。

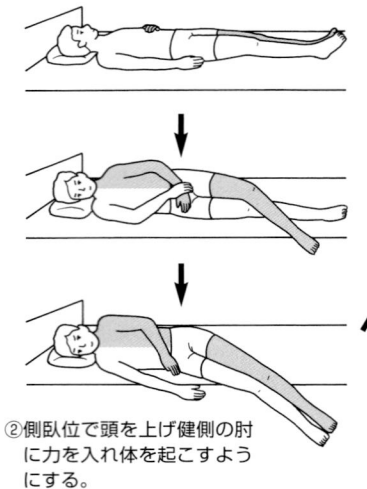

② 側臥位で頭を上げ健側の肘に力を入れ体を起こすようにする。

③ 体が後方に倒れないように頭部を屈曲し十分に腹筋を使う。ベッドから両下肢が下りると反作用で上体が起きやすくなる。

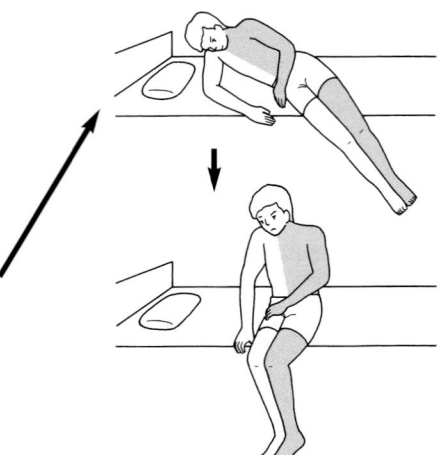

（柳澤　健編：理学療法士　イエロー・ノート　専門編　2nd edition，p.414，メジカルビュー社，2011．より引用改変）

図3　移乗動作（車いすからベッドへ）

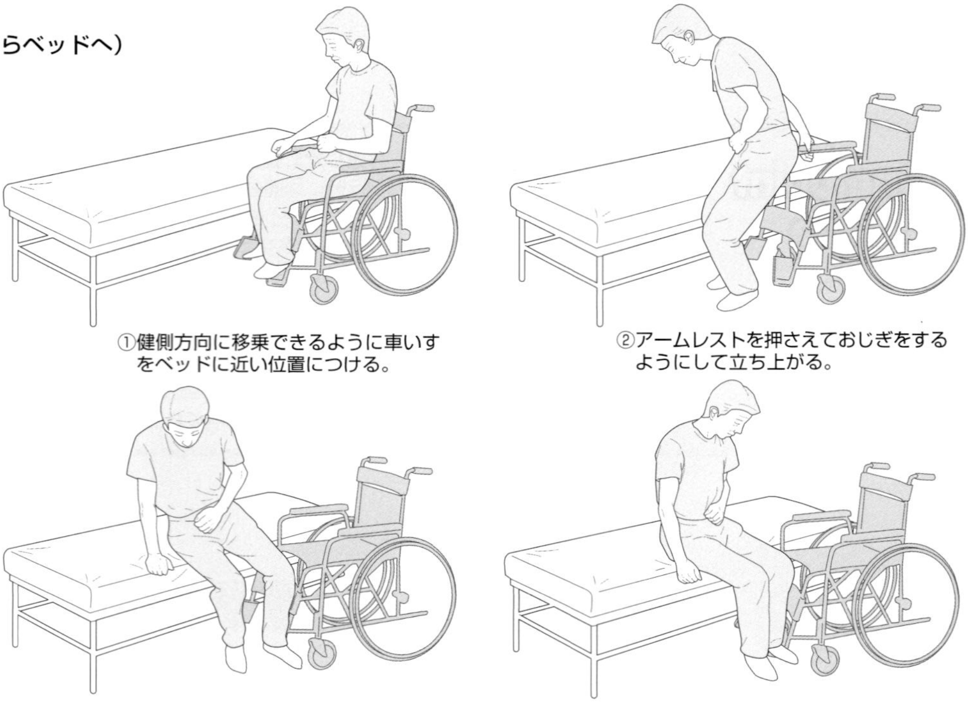

① 健側方向に移乗できるように車いすをベッドに近い位置につける。

② アームレストを押さえておじぎをするようにして立ち上がる。

③④ ベッドに手をつき健側下肢で軸回旋し，おじぎをするようにベッドに腰を下ろし，殿部がついてから体を起こす。

図4　床からの立ち上がり動作

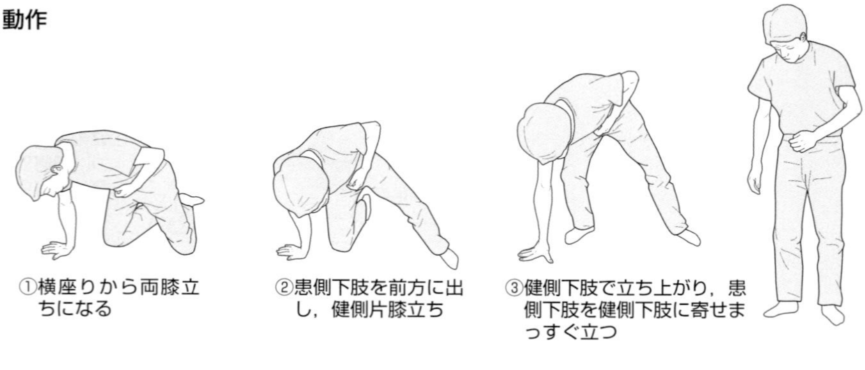

① 横座りから両膝立ちになる

② 患側下肢を前方に出し，健側片膝立ち

③ 健側下肢で立ち上がり，患側下肢を健側下肢に寄せまっすぐ立つ

頸髄損傷

- 頸髄損傷の寝返り・起き上がり・移乗動作，除去法は「脊髄損傷」の項(p.603〜615)参照。

図5 杖歩行（片麻痺者の杖歩行）

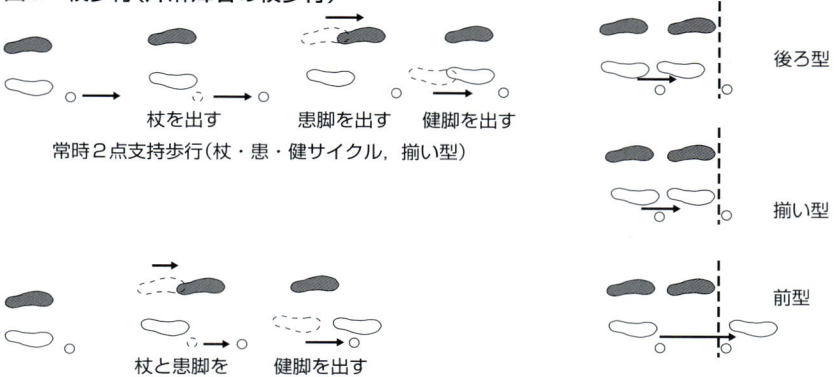

常時2点支持歩行（杖・患・健サイクル，揃い型）
杖を出す → 患脚を出す → 健脚を出す

2点1点交互支持歩行
杖と患脚を同時に出す → 健脚を出す

常時2点支持歩行（3つの型）
後ろ型／揃い型／前型

片麻痺歩行の特徴

常時2点支持歩行（3動作歩行）3点動作歩行：患側下肢，健側手（杖），健側下肢のいずれか2カ所が常に支持し，1カ所ずつ順に前に出し，3拍子で歩行する。立位の安定性が低く，歩行速度も遅い。

2点1点交互支持歩行（2動作歩行）：患側下肢と健側手（杖）（2点支持）が連動し，健側下肢（1点）と交互に踏み出される。比較的動作時のバランスが良い人が用いる歩行パターンで，歩行速度は3点動作歩行や多脚杖使用者よりも早い。

※歩行能力が高い順は，①2点1点交互支持歩行，②常時2点支持歩行前型，③揃い型，④後ろ型となる。

図6 階段昇降（片麻痺者の階段昇降）

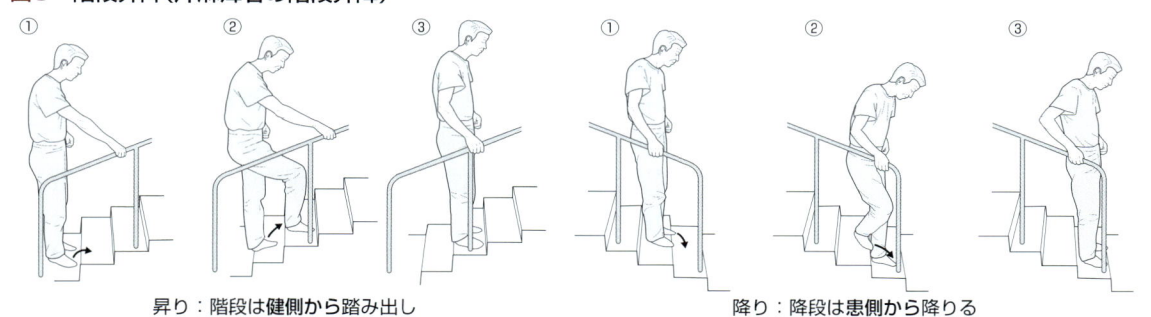

昇り：階段は健側から踏み出し
降り：降段は患側から降りる

図7 移動能力と補装具・福祉用具の選択（高齢者）

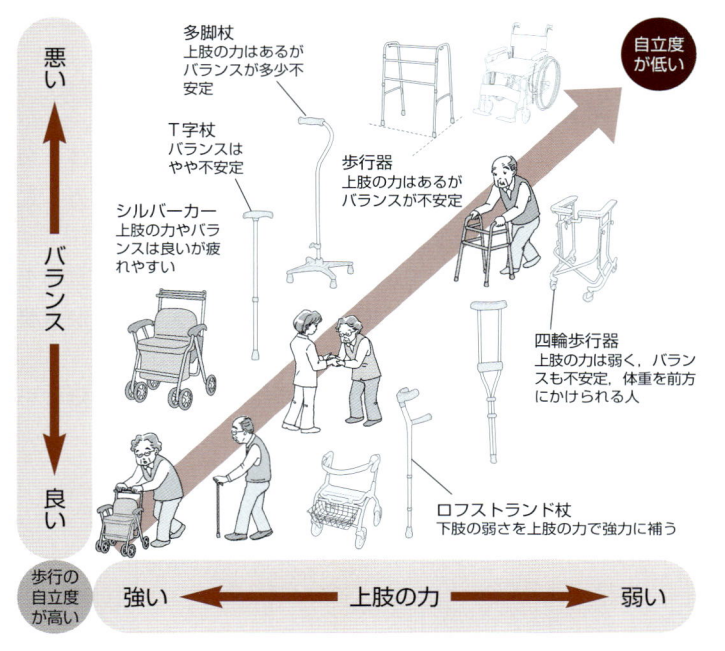

悪い ← バランス → 良い
強い ← 上肢の力 → 弱い
歩行の自立度が高い／自立度が低い

- 多脚杖　上肢の力はあるがバランスが多少不安定
- T字杖　バランスはやや不安定
- シルバーカー　上肢の力やバランスは良いが疲れやすい
- 歩行器　上肢の力はあるがバランスが不安定
- 四輪歩行器　上肢の力は弱く，バランスも不安定，体重を前方にかけられる人
- ロフストランド杖　下肢の弱さを上肢の力で強力に補う

補装具の分類	補装具	適応
歩行車	シルバーカー	高齢者・荷物などの運搬や疲労時の椅子
機能付き杖	椅子付杖など	体力などの低下
単脚杖	T字杖，ステッキ型杖，オフセット杖	軽度の歩行障害・片麻痺，バランスは比較的良好
多脚杖	三脚杖，四脚杖	中等度以上の歩行障害
クラッチ類	松葉杖，ロフストランドクラッチ	中等度以上の歩行障害
歩行器類	固定型四脚歩行器，交互型四脚型歩行器など	両下肢とも支持性の低い人

基本介入手段

11 基本介入手段
日常生活活動

1 食事

Point!

※「日常生活活動」における基本評価についてはp.162〜175参照。

- ■ 食事は上肢機能（把持機能・到達機能）と口腔機能（嚥下機能）に配慮
- ■ 食事の際の上肢機能
  - ☞ 道具の把持・操作（手指機能）と到達機能（口元への到達）
    把持機能の代償 ⇒ ホルダーや太柄スプーン，コップホルダーなど自助具の活用
    到達機能の代償 ⇒ 長柄スプーンやスプリングバランサーなどの自助具・補装具の活用
    利き手麻痺 ⇒ 非利き手交換（生体内の機能の置き替え）
- ■ 食事の際の口腔機能
  - ☞ 栄養を体内へ取り込むための咀嚼と嚥下機能（機能が不十分な場合二次的障害として ⇒ 誤嚥・誤嚥性肺炎の問題）
    摂食機能（咀嚼と嚥下機能）と二次障害の予防 ⇒ 摂食・嚥下訓練（間接訓練・直接訓練）
    間接訓練：食材を使用せず，口腔内の機能や嚥下機能の基礎訓練
    直接訓練：実際の食材を利用し，食品の性質（固さ，粘性，ばらつき），食事の際の姿勢などに配慮しながらの食事訓練

食事の支援のポイント

- 食事は人間の基本的な欲求を満たすばかりでなく，人にとっての食べる楽しみ・嗜好と関連することから本人が望む食事のスタイル（食事の仕方・食材・食事の環境など）を大切にする必要がある。
- 実際の食事を支援する際には食物を口に運ぶ上肢の機能と口腔内の食物を栄養源として取り込むための咀嚼や嚥下機能が十分に機能することが重要である。
- また，嚥下機能の不十分さから**誤嚥性肺炎**など生命に影響する二次障害をきたすことにも配慮した支援が重要である。

食事の際の上肢機能への介入

- 上肢機能として食事の際に道具を保持・操作することと，食材を口元に運ぶための到達機能が関わる。何らかの障害で機能が損なわれた場合，機能の回復とともに代償的な方法や自助具などを活用する。
- **把持機能の代償**：手指の筋力や関節可動域・巧緻性の低下など，道具を把持・操作する機能を代償する自助具の活用（頸髄損傷，ALS，RA など）。

図1　手指機能や到達機能を代償する自助具と食器など

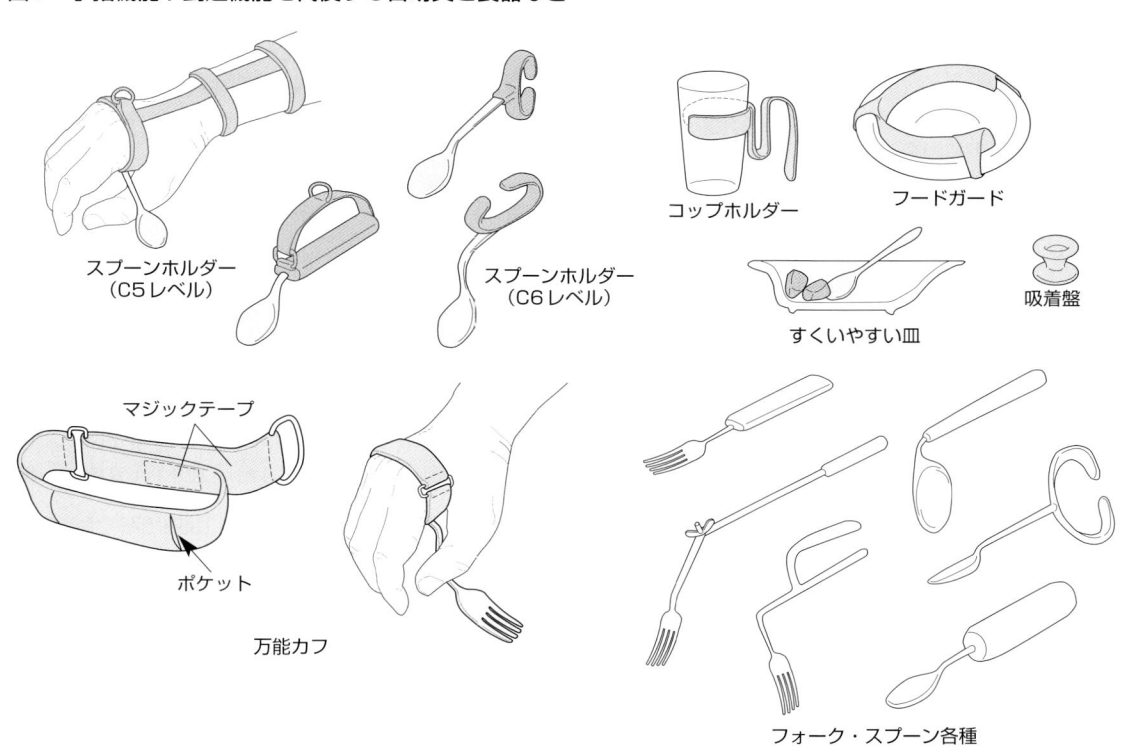

スプーンホルダー（C5レベル）　スプーンホルダー（C6レベル）　コップホルダー　フードガード　すくいやすい皿　吸着盤

マジックテープ　ポケット　万能カフ　フォーク・スプーン各種

- **到達機能の代償**：肩周囲筋や上肢全体の筋力低下等により食べ物を口元へ運ぶことの障害を代償するための補装具（ALS，筋ジストロフィー症，頸髄損傷など）。

図2　スプリングバランサーの活用，食事支援ロボットの活用

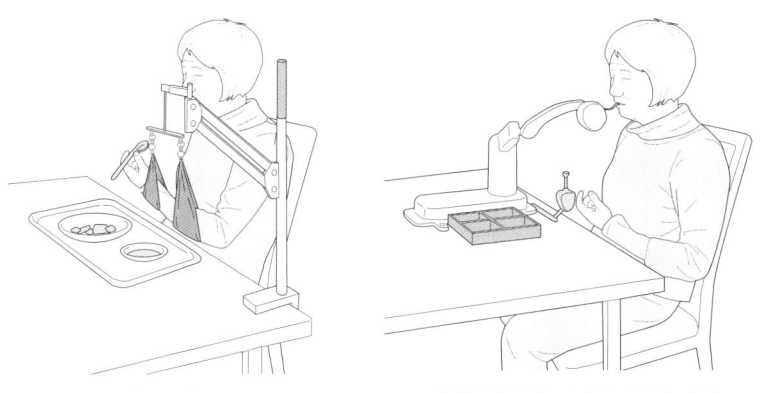

ポータブルスプリングバランサー　　食事支援ロボット「マイスプーン」

基本介入手段

用語アラカルト

＊1　誤嚥性肺炎

- 食事の際に起こる**顕性誤嚥**と，睡眠時など**不顕性誤嚥**に区分され，後者が原因で肺炎を起こすことが多い。
- 健常成人でも不顕性誤嚥は起こるが，誤嚥の量が少なく，朝痰として喀出されることが多いので，肺炎にはつながりにくい。しかし，高齢者では嚥下機能の低下に加え，睡眠中の誤嚥量が多く，**咳嗽反射や免疫力が低下**しているため肺炎につながりやすい。
- 誤嚥性肺炎を予防するには，摂食・嚥下能力を向上させ誤嚥の量を減少するとともに，口腔内の細菌量を減らすことが重要となり，口腔内の清潔を保つための**口腔ケア**が効果的である。

＊2　嚥下体操

- 頸部，肩，口唇，舌，頬部を中心として運動を行うことにより，嚥下に関係する筋の適度の緊張が得られること有効に機能し（筋力強化・痙性抑制）スムーズな嚥下の準備状態を作る。
- 体操は食事の前に行い，頸部の前屈・後屈，側屈，回旋をゆっくり，十分に可動域にわたり行う。また，肩の力を抜き，口を上下・左右に大きく開いたり（下顎と口唇・頬の可動性と痙性抑制），口唇をとがらせ左右に引く。舌で左右の頬を押したり，頬を膨らませるなど，舌の運動も十分に行う。

＊3　アイスマッサージ・アイシング

- 嚥下反射の遅延に対して，**反射誘発部位**（軟口蓋，舌根部，咽頭後壁など）に冷却刺激を与えることにより嚥下反射を促通する。
- 大きめの綿棒や口腔ケア用スポンジブラシなどの先を凍らせたり，氷水に浸し，反射誘発部位を数回刺激した後に，閉口させ嚥下するように促す。
- 嚥下反射の起きやすさや誘発部位の位置・刺激の強さには個人差があり，甲状軟骨周辺から下顎の間の皮膚への刺激を併用し誘発する場合もある。

- **利き手交換**：利き手が麻痺した場合，非利き手での道具の操作の置き替え（利き手交換の練習）（脳卒中による片麻痺など）。
- 非利き手による箸やスプーンなどの基礎的な操作練習に加え，実際の食事の際には初めスプーンやフォーク・ピンセット様箸など操作しやすい道具を使い，食べ物も丸く滑りやすいものを避け，箸やフォークでつまみやすい食性のものを選択・練習をし，徐々に食品の種類や使用する道具（フォークから箸へ）を広げていく。
- 主食をおにぎりやパンにするなども食事の時間や作業量を軽減し，非利き手での動作によるストレスを押さえることができる。

食事の際の口腔機能への介入（脳卒中による片麻痺，障害高齢者，ALS，脊髄小脳変性症，筋ジストロフィー症など）

- 食べ物の不十分な咀嚼や嚥下により，誤嚥や誤嚥性肺炎[＊1]につながることがあり，十分な口腔機能の評価（評価の項を参照）をもとに，能力に応じた食事や摂食・嚥下訓練を行う必要がある。
- 嚥下訓練は口腔機能を考慮しながら，間接訓練と直接訓練を組み合わせながら支援を行う。

表1　嚥下機能の評価と介入

嚥下機能の評価
1. **全身状態**：バイタルサイン（発熱，血圧，呼吸数の変化など），脱水症状の有無，嚥下の際の自覚症状の確認
2. **口腔内所見**：歯・歯周・義歯の状態（破損・不適合・汚染），口腔内残渣・舌苔の有無，唾液の分泌状況，衛生状態
3. **神経学的所見**：意識状態，神経麻痺等の有無，注意障害，半側無視等の高次機能障害，運動麻痺，感覚障害
4. **聴診**：睡眠時の胃液の逆流等の有無（不顕性誤嚥の原因），むせの深さ（咽頭部分または気管支など）
5. **スクリーニング検査**：反復唾液嚥下テスト・改訂水飲みテスト，フードテスト・嚥下造影検査など

間接訓練（基礎訓練） （食材を使用しない嚥下訓練）	直接訓練 （食品を使用した嚥下訓練）
1. 嚥下体操[＊2] 2. 頸部可動域訓練 3. 口唇・舌・頬のマッサージ 4. 氷を用いた訓練（氷なめ）[＊3] 5. 舌突出嚥下訓練 6. チューブのみ訓練 7. 頭部挙上訓練 8. バルーン法（バルーン拡張法，バルーン訓練法） 9. ブローイング訓練	1. 嚥下の意識化 2. 頸部回旋（横向き嚥下） 3. 交互嚥下 4. 食品調整 5. スライス型ゼリー丸飲み法 6. 一口量 7. 体幹角度調整田 8. Chin down（頭部・頸部屈曲位） 9. 一側嚥下 10. 鼻つまみ嚥下 11. 複数回嚥下，反復嚥下

（日本摂食・嚥下リハビリテーション学会医療検討委員会：訓練法のまとめ（改訂2010）．日摂食嚥下リハ会誌，13(1)：31-49, 2009．より引用改変）

補足

嚥下障害に適した食品の物性

- 嚥下障害に適した食品の物性は，固さ，粘性，まとまりやすさから判断する。適度な粘性があり食塊形成しやすい食物が適している。
- 食材の密度ができるだけ均一で口の中でばらけることがなく，べたつかずにのどごしも良く，口腔内の形状に合わせ変形しながらなめらかに咽頭部分を通過しやすい食材が誤嚥の可能性を低くする。
- 嚥下訓練では，嚥下機能に応じて嚥下食(組成が均質でバラツキや粘性が少ないもの)，介護食(移行食)，普通食に移行していく。食品形態として①プリン状(プリン，ババロア，ムース)，②ゼリー状(果汁・牛乳ゼリー，ヨーグルト)③ポタージュ状(クリームスープ，シチュー)④蒸し物(豆腐，卵豆腐，茶碗蒸し)，⑤粥状(全粥，五分粥，三分粥)などが摂食・嚥下訓練で利用される。

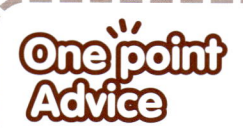

One point Advice

- 障害特性に合わせた自助具の組み合わせを理解すること(把持機能と到達機能の代償)。
- 高齢者や片麻痺の障害者は食事との関連で誤嚥性肺炎が多く，その予防法として食べ物の性質や嚥下訓練についても理解しておくことが望まれる。

② 排泄

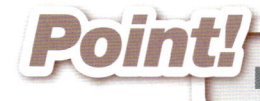

Point!

■ 排泄障害　☞　動作(心身機能)の障害と排泄機能の障害

排泄障害と介入

- 排泄は，排泄動作そのものの障害と排泄機能(尿意・便意，排泄物の貯留と排出)の障害に区分される。
- 動作の障害は，排泄に必要とされる運動障害を引き起こす疾患(脳卒中による片麻痺，頸髄損傷，ALS，関節リウマチなど)のある人に多くみられ，排泄機能の障害は排泄のための知覚や認知機能(脳損傷，認知症など)，排尿・排便反射に関連する神経系と筋の収縮弛緩が関与する。
- いずれも障害を改善するための心身の機能の回復・改善と代償的な動作方法の獲得や機器の活用を組み合わせて支援する。

図3 片麻痺の場合（トイレ環境とズボンの上げ下げ）

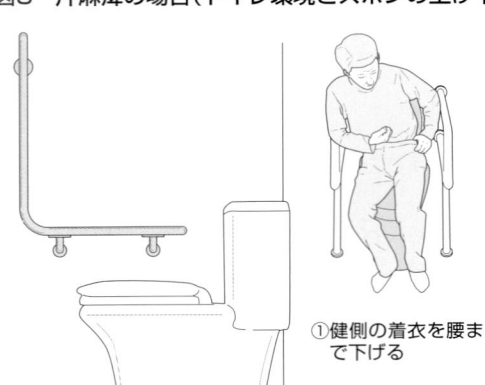

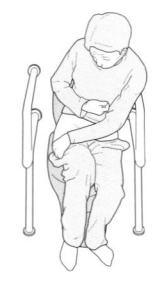

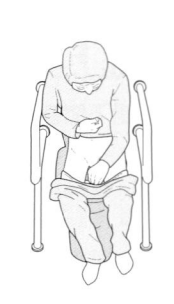

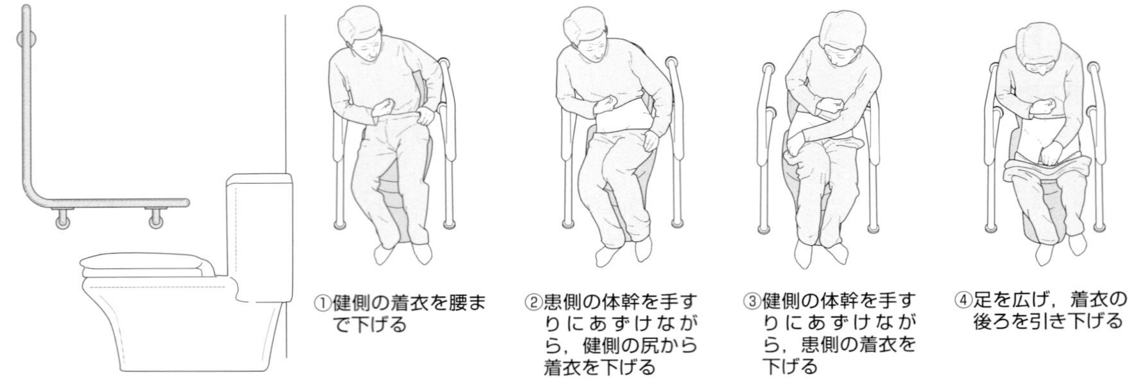

①健側の着衣を腰まで下げる
②患側の体幹を手すりにあずけながら，健側の尻から着衣を下げる
③健側の体幹を手すりにあずけながら，患側の着衣を下げる
④足を広げ，着衣の後ろを引き下げる

- 片麻痺者は健側中心の動作となること，また，麻痺と平衡機能の低下により立位や移乗などにおいて中間的姿勢でバランスを崩しやすい。トイレでの手すりの設置で安全性を確保するほか，ズボンの上げ下げも座って行う場合が多い。

図4 関節リウマチの場合

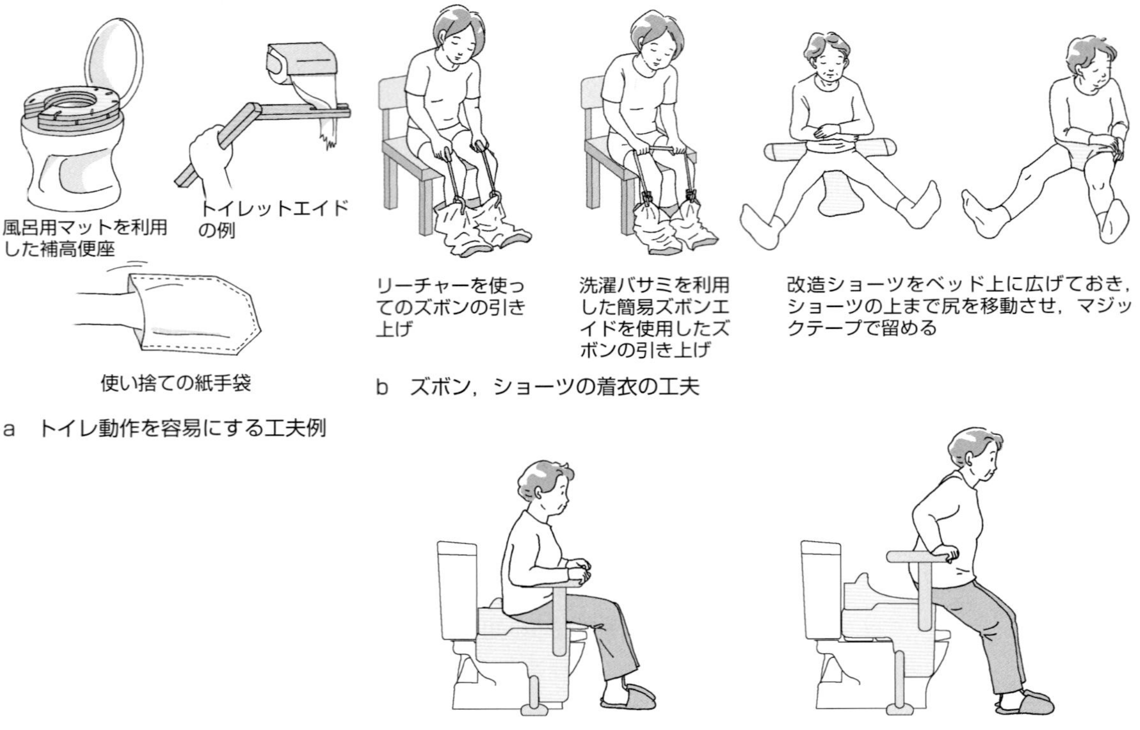

風呂用マットを利用した補高便座
トイレットエイドの例
使い捨ての紙手袋

a トイレ動作を容易にする工夫例

リーチャーを使ってのズボンの引き上げ
洗濯バサミを利用した簡易ズボンエイドを使用したズボンの引き上げ
改造ショーツをベッド上に広げておき，ショーツの上まで尻を移動させ，マジックテープで留める

b ズボン，ショーツの着衣の工夫

c 便座昇降機

（伊藤利之，鎌倉矩子 編：ADLとその周辺，第2版，医学書院，2008．より引用）

- 関節破壊や可動域制限，筋力低下などから膝関節や手指関節の負担を軽減するために補高便座や昇降式便座が用いられる。

図5 頸髄損傷者

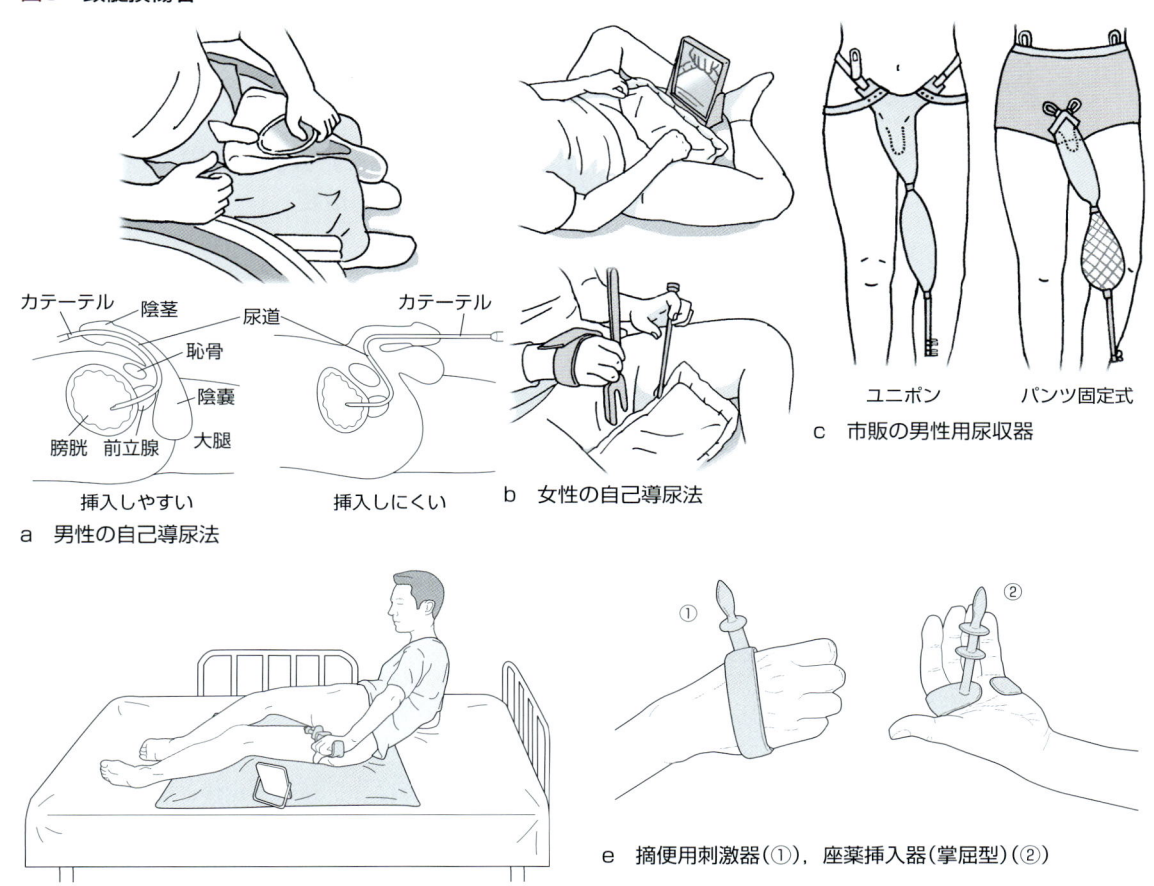

a 男性の自己導尿法
　カテーテル　陰茎　尿道　カテーテル
　　　　恥骨
　膀胱　陰嚢
　前立腺　大腿
　挿入しやすい　　挿入しにくい

b 女性の自己導尿法

c 市販の男性用尿収器
　ユニポン　　パンツ固定式

d 自立者用のトイレ様式（側臥位型）

e 摘便用刺激器（①），座薬挿入器（掌屈型）（②）

（伊藤利之，鎌倉矩子 編：ADLとその周辺，第2版，医学書院，2008．より引用）

- 動作は男性・女性で自立可能なレベルが異なる。
- 神経因性膀胱のコントロールが重要。
- 排泄動作と排泄機能（神経因性膀胱）の両面を支援。
- **排尿** ⇒ C4レベル：全介助，C5レベル：部分的自立，C6レベル：男性は自立，C7レベル：男女とも自立。
- **排便** ⇒ C4レベル：全介助　C5レベル：座薬挿入などを含め多くは介助，C6レベル：自助具を活用し自立の可能性も，C7レベル：自助具や環境整備により自立度は高まる。

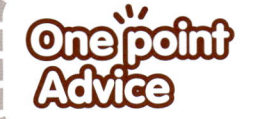

One point Advice

- 排泄動作では片麻痺や頸髄損傷，関節リウマチのある患者の障害特性と動作方法や支援方法に関して理解する。また，頸髄損傷者の排泄方法や性差に関しても理解しておくこと。

3 更衣，整容

Point!

- ■脳卒中による片麻痺者の更衣動作
  - ☞ 上衣・下衣とも患側から着て，健側から脱ぐ（片手動作の習得と座位姿勢の安定が重要）
- ■頸髄損傷者の更衣・整容動作
  - ☞ C4：自立困難，C5：自助具使用と環境整備により一部自立，C6：衣服の改造やゆったりした衣服と着衣・脱衣の方法の工夫により自立の可能性大，C7：衣服の改造と動作方法の習得により自立
- ■関節リウマチ
  - ☞ 上肢の到達機能（リーチ）と手指機能の代償の自助具の活用が重要（リーチャーやソックスエイドなどの活用）

更衣・整容の支援

- 更衣動作および整容動作は保温などの意味以上に身なりを整えたり，自己を表現するものであり，社会へ参加する準備にもつながる。
- 更衣動作や整容動作の障害は，片麻痺では片手動作や非利き手での動作（巧緻性）による障害や頸髄損傷者では手指機能（特にC5レベルまで）・到達機能や姿勢の保持や転換（寝返り起き上がり等の姿勢の変化）の問題で，関節リウマチでは小関節の負担（手指機能）と大関節の可動域制限・痛み（到達機能）の問題などから遂行障害をきたす。
- 障害特性に応じてその動作方法の習得と自助具等の活用・環境調整を理解することが重要となる。

●片麻痺の場合

- 片麻痺者では，動作の手順を覚えることが重要で上衣・下衣とも着衣の際には患側よりはじめ，脱衣の時には健側肢から始める。
- 片麻痺により片手でもできるようにズボンの着脱やネクタイの脱着，爪切りなどの際は衣服の加工や自助具を活用すると動作がしやすくなる。

●頸髄損傷の場合

- C5機能レベル以下では手指機能や姿勢を変えることの難しさから自助具を使用し，できる部分もあるがほぼ介助を要する。
- C6レベル以上では手指機能の代償として衣類にループをつけ，伸縮性のある衣類を選択することで自立の可能性が広がる。整容動作も同様にC6レベルより把持機能を代償する自助具などを活用することで自立度が上がる。

One point Advice

- 片麻痺は，衣服の着脱の順序を覚え，頸髄損傷ではC6レベルの更衣・整容を理解し，関節リウマチでは到達機能と把持機能を代償する自助具を理解しておこう。

図6　片麻痺者の衣服の着方（右片麻痺）

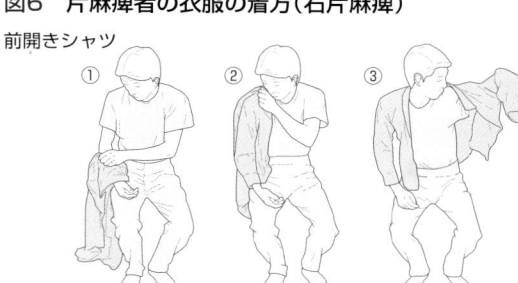

前開きシャツ

かぶりのシャツ

（更衣のポイント）
・着るときは先に患側の袖を通す。
・脱ぐときは先に健側の袖を抜く。
・ズボンをはくときは患側を先にはく。
・伸縮性のある生地を選ぶ。
・かぶりや前開きシャツなど簡単な構造の服を選ぶ。
・ボタンやファスナーなどは自助具を工夫する。

ズボン

図7　片麻痺の場合の工夫

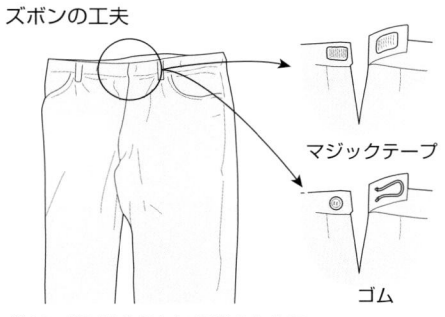

ズボンの工夫

マジックテープ

ゴム

ボタンがかけられない患者のために，マジックテープやゴムに付けかえる

ネクタイの工夫・各種

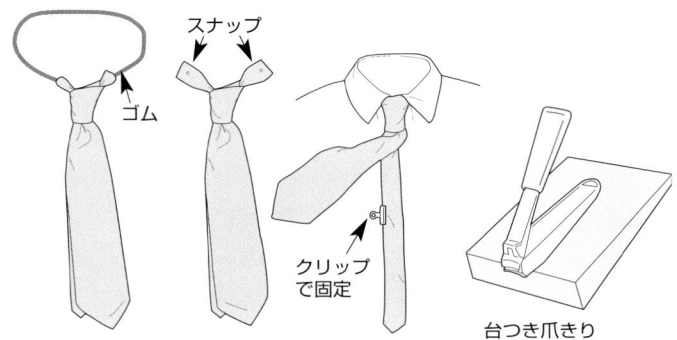

スナップ

ゴム

クリップで固定

台つき爪きり

図8　頸髄損傷者の更衣・整容

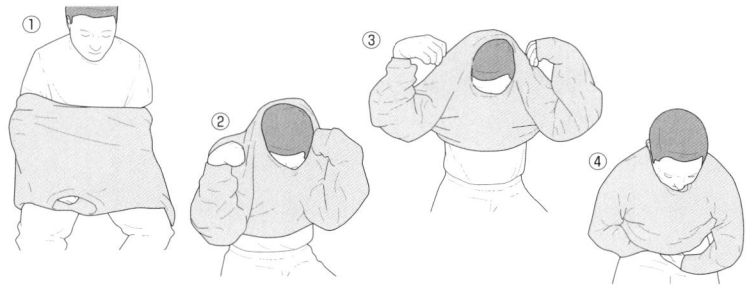

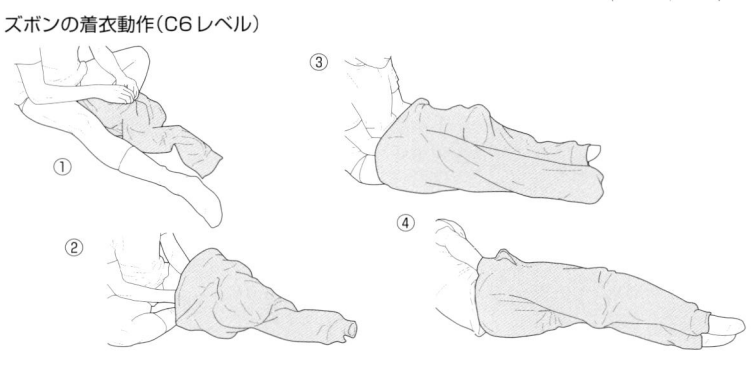

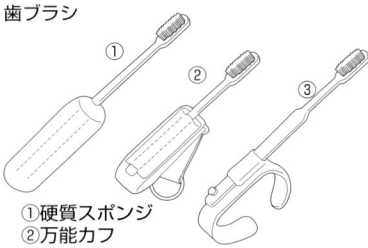

上衣の着衣動作（C6，7レベル）

歯ブラシ

①硬質スポンジ
②万能カフ
③ホルダー

ヘアーブラシ

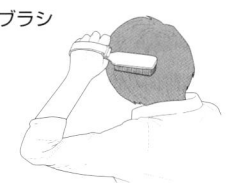

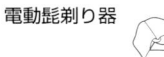

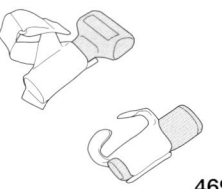

ズボンの着衣動作（C6レベル）

電動髭剃り器

基本介入手段

●関節リウマチの場合
- 関節リウマチでは膝の拘縮で足部に手が届かずストッキングエイドやリーチャーを用いて靴下の脱着を行う。また，整容動作でリーチ範囲の制約から長柄のブラシ，歯ブラシなどを用いる。

図9 関節リウマチの場合の更衣・整容

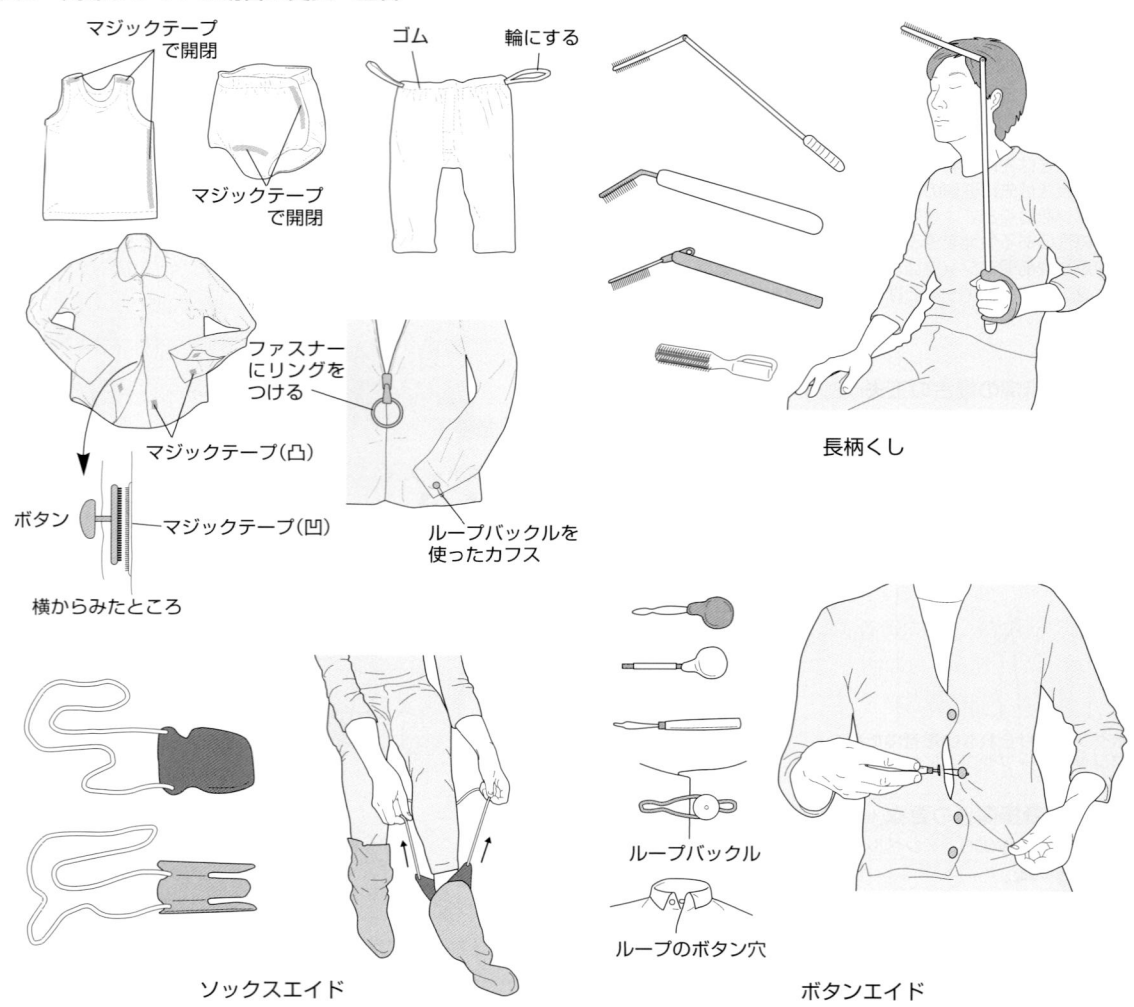

長柄くし

ソックスエイド

ボタンエイド

4 入浴

Point!

- ■脳卒中片麻痺 ☞ 健側方向へ（浴槽への移乗の際に健側に手すりを設置し，移乗）
  安全のために腰掛ける（浴槽のふち，シャワー椅子，バスボードの活用）
  片手動作での洗体の工夫（ループ付きタオル，ボディーブラシ，洗体ブラシなど）
- ■頸髄損傷 ☞ C4,5はリフター利用で浴室の出入り（全面介助）
  C6B3よりプッシュアップ機能を利用して完全自立が可能

入浴の支援

- 入浴動作は，身体的な残存機能を有効に生かしつつも，浴室内の滑りやすい物理的な環境や裸であることの介助しにくさなどを十分に考慮し，安全に入浴できるよう動作方法の獲得と環境整備，道具の活用が重要である。
- 入浴動作には，浴室までの移動や浴室内の移動，洗体，洗髪，浴槽への出入り，浴槽内での姿勢の安定，体や髪の乾燥などが含まれ，全工程に配慮が必要となる。

脳卒中による片麻痺者の入浴

- 片麻痺者の動作特性は，浴室内での移動や浴槽内への出入りで姿勢が不安定となり転倒の可能性が大きくなる。手すりなど健側手でつかまる部分を確保し，浴槽への出入りの際には下肢を大きく上げることから浴槽のふちやシャワーチェアーやバスボードなどを導入し安定した座位姿勢を確保する。

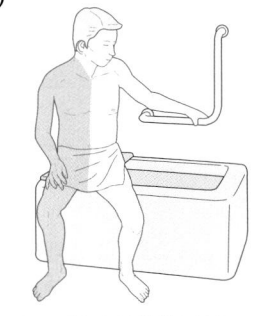

図10　浴槽への入り方（右片麻痺）

①手すりに手をかけ浴槽に渡したシャワーボードに腰かける。
②健側から浴槽に入る。
③次いで患側を入れる。
④浴槽から出るときは逆に行う。

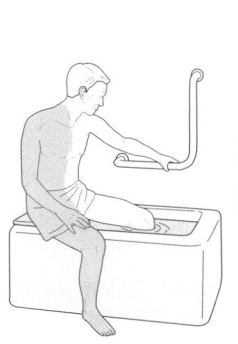

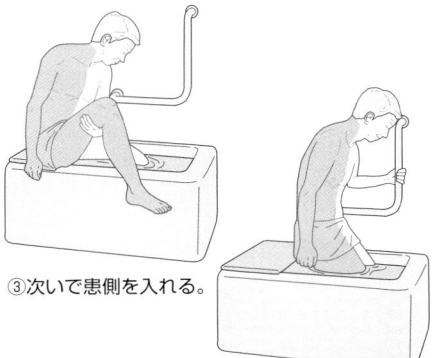

- 移動方向は健側方向に移乗するようにし，浴槽への出入り際に足の持ち上げや浴槽内に座り込んだり，出るときにしっかり力が入る位置に手すりを設置するようにする。また，洗体の際には片手動作で行うことからループ付きタオルやボディーブラシなどを活用する。

図11　洗体時の自助具

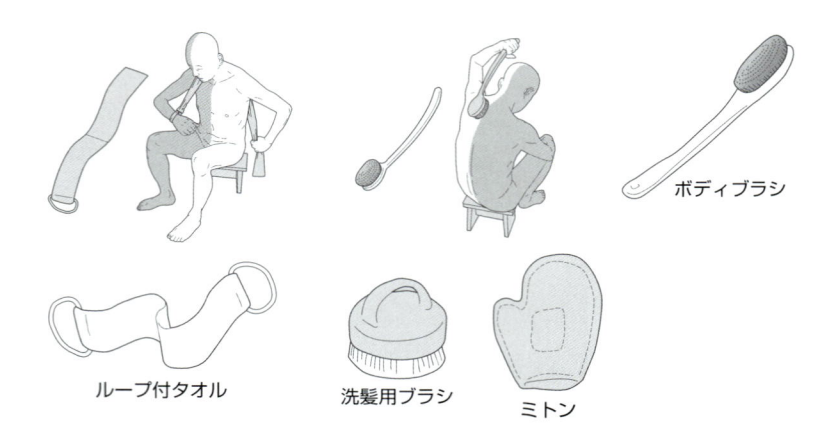

ボディブラシ
ループ付タオル
洗髪用ブラシ
ミトン

頸髄損傷による四肢麻痺

- 浴槽内への出入りを容易にするには洗い場を浴槽のふちと同等の高さに改修する。
- C4，5では，ほぼ全介助でリフターの利用が必須であり，図12のようにプッシュアップ機能を活用した浴槽内への出入りは，C6レベルから浴室の改造を前提に可能性が高まる。特にプッシュアップが可能となる**C6B3**から機能的には自立可能なレベルとなる。

図12　自立者用浴室（洗い場直列型浴槽）

浴槽へ入る
①プッシュアップで前方移動し，大腿中央部まで浴槽の中に降ろす。
②一方の肘をつき，半側臥位になって浴槽に入る。

浴槽から出る
①うつ伏せになり両上肢を洗い場にかけ，両肘をついて匍匐前進で上半身まで出す。
②一方の前腕を手すりにかけ，肘を曲げて殿部を浴槽から引き上げる。

(津山直一　監修：頸髄損傷のリハビリテーション，協同医書，1998．より引用改変)

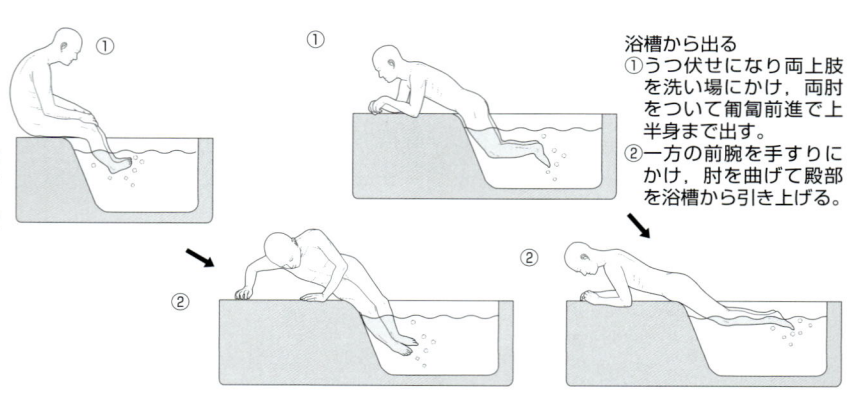

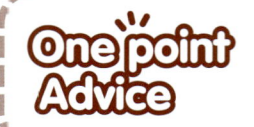

One point Advice

- 国家試験の出題頻度の高い入浴時の片麻痺の動作特徴ならびに頸髄損傷者の動作方法と自立可能なレベルに関して理解しておこう。

12 基本介入手段
生活関連活動

1 家事

Point!

※「生活関連活動」における基本評価についてはp.176〜177参照。

- ■脳卒中片麻痺 ☞ 片手動作時の物の固定法（自助具の活用）を理解，立位時の動作不安定さは座位で実施
- ■頸髄損傷 ☞ 把持機能や到達機能の代償のために道具を活用
- ■関節リウマチ ☞ 関節保護とエネルギー保存の原則をベースに（小関節の負担の軽減，重い物の移動の工夫など）

脳卒中による片麻痺者

- 片麻痺者では両手動作が必要な家事動作時，物を固定し，利き手の動作をしやすくするために自助具などの道具を活用する。図1〜3では布巾や固定用の自助具を用いることで動作中に物が動いてしまうことを防いでいる。また，片麻痺による立位動作が不安定な場合には座位姿勢で動作が行えるように工夫する必要がある（図4，5）。
- 利き手麻痺の場合には利き手交換の進み具合に応じて電動調理器具の導入も検討する。また，家事動作は日々繰り返されるものであり，継続性や効率性を考慮し，必要に応じてハーフメイドの食材を活用したり，家事支援の介護サービスを組み合わせるなども必要となる。

図1　濡れ布巾でのすべり止め　　図2　瓶の蓋あけ器　　図3　まな板（固定機能を代償）

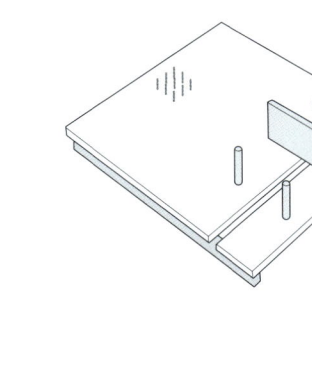

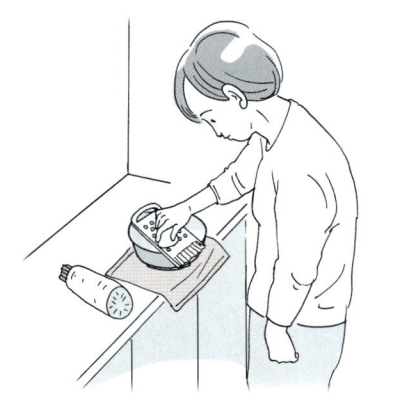

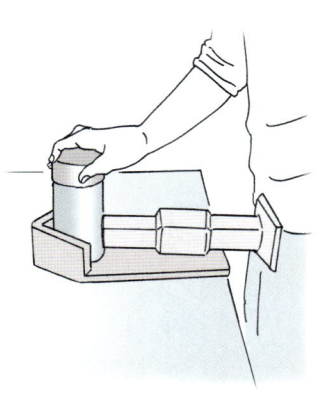

図4　洗濯物を運ぶ工夫　　　　図5　座位姿勢での掃除

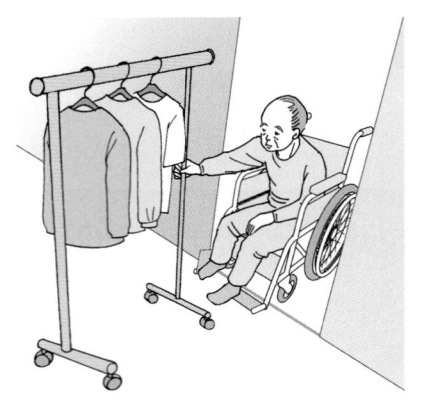

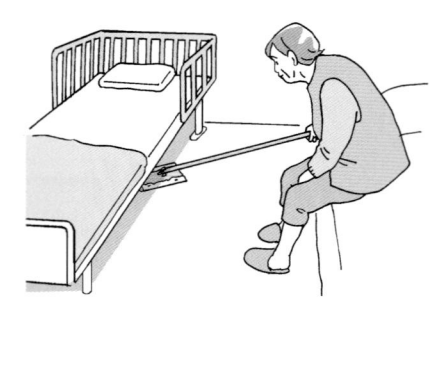

（図1, 2, 4, 5：伊藤利之, 鎌倉矩子 編：ADLとその周辺, 第2版, p.71-72, 医学書院, 2008. より引用）

頸髄損傷による四肢麻痺者

- 基本的には車いす上での家事動作を行う。
- 基本的な家事動作はC4, 5では困難で, 手指機能や上肢機能が活用できるC6レベルから部分的に可能となり, C7レベルから可能となる家事動作が増える。
- 動作時には環境調整や機器・自助具の工夫が必要である。手指機能が不十分なC6レベルでは図6のようにループで冷蔵庫のドアノブを開けたり, 手関節の背屈機能を利用する。
- 車いす上の動作では体幹を安定させながら到達機能を代償する道具を活用する。また, 食器洗い機や全自動洗濯機など電化製品を有効活用することも重要となる。

図6　冷蔵庫の操作

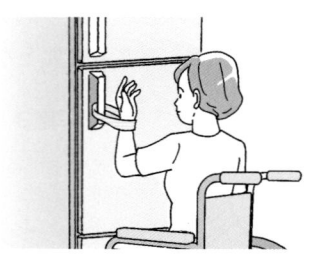

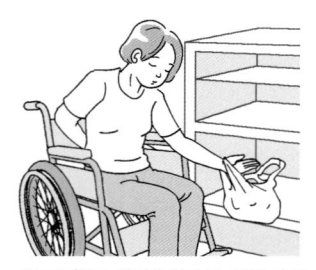

ループを用いた扉の開閉　　　手さげのある袋を利用して食品の出し入れを行う

図7　床面の掃除とリーチ

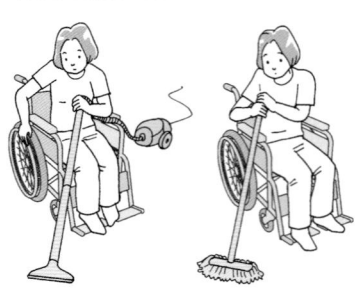

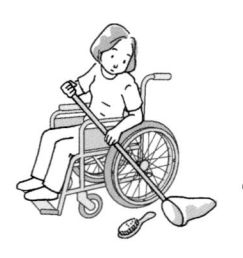

掃除　　　　　　引っかけて取る　　すくい上げて取る　　コインなどの小さなものを吸着盤を利用して取る
　　　　　　　　　　　　　　　リーチャーの利用

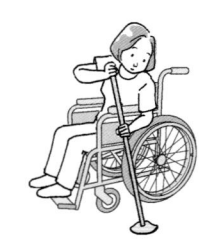

（図6, 7：伊藤利之, 鎌倉矩子 編：ADLとその周辺, 第2版, p.123, 医学書院, 2008. より引用）

One point Advice

- 関節リウマチは，子育てや家事といった社会的役割をもつ女性に多い疾患である。日常生活のなかでの無理な関節の使い方は関節の破壊を進め，生活障害を大きくする。
- 関節保護のポイントは，手指などの小関節の保護と関節への過剰で継続的な負担を避けることが大切で，環境や道具の工夫，自助具の活用が重要である。

関節リウマチ

- 関節リウマチは疾患特性上，家事が社会的な役割となる女性に多い慢性疾患であり，関節への継続的あるいは過剰な負荷は関節破壊を進め生活障害を大きくする。
- 家事動作の支援(介入)では，**関節保護**と**エネルギー保存の原則**に従い支援する。具体的には関節への持続的な負担を軽減すること，小関節への負担を少なくすること，負担な大きな動作は避けることなどがポイントとなる。
- 持続的な立位作業を避けるためにキャスター付きいすで短距離を移動したり，重い食器や瓶などは回転式のコーナーを利用し奥に手を伸ばすことがないようにするなどする。また，鍋など重い物はワゴンに乗せて移動する。小関節の保護としてレバー式や押しボタン式スイッチや蛇口に変えるなどの工夫も関節の保護につながる。
- このほかにも関節保護を考慮した家事の工夫として，整理棚やスタンド物干し台，化学モップ，ワンタッチエプロンの使用があげられる。

2 交通機関の利用

Point!
■頸髄損傷者の自動車運転
☞ C4,5困難，C6B1以下では特殊装置と改造で運動も可能，
C7車の改造と装具装着で円滑な運転が可能 ＋ 車いすの積み込みも可能

交通機関の利用と社会参加

- 社会参加のためには交通手段の活用が重要であり，法的には交通バリアフリー法(「生活関連活動評価」の項(p.177)参照)により支援体制が作られたが，歩行能力に制約を受ける重度の障害者にとっては自家用車の運転の可否がとても重要となる人が多い。
- 障害者の免許取得や能力の評価は，運転免許試験場で適性検査を受け，能力評価を受けることが必要となる。その結果，無条件で自家用車の運転の適格者として判断される場合と車種や車の改造，用具の取り付けが条件となる場合，不適格者として判断される場合がある。
- 作業療法士は，疾病特性や心身機能の状態から運転の可能性を検討し，可能な場合には関連する機関や業者との連携を行いながら支援を行う。特に頸髄損傷者では若い障害者が多く，自家用車の運転が就労等の条件になることがあり，機能レベルを考慮し，運転の可能性や必要な機器などを検討する。

基本介入手段

- 自動車運転では，自動車への乗り移り，車いすの積み下ろし，ハンドルやブレーキ，アクセルの適切な操作などが問題となるので，レベルごとの動作方法に加え，自家用車の改造のポイントを押さえておくことが大切である。また，車への運転とともに車内への移乗や車いすの車内への積載方法についても理解しておく必要がある（p.610の図5，p.615の図19を参照）。

3 余暇活動

> **Point!**
> ■余暇活動の支援　☞　活動に必要な本人の心身機能 ＋ 個人の背景（価値観，嗜好，経験，環境等）を考慮

余暇活動の支援

- 余暇活動はセルフケアや仕事とともに人生を豊かにする重要な活動である。本人の持つ心身の機能とともに個人の持つ価値観や指向，経験，環境等を考慮し，本人が望む活動を支援する。
- 余暇活動には，スポーツや体操，創作活動，手工芸，PCなど多様な活動が含まれ，本人の持つ心身機能を有効に活用し支援していく。余暇活動の継続は心身機能の維持向上にもつながり，健康状態を維持することにも活用できる。
- 作業療法士は活動を行うための心身機能の状況把握に加え，実施可能な余暇活動の情報と機会を提供したり，必要となる自助具や道具に関しても理解しておく。

図8　機能回復を目的としたスポーツ

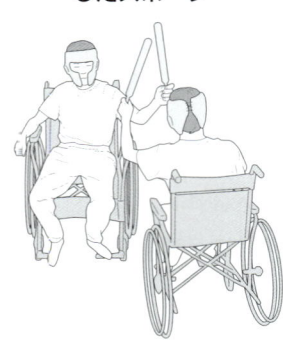

スポーツ・チャンバラ
（C6レベル）

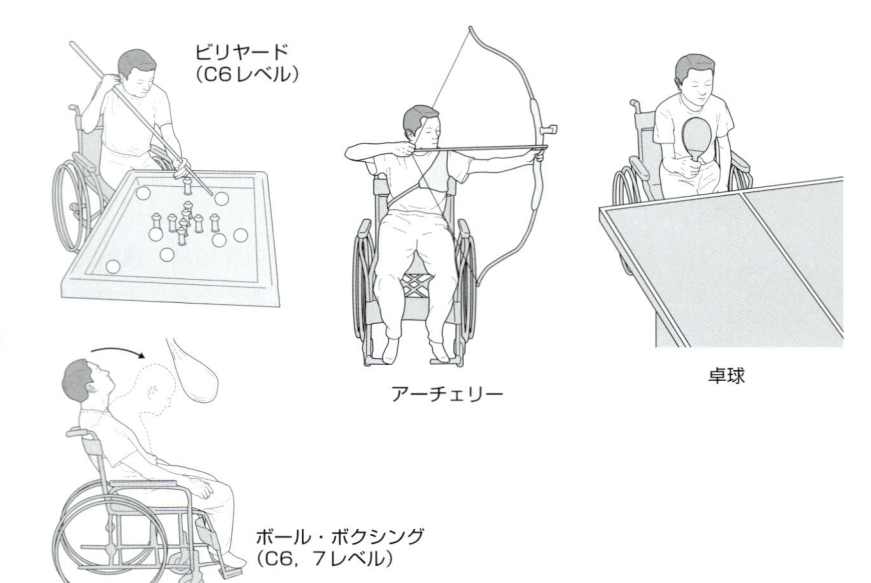

ビリヤード
（C6レベル）

ボール・ボクシング
（C6，7レベル）

アーチェリー

卓球

13 基本介入手段
自助具，福祉用具

Point!
- 自助具や福祉用具の導入プロセスを理解する
- 提供する物品の特徴を理解する

※「自助具，福祉用具」における基本評価については p.185〜187参照。

リハビリテーション関連機器とは

- 身体障害者が使用する製品・機器システムで，障害者の1つもしくは複合した機能・形態障害，能力障害および社会的不利の防止，代償，軽減または中和を図るために特別に作ったか，または既製品として存在する機器またはシステムをいう[1]。

図1　自助具適応のプロセス

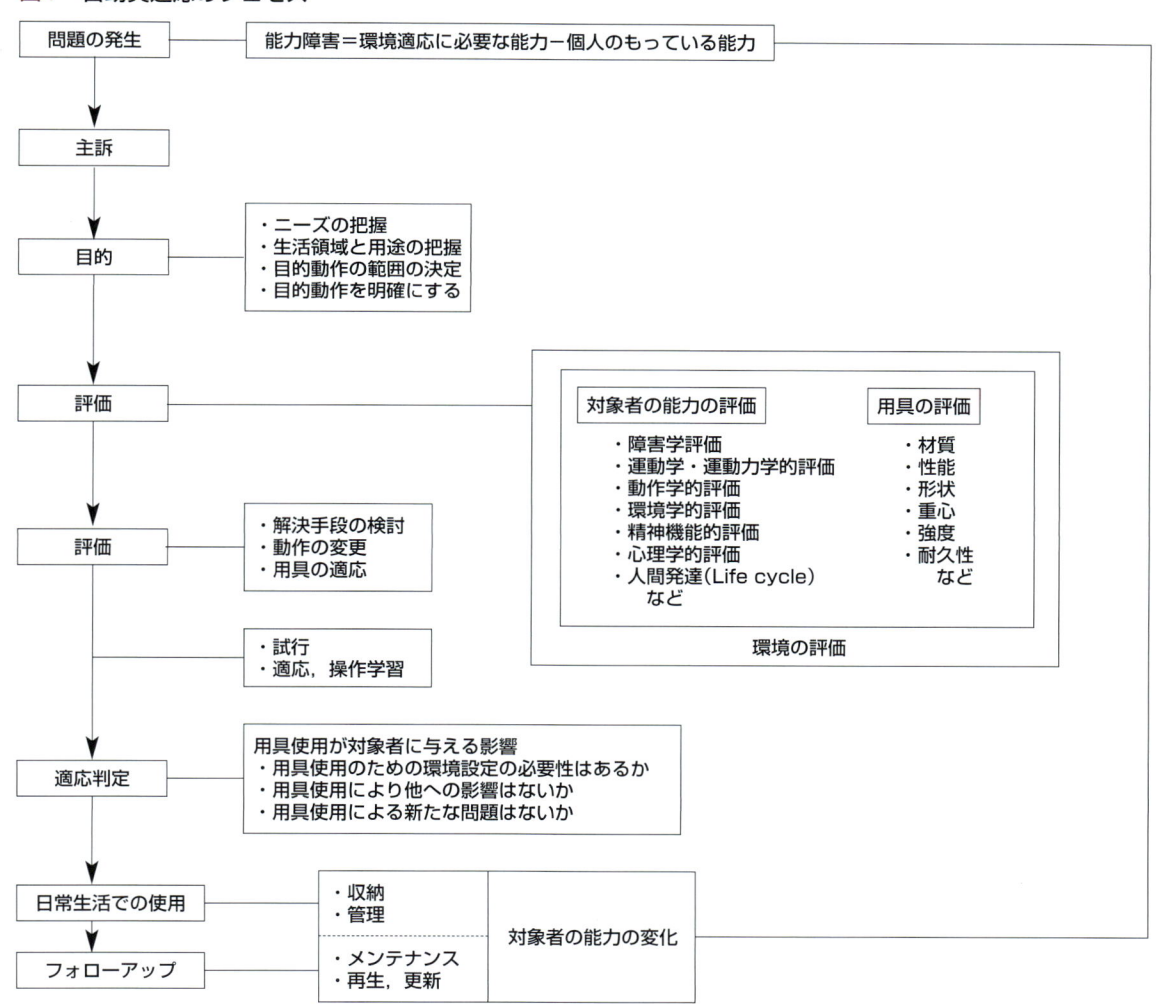

```
問題の発生 ─── 能力障害＝環境適応に必要な能力－個人のもっている能力
  ↓
 主訴
  ↓
 目的 ─── ・ニーズの把握
          ・生活領域と用途の把握
          ・目的動作の範囲の決定
          ・目的動作を明確にする
  ↓
 評価 ─────────────────────┐
  ↓                         │  対象者の能力の評価      用具の評価
 評価 ─── ・解決手段の検討    │   ・障害学評価          ・材質
          ・動作の変更        │   ・運動学・運動力学的評価 ・性能
          ・用具の適応        │   ・動作学的評価         ・形状
  ↓                         │   ・環境学的評価         ・重心
          ・試行              │   ・精神機能的評価       ・強度
          ・適応，操作学習    │   ・心理学的評価         ・耐久性
  ↓                         │   ・人間発達(Life cycle)   など
 適応判定 ─ 用具使用が対象者に与える影響
          ・用具使用のための環境設定の必要性はあるか
          ・用具使用により他への影響はないか
          ・用具使用による新たな問題はないか
                              環境の評価
  ↓
 日常生活での使用 ─ ・収納
                    ・管理         対象者の能力の変化
  ↓              ・メンテナンス
 フォローアップ ─ ・再生，更新
```

（日本作業療法士協会監修：杖の種類．作業療法技術全書 第9巻 作業療法技術論1義肢，装具，リハビリテーション機器，住宅改造，p.225，協同医書出版社，1993．より引用）

図2 福祉用具貸与品

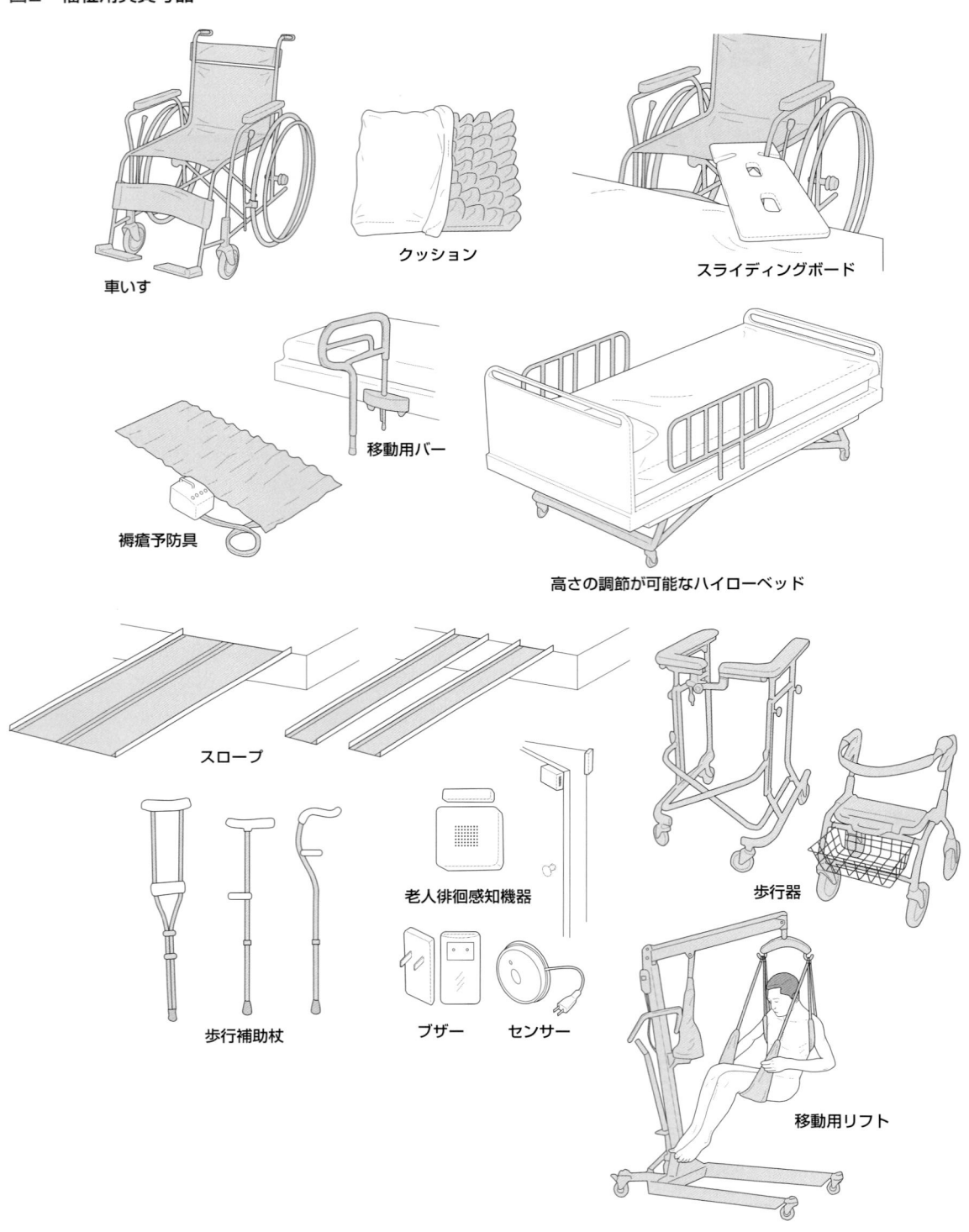

車いす　クッション　スライディングボード

褥瘡予防具　移動用バー　高さの調節が可能なハイローベッド

スロープ

歩行補助杖　老人徘徊感知機器　ブザー　センサー　歩行器

移動用リフト

図3　福祉用具支給種目

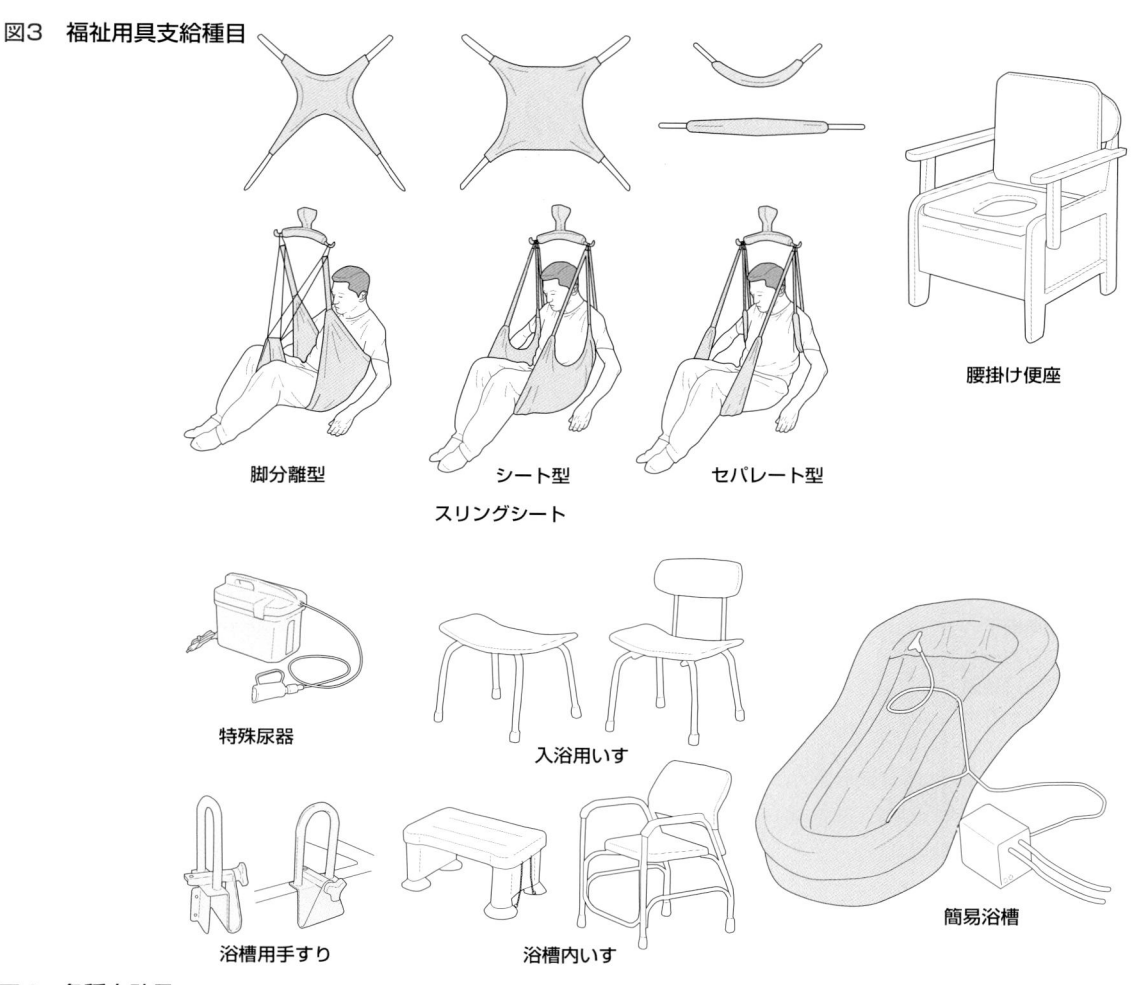

脚分離型　　シート型　　セパレート型
スリングシート

腰掛け便座

特殊尿器　　入浴用いす

浴槽用手すり　　浴槽内いす　　簡易浴槽

図4　各種自助具

スプーン，フォーク

箸

タオル

爪切り

基本介入手段

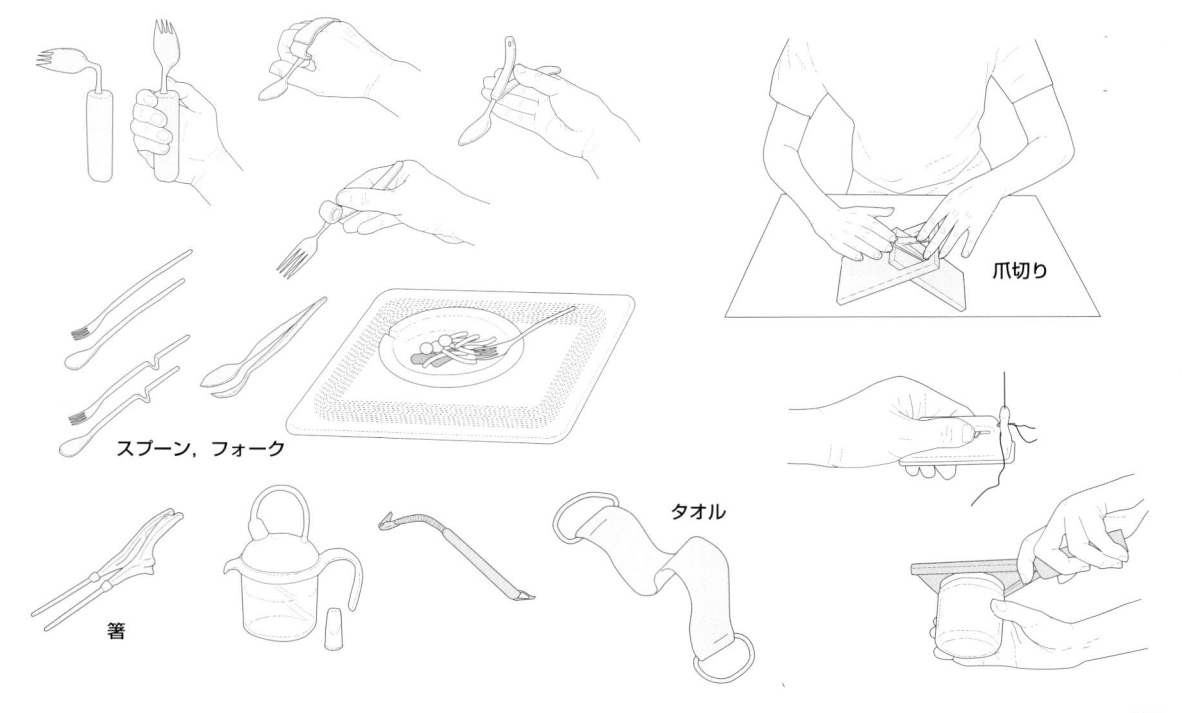

表1 疾患別の自助具導入例

		高齢者	片麻痺	脊髄(頸髄)損傷	リウマチ	上肢切断	パーキンソン病	ALS	SCD	DMD
ベッド・床上動作関連	電動ベッド	◎	○	◎	○		◎	◎	◎	◎
	褥瘡予防マット	○	○	◎	△		○	◎	○	○
	エアーマット	○	○	◎	△		○	◎	○	○
	ベッドサイドテーブル	○	○	◎	○		○	◎	○	○
	ポジショニングクッション	△	△	○			△	◎	△	△
	立ちアップ	◎	○		△		○		○	○
	ベッド柵	○	○	○	○	△	○	○	○	○
	移乗用L字柵	◎	◎	○	○		◎		○	○
	トランスファーボード			○	△				○	○
	移乗台			○			△		△	△
	リフター		△	○			○	○	○	○
	昇降機(床から)	△	△	△			△		△	△
移動・移乗関連	杖	○	○	△	○		△		△	
	車いす用手袋			◎						
	車いす	○	○	○	○		◎	◎	◎	◎
	電動車椅子		○	◎			○	◎	○	◎
	セニアカー	○	○	△	△		○		◎	◎
	座位保持装置			○	△					
	シルバーカー	◎			△					
	歩行器	○	○	△	△					
	介助用ベルト	△	△	○				○	△	△
	スライディングシート	△		○				○	○	○
	リフター		△	○			○	○	○	○
	移乗介助機器	△	△	○			◎	○	◎	○
食事・調理関連	食器用把持具	△	△	○	◎	○	△	△	○	◎
	皿受け	△	△	○	◎	○	△	△	○	◎
	まな板自助具		△	○	◎	○			△	○
	各種調理器自助具		△	○	◎	○			△	○
	包丁自助具			○	◎	○			△	○
	栓開け自助具	△	△	○	◎		○		○	○
	蛇口自助具	△	△	○	◎		○		△	○
	昇降式台所			△	○				○	○
	カットアウトテーブル				○				○	◎
	PSB				○			△	○	○
	BFO				○				◎	◎
	食事支援ロボット				○			△	△	○
整容・更衣関連	ソックスエイド		△	△	◎		△			△
	ボタンエイド		△	△	◎		△			
	リーチャー	△	△	△	◎		○			
	マジックハンド	△			◎					
	マジックベルト		△	△	○		△			
入浴関連	洗体用タオル自助具		△	○	○		○		◎	◎
	洗体用ブラシ		△	○	○				△	○
	シャワー止め		○	○	△		○		△	△
	移乗台			○	△		○		◎	○
	シャワーキャリー	△	△	○			○		◎	◎
	入浴いす	○	△	○	○		○		◎	◎
	浴槽内台	△	○	○	△		○		△	○
	浴槽内昇降機	△	△	○	△		○		△	△
	昇降式リフター		△	○			○		△	△

◎:良く使用する ○:使用する △:時々使用する 空欄:使用しない

分類	項目	高齢者	片麻痺	脊髄(頸髄)損傷	リウマチ	上肢切断	パーキンソン病	ALS	SCD	DMD
排泄関連	おむつ	○	△	△	△		△		○	○
	リハビリパンツ	△	○				△		△	△
	シビン	○	○		○		○		○	○
	収尿器			△						△
	採尿器(スカットクリーン)	△	△	△			△		△	△
	自己導尿セット			◎						
	失禁パンツ	○	△		○		△		○	○
	座薬挿入機			△						
	トイレットペーパー裁断自助具		△	△						△
	便座クッション	△	△	○			△		△	△
	陰唇開大器			○						
	トイレットチェアー			○						
	ポータブルトイレ	○	○				○		○	○
	トイレ用自走式車いす			○					◎	◎
	リフター			○						
コミュニケーション関連・環境制御装置	補聴器	○								
	拡大鏡	○								
	文字拡大PC									
	福祉用電話機	△	△							
	音声入力装置									
	コミュニケーションボード		△						◎	◎
	コミュニケーション機器			○					◎	◎
	盲人用PC									
	点字プリンター									
	入力スイッチ類			○						
	入力用自助具			○						
	環境制御装置			○						
住宅環境整備・住宅改修	手摺り	○	○				◎		◎	◎
	簡易スロープ	△	○	○			△		○	○
	段差解消機	△	△	○			△		○	○
	リフター(天井,床含む)			○			△		○	○
	エレベータ			○					△	△
	階段昇降機	△	△	○					△	△
自動車・余暇・スポーツなど	上肢駆動装置			○						
	ハンドル回旋装置		△	○						
	下肢駆動装置(フランツシステム)									
	アクセルブレーキ変換		△							
	延長ウィンカー		△	○						
	補助ブレーキ			○						
	電動シート			○						
	車載装置			○						
	自動車用スロープ	△	△							
	車載用リフト	△	△							
	リフトアップシート	△	△							
	各種スポーツ用車いす			○						
	チェアスキー			○						
	スレッジホッケー			○						
その他	点眼補助具			△						
	注射補助具			△						
	錠剤取り出し自助具			△						

基本介入手段

車いす

●車いすの種類
- **使用目的から**：自走用，介助用
- **駆動方式から**：手動型，電動型
- **駆動形式から**：両手駆動，片手片足駆動，足駆動，片手駆動
- **構造が生み出す車いすの機能から**：標準型，前輪駆動型，モジュラー型，オーダー型，特殊型

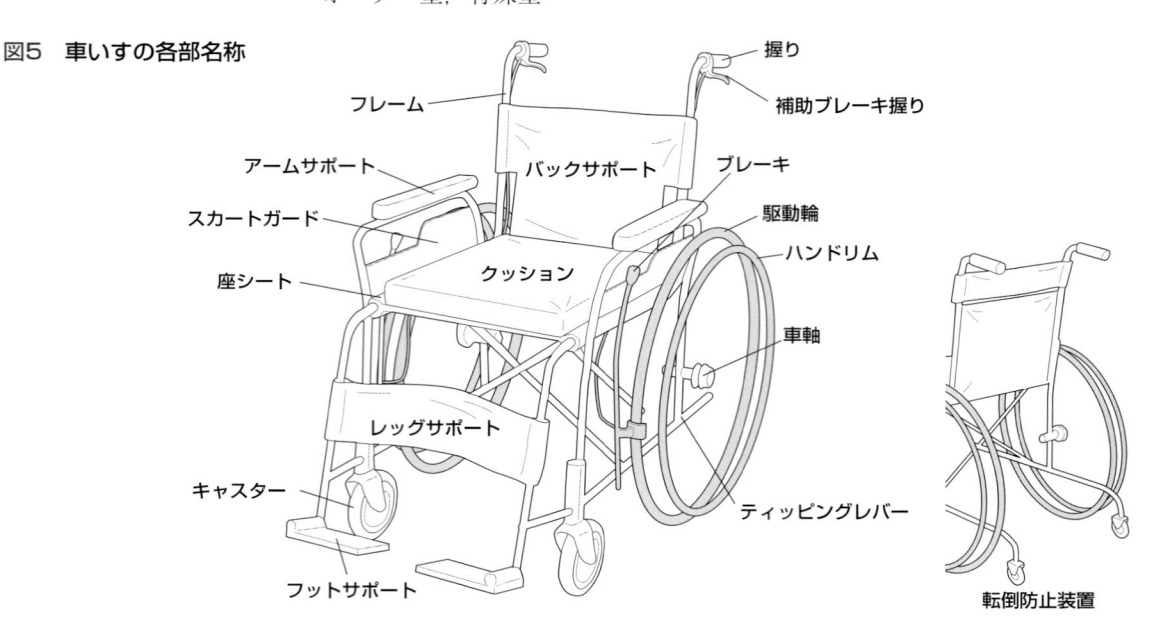

図5　車いすの各部名称

●車いすのシーティング
シーティング(seating)
- 車いすや座位保持装置等を使用して座らせる技術。寝たきり状態で座ることの難しい重度障害者の適切な座位保持を行う。

目的
- 作業療法では，シーティングの技術を活用し，作業遂行の問題に取り組むことが最も重要である。行いたい作業，習慣，遂行環境など幅広く評価したうえでなければシーティング技術が十分発揮されないので注意が必要である。

①**生命維持**：呼吸，循環，消化，排泄，休息，睡眠への対応
②**社会参加**：車いすでの移動，学習，集団参加としての姿勢保持，上肢活動，コミュニケーション，学習，仕事への対応。特に高齢者では，廃用症候群の予防が重要。

- 寝たきり状態になる前より，身体機能や生活にあったいす・車いすの選択を含めたシーティングが基本である。

●車いすの選定・適合方法

図6 指標となるいす座位姿勢

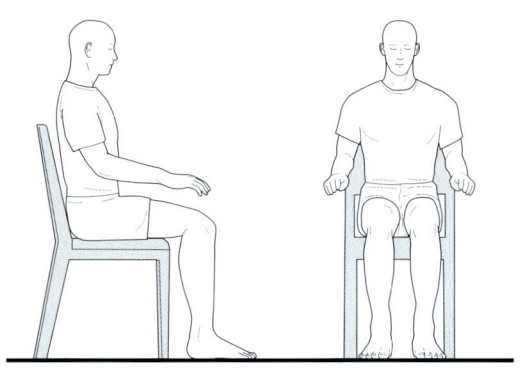

正面：頭部中間位
左右の肩・膝の高さが対照。

側面：いすに深く腰掛ける。腰の部分がいすの背で支持される。股関節/膝関節/足関節が約90°に近い。踵が床にしっかりついている。

(木之瀬 隆：指標となる椅子座位姿勢. バリアフリーの生活環境論 第3版, 医歯薬出版, 2005. より引用)

図7 車いす選定・適合方法

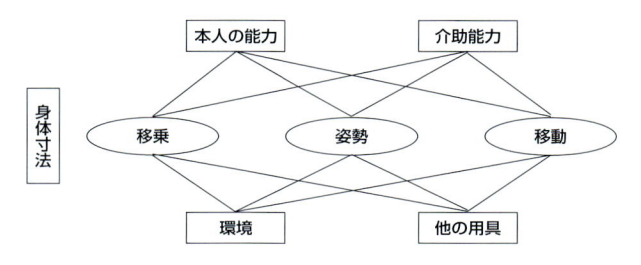

(市川きよし 編：福祉用具のアセスメントマニュアル, 中央法規出版, 1998. より一部改変)

歩行器[3]

- 杖に比べ支持規定面が広いため安定性が高く，免荷効果に優れる一方，移動と保管にスペースをとるため環境要因による利用の制限も少なくない。
- 車輪を持たない狭義の歩行器(固定式・交互式)。
- **4輪型歩行器**：免荷効果に優れ，安定性も高い。平坦で広い場所でしか利用できない。
- **歩行車**：走破性が高く，屋外での利用に適しているが，屋内には不向き。旋回性能が良い反面，側方へのバランスを崩しやすい。
- **シルバーカー**：小型で取り回しが利き，長距離の歩行や買い物などの外出に有効。

杖

●一本杖

- **特徴**：接続部が，C字型・T字型・L字型・オフセット型があり，杖をつく力の掛かり方が異なる。
- **選択**：握力や手関節の関節可動域，筋力などに応じて力を入れやすい形状を選択。
- **調整**：一般的には，腕を垂直に下ろしたときの尺骨茎状突起の位置に握りがくる長さ(大転子の高さ)，あるいは，杖先を足先の15 cm前方・15 cm外側についたとき肘関節軽度屈曲位(肘屈曲30°)。

●ロフストランドクラッチ

- **特徴**：前腕カフで固定することによって手指から前腕全体で支持，振り出しができる。上腕三頭筋が弱い場合も効率的に支持できる。

基本介入手段

- **選択**：握力や手関節の支持性が弱い場合など一本杖では支持が不安定な場合。手関節での体重負荷では痛みがでるなど一本杖では支持が困難な場合。

● 松葉杖
- 特徴：杖の固定性が得やすいため杖への荷重量を大きくでき，上腕機能が十分であれば完全免荷も可能。
- 調整：杖の長さと握りの位置を調整する。杖の長さは，腋窩と腋窩パッドの間に指2本分の隙間をあける。

● エルボークラッチ（プラットホーム型杖）
- 特徴：肘関節屈曲位として前腕部で支持することができる。杖の重心が高く支持する際にバランスが取りにくいなど負担が増加することがある。
- 選択：リウマチなど手指，手関節に強い負荷をかけられない場合や肘関節に伸展制限のある場合。

● 多脚杖
- 特徴：分岐した足の本数によって，3脚杖，4脚杖とよばれる。歩行がやや不安定で一本杖より大きな支持が必要な場合に用いる。

● サイドケイン（ウォーカーケイン）
- 特徴：多脚杖より安定性が優れており，歩行バランスの悪い場合や立ち上がり時に支持が必要な場合に用いる。重量が比較的重く，支持面が大きくなるため狭い屋内などでは使いにくいが，手すりもなく歩行器も通行できない場合に歩行器代わりに用いる。

図8　歩行器

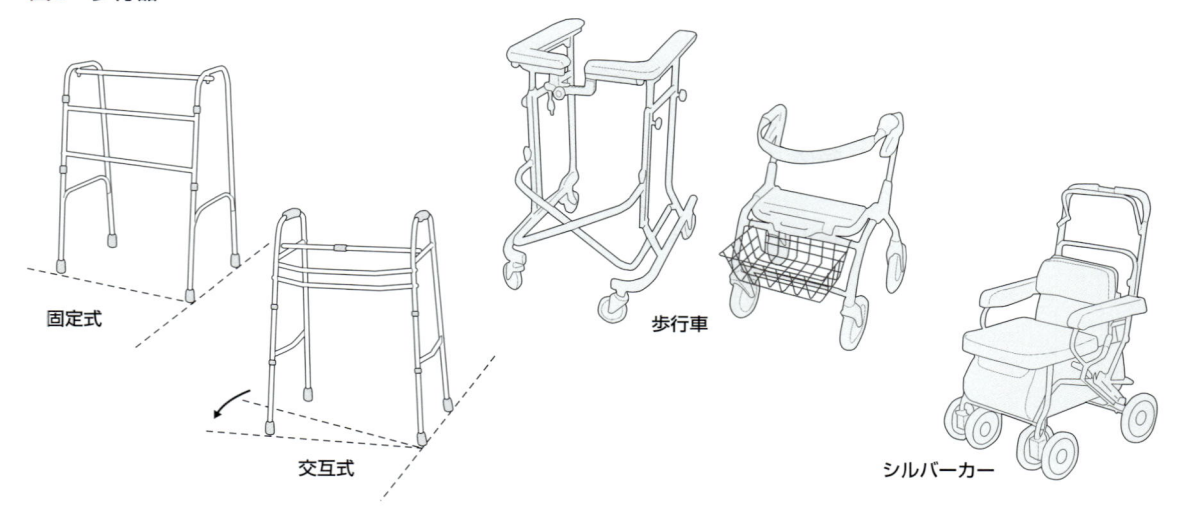

固定式　交互式　歩行車　シルバーカー

図9 杖の種類

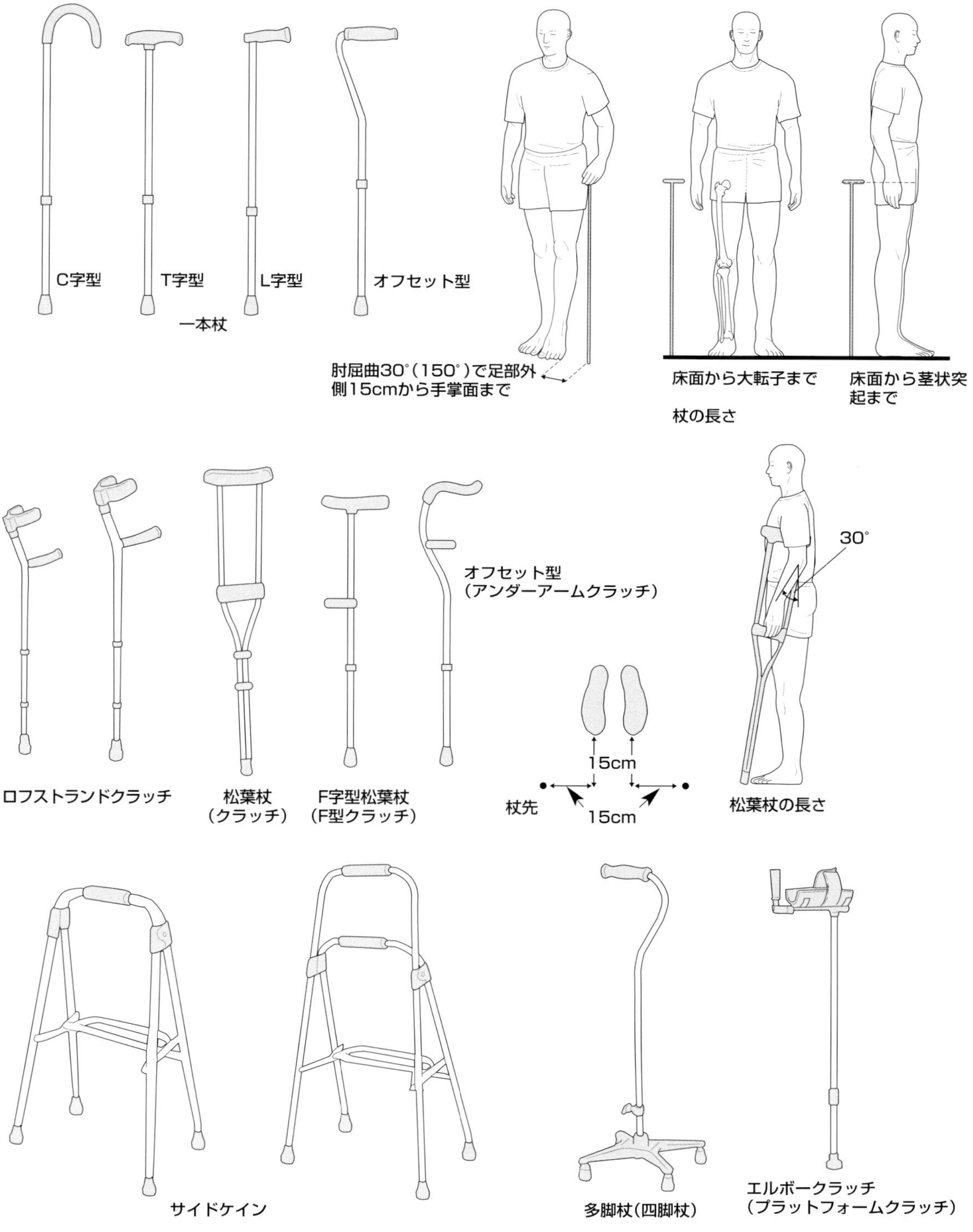

C字型　T字型　L字型　オフセット型
一本杖

肘屈曲30°(150°)で足部外側15cmから手掌面まで
杖の長さ

床面から大転子まで　　床面から茎状突起まで

ロフストランドクラッチ　松葉杖（クラッチ）　F字型松葉杖（F型クラッチ）　オフセット型（アンダーアームクラッチ）

杖先　15cm　15cm

松葉杖の長さ

サイドケイン　　多脚杖（四脚杖）　　エルボークラッチ（プラットフォームクラッチ）

基本介入手段

環境制御装置

- リモコンの機能を拡張，汎用化し，重度の障害者でも電気製品の操作を可能にした装置。
- **定義**：障害者が，テレビ，ラジオ，電話，照明，空調など身の回りの機器及び室内の諸環境を操作するための装置。

- **対象者**：高位脊髄損傷，筋萎縮性側索硬化症，多発性硬化症，その他（重度の脳性麻痺，脳血管障害，関節リウマチ）。知的機能は保たれている障害者が考えられる。

図10 環境制御装置

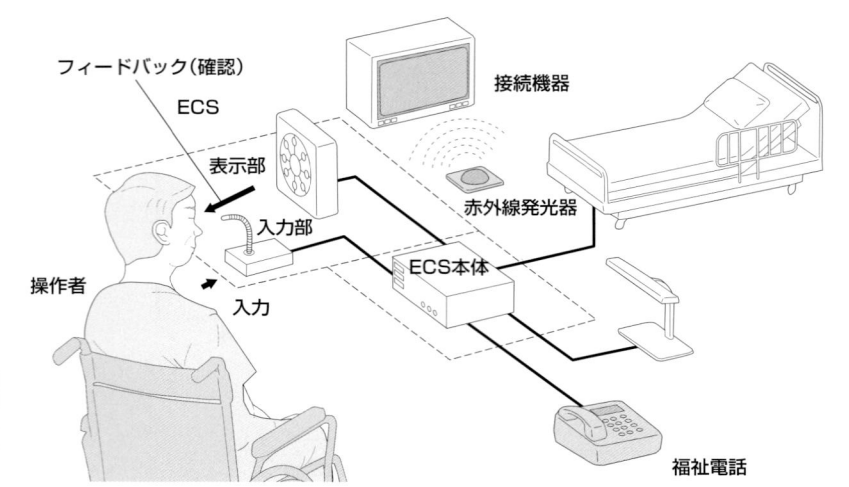

(日本作業療法士協会 監修：作業療法技術全書 第9巻 作業療法技術論1 義肢，装具，リハビリテーション機器，住宅改造，p.234, 協同医書出版社, 1993. より引用)

コミュニケーション機器[4]

- **書字用具**：差込ホルダー，ブロックホルダー，ペンシルホルダー，指サックホルダー，穴あきボール。
- **コミュニケーションエイド**：上肢機能障害，言語機能障害などにより意思の伝達が困難な障害者が補助手段によりそれを可能とする。
- ワープロ
- 福祉電話：ダイヤル番号表示つき電話機，マイク付拡声装置，緊急通報用操作スイッチ，呼気スイッチなどで改良可能。
- 携帯電話　　・トーキングエイド　　・文字放送テレビ
- パソコン　　・ファクシミリ

表2　コミュニケーションエイド適応の手順（Leeks, Thomas, 1990）

①情報の収集と分析：目的，能力，経済力，利用環境
②観察：実際に試用，関連した動作を評価
③評価：操作能力（身体，知的），疲労，必要な補助具
④システム構築に必要な機材の調査：入力選択の方法，補助具の準備
⑤提案
⑥個別化：能力，ニーズに応じてマウント，操作肢位
⑦訓練：別の入力方法の紹介
⑧使用：実際の生活環境での使用
⑨再評価：能力・ニーズの変化
　　　　　技術の改善，進歩　　　｝新しい提案を行う

(コミュニケーションエイド適応の手順：作業療法技術全書 第9巻 作業療法技術論1義肢，装具リハビリテーション機器，住宅改造，p.246, 協同医書出版社, 1993. より引用)

【参考文献】
1) 日本作業療法士協会 監：作業療法技術全書 第9巻 作業療法技術論1 義肢，装具，リハビリテーション機器，住宅改造，p.150, 協同医書出版社, 1993.
2) 大嶋伸雄 編：身体障害領域の作業療法，中央法規，2010.
3) 山田 深：歩行器，歩行補助つえ．MB Med Reha, 77：59-66, 2007.
4) 黒川幸雄：生活環境論，第5版，医歯薬出版，2007.

14 基本介入手段
環境調整

Point!

※「環境因子の評価」はp.194～195,「環境整備」はp.709参照。

- ■ 物理的環境調整　☞　住宅改修, 福祉機器, 自助具の検討・試用・導入など
- ■ 人的環境調整　☞　家族支援・介護方法の助言, 指導・支援者との連携
　　　　　　　　　　☞　周囲に対する心理的支援・地域支援体制の拡大, 充実など
- ■ 制度的環境調整　☞　介護保険の活用, 身体障害者手帳の取得支援, 自立支援サービス活用など

用語アラカルト

*1　シーティング
- 日々の暮らしでは座位で過ごす時間は長い。通常は体圧を分散するために座り直しをしているが障害の程度によっては座り直しができない。
- また, 上肢帯を自由に活用するために座位が安定することは必須となる。いすなどに工夫をし, 機能的なクッションを使用したりして座位を機能的で快適に工夫することをシーティングという。

環境調整・環境支援

- **物理的環境の調整**としては, 手すりの取り付け・段差の解消・扉の変更等の**住宅改修**や車いす・シーティング*1の工夫, 義肢の装着・スプリントや自助具の作成などの**福祉機器の支援**がある。
- **介護保険**や**自立支援法**といった関連制度でサービス利用や補助を受けられるが, **手続きや規格に決まり**があり, 制度の理解が必要である。ケアマネジャーや行政機関を初め, 福祉用具業者や工務店などの**多職種, 多機関との連携が必須**となる。
- **制度的環境の活用**としては, 介護保険の申請・補装具の給付制度活用・雇用促進・支援制度の活用等があり, **行政機関やソーシャルワークとの協働**が必須である。

訪問指導

- 訪問指導のチャンスとしては, **入院時家屋評価**, **退院前後の指導**, 介護施設などでの**入所時・退所前後指導**, 訪問リハビリや通所リハビリ(デイケア)などでの**訪問指導**の場面がある。
- **行政機関**(市役所や保健センター)に勤務する作業療法士も訪問支援のチャンスが多い。家族や近隣, インフォーマルな資源を整えやすい立場にある。

環境調整としての家屋改修

- 家屋の改修は, 住居となる場所の**安全性・機能性・快適性**を改善し, 起居移動や毎日の生活行為を円滑に(可能な限りの)自立へと導く。介助が必要な場合でも介護者の負担を少なくし, 一緒に楽に過ごせるようにという目的で行われる。
- 移動の手段が, 座位移動(いざり)・歩行(杖歩行・伝い歩きを含む)・車いす移動のいずれかで, 廊下幅, トイレ広さ・浴室環境の調整方法が違う。

- 体格や対象者の機能・能力によって，手すり高さ，手すり位置　トイレ等の必要な広さ等が異なる（図1～3）。介護保険制度で給付となる家屋改修を表1に示す。

表1　居宅介護住宅改修費などの支給に関わる住宅改修の種類と内容

種類	内容
手すりの取り付け	廊下・トイレ・浴室・玄関・玄関から道路までの通路などに転倒防止，もしくは移動または移乗動作に資することを目的として設置するもの。
段差の解消	居室・廊下・トイレ・浴室・玄関などの各室間の床の段差，および玄関から道路までの通路などの段差を解消するためのもの。敷居を低くする工事，スロープを設置する工事，浴室の床のかさ上げなど。
滑り防止および移動の円滑化のための床または通路面の材料変更	居室においては，畳敷きから板製床材やビニール系床材などへの変更，浴室においては床材の滑りにくいものへの変更，通路面においては滑りにくい舗装材への変更などが想定される。
引き戸などへの扉の取り替え	開き戸を引き戸，折れ戸，アコーディオンドアなどに取り替えるといった扉全体の取り替えのほか，ドアノブの変更，戸車の設置なども含まれる。ただし，自動ドアの動力部分の費用は対象とならない。
洋式便器などへの便器の取り替え	和式便器を洋式便器に取り替える場合など。ただし，和式便器から暖房便座，洗浄機能が付加されている洋式便器への取り替えは含まれるが，すでに洋式便器である場合はこれらの機能などの付加は含まれない。また，水洗化または簡易水洗化の費用は対象とならない。
その他，前各号の住宅改修に付帯して必要となる住宅改修	①手すりの取り付けのための下地補強，②浴室の床の段差解消に伴う給排水設備工事，③床材の変更のための路盤整備，④扉の取り替えに伴う壁または柱の改修工事，⑤便器の取り替えに伴う給排水工事，床材の変更

「厚生労働大臣が定める居宅介護住宅改修費などの支給にかかわる住宅改修の種類」（平成11年3月31日　厚生省（現厚生労働省）告示第95号，一部改正：平成12年11月16日告示第349号，平成12年12月28日告示第481号），「介護保険の給付対象となる福祉用具および住宅改修の取り扱いについて（平成12年1月31日　老企第34号，一部改正：平成12年11月22日　老振第78号）に基づき作成

（野村　歓，橋本美芽：OT・PTのための住宅環境整備論，p.23，三輪書店，2007．より引用）

家族支援

- 家族を支援するためには，家族をよく理解する必要がある。非審判的に受容的に理解し，常に要援護者本人の立場に立った支援を心がける。
- 家族には表出される思いの奥に表出できない気持ちの葛藤があることも多いので，**拙速な判断や介入は危険**であり，個人的な思い入れで介入すると支援チームに迷惑をかけることもあり，注意する必要がある（「個人因子の評価」の項（p.192～193）参照）。**介護方法や療育の助言，環境の工夫，心理的な支援**などが含まれる。

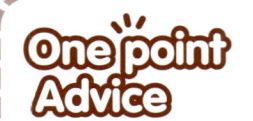

One point Advice

- 環境は変化し得る。人は環境適応しながら暮らしている。環境に働きかける際は本人の意向や不安な気持ちを理解しつつ，本人の環境適応能力を引き出しながら，本人と相談しながら進めていく必要がある。

図1　車いすの寸法と有効幅(mm)

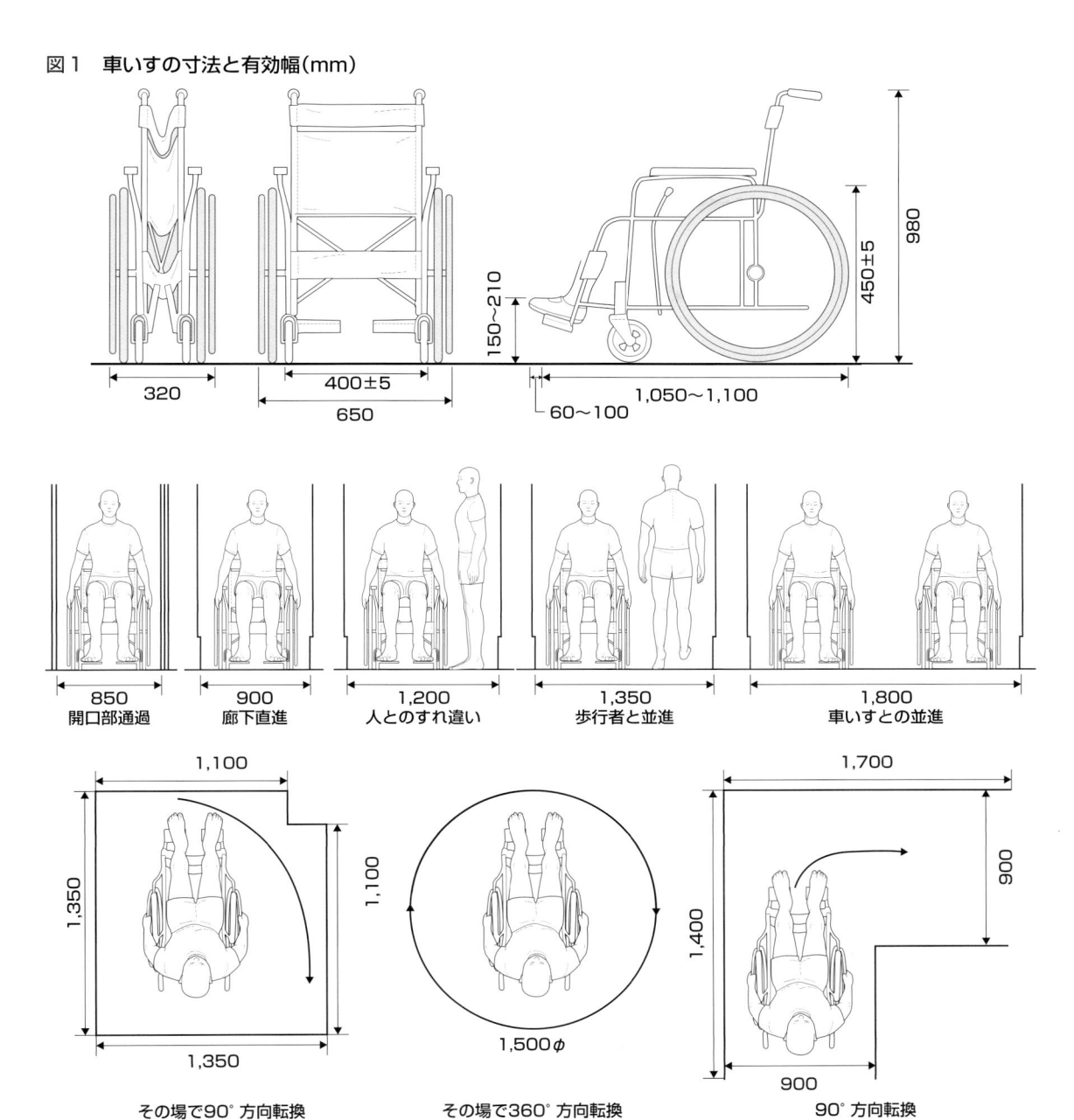

850	900	1,200	1,350	1,800
開口部通過	廊下直進	人とのすれ違い	歩行者と並進	車いすとの並進

その場で90°方向転換

その場で360°方向転換

90°方向転換

（日本作業療法士協会 編：車椅子の各部分の寸法と有効幅. 作業療法学全書 第9巻 作業療法技術論1義肢, 装具, リハビリテーション機器, 住宅改造, p.306, 協同医書出版社, 1993. より一部改変）

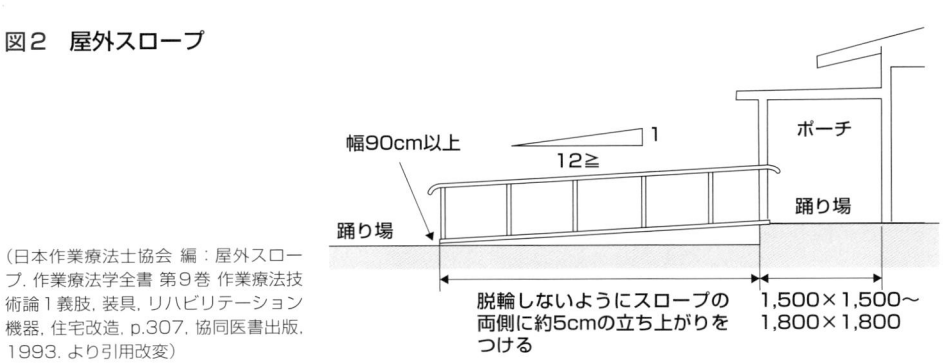

図2　屋外スロープ

幅90cm以上
1/12≧
ポーチ
踊り場
脱輪しないようにスロープの両側に約5cmの立ち上がりをつける
1,500×1,500〜1,800×1,800

（日本作業療法士協会 編：屋外スロープ. 作業療法学全書 第9巻 作業療法技術論1義肢, 装具, リハビリテーション機器, 住宅改造, p.307, 協同医書出版, 1993. より引用改変）

基本介入手段

図3 玄関

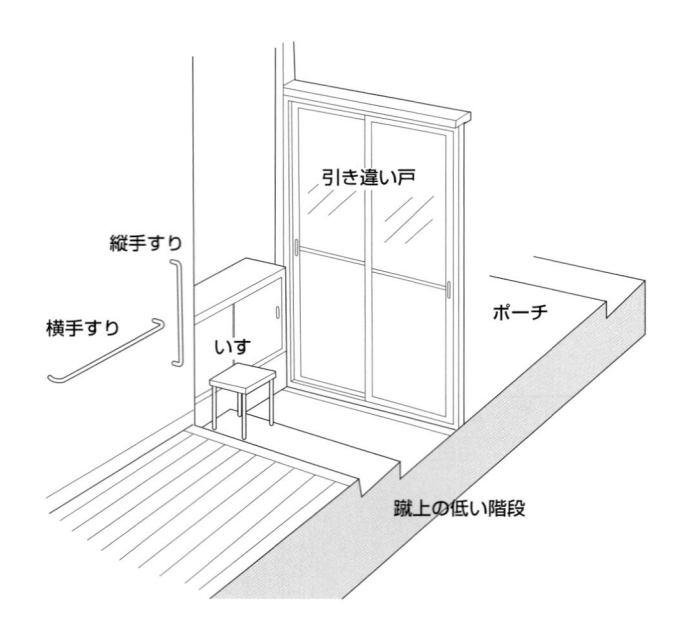

引き違い戸
縦手すり
横手すり
いす
ポーチ
蹴上の低い階段

（日本作業療法士協会 編：杖歩行者などの玄関. 作業療法学全書 第9巻 作業療法技術論1義肢, 装具, リハビリテーション機器, 住宅改造, p.307, 協同医書出版, 1993. より引用改変）

学校や職場での支援，支援のための連携

- 学校や職場は健常者にとって動きやすい構造であることが多い。教室（業務の場）だけではなく，通学（通勤），トイレ，着替える場所，仲間との交流の場面なども過ごしやすくバリアの少ない状況が望ましい。
- 学業（業務）においては対象者だけでなく周囲の仲間たちが活動しやすい状況であることも重要となる。
- 学校や職場に介入するときには，物理的環境も重要だが，人的環境，例えば，周囲の人たちが本人の障害を理解し，支援のポイントを指導・助言されており，支援体制が整うことも重要で，周囲の**気持ちのバリア**[*2]が少なくなるように調整することが重要になる。
- 学校では**教師が主援助者**となる職場においては人事課や総務課が支援をしつつ，**直属の上司が主援助者**となる。これらのキーパーソンとよりよく連携するために，学校・職場での活動内容をよく理解していることが重要であり，**充分な評価に基づいてポジティブに変化の可能性も含めた助言**ができる頼りになる職種でありたい。

用語アラカルト

*2 気持ちのバリア

- 当事者や家族に"危ないから，迷惑かけるから，できないだろうから"あきらめる，という気持ちのバリアがあることが多い。
- また，受け入れる社会側にも，"気を使う，大変になるのでは，危ないのではないか，全部手伝ってあげた方が親切なんじゃないか"という身構えがあったりする。**心のバリアフリー**には地域での講演会や共同活動などが助けになる。

15 基本介入手段
職業関連活動

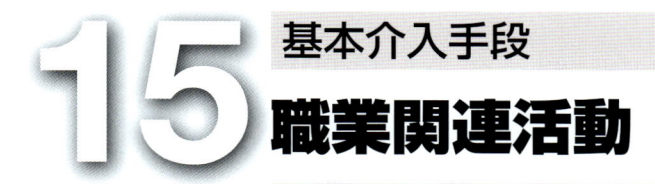

Point!

■職業人としての基本的能力
- ☞ 地域生活を継続する能力(学習能力，対人関係，体力，日常生活の継続など)
- ☞ 職務遂行のための基本的技能(仕事全般に必要とされる)

※「職業関連活動」における基本評価についてはp.188～189参照。

職業関連活動とは

- 就労は，労働の対価(報酬・給与)としての意味だけでなく，社会的な役割を果たし，社会的に自立した存在として意識を自覚し(就労の社会的意味)，自尊心や有能感を回復する機会としての意味(就労の個人的意味)が大きい。
- 職業関連活動では，直接的な就労支援とともに仕事を選択し，継続するためにだれもが身に付けなければならない基本的な生活リズムや基礎体力，作業耐性や作業習慣，対人関係技能や判断等の能力や技能の支援が含まれる。
- 就労支援に関わる各種制度やサービスは「就労支援」の項(p.706～708)で触れ，ここでは就労のため事前に備えるべき資質の支援について整理する。
- 図1と表1では仕事に従事するために必要とされる個人特性を「ワークパーソナリティ」として示している。これは，特定の職業や業種に限定されず，職業生活を通して形成される職業人としての基本特性にあたる。
- 就労の準備として学習能力や対人交流技能及び地域で生活するための日常生活の技能を「社会生活の遂行」とし，職業人としての基盤や職務遂行のために仕事の中で共通に求められる「職業準備行動」と特定の職業群や職務を遂行するための個人特性や技能を「職業との適合」とし後者の2つを「業務の遂行」の技能として位置付けている。

図1　個人特性の階層構造

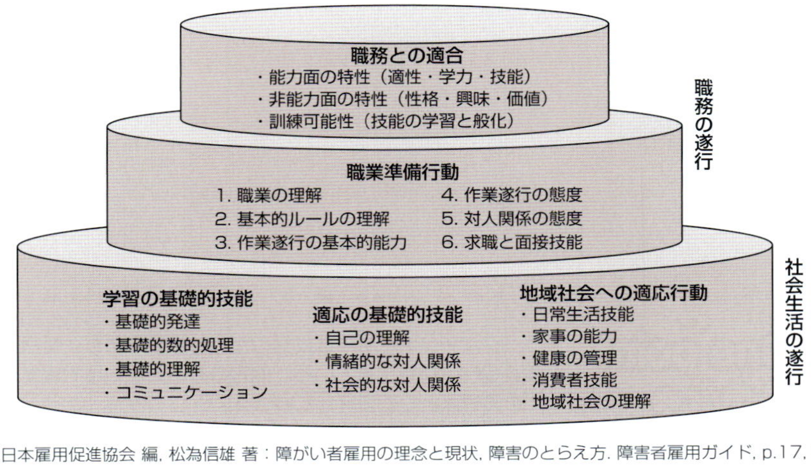

職務との適合
- 能力面の特性（適性・学力・技能）
- 非能力面の特性（性格・興味・価値）
- 訓練可能性（技能の学習と般化）

職業準備行動
1. 職業の理解
2. 基本的ルールの理解
3. 作業遂行の基本的能力
4. 作業遂行の態度
5. 対人関係の態度
6. 求職と面接技能

学習の基礎的技能
- 基礎的発達
- 基礎的数的処理
- 基礎的理解
- コミュニケーション

適応の基礎的技能
- 自己の理解
- 情緒的な対人関係
- 社会的な対人関係

地域社会への適応行動
- 日常生活技能
- 家事の能力
- 健康の管理
- 消費者技能
- 地域社会の理解

（右側：職務の遂行／社会生活の遂行）

(日本雇用促進協会 編, 松為信雄 著：障がい者雇用の理念と現状, 障害のとらえ方. 障害者雇用ガイド, p.17, 雇用問題研究会, 2001. より引用)

- 具体的な内容は**表1**に示しているが，作業療法士は就労と地域生活を継続する能力や技能を評価し，支援することが求められる．就労準備としてどのような要素が求められるかを整理しておこう．

表1 ワークパーソナリティを構成する条件（個人特性の階層構造の具体的内容）

職務の遂行に関する項目とその内容		
領域	項目	内容
職務との適合	1. 能力面の特性 2. 非能力面の特性 3. 訓練の特性	知能，空間認知，地学の早さと正確さ，精神運動機能，学力，技能 正確，興味，価値観 職務技能の学習，職務技能の転移
職業準備行動	1. 職業の理解 2. 基本的ルールの理解 3. 作業遂行の基本的能力 4. 作業遂行の態度 5. 対人関係の態度 6. 求職と面接技能	働く意味の理解，職業領域の知識，事務所の知識，役割遂行の理解 継続勤務，連絡や報告の仕方，時間の区別，準備と後始末，質問の仕方，注意の聞き方と守り方，身だしなみ，正確な手順と遂行，機器の使用法，遂行の工夫，作業耐性，安定した成果，危険の配慮 意欲と自発性，取り掛かり，作業への集中，機器類の扱い，指示への対応，責任感 あいさつや返事，言葉遣い，謝る仕方，他人との協調，会話への参加 求人情報の理解，書類の作成の知識，面接の態度

社会生活の遂行に関する項目とその内容		
領域	項目	内容
学習の基礎的技術	1. 基礎的な発達 2. 基礎的な数的処理 3. 基本的な理解力 4. コミュニケーション	感覚機能の発達，運動機能の発達，認知機能の発達 算数の能力，時間の管理 基礎的学業，読解力 話す能力，言語的理解力，書く能力，コミュニケーションの方法
適応の基礎的技能	1. 自己の理解 2. 情動的対人関係 3. 社会的対人関係	自己の知覚，自己概念 適切な感情表出，自己への過敏，対処行動 基礎的対人技能，集団への参加，余暇の活動，社会的礼儀，性的行動，責任感
地域社会への適応行動	1. 日常生活技能 2. 家事の技能 3. 健康の管理 4. 消費者技能 5. 地域社会の知識	衣服の着脱，食事・トイレ，衛生と整容 料理，清掃，洗濯，衣服の管理 簡単な医学知識，病気への予防，服薬の管理，医療機器の利用 金銭の扱い方，預貯金の仕方，予算の立案，購買行動 移動の自立，地域の規約，社会資源の利用，電話の利用

（日本作業療法士協会 監, 平賀昭信, 岩瀬義昭 編：作業療法学全書 第12巻 作業療法技術学4 職業関連活動, p.13, 協同医書出版社, 2009. より引用改変）

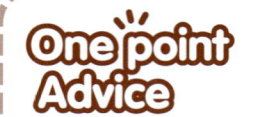

One point Advice
- ワークパーソナリティは就労のための基盤であり，職種を問わず就労に必要な基本的な資質（要素）が含まれている．障害のある人が地域で職業人として定着し，生活して行くための視点として理解しておこう．

16 基本介入手段
参加

Point!

※「参加」の評価については p.190参照。

- ■参加目標 ☞ どのような関わりのなかで，どのような役割を果たしていくかを考える
- ■役割 ☞ ある一定の集団で，その人が期待される行動である。その行動はトレーニングまたは経験を必要とする

目標となる役割を考える

- 役割とは，相手に期待されている行動なので，誰のために何をするかを考える。

家庭生活 → 家族のために（主婦をする，兄弟の面倒をみる，など）
　　　　 → ペットのために（飼い主になる）
対人関係 → 友人のために（相談相手になる，遊び相手になる，など）
　　　　　 サークルのために（サークルに所属する，会計など必要な係を行う，など）
教育・仕事・経済 → 会社のために（与えられた業務を遂行する，など）
　　　　　　　　 → 学校のために（学業に打ち込む，部活動を行う，など）
社会生活・市民生活 → 地域のために（役員をする，ボランティア活動を行う，など）

参加目標を実現するための活動の向上（主婦役割を参加目標とする場合）

- 参加の具体像『する活動』を考える（洗濯する，朝食を作る，など）。
- 『する活動』の目標を到達するために，作業療法場面で洗濯を練習し『できる活動』を高める。
- そして病棟や自宅での実生活場面で洗濯を実施し『している活動』として定着していく。
- これらの積み重ねによって，主婦としての役割が確立される。

図1　参加の実現と活動との関係

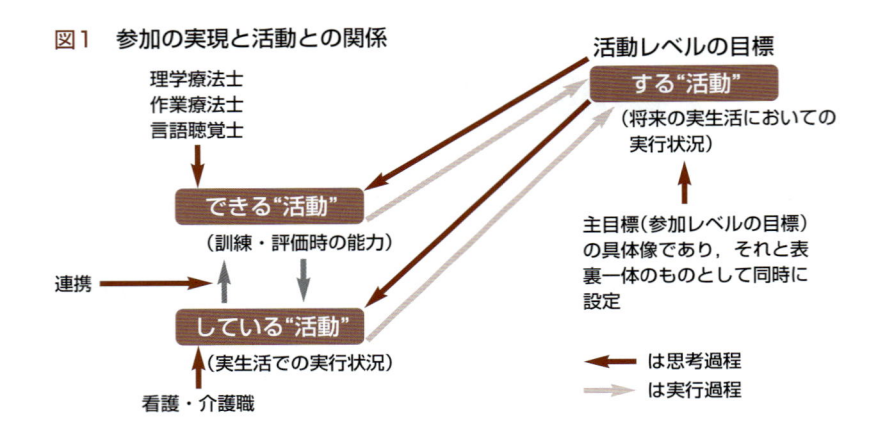

理学療法士
作業療法士
言語聴覚士
　↓
できる"活動"
（訓練・評価時の能力）

連携　→

している"活動"
（実生活での実行状況）
　↑
看護・介護職

活動レベルの目標
する"活動"
（将来の実生活においての実行状況）

主目標（参加レベルの目標）の具体像であり，それと表裏一体のものとして同時に設定

← は思考過程
← は実行過程

（大川弥生：介護保険サービスとリハビリテーション，p.85，中央法規，2004．より引用）

社会参加をより促進するための対人技能のポイント

●対人関係の対象
- 血縁（家族，親族），情緒的関係（恋人），コミュニティ（近隣住民，趣味仲間，友人），職場（上司，部下，同僚），面識がない人。

●基本的な対人関係を構築する具体的技能（活動）
- いたわりや敬意を示す，またそれに対応する。
- 満足や感謝の気持ちを示す，またそれに対応する。
- 行動を理解し受け入れる，またそれに対応する。
- 意見の相違や不一致を示す，またそれに対応する。
- 目配せやうなずきなどの合図を示す，またそれに対応する。
- 対人関係の開始（自己紹介）。
- 対人関係の終結（引っ越しなどで関係を終了させること）。
- 感情，衝動，言語的・身体的攻撃性を抑制する。
- 社会的ルールに従う。
- 自分自身と他人との適切な距離を認識する。

●作業療法士の役割
- 作業活動や集団活動を通して上記の対人技能を支援する。

【文献】
1）大川弥生：生活機能とは何か−ICF：国際生活機能分類の理解と活用−，東京大学出版会，2007．
2）ICF 国際生活機能分類−国際障害分類改定版−，中央法規，2002．

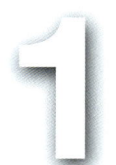

1 精神障害に対する介入

精神障害領域の治療・援助目標

Point!

■目標の設定のポイント
①対象者や他職種との協業を通して目標を設定する
②現実的制約のもとで実現可能な目標にする
③目標は適宜修正していく

※「精神機能」の基本評価についてはp.132〜155参照。

リハビリテーション目標，長期目標，短期目標

●目標とプログラム
- 作業療法士は対象者や他職種とのやり取り（治療的協業と協業的チームワーク）のなかで目標を明確化する。
- 現実的な制約があっても実現できる目標を設定する。
- 目標は適宜修正してよい。
- プログラムは目標を達成するためにさまざまな手技・手法を組み合わせていく。

●目標の設定
- 得られた情報を整理し全体像をとらえ，作業療法として援助すべき課題を焦点化する。
- リハビリテーション目標（最終地点）を明確にしたうえで作業療法の長期目標，短期目標を設定する。
- 他職種のほうが援助に向いている内容もある（医学的治療に関わるものなど）ため，作業療法士が最も適切かどうかを判断する。
- **長期目標**：ある期間（3カ月，6カ月，1年など）に達成可能なもの，短期目標の積み重ねで達成できるもの，解決には時間がある程度必要なもの。
- **短期目標**：長期目標を達成するためのスモールステップ。長期目標の一部分として短期間に達成可能なもの，長期目標の一部分を積み重ねていくもの，一定期間ごとに更新される目標，など。

● 対象者と共有しやすい作業療法目標の例（表1）

表1　対象者と共有しやすい作業療法目標の例

病的状態からの早期離脱，二次的障害の防止
・ゆっくりした時間を過ごす ・体を動かしてみる ・取り組める活動を探す ・他の人との交流ができる ・不安やイライラを解消する
現実への移行の援助，心身の基本的機能の回復
・楽しめる時間を作る ・体力をつける ・自分の気持ちを表現する ・疲れ具合を確認しながら作業に取り組む ・起きる時間，寝る時間を一定に保つ ・得意な活動を通して自信を回復する
自律と適応への援助
・相談相手を見つける ・対人関係のもち方を学ぶ（断り方を練習する） ・自分の病気や薬のことを知る ・利用できる制度について知る ・身の回りのことができるようになる ・簡単な調理ができるようになる ・自分の特徴と傾向を知る
社会参加に向けた援助
・仕事復帰に向けた準備をする ・家のなかでの役割を探す ・近所の人との付き合い方を学ぶ

（日本作業療法士協会　監：作業療法学全書5作業治療学2 精神障害，第3版，p110，協同医書出版社，2010．より引用）

● **協業（collaboration）**
- 作業療法にて目指す目標，行う作業，実施時間，頻度，場所について，作業療法に関係する人たちと連携しあいながらプログラムを作り上げていくこと。

治療的協業（therapeutic collaboration）
- 対象者と作業療法士が協力しながら，話し合いながら取り組める作業療法を作り上げていくこと。

協業的チームワーク（collaborative teamwork）
- 対象者に関わるチーム全体の議論を通して共通する目標，基本方針，プログラムを決めていく。作業療法士はその一員として役割を果たす。

【参考文献】
1）日本作業療法士協会　監：作業療法学全書5作業治療学2精神障害，第3版，p103-110，協同医書出版社，2010．
2）朝田　隆，中島　直，堀田英樹：精神疾患の理解と精神科作業療法，中央法規出版，2009．
3）石井良和，京極　真，長雄眞一郎　編：クリニカル作業療法シリーズ 精神障害領域の作業療法，p64-68，中央法規出版，2010．

2 精神障害に対する介入

精神障害領域の治療・援助構造

1 治療的態度・関わり方

Point!

※「精神機能」の基本評価についてはp.132〜155参照。

- ■治療的態度 ☞ 専門的役割として関わる
  ☞ 人としての関心を示す関わり
- ■治療関係の構築の技術 ☞ ①対象者と問題を共有すること
  ②目標を共有すること
  ③十分な説明
  ④誠実な態度
  ⑤柔軟な対応が取れるかどうか
- ■疾患別の治療的態度の原則 ☞ 表3参照

概要

- 作業療法士の治療的態度・関わり方の重要な点は，①関わる時期，②関わる対象者，③回復状態，④関わる目的，によって異なる。
- 専門的役割として関わることもあれば，人間的な関心を示した関わりをもつこともある（表1）。

表1　人として関心を示す関わり

・精神科医療に関わる作業療法の臨床経験から，人間的な関心を示す関わりについて，3つの点からまとめた。

①自分のことを理解してくれる
自分のことをわかってくれる人であるとの認識をもってもらう。
②自分の味方になってくれる存在である
現状の置かれた状況に対し，気持ちを和ませてくれる，自分のことをわかってくれる，癒してくれるなど，対象者にとって信頼のある存在として認識してもらう。
③保障を与える
自他の境界が不鮮明，不安，自己評価が低い，話をすることが辛い，話したくないこともある。自分で決められないなどに対して，まずはそれらを保障するという言葉かけを行う。

精神療法的態度

- 医療従事者に求められる治療的態度として，西園は次のように挙げている（表2）。

表2　医療従事者に求められる治療的態度

①ラポール，信頼関係を作ること
②心で共感し聴き入ること
③共感的態度を示すこと
④非言語的コミュニケーションの大切さ

良好な治療関係の構築

●5つの留意点

- 作業療法を進めるうえで，良好な治療関係の構築には，下記の5つに留意した姿勢を大切にしたい。
  ⇒①対象者と問題を共有すること，②目標を共有すること，③十分な説明，④誠実な態度，⑤柔軟な対応が取れるかどうか，が求められる。

関与することの技術

●治療的関与することの基本の技術

①問題を共有する。
②問題をともに解決する姿勢。
③治療者－患者関係のなかで信頼されている，わかってもらえているという実感。
④対象者とのパートナーシップ。

関与が困難になる状況とは

●関与が困難になる状況

①抵抗を示す：治療が進まない，押し問答。
②転移を示す：陽性転移と陰性転移がある。
　陽性転移は患者→治療者…正の感情，好意，信頼感
　陰性転移は患者→治療者…敵意を持つことである
③逆転移を示す：治療者が患者に抱く感情であり，情動反応にあたる。
　情動反応としてそれぞれ「治療者→患者に向ける陽性感情」と「治療者→患者に向ける陰性感情」がある。

疾患別の治療的態度・関わりの原則（表3）

表3　疾患別の関わりの原則

対象疾患	関わり方の原則
統合失調症	・受容・共感・支持・傾聴的態度 ・「あせり」から「ゆとり」の回復を促す ・入院や現在の状況に対する不安を理解する ・対象者の生活・活動のペースを大切にする ・毎日の体調を確認したのち，作業を開始する ・個別適応から集団適応を促す声かけ ・作業中の声かけは最小限にとどめる ・参加できたこと，作品ができたことの努力をねぎらう ・指示を伝える時には最小限で1つ1つをする ・意欲を高めていく声かけ ・本人の自己感覚を高めていく声かけ ・達成感や自信を高めていく声かけ
パーソナリティー障害	・治療場面において一貫した対応をとること ・近すぎず，距離を保ったスタンス ・本人を見捨てず，見守りの姿勢 ・日常生活の中で感情のコントロールができるよう促す ・作業療法導入前に約束事やルールを守る ・約束事やルールをスタッフ自身が守る ・問題が起きたときには参加ルールを明確にする ・問題は病棟や主治医に報告する
アルコール依存症	・特有による防衛機制（がんばり，つっぱり，わきりき，ほれこみ）に応じた関わりをもつ ・仲間の存在を意識させる ・作業種目の好みを尋ねる ・「今，ここで」を原則とする ・内省を促す ・プログラム参加の際に場のルールを確認する
感情障害（うつ病相）	・原則励まさない ・訴えを傾聴し，本人の辛さを理解する関わり ・「頑張って」ではなく「マイペースで」あるいは「無理しないで」を伝える ・疲労感，感情や気分を確認する ・ゆっくりとした説明を行う ・希死念慮に注意する
感情障害（そう病）	・自己洞察を促す ・気分の波が把握できるように促す ・自己の行動のコントロール感を促す ・気分と行動のモニタリングを促す
神経症圏	・疾病の内容の詳細を聞き出さない ・不安感・恐怖を低減する声かけ ・葛藤の解決や対処法をともに考える ・現在のできていることを評価する ・疲労感を確認する ・気持ちの安定化を図る ・確認やこだわりが強いときには，休憩をとるよう伝える

精神障害に対する介入

2 作業活動

> **Point!**
> ■作業を用いる際の考え方
> 　　☞　①Occupation as means と Occupation as ends の違い
> 　　　　②bottom-up approach と top-down approach の違い
> ■作業・活動を用いる際の3つの分類
> 　　☞　治療的利用，日常生活での利用，レクリエーション的利用

作業を治療的に用いる

- 作業療法士は作業を選択する際，作業(活動)をどのように治療的に用いるのか，2つの考え方を提示する。

●Occupation as means と Occupation as ends
- **Occupation as means** とは，障害の原因となる部分を改善するため，遂行要素から捉え，作業を**手段**として用いる利用の仕方である。
- **Occupation as ends** とは，作業を直接の**目的**として用いる用い方を示す。なんらかの機能や生活の障害があり，**目的**とする作業の遂行が困難な状況に対し，その課題や役割を達成するため，直接その作業や活動の練習を行い習得を図る。また自助具の力を借りて行うことは，ここにあてはまる。
　例：一人暮らしをするため包丁を使い野菜の皮をむく
　　　⇒段階をつけ野菜の皮むきの練習を行う
　　　⇒皮むき器の利用を進める

●bottom-up approach と top-down approach
- **bottom-up approach** とは，作業療法によるアプローチを考える際，遂行要素に着目して評価，治療の実施を指す。
- **top-down approach** とは，本人の希望やニーズ，生活様式，QOLなど上位概念に向かうアプローチを直接的に行うことを指す。

作業・作業活動の利用(表4)

表4 作業・作業活動の利用

| 目的として用いる | ・基本的機能の回復
・生活技能の習得,就労準備
・よりよい体験として
・刺激からの保護と鎮静
・攻撃衝動の適応的発散
・退行欲求の充足
・身体自我の回復,確立 | 手段として用いる | ・依存欲求の充足
・行為の具現化
・集団所属体験
・社会的対人距離の経験
・自我の成長の援助
・コミュニケーションの手段 |

(山根 寛:ひとと作業・作業活動, 第2版, p.179, 三輪書店, 2005. より引用)

作業・活動を用いる際の3つの分類

- 作業・活動を意図して用いる方法には,**治療的利用**,**日常生活での利用**,**レクリエーション的利用**の3つに分けることができる。

●作業を用いる際の留意点
- 他職種が作業療法場面をみて作業療法士は何を意図して行っているのかがわかりにくいこともよくある。作業療法士は事前に対象者にしっかりと説明を果しておくことが大切である。

精神科領域でよく使われる作業活動の紹介

- 2005年作業療法白書による(表5)。

表5 精神科領域での作業活動

音楽,編み物,絵画,書道,軽スポーツ,外出・散歩,園芸,紙細工,ビーズ手芸,縫い物,囲碁・将棋・オセロなど,革細工,その他の手工芸,カードゲーム,木工,パソコン,ミーティング,陶芸,ジグソーパズル,刺繍,その他のゲーム,ゲートボール,生活技能訓練,家事,粘土細工,生活管理(安全,金銭,健康など),公共機関利用,書字,各種社会資源利用,籐細工,ワープロ,ダンス,モザイク,感覚・運動遊び,一般交通手段の利用,生け花,茶道,織物,社会資源の紹介,七宝焼き,徒手的訓練,食事,その他の芸術活動,簡易作業,文芸活動など

(日本作業療法士協会:作業療法白書2005-協会設立40周年記念誌, 2006. より引用改変)

パラレルな場における作業とは

●パラレルな場に準備するとよい作業の例
- パラレルな場に準備するとよい作業の例を挙げる。
- 対象者の多様なニーズに備えることも重要であるが,個々のニーズに合わせ治療者はその作業をどのように利用するかが肝心である。

●作業選択の際の留意点
- 対象者の好みを反映。
- 対象者の病態を反映。
- 対象者の能力を反映。
- 現在,提供可能な作業内容であること。

1日の対象者の動きと作業活動のもつ意味(表6)

- 作業療法士が日常臨床で作業を用いるとき、あるいは他職種に説明を行うときは、対象者の行動と1日の作業活動の内容から、活動的意味を考えていくとよい(表6)。新人作業療法士はぜひ参考にして頂きたい。

表6 作業活動のもつ治療的意味

どのような作業活動を行っているか	作業活動の治療的利用
①病棟(自宅)を出るまでの時間 ・定時の起床、整容、食事、服薬、挨拶、新聞・テレビ情報収集、スケジュール確認。 ・排尿・排便、OT(DC)参加の葛藤、手荷物の準備、更衣(清潔、季節感)、天候。 ・OT(DC)への期待と不安。 ＊デイケアでは特に、外(社会)に出るにあたっての準備(心の準備(他者に接する緊張感、DC参加への期待と不安)、物理的準備(持ち物、服装、金銭、服薬))が必要。	・生活のリズムづくり。 ・対人交流の機会、自己管理(体調、栄養)。 ・自己決定の機会、社会性の獲得。 ・今日のOT(DC)参加動機の明確化。 ・社会への関心。
②病棟(自宅)から作業療法(デイケア)に向かっている時間 ・定刻に到着。すれ違う人への挨拶。OT(DC)への期待と不安、OT参加への葛藤。 ・目的地への道順、周囲への関心、寄り道への誘惑、症状のコントロール。 ・歩行のテンポ・リズム、自己決定。 ＊デイケアでは特に、現実場面での対処技能が必要(交通機関の利用、時間の厳守と遅刻への対処、他者との関係性)。身体的耐久性、症状のコントロール。	・規則を守る、感情のコントロール。 ・欲求不満耐性がつく、欲求の充足、自律性。 ・対人交流、身体運動の機会。 ・決断する、責任を引き受ける。 ・対人刺激に対処する、症状や障害の調整。 ・社会との接触、臨機応変な対応。
③作業療法(デイケア)に到着し、活動(例:塗り絵)開始から終了までの時間 ・構成のイメージづくり(色、材料の選択)、道具の準備、道具の貸し借り。 ・道具の選択、時間内の作業、休憩の取り方、周囲の人との関係、集中力、疲労。 ・他者との比較、質問する、後片付け、待つことができる、期待と不安、自己評価。 ・時間の確認、動機づけ、作業遂行能力(持続力、速さ、量、技能レベル)。 ・どの席に座るか、帰りたくなったときの交渉力、時間内で課題を切り上げられる。 ・いつまでもOT(DC)に残っていたい(分離への葛藤)、離院、他者との別れ。 ・満足して帰るか心残りで帰るか、OT(DC)では自立的だったが、帰りは職員の迎え。 ＊デイケアでは特に、塗り絵作成だけでなく、メンバー間の交流、ギャングエイジの体験、スタッフとの個別的相談(就労、社会資源・社会制度など)。	・現実検討の機会、自己認知(自己評価)。 ・協調性・社会性、時間の管理、忍耐力。 ・持久力、集中力、自信の獲得。 ・挨拶(受け入れられる体験)、選択と判断。 ・困難への対処技能、欲求不満耐性を高める、できる自己とできない自己の検討。 ・今日のOT(DC)の振り返り・感想の明確化、自立と依存、OT(DC)終了後の相談。
④作業療法(デイケア)から病棟(自宅)に戻るまでの時間 ・1人で病棟に戻れる、挨拶、寄り道したいが…、満足感、失敗感、傷つき。 ・OT(DC)の次回のイメージづくり。「やっと終わった…」、今日の後の予定。 ・看護の送迎か。 ＊デイケアでは特に、メンバー同士のインフォーマルな交流(裏のグループ)が可能、寄り道の機会。	・自律、対人交流、規則を守る。 ・今日のOT(DC)の振り返り・感想の明確化。 ・身体運動の機会。 ・金銭管理、外の誘惑への対処。
⑤病棟(自宅)に到着してからの時間 ・手洗い・うがい、トイレに行く、必要なら着替える、障害者との交流、疲労感。 ・安心感、睡眠、今日1日の振り返り。 ・OT(DC)であったことを誰かに話したい。残りの時間何をしたらよいのか。 ・今日は休まないでよかった(参加への葛藤の解消)。 ＊デイケアでは特に、家庭内での役割(家事、家族間の交流)、自由時間の内容、近隣との関係。	・自己管理、対人交流、生活のリズムづくり、判断能力。 ・OT(DC)であったことを誰かに伝える機会、病棟での残り時間の組み立て。 ・家族内の役割遂行。

(山口芳文 編:はじめての精神科作業療法, p.154, 中外医学社, 2011. より引用)

3 集団

> **Point!**
> - 集団の治療的効果 ☞ ヤーロムによる11の治療効果
> - 集団の構成 　　　　　 5つの因子から構成
> - 集団と場の利用 ☞ 集団力動(グループダイナミックス),数(マスの効果),場(トポス)
> - 集団の何を評価するのか ☞ 集団内での個人の評価,集団の評価
> - 集団への参加様態と発達段階
>   ☞ 「モゼイ」による集団関係技能の発達

集団の治療的効果

- 成熟した集団は,その集団に所属するメンバーに癒しや成長などの治療的な効果をもたらしてくれる。
- この成熟した**集団の治療的効果**について「集団の治療的な因子」(Yalom, 1989)として**11項目**にまとめている(表7)。

表7　集団の治療的な因子

①希望をもたらす
②普遍性
③情報の伝達
④愛他主義
⑤社会適応技術の発達
⑥模倣行動
⑦カタルシス
⑧初期家族関係の修正的繰り返し
⑨実存的因子
⑩集団の凝集性
⑪対人学習

- これらの効果は相互に影響し合い,作用するといわれている。
- 作業療法では集団の種類や特徴によってこれらの治療因子の働きが異なり,また参加者が体験していると感じている要素も異なる。
- 治療効果を高めるためには,集団を実施した後は参加スタッフで必ず振り返りの時間をもち,集団内で起こっていることをとらえて集団記録を記述していくことが大切である。

集団を構成する因子（表8）

表8 集団構成の因子

①参加者	対象者あるいは患者を示す
②場所	病棟あるいは地域の暮らす場
③時間・頻度・期間	実施する時間や頻度，場所
④開放度	閉鎖的あるいは開放的
⑤大きさ（サイズ）	参加人数

集団と場の利用の違い

- 集団の利用には，**集団力動**（グループダイナミックス）の側面，ひとが集まることでの効果（**マスの効果**），**場**（**トポス**）に分けて考える。
- 作業療法士はメンバーの力動を扱う**集団力動**を利用することもあれば，病棟で行われる大集団でのレクリエーションによる**マスの効果**，あるいはパラレルな場を利用し個々に作業を実施する**場**（**トポス**）としての働きもある。

図1　作業療法における集団と場の利用

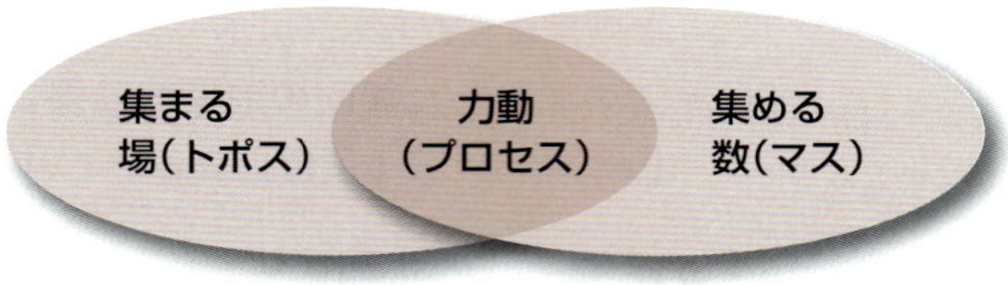

（山根　寛：ひとと集団・場 −集まり，集めることの利用−，p.91，三輪書店，2000．より引用）

●集団力動
- 集団課題やグループワークを通してメンバー同士の相互作用を治療に用いる。バーバルなコミュニケーションだけでなく，ノンバーバルなコミュニケーションもあてはまる。

●マス
- 人が集まる，人を集めて行う特性が強い。
- 集団の活用には人が自然発生的に集まることがあれば，人を集めることもある。
- 集団を実施するうえで特定の目的がある場合に，実施者の意図により人を集めることはこれにあてはまる。

●トポス
- 場所は共有しながらも一人一人が異なる活動をして過ごすことができる「場」の機能をもつ。「場」では多くの活動が行われているのが特徴である。
- セラピストの動きは一人で複数の対象者を相手にしながらも個々の働きかけが中心である。

集団・場の治療構造の比較

- 集団を対象とすることの多い作業療法では、集団の利用あるいは場の利用について基礎特性をおさえておくこと。

表9　集団の利用・場の治療構造の比較と実施例

	集団の利用		場の利用
	プロセスの利用	マスの利用	
開放度	クローズドもしくはセミクローズド	セミクローズドもしくはオープン	オープン
頻度	1〜2回／週	1〜5回／週	可能なかぎり毎日
時間・期間	1〜2時間／回 期間を設定する	目的による 目的による	定時、時間・期間は特に設定しない
メンバー数	パラレルな関係　4〜5名 力動集団は8〜10名 課題志向集団は10〜15名	不定 集団の把握は20〜25名 最大30名が限度	4〜5名／OTR1名 患者のレベルにより10名／OTR1名程度まで可
課題	個人課題を生かした集団課題	集団課題が個々の課題	個々に設定
活動選択	目的に応じて、メンバーによる選択が原則	治療者が選択	多種目 自由に見て触れることができるようにする
グループセラピスト	集団レベルに応じたファシリテーター	指示・教授を明確にする	場の維持
治療操作	集団力動を個人へ、個人力動を集団へと相互に生かす	集団全体の流れに配慮	ケースバイケース 個人力動に働きかけ
適用例	表現的・洞察的集団療法、生活技能訓練、グループワークなど	カルチャー教室 機能訓練、季節行事 レクリエーションなど	導入の場 開放サロン、デイルームなど

(山根　寛：ひとと集団・場 −集まり、集めることの利用−、p.92、三輪書店、2000. より引用)

作業療法士が関わるグループアプローチ

- 集作業療法士が関わることの多い集団について、集団の活用について分類してみる。
- ①治療構造が明確であり療法としての形態をとるものと、②治療構造は療法ほど明確な形態をとらないものに大別する。
- それぞれのもつグループの潜在的治療効果を理解していることは、グループを扱う際に役立つ。
- 集団療法が療法といわれる理由には、治療構造が明確であり、治療効果を明確に示すことのできることである。したがって、集団の治療構造を明確にし、集団の活用が求められる。

図2　治療構造と集団の活用

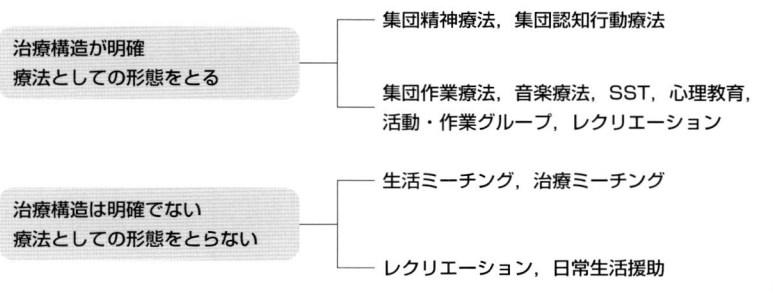

- 治療構造が明確　療法としての形態をとる
  - 集団精神療法、集団認知行動療法
  - 集団作業療法、音楽療法、SST、心理教育、活動・作業グループ、レクリエーション
- 治療構造は明確でない　療法としての形態をとらない
  - 生活ミーチング、治療ミーチング
  - レクリエーション、日常生活援助

集団の何を評価するのか

- 集団内での特定の個人評価と集団そのものの評価に分けることができる。
- 個人の目標と集団の目標の差が大きくなると集団は機能しなくなる。

表10　個人の評価と集団の評価

個人の評価	集団の評価
・対象は ・目的 ・プログラム内容 ・個人目標 ・参加率 ・参加意欲 ・参加態度 ・集団内での役割の有無 ・役割の引き受け方 ・他者への反応 ・他者との関係性 ・他者への配慮性 ・所属感 ・スタッフ・他者との会話内容	・内容 ・頻度と時間 ・集団の目標 ・スタッフの人数 ・スタッフの動き ・スタッフの役割 ・集団特性　　パラレル 　　　　　　　課題集団 　　　　　　　協同集団 　　　　　　　成熟集団 ・凝集性 ・雰囲気 ・スタッフの関与と対象者の反応 ・参加者間の相互作用

集団への参加様態と発達段階

●「モゼイ」の集団関係技能の発達

- 集団内で個人と個人を取り巻く周囲との対人交流について、発達的側面からみてみるとモゼイの集団関係技能と発達期が役に立つ。
- 自身と複数の他者との三者関係について発達に必要な技能について、発達期の観点から見ることで、発達の段階から見た集団への参加の仕方が評価できる。

表11　Moseyの集団関係技能とその発達段期

①他者と場を共有して過ごすことができる	18カ月〜2歳
②短期の共通な課題に取り組むことができる	2〜4歳
③自己の興味により比較的長期の課題に取り組むことができる	5〜7歳
④相互の欲求を満たし同質の集団に参加する	9〜12歳
⑤適応的に役割をとりながら集団に参加する	15〜18歳

(山根　寛：ひとと集団・場 −集まり、集めることの利用−, p.29, 三輪書店, 2000. より引用)

4 時間と頻度

Point!

- ■診療報酬の観点 ☞ 精神科作業療法と精神科デイケアに大別される
- ■回復時期と実施時間・頻度の目安
  - ☞ 回復初期には短時間の参加からはじめ，回復後期になると目的に応じた時間設定がなされる
  - ☞ 頻度は週1回から毎日行うことが好ましいものとさまざま

プログラムの立案時

- 治療構造の観点から述べるとプログラムの作成には実施する時間と頻度を明確に設定すること。
- 実施にあたっては，時間と頻度を明確にすることが求められる。

診療報酬

- 診療報酬の観点から（精神科作業療法　実施時間（1単位2時間））

精神科デイケア	大規模	1日6時間を基準	700点
	小規模	1日6時間を基準	590点
ナイトケア		1日4時間を基準	540点
ショートケア	大規模	1日6時間を基準	330点
	小規模	1日6時間を基準	270点

- **個人と集団の区別**においても実施あるいは参加時間と頻度は異なり，プログラム開始時期が経過するにつれ週平均の参加時間数が徐々に増加することが予想され，個人プログラムでの参加時間よりも集団内での参加時間が多くなるのが一般的といえよう。

実施時期

図3　実施時期

急性期　（医学的管理が中心となる）
亜急性期
回復期前期　　　｝作業療法はすべての回復過程
回復期後期　　　　において実施対象となる
慢性期（維持期，終末期）

・従来は慢性期を主な対象にしていた作業療法であるが，現在は早期治療・早期退院，新たな慢性期患者の防止のために，入院直後から作業療法が開始され適応となる。

回復時期ごとの実施時間と頻度の目安

表12　回復期ごとの実施時間と頻度の目安

	亜急性期	回復前期	回復後期	維持期
頻度	午前あるいは午後週1回から	週1回～毎日	毎日	毎日
時間	数十分単位	数十分単位	2時間を限度	2時間を超えることもある
場所	ベッドサイド, 病棟内, 作業療法室, 病棟デイルーム	ベッドサイド, 病棟内, 作業療法室, 病棟デイルーム	作業療法室, デイルーム, 調理室, 多目的部屋, ミーティングルーム, 屋外	作業療法室, デイルーム, 調理室, 多目的部屋, ミーティングルーム, 屋外
形態	個人作業療法	個人作業療法, 集団パラレル	個人作業療法, 集団パラレル, グループ	個人作業療法, 集団パラレル, グループ

集団あるいは場の形態から見た実施時間と頻度の目安

表13　実施形態から見た頻度・時間・場所の目安

	集団行動	トポス	マス
頻度	週1回～毎日	週1回～毎日	週1回～毎日
時間	1時間程度	1～2時間	1～2時間
場所	作業療法室, ミーティングルーム	作業療法室, デイルーム	作業療法室, デイルーム, 体育館, グラウンド

集団の特性から見た実施時間と頻度の目安

表14　集団特性から見た活動形態

	並行グループ	課題グループ	協同グループ	成熟グループ
頻度	週1回～毎日もしくは月1回まで			
時間	30～60分	60～120分	60分以上	60分以上
人数	数名	数名～10名～20名	数名～10名～20名	10名程度
活動例	手工芸, 創作, 趣味・遊び	ADL訓練, APDL訓練, スポーツ, 就労支援, 余暇活動支援, SST, 心理教育	学習会, 話し合い, ピアグループ, 行事企画	アルコールミーティング, AA, 断酒会

5 場所

> **Point!**
> - ■作業療法の実施場所 ☞ 精神科病院，精神科デイケア，援護寮，福祉施設，作業所，地域生活支援センター
> - ■作業療法の空間 ☞ 作業療法室，病棟デイルーム，談話室，調理室，多目的ホール，ベッドサイド

作業療法の実施場所

- 1998〜2000年度厚生科学研究報告資料の回復状態に応じたリハビリテーションと作業療法を参考に治療・援助の場をまとめると，表15に示すように挙げられている。
- 精神科作業療法の実施場所は，対象者の**回復段階**と行う**活動内容**によって決まる。

表15 回復段階および実施場所について

回復段階	場所
急性期〜回復期前期	スーパー救急病棟 精神科急性期病棟 精神科一般病棟
回復期後期	精神科療養病棟 精神科一般病棟 外来作業療法，デイケア，デイナイトケア 援護寮，授産施設，小規模作業所
維持期（施設内）（地域）	精神科療養病棟 保健所，市町村 グループホーム 福祉ホーム 生活支援センター 福祉工場 自宅
終末期	精神科治療病棟 身体合併症病棟 自宅

作業療法が行われる治療空間

●作業療法の実施場所

- 治療・援助の場から治療空間の場に目を移し，作業療法室でのダイナミックな動きを概観すると，施設により実施場所のすべてが**作業療法室**で行うところもあれば，一部は**病棟のデイルーム**や**談話室，調理室，多目的ホール**で行うところもある。
- 急性期から臨界期にかけては生活空間である**ベッドサイド**や**病棟内**で行うことが多い。

● 空間の利用
- 作業療法が行われる治療空間を見てみると（図4），作業療法室ではAからGまでさまざまな動きのある場面であることがわかる。作業療法士は利用目的に応じて使い分けることが求められる。

作業面接の物理的構造

- 図4を例にとり，面接をする際の**座る位置**，**個別か集団**の実施か，あるいは作業療法の**治療空間の利用の仕方**について示したものである。
- 治療者と対象者の位置関係（図4の**BCD参照**），空間の利用の仕方（図4の**DG参照**）について注目をするとよい。

図4 作業面接の物理的構造

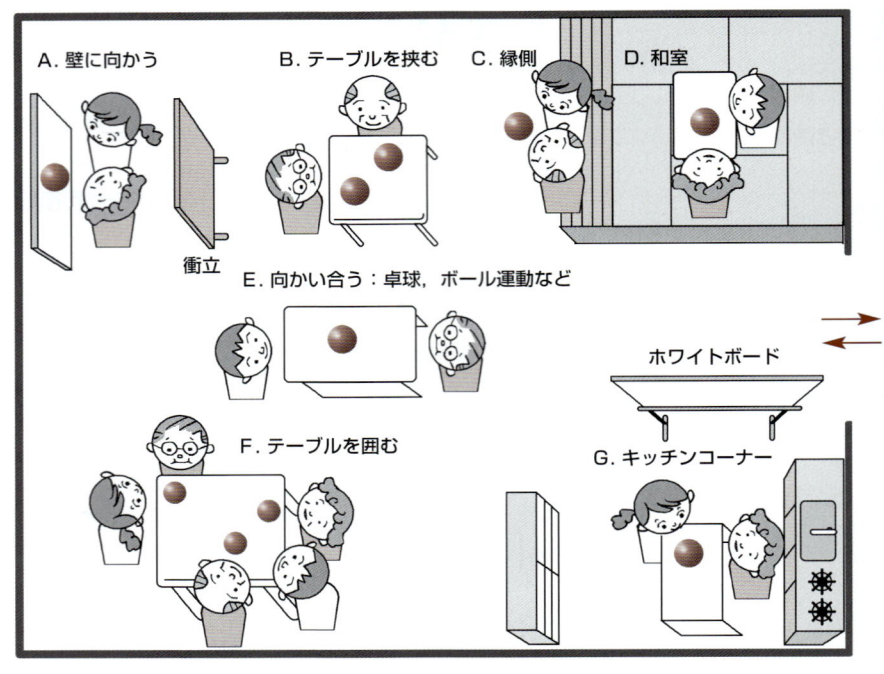

A. 壁に向かう
B. テーブルを挟む
C. 縁側
D. 和室
衝立
E. 向かい合う：卓球，ボール運動など
F. テーブルを囲む
G. キッチンコーナー
ホワイトボード

：作業療法士
：患者　　●：作業活動

A：壁に向かい座る　　開放的な雰囲気の中，周囲の視界が遮断でき，面接，作業ともに適する。
B：テーブルを囲む（直角法）　他に比べ，面接を実施する際，ストレスが一番少ない位置関係。
C：縁側（横並び法）　親密感・気軽さが得られる。
D：和室で行う　　静かで落ち着いた空間であり面接・作業とも適する
E：オープン空間（対面法）　面接場面では，対面の位置は視線を合わせるため緊張が伴うため向かない。作業活動にはよい。
F：テーブルを囲む　　集団交流，言語交流を目的とした作業療法に適する。
G：キッチンコーナー　　キッチンコーナーは家庭での延長の雰囲気がある。壁側を向くことで周囲の視界を遮断できる。

（小林正義：基本的な方法としての作業面接．作業療法学全書5，精神治療学2，精神障害，p.82，協同医書出版社，2010．を参考に作成）

3 精神障害に対する介入

精神障害領域の治療・援助の場

1 精神科作業療法

Point!

■精神科作業療法　☞ 精神障害者の社会生活機能の回復を目的とし，作業療法士が単独で行う治療・援助サービス

☞ 国に認可された施設において，医師の指示のもとに作業療法を実施した場合に診療報酬を請求することができる

※「精神機能」の基本評価についてはp.132～155参照。

精神科作業療法

●精神科作業療法の概要
- 医療領域における作業療法の1つ（表1）。
- 1974年に精神科特殊療法として社会保険診療報酬の対象となり現在に至る。
- 精神病院または精神病棟がある一般病院に認可され，医師の指示のもとに作業療法士を中心に入院と外来の患者を対象として行われる（作業療法士が単独で行えるサービス）。
- 2010年度における施設基準と診療報酬について表2に示す。

●実施する場
- 作業療法室：治療や訓練に必要な設備が整っている。
- ベッドサイドや病棟内：不安が強い，病室にこもっていて病棟の外に出てこられないなど，個別の事情がある。
- その他：院内にある運動場，農園（畑），庭，近隣の公園やスーパーのような地域にあるさまざまな社会資源など。

●対象者
- 統合失調症，気分障害，認知症など精神障害者全般，より多岐にわたる疾患や障害が増えている。
- 長期入院者（社会的入院，あるいは重度慢性化による）と早期退院を目指す対象者との2極化が進む。

表1　医療領域における作業療法が行う支援

入院医療	精神科作業療法，退院前指導，退院時指導
通院医療	精神科作業療法，精神科デイケア，精神科ナイトケア，など
訪問医療	訪問リハビリテーション，訪問看護，ACT（包括型地域生活支援プログラム），など
司法精神医療	司法精神作業療法

（山根　寛：精神障害と作業療法 —治る・治すから生きるへ—，第3版，p.183，三輪書店，2010．より抜粋引用）

表2 精神科作業療法の施設基準，診療報酬

施設基準	・作業療法士は，専従者として最低1人が必要 ・患者数は，作業療法士1人に対しては，1日50人を標準 ・専用の施設を有しており，面積は，作業療法士1人に対して50m²を基準とする ・必要な専用の器械・器具を具備する ・代表的な諸活動：創作活動，日常生活活動，通信・コミュニケーション・表現活動，各種余暇・身体活動，職業関連活動など ※精神病院または精神病棟を有する一般病院にあって，入院基本料，精神科急性期治療病棟入院料または精神療養病棟入院料を算定する入院医療を行っていること
診療報酬	精神科作業療法：220点（1日につき） ※別に厚生労働大臣が定める施設基準に適合しているものとして地方社会保険事務局長に届け出た保険医療機関において行われる場合に算定する
留意事項	・精神障害者の社会生活機能の回復を目的として行うものであり，実施される作業内容の種類にかかわらずその実施時間は患者1人あたり日につき2時間を標準とする ・治療上の必要がある場合には，病棟や屋外など，専用の施設以外において当該療法を実施することも可能 ・1日あたりの取り扱い患者数は，1人の作業療法士あたり概ね25人を1単位とする ・精神科作業療法を実施した場合はその要点を個々の患者の診療録に記載する ・当該療法に要する消耗材料及び作業衣等については，当該保険医療機関の負担とする

（日本作業療法士協会：作業療法が関わる医療保険・介護保険・自立支援制度の手引き2010, p.72, 2010. より引用改変）

2 外来作業療法

Point!

■ 外来作業療法 ☞ 施設基準や診療報酬の枠組みは精神科作業療法と同じであるが，外来（通院）患者を対象とした作業療法の治療・援助サービス

外来作業療法

●外来作業療法の特徴

- 通常の外来診療（医師の診察など）と併せて行われる。
- 単位制：少ない時間，少ない頻度からの関わりが可能。
- 入院中からの関係を生かして早期退院を支える場になりうる：安心できる場の提供，生活リズムの調整。
- 社会参加に向けた準備活動を行う機会を提供することができる：就労，就学，デイケアなどにつなげる。
- 他の外来（通院）サービスに比べると個別のサービス提供がしやすい。

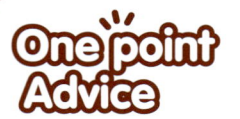

One point Advice
- 外来作業療法という診療報酬はない（存在しない）点に注意しよう！ 精神科作業療法の枠組みのなかで便宜的に用いられている用語であると理解するとよい。
- 早期退院や外来治療中心の患者が増えているなかで，外来作業療法の需要は高まる可能性を秘めている。

③ 精神科デイケア・ナイトケア・ショートケア

> **Point!**
>
> ■精神科デイケア・ナイトケア・ショートケア・デイナイトケア
> ☞ 集団のもつ機能を積極的に利用しながら，対象者の社会生活機能の回復を図る外来（通院）リハビリテーションの一形態
> ☞ それぞれ実施時間，実施時間帯などが国の施設基準にて定められている（図1）。対象者に合わせて利用形態や頻度を調整する

精神科デイケア, 精神科ナイトケア, 精神科ショートケア, 精神科デイナイトケア

●精神科デイケア
- スタッフは作業療法士，看護師，精神保健福祉士，臨床心理士など他職種が関わる（図1）。
- 疾患や障害の理解を深めるプログラム，対人関係やコミュニケーション技能を高めるプログラム，生活管理技能を学ぶプログラムなどが中心となる。
- デイケアで生まれる対人交流を利用しながら，個々の課題が解決できるようサポートする。
- スタッフは対象者と対等な交流が求められている。
- 作業療法と同様に，対象者の目標設定，プログラムの作成，定期的な振り返り，目標やプログラムの見直し，効果判定などに対して，すべてのスタッフが責任をもって行う。
- 利用が長期化する場合には，継続の是非を検討する⇒地域につなげていく姿勢が必要。

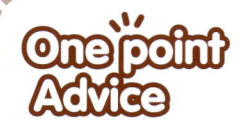

> **One point Advice**
> ・過去問題をみると，デイケアのプログラムについての内容が多い。基本的な部分がおさえられていれば十分正解を導くことはできる。精神科リハビリテーションのなかのどのような位置づけにあるのかをもう一度整理しておこう！

図1 精神科デイケア・ショートケア・ナイトケア・デイナイトケアの施設基準（1点＝10円）

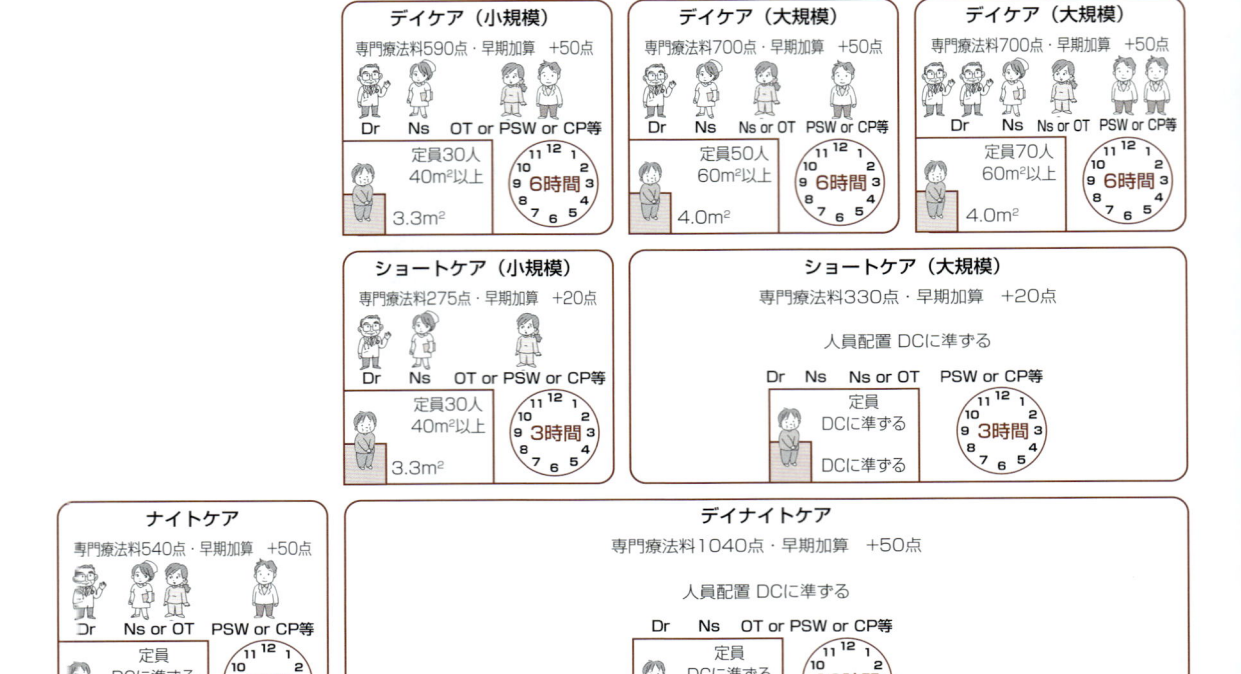

デイケア（小規模）
専門療法料590点・早期加算 +50点
Dr　Ns　OT or PSW or CP等
定員30人 40m²以上
3.3m²
6時間

デイケア（大規模）
専門療法料700点・早期加算 +50点
Dr　Ns　Ns or OT　PSW or CP等
定員50人 60m²以上
4.0m²
6時間

デイケア（大規模）
専門療法料700点・早期加算 +50点
Dr　Ns　Ns or OT　PSW or CP等
定員70人 60m²以上
4.0m²
6時間

ショートケア（小規模）
専門療法料275点・早期加算 +20点
Dr　Ns　OT or PSW or CP等
定員30人 40m²以上
3.3m²
3時間

ショートケア（大規模）
専門療法料330点・早期加算 +20点
人員配置 DCに準ずる
Dr　Ns　Ns or OT　PSW or CP等
定員 DCに準ずる
DCに準ずる
3時間

ナイトケア
専門療法料540点・早期加算 +50点
Dr　Ns or OT　PSW or CP等
定員 DCに準ずる
DCに準ずる
4時間

デイナイトケア
専門療法料1040点・早期加算 +50点
人員配置 DCに準ずる
Dr　Ns　OT or PSW or CP等
定員 DCに準ずる
DCに準ずる
10時間

（長﨑重信 監, 山口芳文 編：作業療法学ゴールド・マスター・テキスト6　精神障害作業療法学, p.160, メジカルビュー社, 2010. より引用）

●対象者
- 統合失調症, パーソナリティ障害, 依存症, うつ病, 発達障害など, 幅広い疾患や障害, 年代が対象となる。

●デイケア利用目的（図2）

図2　デイケア利用目的の例

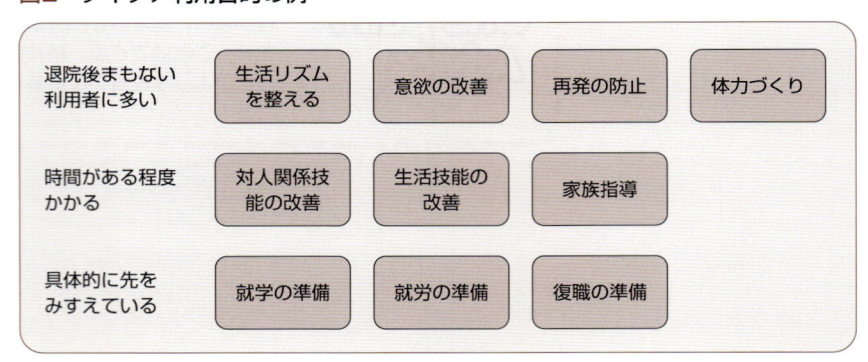

退院後まもない利用者に多い	生活リズムを整える	意欲の改善	再発の防止	体力づくり
時間がある程度かかる	対人関係技能の改善	生活技能の改善	家族指導	
具体的に先をみすえている	就学の準備	就労の準備	復職の準備	

4 療養病棟

Point!

- ■療養病棟対象の特徴　☞　統合失調症の長期入院患者
- ■回復段階　☞　回復期後期あるいは維持期
- ■作業療法の目的　☞　生活リズムの安定，楽しみ活動の提供，趣味活動の提供，日常生活技能訓練の実施，自己効力感を高める

療養病棟での診療報酬

- 精神療養病棟は急性期病棟あるいは一般病棟に比べ，**長期入院患者の療養を目的とした病棟**である。
- 作業療法の実施に関することは**包括払い方式の病棟**の特徴をもつため，作業療法の実施も，病棟専従の作業療法士の登録がなければ算定できない。
- 病棟での登録がされていない作業療法士が所定の場所（通常行われる作業療法室）で実施した場合には，算定することができる。

対象者の特徴

- 統合失調症の**長期入院患者**が中心である。
- **回復期後期あるいは維持期のもの**が多い。
- 年代はさまざまであるが，40歳代から60歳代が最も多い。
- 疾患は統合失調症が大部分を占めるが，その他，うつ病，双極性障害，アルコール依存症，発達障害の患者もみられる。

病棟の機能

- 精神保健福祉のなかで，**病院から地域の流れを促進**。
- 長期入院者のなかには，本人の高齢化，家族の高齢化に伴い，退院を考えたときには退院することの意欲が薄れ，環境の変化を望まないものも多い。
- 現在の入院生活の場所を安住の地として捉えるものも多いのも特徴として挙げられ，**入院の長期化**にもつながっている。
- **病棟から地域への退院促進を進める動き**も出てきており，退院に向けた取り組みも病院全体で盛んに行われるようになってきている。

療養病棟における作業療法士の役割

- 精神科療養病棟における作業療法士の役割は幅広く，以下のことが挙げられる。

表3　作業療法士の役割

①病棟での楽しみ活動の提供，趣味活動の提供	⑥生活感を失わないための社会生活活動の実施
②生活リズムの安定のための活動提供	⑦疾病教育あるいは集団心理教育
③日常生活あるいは退院に向けた社会生活技能訓練の実施	⑧レクリエーション活動の実施
④退院準備評価	⑨集団療法の実施や参加
⑤自己評価あるいは自己効力感を高めること	⑩病棟環境の調整
	⑪家族調整

作業療法プログラムの特徴と注意点

- 作業療法プログラムには，個人の主体的な参加やニーズを満たすため，**集団プログラム**，あるいは**パラレルの実施**により行われている。
- 治療構造は個別・集団の利用，活動内容は通常の精神科領域で用いられる活動と変わりはない。
- 病棟内でプログラムを実施するときには，リスク管理の観点からも**道具の管理，物品の取り扱い，作品の管理には十分に注意を払う**必要がある。
- 入院中，症状の波がないわけではないが，現在の安定した状態には，**服薬管理やコンプライアンスの高さ，規則正しい食事や睡眠が得られている**ことも症状の安定につながっているといえる。

作業療法士に求められるもの

- 療養病棟の患者を対象とする作業療法士は，**退院動機を高め，ニーズや希望を引き出す関わり**が求められる。

慢性病棟の一例

> **対象疾患**：統合失調症　慢性期，長期入院者。
> **割合**：9割は慢性統合失調症患者。1割は双極性障害，アルコール依存症，発達障害のそれぞれ。
> **年代**：40〜60歳代の中高年が中心。
> **実施場所**：院内の作業療法室，病棟内ホール。課題グループは院内の作業療法室が多く，マスの場合は病棟内で実施する。
> **形態**：大集団・小集団，個別
> **目的**：楽しみ活動，趣味活動の提供，社会生活技能の改善
> **病棟の特徴**：変化を望まず，病棟で一生を過ごす患者，家族の受け入れの問題により結果的に過ごす患者もいる。入院により，服薬管理ができていることで再発予防につながる側面もある。

5 重度認知症治療病棟

Point!

- ■認知症病棟での役割
  - ☞ 生活機能回復のための訓練および指導の実施
    1人当たり1日4時間，週5回行う
- ■入院時の観察
  - ☞ 中核症状：記憶障害，言語障害，認知障害，見当式障害
    周辺症状：攻撃性，暴力，徘徊，拒絶，性的逸脱抑制，抑うつ，不安，幻覚，妄想，睡眠障害
- ■作業療法の役割
  - ☞ 症状の軽減，認知機能の賦活，ADLの維持，生活リズムの維持
- ■評価のポイント
  - ☞ 基本動作・移動方法の観察，食事場面の観察，更衣・身だしなみの観察，清潔の観察，睡眠状態の観察

認知症病棟

- 認知症と関わるうえで対象者の知的能力や身体能力，生活能力を観察し，本人のペースに合わせて援助を進めることが大切である。
- 生活機能回復のための訓練および指導を，生活機能回復訓練室等で患者1人当たり1日4時間，週5回行い，実施内容の要点及び実施に要した時間を診療録等に記載することが必要となる。

施設基準

- 認知症病棟の入院料および施設基準について表4に示す。

表4　認知症治療病棟入院料および施設基準について

項目	認知症治療病棟入院料1	認知症治療病棟入院料2
入院後60日以内 点数	1450点	1070点
入院後61日以内 点数	1180点	970点
対象先	精神科を標榜している病院（保険医療機関）	
病院勤務	精神科医師1名 専従の精神保健福祉士または専従の臨床心理技術者が1名以上	
病棟専従勤務	作業療法士1名以上	作業療法士1名以上（経験を有する看護師可）
廊下の形式	デイルームなどの共有空間があるなど高齢者の行動しやすい廊下	規定なし
生活機能回復訓練室	60m²以上	
生活機能回復訓練	患者1人に1日4時間，週5回 すべての患者に生活機能回復訓練を行う 医師の指導下，作業療法士，看護師，精神保健福祉士により集中的に行う 治療計画に基づいて行い，定期的な評価を行うなど計画的治療を行う 実施内容の要点および実施に要した時間を診療録などに記載	
退院調整加算	＋100点/退院時：認知症治療病棟の6カ月以上の入院患者に対して退院支援計画を作成し，退院調整を行った場合	

（次ページに続く）

精神障害に対する介入

(前ページからの続き)

項目	認知症治療病棟入院料1	認知症治療病棟入院料2
その他	病院内に専従の精神保健福祉士または専従の臨床心理技術者が勤務し，退院支援計画の作成等を行っていること 急性期の集中的な治療を要する精神症状および行動異常が特に著しい重度の認知症疾患患者 ADLにかかわらず認知症に伴う幻覚，妄想，夜間せん妄，徘徊，異食などの症状が著しく看護が困難な患者	

入院時の観察

●中核症状

- 認知症の**本質的症状**にあたり，以下のさまざまな認知機能の障害として現れる。
- **記憶障害**：近時記憶とエピソード記憶は初期より低下がみられ，意味記憶や手続き記憶は中期以降に低下がみられる。
- **言語障害**：中期以降になると言葉が出てこなくなり理解力が低下し，話のまとまりの低下がみられる。
- **視空間認知障害**：地視的見当識障害がよくみられる。
- **見当識障害**：時間，場所，人に対する認識として徐々に低下する。

●周辺症状

- **行動症状**と**心理症状**に分けられる。
- **行動症状**：暴力，攻撃性，徘徊，拒絶，性的逸脱抑制がみられる。
- **心理症状**：抑うつ，不安，いらいら，幻覚・妄想状態などである。

●BPSD

- BPSD（behavioral and psychological symptoms of dementia）とは認知症に伴う暴力，暴言，徘徊，拒絶，不潔行為などの行動の障害と幻覚・妄想などの精神症状を総称してBPSDとよばれている。
- 周辺症状とBPSDとは同義語として使われる。

表5 認知症作業療法評価過程でよく用いられる尺度

認知機能評価	行動観察評価
・Mini Mental State Examination（MMSE） ・改訂長谷川式簡易知能評価スケール（HDS-R） ・N式精神機能検査 ・ウェクスラー式成人知能検査改訂版（WAIS-R） ・コース立方体知能検査 ・三宅式記銘力対語テスト（言語性記憶）	・認知症症状評価尺度（GBSスケール） ・N式老年者用精神状態尺度（NMスケール） ・柄澤式老人知能の臨床的判定基準 ・臨床認知症評価法-日本版（CDR-J）- ・functional assessment staging（FAST） ・認知症高齢者の日常生活自立度判定基準

日常生活能力評価	介護負担感の評価尺度
・N式老年者用日常生活動作能力評価尺度（N-ADL） ・障害老人の日常生活自立（寝たきり度）判定基準 ・instrumental activities of daily living scale（IADL）	・Zarit介護負担尺度日本語版

日常生活場面での観察と評価のポイント

- 生活機能回復訓練を進めるうえで，日常生活場面での評価のポイントを挙げる。
- **基本動作・移動方法の観察**では，起き上がり，端座位，つかまり立ち，移動方法の仕方を観察する。
- **食事場面の観察**では，食物としての認識，食事をしたことの記憶，他人の盗食，異物の誤嚥，嚥下障害など問題はないか。
- **更衣・身だしなみの観察**では，身の回りの整理ができないこと，洋服や下着が著しく汚染されていても気がつかないこと，汚れたものをたたみこんでしまうこと。
- **清潔の観察**では，洗面や歯磨きができているか，義歯は清潔か，清潔が保たれているか。
- **入浴動作の観察**では入浴を拒否することはないか，見守りや介助が必要な場合にはどの程度必要となるか。
- **排尿・排便の観察**では尿意・便意の有無，あるいは定時排泄の促しが必要か。
- **睡眠状態の観察**では昼夜逆転，傾眠，夜間せん妄などがみられる。
- 病棟内での他職種との連携や調整を行いながら，作業療法士は適切な介入を考え提案や直接指導をしたり，本人を取り巻く治療環境を含めたマネジメントが求められる。

表6 各期における作業療法の役割

	軽度 発病初期	中等度 精神症状多出期	重度 障害複合期
コミュニケーション	日常会話に支障あり → → → → → → → 会話困難		
日常生活活動の障害	入浴動作 → 排泄動作 → 更衣動作 → 食事動作		
身体機能の低下	バランスの崩れ　寝たり起きたりなど活動性低下　非活動性に廃用症候群		
臨床像	軽度の物忘れや認知障害 本人の戸惑いや不安 家族も変化に気付く 周囲の対応に攻撃的になる場合もみられる	さまざまな周辺症状を呈する 生活環境や周囲との人的・物理的な関係に対する反応性の症状が現れやすい	パーキンソニズムや歩行の不安定さなど身体症状が顕著となり，介護量も増える 車いすの頻度も増える 運動量が顕著に減少する
作業療法の役割	安心・安全の保障，家族・介護者の支援 人的環境の整備，生活環境の改善，社会資源の紹介		
	症状の軽減 賦活 (知的・認知機能の活性化) 鎮静 (不安・焦り・混乱の軽減) 自信の回復 生活習慣の回復・改善	残存知的機能の賦活 ストレスの発散 自己役割の再確認 ADLの維持 APDL・余暇活動の支援 対人交流，環境適応能力の維持 地域社会との交流支援	生活リズムの維持 基本的ADLの保障 (食事・排泄・保清) 基本的体力の維持 合併症の予防 (廃用症候群の予防)
心身のサポートのバランス	精神的サポート		身体的サポート
治療・援助の場 (一例)		物忘れ外来　デイサービス　グループホームなど 老人認知症疾患治療病棟　老人認知症疾患療養病棟 介護老人保健施設(入所)　介護老人福祉施設	
	介護予防・生活支援事業 (ポピュレーション・アプローチ[注1]) (ハイリスク・アプローチ[注2]など)	各種在宅アプローチ 訪問リハビリテーション　訪問看護 通所リハビリテーション	

注1 ポピュレーション・アプローチ：市民集団に働きかけることにより，健康障害のリスクを少しずつ軽減していくアプローチ
注2 ハイリスク・アプローチ：既に健康に関して高いリスクをもち，疾患を発生しやすいと想定される人を対象にしたアプローチ

(苅山　和生：作業療法学全書5 精神治療学2 精神障害, p.179, 協同医書出版社, 2010. より引用)

⑥精神保健福祉センター

Point!

■精神保健福祉センター[*1]
  ☞ 地域精神保健福祉活動の中核として，精神保健および精神障害者の福祉に関する総合的技術センター
    各県，政令指定都市にほぼ1カ所は設置されている

用語アラカルト

*1 精神保健福祉センター
- 精神保健法の改正と同様に，"精神保健センター"の名称が"精神保健福祉センター"に改められた。2011年現在，全国で68施設が活動している（全国精神保健福祉センター長会ホームページより）。

地域における精神障害者の支援の枠組み（図3）

- 精神保健福祉センターは地域で精神障害者を支援する1つの機関である。

図3 地域における精神障害者を支える枠組み

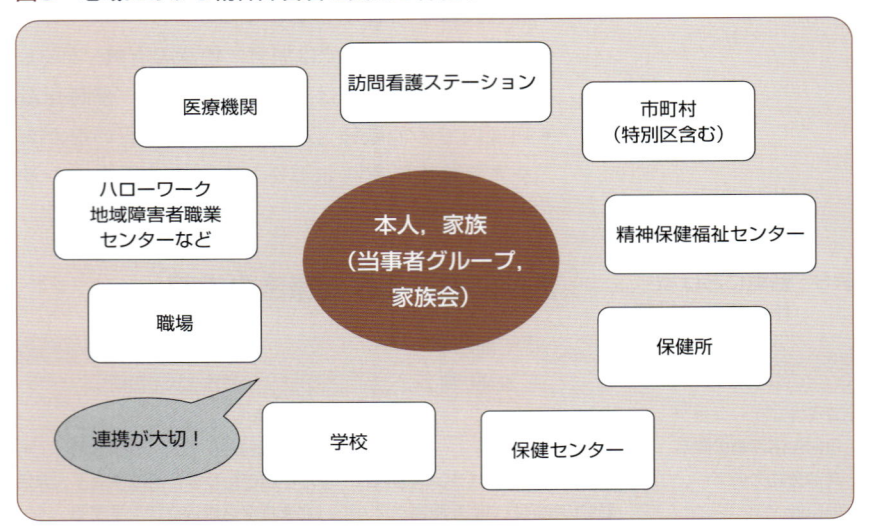

```
医療機関    訪問看護ステーション    市町村（特別区含む）

ハローワーク
地域障害者職業      本人，家族      精神保健福祉センター
センターなど       （当事者グループ，
                    家族会）
職場                                保健所

  連携が大切！     学校       保健センター
```

（野中 猛 監，上田俊幸・佐々木明子 編：看護に必要な精神保健制度ガイド，p.236-237，中山書店，2008. を参考に作成）

520

●精神保健福祉センターの概要(表7)

表7 精神保健福祉センターの概要

法の規定	「精神保健及び精神障害者福祉に関する法律 第6条(以下,法)」*2 に規定されている施設
目標	・地域住民の精神的健康の保持増進,精神障害の予防(地域住民に向けて) ・適切な精神医療の推進,社会復帰の促進,自立と社会経済活動への参加の促進(地域で暮らす精神障害者に向けて)
職員	精神科医師,精神保健福祉士,臨床心理技術者,保健師,看護師,作業療法士,その他
業務	・企画立案 　　精神保健福祉に関する提案 ・技術指導・技術援助 　　保健所,市町村,関係諸機関に対する技術指導や技術援助 ・人材育成 　　精神保健福祉業務に従事する職員等の人材育成 ・普及啓発 　　地域住民に対する精神保健や精神障害者への理解についての普及啓発活動 ・調査研究 　　精神保健福祉活動や精神障害者に関するデータの収集 ・精神保健福祉相談 　　精神保健福祉全般の相談(特に複雑なもの,困難なもの) ・組織育成 　　精神保健福祉に関連した地域住民による組織的活動の育成や協力 ・精神医療審査会の審査に関する業務 　　審査の開催,審査遂行上必要な調査,審査に関する事務,請求等の受付(法38条の4) ・自立支援医療(精神通院医療)及び精神障害者保健福祉手帳の判定 　　自立支援医療の支給認定(法52条第1項)と,精神障害者保健福祉手帳の申請に対する判定(法45条第1項)
その他	センターは,診療機能や,デイケア,障害者自立支援法に規定する障害福祉サービス等のリハビリテーション機能をもつことが望ましい

(備考)関係諸機関:医療,福祉,労働,教育,産業などの精神保健福祉関係諸機関のこと。

(全国精神保健福祉センター長会ホームページ,精神保健福祉センター運営要領について(H18)を参考に作成)

用語アラカルト

＊2 精神保健及び精神障害者福祉に関する法律
・精神保健法の一部を改正する法律(平成7年法律第94号)によって"精神保健法"が改められたもの。精神障害者の福祉が法体系上に位置付けられた。

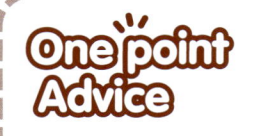

One point Advice

・過去問題での出題は少ないが,業務内容を問われる場合があるため,ぜひ覚えておこう!
・精神保健福祉センターの掲げる目標が達成されるためには,保健所や市町村が行う精神保健福祉業務が効果的に展開されるよう技術指導・技術援助を行いながら,関係諸機関と緊密に連携を図ることが重要である。

【参考文献】
1)長﨑重信 監,山口芳文 編:作業療法学ゴールド・マスター・テキスト6 精神障害作業療法学,メジカルビュー社,2010.
2)山根 寛:精神障害と作業療法 ―治る・治すから生きるへ―,第3版,三輪書店,2010.
3)日本作業療法士協会:作業療法が関わる医療保険・介護保険・自立支援制度の手引き,2010.
4)日本作業療法士協会 編:作業療法学全書5 作業治療学2 精神障害,第3版,協同医書出版社,2010.
5)全国精神保健福祉センター長会ホームページ(http://www.acplan.jp/mhwc/center.html)
6)野中 猛 監,上田俊幸・佐々木明子 編:看護に必要な精神保健制度ガイド,中山書店,2008.

4 精神障害に対する介入
精神障害領域の病期別アプローチ

※「精神機能」の基本評価についてはp.132〜155参照。

Point!

■急性期	☞	作業療法は実施しない
■回復期	☞	時間性・空間性の回復
		生活リズムの回復
		生活技能の回復
		対人交流の改善
		有能感・達成感の回復
		あせり→ゆとりの回復
■維持期	☞	余暇の利用
		退院への意欲を高める
		地域生活支援
		環境調整
		再燃・再発予防
■終末期	☞	ささやかな楽しみ，本人の語りの時間を大切にする

回復過程の区分

- 回復過程を下記のように区分をする。

急性期：**要安静期，亜急性期**
回復期：**回復期前期，回復期後期**
維持期：**療養期**
終末期：**終末期**

- 回復期ごとの状態像と介入の内容について述べる。

急性期

●要安静期

- 発病間もない時期であり，自分で自分の身を守れない状態である。
- 治療環境では，**精神科スーパー救急病棟**あるいは**急性期治療病棟**の入院対象である。
- 入院直後の患者の特徴は，①身体の衰弱が激しい，②精神症状が激しい，③セルフケアの判断ができない，④現実検討能力の著しい低下をまねいている状態にある。
- 入院直後でもあり，身体の危機あるいは生命の危機に対する医学的管理および薬物療法が優先して行われる。

作業療法開始の可・否
- 作業療法の開始の時期は医学的管理が落ち着いた状態の段階から開始となる。

●急性期〜亜急性期
- 救急あるいは急性期状態を脱した直後ではあるが,薬物療法は強い効果を期待し,統合失調症の治療では最大量の使用を試みる。うつ病治療に関する薬物の使用は漸増量による。
- この時期,脳機能の活発さあるいは過敏さがみられ,睡眠状態では,**昼夜逆転**の状態,あるいは服薬により長時間の**過眠傾向**,日中は**傾眠**が強くみられる時期である。しばらくすると解放へと向かう。
- また,身体状態あるいは精神状態の**疲弊状態**が強いながらも回復の兆しが見え始める時期である。

作業療法の実施
- この時期,一見,意欲低下あるいは陰性症状とも見えなくはないが,**急性期症状消褪直後**の**疲弊病相ともとらえられ**,急性期からの作業療法の介入のタイミングはここにある。**臨界期直後**ともいう。
- 症状を軽減し,現実にゆるやかな着地を目指すため,現実検討や現実感覚をいかに高めるかがこの時期の目標にあげられる。
- 病状からの早期離脱と現実への早期移行につながる。
- 緩やかな身体感覚を感じることのできる活動,あるいは「作業への閉じこもり」を奨励する。

回復期

●回復期前期
- 寛解前期にあたり,**寛解後疲弊病相**によく見られる**睡眠過多,抑うつ状態,無力感,集中力**の低下が観察できる。
- 病室内で1日過ごすこともあれば,ふらっとデイルームに顔を見せることもある。

作業療法の実施
- 本人の回復状態を確認しながら,この時期においても十分な休息を保障するなかで,「あせり」の気持ちが高まる時期でもあるため「ゆとり」の気持ちに置き換えるための作業療法を提供する。
- また亜急性期と同じく「作業への閉じこもり」を推奨する。

●回復期後期
- 入院治療から社会生活や社会参加に向けた意志を確認し,本人の希望に向けた最大限の援助を進めていく。

作業療法の実施
- 作業療法が積極的に行われる時期であり,生活リズムの回復と確立,対人

精神障害に対する介入

交流の促進，必要とする生活管理技能の改善と習得を行いながら，対象者が主体的な生活が送れるよう介入方法を考えていく。再燃・再発を防ぐための集団心理教育も実施される。

維持期(療養期)

- 薬物治療では**維持療法**が行われ，1年以上再発を認めず，精神症状が完全に安定していれば減量が考慮される。併せて現在の環境を考慮し，院内で十分な安定ののち，本人の退院への意思あるいは意欲，社会での受け入れの条件を整え，**社会復帰**を考慮に入れた働きかけが行われるのもこの時期である。

作業療法の実施

- 本人の退院への**意思や意欲**はあるか，住む場はあるか，家族の受け入れの状況は，経済的状況はどうかなど，また必要な**社会資源**と実際に使える社会資源の利用を考えながら，本人主体の**地域生活支援**を進めていく。

終末期

- 現在の身体的・精神的能力や生活の質の維持に主体が置かれ，長期入院，あるいは加齢にあわせこれまでできていたことができなくなってくる時期でもある。さらに内科的疾患も合併し，精神科療養病棟から身体合併病棟の適応となる。

作業療法の実施

- 作業療法では新たな能力の獲得よりはむしろ，本人のできることを援助し，ささやかな楽しみの時間，本人の語りの時間を大切にし，本人の痛みや苦痛が和らぐ時間を提供する。
- 本人のペースに合わせた時間枠を設定しその時間のなかで個別的関わりを大切にしていく。

回復段階に応じた生活支援

- 厚生科学研究をもとに回復過程に沿ったリハビリテーションの目標および作業療法士の役割を示した(**表1**)。

表1 回復状態に応じたリハビリテーションにおける作業療法

回復状態と援助	予防	要安静期	急性期		回復期			維持期		終末期
				亜急性期	回復期前期	回復期後期	社会的維持期	施設内維持期	
リハビリテーションの関与	治療医学的関与	治療医学的リハビリテーション	医学的側面におけるリハビリテーション		個人的側面におけるリハビリテーション	生活的側面におけるリハビリテーション	社会的側面におけるリハビリテーション	医学的側面と生活的側面におけるリハビリテーション	個人的側面におけるリハビリテーション
リハビリテーションの目標	再発・再燃の防止	救命安静	病的状態からの早期離脱 二次的障害の防止		現実への移行の援助 心身の基本的機能の回復	自立（最大限の自立）と適応の援助	生活の質の維持・向上 社会生活・社会参加の援助	生活の質の維持・向上 施設内生活の援助	生活の質の維持 看取りと癒し
作業療法の目標	クライシスOT	—	早期OT		回復期前期OT	回復期後期OT	地域生活支援OT	施設内生活支援OT	ホスピスOT
	安全・安心の保障 症状の抑制 安静・休息	—	安全・安心の保障 症状の軽減 無意識的欲求の充足 衝動の発散 休息 基本的な生活リズムの保障 現実への移行の準備 鎮静と鎮静		身体感覚の回復 基本的な生活リズムの回復 楽しむ経験 基礎体力の回復 身辺処理能力の回復 自己のペースの理解 自己コントロール能力改善	生活管理技能の改善・習得 対人交流技能の改善・習得 役割遂行能力の改善・習得 自己能力や限界の確認 達成感の獲得 自信の回復 社会性の獲得 職業準備訓練 家族調整・環境調整 社会資源利用の援助 障害との折り合い 受容 退院指導・援助	社会生活リズムの習慣 社会生活技能の習慣 病気とのつきあい方 仲間作り 地域社会との交流 生活の自己管理 余暇の利用 環境調整 相互支援ネットワーク作り 就労援助 適切な危機介入	生活の自己管理 病気とのつきあい方 仲間作り 役割・働く体験 楽しむ体験 趣味を広げる 基礎体力の維持 他者との生活上の交流 環境整備	安全・安心の保障 安心して悲しむことができる場の提供 小さな楽しみの提供 生活リズムの維持
作業療法の形態と役割	個別のかかわり	—	個別作業療法・場の利用			集団作業療法・連携プログラム		個別・集団作業療法 連携プログラム	個別のかかわり
作業療法の形態と役割	ソフト救急としての生活上の相談者	医療従事者としての主体的責任をとる治療者	対象者との共同作業で治療を進める治療的援助者		対象者が主体的な活に向かうための援助者			生活の主体者である対象者に対する支援者	最後まで生活の質の維持に関わる同伴者

予防：初発に対する予防ではなく、初発もしくは再発後、回復期や維持期いずれかの状態にもみられる再燃関連しそうなクライシスが表面化した（ソフト救急が必要な）状態。
要安静期：安静を要する合併症の不安定状態や離脱後の指導訓練に至る前。医療保護下で救命・安静が必要な状態。作業療法などすべての活動は原則として行わない。
亜急性期：現実検討やや生活適応に技能の指導訓練に至る前。基本的な心身の機能回復を要する状態。入院後はおよそ1、2週間。作業療法の場合は入院後おおよそ3～6カ月。
回復期前期：現実検討に向けて生活適応に技能の指導訓練に至る前。基本的な心身の機能回復を要する状態。入院後はおよそ1、2カ月。
回復期後期：社会生活に向けて生活適応に技能を検討しながら生活技能の指導、訓練を必要とする状態。入院の場合は入院後おおよそ3～6カ月～1年。
維持期：機能を維持しながら生活に視点をおいた援助が必要な状態。通院治療を受けながら地域生活を続けている保護による医療下に生活の質を保持する病院内維持（本来の療養病棟）とがある。
終末期：ホスピス的な要素で医学で最後まで人生の質を安らかに過ごすことができる状態。
*これらの状態を示す各時期は時系列的なものではなく、各状態と目的などで固定された関係を示すものではない。

精神障害に対する介入

各領域の治療／精神心理系

器質性精神障害（症状性を含む）

Point!

※「器質性精神障害」の評価については p.196～202参照。

- ■対応の原則 ☞ ①説明と同意，②説得より納得（あるいは否定より理解），③自尊心の維持，④対象者のペースに合わせる
- ■プログラムの原則 ☞ ①対象者のレベルに合わせる，②目的を単純明確に設定，③個別対応が基本，④廃用症候群の予防，⑤残された機能を最大限に活用
- ■活動の原則 ☞ ①作業環境は一定に，②慣れ親しんだ活動，③単純で繰り返しの活動，④短い時間（おおよそ30分以内），⑤自尊心を傷つけない活動
- ■特定の介入法 ☞ 回想法，リアリティーオリエンテーション（RO）法，学習療法

対応の原則

①説明と同意：短く，具体的に，わかりやすく。本人が了解できなければ家族に。
②説得より納得（否定より理解）：問題行動や妄想的言動があっても，ただ否定するのではなく背景となる感情を理解する。
③自尊心の維持：認知症患者を見る目は，壊れた機械を見るようにではなく，必死に生きようとしている生命の輝きとして見る。
④対象者のペースに合わせる：相手のペースに合わせて会話や行動をする。

プログラムの原則

①作業環境（場所や時間・まわりの人達）はできるだけ一定にする。
②慣れ親しんだ活動から導入。
③単純で繰り返しのある活動が基本。
④短い時間（おおよそ30分以内）。
⑤尊心を傷つけない活動（失敗の少ない活動）。

特定の介入法

- 認知症に対する非薬物療法（表1）。

One point Advice

- タイプ別認知症の特徴やプログラムおよび対応の原則をしっかりと理解しておきましょう。

認知症疾患別対応のポイントと重症度別の目標設定

表1　認知症に対する非薬物療法：その目的と具体的アプローチ方法

目的	アプローチ方法
行動調整	行動療法
感情調整	回想法，ヴァリデーション法，支持的精神療法，ライフレビュー
認識改善	リアリティ・オリエンテーション（RO）
心身への刺激	芸術的な刺激：絵画療法，音楽療法，文芸（俳句など）療法 身体運動的な刺激：運動療法，ダンス療法 その他の刺激：園芸療法，化粧療法，ペット療法

(尾花正義：痴呆（認知症）と関連疾患．よくわかるリハビリテーション．ミネルヴァ書房，p.73, 2005. より引用)

表2　認知症の疾患別対応のポイント

疾患	対応のポイント
アルツハイマー病	・注意障害があるためテンポよく指示を出す。 ・快か不快かの判断で治療への協力が決まったり，周囲の人と過同調する心理特性があるので，小グループで楽しく実施する。
脳血管性認知症	・残存認知機能も多い。思考の鈍麻や遂行機能障害が主症状であり，個別にゆっくりと本人のペースに合わせて，きちんと説明し了解を得ながら進めればリハの効果が期待できる。 ・自発性低下が多く，個別の声かけやほめるなどやる気を引き出す工夫が必要。 ・動作の目的は理解できるが，巧緻性の低下や遂行機能障害によりADLの動作が緩慢になるので，自助具や環境設定により，自分のペースで落ち着いて動作が自立できるよう工夫する。
レビー小体型認知症	・症状の変動が大きいので，そのつど本人の状態に合わせて対応する。 ・バランス障害や起立性低血圧により転倒しやすいので安全面への配慮が必要。 ・方向転換や立ち座りなど姿勢の変換時も手間取ることが多い。焦らせず，力任せに介助せず，「イチ，ニー，イチ，ニー」とリズムをとったり，「サン，ハイ」と動作の開始を助け，本人のペースに合わせる。
前頭側頭型認知症（ピック病など）	・マイペースでゴーイングマイウェイのため，個別対応が基本である。自分のやりたいことには一生懸命であるが，興味のないことには協力が得られない。

(山口晴保 編著：認知症の正しい理解と包括的医療・ケアのポイント，第2版，p.206, 協同医書出版社，2010. より引用)

表3　重症度別の目標設定

病期	目標
MCI〜軽度	参加者本人が生活で困っていることを意思表示することが可能であり，その対応を一緒に考える。この時期であれば環境を整え，生活を活発にすることで，認知機能そのものの改善も期待できる。
中等度	参加者の指示理解も乏しくなるので，非言語的な指示入力や残存している手続き記憶などを活用しながら廃用を防ぎ，進行の予防を目指すと同時に，今，そのときを安心して楽しく過ごせることが目標となる。
重度	意思疎通が困難になり，身体的にも随意運動が乏しくなるので，少しでも快適な環境設定が目標となる。

(山口晴保 編著：認知症の正しい理解と包括的医療・ケアのポイント，第2版，p.206, 協同医書出版社，2010. より引用)

2 各領域の治療／精神心理系
精神作用物質・アルコール障害

Point!

※「精神作用物質・アルコール障害」の評価についてはp.203〜206参照。

■作業療法の目的　☞　①基礎体力の回復，生活リズムの改善
　（治療目標）　　　　②仲間意識の形成
　　　　　　　　　　　③作業能力の改善
　　　　　　　　　　　④退院後の生活設計

■作業療法の実際　☞　身体運動，課題活動，ミーティング，
　　（表2）　　　　　　教育的関わり，自助グループ，断酒会

専門病院と作業療法との関わり（図1）

- アルコール専門病院での入院治療の流れと治療の関わりを示す。
- 専門病院ではⅠ期治療である身体的治療ののち，Ⅱ期治療から作業療法計画，プログラム作成，目標設定を進めていく。

図1　専門病院と作業療法との関わり

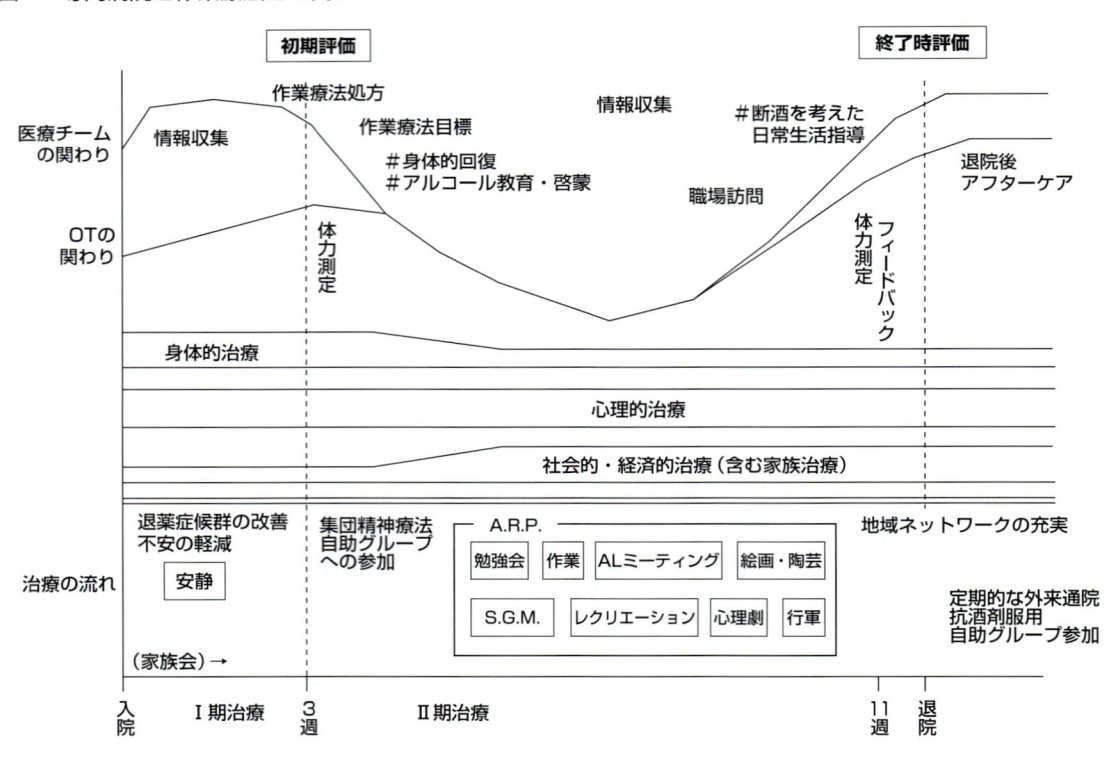

A.R.P：alcoholism rehabilitation program
S.G.M.：small group meeting

（杉本和美 ほか：中毒性精神病の作業療法の実際. 図解 作業療法技術ガイド 第2版, p.709, 文光堂, 2003. より引用）

作業療法の治療目標(表1)

表1　作業療法の治療目標

導入期	回復前期	回復後期
・生活リズムの改善 ・生活体力の回復 ・自己の問題点の気づき ・断酒の意思形成 ・自己評価の再発見 ・自信の回復 ・ストレス耐性を高める	・仲間意識を形成する ・他者との協調性の獲得 ・作業能力の改善	・生活目標の獲得 ・再発,再入院の防止 ・断酒による日常生活の再構築 ・退院後の生活設計や職場復帰

作業療法の活動内容(表2)

表2　作業療法の活動内容

回復の各時期	活動の内容
入院直後	1. 個別的関わり 　①動機の形成(動機づけ面接法[*1]) 　②情報収集(面接):身体の回復・症状の安定,現病歴や入院理由,飲酒のきっかけ,禁忌事項の把握など 　②体力測定 　③課題作業:絵画や実用クラフト(木工・陶芸・皮細工・アクセサリー・プラモデル作り)
導入期	2. 集団プログラム 　①身体活動を中心に:中庭散歩,レクリエーション,軽スポーツ,木工園芸,体力測定 　②体力測定 　③課題作業:絵画や実用クラフト(木工・陶芸・皮細工・アクセサリー・プラモデル作り)
回復期前期	④集団身体活動:スポーツ(バレーボール,柔道,ソフトボール),園芸,散歩 ⑤コミュニケーション・対人関係を中心に:アルコールミーティング,茶話会
回復期後期	⑥教育的関わりを中心に:アルコール教育,院内自助グループへの参加 ⑦就労プログラム

＊実施の時間や回数については本人との合議のもとに進め,参加の責任を共有する。
＊個別・集団の実施については本人の希望,回復過程を考えて導入する。

用語アラカルト

＊1　動機づけ面接法

- 後藤によれば,アルコール依存症治療の導入が困難な症例に対し「動機を形成」する援助技法として,開かれた質問・振り返りの傾聴法・肯定・要約などの技法を用いる。それにより現状との矛盾を語らせ,抵抗にあえば方向を変え,自己効力感を育てるように面接するとしている。
- 行動の変化に結びつきがたい対象に対し,行動変容を達成するための面接技法として位置づけられている。
（後藤　恵,ほか:「動機づけ面接法」を用いたアルコール依存症者の治療について. 日本社会精神医学会雑誌, 15(1):118, 2006. より引用）

作業療法場面での7つの対応

- 自立的な態度と誇大的言動の二面性に配慮が必要。
- 臨床場面では易刺激的で感情のコントロールが低く,他患者とのトラブルに発展しやすいことが多いことから,早い対応が必要。
- 不安感や焦燥感の訴えには耳を傾け,不安を取り除く対応が必要。
- 場当たり的対応や相手のペースへの巻き込まれないように注意を払う。
- アルコール依存症の場合,作業種目の選択は患者任せではなく,スタッフが決めることで目的に沿ったアプローチを図ることが原則。
- 日々の努力や成果のフィードバックを大切にする。
- 道具や危険物の取り扱いには十分な注意を払う。

各領域の治療／精神心理系
3 統合失調症

※「統合失調症」の評価についてはp.207～212参照。

用語アラカルト

*1 作業への閉じこもり
→ 急性期の自己と他者の未分化な世界の中で、作業に没頭することで、外部からの侵襲性の回避や対人関係の距離をとり、自己感覚の回復を高めていく働きがあり、この時期においては特に推奨される。

Point!

■作業療法の目的
☞ 亜急性期：
- 治療関係の構築，作業療法開始のオリエンテーション
- 興味の持てる作業の提案と選択，「作業への閉じこもり*1」を促す

回復期前期：
- 集中力を高める，作業遂行能力の改善，認知機能の改善，生活リズムの改善，日常生活への移行援助

回復期後期／慢性期：
- 社会生活技能の獲得，地域生活に向けた援助／趣味・生きがいづくり

■作業療法の選択 ☞ 身体運動
（表1）　　　　　　生産的活動
　　　　　　　　　日常生活活動
　　　　　　　　　教育的活動
　　　　　　　　　レクリエーション
　　　　　　　　　環境調整・社会資源の活用

■作業場面で生じる問題点 ☞ 行為と対応のポイント

回復期別の作業療法

亜急性期：**個別の関わりが中心**。治療関係の構築とともに，時間を過ごせる居場所があること，興味のもてる作業を提案・選択すること，「作業への閉じこもり」，あるいは身体活動への働きかけを中心に周囲の刺激に慣れることから始めていく。短時間の参加から促していくとよい。

回復期前期：**主は個別に置きながら集団への参加が始まる**。集中力の持続，生活リズムの改善，集団での刺激や緊張，対人交流に徐々に慣れていくことが求められる。

回復期後期：**集団活動が中心**。他者に相談できること，仲間の存在は大きい。スタッフのみならず，仲間の力を借りながら，社会生活技能を身につけていくこと，退院促進支援による地域生活を考えていくこと，さらには就労を目的に働くことの意味を考えたり自分に適した仕事を見つけていく。

⇒ 最近では，リハビリテーションチームにより，再発・再入院を目的に疾病・服薬管理，余暇の過ごし方についての心理教育プログラムが実施されている。

作業療法実施上のポイント

- 統合失調症の作業療法を進めていくうえで入院治療の場においても，症状の回復のみならず，**日常生活**あるいは**社会生活**を高めていく働きかけが大切である。そのためには本人の強み，利点について理解していくことが不可欠である。また，退院への意欲を高める工夫も求められる。
- 対象者が作業療法に主体的に取り組み，本人の**志向性**や**価値観**を治療計画に反映させたプランニングを行えるかが，治療の成果に大きな影響を与える。

長期入院患者が地域で暮らすこと

- 療養病棟あるいは一般病棟で引き続き入院生活を送るうえで大切なことは，作業療法士は，本人が何に関心や好奇心を示し，現在困っていることは何か，将来の希望は，必要な助けは得られているか，生きがいとしていることは，喜びを見出せるかなど，自分で自分の人生を見つけていく過程を大切にしていくようにしたい。
- 精神科リハビリテーションにおいて，**ニーズ把握**や**ストレングス**，**リカバリー**といった概念による考えである。
- 作業療法士は面接，観察，検査・測定といった一連の評価過程のほかに，本人のニーズやストレングスは何か，本人のリカバリーは何かを把握することが，長期入院患者が地域で暮らすうえで大切になってくる。

作業療法の目的

図1　統合失調症に対する作業療法の目的

急性期・亜急性期：治療関係の構築
- 安心感の保障（治療関係の構築）
- 症状の軽減，症状からの一時的回避
- あせりからゆとりの気持ちを回復
- 時間的・空間的感覚の回復
- 衝動性の発散
- 生活リズムの回復

↓

回復期前期：現実への移行
- 現実検討・現実感覚を高めていく
- 睡眠の改善
- 活動と休息のバランスを実感する
- 生活リズムの回復
- 活動性の向上

↓

回復期後期：社会生活技能の獲得
- 日常生活技能の向上
- 対人交流技能の向上
- 問題解決技能の向上
- 自己価値・自尊感情の回復
- 疾病の自己管理

↓

長期入院から地域生活へ：よりよい生活の獲得
- 社会ルールの獲得
- 就労援助・地域生活への再参加
- 趣味・生きがいづくり
- 再発の防止
- ストレスへの対処

回復過程に応じた要素別プログラムの内容（表1）

表1 回復期別の作業療法プログラム

回復段階	身体活動	生産的活動	日常活動	教育的活動	レクリエーション
急性期	・粗大な運動要素 ・対象からの攻撃性の少ない ・言語的接近の少ない ・リラックスのできる活動	・短時間での取り組み ・一回で完結し区切りのある ・枠組みのある ・自由度の低い活動		・疾病・服薬の理解 ・自己管理・自己コントロールの習得	・自由参加 ・退席の自由
回復期（前期）					・交流は求めず ・最小限のルール
回復期（後期）	・注意・集中機能を高める	・継続的			・集団意識
慢性期（再入院）	・自己の能力に関する現実検討の機会 ・言語的・思考的内容の追加	・達成感が味わえる ・簡単⇒複雑 ・本人の希望を考慮	・実生活に即した体験 ・知識や技術の習得 ・本人に希望をもたらす体験		・ルールの学習 ・楽しむ⇒楽しめる ・他者の存在を認める
活動の一例	・中庭散歩 ・ボール遊び ・ストレッチ体操 ・園芸 ・バトミントン	・折り紙 ・塗り絵 ・貼り絵 ・皮細工 ・タイルモザイク ・ビーズ ・プラモデル	・ラジオ体操 ・身の周りの整理整頓 ・洗濯 ・整容 ・料理 ・外出	・症状や服薬の理解と管理 ・社会ルール ・社会資源の利用 ・心理教育 ・就労準備性の支援	・音楽鑑賞 ・ボール遊び ・茶話会

作業療法場面での行為と対応のポイント（表2）

表2 作業場面で見られる行為と対応のポイント

①他患者への迷惑行為	・状況を見守り、注意を促す。必要に応じて話し合いを持ち、再度作業療法の目的を確認する。
②幻覚・妄想を訴える	・安心感を与え、つらい状況では気持ちや対処法について確認する。 ・状況を見守り、現実場面への適応を促す。
③作業療法の参加を拒む	・回復の理由を尋ねる、日常の様子を確認する、情報収集をする、導入時期が早すぎるのか検討する。
④参加の時間が守れない	・日常の観察、本人と話し合う。スタッフとの参加から始める。
⑤集中力の低下が見られる	・作業の様子を観察する、内容を振り返る、段階を見直す。
⑥欠席が目立つ	・本人に理由を尋ねる、病棟に確認する。作業や参加の再評価を行う。
⑦手順の障害、物事の全体的把握、注意の幅の狭さ	・手順が明確な作業を提供する。作業の概要を説明する。 ・適宜フィードバックを行う。見本を提示する。
⑧疲労感を訴える	・作業の途中に適切な休息をはさむ。設定課題を確認する。
⑨頻繁な退席	・退席理由を尋ねる。参加のルールを確認する。
⑩自殺念慮をもらす	・本人に気持ちを尋ねる。普段と異なった行動に注意を払う。 ・主治医や病棟スタッフに報告する。
⑪退院希望を訴える	・本人の気持ちを支持する。改めて話し合いの時間を設ける。 ・現在の課題に目を向けさせる。

各領域の治療／精神心理系

4 気分(感情)障害

※「気分(感情)障害」の評価については p.213〜216参照。

Point!

■作業療法の目的
- ☞ 急性期：原則実施せず
- ☞ 亜急性期〜回復期前期：
  - (うつ病相)気分・欲動の改善
  - (躁病相)衝動・行動の抑制とコントロール
- ☞ 回復期中期〜後期：
  - (うつ病相)達成感の成熟
  - (躁病相)気分・活動の波を把握する，自己対処法を身に付ける
  - (うつ病相・躁病相共通)
    - 睡眠リズムの改善
    - 生活リズムの回復
  - 日常生活の回復，症状の自己管理，コミュニケーションスキルの改善，復職への準備性

■作業療法の実際
- ☞ ①内的エネルギーの充足・発散，②生活リズムの改善，③思考と行動の変容，④再発予防プログラム

感情障害の臨床像

- うつ病治療においては，リハビリテーションによる治療方針，回復の見通し，現在の回復段階も併せてしっかり伝えておくとよい。不安感・焦燥感が高まることの回避につながる。
- 病状の回復には日内変動がみられること，回復は一進一退であること，長期的には回復に向かうことを告げておくことが治療への安心感を生み，治療者に対する信頼につながる。
- うつ病治療に求められるパーソナリティには，誠実な対応がとれること，客観的に物事を伝えることができることといわれている。

作業療法の目標

- 日常との回復を通して生活リズムを改善し，自己肯定感を高め，集中力をつける。教育的関わりにおいては，再発予防やコミュニケーションスキルを学び，認知行動療法を通して思考や行動の変化を身に付ける。

①症状の改善	⑨日常生活に目標がもてる
②気分・欲動の安定化	⑩体力の向上
③衝動・行動のコントロール	⑪作業能力，集中力の改善
④充足感・達成感を味わう	⑫コミュニケーション能力の改善
⑤気分転換を図る	⑬再発予防・症状の自己管理ができる
⑥興味・関心がもてる	⑭思考の"くせ"を知る
⑦睡眠障害の改善	⑮復学・就労・復職への意欲がもてる
⑧生活リズムの改善	⑯復学・就労・復職を果たす

作業活動の選択基準（表1）

表1 活動を選択する際の治療的要素

	躁病相	うつ病相，初老期うつ病
作業活動の選択基準	①工程が単純で明確な作業 ②短時間で完成する ③完成作品の出来映えがよい ④身体の活動量を抑制した内容 ⑤対人関係を抑制した内容	①失敗感をもたせない活動 ②作業工程が明確な作業 ③成果がみえる作業 ④静的でゆっくりとしたテンポのある活動 ⑤病前に得意だった活動は利用しない ⑥生産的・実用的活動 ⑦非競争的な活動

作業療法プログラム（表2）

- 少しずつ積み重ねの努力を支持する。
- 開始時は，作業の内容や進め方をセラピストが決定することで本人の負担感も少なく自らを責めることも少なくなる。

表2 作業種目一覧

作業種目一覧 （入院治療）	内的エネルギーの充足：手工芸，皮細工，縫い物，編み物 内的エネルギーの発散：園芸，卓球，バレーボール ゆとり時間の確保：読書，音楽鑑賞，お茶会 思考と行動の変容：学習帳を用いて自らの思考を把握 教育プログラム：再発予防・症状管理プログラム 復職支援：復職に向けた支援，リワークに参加リハビリ出勤
作業種目一覧 （外来・デイケア治療）	自己洞察を深める：集団認知行動療法・個人記録課題 症状自己管理：心理教育 コミュニケーションスキルの習得： グループディスカッション，アサーティブトレーニング 投影的表現，内面の表現：コラージュ，投影的作業 集中力・注意力・認知機能：計算，コンピュータ教材 仕事のモチベーション向上：資格取得　職場からの課題 気分・感情　心身のバランス：アロマセラピ，ヨガ，瞑想 体力向上：散歩，軽スポーツ，ジム

＊頻度，時間に関しては本人の負担度やペースを優先させ，設定していく。うつ病では日内変動が見られ，午前よりも午後に時間を設定するとよい。

感情障害の援助法・対応（表3）

表3 個別・集団プログラムでの対応

	躁病相	うつ病相
急性期 亜急性期	原則，実施しない ①活動の枠組をはっきりと提示する ・実施時間，場所・物品の管理 ②ルールの確認をする ・活動中の会話の取り決め	原則，実施しない ①安易な励ましや，賞賛は行わない ②自己決定を迫らない ③失敗感をさせない ④能力を超えた要求をしない
回復期前期	①一貫性のある対応をとる ②活動を通してエネルギーを発散する ③気分の波を知る ④工程数が少ない，破壊的でない。	①活動と休息のとり方を実感させる ②息抜きや気分転換の方法を身に付ける ③本人のペースを保証する
回復期後期	①集団体験のなかで，感情体験を共有する ②再発サインの認識を深める ③活動と休息のバランスを考える	①仕事以外の余暇時間をみつける ②思考・行動パターンの見直し ③働き方の再考

うつ病と睡眠障害について

- うつ病には睡眠障害が80～100％で出現する。抗うつ薬の治療とあわせ睡眠薬がほぼどの患者にも用いられている。
- 薬物療法とあわせ，睡眠障害を改善するための正しい知識として，**睡眠衛生教育があり12の指針**が示されている（表4）。

方法

- 心理教育プログラムの中で1回60～90分の講義のなかで睡眠障害対処の12のポイントを解説し，今後実践したいと思う行動を選んでもらうとよい。
- 行動変容を促すために，数日後メールあるいは直接フォローを行うことが効果的。

表4 睡眠障害対処12の指針

1. **睡眠時間は人それぞれ，日中の眠気で困らなければ十分**
   - 睡眠の長い人，短い人，季節でも変化，8時間にこだわらない。
   - 年をとると必要な睡眠時間は短くなる。
2. **刺激物を避け，眠る前には自分なりのリラックス法**
   - 就床前4時間のカフェイン摂取，就床前1時間の喫煙は避ける。
   - 軽い読書，音楽，ぬるめの入浴，香り，筋弛緩トレーニング。
3. **眠たくなってから床に就く，就床時刻にこだわりすぎない**
   - 眠ろうとする意気込みが頭をさえさせ寝つきを悪くする。
4. **同じ時刻に毎日起床**
   - 早寝早起きでなく，早起きが早寝に通じる。
   - 日曜に遅くまで床で過ごすと，月曜の朝がつらくなる。
5. **光の利用でよい睡眠**
   - 目が覚めたら日光を取り入れ，体内時計をスイッチオン。
   - 夜は明るすぎない照明を。
6. **規則正しい3度の食事，規則的な運動習慣**
   - 朝食は心と体の目覚めに重要，夜食はごく軽く。
   - 運動習慣は熟睡を促進。
7. **昼寝をするなら，15時前の20～30分**
   - 長い昼寝はかえってぼんやりのもと。
   - 夕方以降の昼寝は夜の睡眠に悪影響。
8. **眠りが浅いときは，むしろ積極的に遅寝・早起きに**
   - 寝床で長く過ごしすぎると熟睡感が減る。
9. **睡眠中の激しいイビキ・呼吸停止や足のぴくつき・むずむず感は要注意**
   - 背景に睡眠の病気，専門治療が必要。
10. **十分眠っても日中の眠気が強いときは専門医に**
    - 長時間眠っても日中の眠気で仕事・学業に支障がある場合は専門医に相談。
    - 車の運転に注意。
11. **睡眠薬代わりの寝酒は不眠のもと**
    - 睡眠薬代わりの寝酒は，深い睡眠を減らし，夜中に目覚める原因となる。
12. **睡眠薬は医師の指示で正しく使えば安全**
    - 一定時刻に服用し就床。
    - アルコールとの併用をしない。

（厚生労働省 精神・神経疾患研究委託費「睡眠障害の診断・治療ガイドライン作成とその実証的研究班 平成13年度研究報告書」より引用）

5 各領域の治療／精神心理系
神経症性障害，ストレス関連障害および身体表現性障害

> 「神経症性障害，ストレス関連障害および身体表現性障害」の評価についてはp.217～219参照。

Point!

- **作業療法場面での特徴**
  - 神経症圏の作業療法では，対象者は言語的関わりを求めてくる場合が多い。作業の実施と言語的会話をもつ時間は区別するとよい。
- **作業療法の目的**
  - ①不安の軽減，②気分転換，③症状との回避できる自己表現の促進，④対人交流の促進，⑤対処技能を身につける，⑥新たな行動パターンの獲得，⑦症状にとらわれない興味・関心の拡大
- **作業療法の実際**
  - 絵画や軽スポーツ，散歩，アロマセラピー，ヨガ，認知行動療法

パニック障害の臨床像

●パニック障害の臨床像（表1）
- パニック発作は前触れなく，強い不安が急に押し寄せてくる。
- 心臓が激しく動き，呼吸が止まり死ぬのではないと慌てる，冷や汗，過呼吸などである。再び起こるのではないかとの予期不安が生じ，苦手な場所や状況を回避する広場恐怖となり，一人で外出できなくなり回避行動をとる。

原因
- 原因の1つに扁桃体を中心とした，前頭前野と視床が連結する神経回路の誤作動によるという仮説が有力である。

治療
- パニック障害のほか，強迫性障害や社会不安障害，外傷後ストレス障害はどれも，抑うつ症状が高率で認められるため，抗不安薬と抗うつ薬を用いることが多い。

図1 パニック障害と広場恐怖

パニック障害のメカニズム

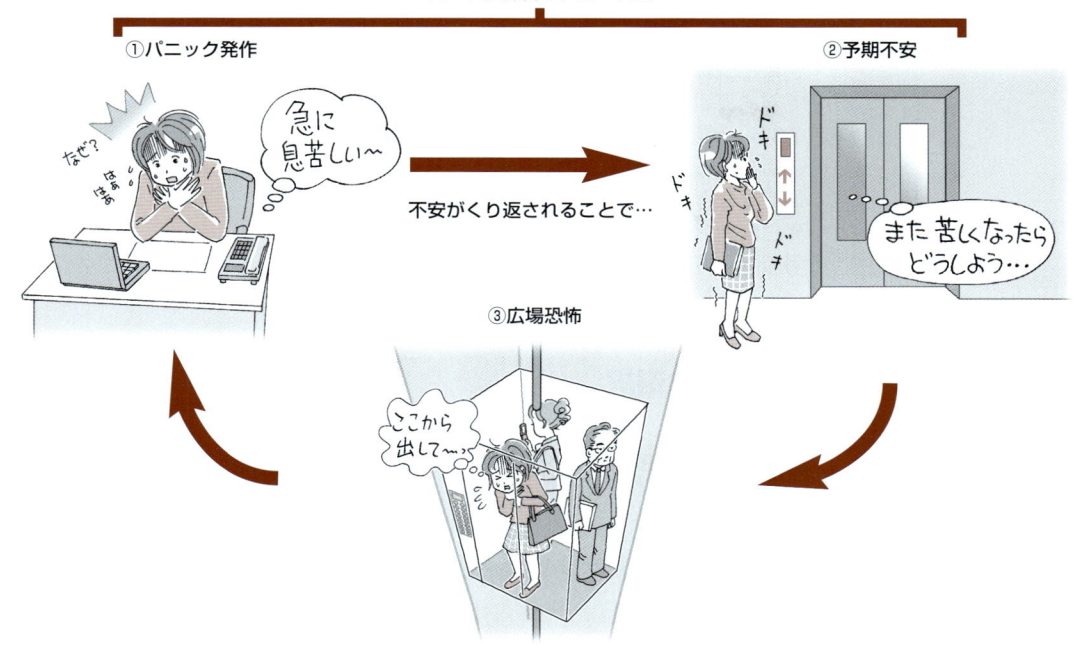

①パニック発作 → 不安がくり返されることで… → ②予期不安 → ③広場恐怖 → ①へ

（近藤 智：神経症関連障害．OT臨床問題テク・ナビ・ガイド，p.240，メジカルビュー社，2011．より引用）

表1　強迫性障害の臨床像

作業療法場面での特徴	・作品が完成できないと訴えてくる． ・他のメンバーの作業を気にして確認してまわる． ・作業の手順を頻繁に確認する． ・何度も作品を修正する． ・道具を使うたびに手を洗う． ・作業中にも作業を中断して何度も手洗いをする． ・材料の置き場にこだわる．
日常場面での特徴	・台所の食器を1日に何度も洗浄や除菌を繰り返す． ・人が触ったドアノブをふき取り，ハンカチで押さえて回る． ・トイレの便座を何度もふき取る． ・図書館の本や新聞には触れない． ・デパートの手すりに触れない．

表2　社会不安障害の臨床像

作業療法場面での特徴	・人前で発表すると極度に手が震える． ・メンバーの前で意見を述べるときに激しい動悸に襲われる． ・他人にみられていることが気になり激しい恐怖を感じる． ・人前で挨拶をすると視線が気になりデイケアへの参加が怖い．
日常場面での特徴	・人と会食のとき，レストランにも行けないあるいは緊張してのどが通らない ・職場でのプレゼンテーションのとき言葉につまり，声が震えてしまう ・視線が怖いので目があわせられない ・初対面の人と名刺交換をするとき手が震えて仕方がない ・電話に出るとき，心臓が止まりそうに感じる

- かつては神経症と呼ばれていたが疾患が，現在では細分化され，パニック障害，広場怖症，強迫性障害，特定の恐怖症，社会不安障害，全般性不安障害，外傷後ストレス障害とよばれている．

各領域の治療

表3 作業療法の目標／問題領域

① 不安の軽減
② 気分転換
③ 症状との距離を保つあるいは回避できる
④ 自己表現の促進
⑤ 対人交流の促進
⑥ 対処技能を身につける
⑦ 新たな行動パターンの獲得
⑧ 症状にとらわれない興味・関心の拡大
⑨ 日常生活行為の改善
⑩ 思考・行動の変容

作業活動の選択

表4 作業活動の選択

症状の軽減，回避の時間：表3の目的①，②，③，④，⑤
- 塗り絵
- 革細工

自己表現，感情表出：表3の目的④，⑤，⑧
- 絵画
- コラージュ

緊張を緩和，リラックス状態：表3の目的⑤
- 軽スポーツ　・リラクゼーション法
- アロマセラピー，ストレッチ，ヨガ

不安な状況への挑戦：表3の目的⑥，⑦，⑨，⑩
- 心理教育，認知行動療法，暴露法，暴露反応妨害法
- 日常場面での再体験（電車に乗る，スーパーに買い物に行く）

＊時間や頻度については，本人の回復状態に合わせ，個別ごとに定める必要がある。

●認知療法（認知行動療法）

- 人の感情が状況や物事をどのように捉え（認知）どう行動するかによって影響を受ける。
- ものごとの受け止め方や行動のあり方を見直し，気分を改善する方法である。一般的に思考記録表と活動記録表が用いられる。

表5 思考記録表（例：コラム表）

状況	・昨日，会議中，上司が打ち合わせとは別の正反対の意見が出てきた。
気分	・腹が立つ（90％），イライラ（80％）
自動思考	・俺に対して嫌がらせか（70％） ・自分の都合だけじゃあないか（80％）
根拠	・前回も同様であった。顔を見るたびに何かにつけ腹立たしいことを言う。
反証	・確かにだれかれ構わず会議でも反対意見をよく述べる。 ・仕事ではひと一倍責任感が強い。
バランス思考	・会議にはいろいろな考えが出ることもある。
心の変化	・腹が立つ（50％），イライラ（40％）

●生活リズム表の記入【例】活動記録表（良いときの気分を100で表す）

- 1時間後との活動内容とそのときの気分を記録していく。
- 1日の活動量を活動量計を用いて記録していく。
- 気分の良いときの活動内容を把握していく。
- 就寝時間より起床時間を整えることで起床時間を一定にし，生活リズムを整えていく。

図2　活動記録表

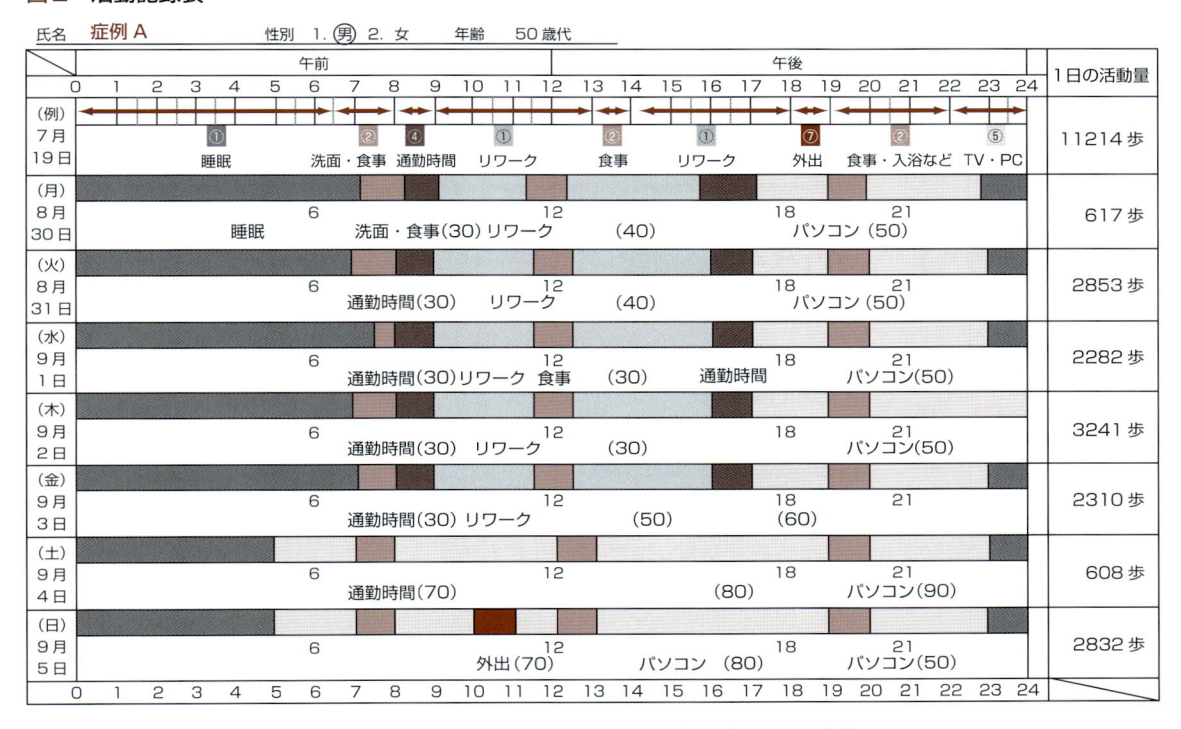

| 氏名 | 症例A | 性別 1.男 2.女 | 年齢 50歳代 |

	午前	午後	1日の活動量
（例）7月19日	睡眠／洗面・食事／通勤時間／リワーク／食事／リワーク／外出／食事・入浴など／TV・PC		11214歩
（月）8月30日	睡眠／洗面・食事(30)／リワーク／(40)／パソコン(50)		617歩
（火）8月31日	通勤時間(30)／リワーク／(40)／パソコン(50)		2853歩
（水）9月1日	通勤時間(30)／リワーク／食事／(30)／通勤時間／パソコン(50)		2282歩
（木）9月2日	通勤時間(30)／リワーク／(30)／パソコン(50)		3241歩
（金）9月3日	通勤時間(30)／リワーク／(50)／(60)		2310歩
（土）9月4日	通勤時間(70)／(80)／パソコン(90)		608歩
（日）9月5日	外出(70)／パソコン(80)／パソコン(50)		2832歩

- 睡眠時間平均7.3時間
- 平日・休日ともに趣味の時間が多い
- 平日・休日とも極端に外出時間が少ない，ない。
- 1日平均活動量2354歩数
- 週末は総時間の52％を趣味に費やしている。

●認知行動療法の効果

- ネガティブな思考を修正することができる。
- 行動を活性化することができる。

●神経症圏の臨床でよく用いられる心理検査

- GAF（global assessment of functioning）：機能の全体的評価
  ⇒「統合失調症」の項のp.210参照
- BDI（Beck depression inventory）：ベック抑うつ評価尺度
  ⇒「気分（感情）障害」の項のp.215参照
- POMS（profile of mood states）：気分プロフィール検査
- TEG（Tokyo University Egogram）：東大式エゴグラム
  ⇒「精神機能の評価」の項のp.148参照
- DAS-24（dysfunctional attitude scale）：非機能的態度尺度

6 各領域の治療／精神心理系
生理的障害および身体的要因に関連した行動症候群

※「生理的障害および身体的要因に関連した行動症候群」の評価については p.220～221参照。

Point!
- ■摂食障害 ☞ 神経性食思不振症，神経性大食症
- ■プログラムの原則
  - ☞ 自己統制法，集団療法，認知行動療法
- ■作業活動選択の原則
- ■対応の原則

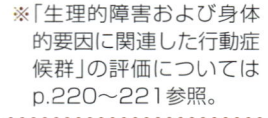

用語アラカルト

*1 認知行動療法
- 認知行動療法は，認知は人間の気分や感情，行動を決定する中心的な力，また行動は思考や感情に影響を与えるという基本仮説から成り立っている。

プログラムの原則
- **自己統制法**：治療目標に基づいて段階的に自分の行動を統制していく。
- **集団療法**：対人関係を通して自己の行動や自己評価を高める。
- **認知行動療法***1：偏った自己概念やボディイメージを修正する。

作業活動選択の原則
- 構成的(手順や材料が明確になっているもの)な作業活動。
- 1回のセッションで終了できるもの。
- 作品が見栄えの良いもの。

対応の原則
- 病気であることを認めて，行動を責めない。
- 治療の時間や場所を制限する。
- 操作的対人関係に関しては，他スタッフと協調して対応する。

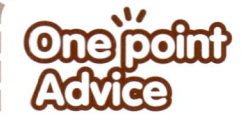

One point Advice
- 摂食障害，特に神経性食思不振症患者は，健常な青年期の若者が追求する社会的，性的機能の代わりに食事および体重増加に置き換えていると考えられる。そのことによって神経性食思不振症患者は個性と自律性の感覚を強めているのかもしれない。

表1 摂食障害の障害像と作業療法の目的

	AN	BN
基本的な問題		
精神症状	・やせ願望 ・肥満恐怖 ・身体像の障害 ・病識乏しい ・抑うつ，不安，強迫症状，失感情症など	・やせ願望強くない ・肥満恐怖 ・身体像の障害 ・病識を有する ・抑うつ，不安，強迫症状，失感情症など
行動異常	・食思不振，拒食，隠れ食い，過食 ・嘔吐，下剤乱用 ・過活動 ・自傷行為，自殺企図など問題行動（過食型に多い）	・過食，だらだら食い，摂食制限，盗食 ・嘔吐，下剤乱用 ・活動性低下 ・自傷行為，自殺企図など問題行動
思考行動の特徴	・過活動，体力の低下，集中力低下 ・低栄養や体重減少による抑うつ状態 ・強迫観念や強迫行為 ・不健康な自己コントロール ・未熟な自己表現 ・低い自尊感情 ・体重に影響される自己評価 ・認知の歪み	・無気力や抑うつによる活動性低下 ・過食による抑うつ状態 ・強迫観念や強迫行為 ・不健康な自己コントロール ・未熟な自己表現 ・低い自尊感情 ・体重に影響される自己評価 ・認知の歪み
作業療法の目的	【初期】 ・強迫的構えを緩める ・（食を忘れ）楽しむ ・自己表現の機会 ・自己愛の充足 ・自己評価の向上	【回復期】 ・適応的コントロール力育成 ・ストレス対処法学習 ・歪んだ自己認識修正 ・自己同一性確立の促進 ・自尊感情育成 ・感情修正体験 ・生活技能学習

（日本作業療法士協会：作業療法学全書5 作業治療学2 精神障害, p.156, 協同医書出版社, 2010. より引用）

表2 開始時の情報収集項目

基本情報	・生活歴（生活経験の有無，いじめや虐待の有無など） ・母子関係や同胞葛藤
身体面	・身長と体重の変動（最小体重と最大体重，入院時，作業療法開始時など） ・身体合併症の有無（低血圧，低血糖，浮腫，電解質異常，骨粗鬆症など） ・栄養状態
精神面	・認知の歪み（身体像，全か無か思考，過度の一般化，誇大視など） ・併発している精神障害の有無（気分障害，不安障害，パーソナリティ障害など）
行動面	・食行動（拒食，摂食制限，隠れ食い，盗み食いなど） ・過食や自己誘発性嘔吐[*2]の有無（頻度と程度） ・下痢や利尿剤などの排出行為の有無（頻度と程度） ・問題行動の有無（万引き，盗み食い，自傷行為など） ・過活動や強迫行為の有無
他の治療	・身体療法の内容（行動制限や運動制限の有無も含めて） ・作業療法以外の治療内容
その他	・作業療法導入のきっかけ ・対人特性 ・興味関心

（日本作業療法士協会：作業療法学全書5 作業治療学2 精神障害, p.158, 協同医書出版社, 2010. より引用）

用語アラカルト

***2 自己誘発性嘔吐**
・排出行動の一種で，自分の指を喉に入れて強制的に嘔吐すること。排出行動にはさらに下痢，利尿剤，または浣腸の誤った使用がある。

各領域の治療

7 各領域の治療／精神心理系
成人の人格（パーソナリティ）および行動の障害

> **Point!**
> ■境界性人格障害（BPD）
> ■基本的対応　☞　衝動性を抑制し，自尊心を維持する
> ■作業療法の目的と手段
> ■プログラムの原則

※「成人の人格（パーソナリティ）および行動の障害」の評価についてはp.222参照。

基本的対応（衝動性を抑制し，自尊心を維持する）[1]

- 支持的態度の維持。
- 作業療法の目的，時間，場所について明確にしておく。
- 操作的対人関係に巻き込まれない。そのためチーム間の役割について明確にしておく。
- 感情は肯定しても不適切な行動は受け入れない。
- 親密で安定した関係をつくろうとは思わぬこと。
  - ⇒ 「見下さず」「あなどらず」むろん「バカにせず」，しかし「なめられず」「つけこまれぬように」毅然とした態度も必要。
- 「信なき理解」の破壊性。
  - ⇒ 患者は「わかられない」ほうが安心できる。「信なき理解」は，「わかっていない，もっと理解せよ」という際限のない要求となる。
- 「浸入される恐怖」をあおる説教・同情・理解。
  - ⇒ 「信なき理解」は，「相手のなかへ土足で踏み込むこと」である。
- 最小限の折り合い点を見つける。
  - ⇒ 「さらりと接する」のが一番。
- 行動を信じて期待しない。
  - ⇒ 「とりきめ」「約束」「ルール」は簡単明瞭で数が少ないほうがよい。「ルール違反」の結果が無視できるなら気がつかないふりをする。無視できなければ，ビジネスライクに通知する。
- 医療に道徳を持ち込まない。
  - ⇒ 道徳的に「おとしめられた」人は，相手の「道徳の仮面」をはぎ取るためにあらゆる挑戦，誘惑，落とし穴を仕組んでも不思議はない。

作業療法の目的と手段

図1 BPDの問題領域と作業療法の目的

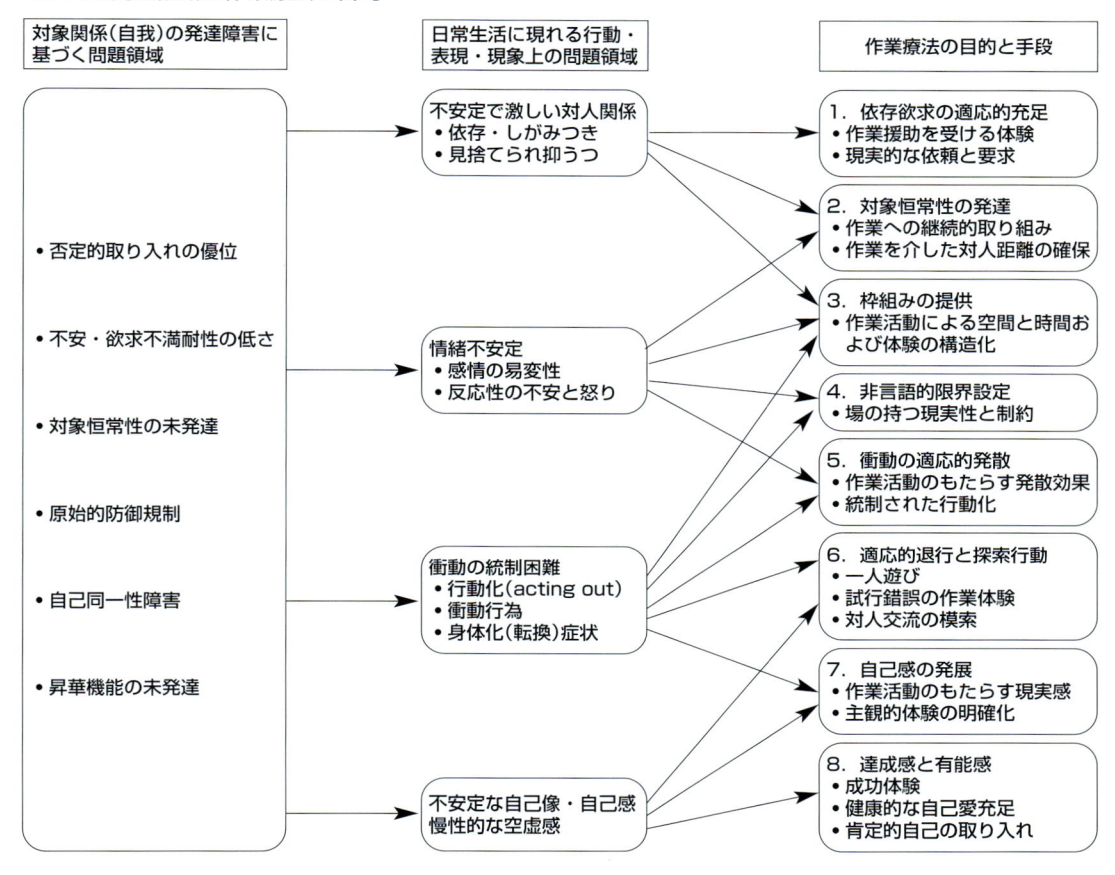

対象関係(自我)の発達障害に基づく問題領域	日常生活に現れる行動・表現・現象上の問題領域	作業療法の目的と手段
・否定的取り入れの優位 ・不安・欲求不満耐性の低さ ・対象恒常性の未発達 ・原始的防御規制 ・自己同一性障害 ・昇華機能の未発達	不安定で激しい対人関係 ・依存・しがみつき ・見捨てられ抑うつ	1. 依存欲求の適応的充足 ・作業援助を受ける体験 ・現実的な依頼と要求
		2. 対象恒常性の発達 ・作業への継続的取り組み ・作業を介した対人距離の確保
	情緒不安定 ・感情の易変性 ・反応性の不安と怒り	3. 枠組みの提供 ・作業活動による空間と時間および体験の構造化
		4. 非言語的限界設定 ・場の持つ現実性と制約
		5. 衝動の適応的発散 ・作業活動のもたらす発散効果 ・統制された行動化
	衝動の統制困難 ・行動化(acting out) ・衝動行為 ・身体化(転換)症状	6. 適応的退行と探索行動 ・一人遊び ・試行錯誤の作業体験 ・対人交流の模索
		7. 自己感の発展 ・作業活動のもたらす現実感 ・主観的体験の明確化
	不安定な自己像・自己感 慢性的な空虚感	8. 達成感と有能感 ・成功体験 ・健康的な自己愛充足 ・肯定的自己の取り入れ

(小林・富岡:境界性人格障害の問題領域と目的. 作業療法全書 改訂第2版 第5巻作業治療学, p.77, 協同医書出版, 1994. より引用)

プログラムの原則

- 個別活動から導入し,集団活動へと移行する。
- 作業工程や結果が明確な活動から導入する。

【文献】
1) 中井久夫, 山口直彦:看護のための精神医学, p.221-226, 医学書院, 2001.

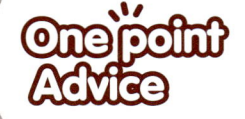

One point Advice
- 人格障害のなかでも境界性人格障害は作業療法の対象となることが多い。基本原則をしっかりと理解しておこう。

8 各領域の治療／精神心理系
知的障害

Point!

※「知的障害」の評価については p.223〜226参照。

- ■精神科機関で扱う知的障害の特徴 ☞ 高齢化・知的障害に加え，精神症状が出現
- ■目標 ☞ 身体能力，日常生活を充実，作業体験を積む，生活リズムの確立，社会経験を積む
- ■プログラムの実際 ☞ 外出，買い物，SST，ADL，家庭復帰訓練，社会資源の利用
- ■利用可能な社会制度 ☞ 保険・医療，社会福祉，所得保障，雇用

施設あるいは入院にみる知的障害者の現状

- 入院施設あるいは入所施設では高齢化が進み，知的障害に加えてさまざまな精神疾患の出現が特徴である。
- 精神疾患は，統合失調症，うつ病，アルコール依存症，認知症などである。
- 精神科病院への入院あるいは入所施設に入所の理由は本人の症状や行動障害の問題，家族の受け入れの問題，家族の高齢化の問題も加わる。

ライフステージに応じた作業療法の目標

- 小児期・学童期：身のまわりの処理ができる，学校生活・集団生活への適応，認知機能の強化
- 思春期以降：日常生活活動および関連動作の獲得
- 青年期：年齢に応じた身の周り動作の獲得，社会生活技能獲得，就労支援，生活の質の向上

目標

- 身体能力を最大限発揮すること。
- 自律的な日常生活を送ること。
- 作業の体験を積むこと。
- 生活リズムの確立，時間の厳守，身のまわり動作の確立。
- 社会経験を積むこと。
- 集団参加を促す，ルールを守る，分担して最後までやり通すこと。
- 自尊心が向上すること。
- 役割分担したことを達成する，作品を最後まで完成させる，できたことの強化。
- 楽しむこと。
- 一緒に過ごせること。

作業場面での特徴

- 周囲をきょろきょろ。
- 落ちつかない。
- 衝動行為。
- 自傷行為,自己破壊的行為。
- 状況や対応力が低い。
- 過度の緊張。
- 不安の発現。
- 注意・集中の困難さ(注意欠陥状態)。
- 強い依存性の発現。

作業選択の際の留意点

- 単純,作業工程が少ない。
- 使用する道具の数が少ない。
- 興味がもてるもの。
- 日常生活活動が獲得できるもの。
- 役割分担が明確なもの。
- 自己判断を必要としないもの。
- マイペースで取り組めるもの。
- できる限り最後まで工程の変更を伴わないもの。

作業療法プログラムの選択

- 各発達過程を考慮し,知的活動を加え過ぎず,作業の特性を生かした身体運動,構成作業,病棟レクリエーション,社会生活技能の各プログラムが利用される(p.532の表1参照)。

就労支援の評価

- 就労意欲,希望する職場・職種,履歴書作成,職場見学,面接,職場との調整,苦手な作業の確認,作業能力の確認,対人技能訓練

主な就労支援機関

- 公共職業安定所(ハローワーク),障害者職業センター,障害者職場適応訓練,生活支援センター,障害者職業センター。

知的障害者の就労に必要な要素（表1）

表1　知的障害者の就労に必要な要素

機能	定義
あいさつ	特定の場面で，礼儀的・慣例的に発せられる短いことば （例）「おはようございます」「失礼します」「さようなら」など
援助	困っている人への助言や手助け．訂正や指導は含まない （例）ドアの開閉を手伝う，重い物を一緒に持つなど
援助要求	援助が必要であることを人に伝えること （例）「ごめん，ちょっとここ持って」「ドアを開けるの手伝って」など
社交反応	やりとりを円滑にするためのことばや行動．そのことばや行動がなくても，やりとりを進めることができる （例）うなずき，お礼，微笑み返しなど
指示	人になにかをするように（しないように）伝えること （例）「皆がいるときには，大声を出さないで」「そこを掃除しなさい」など
賞賛	他の人の行動を肯定的に評価することば （例）「一所懸命やっているね」「その調子」など
冗談	笑いを引き出すことばや行動 （例）有名人の物まねをする，だじゃれを言うなど
情報表示	相手の知らない情報を伝えること．相手の要求に対する承諾の意を示すことも含む （例）「今，終わりました」「（指示に対して）はい，わかりました」など
情報要求	自分の知らない情報に対し説明を求めること．許可を求めることも含む （例）「野球好きなの？」「今，これをしてもよいですか？」など
注意喚起	人の注意を引く目的で発せられたことば （例）「ねえねえ」「〜さん」など
動作反応	相手の指示や話の内容を受け，言語以外の行動で反応すること （例）上司の指示を受け，それを実行する
無反応	対象者に対する働きかけに反応を示さない （例）呼ばれてもその方向を向かない，情報を求められても知らない振りをしているなど
独り言	誰かに話す目的で発せられたことばでないもの （例）テレビのコマーシャルのなかの決まったせりふを繰り返し話す

（大野呂浩志，ほか：一般就労を果たしている知的障害者のやりとり参加に関する実態分析－職場環境との関連性に焦点をあてて－．日特殊教会，42(2)：p.85-96, 2006. より引用）

精神科領域での知的障害のプログラム紹介

●作業療法介入の実際例（表2）

表2 デイケアプログラム（成人・知的障害デイケアプログラム例）

- 朝の会
- 料理（ご飯を炊く）
- 陶芸
- 外出，簡単な買い物（目標：志向に合わせた活動選択）
- 季節プログラム
- SST
- ADL，家庭復帰訓練（更衣，用便，火の始末）
- 帰りの会

＊知的障害を伴う成人の統合失調症では身体エネルギーの放出，感情刺激のコントロール，他者との時間共有や一体感の体験による身体活動，体験の積み重ねが大切である。
＊施設や対象者の特性に合わせたプログラム立案が求められる。
＊アプローチについては，個人目標に応じて活動を使い分け，成人においては精神科の疾患別プログラムが参考になる。

作業療法場面で見られる3つの特徴的行動

- 本人と環境との相互作用の中で考える必要がある。

●3つの特徴的行動と対応例

①執拗に訴えてくるもの

- 知的機能の低下に加え，思考機能の低下，自我機能（欲動・感情の統合と調整，思考過程，現実検討，判断，刺激防壁）の低下がみられる。
- 現実場面での対応を迫られたときには，巻き込まれに注意し，訴えに対しその場の状況，あるいはセラピストの思いを伝え，折り合いをつける話し合いをもつ。

②作業時間に多飲水のもの

- 原因を考え理解する。
- 本人への自覚あるいは自制を促す。
- 参加に対する約束事の確認，場合に応じて行動制限を加える。
- 病棟スタッフに連絡，対応を求める。
- 飲むことのメリット・デメリットをともに考え，伝え，デメリットの指摘をする。

③落ち着きが見られず頻回の離席のもの

- 「いま，ここで」の指摘，理由を尋ねる。本人への自覚を促す。
- 参加に対する約束事の確認，場合に応じて行動制限を加える。
- 作業内容の確認を行う。
- 「今日は落ち着かないからやめましょう」と本日の終了を伝える。
- イライラ葛藤が治まってから，あるいは作業を遂行するなかで軽減させる。
- 作業あるいはSSTの場面の課題に取り上げコントロール感を身につける。

各領域の治療

各領域の治療／精神心理系
9 心理的発達の障害

Point!

※「心理的発達の障害」の評価についてはp.227参照。

■広汎性発達障害[*1]
☞ ①相互的対人反応の障害（視線を合わせない，表情や身振りを適切に使用できない，精神年齢に相応しい友人がいない，情緒的相互作用——一人遊びを好む）
②コミュニケーションの障害（話し言葉の遅れ，他人との会話の開始・継続ができない，常同的・反復的な言葉の使用，ごっこ遊びの乏しさ）
③限定された行動，興味，活動パターン（異常な程の常同的興味，意味のない手順や儀式へのこだわり，奇異な運動）
約80%に知的障害，20〜40%にてんかんを併発する。
■治療の目的
■対応の原則

用語アラカルト

＊1　広汎性発達障害
- 広汎性発達障害は，自閉性障害，レット障害，小児期崩壊性障害，アスペルガー障害，特定不能の広汎性発達障害が含まれる。

治療の目的
- 感覚刺激への反応の改善。
- 運動協応（運動機能に大きな障害がないにもかかわらず，運動が拙劣）の改善。
- 基本的な生活能力の改善。
- 遊びや余暇活動の改善。

対応の原則
- 発達段階を評価し，高すぎも低すぎもしない課題や領域に働きかける。
- 興味や関心のある課題を用い，達成感や自信を高める。

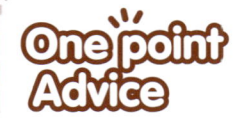

One point Advice
- 心理的発達障害に対しては有効な薬物はなく，行動療法，認知行動療法，認知発達療法，感覚統合療法，TEACCHプログラムなどの教育的アプローチが主体である。

10 各領域の治療／精神心理系
小児期および青年期に通常発症する行動および情動の障害（注意欠陥・多動性障害，学習障害を含む）

※「小児期および青年期に通常発症する行動および情動の障害（注意欠陥・多動性障害，学習障害を含む）」の評価についてはp.228参照。

Point!

■注意欠陥・多動性障害（ADHD）
☞ 不注意（間違い，集中できない，指示に従えない，順序立てることが困難，精神的努力の持続を嫌う，ものをしばしばなくす，気が散ってしまう），多動（手足を動かす，座っていることが困難，じっと座っていられない，しゃべり過ぎる），衝動性（質問が終わる前に答えだす，順番を待てない，他人の邪魔をする）

■不登校
☞ 不登校は診断名ではない。文科省では，身体的疾患，経済的理由，非行などの理由によらず，年間50日以上欠席する子どもを不登校とよぶ

注意欠陥・多動性障害
●対応の基本
- 本人に対しては，さまざまな行動をしかったりしない。本人が自信を無くしたり，劣等感を持ったりしないようにする。
- 家族や学校に対しては，学校の成績の低下や周りに迷惑をかけているのではないかという不安を理解し，一定の年齢（10〜15歳）になると症状は少なくなることを伝え，安心して落ち着ける環境を整えてもらう。

不登校
●対応の基本
- 不登校によって何を訴えようとしているのかを慎重に考慮する。
- 親や教師には，不登校の意味をよく説明し，登校刺激[*1]は無意味であることを伝える。ただし，小学校低学年や初期には登校を促す。
- 長期の不登校や中学以降ならば，心的葛藤に対してアプローチし，自我の発達を促す。
- 神経学的症状についてきちんと評価する。

用語アラカルト

*1 登校刺激
- 「学校に行きなさい」と促すこと。

【参考文献】
1）専門医をめざす人の精神医学 第2版, p.504, 医学書院, 2004.

11 各領域の治療／精神心理系
てんかん

Point!

※「てんかん」の評価については p.229〜231参照。

- ■てんかんの治療目標　☞　家庭，学校，職場あるいは余暇におけるQOLの向上
- ■発作時の対応
- ■発作誘発因子

てんかんの治療目標

- てんかんの治療目標は，発作の抑制のみではなく，家庭，学校，職場あるいは余暇におけるQOLの向上である。
  - ⇒ ①家庭における基本的生活技能の獲得，習慣化。
    ②学校や職業的技能の獲得，習慣化。
    ③余暇時間の活用とQOLの向上。

- 普段の生活は，できるだけ制限しない。しかし，発作を誘発するような疲労，不規則な生活，あるいは刺激を避けるように指導する。また同意が得られたら関係者に情報を伝え，危険因子や事故を避けるようにする。

発作時の対応

- 発作状態の観察(発作は，5〜10分で治まる)。
- 気道の確保(顔を横に向ける)。
- けがの有無の確認。
- 主治医への報告。

発作誘発因子

- ストレス，睡眠不足，生理，アルコール，薬剤(特定のうつ薬やペニシリンなど)，感染(感染症による発熱が原因)，特定の刺激(光や音，特定の状況)

【参考文献】
1) 日本作業療法士協会：作業療法学全書 作業治療学2 精神障害，第2版，p.104-112, 協同医書出版社，1999.

12 変形性関節症

各領域の治療／骨関節系

Point!

※「変形性関節症」の評価については p.232〜238 参照。

- ■手術療法 ☞ 人工関節置換術，人工骨頭置換術，など
- ■保存療法 ☞ 薬物，物理，運動療法
- ■日常管理 ☞ 負担軽減，筋力強化，関節拘縮の予防，など
- ■各疾患でのリハビリ
  ☞ 変形性肩関節症，変形性肘関節症，変形性手関節症，変形性膝関節症，変形性足関節症，など

手術療法

- 変形性肩関節症：鏡視下デブリドマン，人工骨頭置換術，人工関節置換術，など。
- 変形性肘関節症：Outerbridge-Kashiwagi法(重度障害例)，関節切除関節形成術，人工関節置換術，など。
- 変形性手関節症：鏡視下関節形成術，第1中手骨外転対立骨切り術，靭帯再建術(Eaton法)，関節形成術(Burton法)，関節固定術，人工関節置換術，など。
- 変形性股関節症：人工関節置換術(THA)，寛骨臼移動術(TAO)，寛骨臼回転骨切り術，など。
- 変形性膝関節症：鏡視下デブリドマン，人工骨関節置換術，高位脛骨骨切り術，など。
- 変形性足関節症：下位脛骨骨切り術，足関節固定術，人工足関節全置換術，関節内デブリドマン，など。

保存療法

- 薬物療法：消炎鎮痛剤(内服・湿布)，軟膏，関節内注射療法(ヒアルロン酸，ステロイド剤)。
- 物理療法：ホットパック，パラフィン浴，水治療法，超短波療法，極超短波療法，超音波療法，など。
- 運動療法：関節可動域訓練，筋力強化，など。

日常管理

- 関節負荷の軽減，関節を暖かく保持，筋力強化，拘縮予防，など。

各疾患でのリハビリテーション

●変形性肩関節症
①**物理療法**(温熱療法・電気刺激療法, など):疼痛緩和
②**運動療法**
- 関節可動域訓練(自動・他動・自動介, など)。
- 筋力増強訓練(腱板の筋力増強, 肩周囲の筋力増強, など)。
- 肩のストレッチング。

●変形性肘関節症
①**物理療法**(温熱療法・レーザー)
②**運動療法**
- 関節可動域訓練(自動・他動運動, CPM:continuous passive motion)など。
  ⇒自動運動が中心。過度のROM訓練は避ける。
- 筋力増強訓練
③**装具療法**(三角巾, シーネ, 装具による安静・外固定, ダイナミック装具, など)

●変形性手関節症
①**運動療法**
- 関節可動域訓練(自動・他動運動, 自動介助運動)。
②**物理療法**
- 温熱療法。
③**装具療法**
- 指にテープを巻いて固定, 指関節を安静にする。
④**生活指導**
- 物を強くつかんだり, 物をねじったりする動作を避けるように指導。

●変形性股関節症
①**運動療法**
- 関節可動域訓練 (自動・他動運動, 自動介助運動)。
  ⇒Jiggling(貧乏ゆすり体操):つま先を床につけたまま踵を上下する。
- 股関節周囲のリラクセーション(大腿四頭筋・ハムストリングス・殿筋)。
- 股関節周囲筋のストレッチ。
- 抵抗運動(伸展・屈曲・内転・外転)。
- 筋力増強訓練(中殿筋・大殿筋・大腿四頭筋・腹筋, など):
  ・等尺性運動(関節運動なし)。
  ・等張性運動(関節運動あり)。
  ・OKCエクササイズ(運動端を固定しない状態での運動)
    ⇒主動作筋の単独運動。
  ・CKCエクササイズ(運動端を固定した状態での運動)
    ⇒主動作筋＋拮抗筋・周辺固定筋などの協調収縮

②**物理療法**
- 温熱療法(ホットパック,温浴,赤外線療法,極超短波療法,など)
    ⇒骨間筋の弛緩,コラーゲン線維の伸張性増加,局所血流増加,疼痛閾値の上昇など。
- 低周波療法
    ⇒神経・筋刺激による筋収縮および廃用性萎縮や収縮性消失の予防。
- TENS(経皮的末梢神経電気刺激)
    ⇒疼痛緩和。

図1 筋力増強訓練

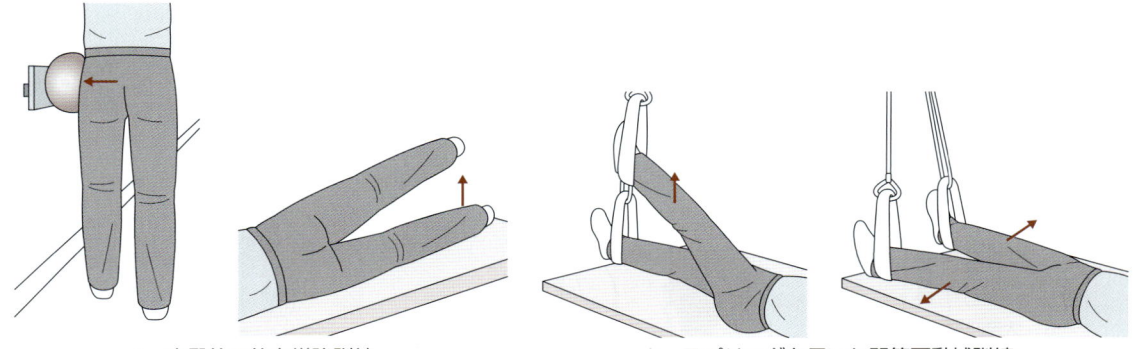

a 中殿筋の筋力増強訓練　　b スプリングを用いた関節可動域訓練

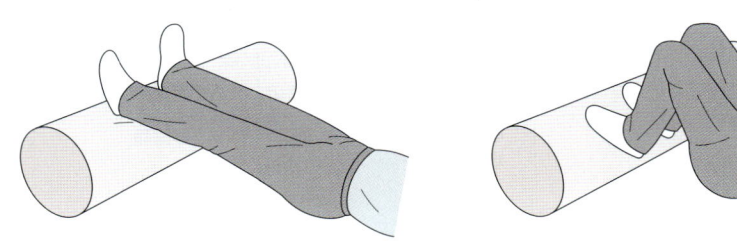

c ロールを用いた関節可動域訓練

③**装具療法**
- 股関節安定性の確保・維持。
- 大腿骨頭のうっ血や異常な骨頭内圧の改善。　　─ 杖の利用,補高装具
- 股関節への免荷。
- 歩行の獲得。

④**生活指導**
- 第一要点：股関節への荷重の減少(杖使用で15〜20%減)。
    歩行以上に負荷がかかる動作は避け,そのような動作の場合には上肢による補助を行う。
    生活様式(和式⇒洋式)変更,体重コントロール。
- 第二要点：関節可動域の維持,持続的他動運動(CPM),など。
- 第三要点：治療継続の必要性の理解(ドロップアウト例を減少させる)。

●変形性膝関節症
①運動療法
- 関節可動域訓練(自動・他動運動,自動介助運動)。
- 筋力増強訓練(膝関節伸展筋,膝関節屈曲筋,股関節周囲筋,足関節底背屈筋,背筋,腹筋,など)
  ・等尺性運動(関節運動なし)。
  ・等張性運動(関節運動あり)。
  ・等速性運動。
  ・スクワット・CKCエクササイズ(closed kinetic chain exercise)。

図2 運動療法

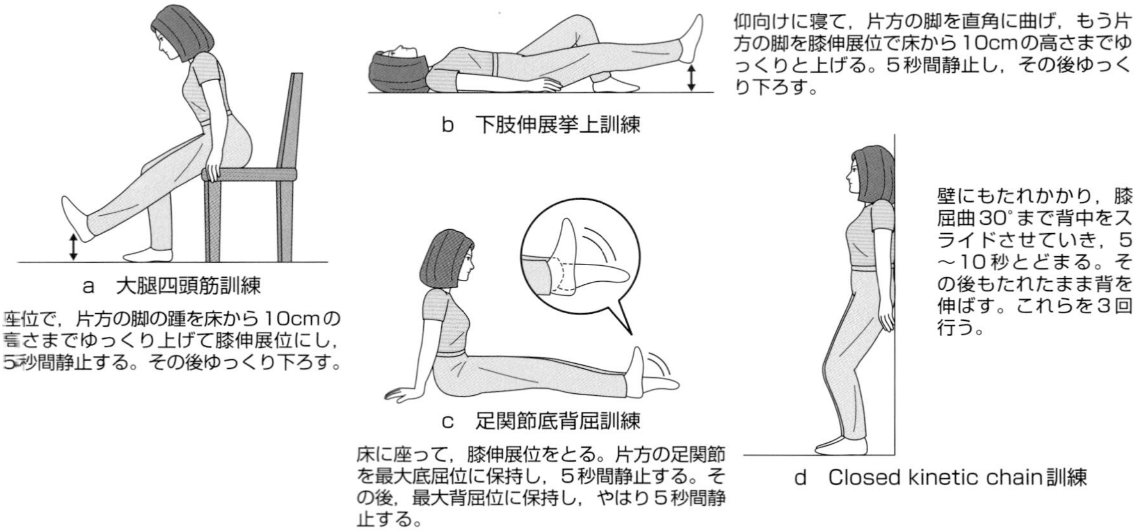

a 大腿四頭筋訓練
座位で,片方の脚の踵を床から10cmの高さまでゆっくり上げて膝伸展位にし,5秒間静止する。その後ゆっくり下ろす。

b 下肢伸展挙上訓練
仰向けに寝て,片方の脚を直角に曲げ,もう片方の脚を膝伸展位で床から10cmの高さまでゆっくりと上げる。5秒間静止し,その後ゆっくり下ろす。

c 足関節底背屈訓練
床に座って,膝伸展位をとる。片方の足関節を最大底屈位に保持し,5秒間静止する。その後,最大背屈位に保持し,やはり5秒間静止する。

d Closed kinetic chain訓練
壁にもたれかかり,膝屈曲30°まで背中をスライドさせていき,5〜10秒とどまる。その後もたれたまま背を伸ばす。これらを3回行う。

(岩谷 力 監:変形性膝関節症の保存的治療ガイドブック,p.117, 119,メディカルレビュー社,2005.より引用)

②物理療法
- 温熱療法(ホットパック,温浴,超短波療法,極超短波療法,超音波療法,パラフィン浴,など)。
- 寒冷療法・冷凍療法(アイスパック,アイスマッサージ,冷浴,など)。
  ⇒急性期・炎症の活動期.毛細血管透過性低下,浮腫抑制,代謝低下による炎症鎮静化,疼痛の緩和。
- 水治療法
  ⇒免荷効果,水の抵抗に筋力強化,マッサージ効果,精神的リラックス効果,など。
- TENS(経皮的末梢神経電気刺激)⇒疼痛緩和。
- 光線療法(レーザー,赤外線)⇒鎮痛・組織血流増加,抗炎症作用,温熱効果,など。

図3 足底装具

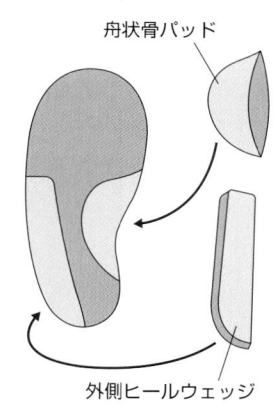

舟状骨パッド

外側ヒールウェッジ

（岩谷　力 監：変形性膝関節症の保存的治療ガイドブック，p.135，メディカルレビュー社，2005．より引用）

③**装具療法**
- 膝装具（大腿部から下腿部にかけての装具で，膝関節を制御）。
    ⇒軟性膝装具，膝OA用膝装具，など。
- 足底装具
    ⇒内反型（O脚）の場合は，外側足底に楔状足底板（シリコン製で厚さ7mm程度）。
    ⇒外反型（X脚）の場合は，内側足底に楔状足底板。
- 歩行補助具（一本杖，松葉杖，歩行補助車（シルバーカー），交互歩行器，など）。

④**生活指導**：膝関節への荷重減少（食生活改善・運動による減量）
- 正座を避ける。
- 長時間の歩行を避ける。
- 生活様式（和式⇒洋式）変更。
- 減量。
- 重い物を持ちすぎない。
- ゆっくり行動する（階段昇降や重い物を持つ機会を減らす）。
- 靴の選定（衝撃吸収性など）。
- シルバーカー・膝サポーターの利用。
- 立ち仕事ではいすなどの寄りかかれる支えを使用する。
- エレベーター，エスカレーターを使用する。

図4 望ましい靴の条件

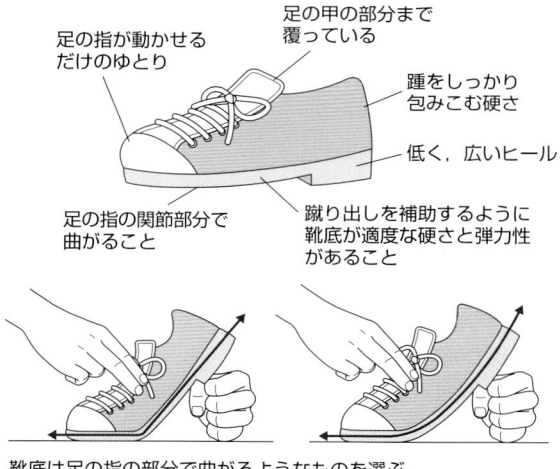

- 足の指が動かせるだけのゆとり
- 足の甲の部分まで覆っている
- 踵をしっかり包みこむ硬さ
- 低く，広いヒール
- 足の指の関節部分で曲がること
- 蹴り出しを補助するように靴底が適度な硬さと弾力性があること

靴底は足の指の部分で曲がるようなものを選ぶ。反対に，土踏まずの下が曲がるようなものは避けたほうがよい。

（杉岡洋一 監：変形性股関節症の運動・生活ガイド，第3版，p.61，日本医事新報社，1999．より引用）

●**変形性足関節症**

①**運動療法**
- 関節可動域訓練（自動・他動運動，自動介助運動）。

②**物理療法**
- 温熱療法。

③**装具療法**
- 病期Ⅰ・Ⅱでは，外側ウェッジ足底板。
- 病期Ⅲ・Ⅳでは，場合によって足関節固定用装具を使用。
- 足底装具，足関節サポーター。

13 各領域の治療／骨関節系
骨折

※「骨折」の評価については p.239〜248参照。

Point!

- ■上肢の骨折への介入
    - ☞ 上腕骨近位端骨折
        - 上腕骨遠位端骨折
        - 橈骨遠位骨幹端部骨折
        - （コーレス骨折，スミス骨折，など）
- ■下肢の骨折への介入
    - ☞ 大腿骨近位端骨
- ■各骨折部における介入
    - ☞ 保存療法，手術療法，など
- ■作業療法的介入（共通）
    - ☞ ROM，MMT，浮腫管理，装具，ADL，自助具，など
- ■人工骨頭置換術・人工股関節置換術
    - ☞ 脱臼予防，ADL指導，など

作業療法

- 関節可動域訓練（自動・他動）。
- 筋力訓練。
- サンディング。
- 装具療法。
- 手指巧緻性訓練（ペグボード）。
- 各種作業（革細工，籐細工，彫刻，金工）。
- 浮腫管理（マッサージ，弾力包帯など）。
- ADL訓練。
- 自助具の導入。

上腕骨近位端骨折

●保存療法（図1）

- 転位がない，またはわずかな骨折や嵌入骨折など
    - ⇒受傷後1週間程度は，三角巾などによる安静固定。疼痛軽減後，下垂位での振り子運動の実施。疼痛の軽減に従い，他動・自動運動の実施。

●手術療法

- 転位の大きい2-パート骨折（整復位の保持困難）など
    - ⇒横止め髄内釘，ロッキングプレートによる固定。
- 3-パートおよび4-パート骨折
    - ⇒種々の固定法を組み合わせた固定

*4-パート骨折では，骨頭壊死となることが多く，人工骨頭置換術が行われる。

図1 保存療法

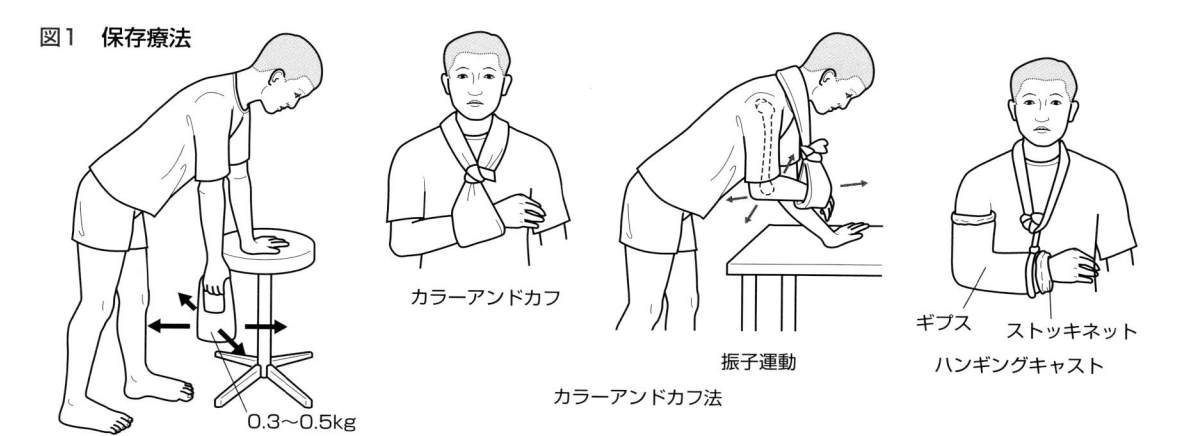

コッドマン振子運動　0.3〜0.5kg
手の力を抜いて、上肢の重み、あるいは0.3〜0.5kgの砂嚢などを持ち、その慣性を利用して前後左右に動かす。慣性を利用するためには、上肢の力を抜き「腰を振って手の動きがついてくるように」と指示。

カラーアンドカフ

振子運動
カラーアンドカフ法

ギプス　ストッキネット
ハンギングキャスト

表1 受傷後経過期間とリハビリテーション

	保存的固定	手術的（観血的）固定	人工骨頭置換術：腱板は正常	人工骨頭置換術：組織欠損（腱板断裂）あり
直後から1週まで				
リハビリテーション	・肩の振り子運動	・肩を動かさない	・肩の振り子運動	・肩の振り子運動
2〜4週まで				
リハビリテーション	・屈伸・内外転で、肩の適度な自動可動域運動、重力を除いた肩の振り子運動	・肩の自動可動域運動は行わない。適度な肩の他動可動域運動を仰臥位で行う	・肩の他動可動域運動を開始する（内外旋運動は避ける）	・肩の他動介助可動域運動を制限角度以下で行う
4〜6週まで				
リハビリテーション	・発展的等尺性運動	・他動介助可動域運動を継続する	・他動介助可動域運動を継続する	・挙上と外旋を制限して、他動可動域運動を継続する
6〜8週まで				
リハビリテーション	・最終可動域でストレッチを加えた自動可動域運動を開始する。特に挙上の外旋に力を入れる	・最終可動域でストレッチを加えた自動可動域運動を開始する。特に挙上の外旋に力を入れる	・挙上と外旋に重点をおいて、肩の自動可動域運動を開始する ・肩のすべての方向に発展的等尺性運動を行う	・挙上と外旋を含めた肩の自動可動域運動を開始する ・肩のすべての方向に発展的等尺性運動を行う

(Hoppenfeld S., Murthy V.L.原著, 江藤文夫 ほか監訳：骨折の治療とリハビリテーション, p.78-79, 南江堂, 2002. より抜粋引用)

各領域の治療

上腕骨遠位端骨折

●保存療法
- 転位がない，またはわずかな転位で徒手整復が可能な場合
  ⇒上腕ギプス，後方副子（大部分は肘関節90°屈曲位，前腕中間位）。

表2 受傷後経過期間とリハビリテーション

	ギブス/副子	経皮的ピン固定	観血的整復内固定術
直後から1週まで			
リハビリテーション	・手指の自動可動域運動 ・肩の自動介助可動域運動 ・肘の運動は避ける ・肩の内外旋運動は行わない	・手指の自動・他動可動域運動 ・肩の自動介助可動域運動，上腕二頭筋，上腕三頭筋，三角筋の等尺性運動 ・肘の運動は避ける ・肩の内外旋運動は行わない	・安定した再建が得られれば，軟部組織が落ち着く3〜5日以内に，肘，手指，手関節，肩も含む上肢全体の適度な自動可動域運動を開始する ・骨化性筋炎の危険を下げるために，肘の他動可動域運動は避ける
2週まで			
リハビリテーション	・手指の自動可動域運動 ・肩の自動・自動介助可動域運動，上腕二頭筋，上腕三頭筋，三角筋の等尺性運動，前腕筋群の等尺性運動 ・ボールや粘土を使った握力増強訓練を開始する ・前腕の回内外，肩の内外旋運動は行わない ・伸展型の上腕骨顆上骨折に対しては，監視下に90°から屈曲する運動を行い，運動を行わないときは後方副子で固定しておく	・手指の自動可動域運動 ・肩の自動・自動介助可動域運動，上腕二頭筋，上腕三頭筋，三角筋の等尺性運動，前腕筋群の等尺性運動 ・ボールや粘土を使った握力増強訓練を開始する ・前腕の回内外，肩の内外旋運動は行わない	・肘，手指，手関節，肩も含む上肢全体の適度な自動可動域運動を続ける ・ボールや粘土を使った握力増強訓練を開始する ・骨化性筋炎の危険を下げるために，肘の他動可動域運動は避ける
4〜6週まで			
リハビリテーション	・いったん臨床上の安定性とX線上の治癒が得られれば，監視下の肘の自動可動域運動を開始する。通常，6週までに自宅での訓練プログラムを加える。運動を行わないときは固定をしておく。 ・ボールや粘土を使った握力増強訓練を続ける ・骨化性筋炎の危険を下げるために肘の他動可動域運動は避ける	・いったん臨床上の安定性とX線上の治癒が得られれば，監視下の肘の自動可動域運動を開始する。通常，6週までに自宅での訓練プログラムを加える。運動を行わないときは固定をしておく。 ・ボールや粘土を使った握力増強訓練を続ける ・骨化性筋炎の危険を下げるために肘の他動可動域運動は避ける	・手指，手関節，肘，肩も含む上肢全体の自動・自動介助可動域運動を続ける ・ボールや粘土を使った握力増強訓練を続ける ・骨化性筋炎の危険を下げるために肘の他動可動域運動は避ける
8〜12週まで			
リハビリテーション	・肘の屈伸，前腕の回内外に重点をおいた，上肢全関節の自動・他動可動域運動を続ける ・粘土やボールを使った握力増強訓練を続ける。約450〜900gから始めて漸増させる。重錘を使った抵抗運動を導入する ・肘の他動可動域運動に関係する骨化性筋炎の危険は大きく減少する	・肘の屈伸，前腕の回内外に重点をおいた，上肢全関節の自動・他動可動域運動を続ける ・粘土やボールを使った握力増強訓練を続ける。約450〜900gから始めて漸増させる。重錘を使った抵抗運動を導入する ・肘の他動可動域運動に関係する骨化性筋炎の危険は大きく減少する	・肘の屈伸，前腕の回内外に重点をおいた，上肢全関節の自動・他動可動域運動を続ける ・粘土やボールを使った握力増強訓練を続ける。約450〜900gから始めて漸増させる。重錘を使った抵抗運動を導入する ・肘の他動可動域運動に関係する骨化性筋炎の危険は大きく減少する

(Hoppenfeld S., Murthy V.L.原著，江藤文夫ほか監訳：骨折の治療とリハビリテーション，p.107-108，南江堂，2002．より抜粋引用)

橈骨遠位骨幹端部骨折

●保存療法

- 粉砕がなく転移があってもごくわずかの骨折
    ⇒ギプス固定（外固定）。
- 60歳以上は，前腕ギプス（肘拘縮予防）。
- 上記以外は，はじめ上腕ギプス，その後前腕ギプスへ変更

●手術療法

- 骨転位整復困難，あるいは整復位保持困難な場合
    ⇒経皮的鋼線固定，創外固定，プレート固定を行う。
*近年，掌側ロッキングプレートによる内固定が普及している。

図2 掌側ロッキングプレート

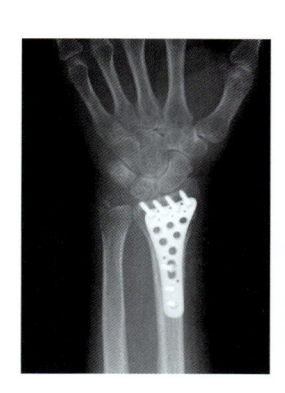

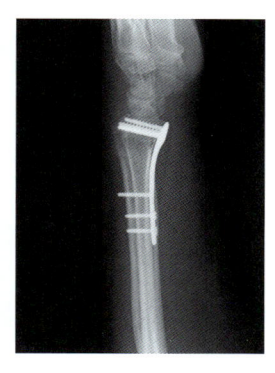

(長﨑重信 監，佐竹 勝 編，奥村修也 著：作業療法学ゴールド・マスター・テキスト3．作業療法評価学，p.356，メジカルビュー社，2012．より引用)

表3 受傷後経過期間とリハビリテーション

	ギプス	創外固定	観血的整復内固定術
直後から1週まで			
リハビリテーション	・肩，手指の可動域運動	・肩，肘，手指の可動域運動	・肩，肘，手指の可動域運動
2週まで			
リハビリテーション	・肩，手指の可動域運動	・肩，肘，手指の可動域運動	・肩，肘，手指の可動域運動 ・もし固定が強固であれば，手関節の自動可動域運動
4～6週まで			
リハビリテーション	・もしギプスがはずされていれば，手関節の自動可動域運動を開始する	・もしギプスがはずされていれば，手関節の自動可動域運動を開始する	・もしギプスがはずされていれば，手関節の自動可動域運動を開始する
6～8週まで			
リハビリテーション	・手関節の自動・他動可動域運動を行う ・手関節の適度な抵抗運動を行う	・可能な範囲で，手関節の自動・他動可動域運動を行う ・手関節の適度な抵抗運動を行う	・手関節の自動・他動可動域運動を行う ・手関節の適度な抵抗運動を行う
8～12週まで			
リハビリテーション	・自動・他動可動域運動と漸増抵抗運動を行う	・自動・他動可動域運動と漸増抵抗運動を行う	・自動・他動可動域運動と漸増抵抗運動を行う

(Hoppenfeld S., Murthy V.L.原著，江藤文夫 ほか監訳：骨折の治療とリハビリテーション，p.156-157，南江堂，2002．より抜粋引用)

● 作業・活動を用いた訓練

図3 作業・活動を用いた訓練

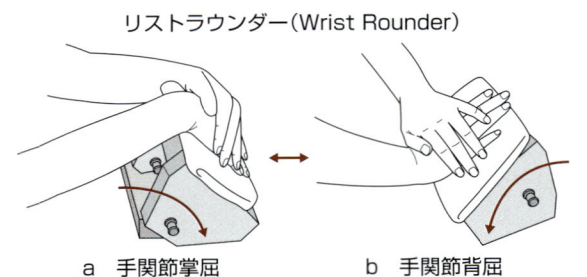

リストラウンダー(Wrist Rounder)

a　手関節掌屈　　b　手関節背屈

ドライバーを用いた訓練

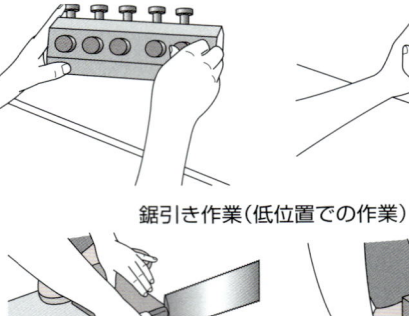

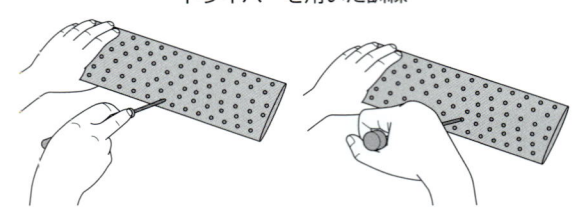

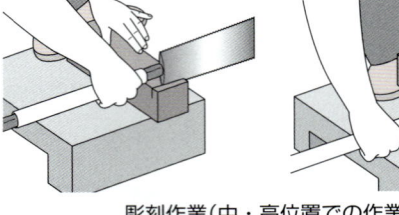

手関節橈・尺屈機能向上を目標とした動作訓練

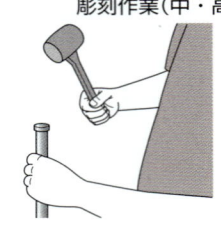

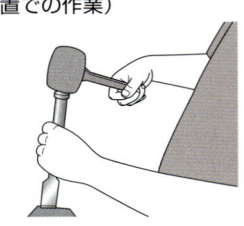

鋸引き作業（低位置での作業）

彫刻作業（中・高位置での作業）

大腿骨近位端骨折

●手術療法

- **非転位型頸部骨折**⇒保存的治療の場合：14〜62％に偽関節（＋）。非転移型でも骨接合術が第一選択肢である。
- **若年者**⇒人工骨頭置換術は避け，骨接合術を行うことが一般的（ピンイング，スクリューとプレートの組合せ，など）。
- **高齢者**⇒骨接合術，人工骨頭置換術，人工股関節全置換術（THA）：早期離床，歩行獲得のため。

表4　受傷後経過期間とリハビリテーション

	内固定術	人工骨頭置換術
直後から1週まで		
リハビリテーション	・殿筋群や大腿四頭筋の等尺性運動を行う ・足関節の等張性運動を行う ・全身調整運動と筋力増強訓練を行う	・内固定術と同じ
2週まで		
リハビリテーション	・股関節，膝関節，足関節の自動・自動介助可動域運動を行う 　殿筋群や大腿四頭筋の等尺性運動を行う ・立位・支点移乗や適切な補助具を用いた歩行を行う	・内固定術と同じ
4〜6週まで		
リハビリテーション	・変更なし	・変更なし
8〜12週まで		
リハビリテーション	・股関節や膝関節の等尺性・等張性運動を行う	・内固定術と同じ
12〜16週まで		
リハビリテーション	・股関節や膝関節の等尺性・等張性運動を行う。全荷重を行う	・内固定術と同じ

(Hoppenfeld S., Murthy V.L.原著, 江藤文夫 ほか監訳：骨折の治療とリハビリテーション, p.212-213, 南江堂, 2002. より抜粋引用)

● 脱臼予防
- 人工股関節置換術（THA）は，人工骨頭にくらべ骨頭サイズが小さく，より脱臼しやすい。
- 術後脱臼の原因は，不適切な体位変換などによる
  ⇒脱臼肢位である屈曲，内転，内旋を予防する。

図4　避けたい動作

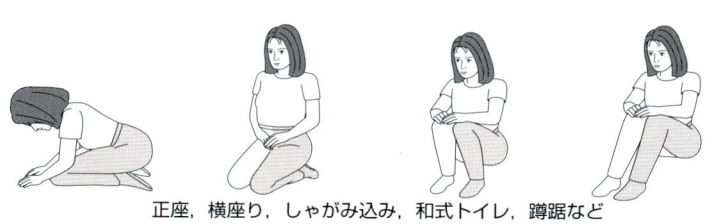

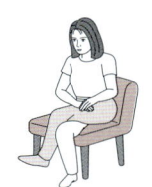

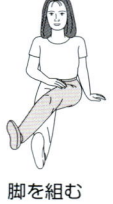

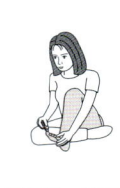

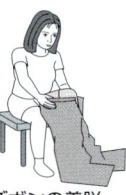

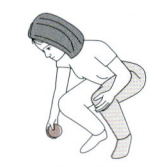

正座，横座り，しゃがみ込み，和式トイレ，蹲踞など

低いいすやソファー　脚を組む　爪切り，靴下・ズボンの着脱　物を拾う，持ち上げる

(岩﨑テル子 編：標準作業療法学専門分野 身体機能作業療法学，第2版，p.358，医学書院，2011．より引用改変)

● ADL訓練（ADLでの注意）

図5　指導する動作

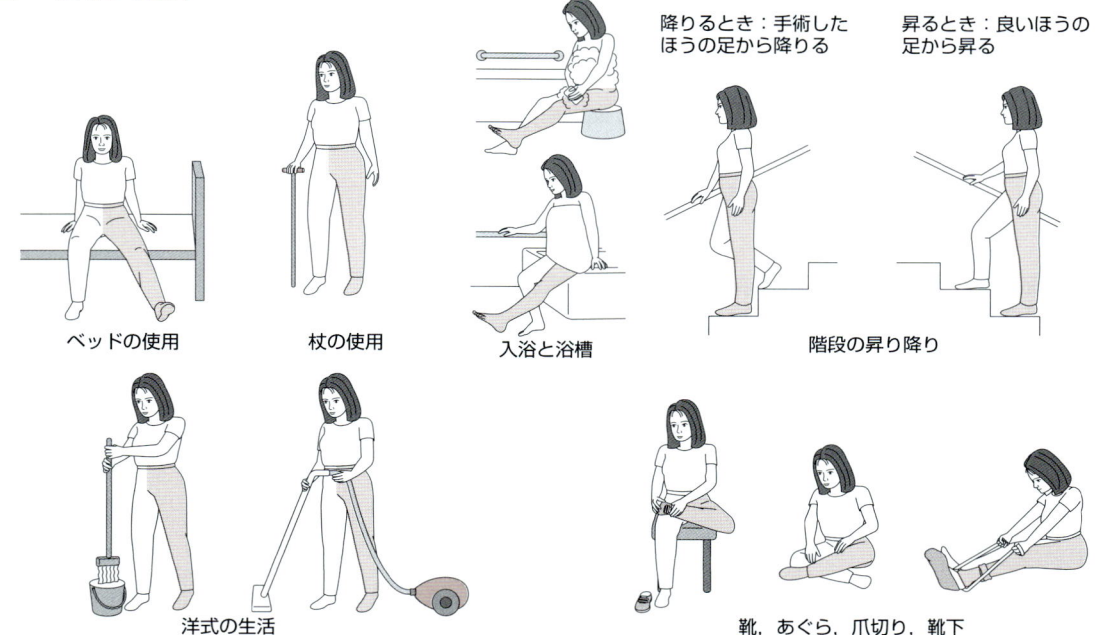

ベッドの使用　杖の使用　入浴と浴槽

降りるとき：手術したほうの足から降りる
昇るとき：良いほうの足から昇る

階段の昇り降り

洋式の生活

靴，あぐら，爪切り，靴下

(岩﨑テル子 編：標準作業療法学専門分野 身体機能作業療法学，第2版，p.358，医学書院，2011．より引用改変)

One point Advice
- 治療・訓練において，血流障害，神経障害，感染などの合併症の有無に注意を払うことが重要である。

● 自助具の導入
- 杖ホルダー，リーチャー，シャワーいす，トイレ補高シート，ソックスエイド，ストッキングエイド。

14 各領域の治療／骨関節系
関節リウマチとその近縁疾患

Point!

※「関節リウマチとその近縁疾患」の評価についてはp.249〜259参照。

- ■患者教育・生活指導 ☞ 関節保護，エネルギー保存，自主訓練方法，など
- ■基本的身体機能訓練 ☞ 関節可動域訓練，筋力増強訓練，ADL訓練，治療的作業活動，など
- ■物理療法 ☞ 温熱療法（ホットパック，パラフィン浴，仮定できる温熱療法），など
- ■自助具 ☞ リーチャー，ボタンエイド，ソックスエイド，など
- ■装具 ☞ 各関節
- ■生活の工夫 ☞ 入浴，ベッド，衣類，トイレ，など

患者教育・生活指導

- **患者教育**：作業療法では，日常生活での関節保護について教育を行う。
  ⇒国立病院機構東京病院が作製したRAの関節保護理論の小冊子「慢性関節リウマチ患者のために」。
- **生活指導**：関節保護プログラム，装具，自助具など，関節保護に基づいた生活指導。

表1 関節リウマチでおさえておきたい点と作業療法士の役割

おさえておきたい点
- 関節炎についての知識
- 自己管理
- 適切な運動方法
- うつ状態への対処方法
- 適切な栄養管理，など

作業療法士の役割
- 関節保護法
- エネルギー保存
- 生活指導
- 自主訓練方法の指導

表2 作業療法における注意点

関節保護の原則	関節保護の実践（してはいけない10項目）
・活動を中断する徴候として痛みへの注意 ・筋力・ROMの維持 ・関節を安定した状態で使用（解剖学的・機能的） ・変形を誘発する肢位と力の入れ方を防ぐ ・仕事において極力大きな関節を使用 ・修正した運動パターンを確保 ・長時間の同一姿勢を保たない ・許容量を超えた，すぐに中断できない活動をしない ・安静と運動のバランス ・力の軽減（関節にかかる）	1. 頸に合わない枕の使用 2. 膝を曲げて寝る 3. 正座する 4. 和式トイレの使用（低いトイレの使用） 5. 床からの立ち上がり 6. 長距離歩行 7. 踵の高い先細りの靴を履く 8. 買い物袋をたくさん持つ 9. 手拭いや雑巾を絞る 10. 蛇口の使用
エネルギー保存の指導	**自主訓練方法の指導**
・疲れたり，疲れきる前に休息を取ることを優先させる ・活動の計画と規則正しい実践 ・安静中心 ・関節運動パターンの修正 ・自助具の使用に関する援助 ＊疲労のチェック ⇒態度と感情，身体メカニズム，仕事実施ペース，余暇時間，仕事方法，仕事の計画，仕事の行い方，週間スケジュール	・対象者が1人でできる自動運動の指導（リウマチ体操（図1）など） ＊すべての体操を行うのではなく，運動する必要のある関節に合った体操を選択する。

（岩崎テル子 編：標準作業療法学 専門分野 身体機能作業療法学，第2版，p.318-320，医学書院，2011．より一部抜粋引用）

図1　リウマチ体操の例（筋力の強化）

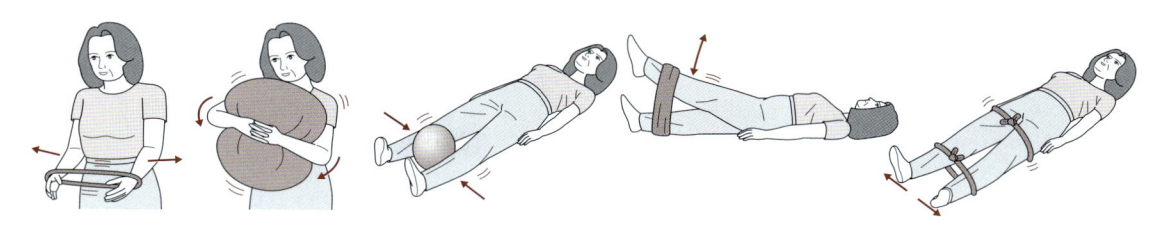

（前田真治：リウマチの生活ガイド，p.63，64，66，医歯薬出版，1994．より引用）

基礎的な身体機能訓練

●関節可動域訓練（自動・自動介助・他動）
- 肩関節，肘関節，膝関節，足関節など。
- 禁忌⇒発赤，熱感，疼痛の強い関節への関節可動域訓練は禁忌。
- 種類⇒①自動関節可動域運動（active ROM exercise）
　　　　②自動介助関節可動域運動（active assistive ROM exercise）
　　　　③他動的関節可動域運動（passive ROM exercise）

●筋力増強訓練
- RA患者では，関節運動を伴わない「等尺性運動」による筋力訓練が行われることが多い。

●ADL訓練（基本的ADL，自助具の使用など）
- 実際に遂行しているADLに対する指導。
- 心身機能・身体構造障害によるADL低下に対する指導（自助具，装具の利用）

表3　関節リウマチにおける筋力増強運動の量設定の目安

1. 筋力増強に関して
   - 疲労を誘発させると効果が減少する
   - 最大もしくは最大に近い筋収縮を引き出す
   - 筋力増強運動に続く1時間以上の関節痛，腫脹は，行った筋力増強運動が過度であることを示唆する
2. 等尺性収縮に関して
   - 最初は最大筋力の40％から開始する。段階的に70％まで上げ，最終的に最大筋力とする
   - 最初は6秒間の筋収縮を目安とし，慣れてきたら8〜10秒間の筋収縮に移行する。休息は20秒間とる
   - 最初は筋収縮が容易な角度から行う。慣れてきたら角度に変化をつける
   - 10秒以上の筋収縮は血圧を上昇させる

（岩﨑テル子 編：標準作業療法学 専門分野 身体機能作業療法学，第2版，p.268，医学書院，2011．より引用）

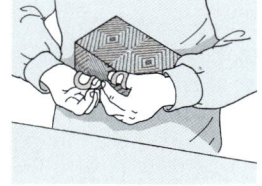

図2　手指巧緻活動
ネット手芸
毛氈作り

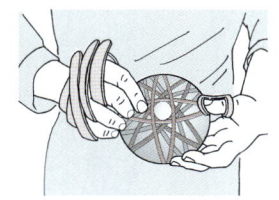

（菅原洋子 編：作業療法学全書 作業治療学1　身体障害，第3版，p.199，協同医書出版社，2008．より引用）

●治療的活動・作業（activity）
- 目的

①上肢機能向上（ROM改善，手指巧緻性向上，握力・ピンチ力向，など）。
②教育的アプローチ（関節保護法：痛みのコントロール，変形予防，正しい姿勢の指導，活動エネルギーの調整方法の指導，など）。
③心理的側面へのアプローチ（自信づけ，癒し，気分転換，など）。

- 手指巧緻性向上に関する作業活動：ネット手芸，ビーズ手芸，毛氈作り，編み物，刺し子，はり絵，切り絵，リリアン手芸，など。
- ピンチ力向上に関する作業活動：ちぎり絵，切り絵，和紙細工，マクラメ，紙粘土細工，ペーパークラフト，アンデルセン手芸，など。

●物理療法

図3　物理療法

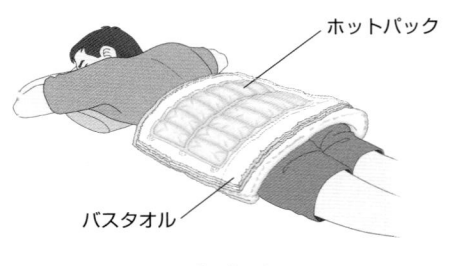

- ホットパック
- バスタオル

ホットパック

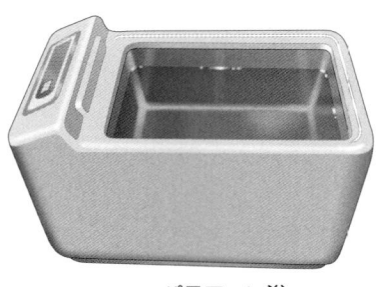

3〜5秒間入れ，出して10秒間ほど乾かす。これを10〜15回繰り返す。

パラフィン浴

（柳澤　健 編，川村博文 著：理学療法学 ゴールド・マスター・テキスト3 物理療法学，p.27, 30, メジカルビュー社，2009. より引用）

自助具

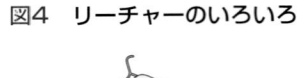

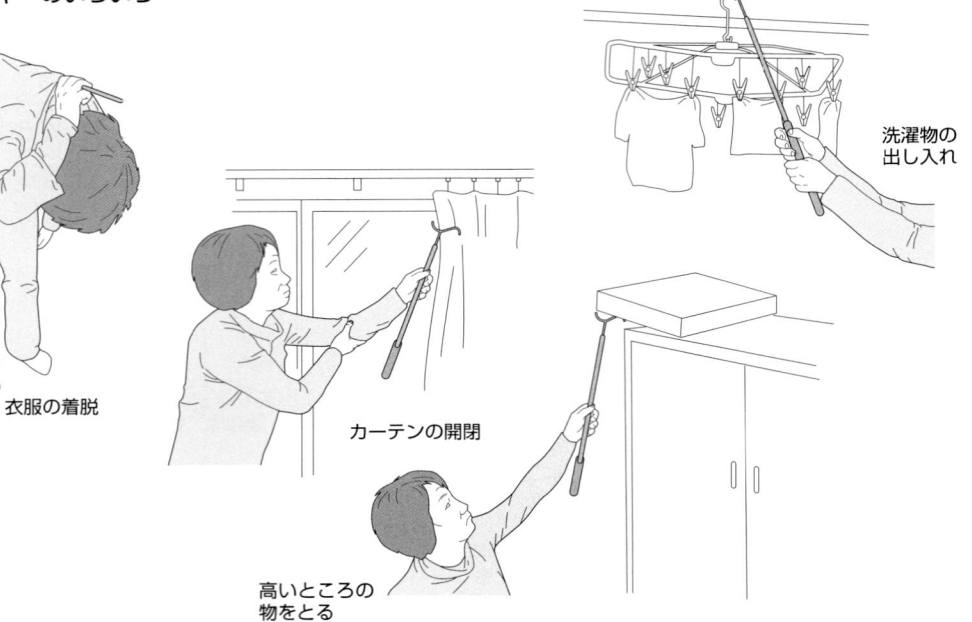

図4　リーチャーのいろいろ

- 衣服の着脱
- カーテンの開閉
- 洗濯物の出し入れ
- 高いところの物をとる

図5　長柄くし

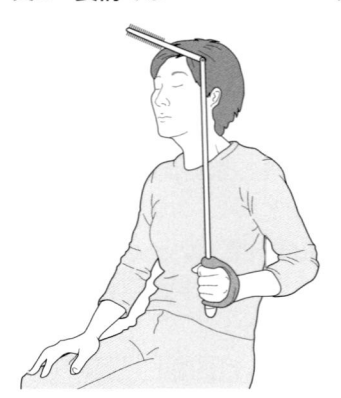

図6　ボタンエイド
- ループバックル
- ループのボタン穴

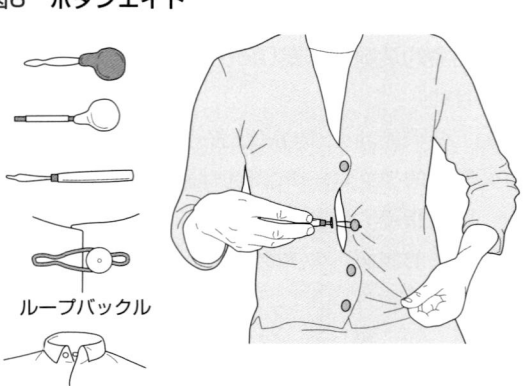

図7　ソックスエイド

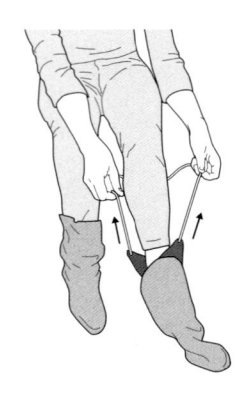

図8　蓋あけ〈オープナー〉

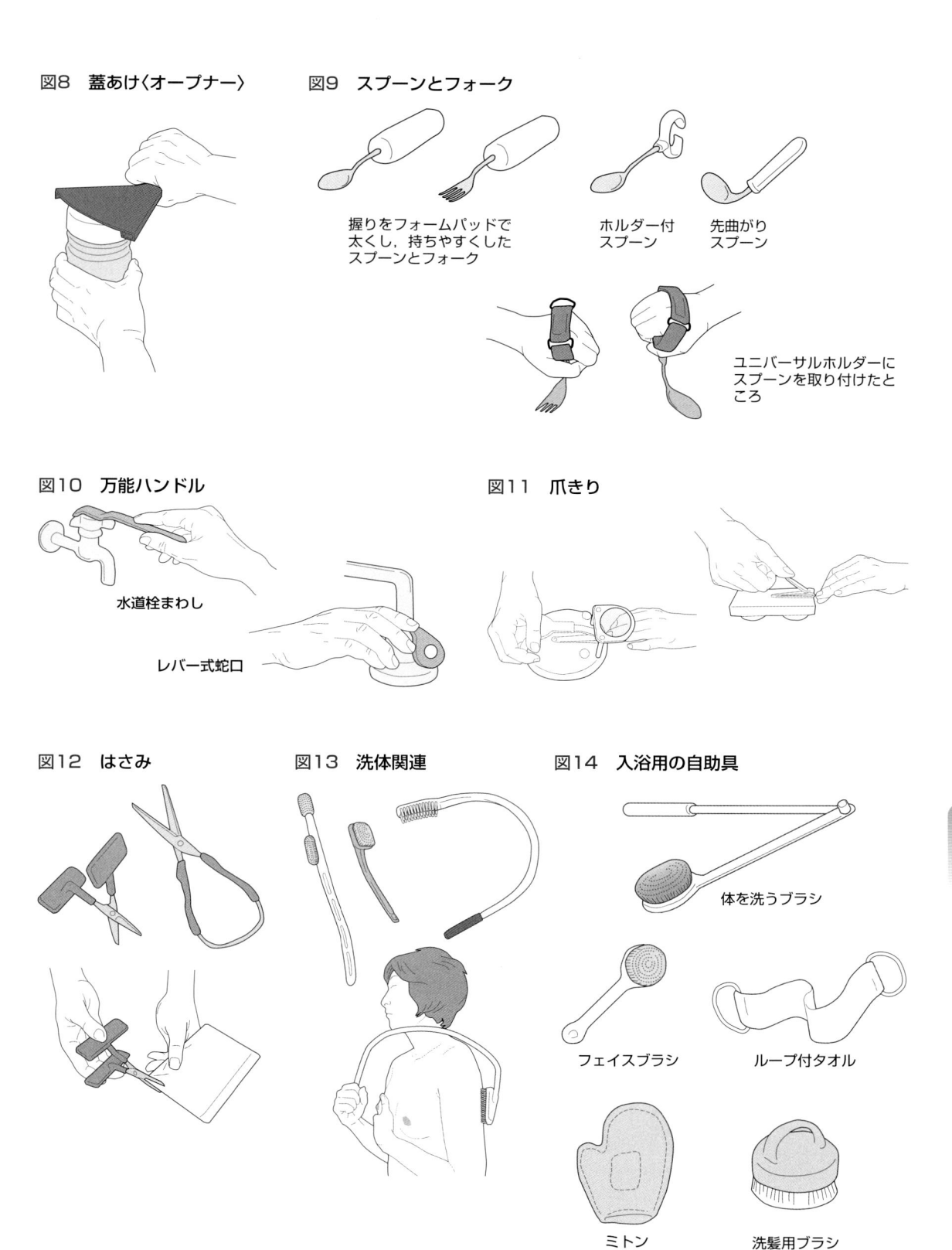

図9　スプーンとフォーク

握りをフォームパッドで太くし，持ちやすくしたスプーンとフォーク

ホルダー付スプーン

先曲がりスプーン

ユニバーサルホルダーにスプーンを取り付けたところ

図10　万能ハンドル

水道栓まわし

レバー式蛇口

図11　爪きり

図12　はさみ

図13　洗体関連

図14　入浴用の自助具

体を洗うブラシ

フェイスブラシ

ループ付タオル

ミトン

洗髪用ブラシ

各領域の治療

565

装具

- 炎症のある関節の固定・安静。関節変形の予防・矯正。関節位置の保持。

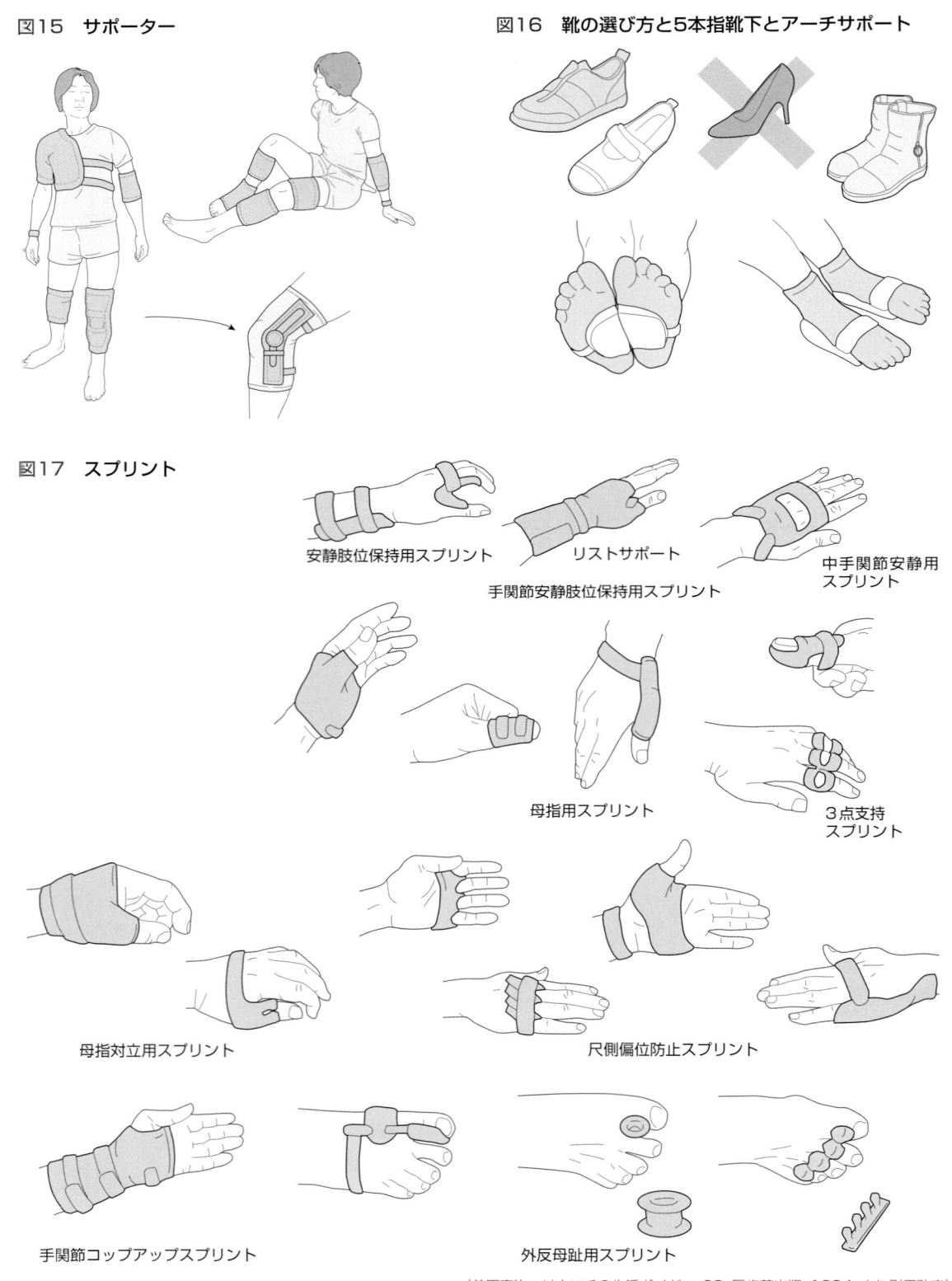

図15 サポーター

図16 靴の選び方と5本指靴下とアーチサポート

図17 スプリント

安静肢位保持用スプリント　　リストサポート　　中手関節安静用スプリント

手関節安静肢位保持用スプリント

母指用スプリント　　3点支持スプリント

母指対立用スプリント　　尺側偏位防止スプリント

手関節コップアップスプリント　　外反母趾用スプリント

(前田真治：リウマチの生活ガイド, p.99, 医歯薬出版, 1994. より引用改変)

生活の工夫

図18　掃除など

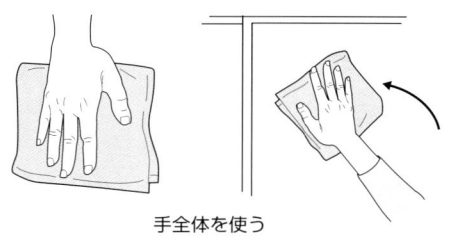

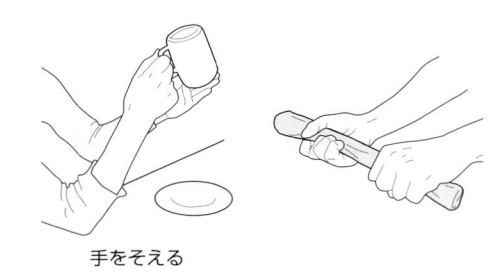

手全体を使う

手をそえる

図19　立ち座り

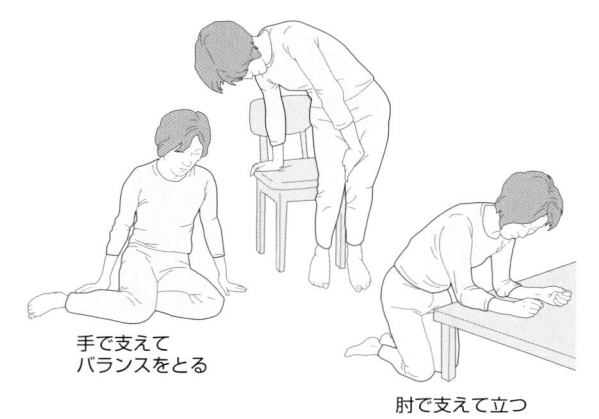

手で支えてバランスをとる

肘で支えて立つ

図20　急須の持ち方，筆筒の開け方

手掌を使って把持する

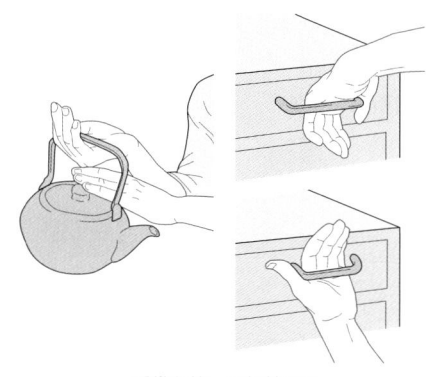

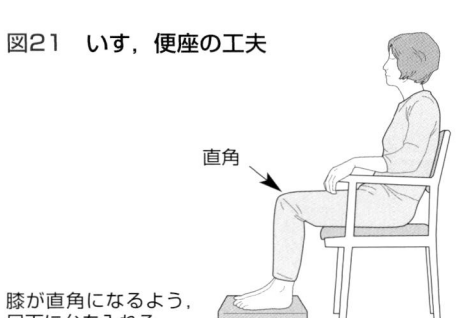

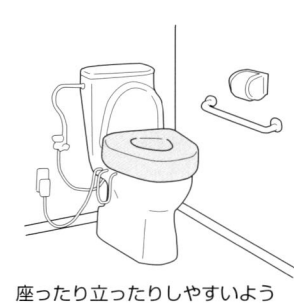

図21　いす，便座の工夫

直角

膝が直角になるよう，足下に台を入れる

座ったり立ったりしやすいように，補高調整を行う

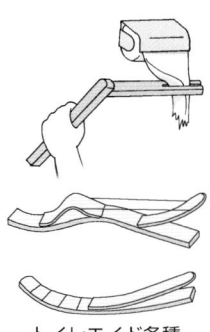

トイレエイド各種

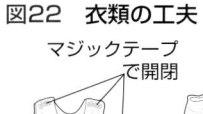

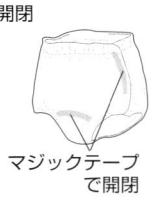

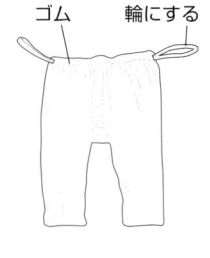

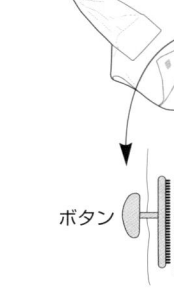

図22　衣類の工夫

マジックテープで開閉

マジックテープで開閉

ゴム　輪にする

マジックテープ（凸）

ファスナーにリングをつける

ボタン　マジックテープ（凹）

横からみたところ

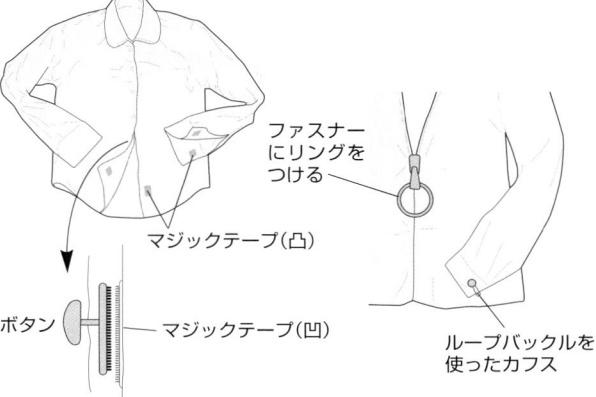

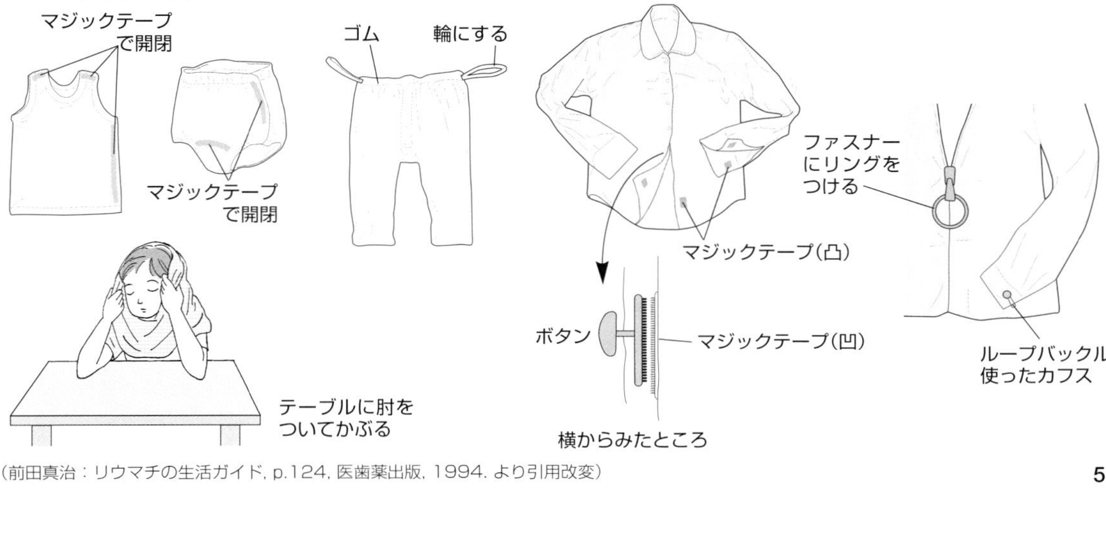

ループバックルを使ったカフス

テーブルに肘をついてかぶる

（前田真治：リウマチの生活ガイド，p.124，医歯薬出版，1994．より引用改変）

各領域の治療

図23 入浴での工夫

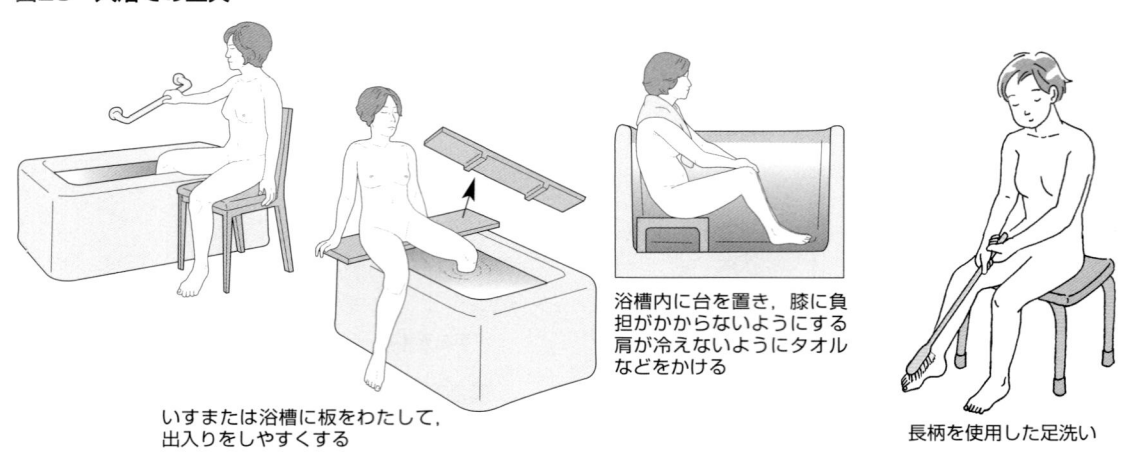

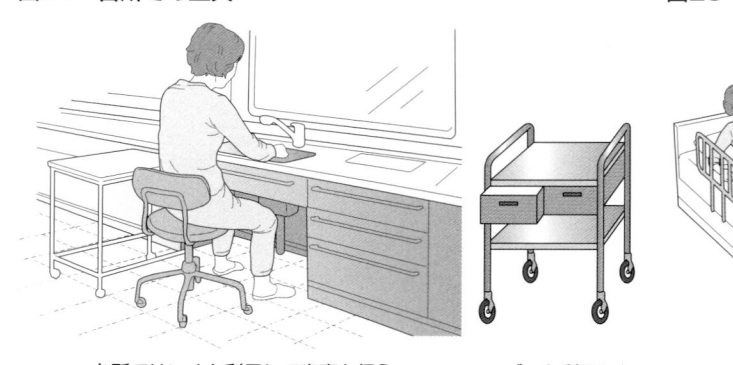

いすまたは浴槽に板をわたして、出入りをしやすくする

浴槽内に台を置き、膝に負担がかからないようにする。肩が冷えないようにタオルなどをかける

長柄を使用した足洗い

図24 台所での工夫

台所ではいすを利用して家事を行う

ワゴンを利用した物の運搬

図25 ベッドからの起き方

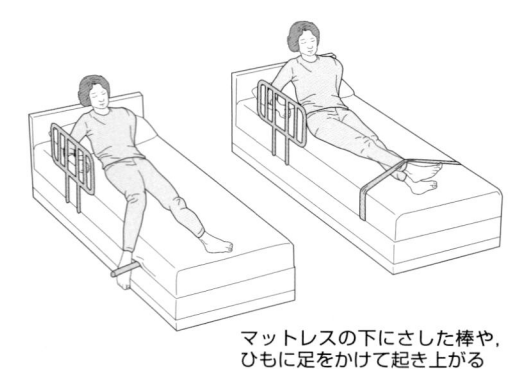

マットレスの下にさした棒や、ひもに足をかけて起き上がる

図26 ベッドの工夫

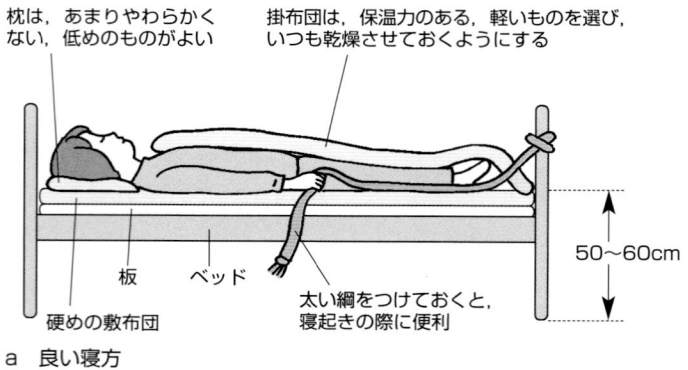

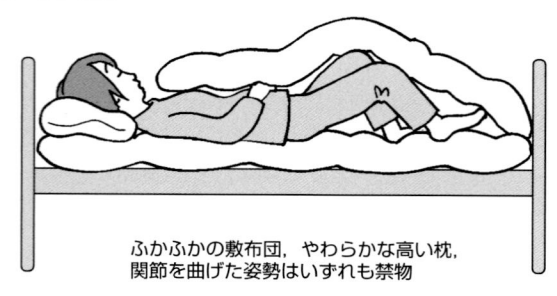

枕は、あまりやわらかくない、低めのものがよい

掛布団は、保温力のある、軽いものを選び、いつも乾燥させておくようにする

板　ベッド

硬めの敷布団

太い綱をつけておくと、寝起きの際に便利

50〜60cm

a　良い寝方

ふかふかの敷布団、やわらかな高い枕、関節を曲げた姿勢はいずれも禁物

b　良くない寝方

(図23, 25, 26：前田真治：リウマチの生活ガイド, p.121, 122, 128, 医歯薬出版, 1994. より引用)

15 各領域の治療／骨関節系
外傷・障害（スポーツ外傷・障害）

※「外傷・障害（スポーツ外傷・障害）」の評価についてはp.260〜267参照。

Point!

- ■スポーツ外傷へのアプローチ ☞ 外傷部，非外傷部，回復期，心理的アプローチ，など
- ■野球肩 ☞ 急性期から慢性期，コンディショニング期，関節鏡下術後
- ■野球肘 ☞ 保存療法，術後療法
- ■テニス肘 ☞ 保存療法（急性期，亜急性期，慢性期，回復期）
- ■アキレス腱断裂 ☞ 保存療法（ギプス固定期間，受傷後7〜10週，受傷後11週〜24週，以降）

スポーツ外傷へのアプローチ

●外傷部（急性期）
①外傷部の安静肢位
- 関節固定（ギプス・装具）：筋が短縮した場合に最も支障をきたす筋が伸張されるような肢位を保持。

②筋力維持
- 固定部位：等尺性収縮を実施（強い筋収縮を1回5〜6秒間）。
- 疼痛などの場合：TES（治療的電気刺激法）による筋収縮実施。
  ⇒通電持続時間は，0.2〜0.3ms（ミリ秒），刺激頻度20〜30cps。

③疼痛
- 寒冷療法（アイスパック，凍結ゲルパック，アイスマッサージ）など。
  ⇒ギプス固定がない場合。

●非外傷部（急性期）：健常部の廃用予防
①柔軟性維持
②持久力訓練
- 上肢外傷 ⇒トレッドミル，ランニング，自転車エルゴメーター，など。
- 下肢外傷 ⇒上肢用エルゴメーター，片脚用自転車エルゴメーター。

●回復期
①関節可動域訓練（外傷部位を含め全身）
- 疼痛のある場合は，温熱・水治・経皮的電気神経刺激療法，などを併用。

②柔軟性
③筋力増強訓練（等尺性，等張性，等速度性収縮，など），持久力訓練

● 心理的アプローチ
①作業療法士の治療・訓練・指導での接し方・態度：患者の訓練への執着の程度の変化。
②治療環境：圧迫感がなく，清潔感，快適なイメージ。
③チームメイトとの交流：疎外感の軽減，除去など。

野球肩（インピンジメント症候群）（保存療法）

●急性期から慢性期

- 痛みのある期間のボール投げ禁止。
- 物理療法（消炎対策）⇒寒冷，温熱，超音波療法，など。
- 関節可動域訓練⇒肩関節（肩甲上腕・肩甲胸郭），振り子・コッドマン体操（前後・左右／時計回り／反時計回り），ストレッチ（肩関節周囲組織），など。
- 筋力強化訓練
  ⇒肩腱板筋群（初期：等尺性収縮運動，低負荷），肩甲骨周囲筋（筋力バランスの改善・協調性再教育）：壁押し運動・空間保持，など。
  ⇒下肢・体幹の筋力トレーニング・柔軟性の維持・改善。

●調整期

- 関節可動域訓練。
- 筋力強化訓練⇒肩腱板筋群の強化（等張性収縮運動），肩甲骨周囲筋の強化。
- 投球動作とフォームのチェック，など⇒シャドウピッチング，など。
- 投球指導と練習⇒山なりボールでのキャッチボール，緩い球から直球，近距離から遠距離，stair up interval throwing program (SITP)（保存経過2～3カ月後，手術3～4カ月後）。

表1　stair up interval throwing program (SITP)

①	10m	山なりのゆるいスピードで	30球	1週	⑨	30m	1/2のスピードで	20球	13週
②	10m	山なりのゆるいスピードで	30球	2週		90m～	徐々に距離をのばして	30球*	
	20m	徐々に距離をのばして	20球		⑩	投手のマウンドから3/4のスピードで		30球	
③	20m	山なりのゆるいスピードで	30球	3週		変化球		20球	
	30m	徐々に距離をのばして	20球*		⑪	30m	1/2のスピードで	20球	14週
④	30m	山なりのゆるいスピードで	30球	4週		90m～	徐々に距離をのばして	30球*	
	40m	徐々に距離をのばして	20球*		⑫	投手のマウンドから3/4～全力投球		30球	
⑤	30m	1/2のスピードで	30球	5～6週		変化球		20球	
	50m	徐々に距離をのばして	20球～30球*		⑬	以後マウンドからの投球数を増やしてゆく			15週
⑥	30m	山なりのゆるいスピードで	30球	7～8週	注意	1) ウォームアップを十分やってからこのプログラムに入る			
	60m	徐々に距離をのばして	30球*			2) 決して無理をしない			
⑦	30m	1/2のスピードで	20球	9～10週		3) 練習を進めていくうちに痛みがあるが，投球を1～2週間休み，この間トレーニングのみ続ける			
	70m	徐々に距離をのばして	30球*			4) 再現するとき，前の週のプログラムに戻すこと			
	投手のマウンドから1/2のスピードで		30球			5) 週2～3回の投球，はじめのうちは1日動き，なれてきたら2日間投球，3日目養生休養をとるペースで行ってもよい			
⑧	30m	1/2のスピードで	20球	11～12週					
	80m	徐々に距離をのばして	30球*						
	投手のマウンドから1/2のスピードで								

＊ツーバンド・スリーバンドなどで届いてもよい。

（市川宣恭 編：スポーツリハビリテーションプログラム，p.195，文光堂，1991. より引用）

野球肘

- 野球少年(10歳～16歳，ピッチャー歴)に多い。
- 投球(ボール投げ)禁止：炎症・関節腫脹が消褪するまで。
  ⇒ ・初期の投球(ボール投げ)禁止：90％の治癒
  ・進行期での投球(ボール投げ)禁止：50％の治癒
  ・離断性骨軟骨炎(透亮期)の場合では，投球・ボール投げの禁止は6カ月～1年
- 筋力増強。ストレッチ。投球フォームの矯正など。

図1　野球肘リハビリテーションの流れ

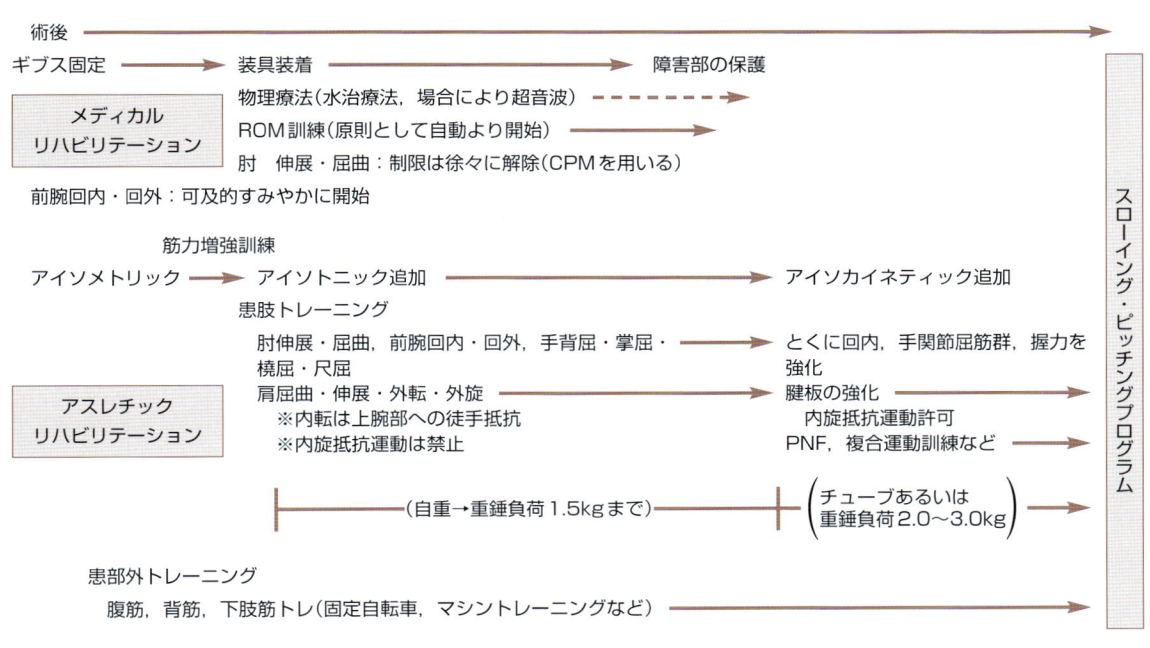

```
術後 ────────────────────────────────────────────────→
ギプス固定 → 装具装着 ──────────────→ 障害部の保護

[メディカルリハビリテーション]
  物理療法(水治療法，場合により超音波) -------→
  ROM訓練(原則として自動より開始) ──→
  肘　伸展・屈曲：制限は徐々に解除(CPMを用いる)
前腕回内・回外：可及的すみやかに開始

  筋力増強訓練
アイソメトリック → アイソトニック追加 ──────────→ アイソカイネティック追加
          患肢トレーニング
          肘伸展・屈曲，前腕回内・回外，手背屈・掌屈・ → とくに回内，手関節屈筋群，握力を
          橈屈・尺屈                    強化
[アスレチックリハビリテーション]
          肩屈曲・伸展・外転・外旋 ──────────→ 腱板の強化
          ※内転は上腕部への徒手抵抗         内旋抵抗運動許可
          ※内旋抵抗運動は禁止            PNF，複合運動訓練など
          ├─(自重→重錘負荷1.5kgまで)─┤ (チューブあるいは重錘負荷2.0～3.0kg)

患部外トレーニング
  腹筋，背筋，下肢筋トレ(固定自転車，マシントレーニングなど) ──────→

→ スローイング・ピッチングプログラム
```

(臨床スポーツ医学編集委員会 編：新版　スポーツ外傷・障害の理学診断　理学療法ガイド, p.255, 文光堂, 2003. より引用)

テニス肘(保存療法)

●急性期から亜急性期

- 安静(プレイ中止や装具装着，テーピング)。アイスマッサージ・冷湿布。
- 鎮痛・消炎(場合によってステロイド注射)など。
- 温熱療法・超音波療法・低周波療法。温冷交代浴(40～42℃と0℃)。
- ストレッチング(前腕伸筋群)。下肢・体幹の筋力トレーニング。
- テニスエルボーバンドの装着。

●慢性期

- 筋力強化訓練(等速性)：拮抗筋も強化。
- ストレッチング(前腕屈筋・伸筋，など)。
- アイスマッサージ。低周波・ホットパック・超音波。
- スポンジ握り(グリップ運動)。テニス練習(素振り)，など。

● 回復期
- テニス練習(テニスエルボーバンド。テーピングなど)。
  ＊疼痛有無・程度を確認⇒徐々に増加。
- ストレッチング(プレイ前後)。
- アイスマッサージ。筋力増強訓練(再発予防)。

アキレス腱断裂(保存療法)：手術療法・陳旧性断裂にも適応可

- 固定期間：6～10週間。
- ヒール付きギプスなど。

● 受傷～6週：ギプス固定下で実施
- 上半身・体幹のトレーニング。
- 股関節　⇒　屈伸, 内外, 内外旋の運動。
- 膝関節　⇒　屈伸の運動。

図2　保存的治療方法

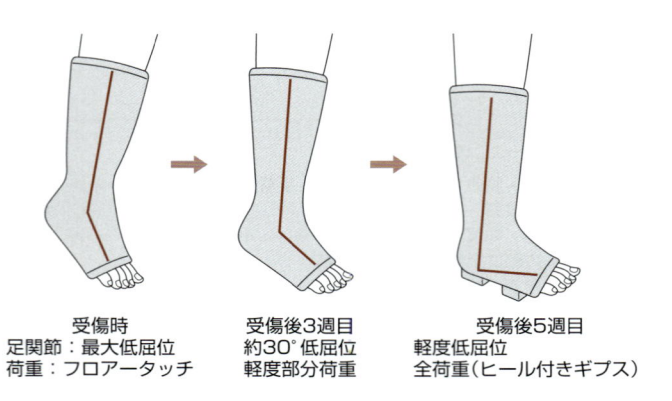

受傷時
足関節：最大低屈位
荷重：フロアータッチ

受傷後3週目
約30°低屈位
軽度部分荷重

受傷後5週目
軽度低屈位
全荷重(ヒール付きギプス)

(臨床スポーツ医学編集委員会 編：新版　スポーツ外傷・障害の理学診断　理学療法ガイド, p.391, 文光堂, 2003. より引用)

- 足趾関節　⇒　タオルギャザー運動(タオルなどを足指でつまんだり引っ張ったりする), など。
- 歩行　⇒　免荷あるいはフロアタッチ程度。受傷後5週目より全荷重(ヒール付きギプスなど)。
  ＊**手術療法の場合**, 術後4週でギプスシャーレへ変更。部分荷重, 足関節運動の開始。ただし, **術後4～8週では再断裂の危険性が高く**, 注意が必要。

図3　タオルギャザー運動

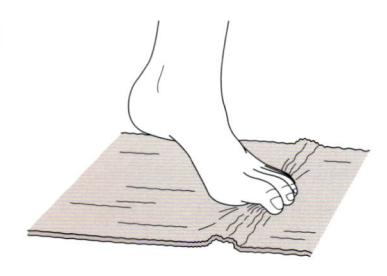

●受傷後6・7週〜：ギプスを除去し装具装着
- 温浴療法。
- 足関節　⇒　自動運動（装具を外して）・他動底屈練習（正座など）。
  ＊アキレス腱にストレスがかかりすぎないように，膝は屈曲位にて実施。
- 踵を高くして，部分荷重。
  ＊**手術療法の場合**，術後6週でギプスシャーレも除去し，全体重負荷。坂道歩行，自転車走行，両足爪先立なども始め，術後8週で片足爪先立。ただし，**術後4〜8週では再断裂の危険性が高く**，注意が必要。

●受傷後10・11週〜
- 両足つま先立ち練習。
  ＊足関節背屈0°以上可能（両手を机などについて部分荷重して実施）。
- プールなど水中での前進，後進，サイドステップ歩行，水泳など。
- ジョギング（両足つま先立ちが可能となった時点から）。
- 自転車走行。
- 日常生活場面での上昇練習（下降はゆっくり）。
- 足関節チューブエクセサイズ，バランスボード，つかまってのしゃがみ込み，ハーフスクワット，など（14週以降経過した時点から）。
  ＊**手術療法の場合**，術後12週でジョギングやランニング，14〜16週で軽いジャンプ，ダッシュを開始する。

●受傷後24週以降
- 受傷したスポーツの開始（患側のみでの片足つま先立ちが可能となった時点から）。練習前にストレッチを十分に実施する。
- 手をついてのつま先立ち（両足・片足）など。
  ＊**手術療法の場合**，術後6カ月でもとの運動へ復帰。

16 各領域の治療／骨関節系
靱帯損傷

Point!

※「靱帯損傷」の評価については p.268〜275参照。

- ■靱帯損傷の治療　☞　保存療法，手術療法
- ■各部位での靱帯損傷への治療
  - ☞ ・肘関節靱帯損傷
  - ☞ ・手関節部（三角線維軟骨複合体損傷：TFCC）
  - ☞ ・膝関節靱帯損傷（前十字靱帯損傷，後十字靱帯損傷，内側側副靱帯損傷）
  - ☞ ・半月板損傷
  - ☞ ・足関節靱帯損傷

靱帯損傷の治療

- 保存療法：安静（rest），冷却（ice），圧迫（compression），高挙（evaluation）
  ⇒　RICE療法。
- 手術療法：靱帯の完全断裂や保存療法後に関節動揺性が残る場合
  ⇒　靱帯再建術。

肘関節靱帯損傷

●保存的療法

- ギプスシーネ固定（上腕から手部）　⇒　肘60°屈曲，回内外中間位（3週間）。その後ジョイント付きサポーター。

●リハビリテーション

- 関節可動域訓練，自動運動を行う。温熱療法など。可動域回復不良には矯正スプリントの使用。

●手術療法

- 靱帯修復術（靱帯をもとの位置，長さで強固に再縫着），靱帯再建術，など。

●リハビリテーション

- 外固定2週間後にジョイント付きサポーターとなった時点で，自動運動（関節可動域訓練）を行う。温熱療法など。
- 可動域回復不良には矯正スプリントを使用する。
- スポーツ活動・重労働は，2〜3カ月を目処とする。
- 断裂靱帯の強度の回復には時間が必要である。

手関節(三角線維軟骨複合体損傷：TFCC損傷)

図1　TFCC用のサポーター

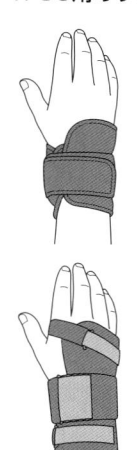

●保存的療法
- 外固定(上腕から手部まで)または手関節の弾力包帯(軽症例)。
- TFCC用のサポーター(市販)あり，固定期間は3～4週間。

●手術療法
- 鏡視下部分切除，鏡視下縫合術，尺骨短縮術，など。

膝関節靱帯損傷①／前十字靱帯損傷(anterior cruciate ligament injury)

●保存的療法
- スポーツ活動を望まない中高年者の場合，装具療法・筋力増強などの保存療法による経過観察を行う。
- 不安定膝でも膝くずれをきたさないレベルまでスポーツ活動を制限する。
- 損傷前十字靱帯の自然修復はまれ。

◉リハビリテーション
- 関節可動域訓練を行う。

●手術療法
- スポーツ活動を望む若年者の場合，再建術を行う。
- 陳旧例での日常生活での膝くずれの繰り返し　⇒　再建術適応。
- 素材には，自家腱，同種腱，人工腱，など。鏡視下での再建術が主である。

◉リハビリテーション
- 術後1～2週間　⇒　可動域訓練開始。
- 術後2～3週間　⇒　荷重開始。
- 術後4～5週　⇒　全荷重。
- ジョギング　⇒　3～4カ月。
- 競技復帰　⇒　6～8カ月を目安。
- 筋力増強訓練，など。

＊ほとんどの症例がスポーツ復帰　⇒　5年以内に再損傷が数％発生する。

膝関節靱帯損傷②／後十字靱帯損傷(posterior cruciate ligament injury)

●保存的療法
- 単独損傷の場合　⇒　保存療法を第一選択。

◉リハビリテーション
- 大腿四頭筋の筋力訓練を行う。

●手術療法
- 脛骨付着部での剥離骨折を伴う場合　⇒　観血的修復
- 靱帯付着部での断裂　⇒　観血的修復
- 後方への落ち込みが著しい，スポーツ活動に支障がある，日常生活に不自由がある場合　⇒靱帯再建術の適応

- ●リハビリテーション
  - 術後は膝装具を用いて，約1～2週間伸展位に固定。その後，関節可動域訓練開始。
  - 術後3週 ⇒ 部分荷重。
  - 術後5週 ⇒ 全荷重。
  - ジョギング ⇒ 3～4カ月。
  - 全力疾走 ⇒ 6カ月～。
  - もとの活動への復帰 ⇒ 術後8～9カ月。
  - ＊大腿四頭筋訓練は術後早期より積極的に実施。

膝関節靱帯損傷③／内側側副靱帯損傷(medial collateral ligament injury)

- ●保存的療法
  - 単独損傷の場合は外反不安定性は小さく，症状に応じて装具装着(支柱付サポーター，など)による保存療法。
  - 線維芽細胞が血管とともに侵入し治癒組織が形成されやすい ⇒ 保存療法による治癒が可能。
  - 治癒組織は周辺組織と癒着を生じやすい ⇒ 拘縮膝。
  - 予後は良好である。
- ●リハビリテーション
  - 支柱付きサポーターによる歩行時疼痛の緩和，早期の関節可動域訓練，大腿四頭筋訓練，など。4～8週でスポーツ復帰を目指す。

- ●手術療法
  - 十字靱帯損傷を合併した場合(複合型)，手術の適応。

膝半月板損傷

- ●手術療法
  - 疼痛，catching，ロッキング，強い膝伸展制限，日常生活支障がある場合は，手術適応。
  - スポーツ活動に早期に復帰したい場合は，手術適応(症状と所見にて)。
  - 半月板切除術，半月板縫合術を行う。
- ●リハビリテーション
  - 半月板切除術後は，特別な後療法は不要。荷重，可動域の制限(−)。早期より大腿四頭筋の筋力訓練実施。
  - 半月板縫合術後 ⇒ 非荷重を2週間，その後部分荷重，全荷重までに4週間。
  - 可動域訓練 ⇒ 痛みを伴わない範囲から開始。4週で全可動域へ。また，早期より大腿四頭筋の筋力訓練を実施する。

- ●保存的療法
  - 上記以外の場合は保存療法(疼痛・炎症への処置含め)をまず実施する。

17 各領域の治療／骨関節系
切断

Point!

- ■ 切断端管理 ☞ ソフトドレッシング，リジッドドレッシング，セミリジッドドレッシング，環境制御による創治療法
- ■ 作業療法 ☞ 関節可動域訓練，筋力訓練，姿勢保持，非切断肢の訓練，ADI訓練，義肢装着・操作訓練，など

※「切断」の評価については p.276〜290参照。

切断端管理（切断術後）

弾力包帯（soft dressing）

- 切断縫合創にガーゼを当て，弾力包帯を巻き，血腫形成を予防。断端を固定する。

●弾力包帯の種類

- 上肢・下腿切断 ⇒ 10cm幅の弾力包帯
- 大腿切断 ⇒ 15cm幅の弾力包帯

●巻き方

- 末梢部を強く，斜めに巻き上げる。

図1 弾性包帯を巻いた例と締め具合

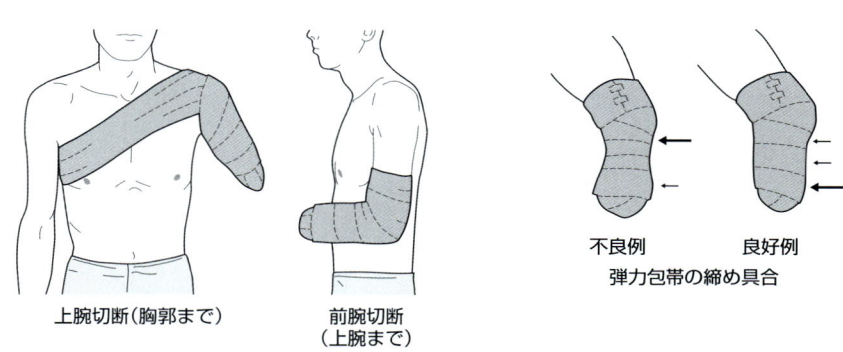

上腕切断（胸郭まで）　前腕切断（上腕まで）

不良例　良好例
弾力包帯の締め具合

（澤村誠志：リハビリテーション医学全書 18 切断と義肢 第4版，医歯薬出版，1999．より引用）

●欠点

- 疼痛・幻肢痛による苦痛。
- 断端不良肢位をとりやすい ⇒ 拘縮。
- 弾力包帯 ⇒ 技術が必要。
- 交換時に，創に機械的刺激が加わる ⇒ 断端創の治癒遅延。
- 出血，浸出液による細菌感染の可能性。
- 断端萎縮・浮腫などが起こりやすい → 不安定で成熟断端の早期獲得が困難。

●弾力包帯の巻き方

図2 前腕切断

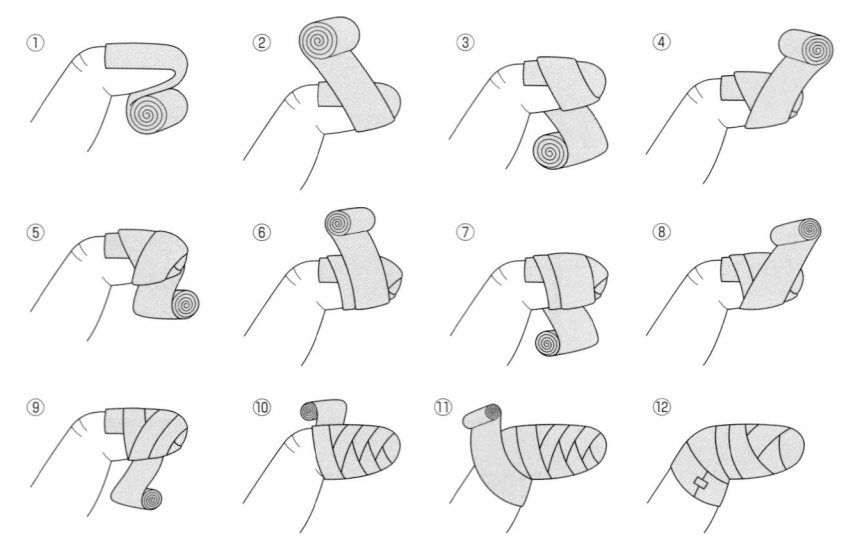

（岩﨑テル子 編：標準作業療法学 専門分野 身体機能作業療法学, 第2版, p.378, 医学書院, 2011. より引用）

図3 大腿切断と下腿切断

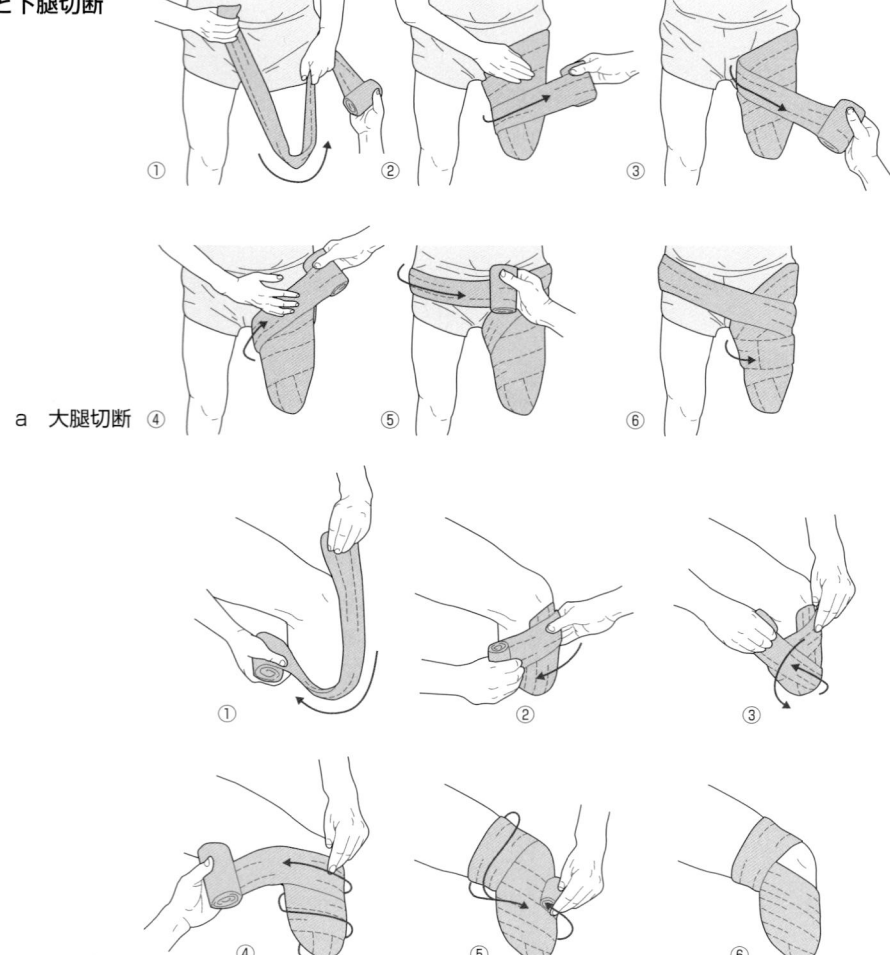

a 大腿切断

b 下腿切断

（澤村誠志：リハビリテーション医学全書 18 切断と義肢 第4版, 医歯薬出版, 1999. より引用）

リジッドドレッシング(rigid dressing)

- ギプス包帯を断端に巻いてソケットを作り，断端表面と全面接触を図る方法。

●利点
- 断端浮腫の予防，創治癒促進。
- 断端痛・幻肢痛が少ない。
- 創管理がしやすい。
- 早期離床が可能。

●欠点
- ギプスソケットの正確な適合技術・経験が必要。
- 断端術後の変化への対応が困難 ⇒ ギプスソケットの交換が必要。
- 断端状態を外側より観察不可。
- ギプスソケット内部の温度・湿度コントロールが不可 ⇒ 細菌感染条件となりやすい。

●注意点
- 高熱時，痛みの持続，ギプス上出血汚染，ギプスがきつい・ゆるい，などのとき ⇒ ギプスソケットを外しての創部チェックが必要となる。

セミリジッドドレッシング(semirigid dressing)

- 弾性を有する材料を用いて断端を覆い，創の治癒を促進する方法。

●利点
- 脱着が容易で創の観察が可能。
- 早期の起立歩行が可能。
- 創の良好な治癒。
- 荷重による浮腫コントロールが可能。

環境制御による創治療法

- 血行不良や感染症のある場合に，包帯をしない断端をエアビニールバックに入れ，無菌環境，温度(約32℃)，圧変化をコントロールして，局所循環の状態を正常化させ，創治癒を促進する方法。

図4　air splint(Kerstein)

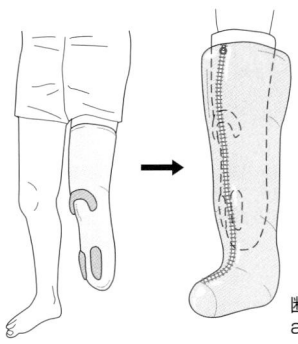

断端ソックスをかぶせパッドをあて，air splintで覆う。

作業療法

●上肢切断における関節可動域訓練

図5 関節可動域

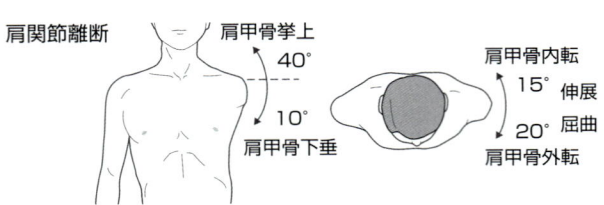

肩関節離断
- 肩甲骨挙上 40°
- 肩甲骨下垂 10°
- 肩甲骨内転 15°／伸展
- 肩甲骨外転 20°／屈曲

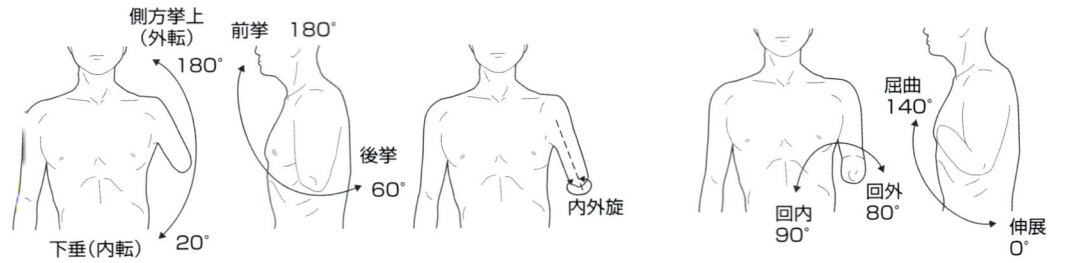

上腕切断，肘関節離断
- 側方挙上（外転） 180°
- 前挙 180°
- 後挙 60°
- 下垂（内転） 20°
- 内外旋

前腕切断，手関節離断
- 屈曲 140°
- 回内 90°
- 回外 80°
- 伸展 0°

（義肢装具のチェックポイント 第6版, p.62, 医学書院, 2003. より引用）

図6 断端訓練（上肢切断）

＊健側の動きは，義手操作のコントロールケーブルシステムに関わるため，健側の肩甲帯・上肢の関節可動域の訓練も重要。

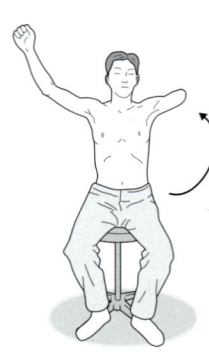

①両手を体側から横よりできるだけ上げる。
②両手を体側から前よりできるだけ上げる。
③両手を体側より後へできるだけ上げる。
④両手を体側から肩の高さまで横へ上げ，外旋する。
⑤両手を体側に付けた状態で内外旋する。
⑥両手を肩の高さまで横へ上げ，両肩甲骨を同時に内転させる。
⑦両手を肩の高さまで前に上げ，両手をできるだけ前方に突き出し，肩甲骨を外転させる（立位）。
⑧深呼吸をして胸を大きく広げる。

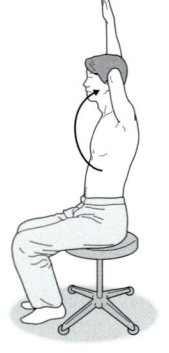

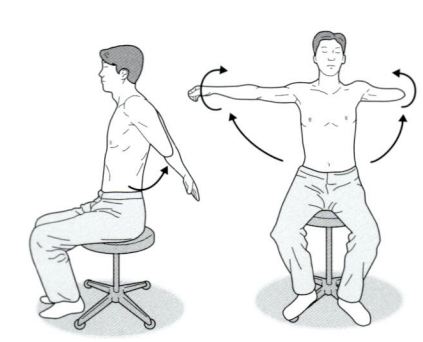

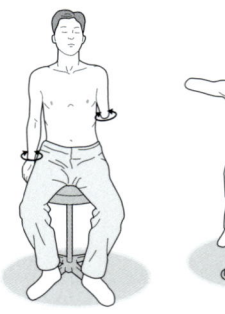

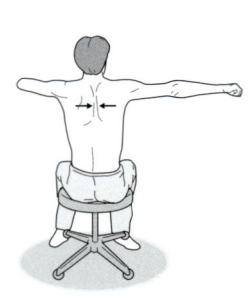

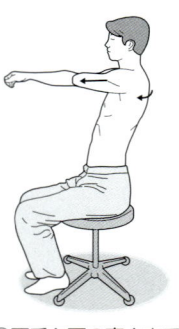

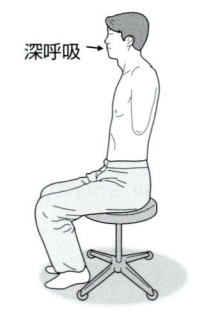

（服部一郎 ほか：リハビリテーション技術全書, 医学書院, 1974. より引用改変）

● 筋力訓練
- 急性期は，等尺性による筋力増強訓練。その後，自動・抵抗運動へ移行する。
- 健側の上肢帯・上肢の筋力増強訓練。
- 動筋・拮抗筋の同時収縮。
- 電動義手による操作に関わる筋収縮コントロール（マイオトレーナー，マイオボーイ，など）。
- 健側に対する筋力増強訓練。
＊健側上肢および肩甲帯は，義手操作（コントロールシステム）に関わるため，筋力増強は重要である。

● 健常な姿勢の保持訓練
- 体幹バランス，姿勢不均衡による変形の予防。
- 鏡の前での矯正訓練など　⇒　小児切断で早期に義手を装着させる。

● 非切断肢の訓練
- 一側上肢（利き手）切断の場合は，利き手交換訓練が必要。

● ADL訓練
- 片手でできる日常生活訓練（食事，排せつ，入浴，更衣，整容，など）を行う。

● 義手装着訓練（図7）
- 手順：①断端をソケットに挿入する，②ハーネスを上肢に通す，③両肩を動かしてハーネスとコントロールケーブルなどを装着する，④とめ具を固定する。

図7　前腕義手のケーブルコントロール訓練

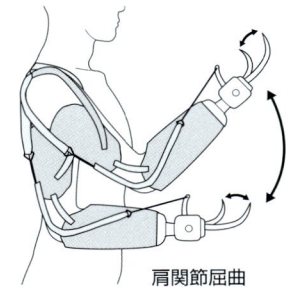

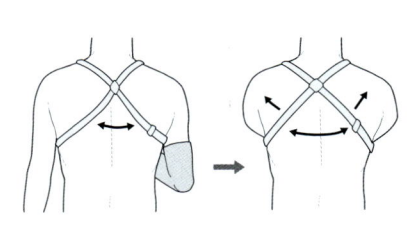

肩関節屈曲　　肩甲骨外転

前腕義手の手先具を開閉するためには，肩関節屈曲または両肩甲骨外転運動が必要である。肩の運動によりハーネスケーブルに張力を与え，手先具の開閉運動に変換する。作業療法では，実際に物を操作する訓練によって義手のコントロールを習熟させる。

（標準作業療法学 専門分野 身体機能作業療法学, p.319, 医学書院, 2005. より引用）

図8　書字訓練

● 義手使用訓練
- 基本操作として，①肘継手のロック・コントロール訓練，②肘継手の屈曲訓練，③手先具の開閉動作訓練

● ADL訓練
- 食事動作，更衣動作，書字訓練（図8），パソコン操作訓練，整容動作など

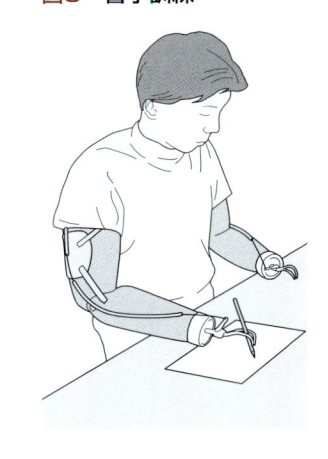

18 末梢神経障害

各領域の治療／骨関節系

Point!

■各疾患での治療・介入 ☞ 保存療法，手術療法，リハビリ，装具療法など

■対象となる主な疾患 ☞ ①回内筋症候群，②前骨間神経障害，③後骨間神経障害，④肘部管症候群，⑤手根管症候群，⑥Guyon管症候群

※「末梢神経障害」の評価についてはp.291〜297参照。

回内筋症候群

●保存療法
- 誘因となった動作中止。三角巾などで手・肘関節安静。
- 圧痛箇所への局所麻酔とステロイド注射。改善がない場合，神経剥離術の適応検討。

●手術療法
- 神経剥離術。

前骨間神経障害

●保存療法
- 自然軽快もあり。安静と非ステロイド性抗炎症薬，ビタミンB_{12}。
- 局所へのステロイド注射。改善がない場合，神経剥離術の適応。自然回復も多い。

●リハビリテーション
- 他動的関節可動域訓練(ROM) ⇒ 軟部組織の拘縮予防が目的。
  （正中神経麻痺により母指回外内転位となり，第一指間に拘縮が生じやすい）

●装具・スプリント
- 母指の外転スプリントの装着など。

後骨間神経障害

●保存療法
- 自然軽快もあり。安静と非ステロイド性抗炎症薬，ビタミンB_{12}。
- 局所へのステロイド注射。改善がない場合，神経剥離術の適応。

●リハビリテーション
- 他動的関節可動域訓練(ROM) ⇒ 軟部組織の拘縮予防が目的(手関節や手指関節など)。

● 装具・スプリント
- カックアップスプリント（下垂手による障害予防）。

肘部管症候群

- ほとんどが進行性で保存療法は無効の場合が多い。

● 保存療法
- 肘関節安静保持，ビタミンB_{12}投与，消炎鎮痛剤などは無効（軽い感覚障害のみの場合など）。

● 手術療法
- 第一選択肢となる。Osborne法，King法，皮下前方移行術，筋層下前方移行術（Learmonth法）。

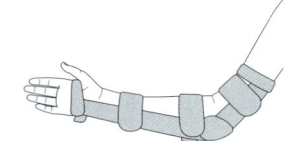

● 保存療法による作業療法（軽度絞扼）

図1　夜間スプリント

- 夜間スプリント（図1）　⇒　3カ月間装着（肘関節30°～45°屈曲位・手関節0°～20°背屈・前腕中間位）。

● 手術後の作業療法（中等～重度絞扼）
◉ 皮下移行術
- スプリント　⇒　2週間（肘関節90°屈曲・手関節0°～20°背屈・前腕中間位）。
- 愛護的自動運動（A-ROM）　⇒　3週以降。
- 漸増抵抗運動　⇒　術後4週目より開始。

◉ 筋肉下移行術
- スプリント　⇒　8日間（スリング併用2週間）（肘関節90°屈曲・手関節0°～20°背屈・前腕中間位）。
- 手関節保持での肘関節屈曲の開始　⇒　術後9日目より開始。
- 肘関節の伸展（徐々）の開始　⇒　術後2週間でスリング除去。
- 筋力増強訓練　⇒　術後5週より開始

◉ 内側上顆切除術
・圧迫包帯　⇒　術直後
・愛護的自動運動（A-ROM）　⇒　術後2～7日までに開始
・他動運動（P-ROM）　⇒　術後2週で開始
・その後抵抗運動へ（耐えることができれば）

手根管症候群

●保存療法
- ステロイド注射，手関節中間位保持(軽症例には有効との考えもあるが，長期的には不明)。

●手術療法
- 手根間解放術(直視下，内視鏡下)。

●術後リハビリ
- 早期より積極的に手指および手関節の運動(関節可動域訓練)。

●装具・スプリント
- 手関節中間位保持用スプリントなどの装着(夜間のみ，終日装着など)。

●保存療法による作業療法
- スプリント ⇒ 3～4週間(手関節中間位)。
- 夜間スプリント ⇒ さらに3～4週間。

●手術後の作業療法
- スプリント(安静固定)(図2) ⇒ 2週間
- 全指の自動運動(A-ROM) ⇒ 術後1日～2週間
- 手関節の自動運動(A-ROM) ⇒ 術後3週目(15日)より除痛，瘢痕管理など
- 筋力増強運動 ⇒ 術後4週目(22日)より
- 知覚評価・再教育 ⇒ 術後5週目(29日)より仕事での手関節使用

図2　手関節中間保持用スプリント

尺骨管症候群(Guyon管症候群)

- 慢性圧迫・直達外力によるものは保存的療法が第一選択。

●保存療法
- 局所安静，圧迫防止，過度の手関節運動の抑制，ステロイド注射，ビタミンB_{12}，NSAIDs，など。

●手術療法
- 有鈎骨骨折後偽関節，橈骨遠位端骨折後変形治癒などによる場合，占拠性病変による場合(尺骨神経管の開放)。

●手術療法後の作業療法
- 必要に応じてスプリント(保護的) ⇒ 4週間(骨折の場合)，3日間(ガングリオン病変摘出の場合)。
- ROM訓練。
- 知覚評価・再教育(知覚リハビリテーション)。
- 筋力増強運動。

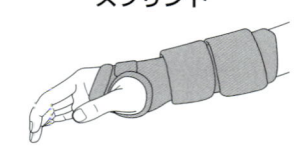

19 各領域の治療／骨関節系
骨形成不全症

Point!

※「骨形成不全症」の評価については p.298〜300 参照。

- ■医学的治療 ☞ 内科的，産婦人科的，薬物療法，装具
- ■OT介入 ☞ 骨折・変形予防，指導，運動促進，自助具，ADLなど
- ■成長期に合わせた対応 ☞ 乳幼児期，幼児・学童期など

医学的治療介入

●内科的治療
- 呼吸器障害，栄養障害，発育遅延など。

●産婦人科的治療
- 妊娠出産時，更年期骨粗鬆症など。

●薬物治療
- ビオフォスフォネート（投薬）：新生児期から（タイプ2-3型）
  ⇒ 骨折予防，運動機能障害軽減化，身長への好影響など。

●装具
- 重力位保持，移動時の支持性。
- 骨折予防目的での装具使用 ⇒ 骨粗鬆症促進の危険性（＋）。

作業療法介入

●関節変形の予防
- 関節可動域訓練など。

●運動の促進
- 適切な筋肉運動・荷重⇒骨組織への適切な軸圧刺激。
- 外部刺激による四肢体幹の自動運動の促進（乳幼児期）。
- 装具や立位テーブルなどのよる重力位の保持など。

●その他
- 骨折や変形予防のための児の取り扱い方や姿勢保持法などの指導，自助具によるADLへの指導・援助，社会生活技能への指導・援助。

●乳幼児期
- 両親への育児法の指導。自動運動の促進。

●幼児期・学童期
- 集団への適応・参加支援。ADL指導（代償，自助具など）。
- 保育園・学校との連携（情報提供，環境調整，病状と発達の特徴の理解促進など）。

20 各領域の治療／中枢神経系
脳血管障害，外傷性脳損傷

Point!

※「脳血管障害」の評価については p.301〜312,「外傷性脳損傷」の評価については p.313〜314 参照。

- ■運動の随意性　☞　筋緊張・相反神経支配・運動パターン，他動的操作と口頭指示
- ■神経筋促通手技　☞　神経生理学的アプローチ（古典的PNF，PNF，Rood法，Bobath法，Brunnstrom法）
- ■回復段階に沿った治療原則
  - ☞　筋緊張の正常化，姿勢反射の促通，連合反応・共同運動の抑制，分離運動の促通
- ■Eggersの方法　☞　Bobath法の作業療法への応用
- ■座位耐性訓練基準　☞　意識，血圧，脈拍，自覚症状に注意
- ■感覚障害　☞　治療目標（外傷防止，代償法獲得，麻痺側肢の自発的使用，両手の協調運動，成功経験）
- ■廃用症候群の予防　☞　早期離床・体位変換・運動（他動→自動）
- ・運動障害（筋萎縮・筋力低下，関節拘縮，異所性骨化，オステオポローシス）
- ・呼吸循環障害（呼吸機能低下，沈下性肺炎，起立性低血圧，下肢静脈血栓）
- ・皮膚（褥瘡）
- ・精神機能（睡眠－覚醒障害，認知症）
- ・消化器（便秘，食欲減退）
- ・泌尿器（排尿障害，尿路結石）
- ■肩関節周囲炎・肩手症候群
  - ☞　除痛・浮腫の予防（軽減）・関節可動域の拡大
- ■外傷性脳損傷　☞　コミュニケーション技術の獲得，長期的支援体制の確立
  - 注意・記憶・遂行機能障害への対応

脳血管障害

運動の随意性と治療の流れ

図1　運動の随意性と治療の流れ

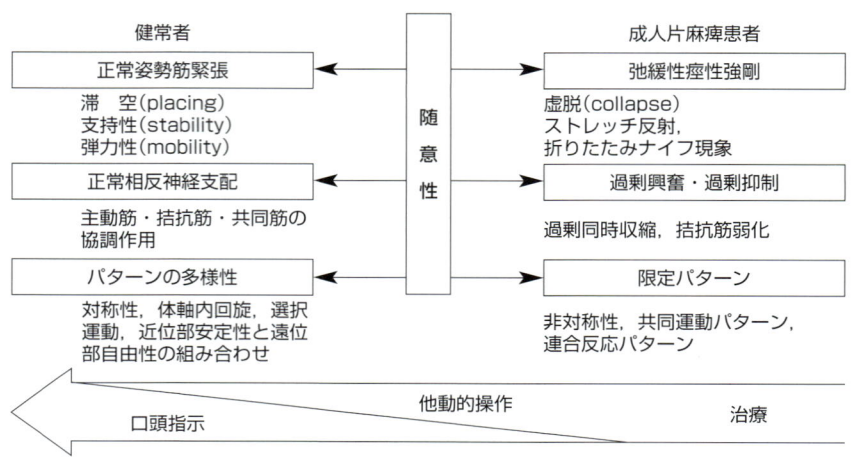

健常者	随意性	成人片麻痺患者
正常姿勢筋緊張 滞　空(placing) 支持性(stability) 弾力性(mobility)	← →	弛緩性痙性強剛 虚脱(collapse) ストレッチ反射， 折りたたみナイフ現象
正常相反神経支配 主動筋・拮抗筋・共同筋の協調作用	← →	過剰興奮・過剰抑制 過剰同時収縮，拮抗筋弱化
パターンの多様性 対称性，体軸内回旋，選択運動，近位部安定性と遠位部自由性の組み合わせ	← →	限定パターン 非対称性，共同運動パターン，連合反応パターン

治療：口頭指示　←　他動的操作

（入門リハビリテーション医学　第2版, p.61, 医学書院, 2000. より引用）

神経筋促通手技（神経生理学的アプローチ）

表1　主な神経生理学的アプローチ

治療法	主な治療手技と治療理論
古典的PNF (Kenny E, Fay T, Phelps WM, 他)	1. 固有受容器刺激による脊髄反射の誘発（促通） 　1) 反復的な叩打 　2) バイブレーター 　3) 筋の素早い伸張法 2. 固有受容器の感受性低下による筋弛緩（抑制） 　1) 持続的な筋の伸張 　2) 深達性の寒冷
固有受容性神経筋促通手技 (PNF：Kabat H, Knott M & Voss DE)	1. 固有受容器の刺激と集合運動パターンの促通 　1) 最大伸張肢位から最大収縮肢位までの運動（diagonal-spiral movements） 　2) 他動運動・自動介助運動・段階的な抵抗運動 2. 主動筋・拮抗筋の交互収縮による筋弛緩 3. 中枢性ファシリテーション 4. 固有受容器・視覚によるフィードバックの利用 5. 具体的手法 　1) 同一方向の運動の反復 　2) 主動筋収縮を維持する緩徐な動き 　3) 抵抗を加えながらの律動的な回旋運動 　4) 動作に先行して拮抗筋の収縮を起こさせる方法 　5) 等尺性運動と筋弛緩の反復 　6) 等張性運動と等尺性運動との組み合わせ
Rood法 (Rood MS)	1. γ遠心系の興奮性増大 　1) ブラッシング（brushing） 　2) アイシング（icing）
Bobath法 (Bobath K & Bobath B)	1. 脊髄上反射の利用 　1) 異常な姿勢反射パターンの抑制：痙縮の出現を減少させる姿勢の保持 　2) 正しい姿勢反射・平衡反応の利用 　3) 神経発達学的な姿勢の順序を重視 2. 連合反応の出現を抑制：トリック運動の防止
Brunnstrom法 (Brunnstrom S)	1. 中枢性ファシリテーション 2. 回復段階に応じたアプローチ 　1) 連合反応を用いた筋収縮の促通 　2) 筋内の固有受容器・皮膚への刺激 　3) 複雑で機能的な運動の誘発 3. 運動感覚への集中によるフィードバックの利用 4. 脊髄上反射の利用

（椿原彰夫：神経生理学的アプローチの理論的背景. 総合リハ, 25：1360, 1997. より引用）

表2　ニューロリハビリテーション

CI療法：脳卒中後片麻痺上肢の集中訓練（constraint induced movement therapy）	片麻痺の健側の運動をスリングなどで制限して，患側の運動を誘導しようとする治療法。患肢が使えないのは，運動を抑制するように条件付けられた学習現象（学習性不使用）である」という考えから，健側使用の制限と患肢使用の段階的訓練を柱としている。
ミラーセラピー	元来，幻肢痛への対応としてラマチャンドランが報告したもの。麻痺手を身体の正面中央に置いた鏡の裏に隠し，非麻痺手の動きの鏡像を見ることに集中させ，麻痺手がうまく動いているかのように，脳に錯覚させるように仕向けることで，脳を刺激する方法。
川平法（促通反復療法，川平和美（鹿児島大学）による方法）	伸張反射や皮膚筋反射を用いて目標の神経路の興奮水準を高めることによって患者が意図した運動（歩行から個々の指の屈伸まで）の実現と反復を可能にした方法。

補足

ニューロリハビリテーションとは
- 損傷後の神経機能回復の促進を目的にしたリハビリテーション。ニューロサイエンスとその関連の研究によって明らかになった脳の理論などの知見を，リハビリテーション医療に応用した概念，評価法，治療法などのこと。

各領域の治療

図2 片麻痺の姿勢の特徴と原因およびその観察ポイント

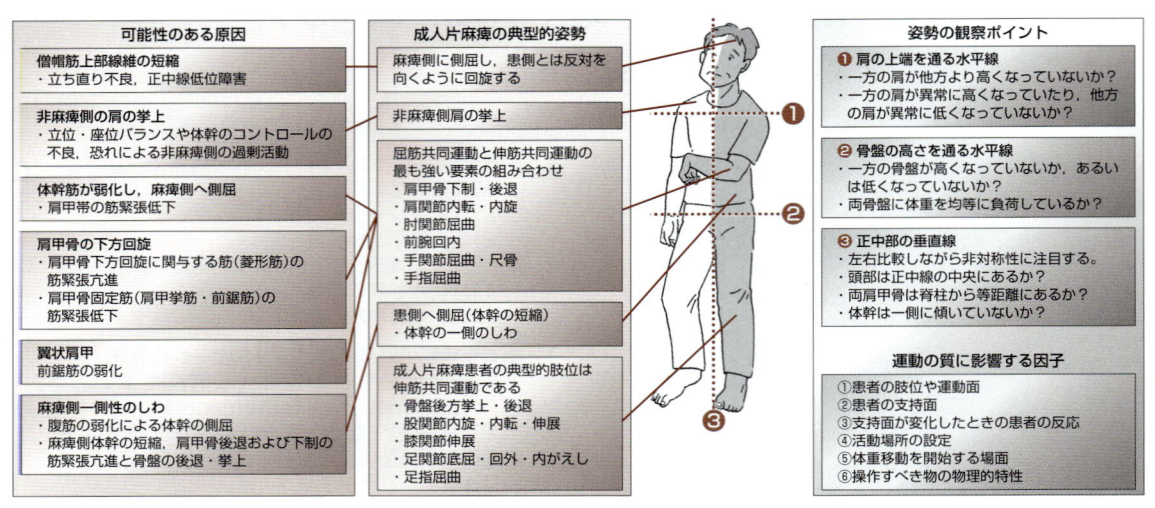

可能性のある原因	成人片麻痺の典型的姿勢	姿勢の観察ポイント
僧帽筋上部線維の短縮 ・立ち直り不良，正中線低位障害	麻痺側に側屈し，患側とは反対を向くように回旋する	**❶ 肩の上端を通る水平線** ・一方の肩が他方より高くなっていないか？ ・一方の肩が異常に高くなっていたり，他方の肩が異常に低くなっていないか？
非麻痺側の肩の挙上 ・立位・座位バランスや体幹のコントロールの不良，恐れによる非麻痺側の過剰活動	非麻痺側肩の挙上	**❷ 骨盤の高さを通る水平線** ・一方の骨盤が高くなっていないか，あるいは低くなっていないか？ ・両骨盤に体重を均等に負荷しているか？
体幹筋が弱化し，麻痺側へ側屈 ・肩甲帯の筋緊張低下	屈筋共同運動と伸筋共同運動の最も強い要素の組み合わせ ・肩甲骨下制・後退 ・肩関節内転・内旋 ・肘関節屈曲 ・前腕回内 ・手関節屈曲・尺屈 ・手指屈曲	**❸ 正中部の垂直線** ・左右比較しながら非対称性に注目する． ・頭部は正中線の中央にあるか？ ・両肩甲骨は脊柱から等距離にあるか？ ・体幹は一側に傾いていないか？
肩甲骨の下方回旋 ・肩甲骨下方回旋に関与する筋（菱形筋）の筋緊張亢進 ・肩甲骨固定筋（肩甲挙筋・前鋸筋）の筋緊張低下		
翼状肩甲 前鋸筋の弱化	患側へ側屈（体幹の短縮） ・体幹の一側のしわ	**運動の質に影響する因子** ①患者の肢位や運動面 ②患者の支持面 ③支持面が変化したときの患者の反応 ④活動場所の設定 ⑤体重移動を開始する場面 ⑥操作すべき物の物理的特性
麻痺側一側性のしわ ・腹筋の弱化による体幹の側屈 ・麻痺側体幹の短縮，肩甲骨後退および下制の筋緊張亢進と骨盤の後退・挙上	成人片麻痺患者の典型的肢位は伸筋共同運動である ・骨盤後方挙上・後退 ・股関節内旋・内転・伸展 ・膝関節伸展 ・足関節底屈・回外・内がえし ・足指屈曲	

（長﨑重信 監・編，古田常人 著：作業療法学ゴールド・マスター・テキスト4 身体障害作業療法学，p.42，メジカルビュー社，2010．より引用）

回復段階に沿った治療原則

表3 回復段階に沿った治療原則

発症初期（超急性期）
  座位耐久性の向上と上肢機能訓練・ADL訓練（椅座位・端座位）
  ポジショニングとROM訓練
  廃用症候群の予防

BRS Ⅰの時期：両側活動や非麻痺側の過剰収縮による連合反応の利用
  麻痺筋の他動・自己介助運動による筋伸縮性維持（両側活動で）
  ROM確保とROM制限の予防
  麻痺筋の筋緊張を他動的に高める操作（tapping等の手技）

BRS Ⅱの時期：共同運動・姿勢反射の利用
  両側活動による筋収縮のさらなる誘発（一部負荷をかけて）
  訓練器具を利用した麻痺側自動介助運動

BRS Ⅲの時期：分離運動の促通（中枢から末梢へ）
  1）屈曲と伸展……屈筋抑制→伸筋誘発・促通・随意的伸展へ
  2）筋緊張の抑制……筋紡錘への刺激（静的持続伸張）
    徒手による方法，スプリントの応用，患者による自己抑制
  3）上肢・手指……肩外転・外旋，肘伸展，手関節背屈，母指の伸展・外転，四指の伸展

BRS Ⅳ～Ⅵの時期：共同運動の抑制＋分離運動の促通
  分離動作の獲得と随意的な操作の向上（Ⅲ→Ⅳ・Ⅴ・Ⅵへのスムースな移行）
  肩（方向のコントロール）と肘（距離のコントロール），前腕・手指（操作性）の組合せ
  最終段階……スピードの要素を加えた拮抗的な反復運動の実現

表4　回復段階に対応した促通方法

回復段階と治療目標	促通方法
BRS1-2 筋緊張を高め反射を基礎とした共同運動パターンを誘発する	・連合反応や緊張性反射を利用する（筋緊張への影響や反射性の運動を起こす） ・筋に対する素早い伸張や筋を覆っている皮膚への刺激にて筋の活性化を促す ・上肢においては，屈曲パターンを誘発することから始める方が有効であるとしている。しかしながら，伸筋共同運動は比較的弱い傾向にあり，回復の後期の段階で誘発することは困難で，早期に伸筋共同運動の要素を促通するようにする
BRS2-3 共同運動パターンの随意的コントロールを得ることを目的としている	・初期は作業療法士の介助と促通により共同運動パターンをくり返し行うことで達成される ・促通は随意運動に対する抵抗，言語的指示，タッピング，皮膚性の刺激によってなされる ・肩挙上，肘伸展の強化：対側連合運動，緊張性頸反射の利用に加え，非麻痺側と同じパターンに抵抗を与え効果を上げようとする。ステージ3では肩外転と肘伸展を同時に行うことは，三角筋が屈曲共同筋で上腕二頭筋と連係が強いため困難であるが，頸を麻痺側に回旋し，非対称性緊張性頸反射を利用すると肘の伸展活動が促通されることがある
BRS3-4 共同運動の利用による手の使用 分離運動の促通	・伸筋共同運動の利用：非麻痺側上肢で課題を行っているときに，机上で物を固定するために使うことができる。伸展共同運動の利用例は，紙の固定や縫いものをしているときの布の固定，瓶を身体に押しつけて固定して蓋を開ける，ハンドバッグや新聞を腕と身体の間で保持する，服をよい位置に置く条件の上だが，麻痺側上肢を袖に通すとき伸筋共同運動に沿って動かすなどがある ・屈筋共同運動の利用：前腕でコートやハンドバッグを保持したり，非麻痺側手で歯磨きのクリームを絞り出すときに麻痺側手で歯ブラシを保持しておくことなどがある ・屈曲・伸展共同運動の交互運動：掃いたり，掃除機をかけたり，拭いたりする。交互に両側で押したり引いたりする活動が有効なことがある。この活動は，非麻痺側手で麻痺側を固定・介助して行われる。ただし，実用面としてみると麻痺側手はよいコントロールが得られるようになるまでは，補助というよりは妨げとなっている [訓練手順] ①運動の組み合わせを促通し練習させる ・肘屈曲の分離：肘屈筋は三角筋との協同筋であるが，その連係を断ち切り伸筋協同筋である大胸筋と肘屈筋を組み合わせる運動パターンとしては，麻痺上肢で非麻痺側肩を触るパターン(hand-to-opposite shoulder)がある。最初は非麻痺側胸部から始め，顎，非麻痺側肩へと進めていく ・前鋸筋と大胸筋の分離：上肢を水平位以上に保つためには，前鋸筋の働きが必要である。このとき大胸筋の弛緩が必要となり，連係を断つためにまず肩屈曲90°位で腕を後方に押し前鋸筋の伸張反射を起こさせ，肩甲骨を外転させる運動を促す。このことで上肢の共同運動からの分離が促される ②可能になったらすぐに，これらの運動を機能的活動のなかで使わせる 　手で食べたり，髪をとかしたり，顔を洗ったり，非麻痺側上肢を洗うために使ったり，腋窩を洗ったりと機能的活動のなかで麻痺側上肢を使わせる。対象者が行うことのできる運動パターンの活動を分析し，対象者にとって意味や興味のある活動を選択していく
BRS4-5 新しく複雑な運動パターンを行うために，拮抗する共同運動の要素を組み合わせて共同運動から離脱していくことである	・複雑な運動の組み合わせが増え，分離運動が可能になる。また運動の速度を速くしていく。 ・[スケートボードもしくはパウダーボードによる訓練例] ・肘関節の屈曲に肩関節の水平内転と前腕の回内を肘関節の伸展に肩関節の水平外転と前腕の回外を組み合わせて弧を描くようにさせる ・スケートボードやパウダーボードでもっと複雑な8字パターンを行うことができるようにしていく *回復段階4以上に回復すると，対象者が行うことのできる活動の数は増え，より多くの運動の組み合わせが可能になり，より細かい複雑な運動パターンを行うよう段階づけることができる。園芸，家具の再生，革細工，パン粉こね，掃く，雑布をかける，皿を洗うなどは，手の回復が適切であれば麻痺側上肢を目的をもって使っていく。

（長﨑重信 監・編，古田常人 著：作業療法学ゴールド・マスター・テキスト4 身体障害作業療法学，p.40，メジカルビュー社，2010．より引用）

表5　片麻痺の回復期待時期における治療方法

弛緩期
・主に姿勢反射を考慮に入れたポジショニング，および体位変換や刺激の与え方が中心となる（固有受容器と表在受容器の感覚刺激を持続して入力する）。側臥位や腹臥位も取り入れ，原始的な寝返りを早期から始める。肩の後退（retraction）の抑制などに注意が必要である。 ＊肩の後退は上肢の屈曲パターンを形成していき，上肢機能改善の根本の問題としてでやすく，極力抑制すべきである。

痙性期
①痙性抑制 ・痙性の抑制には肢位が関連しており，異常姿勢反射活動が最も減少する姿勢や肢位を確かめる（潜在機能を引き出す）。痙性や異常パターンが出現しているときは抑制を主体に行う。痙性がコントロールされている状態において，対象者の随意的な作業遂行を行い，最終的な目標である自己抑制コントロールにつなげる。 ＊随意運動の促通は痙性のコントロールにつながり，自己抑制が不十分な際は作業療法士が他動的あるいはコントロール方法を誘導し，徐々に自己制御が可能になるよう促す（痙性が高まった状態を続けさせないことが重要）。 ②麻痺側への体重移動 ・筋緊張が低下している対象者では促通となり，筋緊張が亢進している対象者では抑制となる。また，体重負荷は固有感覚を介して麻痺側への感覚入力となる。正しい体重負荷は，簡単なものとしては**麻痺側を下にして対象者を側臥位にすること**であり，難しいものとしては**歩行訓練での立脚期の促通**がある。 ・座位または立位で上肢に体重を負荷することは，上肢全体の筋緊張を正常化する一助となり，立ち上がり動作の際，両手を組んで，できるだけ前下方に伸ばし，体重を前方に移動しながら，かつ左右均等にかけて立ち上がるとよい。 ③体幹の回旋 ・体幹の回旋または上部体幹と下部体幹の分離は，筋緊張を正常化し，上肢および下肢全体の正常運動を促通する効果的な方法である。 ・片麻痺対象者は，肩甲帯と骨盤帯が分離しておらず，ひと固まりのパターンとして動くことが多い。正常運動を促通するには，体幹筋を活性化し，体幹の安定性を補助する体幹の回旋を刺激もしくは促通する活動を行う。体幹が安定することにより上肢を有効に使えるようになる。 ④肩甲骨の前方への動き（protraction） ・肩甲骨の前方への動きは，上肢の屈筋共同運動を呈している対象者に効果がある。 ・握り込んだ手指を開こうとする前に肩甲骨を前方にもっていく必要がある。一方の手で麻痺側の腕をやさしく支え，もう一方の手を肩甲骨の内側縁に当て肩甲骨を前方に動かす。肩甲骨を前方に引き出したら，腕を開始肢位に戻す前にその肢位を数秒間保持する。 ⑤骨盤の前傾保持 ・骨盤の前傾・中間位保持は，片麻痺対象者の望ましい座位姿勢である。骨盤の後傾は片麻痺対象者にみられることが多い肢位である。このような座位は異常な肢位を強化し，結果として股関節の伸展（下肢の伸筋共同運動を伴うことが多い）や上部胸椎の円背を増強し，それに伴って頭部と頸部は伸展する。この肢位は嚥下に有害な影響を及ぼし，肩甲骨と上腕の適切なアライメントを妨げ，上肢の屈筋共同運動を増強する。

適応回復期
・痙性が軽減し，分離運動が不十分ではあっても可能になってくるので，姿勢反射や連合運動の減少に伴い細かい協調動作のパターンを習得することにポイントが置かれる。

（長崎重信 監・編，古田常人 著：作業療法学ゴールド・マスター・テキスト4 身体障害作業療法学，p.41，メジカルビュー社，2010. より引用）

Eggersの方法（Bobath法の作業療法への応用）

- 頭部・体幹・下肢の身体コントロールのみならず，心理・社会・認知面の問題も考慮。5つの回復段階に分けて経過に対応した治療法を提唱。

  第1段階　：腕と手の機能の回復がみられない。
  第2a段階：腕の機能は出現するが，手の機能回復はみられない。
  第2b段階：把握機能は出現するが，腕の機能の回復は不充分。
  第3段階　：腕の機能と把握機能が出現する。
  第4段階　：巧緻動作および反復交互運動が欠如。

図3　Eggersの方法

第1段階の治療例

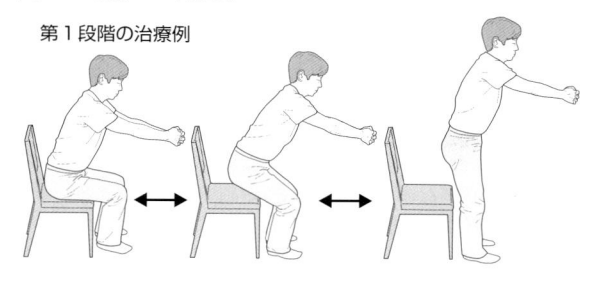

両手を組んだ対称性の立ち上がり，座り。

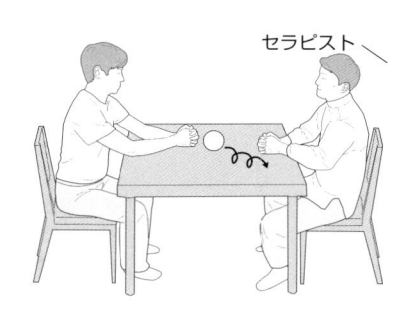

両手を組んでボールをころがす。

セラピスト

第2a段階の治療例

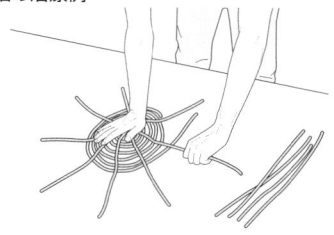

籐細工。立位で行うと麻痺側の支持機能を活用できる。

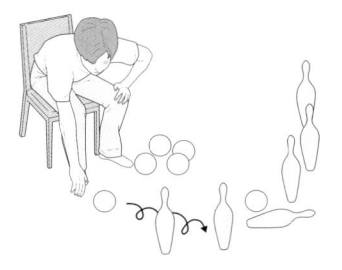

把握機能がないときのボーリング。

第2b段階の治療例

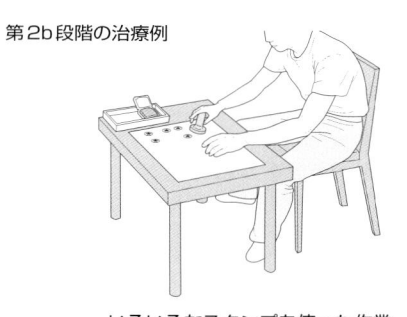

いろいろなスタンプを使った作業。

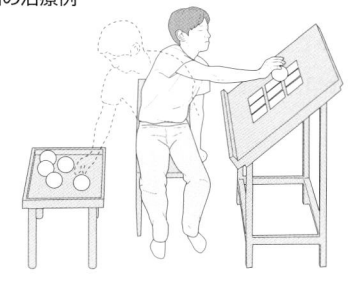

第3段階の治療例

第4段階の治療例

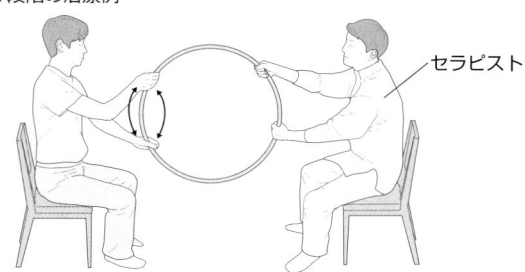

セラピスト

a. フープを垂直にして，交互にすばやくつかみ・離しを繰り返す。

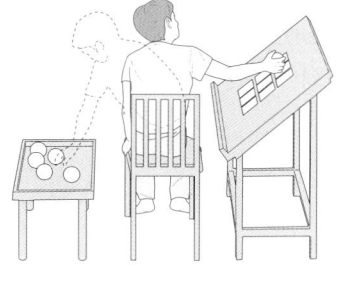

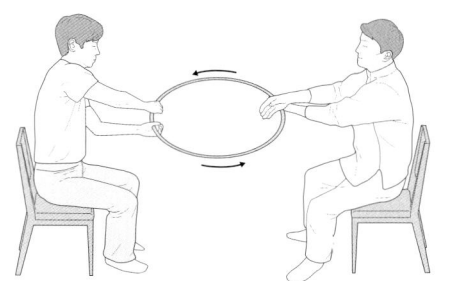

b. フープを回内位で握り，水平位で回していく。

座位・立ち上がり（作業活動の基本）

表6 座位耐性訓練基準（近藤，1995）

1. 安静度・座位訓練開始時期計測方法

①脳卒中急性期には，2～5割の確率で増悪がみられ，まれに座位による血圧下降が増悪の誘因になるので，数日間は安静が無難であることを患者・家族に説明する。
②意識障害と麻痺の程度により，（増悪の危険率は異なるので）安静期間を区別する。
　a. 意識が2・3桁例は1桁に回復するまでは安静。
　b. 意識が1桁でBS Ⅳ以下の（中等度～重度）麻痺は，4割増悪するので3日間は床上安静。
　c. 意識が1桁でBS Ⅴ以上の（軽度）麻痺や意識清明例は，増悪頻度は5％程度。
・すでに発症後数日経過しており症状が安定していた場合には入院初日から可能。
・患者が座位での排泄・食事を強く希望する場合には入院初日から可能。
　ただし，上記①について説明し，（座位による血圧下降が増悪の誘因になりうるので）軽症例でも初回は，血圧・症状の観察下で行う。
③全身状態が安定していること。増悪がみられた場合，停止を確認してから開始する。

2. 訓練方法

①来院時あるいは医師の診察時に起座・歩行可能なものは，はじめから端座位でよい。
②上記（①）以外は，30°，45°，60°，最高位（80～90°）のギャッチ座位，車いすの5段階とし，30分可能となれば，次の角度にあげる。
③患者・家族に以下の説明をしてから開始する。
　a. 増悪の危険が高い時期が過ぎたので座る訓練を開始する。
　b. まれに頭部挙上で症状増悪が誘発されるので，血圧や症状などの観察下で行う。
④訓練は，可能なら午前と午後の2回行う。

3. 観察項目

①患者の意識レベル，話しかけに対する反応，顔貌，座位バランス。
②血圧と脈拍：開始前，直後，5分後，10分後，15分後，30分後。
③患者の自覚症状（気分不良，嘔気，めまい，疲労感など）を問いながら行う。

4. 中止基準

①意識や反応が鈍くなったときには中止する。
②血圧低下が30mmHg以上のときには中止する
③血圧低下が30mmHg未満のときには，自覚症状やその後の回復で判断する。
④血圧上昇時は，脳梗塞では自覚症状がなければ続行してよい。脳出血時には，30mmHg以上の上昇，180mmHg以上になった場合には中止。
⑤自覚症状を訴えたときには，他覚症状をみて総合的に判断する。

BS：Brunnstrom recovery stage（ブルンストローム回復段階）

（船橋二和病院リハビリテーション科）

図4 早期の座位訓練

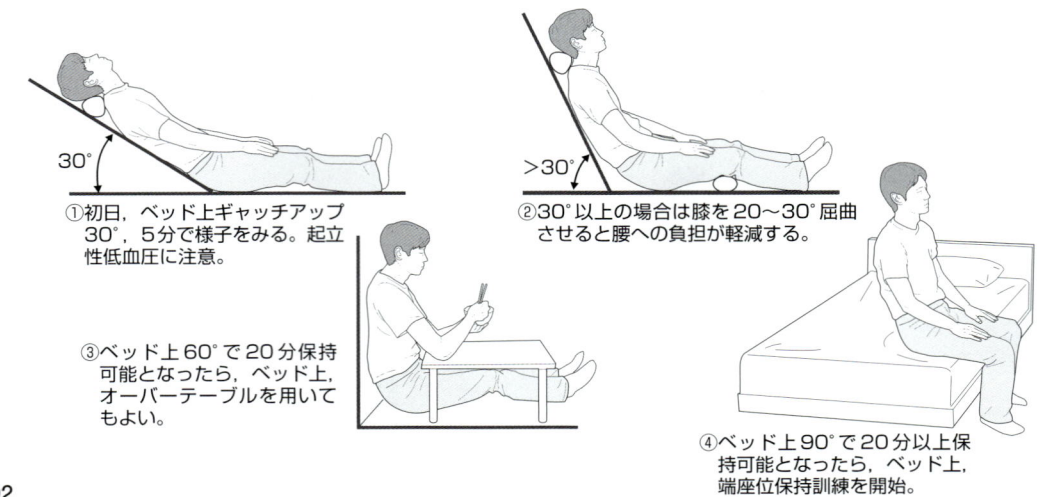

①初日，ベッド上ギャッチアップ30°，5分で様子をみる。起立性低血圧に注意。
②30°以上の場合は膝を20～30°屈曲させると腰への負担が軽減する。
③ベッド上60°で20分保持可能となったら，ベッド上，オーバーテーブルを用いてもよい。
④ベッド上90°で20分以上保持可能となったら，ベッド上，端座位保持訓練を開始。

図5　いすからの立ち上がり

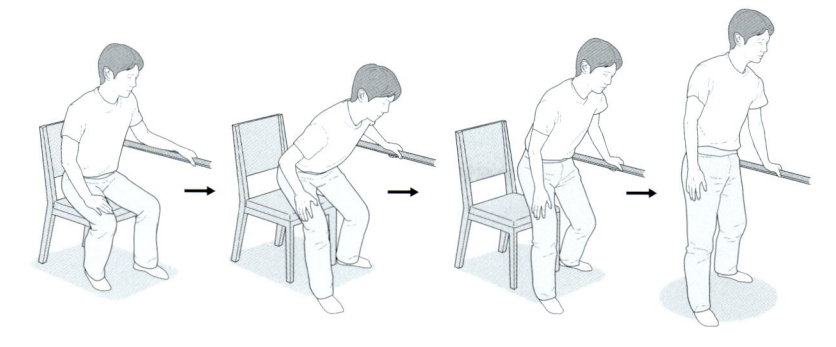

図6　急性期ベッドサイドにおける関節可動域訓練（左麻痺者，意識障害重度）

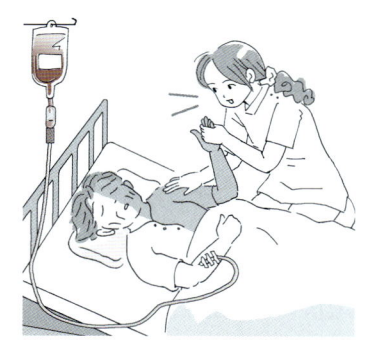

意識レベルが低い患者に，声かけや他動運動で，反応性の改善も期待している。

図7　早期座位訓練（左麻痺者）

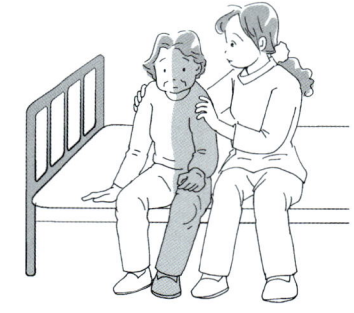

バイタルサインを確認しながら，早期からの座位訓練を行う。

図8　更衣動作訓練（左麻痺者）

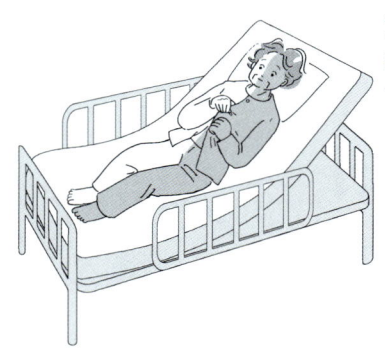

ベッドギャッチアップ座位で，身近な活動からADLの評価および訓練を進める。

図9　整容動作訓練（左麻痺者）

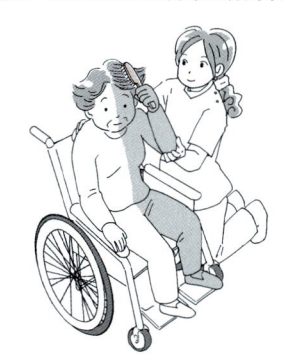

ベッドから車いすへ移り，身だしなみを整える。右または左上肢・手による櫛の操作がどの程度可能か評価し，困難な点を具体的に指導する。

図10　手洗い訓練（左麻痺者）

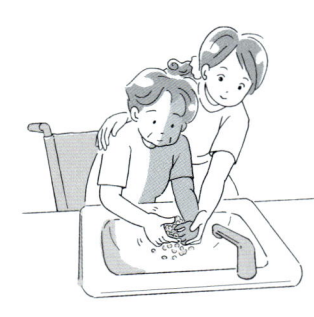

麻痺側手を手洗いに誘導することで，車いすの背もたれから上半身が離れ，手洗いがしやすい姿勢となる。手を洗うことで，麻痺手にさまざまな知覚刺激が入力され，運動反応が促通されている。

図11　食事姿勢の調整（左麻痺者）

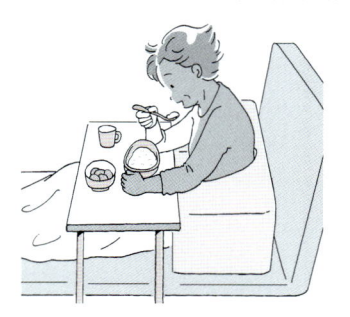

背中とベッドの間にクッションを挿入し，食事しやすい姿勢を保つ。

（図6～11：長﨑重信 監・編，五百川和明 著：作業療法学ゴールド・マスター・テキスト4 身体障害作業療法学, p.88-89, メジカルビュー社, 2010. より引用）

各領域の治療

図12 感覚刺激①

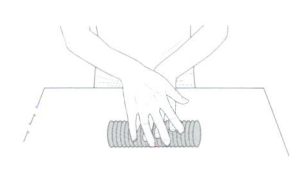

非麻痺側手で麻痺側手を導いて直径約5cmの丸棒を転がし感覚刺激を与える。

図13 感覚刺激②

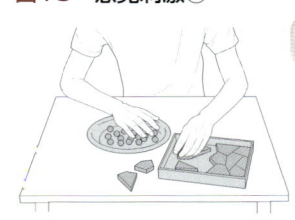

いろいろな素材(木,金属,砂,小石など)の上に手をつき触覚,運動覚を刺激する。

感覚障害への対処

●感覚障害のもたらす影響

①運動の抑制　　　　　④書字障害
②麻痺側肢の無視　　　⑤損傷の危険性
③協調運動障害　　　　⑥感覚刺激に対する遅延

●治療目標

①外傷の防止　　　　　④両手の協調運動
②代償法の獲得　　　　⑤成功経験
③麻痺側肢の自発的使用

※なお，感覚障害・治療については，3章の「感覚系」の項(p.433)参照。

廃用症候群

- 関節拘縮：骨萎縮，筋力・耐久性低下
- 最大換気量の減少：起立性低血圧
- 安静時心拍数の増加：循環血液量の減少→血液粘稠度の亢進→静脈血栓症
- 一回心拍出量の低下：脱水
- 腸管蠕動運動の低下，尿路感染
- 抑うつ・認知症の増悪

図14 起立性低血圧

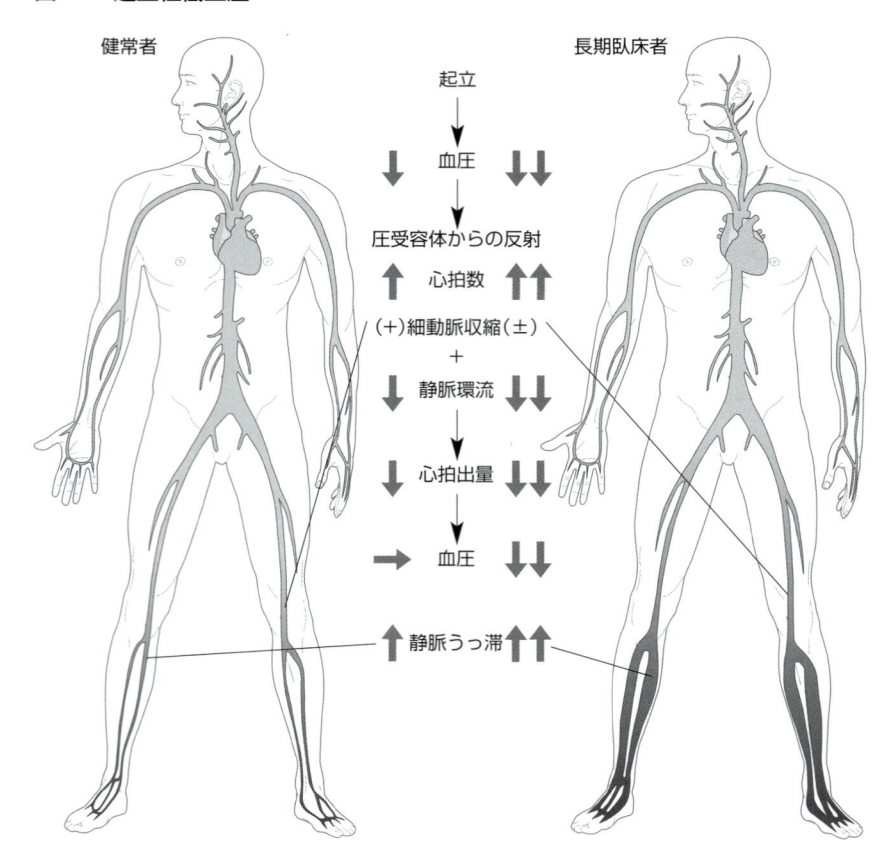

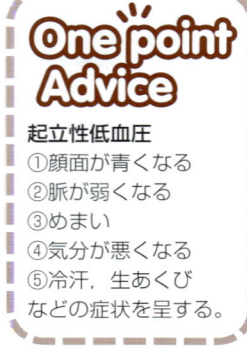

健常者　　　　長期臥床者

起立
血圧 ↓　↓↓
圧受容体からの反射
心拍数 ↑　↑↑
(+)細動脈収縮(±)
＋
静脈環流 ↓　↓↓
心拍出量 ↓　↓↓
血圧 →　↓↓
静脈うっ滞 ↑　↑↑

One point Advice

起立性低血圧
①顔面が青くなる
②脈が弱くなる
③めまい
④気分が悪くなる
⑤冷汗，生あくび
などの症状を呈する。

表7 廃用症候群と誤用症候群

障害	予防	発症後の治療
Ⅰ．廃用症候群		
1）運動障害		
筋萎縮，筋力低下	早期離床（座位，立ち上がり） 非麻痺側の筋力増強訓練	左に同じ
関節拘縮，関節痛	早期からのROMex，強引なROMex禁止	温熱療法後のROMex，起立台，装具での持続伸展，腱延長などの手術
異所性骨化	早期からのROMex，強引なROMex禁止	骨への圧迫負荷，破骨細胞抑制・骨芽細胞促進の薬物，Ca投与
オステオポローシス	早期離床（立位，座位）	
2）呼吸循環器障害		呼吸訓練
呼吸機能低下	早期の座位，運動	左に同じ，抗生物質，喀痰溶解剤
沈下性肺炎	体位変換，体位排痰法，吸引	座位訓練，立ち上がり訓練
起立性低血圧	早期座位	肺塞栓防止のため1週間の安静，抗凝固療法，弾性ストッキング
下肢静脈血栓	早期離床，うっ血防止（頻回の他動運動，弾性ストッキング），下肢静脈への穿刺を避ける	
3）皮膚		局所圧迫の除去，局所循環改善，栄養補給，手術
褥瘡	体位変換，早期離床	
4）精神機能障害		左に同じ，アマンタジン，TRHなどの薬物療法
覚醒障害，認知症	早期離床，ベッドサイドでの作業療法	
睡眠障害	早期離床	昼間の訓練と入眠薬で睡眠サイクル回復
5）消化器		便秘は身体運動と飲水，緩下剤
便秘	早期離床	運動量の増加
食欲減退	早期離床	
6）泌尿器		薬物療法，時間排尿
排尿障害	留置導尿から間欠導尿，おむつへ 早期離床	
尿路結石	早期離床，飲水，留置カテーテルの早期抜去	体外衝撃波結石破砕術，溶解療法
Ⅱ．誤用症候群		
1）肩関節痛（誤ったROMex）	強引なROMex禁止，肩外旋を伴う肩外転介護時の肩関節保護	左に同じ，温熱療法，鎮痛薬
2）反張膝変形（装具処方や歩行指導の誤り）	早期の下肢装具処方，下肢伸筋痙性抑制	左に同じ，神経ブロック，腱延長術やバルピウス術
3）動揺関節（装具処方や歩行指導の誤り）	関節の保護，はさみ足や外転歩行の修正杖，下肢装具の利用	左に同じ，歩容の修正，支柱つきサポーター，骨切り術

（標準理学療法学・作業療法学　専門基礎分野　神経内科学　第2版, p.286-287, 医学書院, 2003. より引用）

反射性交感神経性ジストロフィー（RSD）

表8　RSDの診断基準

- allodyniaもしくはhyperpathia（刺激終了後にも痛みが続くこと）
- 熱傷後の疼痛
- 浮腫
- 皮膚の色調もしくは発毛の変化
- 発汗異常
- 皮膚温の変化
- X線画像上の変化（脱灰）
- 量的に測定された血管運動障害，発汗運動障害
- 骨スキャニングによる骨萎縮
- 交感神経ブロックに反応すること

[判定]上記事項にあてはまるとき1点，ありそう0.5点，あてはまらないときを0点とし，合計で5点以上をprobable RSD，3〜4.5点をpossible RSDとする

肩関節周囲炎

図15 肩関節周囲炎と関連する組織

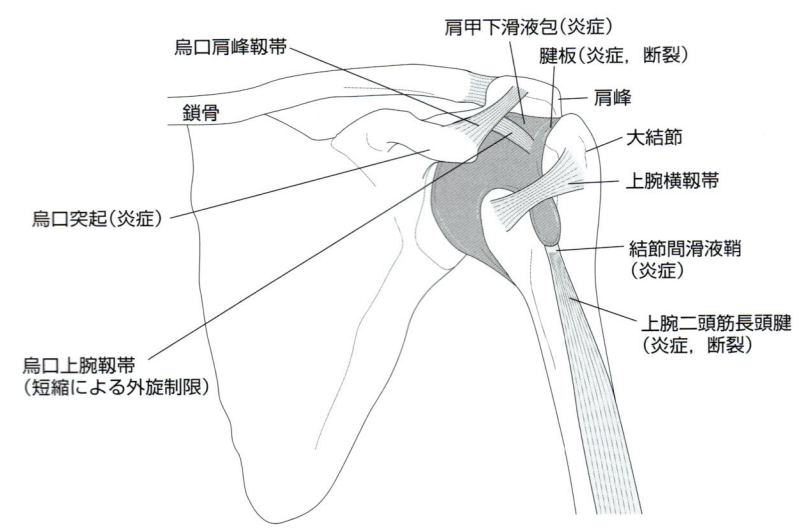

軟部組織の退行変性が主因。前面の烏口突起，結節間溝，後面の小円筋，棘下筋に圧痛点が多い。関節包と肩甲下滑液包の下に位置する腱板は，烏口肩峰靱帯と大結節の間で圧迫を受けやすい。

(川平和美 編：標準理学療法学・作業療法学　専門基礎分野　神経内科学　第2版, p.290-291, 医学書院, 2003. より引用改変)

肩手症候群

- 肩手症候群はRSDの1つと分類される。
- 脳卒中後に麻痺側の上肢に強い痛みと腫脹，血管運動異常を呈する。

表9　肩手症候群の経過

急性期	疼痛と血管運動性障害 ・痛みと可動域制限：肩と手首から手指に痛み，手指や手関節の他動運動時に痛み，圧痛が著明 ・血管運動障害：手首から手指に限局した腫脹，熱感，手背は紅紫色(血管拡張)で皮膚は光沢を帯び，発汗が多い
亜急性期	肩や手指の痛みと浮腫の減少 ・痛みと可動域制限：肩や手指の痛みは減少，肩の可動域は拡大，手指は関節拘縮，皮膚萎縮のため可動域制限が増加。 ・血管運動障害：浮腫はあるが，熱感や皮膚の光沢は減少
慢性期	骨，筋，皮膚の進行性萎縮 ・痛みと可動域制限：肩と手指の痛みは減少，手指は関節拘縮，皮膚と筋の萎縮のため可動域制限が増加 ・血管運動障害：消失

(脳卒中リハビリテーション～早期リハからケアマネジメントまで　第2版, p.254, 医歯薬出版, 2006. より引用)

表10　アームスリングの2つのタイプの長所・短所

肘屈曲タイプ		肘伸展タイプ	
長所	短所	長所	短所
・製作が容易 ・装着が容易	・装着すると，麻痺側上肢の治療ができない ・機能的に使用できない ・内転・内旋位での拘縮のおそれ	・装着したまま麻痺側上肢の治療ができる ・機能的に使用できる ・服の下に装着可能で美容上よい	・製作が難しい ・装着が難しい

拘縮（extrinsic plus hand, intrinsic plus hand）

図16 extrinsic plus hand
総指伸筋腱／骨間筋／深指屈筋腱／虫様筋

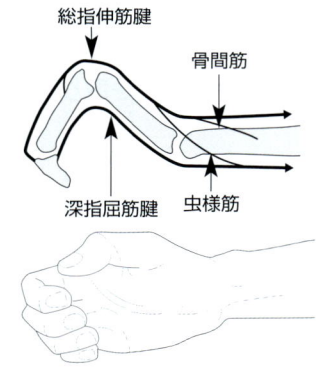

図17 intrinsic plus hand
骨間筋／総指伸筋腱／虫様筋／深指屈筋腱

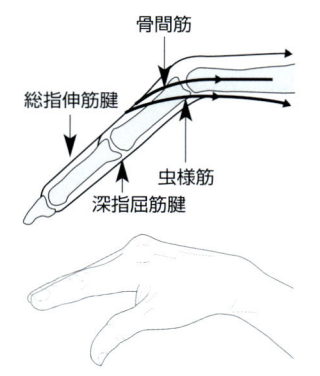

図18 掌内母指（thumb in palm）

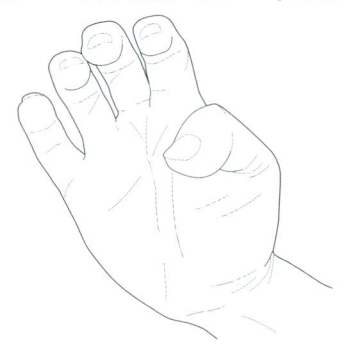

変形（スワンネック変形，ボタン穴変形）

図19 swan neck変形
総指伸筋／骨間筋／深指屈筋／虫様筋

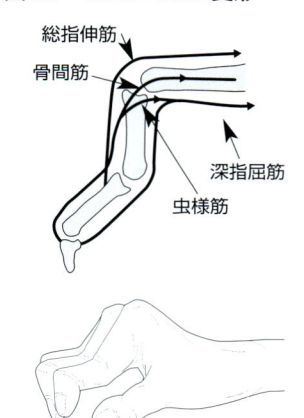

図20 boutoniere変形
総指伸筋のcentral band／骨間筋／深指屈筋／虫様筋／総指伸筋のlateral band（PIP関節の屈筋として作用）

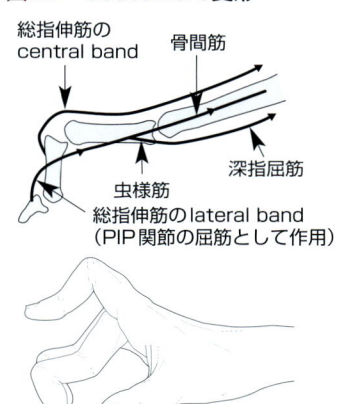

外傷性脳損傷

アプローチと障害への対応

表11　認知・行動異常に対するアプローチ

1. 障害特性の把握
2. 認知的混乱を軽減させるように患者を援助
　環境調整（要素の単純化，行動の様式化）
3. 残された能力に目を向けさせる
4. 補償的行動の必要性を認識させる
　リアルフィードバック，現実オリエンテーション治療
5. 対人コミュニケーション技術の獲得
　就業現場や家庭でのトレーニング
6. 長期的支援体制の確立

（標準理学療法学・作業療法学　専門基礎分野　神経内科学第2版，p.200，医学書院，2003．より引用改変）

表12　注意・記憶・遂行機能障害への対応

注意障害への対応
- 興味ある活動の導入　・各種感覚刺激の調整
- 静かな環境の設定　・単純な指示・手順→図示

記憶障害への対応
- 誤りのない学習（Errorless learning）
- 手続き記憶の活用
- 代償手段の獲得，環境の構造化

遂行機能障害への対応
- 自己教示法（手順・行動パターンの外言語化）
- 問題解決訓練
- 外的補助手段の活用（手帳・アラームなど）

各領域の治療

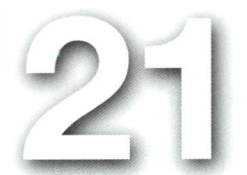

21 各領域の治療／中枢神経系
Parkinson病，Parkinson症候群

Point!
- 体幹の伸展・回旋動作を中心としたダイナミックな運動を取り入れる。
- 音楽リズムや視覚刺激などの手がかりを利用する（矛盾性運動[*1]）。

※「Parkinson病，Parkinson症候群」の評価についてはp.315〜317参照。

用語アラカルト

＊1　矛盾性運動
- すくみ現象がみられているところに，聴覚や視覚などの刺激が加わるとすくみが解消される現象。逆説動作ともいう。

治療的アプローチ

● Hoehn & Yahr の分類ごとの主なアプローチ

stage Ⅰ〜Ⅱ：姿勢反射障害はない。ADLはやや不便だが自立している時期
⇒ADL・社会活動の継続が目標。また，患者の疾患への理解を促す。
　例）ホームプログラム指導（パーキンソン体操や散歩といった全身活動など）

stage Ⅲ：姿勢反射障害が出現する。ADLは独自で可能だが，労働は制限される時期
⇒運動機能維持，動作方法や福祉用具の導入を行いながらADLの継続（表1）が目標。
　例）①聴覚刺激を利用したリズミカルな反復動作練習：メトロノームを使ったペグ練習（図1）など
　　②視覚刺激を利用した運動：風船バレー，ボール投げなど
　　③視覚刺激を利用した環境整備：床に目印をつける（図2），スロープより段差を利用するなど
　　④体幹の伸展・回旋，重心移動・姿勢変換を含む運動：棒体操（図3），輪入れなど
　　⑤全身的な筋力強化練習：サンディングなど
　　⑥粗大動作と巧緻動作とを組み合わせた作業：壁掛けでのマクラメなど
　　⑦書字練習（平行線の間に書くなど），呼吸発声練習など

stage Ⅳ：身体機能・日常生活が高度に障害される。基本動作がかろうじて可能な時期
⇒運動機能・起居動作維持，安全なADLの獲得（表1），介助量軽減，身近な役割の獲得が目標。
　例）起居動作練習：柵に目印につけて利用した起き上がりなど
　　生活用具の工夫：前傾姿勢でも飲みやすいコップ（図4）など
　　転倒予防・介助量軽減のための住環境整備：手すりの設置，家具の配置換えなど

stage Ⅴ：日常生活は全介助レベルであり，ケアが中心となる時期
⇒褥瘡・拘縮・認知機能などの廃用予防，介護量軽減が目標。
　例）ベッドアップや車いすでの座位機会の確保，他動的関節可動域練習，心理的サポート，介護方法の助言など

●留意事項
- 関節拘縮や腰痛などの原因になるので，同一の屈曲姿勢を取り続けない。
- 姿勢反射障害による，転倒リスクに注意する。
- 投薬による影響を考慮し，コンディションの良いときに練習を実施する。
- 振戦や筋固縮などから疲労しやすいので，十分な休息を取りながら実施する。
- 抑うつ傾向に注意し，成功体験を多く，ポジティブフィードバックを心掛ける。
- 集団練習などで，人と交流することは，練習の継続性やQOLの向上に効果的である。

●パーキンソン症候群に対するアプローチ
- 基本的にはパーキンソン病に準じたプログラムを実施する。

表1　ADLなどに生じる問題例と対応（Yahrのstage Ⅲ～Ⅳを中心に）

	項目	問題例	対応
起居・移動	起き上がり	・ベッドから起きあがりにくい	・硬めのマットレスの利用 ・電動ベッドの背上げの利用
	移乗	・ベッドに乗り移りにくい	・ベッドの側方から弧を描くように近づく ・四つ這いでベッドに乗る
	歩行	・すくみ足が出現する	・足の振り出しを誘発させる介助バー付きの杖の利用 ・1，2，3と号令をかける ・リズムに合わせる（イヤホンなどで聴かせる）
ADL	食事	・箸が使えない ・茶碗が持てない ・口まで届かない	・柄の長いスプーンの利用 ・すくいやすい皿の利用 ・台を利用して食器の位置を高くする
	更衣	・ボタンが留めにくい ・着脱がしにくい	・大きめのボタン ・伸縮性の高い衣服の着用
	入浴	・立ち上がりにくい ・浴槽への出入りがしにくい ・洗体しにくい	・シャワーチェアの利用 ・手すりの設置 ・ループタオルの使用
	排泄	・ズボンが下しにくい ・トイレに間に合わない	・トイレ内への手すりの設置 ・脱ぎやすい衣服の着用 ・居室をトイレ近くにする ・ポータブルトイレの利用
	整容	・歯磨きがしにくい	・電動歯ブラシの使用
意志伝達	会話	・ぼそぼそと途切れ小声になる	・一言ずつゆっくりと話すようにする ・携帯用会話補助装置の利用
	書字	・細かく震えた小さな文字で判読しにくい	・パソコンでのワープロの利用
	呼び鈴	・離れた場所にいる人が呼べない	・ナースコールの操作スイッチの工夫

（長﨑重信 監・編, 田中勇次郎 著：作業療法学ゴールド・マスター・テキスト4　身体障害作業療法学, p.358, メジカルビュー社, 2010. より引用）

各領域の治療

図1　メトロノームを使ったペグ練習

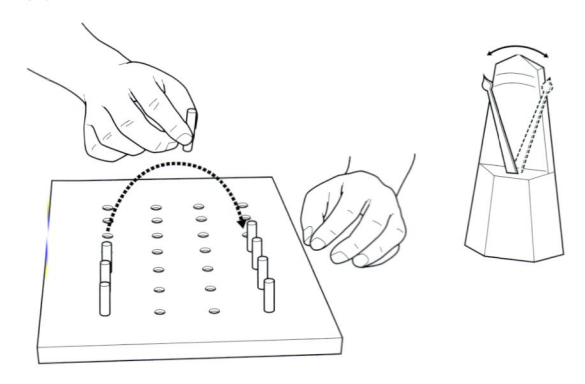

図2　床に目印をつける

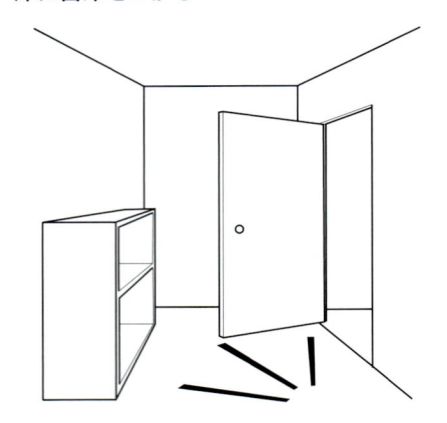

図3　棒体操

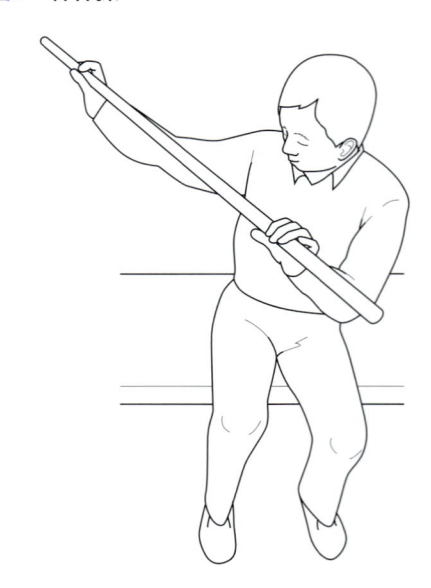

図4　前傾姿勢でも飲みやすいコップ

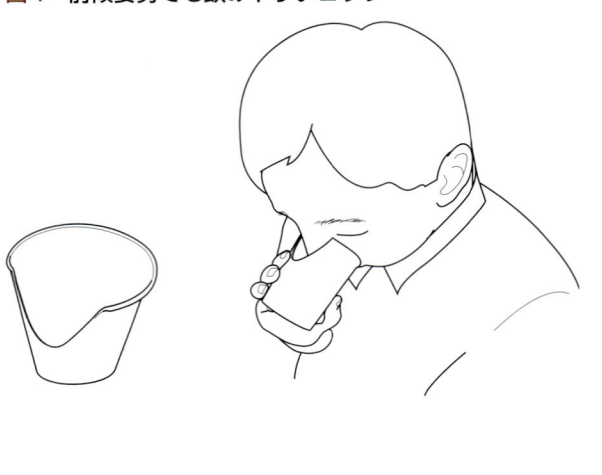

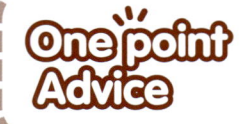

One point Advice
- 「Hoehn＆Yahrの分類」と関連させた作業療法プログラムの選択は必須！
- 大脳基底核病変では運動学習が障害されやすい。発症初期より継続した取り組みが重要になる。

22 各領域の治療／中枢神経系
脊髄小脳変性症

Point!

- ■ADL改善 ☞ 自助具・福祉用具の選択，ADL動作の工夫，環境調整
- ■失調軽減 ☞ 重錘負荷法，弾性緊縛法，巧緻動作練習，反復動作練習

※「脊髄小脳変性症」の評価についてはp.318～320参照。

治療的アプローチ

●症状に応じた対応

- 慢性進行性であり，病型や失調の機序を理解し，適切な失調軽減のアプローチと廃用症候群の予防を行う。また，生活面での安全性，社会性の維持，認知・心理面への援助も必要となる。

①ADLがほぼ自立している時期

- 正常に近い動作を意識し，筋力や耐久性低下などの廃用症候群の予防を図る。
  例）ペグ動作，手工芸作業(マクラメ編み，貼り絵など)，基本動作練習，Frenkel体操*1 など

②ADLに介助が必要となる時期

- 安定性と確実性に重点を置き，使用道具や生活環境の調整を行い，ADL練習を実施する。
- この時期でも基本動作の再学習を行うと改善がみられることがある。

  例）上肢動作練習：重錘バンドの利用(図1)→四肢末梢に装着。重さは上肢200～600g程度で年齢や筋力を考慮して調整する。弾性緊縛帯の利用(図2)→四肢近位部(上肢では肩や肘)に装着。サポーターなどの利用が実用的。

  起居・移動：杖や歩行器の導入，重量負荷した道具(図3)，家具の配置換えと固定，手すり設置，電動ベッドなど。

  食事：すくいやすい皿(図4)，ピンセット型箸，太柄や角度付のスプーン(図5)，滑り止めマット，机の高さ調整など。

  更衣・排泄：頭や背中を壁につけて動作を安定させる，ボタンをマジックテープに変更するなど。

  整容：電動歯ブラシなど。

  入浴：バスボード，シャワーチェア，手すり設置など。

  コミュニケーション：パソコン(キーボードガード)(図6)，携帯用会話補助装置(図7)，文字盤など。

③ADLが全介助の時期

- 褥瘡・拘縮・認知機能などの廃用予防が中心となる。
  例）車いす乗車しての座位保持，ポジショニングなど。

用語アラカルト

*1 Frenkel体操

- 脊髄癆による協調障害に対する訓練法としてFrenkelによって考案され，現在でも用いられている。固有感覚の障害に対して，視覚を代償として用いた反復学習を行うことで協調性を改善しようとするもの。

図1　重錘バンドの利用

図2　弾性緊縛帯の利用

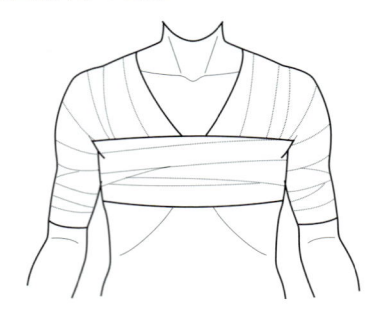

(聖マリアンナ医科大学病院リハビリテーション部作業療法科：OT臨床ハンドブック, p.115, 三輪書店, 1999. より引用)

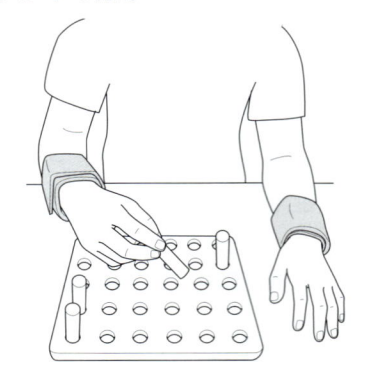

図3　重量負荷した道具

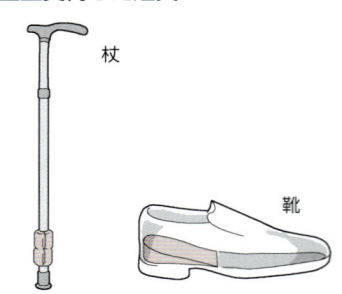

杖

靴

鉛板もしくは重錘バンドを巻きつける

重りを踵部に挿入

(菅原洋子 編：作業療法学全書 第4巻 作業療法治療学1 身体障害 第3版, p.227, 協同医書出版社, 2008. より引用)

図4　すくいやすい皿

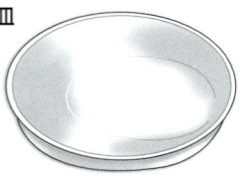

図5　ピンセット型箸・太柄や角度付のスプーン

図6　キーボードガード

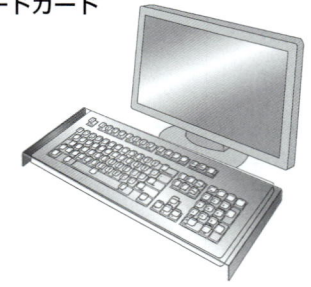

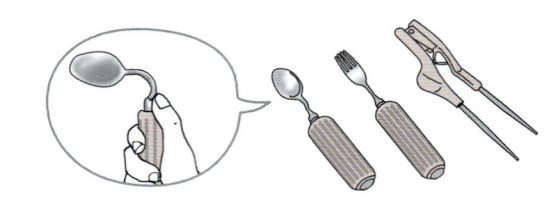

図7　携帯用会話補助装置

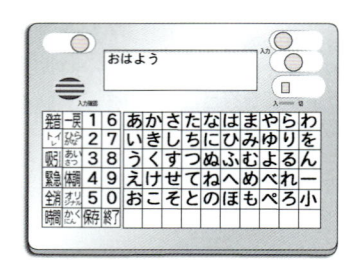

● 留意事項

- 失調症状のため，転倒や身体の一部をぶつけてのけがに十分注意し，鋭利な道具を用いての作業は避ける。
- 低血圧症状をきたす場合には十分注意を払う。座位中，歩行後，食事後などに起こる場合がある。

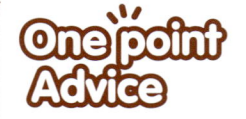

One point Advice

- 失調症状と関連させた自助具・福祉用具の選択は必須！
- 協調性練習の基本は，①構成は単純→複雑，②速度は遅く→早く，③範囲は狭く→広く，④的は大きい→小さい。
- 重錘負荷法や弾性緊縛法の効果の原理は，固有感覚の求心性刺激を増加させるためと考えられている。
- 小脳には運動誤差を学習する役割があるため，小脳が障害されると学習は成立するものの，習得に時間がかかる。

23 脊髄損傷

各領域の治療／中枢神経系

Point!

※「脊髄損傷」の評価についてはp.321～330参照。

- ■急性期の介入 ☞ ROM訓練，ベッド上動作訓練など
- ■回復期の介入 ☞ 筋力増強訓練，座位バランス訓練，上肢機能訓練，ADL訓練（機能レベル別），家屋指導
- ■社会復帰期の介入 ☞ 就労，外出，家事，合併症予防など
- ■その他必要な介入 ☞ 血圧調整訓練，呼吸訓練，起立訓練など
- ■具体的な介入 ☞ 起居動作（寝返り，起き上がり），座位バランス，移乗訓練，除圧訓練，車いす操作訓練，身辺動作（排泄，食事，更衣，整容など），車への乗降および車いすの積み上げ，など

（OTプログラム）：関節可動域訓練，残存筋維持・増強訓練，日常生活活動訓練（寝返り，起き上がり，食事，整容，更衣，排尿・排泄，入浴など），座位バランス・耐久性訓練，移乗訓練，環境制御装置操作訓練，自動車乗り降り訓練，など

作業療法（急性期 ⇒ 回復期 ⇒ 社会復帰期）

急性期

- 合併症の予防とベッド上で可能な動作の獲得，心理的支援。

●ROM（関節可動域）訓練

- 受傷前の正常な関節可動域を維持
  ⇒ 急性期は弛緩性で，暴力的な操作は軟部組織の損傷や異所性骨化をまねく。
- C6・C7レベルでは，テノデーシスアクションを考慮
  ⇒ 手関節の肢位を考えながらROMexを行う。
- 体幹・下肢の柔軟性の維持・獲得
  ⇒ 更衣動作，床上動作，座位バランスに重要。

●ベッド上動作の訓練

- ナースコールを押す ⇒ 残存動作とスイッチの種類・位置などへの介入・支援。

- 食事動作(スプーン，フォークなど)・整容動作の一部
  ⇒ ベッド上座位(ギャッチアップ座位)がある程度可能となり，上肢の随意運動が出てきた時点で開始。
  ⇒ 自助具，万能カフ，ポータブルスプリングバランサーなどの利用

図1 ポータブルスプリングバランサー

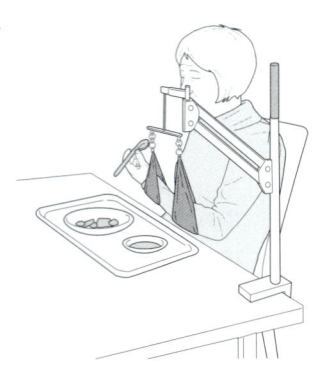

回復期

- 残存機能の最大限の引き出し，代償動作・機器活用による自立可能なADL動作・生活関連活動の獲得，生活環境の整備。

●筋力強化訓練
- 最大筋力と筋持久力。作業療法では筋持久力の改善・向上を目的に実施。
- バイオフィードバック利用による筋収縮促進。
- スケーターボード，BFO，サスペンションスリングなどによる自己他動運動。
- 筋力の改善 ⇒ 手工芸，木工，金工，ゲームなどを導入。

●座位バランス訓練
- ベッド上(マット上)での座位バランス訓練
  ⇒ 「長座位で両腕による支持」から「支持なしでの長座位保持」へ。
- 車いす上座位バランス訓練
  ⇒ 片腕を車いすのグリップへひっかけ，体幹を背もたれから離して前屈となり，その姿勢から頸部や上肢の筋を使って立ち直るような訓練を実施。
  ⇒ 車いす上での除圧動作。

図2 除圧動作

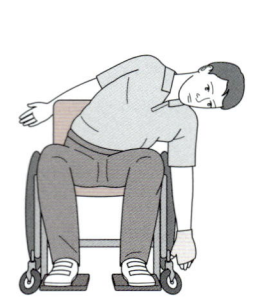

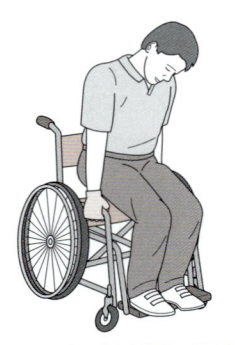

a C_5レベルの除圧動作　　b C_6レベル以下の除圧動作

(岩﨑テル子 編：標準作業療法学専門分野　身体機能作業療法学，第2版，p.206，医学書院，2011．より引用)

●上肢機能訓練
- 両上肢の協調的使用訓練。

●テノデーシスアクションを利用した把持動作訓練
- C5, (C6)レベルでは，両上肢・両手を協調的に利用した把持動作・道具操作。
- C6, C7レベルでは，テノデーシスアクションによる把持動作訓練
  ⇒ 初期には把持装具(FHS, RICなど)を活用，手の形つくりと動きの学習。
- C7レベルでは，中手指節関節(MP関節)の伸展(過伸展)が起こる場合
  ⇒ MP伸展抑制つき短対立装具の利用など。

●使用する道具
- 木片，お手玉，ペグ：単純なつまみ・はなし動作の訓練。
- マクラメ，寄せ木細工，オセロゲームなど：活動を利用した動作の訓練。

表1　損傷高位別の最終獲得機能一覧

レベル		機能
C1〜C3		自発呼吸が不可能。要人工呼吸器 舌，頭部ポインタ，ストロー型の呼気スイッチによる環境制御装置・電動車いすの操作 人工呼吸器を電動車いすに搭載して外出も可能
C4		横隔膜(横隔神経C3〜C6支配)の機能が残存，人工呼吸器の管理から離脱可能 頭頸部肩甲帯を用いて電動車いすの操作(顎または頭部の運動を利用) スプリングバランサーやBFO(ball-bearing feeder othosis)を用い，食事などの机上動作が一部可能
C5		前腕の遠位部をハンドリムに押しつけ，屋内平地車いすの駆動可能 自助具を用いて机上動作可能。寝返り，起きあがり，移乗動作は要介助
C6	C6A	一部の例でベッド柵を利用しての寝返り，起きあがり動作可能だが，多くは要介助
	C6B1	ベッド上寝返り・起きあがりが自立。ベッド・車いす間の移乗動作も約70%の例で自立。条件の整った平面トイレの使用が約半数で自立 一部の条件のよい例では自動車運転まで可能 一般的にはベッド・車いす間の移乗動作の獲得までが可能
	C6B2	寝返り・起きあがりは支持物なしで可能。ベッド・車いす間の移乗動作自立。トイレとの移乗動作も8割を超える例で可能。自動車への移乗・車いすの積み込み動作も60%以上で可能。一般的にはADL自立の上限
	C6B3	上肢の支持性が高まり移乗動作はさらに容易となる 自動車への移乗，車いすの積み込みとも60%以上が自立，床から車いすへの移乗動作を獲得する例が約20%存在する
C7〜T1		移乗動作は側方アプローチが可能 床から車いすへの移乗はC8Aまでは20〜40%，C8Bで80%の達成率 車いすを用いた生活における起居・移動・移乗動作は完全に自立
T2〜L2		明らかな阻害因子がないかぎり，車いすを用いたADLはすべて自立 交互型歩行装具を用いて，交互歩行が可能だが，練習手段のレベルで実用性はない
L3〜L4		左右のうち一側でもこのレベルで，膝伸展が実用的となり，短下肢装具と両クラッチを用いての二点，大振り歩行が可能となり，生活の一部での実用的な移動手段としての歩行能力が備わる
L5以下		簡便なプラスチック製短下肢装具，クラッチを使用して，長距離の移動を除けば車いすを必要としない歩行能力が獲得される

(居村茂幸 編：系統理学療法学 筋骨格系理学療法学, p.136-163, 医歯薬出版, 2006.より引用)

● ADL訓練
● C4レベル
①機能訓練
- 頸部周囲の筋力強化，関節可動域訓練，呼吸機能訓練，肩，上肢のROM訓練
  ⇒ 呼吸機能訓練として，スーフルという機器の利用など。

②ADL関連訓練
- ストロー・チューブ設置による飲水。
- 食事における補助器具(マイスプーン)の頭部での操作。
- タッチセンサーなどによるナースコール，環境制御装置，パソコンなどの操作。
- 下顎による電動車いすのコントロール操作。
＊ADLは全介助(起居，移乗・移動，入浴，排泄など)。

● C5レベル
①機能訓練
- スケートボードや上肢補助機器(オーバーヘッドアーム，PSB，BFOなど)を利用した上肢随意運動。
  ＊頸部や残存筋の過剰活動の抑制⇒痙縮による短縮・変形の予防。
- 座位安定性訓練(車いすの体幹ベルトの利用)。
- 両手協調動作訓練。

②ADL関連訓練
- ベッド柵を利用した寝返り，起き上がり訓練。
- ポケットのついた手関節伸展装具などを利用しての食事・整容動作，キーボード操作(机上動作)などの訓練
  ⇒ 残存している上肢筋力の状況により上肢補助機器の利用，など。
- 滑り止め付き手袋・ハンドリムでの手動車いす操作の訓練
  ⇒ 実用的には電動車いす(手コントロール式)。

● C6レベル
①機能訓練
- テノデーシスアクションを利用したつまみ・握り動作訓練
  ⇒ 手関節駆動式把持装具(FHS)，RICスプリントの利用，など。
- プッシュアップ訓練
  ⇒ 大胸筋・前鋸筋の筋力強化による肩周囲の安定性増加による。
- 「手で物をひっかける」，「両手で保持する」など手の使用方法に関する訓練。

②ADL関連訓練
- 手動車いす(滑り止め手袋，ハンドリム，など)操作，移乗訓練など。
- 万能カフを装着しての作業・活動。
- 起居動作訓練　⇒　ベッド柵，ひもの利用。
  ＊C6の下位レベルではベッド上寝返り・起き上がりは自立する。
- 移乗動作訓練(直角移乗など)。
- 排尿・排便訓練(自己導尿自助具，座薬挿入器の利用など)。
- 更衣動作訓練　⇒　ベッド上でのズボン，ループを付けた靴・靴下。
- 浴動作訓練　⇒　壁にもたれての洗体など。

- 自動車運転自立の可能性(下位レベル)
  - ⇒ ハンドル旋回装置，ブレーキ・アクセルの手動，車いすの積み込みなどに工夫が必要。

●C7レベル
①機能訓練
- 座位バランスが不十分 ⇒ 座位バランス訓練を実施。
- 肘の伸展を利用したプッシュアップ訓練。

②ADL関連訓練
- 車いす移乗(側方移乗，横移り)訓練
  - ⇒ ベッドと車いす，車いすと洋式便器，車いすと車，など。
- 起居動作訓練(ベッド柵を利用しない)。
- 排尿動作訓練 ⇒ 長座位の安定性の増加により，女性は鏡を利用して。

●C8レベル
①機能訓練
- 巧緻動作訓練。バランス訓練。

＊各種の作業・活動の利用(木工のような粗大な作業，スポーツ的活動など)

②ADL関連訓練
- 手動車いす操作の訓練 ⇒ 自助具・装具も必要なく自立。

●T1以下レベル
①作業療法
- 住環境整備，職業関連活動，余暇活動，家事などIADL，心理支援，など。

②下位レベル
- 両松葉杖，骨盤体付き長下肢装具での立位・歩行訓練
  - ⇒ 実用性よりも，身体機能や心理機能面への好影響。

図3　骨盤帯付き長下肢装具

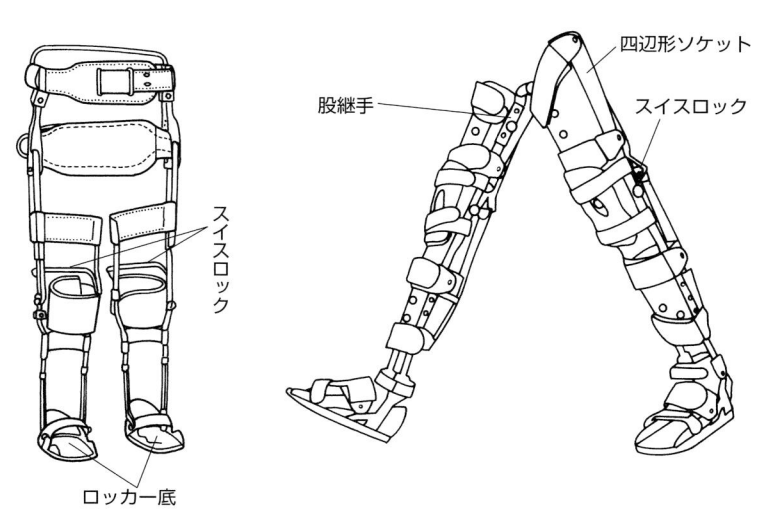

(柳澤 健 編：理学療法学 イエロー・ノート 専門編 2nd edition, p.497, メジカルビュー社, 2011. より引用)

(加倉井周一：装具学, 第3版, p.51-106, 医歯薬出版, 2003. より引用)

図4　頸髄損傷者のADL自立難易度表
（国立身体障害者リハビリテーションセンター作業療法室，1991．を一部改変）

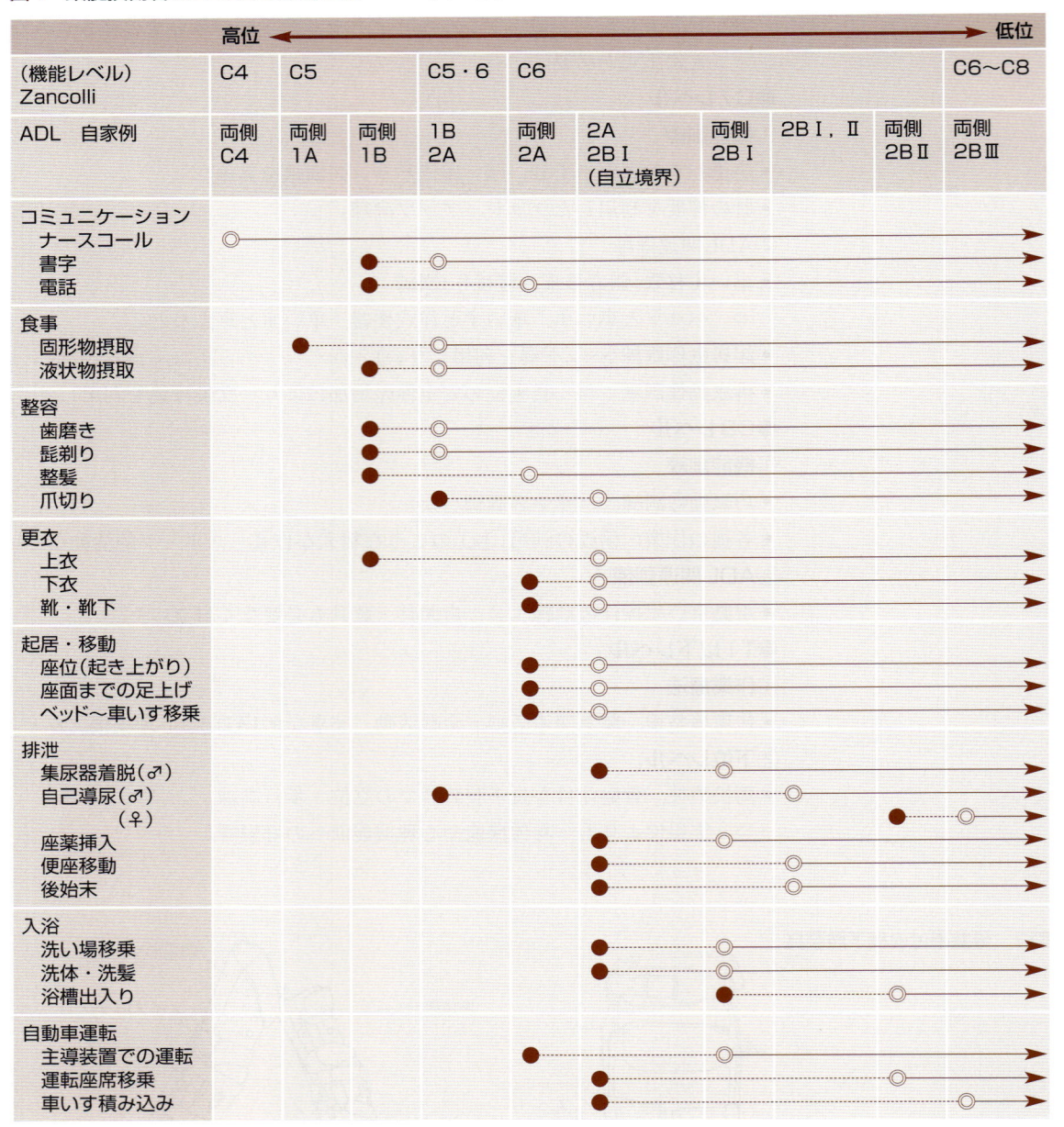

（機能レベル）Zancolli	C4	C5		C5・6	C6				C6〜C8	
ADL　自家例	両側 C4	両側 1A	両側 1B	1B 2A	両側 2A	2A 2BI（自立境界）	両側 2BI	2BI, II	両側 2BII	両側 2BIII

ADL項目
コミュニケーション
ナースコール
書字
電話
食事
固形物摂取
液状物摂取
整容
歯磨き
髭剃り
整髪
爪切り
更衣
上衣
下衣
靴・靴下
起居・移動
座位（起き上がり）
座面までの足上げ
ベッド〜車いす移乗
排泄
集尿器着脱（♂）
自己導尿（♂）
（♀）
座薬挿入
便座移動
後始末
入浴
洗い場移乗
洗体・洗髪
浴槽出入り
自動車運転
主導装置での運転
運転座席移乗
車いす積み込み

◎──▶：阻害因子がなければ，90〜100％の症例が自立した機能レベル
●──◎：50〜90％未満の症例が自立した機能レベル

注）阻害因子：上肢の非機能性，関節可動域制限，痛み，褥瘡，高齢など

＊国立身体障害者リハビリテーションセンター作業療法室，1991
（小渡　充：頸髄損傷に対する作業療法．坪田貞子 編，身体作業療法クイックリファレンス．p.212，文光堂，2008．より引用）

●家屋改造指導

- 多くの場合，車いす生活であることを前提
  - ⇒　玄関，通路，居室，トイレ，洗面所，浴室，車庫など，機能レベルやそれぞれの生活スタイル，家屋状況，家族構成など異なる要望に対して多くの情報を提供．

●C4，C5レベル
- 介助者と介助方法を考慮して方針を検討。
- 起居移動動作 ⇒ ホイストの導入。
- 出入り口 ⇒ スロープまたは段差解消機の導入。
- 室内電動車いす ⇒ 入浴での洗い場の設置，機器導入，通所施設・訪問サービス利用，など。

●C6，C7レベル
- 埋め込み式トイレ，車いす座面と同じ高さの浴室の洗い場，埋め込み式浴槽，洗面台，など。

●C8レベル
- 洋式トイレ，トイレ内スペース，浴槽と同じ高さの洗い場，浴槽周囲への手すり設置，など。

社会復帰期

- 希望や生活環境に合わせた生活スタイル確立への援助。
- 生活維持のための健康管理指導など。

●就労・社会活動
- 排泄，整容，更衣動作の効率化。
- 書字やIT機器操作，自助具や機器の工夫などの訓練。
- リハビリテーションセンター，広域障害者職業センター，などの利用。

●外出
- 車に関する訓練 ⇒ 乗降，ハンドル操作，車いすの積み下ろし，などの訓練。
- 車両の改造への支援 ⇒ ハンドル旋回装置，手動式アクセル・ブレーキ操作，など。
- 福祉車両の利用 ⇒ 車いすのまま乗車できるハンディキャブ，助手席への乗降介助リフト付き自動車，など。
- 公共交通機関の利用訓練。

●家事動作
- C6～C7以下のレベルで，炊事・選択・掃除・買い物ができるように練習。
- 車いす対応キッチン，洗濯機，物干しなどを検討。
- 包丁など把持を補う自助具の検討。

●合併症予防に関する指導・訓練
- 関節可動域の維持，褥瘡予防，尿路感染，排便コントロール，痙縮のコントロール，など。

図5 車両の改造

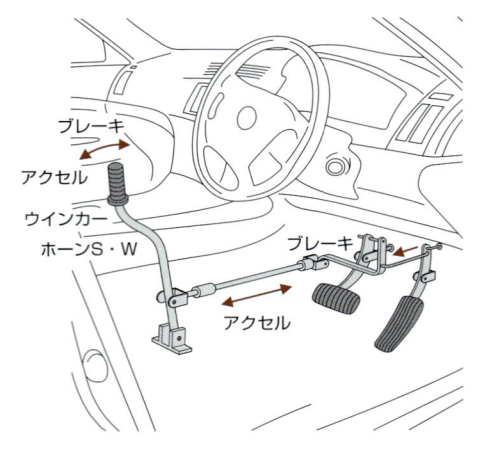

(伊藤利之, 鎌倉矩子 編：ADLとその周辺 評価・指導・介護の実際, 医学書院, 1994. より引用改変)

その他必要な訓練

●血圧調整訓練
- 早期からの体位変換，呼吸訓練，漸増的座位，斜面台による起立訓練，腹帯・下肢弾力包帯，下肢の規則的他動運動などの実施。

●呼吸（管理）訓練
- C5近くの損傷 ⇒ 呼吸機能が正常人の30％程度まで低下 ⇒ 呼吸訓練実施で60％以上に改善（腹帯着用は，体幹姿勢保持や腹圧増加となり，呼吸改善に有効）⇒ 胸郭拡張運動，筋の弛緩訓練，胸郭モビライゼーション，徒手的胸郭伸張法，など。

●起立訓練
- 全身調整訓練としての起立訓練の実施 ⇒ 1日に1～2回立つ（全身の血流を改善，変形・拘縮予防，尿排泄の促進，骨粗鬆症予防などに効果が期待）。

●起居動作訓練（寝返り，起き上がり）

図6 ループを利用しての起き上がり（C6機能レベル）

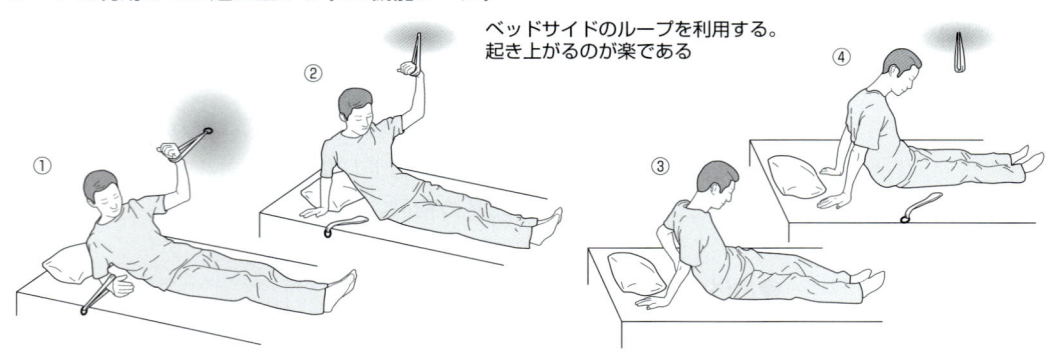

ベッドサイドのループを利用する。起き上がるのが楽である

(伊藤利之, 鎌倉矩子 編：ADLとその周辺 評価・指導・介護の実際, p.79, 医学書院, 1994. より引用改変)

図7 寝返り動作（C6レベル）

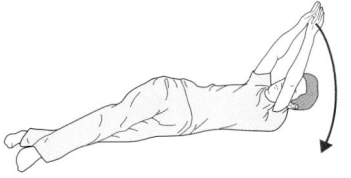

①自動では不可なので，足を交叉させておく。寝返る方向とは逆方向に両手と顔を回旋して構える。

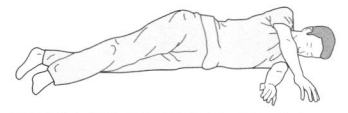

②両手と顔を寝返る方向に勢いよくふる。

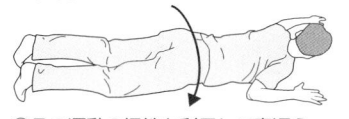

③その運動の慣性を利用して寝返らせる。

寝返り動作：物につかまらず手を左右に大きく扱って寝返る方法。

図8 側臥位からの起き上がり（C6bレベル）

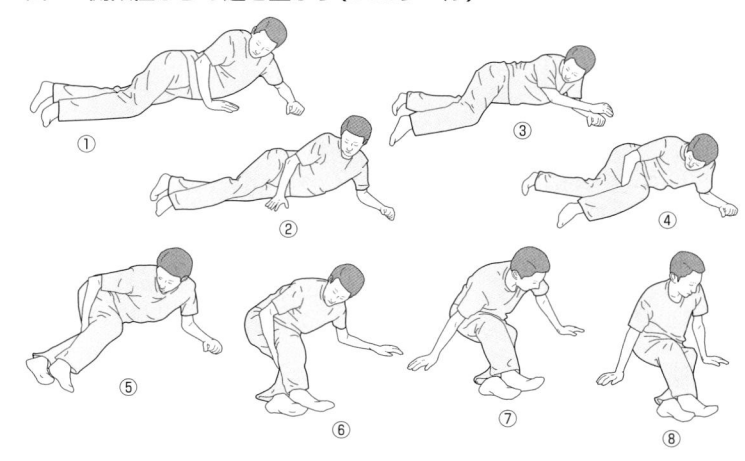

図9 起き上がり（C7レベル）

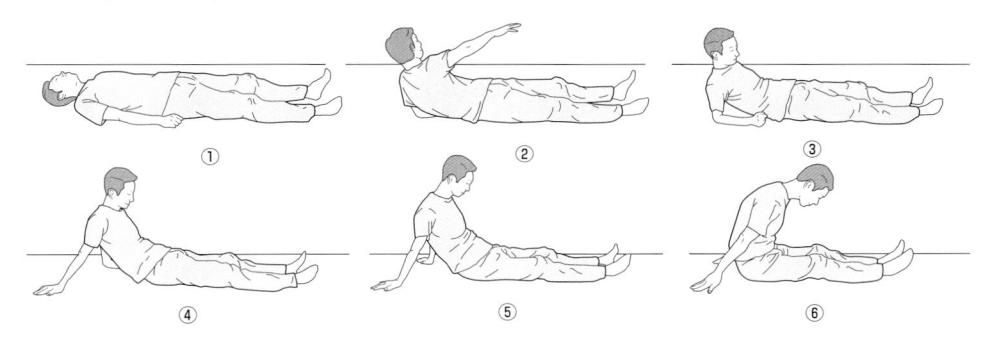

図10 座位バランス訓練

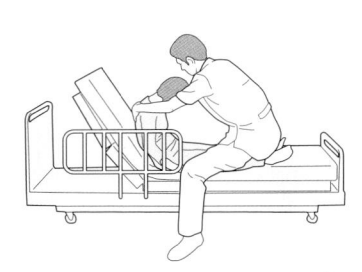

ギャッチアップ座位：尾骨部の褥瘡予防。ギャッチアップした後，背もたれから背中を離して戻す。

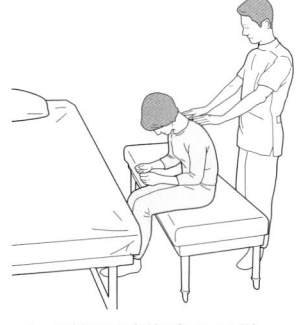

ベッド端での座位バランス訓練：安全のため前方にベッドを置く。

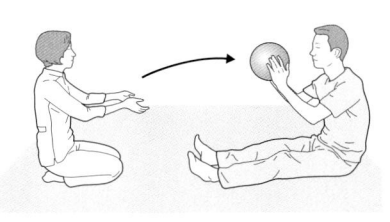

長座位でのバランス訓練：ボールを使って動的バランスを獲得させる。

（図7，10：神奈川リハビリテーション病院脊髄損傷マニュアル編集委員会：脊髄損傷マニュアル リハビリテーション・マネージメント，第2版，p.117-118，医学書院，1996．より引用改変）

各領域の治療

図11 移乗動作

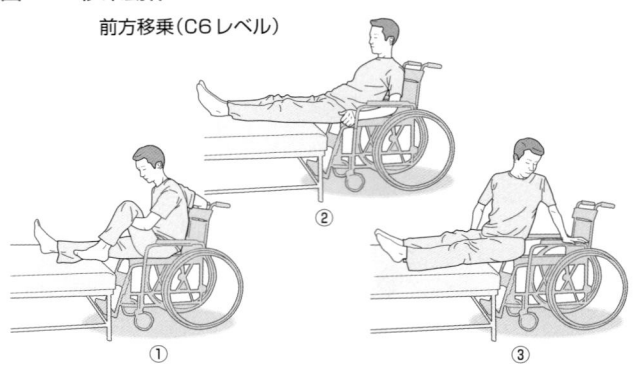

前方移乗（C6レベル）

①手首の伸展を利用して，下腿をベッドの上にのせる。
②バックレストを肘で押すか，またはアームレストの前方に手背部をかけて上体を引き寄せながらシート前方にずり移動する。
③上体を横に移動させて，殿部をベッドの上にのせる。

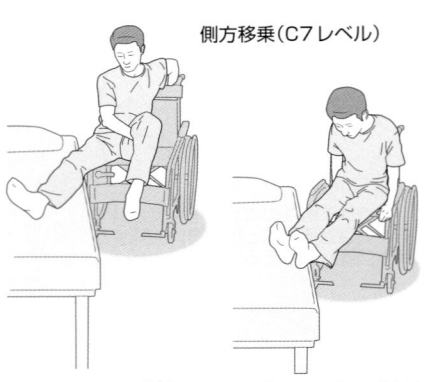

側方移乗（C7レベル）

車いすをベッドの側方につけ，プッシュアップする。

図12 除圧訓練

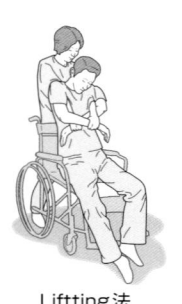

介助法　　　　体幹後傾法　　　　push up法

Liftting法　　　C5レベル　　　C6レベル　　　C6レベル　　　C7レベル
C4-5レベル

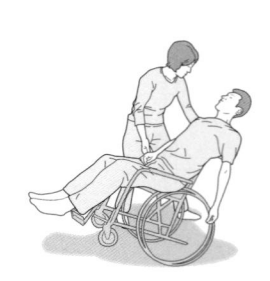

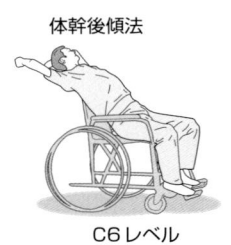

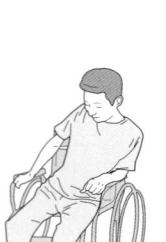

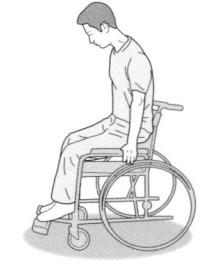

図13 車いす操作訓練

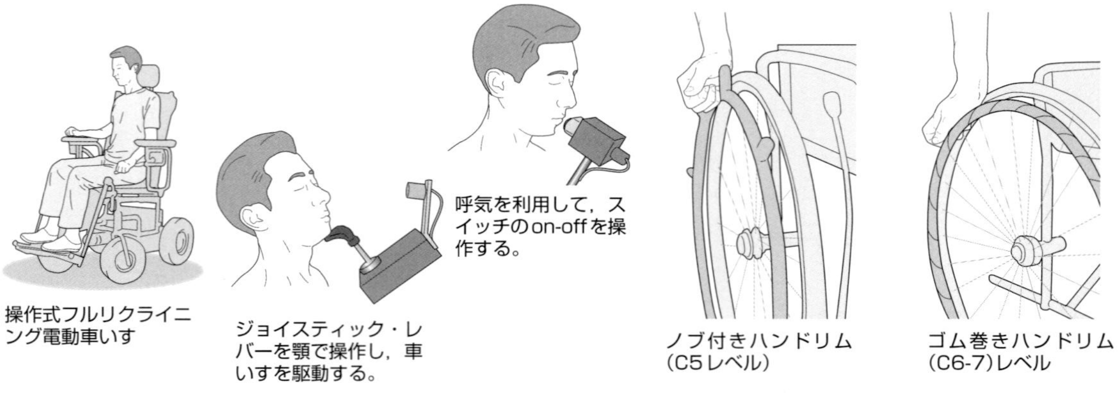

操作式フルリクライニング電動車いす

ジョイスティック・レバーを顎で操作し，車いすを駆動する。

呼気を利用して，スイッチのon-offを操作する。

ノブ付きハンドリム（C5レベル）

ゴム巻きハンドリム（C6-7）レベル

（図8，9，11〜13：伊藤利之，鎌倉矩子 編：ADLとその周辺　評価・指導・介護の実際，p.79-83，医学書院，1994．より引用改変）

●身辺動作訓練

図14 排泄動作

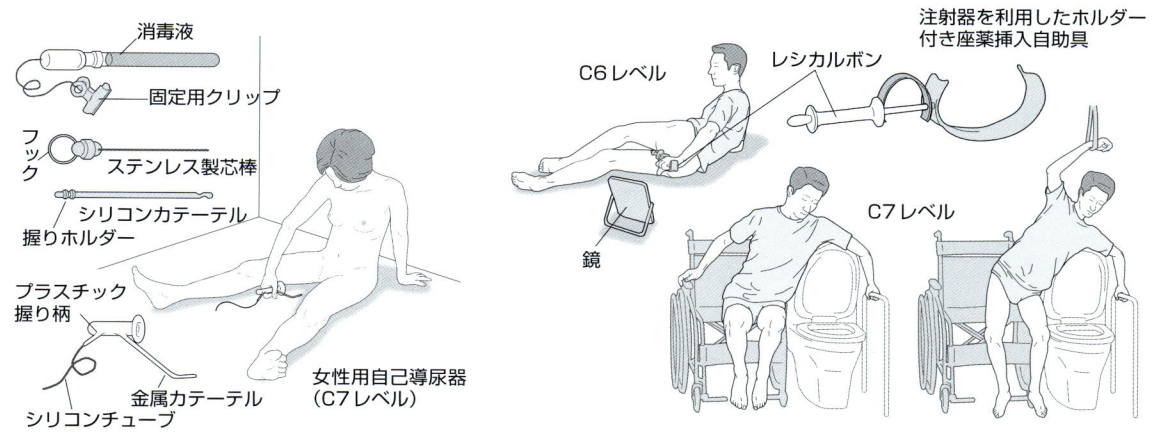

消毒液
固定用クリップ
フック
ステンレス製芯棒
シリコンカテーテル
握りホルダー
プラスチック握り柄
金属カテーテル
シリコンチューブ
女性用自己導尿器（C7レベル）

C6レベル
レシカルボン
注射器を利用したホルダー付き座薬挿入自助具
鏡
C7レベル

（伊藤利之, 鎌倉矩子 編：ADLとその周辺 評価・指導・介護の実際, p.89, 医学書院, 1994. より引用改変）

●食事

- 長・短対立装具や機能的把持装具（FHS, RIC など）などのスプリント, ポケット付きカフベルト, フォーク, スプーンなどの自助具により自立度は高くなる。

図15 スプリント

手関節駆動式ランチョ型
指部分（finger pieces）
作動レバー
MP関節継手リンク
固定レバー
手関節継手
前腕支柱
母指支柱
前腕バンド（中枢側）
前腕バンド（末梢側）
指部分（finger pieces）

短対立装具（ランチョ型）
手掌アーチ支え
対立バー

長・短対立装具や機能的把持装具（FHS, RIC）などのスプリント, ポケット付きカフベルト, フォーク, スプーンなどの自助具を用いることにより自立度は高くなる。

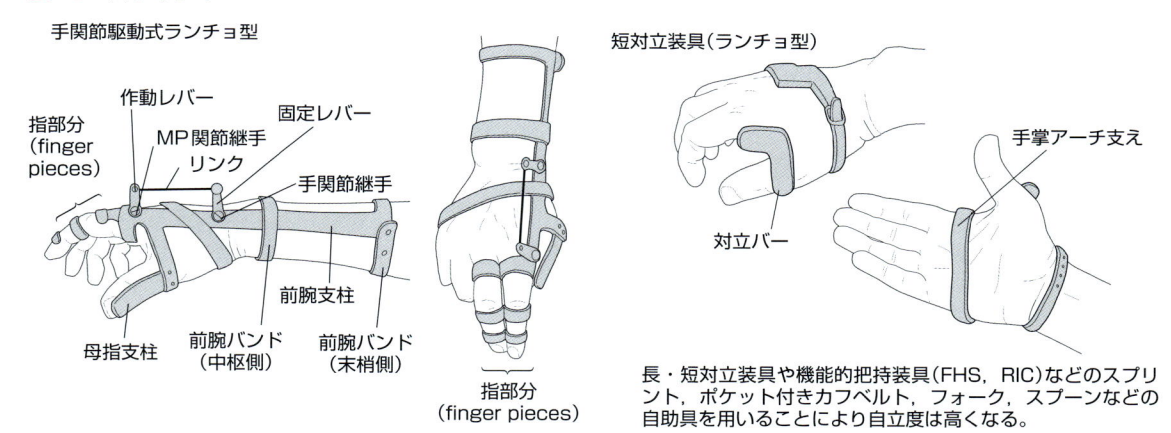

図16 自助具

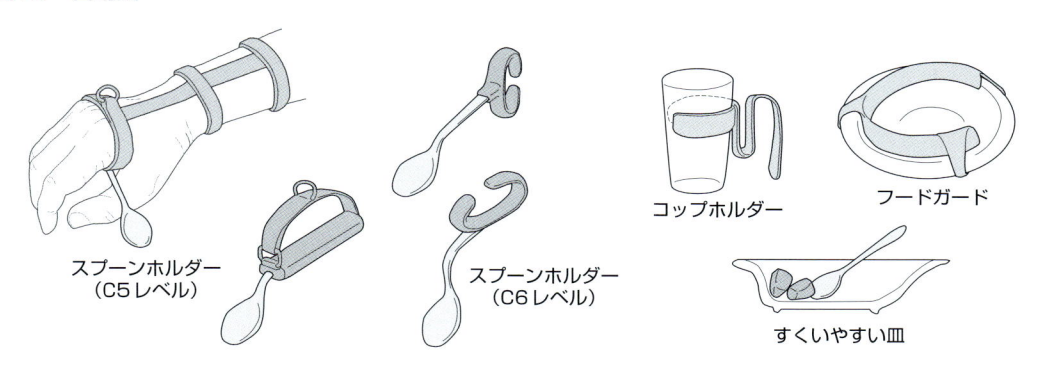

スプーンホルダー（C5レベル）
スプーンホルダー（C6レベル）
コップホルダー
フードガード
すくいやすい皿

（伊藤利之, 鎌倉矩子 編：ADLとその周辺 評価・指導・介護の実際, p.84, 医学書院, 1994. より引用改変）

各領域の治療

●更衣(上着,ズボン)動作

図17 更衣(C6レベル)

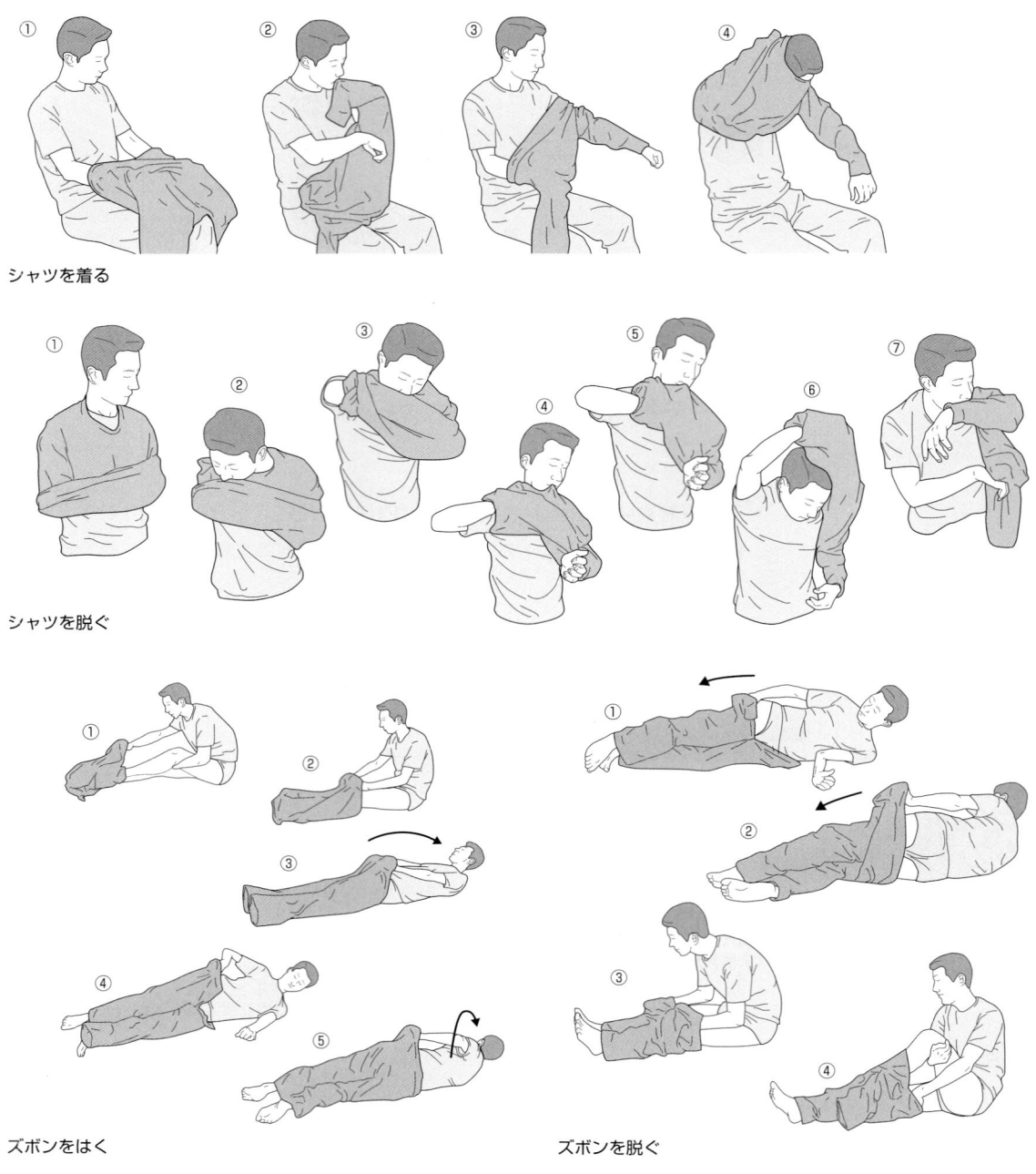

シャツを着る

シャツを脱ぐ

ズボンをはく

ズボンを脱ぐ

(神奈川リハビリテーション病院脊髄損傷マニュアル編集委員会:脊髄損傷マニュアル リハビリテーション・マネージメント,第2版,p.149-150,医学書院,1996.より引用改変)

●整容関連

図18 整容

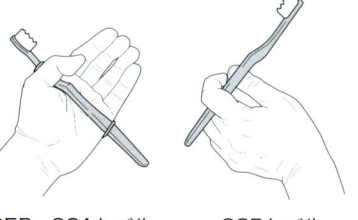

C5B〜C6Aレベル
輪ゴムで歯ブラシを固定する

C6Bレベル
指間に歯ブラシをはさみ固定する

C7レベル
両手で歯ブラシをはさみ固定する

（伊藤利之, 鎌倉矩子 編：ADLとその周辺　評価・指導・介護の実際, p.86, 医学書院, 1994. より引用改変）

●車の乗降および車いすの積み込み動作

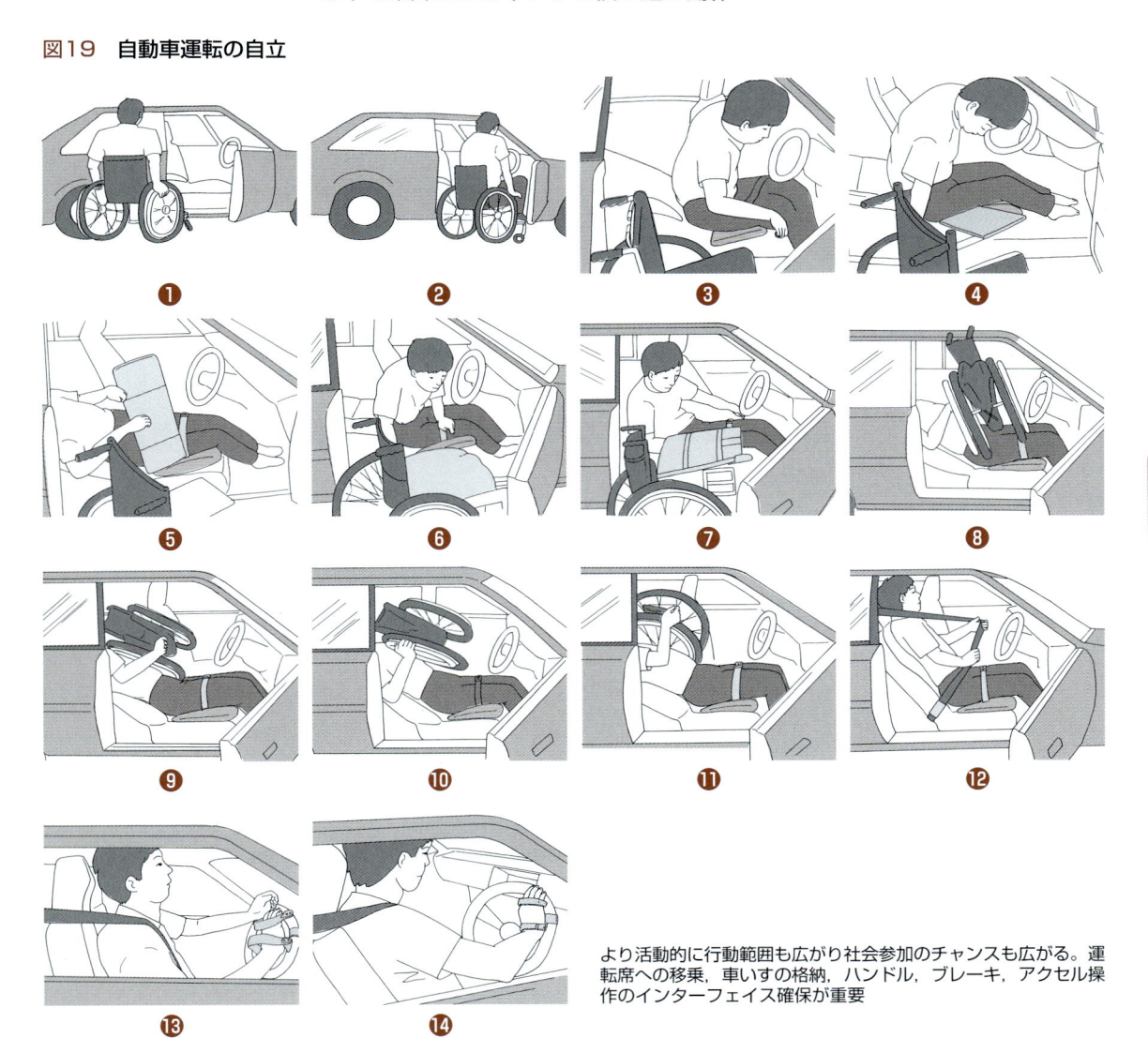

図19　自動車運転の自立

❶　❷　❸　❹
❺　❻　❼　❽
❾　❿　⓫　⓬
⓭　⓮

より活動的に行動範囲も広がり社会参加のチャンスも広がる。運転席への移乗，車いすの格納，ハンドル，ブレーキ，アクセル操作のインターフェイス確保が重要

（伊藤利之, 鎌倉矩子 編：ADLとその周辺　評価・指導・介護の実際, 医学書院, 1994. より引用改変）

各領域の治療

24 各領域の治療／中枢神経系
高次脳機能障害

Point!

※「高次脳機能障害」の評価については p.331〜348参照。

■認知障害（視覚失認）	☞	残存している感覚様式（聴覚・体性感覚など）の活用 直接的・間接的・代償的アプローチ
■半側空間無視	☞	環境調整，無視側への探索，動作手順の習得，動作中における介入，外的手がかり
■言語障害（失語症）	☞	言語機能への直接的働きかけ，ジェスチャーなどの代償手段の活用，環境調整，障害受容の促進
■記憶障害	☞	直接訓練，残存記憶機能の訓練，外的代償法，環境調整
■行為障害	☞	指示理解の促通，スモールステップによる段階的訓練，誤反応の修正
■遂行機能障害	☞	自己教示訓練，問題解決訓練，環境調整

認知（視覚失認）・方向性注意（半側空間無視）

●失認

- 失認への介入法原則：残存している感覚様式を介した認知が基本であるが，以下の3つのアプローチが考えられている。

表1　失認へのアプローチ

①直接的アプローチ
・障害されている処理過程そのものに対して，単純・安易から段階的に難易度を高める反復教科学習。
②間接的アプローチ
・障害された処理過程以外の情報処理様式の能力を高めることによって，当該処理過程の能力を補うという，異なる処理過程の強化。
③代償的アプローチ
・異なる処理経路の活用と異なるモダリティやカテゴリーの活用。触覚性・運動覚性認知を利用した視覚失認への介入。

（鈴木孝治 ほか編：高次脳機能障害マエストロシリーズ④ リハビリテーション介入，p.55-57, 医歯薬出版, 2006. より引用）

補足

半側空間無視への介入ポイント
①環境調整
②無視側への探索
③動作手順の習得
④動作中における介入
⑤外的手がかり

(日本作業療法士協会 監：作業療法学全書 第8巻 作業治療学5 高次脳機能障害，改訂第3版，p.93，協同医書出版社，2011．より引用改変)

表2　半側空間無視への介入

1. 見落としのフィードバック→病識の獲得
2. 幅広い条件を想定した訓練
   課題の種類：探索課題，読み，模写・描画，道順など
   感覚モダリティー：視覚，触覚，聴覚
   患者の生活空間への適応
3. 左方探索の促進方法
   右側刺激の除去・段階的追加
   注意すべき部分に目印をつける
   言語性知識・指示の利用
   発動性の向上
4. 幅広い評価方法
   スクリーニング検査（BIT通常検査）
   日常生活場面を想定した検査（BIT行動検査）
   定量的線分二等分試験
   日常生活活動・移動場面での評価
5. 訓練期間
   中〜重度例では必要に応じて3カ月以上を考慮

(石合純夫：高次脳機能障害学，p.146，医歯薬出版，2003．より引用)

言語（コミュニケーション）

表3　失語症への介入

障害の内容	障害のレベル	治療と注意
言語機能障害	機能障害	言語機能への治療的働きかけ：呼称，自発話などの言語聴覚士による言語療法，音読などの自習 ・障害内容に合った治療を根気よく反復する ・集中力を要し，くたびれる訓練である
コミュニケーション障害	能力障害	ジェスチャーや絵を用いた意思疎通訓練，ゲームなどのグループ活動 ・楽しい雰囲気で
家族や社会の無理解	社会的不利	環境調整（家庭や職場への働きかけ） ・失語症は知能低下ではない ・高い言語能力を必要としない職種への変換が必要である ・患者への適切な接し方
自信喪失，劣等感など	心理的障害	障害受容の促進 ・患者の自尊心を傷つけない ・失語症患者の苦しみはよく理解していることを示す ・本人と家族が納得する治療を提供する

(川平和美 編：標準理学療法学・作業療法学 専門基礎分野 神経内科学 第2版，p.99，医学書院，2003．より)

表4　失語症患者とのコミュニケーションや言語療法上の注意

1. **コミュニケーションは簡単に，明瞭に，そして頻回に**
   ・身近で具体的な言葉を，短い文章で，ゆっくり話す
     使用頻度の高い具象的単語ほどよく残っている
     把持力低下のため，長く早い会話は途中から理解できなくなる．
   ・ジェスチャー，顔や口元を見せて手がかりを与える
     表情や口元の形などの手がかりは理解を促進する
     電話の聞き取りは難しい
   ・静かな場所で話す
     背景に音があると，聞き取りが難しくなる
   ・重度失語例にもできるだけ多く話しかける
     聴覚的刺激を与える
     患者の疎外感を防ぐ
2. **意思伝達には絵カード，やさしい漢字を用いる**
   漢字は絵と同じで見ただけで意味がわかる．50音表は音韻操作能力が必要で有効でない
3. **小休止を入れる**
   精神集中を要するため，非常に疲れやすい
4. **家族の失語症への理解を深める**
   ・家族は何も言えない，わからない患者に困惑している
   ・失語症は言語障害であって，知能障害ではない
   ・道具の使用障害（観念失行）は痴呆のためではない
   ・病前までの言語機能回復は稀だが，言語療法は有効であり，長期に改善は続く

(川平和美 編：標準理学療法学・作業療法学 専門基礎分野 神経内科学 第2版，p.99，医学書院，2003．より)

記憶

●記憶障害への介入

①障害された記憶の直接訓練（視覚性記憶障害　⇒　視覚性記憶訓練）。

②残存記憶機能の訓練（視覚性記憶障害　⇒　聴覚言語性記憶を利用した訓練）。

③外的代償法（メモリーノート，アラームなど）。

④環境調整（ラベリング，マーキングなど）。

図1　環境調整の一例

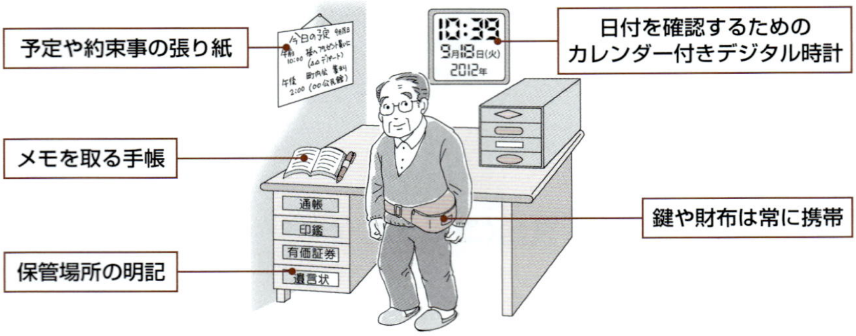

予定や約束事の張り紙
10:39
9月18日(火)
2012年
日付を確認するためのカレンダー付きデジタル時計
メモを取る手帳
通帳
印鑑
有価証券
遺言状
鍵や財布は常に携帯
保管場所の明記

（原　寛美 ほか：高次脳機能障害に対するリハビリテーションの骨子. 高次脳機能障害ポケットマニュアル, p.65-102, 医歯薬出版, 2005. より一部改変）

表5　作品作りの場面を用いた記憶障害の対処方法

①代償手段の活用
　手帳・携帯電話のアラーム・スケジュール機能などの利用

②残存している記憶の活用
　意味記憶を活用し，カレンダー・腕時計での日時の確認，
　名前・作成年月日の記載・確認の徹底

③手続き記憶の活用
　習慣化している動作の利用
　置き場所の固定
　　↓
　出来事記憶（エピソード記憶）との関連付け

④家族指導
　症状・障害の特徴の説明

（長﨑重信 監, 鈴木孝治 編著：作業療法学ゴールド・マスター・テキスト5　高次脳機能障害作業療法学, p.157, メジカルビュー社, 2010. より引用）

行為（遂行機能含む）

●失行への介入法原則

①言語・身振りを交えた十分な指示理解の促通。

②位置・方向・順序などをスモールステップに分解した口頭指示，模倣，介助による段階的訓練。

③誤反応の修正（鏡・ビデオなど）。

補足

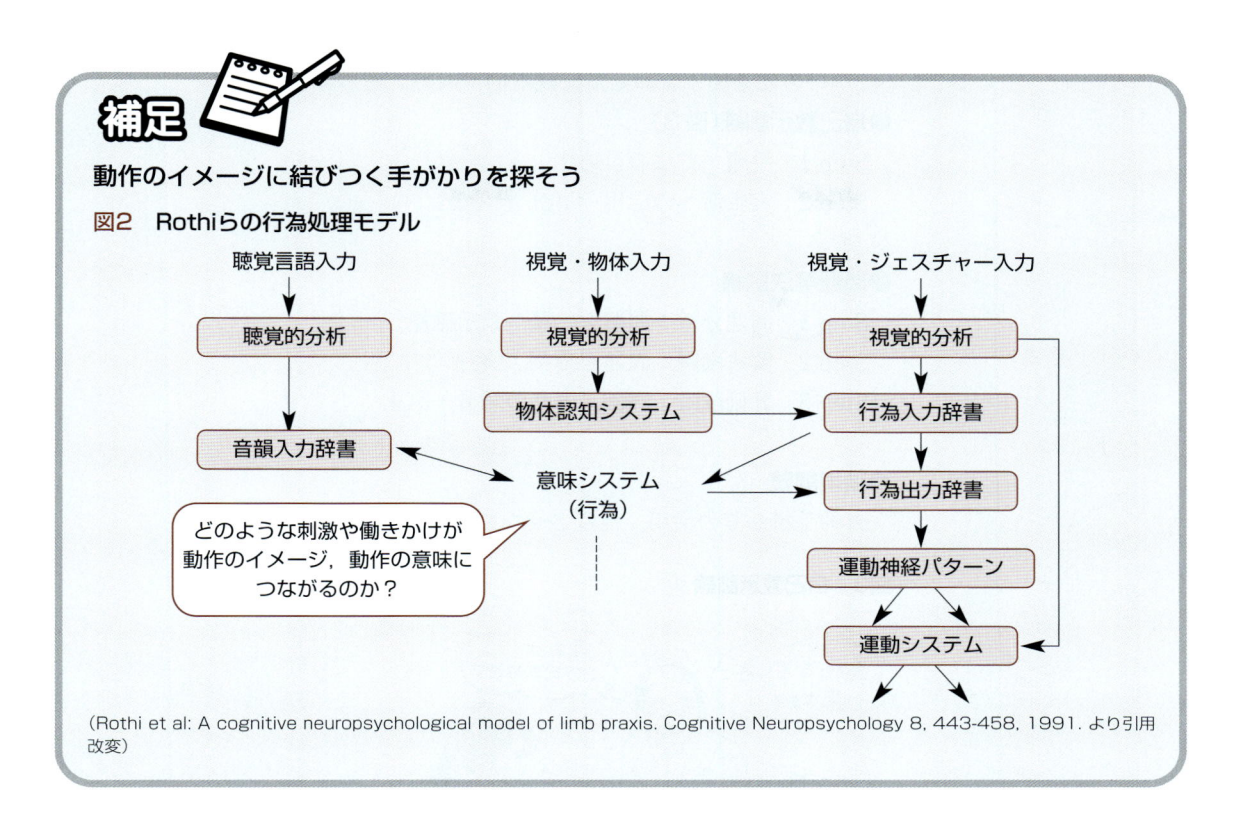

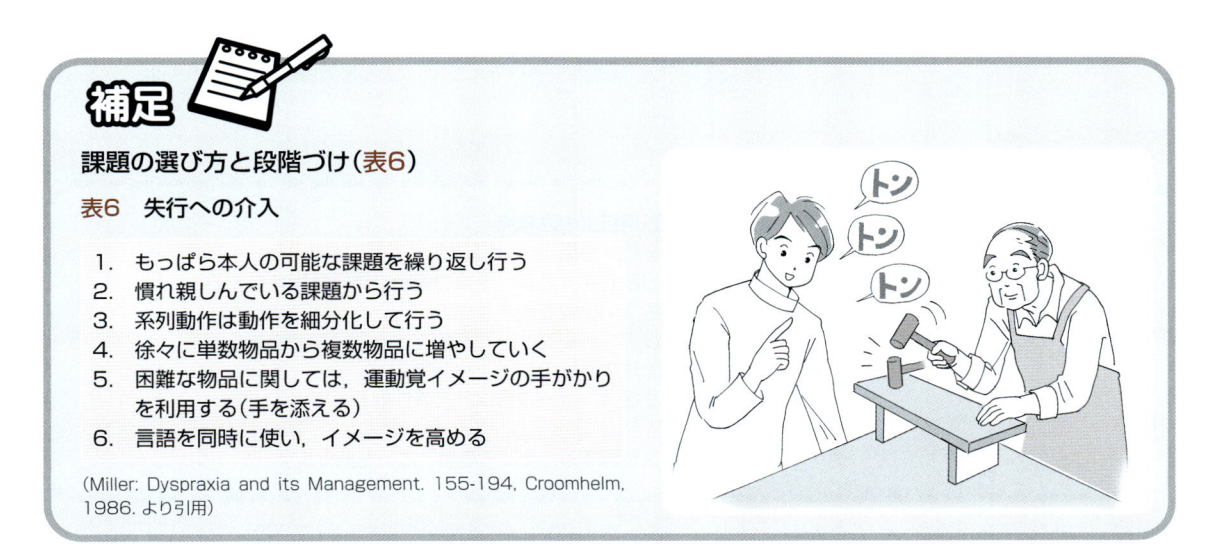

動作のイメージに結びつく手がかりを探そう

図2　Rothiらの行為処理モデル

```
聴覚言語入力        視覚・物体入力        視覚・ジェスチャー入力
    ↓                   ↓                    ↓
 聴覚的分析           視覚的分析            視覚的分析
    ↓                   ↓                    ↓
                   物体認知システム  →   行為入力辞書
    ↓                   ↓                    ↓
 音韻入力辞書  ←  意味システム    →   行為出力辞書
                     (行為)              ↓
  どのような刺激や働きかけが              運動神経パターン
  動作のイメージ，動作の意味に             ↓
  つながるのか？                        運動システム
```

(Rothi et al: A cognitive neuropsychological model of limb praxis. Cognitive Neuropsychology 8, 443-458, 1991. より引用改変)

補足

課題の選び方と段階づけ（表6）

表6　失行への介入

1. もっぱら本人の可能な課題を繰り返し行う
2. 慣れ親しんでいる課題から行う
3. 系列動作は動作を細分化して行う
4. 徐々に単数物品から複数物品に増やしていく
5. 困難な物品に関しては，運動覚イメージの手がかりを利用する（手を添える）
6. 言語を同時に使い，イメージを高める

(Miller: Dyspraxia and its Management. 155-194, Croomhelm, 1986. より引用)

(長﨑重信 監, 鈴木孝治 編, 佐野恭子 著：作業療法学ゴールド・マスター・テキスト5　高次脳機能障害作業療法学, p.188, メジカルビュー社, 2010. より引用)

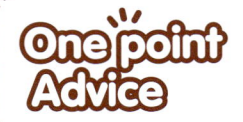

One point Advice

- リハビリテーションチームのなかで失行症への介入は特に作業療法士が中心となるので，十分に理解を深めよう。

● 遂行機能障害への介入
- 3つの方法を組み合わせて，段階的に訓練を進めよう

● 自己教示訓練（図3）
　Step 1　手順・方法の言語化
　Step 2　実生活への応用（汎化）

● 問題解決訓練
　Step 1　問題分析：問題を熟読，指示確認
　Step 2　解決段階：課題を分割，実行
　Step 3　評価段階：評価，誤りの発見・訂正

● 環境調整
　外的手掛かりの活用，混乱させない環境

図3　自己教示訓練

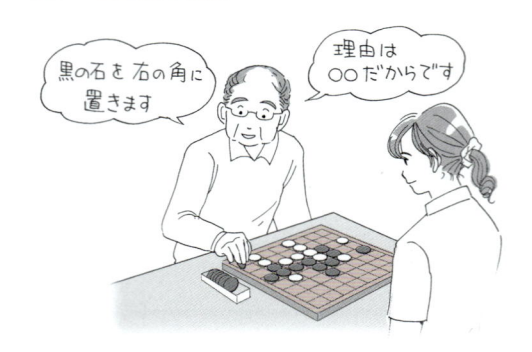

（長﨑重信 監, 鈴木孝治 編, 佐野恭子 著：作業療法学ゴールド・マスター・テキスト5 高次脳機能障害作業療法学, p.205, メジカルビュー社, 2010. より引用）

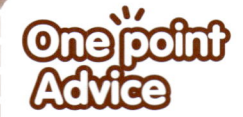

One point Advice

遂行機能障害への介入～課題選択上の注意点
①目標志向的思考を生み出すもの
　例：冷蔵庫の中身から献立を考える，予算の範囲で旅行計画を立てる
②情報の系統的かつ注意深い比較を要するもの
　例：間違い探し，売り出し広告を比べて節約できる買い物計画を立てる
③複数の情報を同時に処理するもの
　例：集団会話のなかで各メンバーの言い分を書き取る
④推論を要するもの
　例：推理小説の結末を予測する，4コマ漫画のオチを読み取る

（長﨑重信 監, 鈴木孝治 編, 佐野恭子 著：作業療法学ゴールド・マスター・テキスト5　高次脳機能障害作業療法学, p.205, メジカルビュー社, 2010. より引用改変）

25 各領域の治療／神経筋系
筋ジストロフィー（デュシェンヌ型を中心に）

> **Point!**
> ■作業療法の原則
> ☞ ①低下し続けるADL能力への適切な対応
> ②コーピングスキルズ*1の発達の促進
> ③本人の主導主体による生活場面の設定と確保

※「筋ジストロフィー（デュシェンヌ型を中心に）」の評価についてはp.349～350参照。

用語アラカルト

*1 コーピングスキルズ
- 『リハビリテーション医学大辞典』（上田 敏, 大川弥生, 編）によれば，「リハビリテーションでは"プラスの医学"困難に対応し，工夫や努力によってそれを乗り越え，あるいはそれと上手に共存すること。ADL，職業など現実面におけるものと心理的な面（意識と無意識の両方）におけるものとがある。」としている。
- 作業療法では，低下し続けるADL能力への適切な対応と，アクティビティーを用いての，本人主導主体による場面の設定と確保とにより強化・汎化する。

筋ジストロフィー
●概念
- 遺伝子の異常で進行性の筋力低下を示す筋原性疾患。
- デュシェンヌ型は性染色体（X連鎖）劣勢遺伝子型である。

作業療法
●原則
①低下し続けるADL能力への適切な対応により，進行性疾患に対する対処方法の理解を促し，その状況下における**生活のレディネス**を高める。
②コーピングスキルズの発達の促進により，**障害とともに生きる技能を高める**。
③本人の主導主体による生活場面の設定と確保により，**自らが人生の主人公であることを強く意識する**場面を構築する。

方法と注意事項
●移動移乗能力に応じたADLの自立度
- 進行性疾患に対する対処方法の理解促進と，その状況下における生活のレディネスを高めるためには，生涯に渡って低下し続けるADL能力に対する正確な知識と予後予測が作業療法士には必要不可欠である。ADLの特徴を象徴的に示すものとして，移動移乗能力に応じたADLの自立度を示すので，関係性を理解してほしい。
- 対応策としての科学や技術の進歩や発展にともなう機器に関する情報に精通していることはもちろんであるが，根底にある日毎低下していくADL能力への理解が重要であり，何にも増して優先されなければならない（図1）。

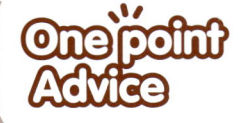

One point Advice
- "デュシェンヌ型筋ジストロフィー"の詳細については『理学療法士・作業療法士ブルー・ノート 基礎編 2nd edition』p.363～364を参照のこと。
- 筋ジストロフィーの"遺伝型式"の詳細については『理学療法士・作業療法士ブルー・ノート 基礎編 2nd edition』p.483～485を参照のこと。

図1 移動移乗能力に応じたADLの自立度

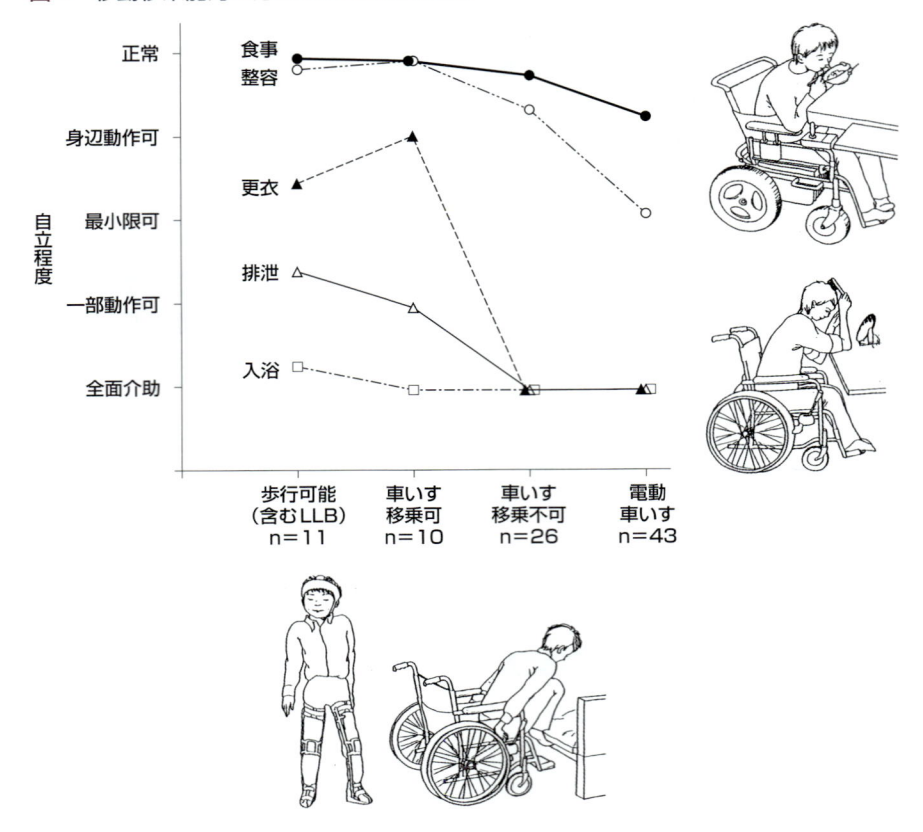

●代償動作の様式と例
- 作業療法では，食事や整容など上肢が主体となるADLに長期に関わることが多いが，その場面におけるストラテジーとしての代償動作様式の解釈と理解が，上肢を使用しやすい環境設定の準備のためにきわめて有効的な情報となる（**表1**）．

●障害の進行に伴う机上動作のアームサポートの数
- 筋力低下は経時的にほぼ全身に及び，上肢も例外ではない．ADLに適した上肢の肢位の確保と保持のためには，テーブルや車いすのアームレストなどの外的環境の支持が必要になる．支持部，支持面，支持数などのアームサポートに関する総合的な判断が作業療法士に求められる（**図2**）．

●人生の浮沈度の平均値の推移
- 健常者男性と比較した場合，成長とともに上向いてはいるものの，おおむね否定的に回想している．健常者男性同様に，肯定的に回想可能な出来事の創出と提供が，患者のQOL上の真のニーズに応える作業療法である（**図3**）．

表1 代償動作の様式と具体例

カテゴリー	代償動作様式	具体例
目的物への到達	a. さかさま動作	・上肢をどこかにつき，固定した状態でADLが遂行されるため，到達できない距離を頭部や体幹の動きで補うとともに，動作そのものが上肢を固定し，頭部や体幹の動きのみで行われる。一般的な方法とは逆である。 ・図は箸で食物をつかみ，口で迎えにいっているところ。
目的物への到達	b. 変則的手移動	・洗面台，テーブル上，食器，水道栓などへ上肢を近づけるための移動方法は，2次元か3次元かなどさまざまな因子によって千差万別である。よく見られるものに手・足指の尺取虫様運動や，体幹の側・後屈を利用した上肢の動きなどがある。 ・図は手指を口でくわえ，頸の伸展によりテーブルの上にのせているところ。
肢位の獲得と保持	c. 非利き手による補助	・ADLを遂行する際，利き手のみの動きだけでは目的物へ到達できない場合，非利き手で持ち上げたり，押したりすることで利き手の動きを助ける。 ・ADLを遂行しやすい肢位に利き手を保っておくために，非利き手で利き手を支持する。 ・図は歯磨き動作であるが，適した肘関節の屈曲角度をえるために，左手で支えているところ。
肢位の獲得と保持	d. 外的環境での支持	・ADLに適した肢位を保つために肘関節，前腕，手関節を車いすのアームレスト，インサート物，テーブルの上や縁，自分の大腿などの上に置いている。 ・図は箸を持つ右上肢がテーブルから落ちないように，テーブルの縁とアームレストで支えているところ。

(風間忠道, 佐藤智恵子：7 筋ジストロフィー. ADLとその周辺, p.160, 医学書院, 1994. より引用)

図2 障害の進行に伴う机上動作のアームサポートの数

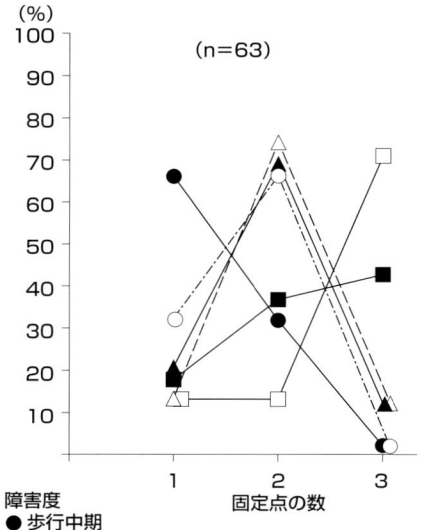

(n=63)

障害度
● 歩行中期
○ 歩行末期
▲ 車いす期
△ 電動車いす移行期
■ 電動車いす初期
□ 電動車いす期

(風間忠道, 佐藤智恵子：神経筋疾患テクニカルエイド, p.280, 三輪書店, 2003. より引用)

図3 人生の浮沈度の平均値の推移

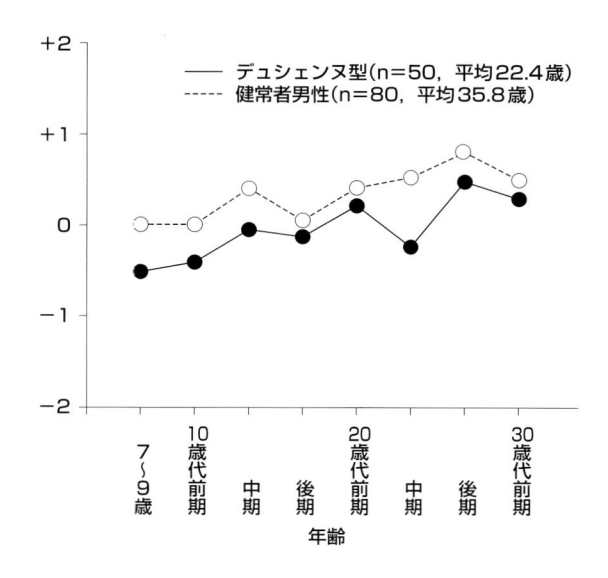

― デュシェンヌ型(n=50, 平均22.4歳)
--- 健常者男性(n=80, 平均35.8歳)

年齢：7～9歳／10歳代前期／中期／後期／20歳代前期／中期／後期／30歳代前期

(風間忠道, 佐藤智恵子, 谷中　誠：デュシェンヌ型進行性筋ジストロフィー, レクリエーション 改訂第2版, p.143, 三輪書店, 2004. より引用)

●人生の浮沈の原因となった出来事

- 施設入所中の患者の結果である。正に人生色々。テレビ時代劇，水戸黄門の主題歌「人生楽ありゃ苦もあるさ」である。人生の出来事の機微に敏感に反応することのできる感受性を，作業療法士として培う必要性がある（**表2**）。

表2　人生の浮沈の原因となった出来事（＋は浮，－は沈の出来事）

		家　族	入院生活	教　育	その他
7〜9歳	＋	両親からの愛情 旅行に出かけた	友人と遊んだ	同級生の親切 普通学校の生活	
	－	両親の不仲・離婚	入院した 体育見学	いじめられた 歩行困難	病気になった
10代	＋	旅行に出かけた	行事が楽しかった 野球に情熱をかけた 海外旅行をした 将棋を覚えた パソコンを覚えた 車いすホッケーができた	友人がたくさんできた 学校生活 自分の意見が言えるようになった	病気が治ると言われた 恋愛
	－	両親の離婚 親の病気や死	病棟生活がつらい 友人の死 訓練がつらい 家族と離れて入院した	普通学校の友人と別れて養護学校に転校した	歩行困難 自分の病気・病名を知った 車いす操作がつらい 電動車いすになった 病気になった 失恋・片想い
20代	＋		多くの人と接した 音楽に興味 バンド結成 創作活動が充実 作詞・絵画に興味 病院に入院		デートをした
	－		自治会の対人関係で自信をなくした 友人の死 毎日することがなくて暇		病気の進行 失恋した 何かしなければと思うが，本気になれない
30代	＋		絵画の個展を開く		
	－		友人の死		病気の進行

（風間忠道, 佐藤智恵子, 谷中　誠：デュシェンヌ型進行性筋ジストロフィー, レクリエーション 改訂第2版, p.143, 三輪書店, 2004. より引用）

●NPI興味チェックリスト　カテゴリー別・ステージ別の興味「大変ある・ある」

- 重度な運動機能障害のため，身体的スポーツには興味がないなどと独善的に判断することを戒めた結果である。当然のことながら，興味志向性とは本来個人に由来するものであり，今日，いかに障害が重篤であっても個人対応が可能でなければ，残念ながら同様の手法を用いて関わる隣接他職種との差別化には程遠いと言わざるを得ない（図4）。

図4　NPI興味チェックリスト
カテゴリー別・ステージ別の興味「大変ある・ある」

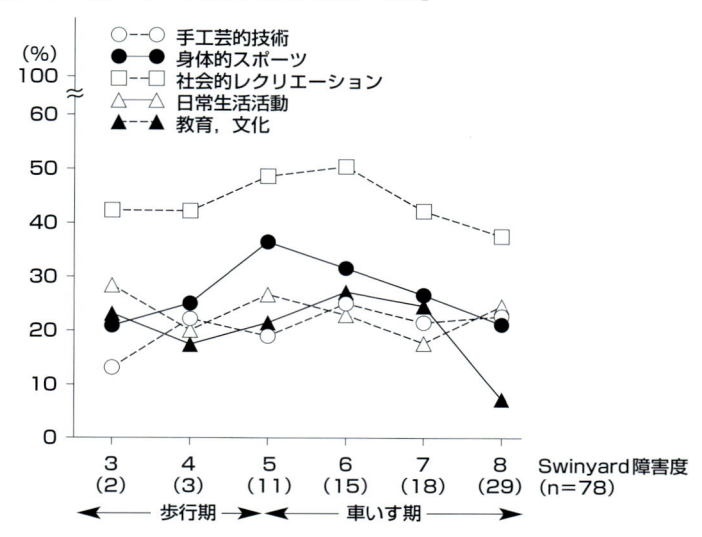

(風間忠道, 佐藤智恵子, 谷中　誠：デュシェンヌ型進行性筋ジストロフィー．レクリエーション 改訂第2版, p.143, 三輪書店, 2004. より引用)

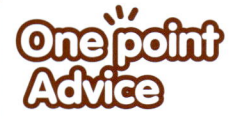

One point Advice

- 国家試験では，毎年2～3の問題が出題されている。内容的には，進行程度を示す機能障害度とADL能力との関連や自助具等に関する問題である。したがって，厚生労働省（旧厚生省）研究班の8段階は必ず理解しておきたい。これまでに**アームサポートなど**，作業療法実践からの問題が出題されたこともある。これは，ADL面に対する作業療法の質的内容を問う問題だった。
- 一般管理の進歩と人工呼吸器の導入とにより，最近のデュシェンヌ型筋ジストロフィー患者の生活や人生の可能性は飛躍的に広がってきている。今日，これらのことに敏感に反応することのできる作業療法が求められている。
- "厚生労働省（旧厚生省）研究班の8段階"についてはp.349の**表1**を参照のこと。

各領域の治療

26 各領域の治療／神経筋系
筋萎縮性側索硬化症(ALS)

> **Point!**
> ■筋萎縮性側索硬化症(ALS*1)
> ☞ 身体機能の維持，ADLの確保，コミュニケーション手段の確保，心理的サポート

※「筋萎縮性側索硬化症(ALS)」の評価についてはp.351～353参照。

用語アラカルト

*1 ALS
- amyotrophic lateral sclerosisの略。

筋萎縮性側索硬化症(ALS)の概要

- 進行性の疾患であるため，上昇度により介入を変化させる必要がある。
- 目標：①機能維持(筋力，ROM，耐久性，廃用・誤用の予防)，②ADLの確保(姿勢保持，装具，自助具)，③コミュニケーション手段の確保，④患者・家族の心理的サポート。

表1 ALS患者に対する運動療法・作業療法の内容

病期	臨床病型	運動療法・作業療法の内容
ADL自立期 (重症度1～3)	上肢型	上肢のROM訓練，上肢の筋力維持訓練，上肢装具の紹介
	下肢型	下肢のROM訓練，下肢の筋力維持訓練，下肢装具の紹介
	球型	呼吸訓練，コミュニケーション手段の準備(上記以外に，歩行を中心に起居・移動訓練や体操指導を病型にかかわらず行う)
ADL介助期 (重症度4,5)	上肢型	体幹装具(頸部も含めて)の紹介，腹筋・呼吸筋の筋力維持訓練，自助具の紹介，上肢によるADLの維持訓練
	下肢型	歩行器などの歩行補助具・車いすの紹介，起居・移動動作訓練
	球型	コミュニケーション手段の確立，呼吸訓練(継続)，嚥下方法の検討
ADL全介助期 (重症度6,7)	すべての病型に共通	四肢(大関節中心)・体幹のROM訓練，残存筋力の維持訓練，呼吸訓練(継続)，コミュニケーション手段の確保，家族への介助・介護方法指導

(石川 齊 ほか編：図解作業療法技術ガイド，第2版，p.634，文光堂，2003. より引用)

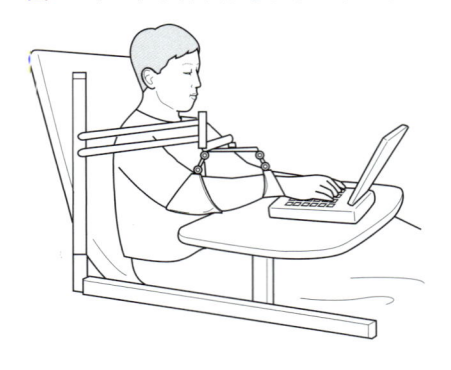

図1 ポータブルスプリングバランサー

図2 ポータブル人工呼吸器を搭載可能なリクライニング式車いす

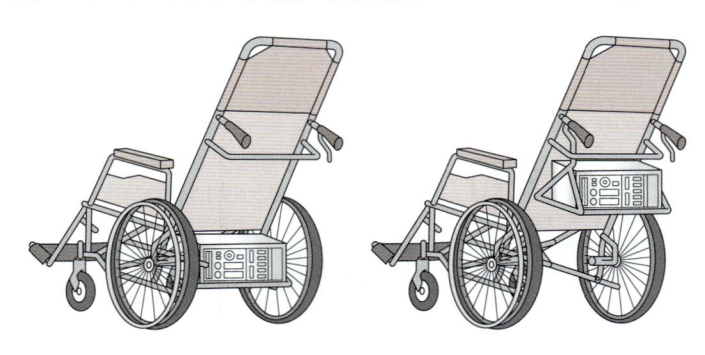

(石川 齊 ほか編：図解作業療法技術ガイド，第2版，p.635，文光堂，2003. より引用)

図3 スイッチの操作法（ナースコール，コミュニケーションエイド）

a 頭部顔面の動き

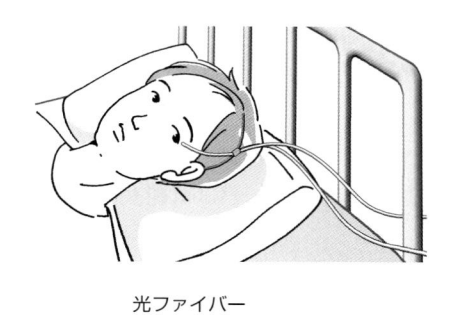

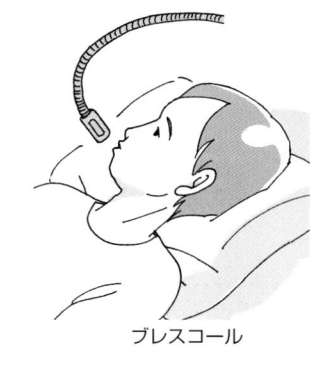

光ファイバー　　　　ブレスコール

b 手指

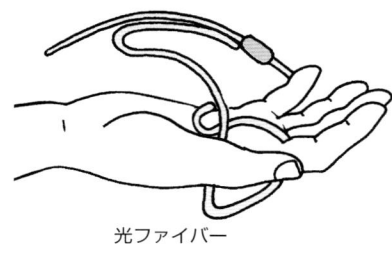

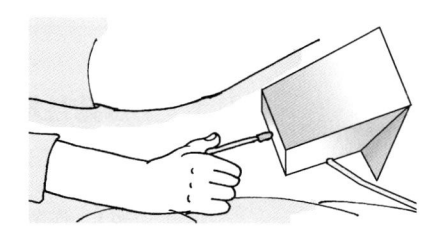

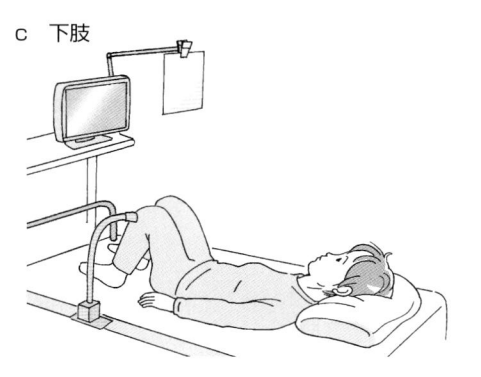

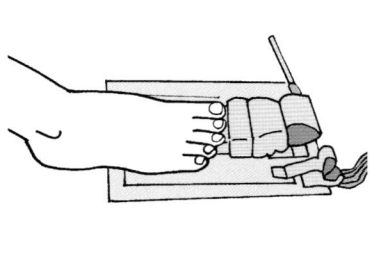

光ファイバー

c 下肢

(石川　齊 ほか編：図解作業療法技術ガイド，第2版，p.636，文光堂，2003．より引用)

●在宅医療について

表2　ALSの在宅医療が可能な条件

1. 患者が在宅ケアを切望する
2. 家族が在宅ケアを切望する
3. 家庭内に介護者がいる
4. 家屋構造が適切である
5. 経済的に安定している：公的年金や家族の収入で在宅医療に必要な費用が維持できる
6. 医療の介護チーム（医師，リハビリテーションスタッフ，看護師など）が編成できる
7. 緊急時に入院可能な病院がある：さらに患者の家まで近いことも条件となる
8. ホーム・ドクター（地域医師），地域保健師の協力が得られれば望ましい

(石川　齊 ほか編：図解作業療法技術ガイド，第2版，p.636，文光堂，2003．より引用)

各領域の治療

27 各領域の治療／神経筋系
多発性筋炎，重症筋無力症

Point!

※「多発性筋炎」の評価についてはp.354，「重症筋無力症」の評価についてはp.355参照。

- ■ 多発性筋炎　☞　ROM維持・増大，筋力回復，上肢機能訓練・手指巧緻動作訓練，ADL・IADL訓練
- ■ 重症筋無力症　☞　ROM維持・増大，筋力回復，上肢機能向上，気管切開時のコミュニケーション手段の獲得，ADL・IADL訓練

多発性筋炎

- 疲労感に注意しつつ，筋ジストロフィー症と関節リウマチに準じた作業療法。

表1　作業療法の展開の指標

- ROM増大，痛みの軽減：四肢近位を主として温熱の適用など
- 筋力増強および維持：過重に注意して遂行
- 上肢機能改善：主に到達機能，巧緻性（重症例）
- 耐久性の向上：筋力，座位など
- ADL：上肢到達動作，摂食指導，自助具の活用，家屋改造，手順の簡略化など
- 心理・社会面：疾患・障害への理解，不安の軽減など
- 急性期には穏やかに進める

（標準作業療法学 専門分野 身体機能作業療法学，p.238，医学書院，2003．より引用）

重症筋無力症

表2　作業療法の展開の指標

- ROMの維持および増大：近位筋力低下に伴う制限，廃用性による減少など
- 筋力の維持および穏やかな増強：繰り返し動作や運動の持続による易疲労に留意する
- 上肢機能の改善：頸部の疲労，到達動作の状況などに注意して進める
- ADL：上肢到達動作の工夫，自助具の活用，過労，感染の防止と日内変動に留意した生活指導，気管切開時にはコミュニケーションの工夫など
- 心理・社会面：疾患の経過に応じた生活の見通しへの理解の促進，supportiveおよびdiversionalな関わりなど

（標準作業療法学 専門分野 身体機能作業療法学，p.240，医学書院，2003．より引用）

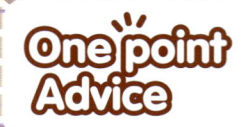

One point Advice

重症筋無力症治療のポイント
- 症状の日内変動（午後に増悪）に注意。
- 上気道感染・ストレスによるクリーゼの回避。

28 各領域の治療／神経筋系
多発性硬化症，ニューロパチー

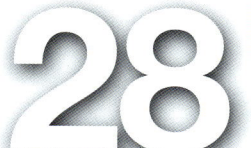

Point!

※「多発性硬化症」の評価についてはp.356〜358，「ニューロパチー」の評価についてはp.359参照。

- ■多発性硬化症（MS） ☞ ROM訓練，感覚・運動麻痺への対応，コミュニケーション手段の獲得，ADL指導，心理的サポート，在宅支援（IT機器活用）
- ■ニューロパチー ☞ ROM訓練，筋力増強訓練，手指巧緻動作訓練，感覚障害への対応，移動手段の獲得，ADL指導（自助具・福祉機器），在宅支援（IT機器活用）

多発性硬化症

- 作業療法：症状経過に対する不安などの心理的社会的側面への配慮を基礎に，運動感覚障害・失調・疼痛に対するアプローチ。他動的ROM訓練・スプリントの作成。在宅支援（IT機器活用）・社会資源の活用。
- 注意事項：再燃・再発の予防。感染・過労・体温上昇・ストレスが再発の誘因となる。温浴も過労を引き起こすので注意。

ニューロパチー（ギランバレー含む）

●ギランバレー症候群の作業療法

表1 回復過程によるギランバレー症候群に対する作業療法

回復過程	治療項目（目標）	具体的手段
Bed ridden ADL全介助	・ROM維持 ・筋力回復レベルに応じた筋力維持改善 ・食事の自立を図る ・軽作業の導入	・ROM訓練 ・段階に応じた自動・他動訓練 ・スプリングバランサー，スプリント付きホルダーなどの利用，ごく軽いスプーン，フォークの利用
W/C座位〜 W/C自立 ADL部分自立	・ROM維持，拘縮予防 ・筋力増強訓練 ・ADL自立 例：tip pinch不可→薬の袋や食事についてくる調味料が切れない	・訓練に加えて適宜スプリントの作製・装着 ・徒手的（おおむね3+以下の筋力に対して）。ただし，肢位，スプリングバランサーなどの利用により作業的内容も可 ・作業による抵抗負荷する（4−以上の筋力に対して） ・自助具作製，使用訓練（ただし，予後がよいので簡便なもの）
ADL確立期	・筋力増強訓練→耐久性向上 ・職業復帰もしくは，社会復帰先を考慮した作業能力向上	・徒手的手段から作業的手段に重点を移行 ・事務的作業，家事動作，ほか

（日本作業療法士協会 監，菅原洋子 編：作業療法学全書 第4巻 作業治療学1 身体障害，第2版，p.181，協同医書出版社，1999．より引用）

表2　作業療法の展開の指標

- ROMの増大：拘縮，廃用性低下の予防を含む
- 筋力強化：穏やかに遂行する
- 知覚へのアプローチ：しびれ，痛みへの対応など
- 上肢機能改善：巧緻動作など
- ADL：摂食，移動，自助具の活用，家事・職業活動への対応など
- 心理・社会面：不安の軽減などの心理的支持ほか

（標準作業療法学 専門分野 身体機能作業療法学, p.223-225, 医学書院, 2005. より引用改変）

図1　他動的肩ROM訓練

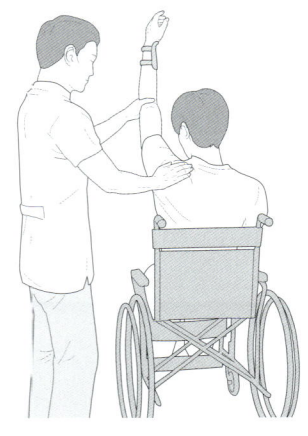

肘関節を固定して，肩関節のアライメントに注意しながら他動的に動かす。手関節にはスプリントを装着。

図2　ベッド座位での上肢のポジショニング

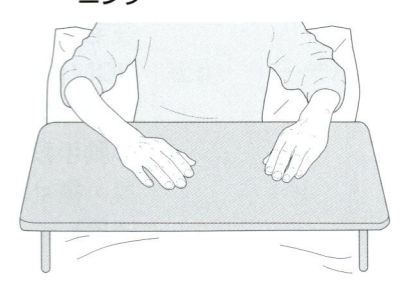

図3　缶の開け方の工夫

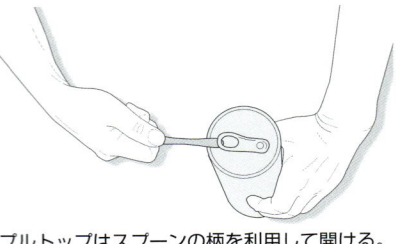

プルトップはスプーンの柄を利用して開ける。

図4　BFO，スプリントを装着した状態での食事

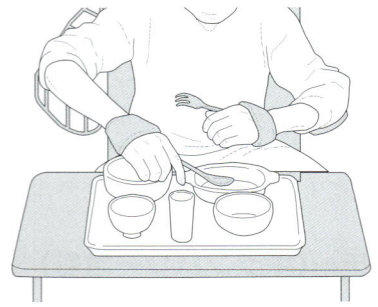

右手にスプーン，左手にフォークをユニバーサルカフにて固定。スプーンの柄の角度を変え，すくいやすくする。

（作業療法技術ガイド　第2版, p.643-645, 文光堂, 2003. より引用改変）

図5　ベッドのサイドレールで前腕を支持しての食事

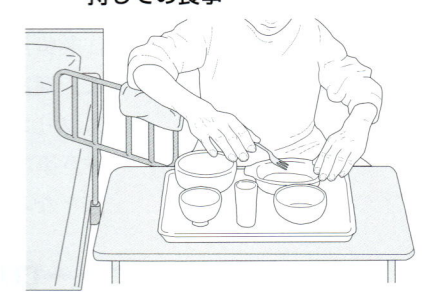

One point Advice

- 『理学療法士・作業療法士 ブルー・ノート 基礎編 2nd edition』p.468およびp.482も参考にして学習を深めておこう。

●シャルコー・マリー・トゥース病の作業療法

表3　作業療法の展開の指標

- ROMの増大と維持：廃用性減少への対応
- 筋力強化と維持：四肢遠位筋力を主体としたアプローチ
- 巧緻性の改善と維持：四肢遠位筋力および感覚低下などの要因に配慮して進める
- 感覚へのアプローチ：閾値内の弁別力の改善，代償方法の獲得など
- ADLの改善と維持：書字，箸操作などの巧緻性を要する動作，移動など
- 心理・社会面へのアプローチ：回復段階に応じて進める

（標準作業療法学 専門分野 身体機能作業療法学, p.222, 医学書院, 2003. より引用改変）

29 末梢神経損傷

各領域の治療／神経筋系

Point!

※「末梢神経損傷」の評価についてはp.360〜371参照。

- ■非観血的治療（保存療法）での介入
  ☞ 急性期，回復期，機能成熟期
- ■観血的療法（手術療法）後の介入
  ☞ 固定・安静期，回復期，機能成熟期
- ■観血的療法（機能再建術）後の介入
  ☞ 固定・安静期，運動期
- ■腕神経叢損傷 ☞ 再建術（肩・肘関節）
- ■作業療法介入 ☞ 浮腫管理，関節可動域訓練，スプリント療法，筋力増強訓練，知覚再教育訓練，作業活動，機能の再教育訓練

非観血的治療（保存療法）での介入

- 神経の連続性があり，Sunderland分類のⅠ度（一過性伝導障害）とⅡ度（軸索・髄鞘損傷）では，神経回復経過，損傷神経支配筋，知覚領域の回復徴候が示されるまでは，二次的合併症の予防が主となる。
- 回復徴候（＋）⇒ 筋力強化や知覚再教育訓練の実施。

●急性期

- 局所安静：神経やその周囲の炎症症状による。
- スプリント作製：保護・安静（しびれ・痛みの軽減など）。
- 関節可動域訓練：安静部以外の関節に対する運動。
- 浮腫予防：浮動・循環障害などによる。

●回復期

- 神経回復の確認：Tinel徴候，筋力検査，知覚検査（定期的に確認）。
- 関節可動域訓練：安静部以外の関節の可動域の維持。
  ＊制限がある場合は，改善・拡大を図る。麻痺筋の過伸張には注意する。
- スプリントの適応：不良肢位の助長回避。
- 浮腫予防。
- 外傷予防（指導）：知覚障害・自律神経障害があるため，外傷予防などの管理指導。
- 筋力強化訓練：麻痺筋の回復が認められ時点から開始。
- 知覚再教育：異常感覚・知覚過敏などに対して脱感作（法）など。

- ●機能成熟期（筋力や知覚機能がある程度回復が認められた時期）
  - 具体的な作業活動（患手使用）：生活の中などで回復レベルに合わせ段階的に導入・実施。
    *残存機能との協調やバランス，健側との協調性。

観血的治療（手術療法）

- 神経損傷の程度により，神経剥離術，神経縫合術，神経移行術，神経移植術などが行われる。

- ●固定・安静期
  - 固定・安静維持：術後4週間は神経縫合部へ牽引力が加わるのを防ぐ。
  - スプリント作製：固定・安静位の維持。
    *圧迫部位の有無に注意。
  - 関節可動域訓練：安静部以外の関節に対する運動（二次的合併症の予防）。
  - 残存筋の筋力訓練：残存筋の筋力維持。
  - 浮腫コントロール：二次的合併症の予防。

- ●回復期（術後4週以降）
  - 関節可動域訓練：固定されていた関節の可動域改善。
    *修復神経に過度の牽引が加わらないように注意。愛護的・段階的に実施。

- ●機能成熟期
  - 保存療法と同じく，回復してきた機能の強化及び上肢・手指機能全体としての再構築を図る。
  - 機能の再教育：過誤神経支配の場合も多く，機能の再教育が必要。
    *本来とは異なった筋へ再生神経が到達 ⇒ 今までのように動かせない。
    *今までとは異なった知覚領域へ到達 ⇒ 本来とは違う知覚機能への適応訓練。
  - 具体的な作業活動（患手の使用）：生活の中などで回復レベルに合わせ段階的に導入・実施。
    *残存機能との協調やバランス，健側との協調性。
  - 知覚再教育訓練：異常知覚の残存などに対して。

観血的治療（機能再建術）

- ●固定・安静期（神経修復術後の固定期と同様）
  - 固定・安静維持：筋腱移行術・神経移行術による機能再建術
    ⇒ 縫合部に牽引力が加わらない関節肢位にて固定。

- ●運動期
  - 関節可動域訓練：固定によって生じた関節可動域制限の段階的改善を図る。
  - 筋腱移行術の場合：再建機能の再教育。
  - 神経移行術の場合：神経修復術後の回復期と同様の対応。

腕神経叢損傷

●機能再建術後（代表的なもの）
●肩関節

①僧帽筋移行術（Bateman法）：僧帽筋の鎖骨肩峰停止部を付けたまま末梢へ移動し，上腕骨頸部に固定する方法。

②広背筋移行術：広背筋を反転して三角筋前方部に移行，広背筋起始部を三角筋停止部に，広背筋末梢部を僧帽筋停止部へ縫合する方法。

③肩関節固定法：肩甲骨と上腕骨を固定するもので，肩甲骨の回旋力によって上腕の外転挙上を図る方法。

＊筋腱移行術は，上肢挙上があまり期待できないことや持久力が悪い点がある。 ⇒ 重労働者の場合は関節固定術が選択される場合がある。

＊関節固定術の短所：患側を下にして寝られない。外科頸骨折を生じやすい。

●肘関節

①肋間神経移行術
- 複数の肋間神経を筋皮神経へ移行 ⇒ 肘の屈曲を再建。

②スタインドラー（Steindler）法
- 前腕屈筋群の起始部を上腕骨前面へ移行 ⇒ 肘屈曲を再建。

③Moberg法
- 三角筋後部線維を足底筋腱で延長して上腕骨三頭筋停止部に縫合 ⇒ 肘伸展を再建。

●作業療法介入
●浮腫のコントロール・管理

- 高挙手保持，圧迫（弾性包帯や弾性ストッキングの利用など），マッサージ，自動運動，交代浴（温水と冷水），など。

図1 弾性包帯法

（日本作業療法士協会 監，菅原洋子 編：作業療法学全書4 作業治療学1，身体障害，第3版，p.137，協同医書出版社，より引用）

表1 浮腫のコントロール

高挙手保持 1日の生活において常に心臓よりも上に手を位置するような肢位を工夫して指導する。手は，肘より高く，肘は肩より高く保持する。
マッサージ マッサージは皮下に貯留した体液を心臓方向へ戻すように必ず末梢から中枢に向かって一方向に行う
自動運動・他動運動 浮腫を生じている手の自動運動が許可されておりかつ可能な場合には，積極的な自動運動の施行が手の循環を助長し浮腫を減少させる。麻痺によって自動運動ができない場合は，他動運動を行う。自動運動，他動運動とも可能な限り高挙手位を保持して行うことでさらなる効果が得られる
圧迫 圧迫には間欠的な圧迫法である圧縮ポンプ，紐巻き法，持続的な圧迫法の弾性包帯法，弾性手袋などがある。急性期で浮腫の予防を目的とする場合や，術後の場合など，持続的な圧迫が必要な場合には弾性包帯法が適している

（日本作業療法士協会 監，菅原洋子 編：作業療法学全書4 作業治療学1，身体障害，第3版，p.137，協同医書出版社，より引用）

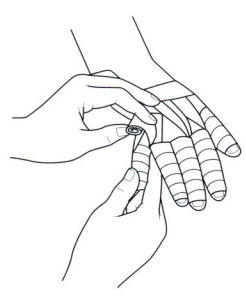

●関節可動域訓練

①保存療法
- 原則的に固定関節以外の関節可動域の維持．制限がでている関節は可動域拡大を図る。手を必要以上に保護する(かばう)傾向　⇒　肩甲帯〜手指までで許可されている関節に対して実施。

②手術回復期
- 固定されていた関節の愛護的関節可動域訓練。
  ＊修復神経へ過度のストレスが加わらないこと，麻痺筋を過度に伸張しないように注意。
- 常に不良肢位を取る場合　⇒　スプリントによる良肢位保持。

●スプリント療法

- 急性期，固定・安静期　⇒　固定・保護を目的として適応。
  ＊筋力の不均衡による変形予防・不良肢位の予防目的での適応もある。装着頻度，時間の設定を考慮する。
- 回復筋の筋力3以上など筋力強化を目的として使用(ゴムやバネのついたスプリント使用)。

●筋力強化訓練

- 損傷神経の筋再支配が認められた時点から筋力強化訓練の開始。
  ＊回復してきた筋力の段階に応じたプログラムの実施。

表2　筋力に応じた筋力増強プログラム

筋力		筋力増強プログラム
0	ゼロ	スプリント固定により筋の伸張を防ぐ
Trace	不可	筋再教育により大きな筋収縮を促す。固有感覚，視覚，聴覚のフィードバックを活用する
Poor	可	セラピストが最終可動域をとらせ，患者にその肢位を保持させる
Fair	良	＋(プラス)の段階になったら漸増抵抗運動を開始する
Good	優	漸増抵抗運動，日常生活による手の使用を促す

(鎌倉矩子 ほか編，中田眞由美 著：作業療法士のためのハンドセラピー入門, p.70, 三輪書店, 2001. より引用)

●知覚再教育訓練

- 痛覚・温度覚(防御知覚)などが脱失・鈍麻の場合　⇒　患手の管理指導。
- 動的触覚またはSW-T(4.31番)が感知できるようになった場合(4.31番感知は再生軸索が触覚受容器へ到達の可能性(示唆))　⇒　識別知覚の再教育訓練。

表3　知覚回復に応じた再教育プログラム

知覚回数	知覚再教育プログラム
フィラメント4.56以上	防御知覚の再教育，患者指導
フィラメント4.31以下	触覚の局在が不良であれば局在の修正
二点識別10mm	材質の識別，日常物品の性状や形状などの識別
二点識別6mm	より似かよった小物品の識別(安全ピンと紙クリップなど)

(鎌倉矩子 ほか編，中田眞由美 著：作業療法士のためのハンドセラピー入門, p.72, 三輪書店, 2001. より引用)

①識別知覚の再教育
- 局在の修正：動的・静的刺激を加えて，その刺激位を同定させる。
- 知覚再学習：種々の物品を用いて物体の性質を再学習する。
- 知覚・運動学習：閉眼で，日常物品の特徴を識別，適切な手のフォーム形成，把持力などのコントロール，把持物体の移動や物体の操作，など
- 動作学習：日常生活や職業上の困難な動作について動作学習をする。

図2　知覚再教育

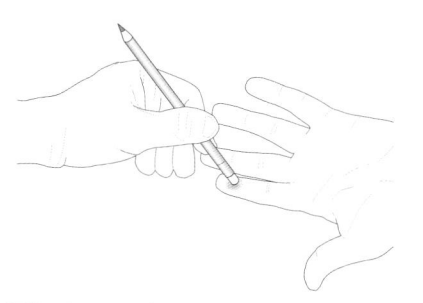

鉛筆の先の消しゴムなど柔らかいものを指先に当てて動かし刺激する。

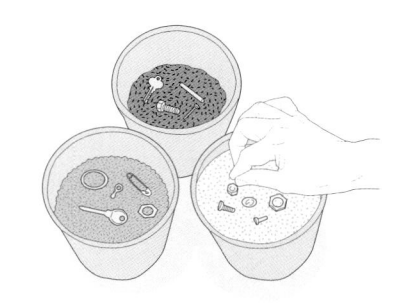

日常の物品を使用し大小の識別や形状の識別，素材の識別，など（一度に使用する物品は5つ程度）。

②知覚の過敏状態などの場合（⇒脱感作訓練）
- 温水で手を洗う・石鹸を付けての手洗い・柔らかいタオルで拭く，などから開始　⇒　慣れてきたらハンドクリームを塗る・患手で洗体する（生活のなかでの動作）など知覚コントロール　⇒　段階的に閾値を上げていく。

③Downey hand center program
- ダウェルテクスチャー：柔らかい素材からきめの粗い素材までを段階づけて棒に巻き，対象者が耐えられる刺激のものから開始。患部を軽く擦る，叩く，などして少しずつ閾値を上げていく。
- パーティクルテクスチャー：段階的に感触の違う素材を入れた容器のなかに，対象者が手を入れてかき混ぜたりする。（初め）耐えられる素材から開始　⇒　少しずつ刺激を強くし，それが耐えられるようになった段階で　⇒　さらに刺激の強い素材の入った容器へと変えていく。
- バイブレーター刺激：振動の異なるバイブレーターを過敏領域へ近づけたり，接触させる。

図3　multi-phase desensitization kit

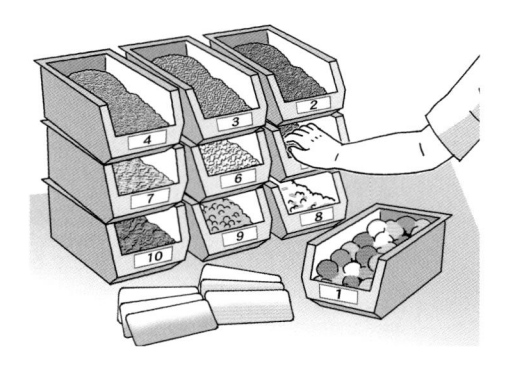

各領域の治療

●作業活動
- 固定・安静期 ⇒ 健側手での身辺処理動作の遂行訓練。
- 回復期 ⇒ 麻痺の長期化が予想されるとき，スプリントで機能代償し，対象者の必要な作業活動へ参加促しと実施。
- 活動分類として以下のものがある。
  ①個々の要素的機能改善を目的とした活動 ⇒ 回復筋の筋力増加，知覚の再教育，ピンチ・握力の増強など。
  ②損傷手の上肢機能全体や健側との協調性改善・再獲得を目的とした活動。
  ③日常生活・職業上での実際的動作への適応を目的とした活動。

図4 正中神経損傷例

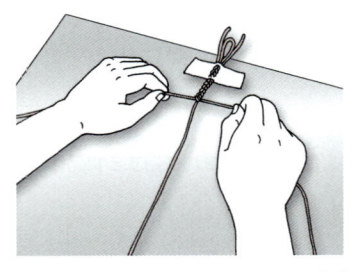

（日本作業療法士協会 監，菅原洋子 編：作業療法学全書4 作業治療学1，身体障害，第3版，p.139，協同医書出版社，より引用）

図5 手指動作訓練

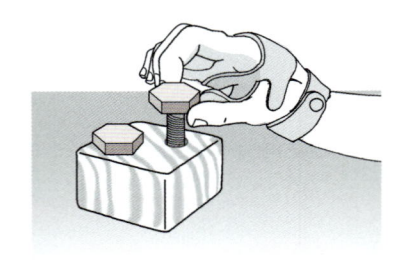

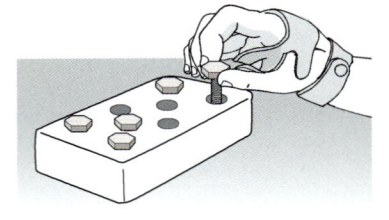

a 示指と母指によるボルト操作（中型）　b 示指と母指によるボルト操作（小型）

●機能の再教育訓練（機能再建術後）
- 実用的機能の獲得が中心 ⇒ 単なる動きの獲得ではなく，もとの機能との分離や，残存機能との協調性を図り ⇒ 定着させていく。

表4 機能再教育プログラム

Stage	目的	訓練
Ⅰ	トリガーアクション*を利用し再建筋が収縮できる	筋電バイオフィードバック
Ⅱ	再建筋による関節運動を拡大する	重力除去位での自動運動
Ⅲ	トリガーアクションからの分離をはかる →動きを視覚的に捉える →再建筋に対する抵抗感を感じる	筋電バイオフィードバック 抗重力位での自動運動 軽度抵抗運動
Ⅳ	再建筋の持久性を高める 種々の筋収縮が行える （求心性，遠心性収縮など）	肢位保持訓練 抵抗運動 基本的動作訓練
Ⅴ	拮抗筋，協同筋との協調した動きができる	同時収縮，交互動作 基本的動作訓練
Ⅵ	元の機能との分離した動作ができる	基本的動作訓練 作業活動
Ⅶ	上肢全体の中で実用的に機能できる	作業活動 ADL

＊トリガーアクション：機能再建術後の訓練手段で，もとの機能を引き金（トリガー）にして再建された筋の収縮を促すことである。例えば，肋間神経を上腕二頭筋に移行する手術の場合，元来の肋間神経が支配していた肋間筋を働かせる呼気をすることで上腕二頭筋を収縮させるようにする。

（日本作業療法士協会 監，菅原洋子 編：作業療法学全書4 作業治療学1，身体障害，第3版，p.140，協同医書出版社，より引用）

30 各領域の治療／運動発達系
脳性麻痺，重症心身障害

※「脳性麻痺」の評価については p.375〜378，「重症心身障害」の評価については p.379 参照。

Point!

- ■治療原理
- ■姿勢コントロールの原則
  - ☞ タイプ別姿勢・運動のコントロールの原則
- ■作業療法 ☞ ①機能の促通と作業遂行
  - ②機能的座位と作業遂行
- ■日常生活での作業遂行の援助と支援
  - ☞ ①ハンドリングによる姿勢・運動のコントロールと日常生活活動の遂行
  - ②道具を利用した姿勢コントロールと作業遂行
- ■地域生活（学校・保育園）での作業遂行の援助と支援
  - ☞ ①ハンドリングによる姿勢・運動のコントロールと作業遂行
  - ②道具を利用した姿勢コントロールと作業遂行

治療原理

①子どもの興味・関心に即した活動選択

- 図 1a の前段階。生活上，子どもにとって**意味のある活動**を理解しておくことが重要。

②落ちついている状態

- 図 1a〜b：自分の体で環境を感じとるためには，a の「落ち着いている」状況が必須。

③適切な感覚入力による姿勢・運動のコントロール

- 図 1b→c，c→d のときに姿勢・運動のコントロールが必要になる。

④運動と感覚−知覚−認知の統合

- 図 1d→e のプロセスで作業遂行が行われる。

⑤日常生活での繰り返し学習と成熟

- 図 1a→e のプロセスを作業療法で介入して，日常生活，学校，保育園で f へ到達することを目指す。f でハンドリング，福祉機器・自助具が有効となる。

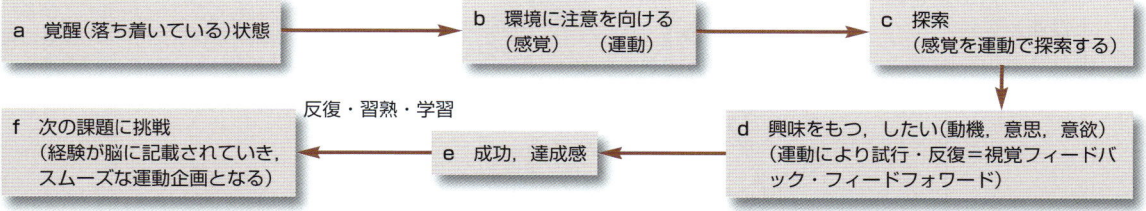

図1　治療原理

a 覚醒（落ち着いている）状態 → b 環境に注意を向ける（感覚）（運動） → c 探索（感覚を運動で探索する） → d 興味をもつ，したい（動機，意思，意欲）（運動により試行・反復＝視覚フィードバック・フィードフォワード） → e 成功，達成感 → f 次の課題に挑戦（経験が脳に記載されていき，スムーズな運動企画となる）

反復・習熟・学習

脳性麻痺が環境と関わるプロセスでの発達を示している。このプロセスが順調に発達するように①から⑤に沿った作業療法計画を立案する。　（田村良子 著，福田恵美子 編：標準作業療法学 専門分野 発達過程作業療法学，p.68，医学書院，2006．より引用）

姿勢のコントロールの原則

●タイプ別姿勢・運動のコントロールの原則，治療課題と治療

表1 タイプ別姿勢・運動のコントロールの原則（治療的課題と治療）

脳性麻痺のタイプ	治療的課題	治療原則	より良いポジショニング（動きやすい姿勢）
痙直型四肢麻痺	①感覚刺激や感情によって筋緊張がすぐに亢進する ②自発運動が乏しく，定型的な運動パターンになる ③バランス能力の低下 ④連合反応が出現しやすい	①自発運動を促す ②姿勢反応を促す ③随意的な運動を促す ④移動手段の獲得 ⑤変形・拘縮の管理	①反り返る場合→屈曲した姿勢 ②股関節内転→屈曲と外転位 ③座位保持→上体の反り返りと骨盤の後傾を抑制 ④移動→早期より自らが動ける工夫 ⑤連合反応→過剰な努力をさせない適した活動選択
痙直型両麻痺	①骨盤・下肢の運動性，支持性，バランス能力の低下 ②上肢，頭部，体幹の代償的使用 ③協調性・巧緻性の未発達 ④運動企画の未発達	①育児，遊びのなかで下肢を意識させる ②多様な姿勢を経験させる ③空間で姿勢を変換を促して下肢で体重移動の経験 ④協調性を経験させる ⑤変形・拘縮の管理	①尖足での体重負荷→足底での体重負荷 ②股関節内転→伸展外転位 ③機能的座位→骨盤の後傾を抑制する ④連合反応→過剰に努力しすぎる移動手段には工夫をする
痙直型片麻痺	①麻痺側の運動性，支持性の低下 ②麻痺側の感覚運動経験の不足と感受性の低下 ③非麻痺側の過剰使用による非対象的な姿勢 ④バランスの低下 ⑤しばしば多動が問題となる	①両側性，対称性を経験させる ②日常生活での両手の使用 ③両側での体重移動，左右への体重移動の経験 ④バランスの向上と歩行の介助 ⑤多動の原因を知る	①歩行時の患側の屈曲→患側からの誘導 ②活動時に患側を忘れる→机上に出しておく，物を押さえるなどに使用する ③両手を使用しない→患側を机上に誘導，患側を補助して使用できる活動の選択と誘導
アテトーゼ型四肢麻痺	①姿勢筋緊張の変動と動作のコントロールの低下 ②非対称性を強める筋緊張の亢進 ③頭部のコントロールの低下 ④バランスの低下 ⑤姿勢・動作の非対称性	①姿勢を安定させる ②バランス能力を高める ③目と手の協調性を高める ④分離運動と両手動作の促進 ⑤変形・拘縮の管理	①活動中の動揺→体を支える面を明確にする，前もたれ姿勢で肘支持の姿勢を誘導 ②活動中に急に反り返る→四肢を中枢部に集めるような姿勢の工夫

作業療法

●機能の促通と作業遂行

- 表1の治療原則，ポジショニングの基本を踏まえて，機能，活動制限に対する作業療法を実施し，作業遂行を促す。

図2 分離動作（一方の足で体重を支持し，もう一方の足を動かす）

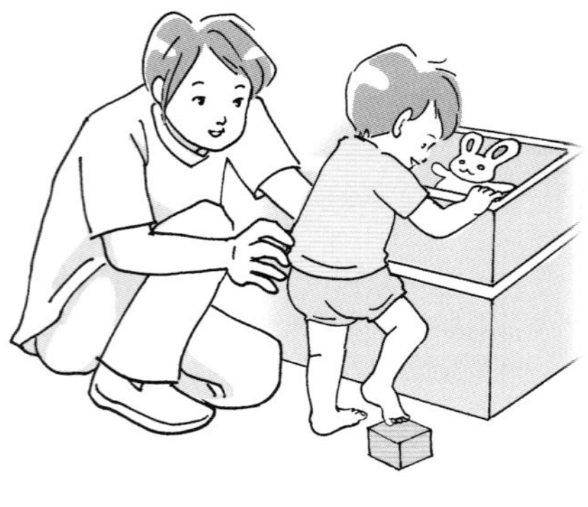

作業療法：子ども（両麻痺）が立位で遊んでいるときに，両側の下肢に体重が支持できるように骨盤をキーポイントにしてコントロールしている。

作業遂行：非対称的な体重支持により上肢の緊張が増していたが，作業療法により両手の協調性が促される。

●機能的座位と作業遂行

- 幼児期後半(3〜6歳),学童期は机上での作業遂行が課題になる。そのため,機能的座位と作業遂行の関係を理解して作業療法を行う。

①痙直型四肢麻痺

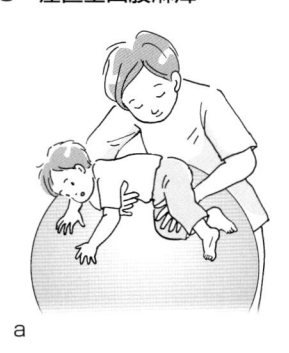

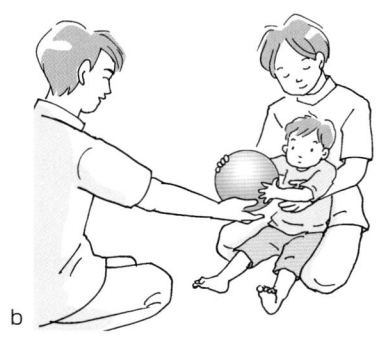

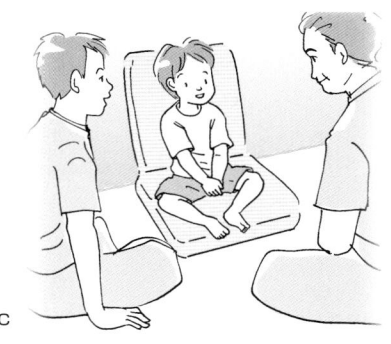

図3　痙直型四肢麻痺

作業療法：四肢の緊張が強いためバルーン(治療用のボール)上で伸筋の緊張を抑制(a)して,bにて正中線上で手を近づけることで両側の活動を促す。
機能的座位と作業療法：全身がリラックスした状態でクッションにもたれさせながら,親とのやり取り遊びを展開する(c)。

②痙直型両麻痺

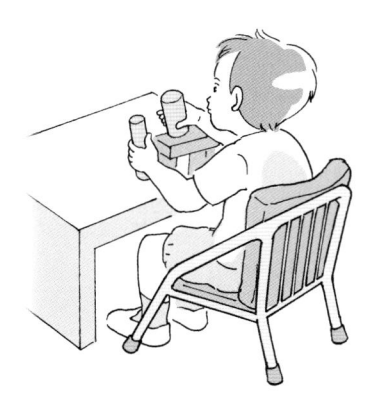

図4　痙直型両麻痺

機能的座位と作業療法：背もたれにクッションを置き,背中を意識することで骨盤の後傾が抑制されて,両手での遊びが楽しく遂行される。

③痙直型片麻痺

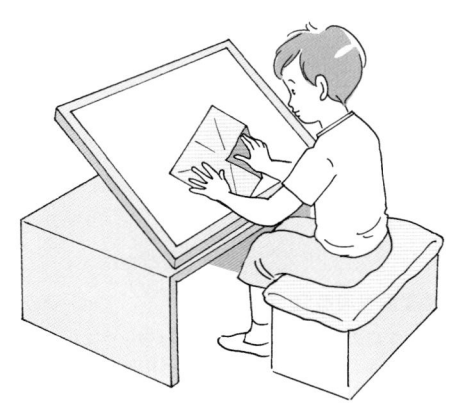

図5　痙直型片麻痺

機能的座位と作業療法：傾斜台を利用することで通常の机の面に比べて患側(右手)で紙を押さえやすくする(屈曲痙性を抑制)。

日常生活での作業遂行の援助と支援

●ハンドリングによる姿勢・運動のコントロールと日常生活活動の遂行

①食事

図6　摂食のための機能的座位

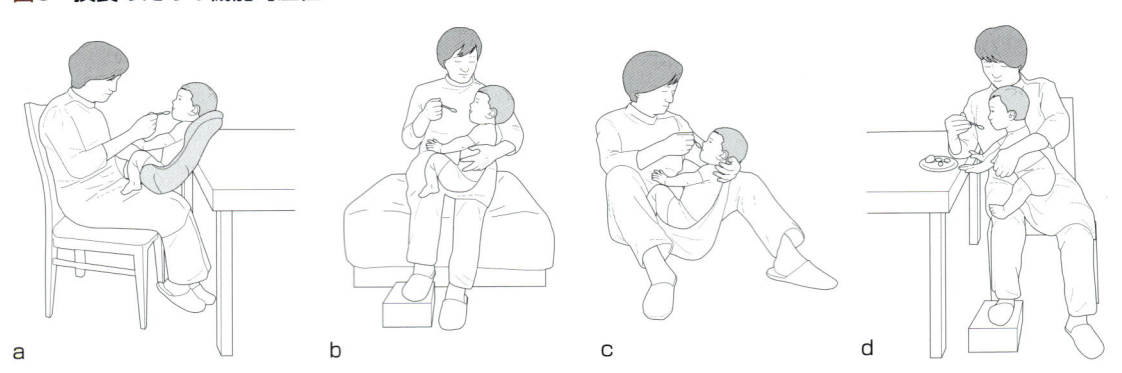

a　　　　　　　　b　　　　　　　　c　　　　　　　　d

反り返りの強い痙直型四肢麻痺の場合
・方法→股関節屈曲，両肩を丸めることで，反り返りを抑制する。
・結果→リラックスして顎の動きが良くなる(abc)。

自ら手で支えることができる痙直型四肢麻痺の場合
・方法→テーブル端を手で押さえておく。
・結果→両手が前方になるため肩からの反り返りと骨盤の後傾が防ぐことができるため，唇，顎，の動きに必要な前頸部の働きが促通される(d)。

②更衣

図7　パンツ・ズボン・靴下の脱着（座位）

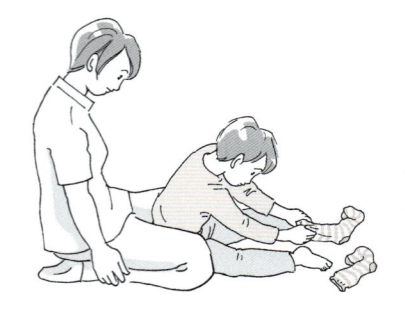

方法：介助者の両足の間で骨盤をサポートする。
結果：両手でズボンを操作しやすくなった。

③お風呂に入る

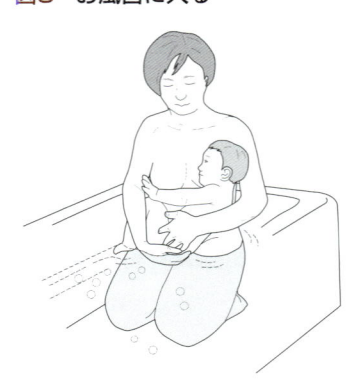

図8　お風呂に入る

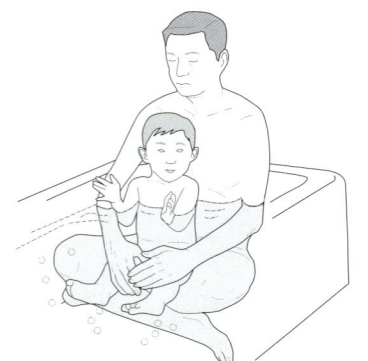

a　反り返りが強い場合　　　b　痙直型脳性麻痺児　　　c　アテトーゼ型脳性麻痺児

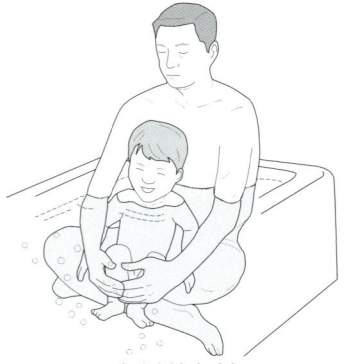

a→方法：全身を屈曲させるように丸く抱く。結果：全身の緊張が抑制されて，リラックスして上肢が動かしやすくなる。
b→方法：両股関節を外転させて子どもの骨盤を保持する。結果：座位が安定するのでさらに両手が使いやすくなる。
c→方法：四肢をできるだけ体の正中線上でサポートするか，子どもの腕を父親の腕と大腿部で軽くとめる。結果：筋緊張の動揺が抑制されて，随意性が出やすくなる。

④遊び

図9 遊び

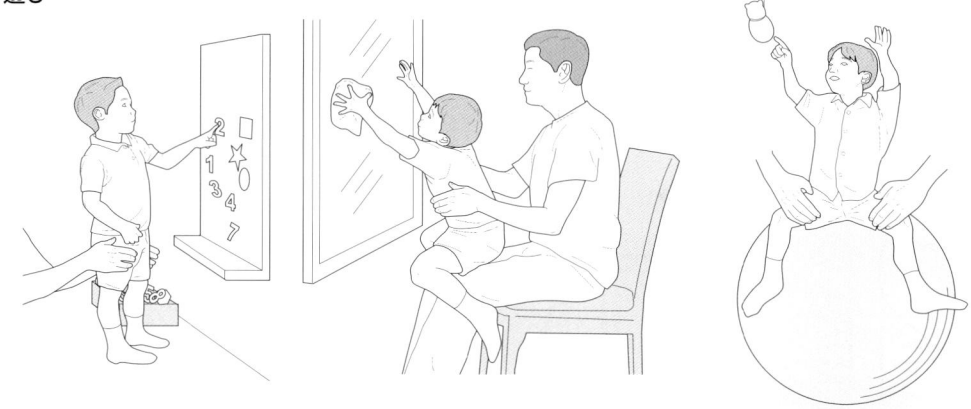

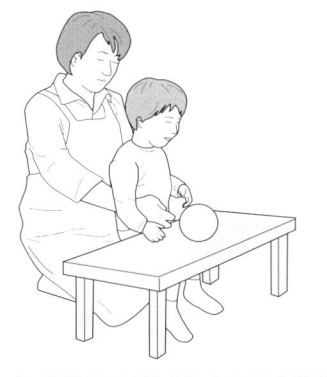

a 足底への体重負荷
b, c バランス反応が促通されながらの遊び
d 座位の安定を得たなかでの遊び 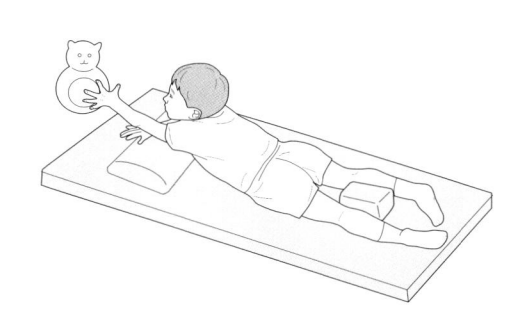
e 下肢の内転を抑制したなかでの遊び

⑤抱っこ

図10 抱っこ

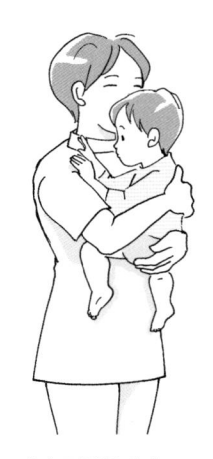

a 痙直型脳性麻痺
全体に包み込むような抱っこ．股関節の内転が強い場合は外転位にする。

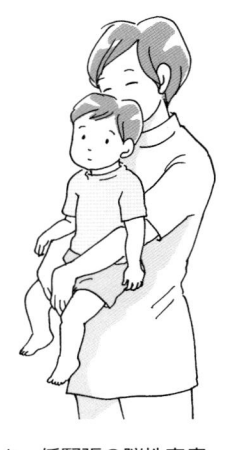

b 低緊張の脳性麻痺
頭部のコントロールがある場合は，できるだけ自分で体を保持するチャンスをつくるように抱っこをする。

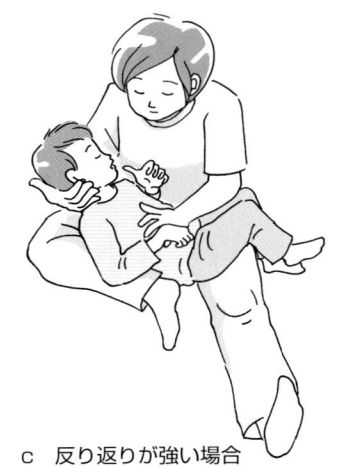

c 反り返りが強い場合
ゆっくりと優しく胸部に手をあてながら股関節と上体を屈曲させる。

各領域の治療

●道具を利用した姿勢コントロールと日常生活活動遂行

図11 道具を利用した姿勢コントロールと衣服の脱着

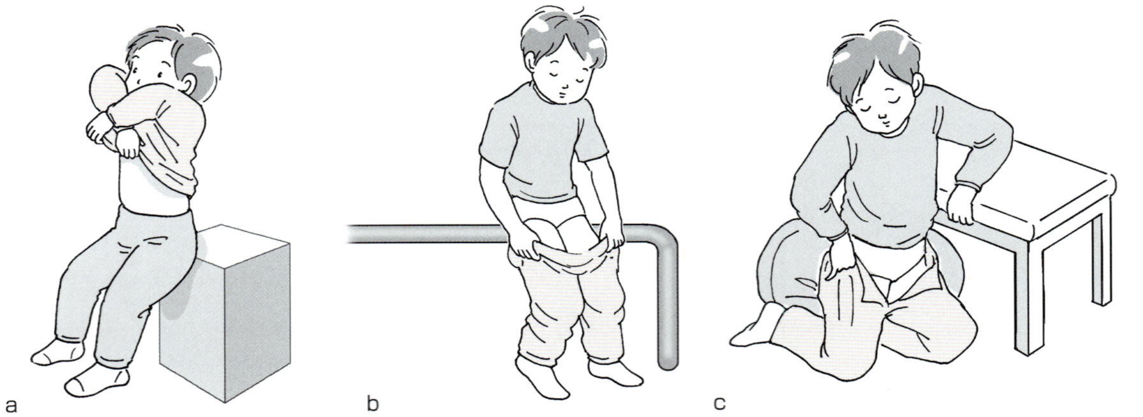

a 殿部にいすをあてて立位保持を促す。

b 手すりなどにもたれることで両手を使用することができる。

c クッションを殿部にあてて片肘をテーブルについて，片手をより動かしやすくする。

●地域生活（学校・保育園）での作業遂行の援助と支援

- 日常生活での作業遂行と同じく，表1に沿って動きやすい体と楽しく課題の遂行ができるように工夫をする。工夫のポイントは①ハンドリングによる姿勢・運動のコントロールと，②身近な道具を利用してさらに姿勢のコントロールを補助する。

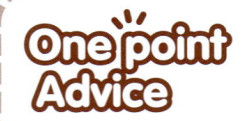

One point Advice

重症心身障害の治療について
①姿勢・運動の評価については，脳性麻痺の特徴と同じである。
②しかし，重度な麻痺による自発運動の制限からくる変形拘縮予防に対する管理が重要である。
③重度の知的障害による自発性の乏しさにより変形拘縮は加速される。
④摂食障害による嚥下障害は誤嚥へとつながるため早期からの摂食指導と医療管理との連携が重要である。
⑤身体の制限が重くても，意思伝達能力や代償手段に作業療法が関与することは重要である。

31 各領域の治療／運動発達系
二分脊椎症

Point!

■作業療法 ☞ ①乳児期
　　　　　　　　②幼児期
　　　　　　　　③学童期

※「二分脊椎症」の評価についてはp.380参照。

作業療法

表1　ライフステージに沿った作業療法

乳児期	育児場面での自動運動の促通
	養育者への療育支援
幼児期	基本的生活日常活動，お手伝い，役割活動の推進と支援
	遊びを通じての姿勢コントロール（図1）
	上肢筋力の増強
	学習の基礎となる感覚-認知機能の促進（図2）
	排泄ケアの自立の準備（図3）
	保育所，幼稚園での活動遂行，参加への支援と連携
学童期	学習課題に応じたスキルを促す（図4）
	排泄ケアの自立と心理的サポート（図5）
	学校との連携

図1　あそびを通しての姿勢コントロールによる上肢，体幹筋力の増強

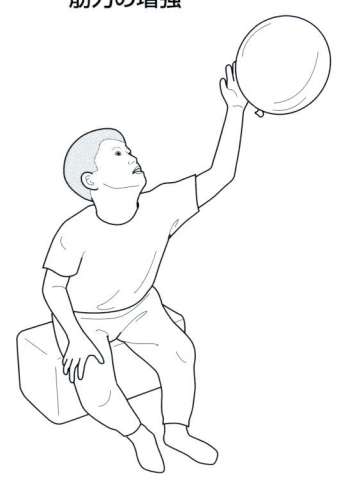

セラピストはボールの方向を調整し，児は座位のバランスを保ちながらボールへのリーチを行うことで姿勢コントロールと体幹筋力と上肢筋力の増強を行う。

図2　学習の基礎となるスキルの指導

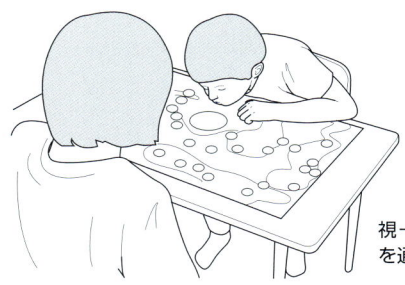

視－知覚機能の発達の遅れに対してゲームを通して形の弁別能力を促す。

図3　就学前の自己導尿指導

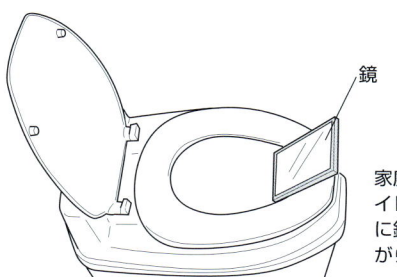

鏡

家庭のトイレが和式の場合，ポータブルトイレでの自己導尿の練習を開始。図のように鏡を利用して片手で，導尿口を確認しながらもう一側でカテーテルを挿入する。

補足

- 水頭症を合併している場合は，シャントの管理方法について理解をする。

図4　学習課題に応じたスキルを促す

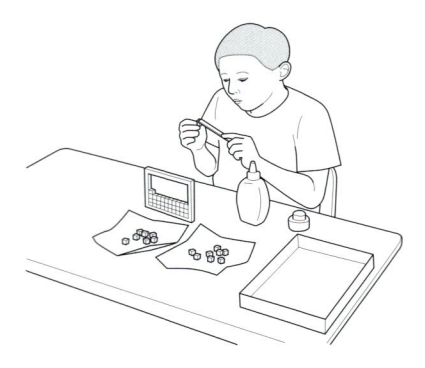

学童期の各学年で課題とされている工作活動などを先取りしてそのスキルを促し，学校での適応力を高める。

図5　外出用車いす上での自己導尿のための工夫

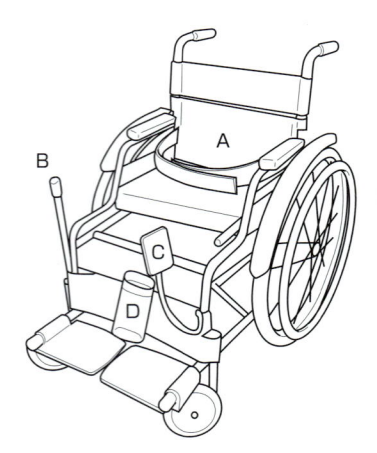

A：カテーテル挿入時の前方への転倒防止
B：股関節屈曲，外転，外旋位保持（フロントパイプ・アームパイプ）
C：視覚による陰部の確認用可動性鏡
D：取り外し可能な収尿器

補足

- 水頭症が合併していなくても，知覚－運動障害が認められる場合もあるので，早期から発達検査を実施し臨床像を把握する。姿勢のコントロール，運動企画，身体の左右を協調的に動かす能力，視－知覚認知能力の向上にむけて関わりが必要である。

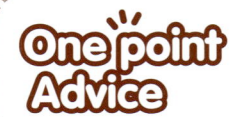

One point Advice

- 『理学療法士・作業療法士 ブルー・ノート 基礎編 2nd edition』p.492の「表1　二分脊椎の障害レベルと拘縮，歩行能力」を学習しよう。

32 各領域の治療／呼吸・循環系
呼吸器疾患・循環器疾患

> **Point!**
> 呼吸器疾患のリハビリテーション
> ■胸郭可動域訓練，呼吸筋リラクセーション
> ■気道クリアランス法
> ■呼吸筋トレーニング
> ■運動療法
> ■ADL訓練
> 循環器疾患のリハビリテーション
> ■心不全に対する運動療法の効果

※「慢性閉塞性疾患」の評価については p.382～384，「虚血性心疾患」の評価についてはp.385～386参照。

呼吸器疾患リハビリテーション

胸郭可動域訓練・呼吸筋リラクセーション

- 胸郭を構成する関節の可動性およびアライメントを改善することにより肺活量，1回換気量，呼吸運動に対するエネルギー効率の改善などが期待できる。
- **胸郭を構成する関節**：椎間関節，肋椎関節，胸肋関節。
- **方法**：肋間筋ストレッチ，体幹筋ストレッチ，姿勢調節，各関節に対するモビライゼーションなど。

●呼吸筋リラクセーション
- 呼吸器疾患の患者では呼吸補助筋などの過使用により効率的な呼吸筋の収縮が阻害される。
- また，これらの筋の過緊張はアライメントの崩れや胸郭の可動性低下をもたらす。呼吸筋リラクセーションによりこれらの改善が期待できる。
- **方法**：呼吸補助筋のストレッチ，マイオセラピーなど。

気道クリアランス法

- 気道内の痰や異物を除去する。さまざまな方法があり，組み合わせて実施される。
  ①**吸入療法**：気管支拡張や加湿により喀痰を促す。
  ②**体位排痰法**：重力により末梢の痰や異物を中枢に移動する。
  ③**呼吸介助**：squeezingなどの手技により空気の力で末梢の痰や異物を中枢に移動する。
  ④**咳嗽・ハフィング**：中枢に移動した痰や異物を排出する。咳嗽は刺激→深い吸気→圧縮→呼出の相が1.2秒ほどの短いスパンで起こり気道内異物を除去する。こうち圧縮の相を省いたものがハフィング。
  ⑤**排痰を促す機器**：呼気時に陽圧と振動加えるなどして排痰を促すフラッターなどの機器もある。

呼吸筋トレーニング

- 呼気筋のトレーニングと吸気筋のトレーニングに分かれる。器具を使い吸気時もしくは呼気時に抵抗を加えて強化を図る。

運動療法

- 呼吸困難感，パルスオキシメーター，呼吸状態などをモニタリングしながら実施する。必要に応じて酸素療法を併用する。

ADL訓練

①**呼吸法指導**：口すぼめ呼吸，腹式呼吸など。
②ADL訓練のポイント。

表1　ADL訓練のポイント

方法	理由	具体的活動例
動作速度を調整する	単位時間あたりの仕事量を減らす	洗体動作，掃除機がけなどの上肢の操作
活動の途中で適切な休憩をとる	一定の時間を要する活動における連続する心肺の負担を軽減する	入浴時の一連の動作，炊事
動作方法を修正する	呼吸困難感を誘発しやすい動作を回避し，効率的な動作方法を習得する	靴下の着脱を立膝ではなく，組み足で行い，腹部の圧迫を避ける
呼吸に合わせながらの動作を実施する	呼吸のリズムの維持による換気の効率化	洗体動作，排便
動作の簡略化を図る	消費エネルギーの節約	ズボンと下着を一度に脱ぐ
環境を整備する	消費エネルギーの節約	シャワーチェアやベッドの導入，家事の際にいすを使う
どれくらいの休憩で安静時の状態まで戻るかを確認する	適切な休憩時期の指標とする	入浴や家事などの一定時間を必要とする活動で検討する
ADL訓練の結果をフィードバックする	ADL訓練による呼吸困難感やSpO₂，HRの値の改善を正しく認識して，自己管理ができるようにする	ADL訓練を行った活動

※上記のポイントは個々に独立したものではなく，いくつかを組み合わせて実施することが重要である。
(日本作業療法士協会 監：作業療法学全書 第4巻 作業治療学1 身体障害，p.276，第3版，協同医書出版社，2008.より引用)

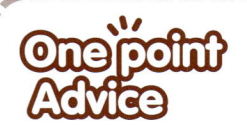

One point Advice

- 呼吸困難(感)や低酸素状態を我慢させて運動することでリハビリテーション効果を得ようとするのは間違いであり，適切な酸素吸入の下にリハビリテーションを実施する。このようなリハビリテーションは患者に負担となるだけでなく，患者の代謝システムにも影響を与える。特に慢性呼吸不全患者ではType Ⅱ bやType Ⅱ cの筋線維の割合が大きくエネルギー効率が悪く，低酸素下での運動負荷はこのような状態を悪化させる場合がある。

循環器疾患リハビリテーション

心不全に対する運動療法の効果

表2 心不全に対する運動療法の効果

1) 運動耐容能:改善
2) 心臓への効果
   a) 左室機能:安静時左室駆出率不変または軽度改善,運動時心拍出量増加反応改善,左室拡張早期機能改善
   c) 冠循環:冠動脈内皮機能改善,運動時心筋灌流改善,冠側副血行路増加
   d) 左室リモデリング:悪化させない(むしろ抑制),BNP低下
3) 末梢効果
   a) 骨格筋:筋量増加,筋力増加,好気的代謝改善,抗酸化酵素発現増加
   b) 呼吸筋:機能改善
   c) 血管内皮:内皮依存性血管拡張反応改善,一酸化窒素合成酵素(eNOS)発現増加
4) 神経体液因子
   a) 自律神経機能:交感神経活性抑制,副交感神経活性増大,心拍変動改善
   b) 換気応答:改善,呼吸中枢CO_2感受性改善
   c) 炎症マーカー:炎症性サイトカイン(TNFα)低下,CRP低下
5) QOL:健康関連QOL改善
6) 長期予後:心不全入院減少,無事故生存率改善,総死亡率低下(メタアナリシス)

(循環器病の診断と治療に関するガイドライン.心血管疾患におけるリハビリテーションに関するガイドライン(2007年改訂版)(http://www.j-circ.or.jp/guideline/pdf/JCS2007_nohara_h.pdf)(2013年1月閲覧)より引用)

心不全の運動療法における運動処方

表3 心不全の運動療法における運動処方

運動の種類	・歩行(初期は屋内監視下),自転車エルゴメータ,軽いエアロビクス体操,低強度レジスタンス運動 ・心不全患者には,ジョギング,水泳,激しいエアロビクスダンスは推奨されない。
運動強度	【開始初期】 ・屋内歩行50〜80m/分×5〜10分間または自転車エルゴメータ10〜20W×5〜10分間程度から開始する。 ・自覚症状や身体所見をめやすにして1カ月程度をかけて時間と強度を徐々に増量する。 ・簡便法として,安静時HR+30拍/分(β遮断薬投与例では安静時HR+20拍/分)を目標HRとする方法もある。 【安定期到達目標】 a)最高酸素摂取量(Peak $\dot{V}O_2$)の40〜60%のレベルまたは嫌気性代謝閾値(AT)レベルのHR b)心拍数予備能(HR reserve)の30〜50%,または最大HRの50〜70% ・Karvonenの式([最高HR−安静時HR]×k+安静時HR)において, 軽症(NYHA I 〜 II)ではk=0.4〜0.5,中等症〜重症(NYHA III)ではk=0.3〜0.4 c)自覚的運動強度(RPEまたはBorg指数):11("楽である")〜13("ややきつい")のレベル
運動持続時間	・1回5〜10分×1日2回程度から開始,1日30〜60分(1回20〜30分×1日2回)まで徐々に増加させる。
頻度	・週3〜5回(重症例では週3回,軽症例では週5回まで増加させてもよい) ・週2〜3回程度,低強度レジスタンス運動を併用してもよい。
注意事項	・開始初期1カ月間は特に低強度とし,心不全の増悪に注意する。 ・原則として開始初期は監視型,安定期では監視型と非監視型(在宅運動療法)との併用とする。 ・経過中は,常に自覚症状,体重,血中BNPの変化に留意する。

(循環器病の診断と治療に関するガイドライン.心血管疾患におけるリハビリテーションに関するガイドライン(2007年改訂版)(http://www.j-circ.or.jp/guideline/pdf/JCS2007_nohara_h.pdf)(2013年1月閲覧)より引用)

33 各領域の治療／代謝系
糖尿病

Point!
糖尿病のリハビリテーション
- 血糖コントロール指標
- 糖尿病三大合併症と運動の適否
- 運動療法
- 日常生活コーディネート

※「糖尿病」の評価についてはp.387～388参照。

血糖コントロール指標（図1），糖尿病三大合併症と運動の適否（表1）

図1 血糖コントロール指標

指標	優	良	可（不十分）	可（不良）	不可
HbA1c値(%)	5.8未満	5.8～6.5未満	6.5～7.0未満	7.0～8.0未満	8.0以上
空腹時血糖値(mg/dl)	80～110未満	110～130未満	130～160未満		160以上
食後2時間血糖値(mg/dl)	80～140未満	140～180未満	180～220未満		220以上

（日本糖尿病学会：科学的根拠に基づく糖尿病診療ガイドライン，南江堂，2004. より引用）

表1 糖尿病三大合併症と運動の可否

①糖尿病網膜症		
単純網膜症		強度の運動処方は行わない
前増殖網膜症		眼科的治療を受け安定した状態でのみ歩行程度の運動可
増殖網膜症		ADL能力維持のための運動処方と安全管理が必要（眼底出血直後の急性期には安静を保つ）
いずれの病期もバルサルバ型運動（息をこらえて力む運動）は行わない		
②糖尿病腎症		
第1期（腎症前期）	糸球体濾過量の上昇	原則として運動療法を行ってよい
第2期（早期腎症期）	尿中微量アルブミンの増加	長期的評価はないが，激しい運動で尿蛋白陽性となる場合，その運動は控える
第3期-A（顕性腎症前期）	尿蛋白陽性（1日尿蛋白0.5～1g）	中等度までの運動は可
第3期-B（顕性腎症後期）	1日尿蛋白1g以上（血清クレアチニン正常）	体力を維持する程度の運動とする
第4期（腎不全期）	血清クレアチニン上昇	ADL能力維持のための運動処方とする。散歩は可
③糖尿病神経障害（特に下肢に多い）		
知覚障害	触覚・痛覚・振動覚の低下	足の壊疽に注意 水泳，自転車の運動がよい
自律神経障害	起立性低血圧 心拍数の呼吸性変動の減少または消失	ADL能力維持のための運動処方と安全管理が必要

（日本糖尿病療養指導士認定機構 編：日本糖尿病療養指導士受験ガイドブック2007，メディカルレビュー社，2007. より引用）

運動療法

●運動の効果
- **急性効果**：糖・脂肪酸の利用促進，エネルギー消費増大，インスリン感受性の亢進（運動後も2〜3日持続して亢進）。
- **慢性効果**：筋の量的変化による基礎代謝向上，インスリン感受性の改善，脂質代謝改善。

●方法
- **有酸素運動**（おもにインスリン感受性の改善）：中等度の運動を20分〜30分，3回／週以上行う。歩行，ジョギング，自転車など。
- **レジスタンストレーニング**（おもに基礎代謝向上）：スクワット，ダンベル体操など。

●運動中の注意事項
- 上記の三大合併症以外にも高血糖・ケトアシドーシス，低血糖などのリスクに注意する。

生活コーディネート

●運動の促進
- 「METs」や「健康づくりのための運動指針2006」を利用し日常生活上での活動量を促進する。
- 「健康づくりのための運動指針2006」では，「エクササイズ(Ex)」という単位を用いる。
- 「エクササイズ(Ex)」の計算式：1 EX＝METs×時間(h)
    - ⇒ 例①：3METsの運動×1時間＝3 Ex
    - 例②：3METsの運動×20分＝1 Ex
- 「エクササイズ(Ex)」とエネルギー消費量：
  エネルギー消費量(kcal)＝1.05×エクササイズ×体重

体重(kg)	40	50	60	70	80	90
エネルギー消費量(kcal)	42	53	63	74	84	95

- 「健康づくりのための運動指針2006」では23Exを推奨。糖尿病・脂質代謝異常の場合は上記を踏まえ，状態・個人に合わせ活用する。
- 日常生活におけるエネルギー消費量(METs)は，「呼吸・循環・代謝系」の項の表4(p.431)を参照。

●その他
- その他の指導法として，①食事(栄養)指導，②禁煙指導，③フットケア・口腔ケア指導，④低血糖に対する生活指導，⑤ストレスコーピング指導が挙げられる。

34 各領域の治療／感覚器系
視覚障害

Point!
- 視覚障害と障害等級
- 視覚障害者に対するリハビリテーション

※「視覚障害」の評価についてはp.391参照。

視覚障害と障害等級（表1）

表1　視覚障害等級

1級	2級	3級	4級	5級	6級
両眼の視力の和が0.01以下のもの	①両眼の視力の和が0.02以上0.04以下のもの ②両眼の視野がそれぞれ10度以内でかつ両眼による視野について視能率による損失率が95%以上のもの	①両眼の視力の和が0.05以上0.08以下のもの ②両眼の視野がそれぞれ10度以内でかつ両眼による視野について視能率による損失率が90%以上のもの	①両眼の視力の和が0.09以上0.12以下のもの ②両眼の視野がそれぞれ10度以内のもの	①両眼の視力の和が0.13以上0.2以下のもの ②両眼による視野の1/2以上が欠けているもの	一眼の視力が0.02以下、他眼の視力が0.6以下のもので、両眼の視力の和が0.2を超えるもの

視覚障害者に対するリハビリテーション

①**基本動作・能力訓練**：触覚，聴覚，運動・位置覚などの感覚を使用した動作・機能訓練。
②**歩行訓練**：防御姿勢，誘導歩行，つたい歩き，白杖使用など。
③**日常生活訓練**：日常生活および関連活動への適応，交通機関の利用など。
④**環境調整**：各種福祉用具に関する助言，住宅改修など（表1，2）。
⑤**心理的ケア**：家族などの人的環境整備も含む。
⑥**生きがいの発掘**
⑦**失明予防**：早期発見，糖尿病など原因疾患に対する運動療法など。

表2　視覚障害の対策例

不自由・障害	解決策（例）
歩行	・白杖歩行 ・盲導犬の使用 ・ガイドヘルパーの援助
文字の読み書き	・音声パソコン ・拡大鏡（ルーペなど） ・拡大読書器 ・点字
身辺処理・家事動作	・電磁調理器 ・定量ポット
就業	・職業訓練

（山田幸男 ほか：Question 医師の立場から，中途失明者との関わりは？ 医師の立場から，中途失明者との関わりについて教えてください．Q&Aでわかる肥満と糖尿病，Vol.6(2)：253-254，2007．より引用）

35 摂食・嚥下障害

各領域の治療／その他の疾患・障害

Point!

- 直接嚥下訓練 ☞ 食物などを用いて行う訓練
- 間接嚥下訓練 ☞ 嚥下の諸機能に対する食物を用いない訓練
- 吸引について

※「摂食・嚥下障害」の評価については p.393〜396参照。

直接嚥下訓練（食物などを用いて行う訓練）

- 誤嚥等のリスクを最小限に抑え，嚥下状態に合わせ調整をして行う直接嚥下訓練は最も有効である。
- 直接嚥下訓練の開始，条件の変更，中止の基準（表1）を明確にして段階的に進める。

表1　摂食訓練開始基準

摂食訓練開始基準	意識清明，全身状態安定，口腔内汚染なし 安全な摂食条件設定可能*
アップ基準	30分以内に7割以上の摂食量を3日間（3〜9食）連続して摂取かつ，誤嚥徴候（発熱，痰増量，呼吸数，パルスオキシメータ異常）なし
中止基準	嚥下不能，誤嚥が明らかな場合，誤嚥性肺炎の徴候，発症
アップしない基準	食事時間，摂食量が基準を満たさないとき
ダウン基準	食事時間が30分以上かかって5割以下の場合，咽頭残留・誤嚥症状　摂食形態を一段落戻す

（千野直一，安藤徳彦 編集主幹：リハビリテーションMOOK12 言語障害・摂食嚥下障害とリハビリテーション，p.105, 金原出版, 2005. より引用）

*臨床評価，スクリーニング検査に加え，嚥下造影，嚥下内視鏡検査などで決定する。

●姿勢の調整（嚥下状態に合わせて姿勢を調節する）

①誤嚥しにくいとされる姿勢

- ベッド上ギャッチアップ30°姿位，頭部は水平に向けた姿勢。
- 口腔から見て気道より後方にある食道に入りやすく，身体垂直方向への食物通過速度を抑える。
- 主に咽頭期の障害などに適応し，状態に合わせ角度を変えていく。
- 口腔内保持に障害がある場合や逆流性誤嚥がある場合は，適応でない場合もある。

図1　直立座位とギャッチアップ30°姿位

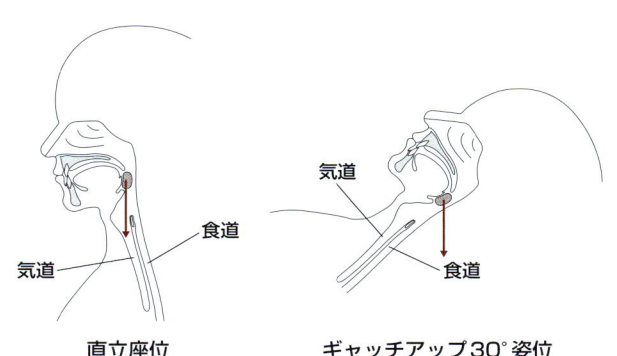

直立座位　　ギャッチアップ30°姿位

②安楽な姿勢保持

- 体幹・頸部の過度の緊張は，嚥下運動を阻害したり疲労を招いたりしやすいため，疲労しにくいシーティングやテーブルの高さ，滑りにくい食器，持ちやすい箸，スプーンなどについても調整する。

●嚥下方法の調整

- 嚥下方法も状態に合わせて調整する。口腔ケアは口腔内細菌や残渣物の肺への流入を予防するため直接嚥下前後に実施する。

表2 主な嚥下方法

	方法	備考
摂食ペース調整	食べるペースを調整する。多くの場合，ペースをダウンする	1回の嚥下量の適正化
一口量調整	一口量を調整する。スプーンの大きさの工夫など	多すぎても誤嚥しやすいが，少なすぎても嚥下刺激が不足する
嚥下の意識化	意識しながら嚥下する	意識化することで嚥下運動を高める
交互嚥下	個体と液体を交互に嚥下する	残留食塊を除去しやすくなる
複数回嚥下	複数回嚥下する	口腔・咽頭部の残留物を除去する
横向き嚥下	片麻痺などで麻痺側に頸部を回旋する	非麻痺側を通過しやすくなり，咽頭壁の蠕動運動が強くなる。非麻痺側の食道開口部も開きやすくなる
うなずき嚥下	うなずきながら嚥下する	咽頭残留の除去。咽頭への食物送り込み補助

●嚥下食の調整（表3）

表3 嚥下しやすい・しにくい食物

①嚥下しやすい食物	②嚥下しにくい食物
・密度が均一である。 ・適当な粘度があってばらばらになりにくい。 ・口腔や咽頭を通過するときに変形しやすい。 ・べたついていない。	・密度が一定でない。 ・硬すぎて噛み砕けない。 ・さらさらし過ぎる。 ・変形しにくい。 ・べたつく。

(千野直一，安藤徳彦 編集主幹：リハビリテーションMOOK12 言語障害・摂食嚥下障害とリハビリテーション，p.99，金原出版，2005．より引用)

- 表3の特徴を踏まえ，状態に合わせ嚥下しやすい食物形態を工夫する。
  - ⇒ 増粘剤の使用，ゼリー，ペースト，食材の工夫など。

間接嚥下訓練（嚥下の諸機能に対する食物を用いない訓練）(表4)

表4 間接嚥下訓練

	方法	備考
頭部挙上訓練（シャキア訓練）	腹臥位で頭部を挙上する訓練	舌骨上筋群，喉頭挙上筋群の筋力強化により喉頭の運動を改善，食道開口部を開きやすくする
メンデルゾーン手技	下顎を固定して舌を硬口蓋の後方に押し付けるようにして甲状軟骨を上昇した位置に保つ	喉頭を挙上位に保つことで食道開口部が開きやすくなる
氷なめ	小さい氷片をなめさせて嚥下させる	温度刺激と少量の水の嚥下による嚥下促通
アイスマッサージ	口蓋や咽頭部の嚥下反射促通部位などを冷水に浸した綿棒で刺激する	嚥下反射を誘発させる
バルーン法	バルーンつきの管を使用し食道開口部の通過改善を図る	食道開口部の開大不全を機械的拡張する
舌突出嚥下訓練	舌を前に突き出して空嚥下をする	**舌を出すと舌根部が前方に移動し，その状態で嚥下を行うと咽頭後壁の運動が代償的に強化される**
ブローイング	コップに入れた水をストローで泡立つように吹く。ろうそくやティッシュペーパーを吹く場合もある	鼻咽腔閉鎖に関わる神経・筋群の機能改善を図る
嚥下筋・頸部周囲筋のリラクセーション	嚥下筋や頸部周囲の筋のストレッチなど	嚥下に関する筋，軟部組織の効率的に運動を促す
電気刺激療法	舌骨上筋群を電気刺激する	治療的電気刺激（TES）と機能的電気刺激（FES）があるTESは電気刺激により筋のトレーニングを図るFESは嚥下時，電気刺激により筋を収縮させ嚥下機能再建を図る

One point Advice

- 摂食・嚥下障害に対するリハビリテーションにおいても通常のリハビリテーションと同様に訓練時間だけの効果を期待するのでなく，食事を含む日常生活が嚥下機能に与える影響が大きいことを念頭に置く。
- 口腔・咽頭などは食事だけでなく呼吸，発声も同時に司る器官であり，日常からこれらの機能が使われるよう環境設定をする。また，嚥下機能や咳嗽機能は全身の筋力や機能にも影響を受けるので全身のコンディショニングを意識する。
- また，服薬時の嚥下状況の評価や介入は重要である。一般的に粉末状のものや錠剤などを液体と混ぜて服薬する場合が多く，このような形態は誤嚥しやすく，口腔内に残留している場合もあり，薬効の意味からも重要である。食事時だけでなく服薬時の薬物形態や姿勢などについても医師と相談する。また，薬物を食事などに混ぜてしまう場合があるが，味覚も大切な嚥下促通の要因であることを忘れないようにする。

口腔・鼻腔吸引について

- 口腔・鼻腔（上気道）の吸引と下気道（声門より末梢の気道）の吸引では清潔・不潔に関する扱いや，消毒手技などまったく異なるので注意を要する。
- ●適応[1]
- 適応：人口気道を用いている患者もしくは患者自身によって効果的な喀痰ができない場合。
- 適応となる状態：患者自身の咳嗽，呼吸理学療法や加湿加温療法等の侵襲性の少ない方法を実施したにもかかわらず気道内分泌物の喀出が困難であり気道内分泌物が存在すると評価された場合。

●吸引に必要な物品
①吸引器
②吸引カテーテル
③ディスポーザル手袋
④滅菌精製水または水道水カップ
⑤アルコール綿
※その他：安全対策のためのモニタリング機器や感染予防のためのマスク，ゴーグルなどもあれば用意する。

図2 吸引で用いる器具

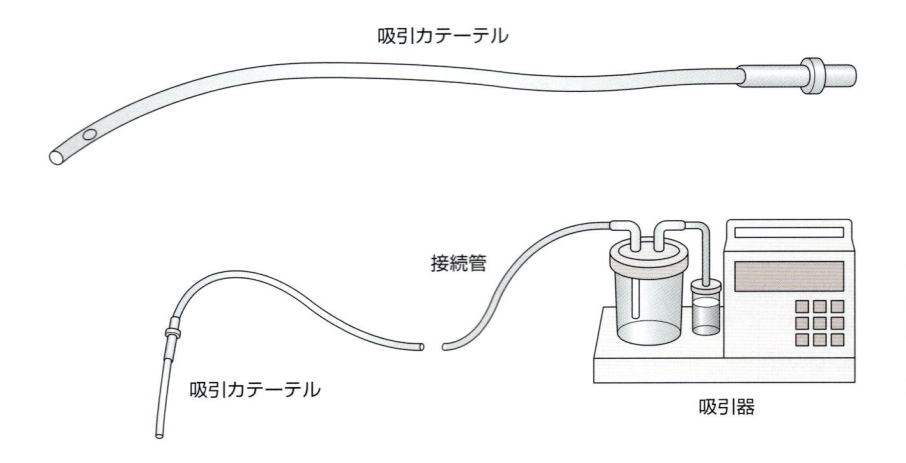

（厚生労働省：介護職員等によるたんの吸引等（特定の者対象）研修の指導者用マニュアル．より引用）

●実施手順例
- 以下は基本的な手順例のみ列挙。詳細は成書を参照。
  ①手洗いを実施し，両手にゴム手袋をする。
  ②吸引用ゴム管の接続部に，利き手で吸引用カテーテルを接続する。
  ③吸引用カテーテルの接続部を折り曲げ，吸引圧を調節する。
  ④吸引カテーテル接続部を非利き手の母指で押さえて吸引圧がかからないようにし，口腔・鼻腔内に挿入する。
  ⑤咽頭部まで挿入したら吸引しながら引き上げていく。
  ⑥使用後吸引カテーテルは付着した分泌物をアルコール綿でふき取り，吸引カテーテル内に水道水を通す。
  ⑦再吸引が必要なときは，対象者の呼吸状態が整ってから実施する。
  ⑧吸引器の吸引圧を下げる。
  ⑨終了時，対象者に終了を伝え，呼吸状態，バイタルサイン，分泌物の性状（粘稠度や色など）や量などを確認（報告・記録）する。

●注意事項
- 事前に対象者または家族の了解を得る。
- 手袋装着後，利き手は吸引カテーテル以外には触れないようにする。
- また，袋から取り出した吸引前吸引カテーテルも周囲のものに触れないようにする。
- 吸引圧は20kPa(＝150mmHg)以下に調整する。
- 吸引カテーテル進入時は陰圧をかけず，引き上げながら吸引する。
- 再吸引時は付着した分泌物をアルコール綿でふき取ったアルコール分を洗い落とすために，吸引カテーテル全体を水道水の入ったコップなどに浸す。
- 使用後吸引カテーテルは，分泌物を十分にアルコール綿でふき取り，水道水または消毒液の入ったコップなどに浸して保管。ディスポーザブル(使い捨て)が望ましい。

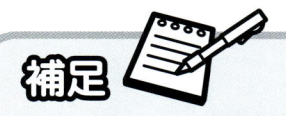

補足

気管カニューレからの吸引
- 気管カニューレ内の吸引に留め，気管カニューレ末端より吸引カニューレが出ないようにする。
- また，口腔や鼻腔の吸引に使用した気管カニューレを使いまわさず，滅菌された物を使用する。

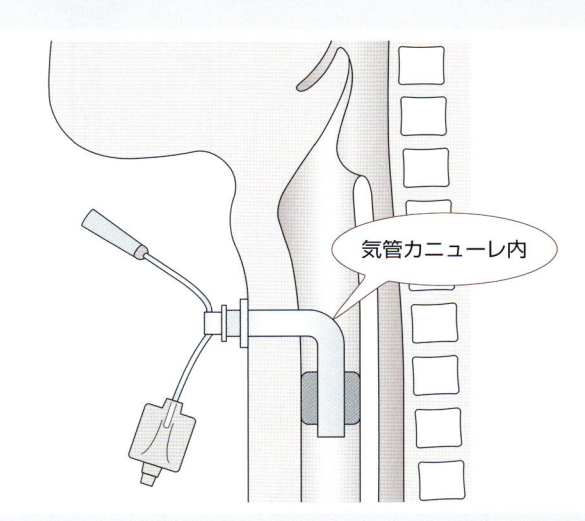

(厚生労働省：介護職員等によるたんの吸引等(特定の者対象)研修の指導者用マニュアル．より引用)

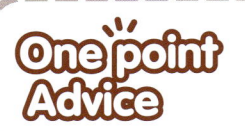

One point Advice

- 平成22年厚生労働省医政局長より作業療法士による吸引行為を合法化する通知が出されたが，あくまでも作業療法に伴い必要に応じて許可された行為であり，吸引行為はリスクの高い医療行為であることも踏まえ，対象，条件，どこまでの吸引を実施するか，など吸引行為に関するルールを施設全体で取り決めておく。

【引用・参考文献】
1) 日本呼吸療法医学会：気管吸引のガイドライン，2007．

36 各領域の治療／その他の疾患・障害
排尿障害（排尿管理法）

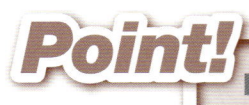

> **Point!**
> ■ 排尿膀胱留置カテーテル法と間欠導尿カテーテル法
> ■ 経皮的膀胱瘻

※「排尿障害」の評価については p.397 参照。

膀胱留置カテーテル法

- 何らかの理由で排尿コントロールが難しい患者に対して，経尿道的に膀胱内カテーテルを留置しカテーテルを介して排尿を促す方法。

図1　膀胱留置カテーテルのイメージ

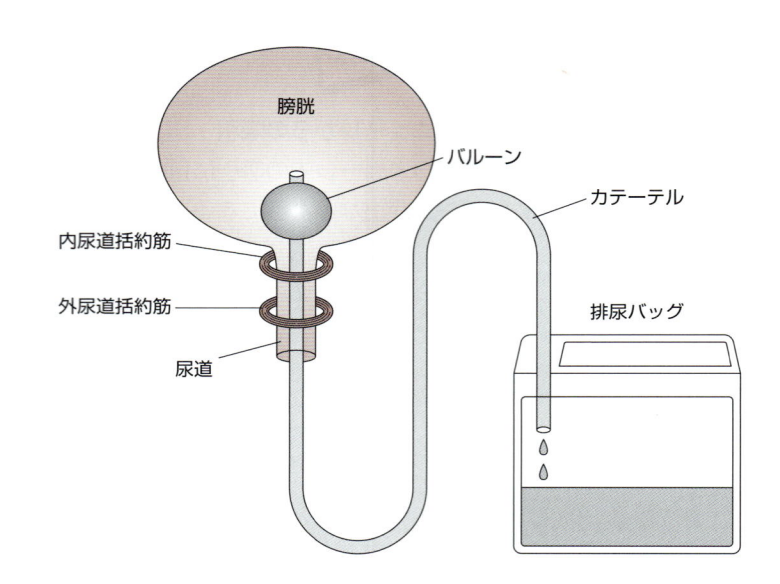

●特徴
- 尿道や膀胱内に留置し持続的に導尿。
- 素材：天然ゴムラテックスおよびシリコン製が多い。
- 交換時期：天然ゴムラテックス約1週間，シリコン製で約2〜4週間。

●注意事項
- 感染などの観点から膀胱留置カテーテルはできる限り避けることが望ましいが，介護負担も念頭に対応を考える。

●リハビリテーション
- 排尿コントロール不能な要因（心身機能だけでなく環境要因なども含め）に対するアプローチ，自己導尿など他の方法の提案・訓練などを行い，可能であれば離脱を促す。

間欠導尿カテーテル法

●特徴
- 対象者もしくは介護者が1日に数回カテーテルを尿道から入れて尿を出す方法。
- 導尿の度にある程度の細菌が膀胱に入るが残尿を無くすことにより感染の可能性は低下する。

●注意事項
- 1日に数回の出し入れをするため，操作における清潔保持に努め，尿道の創傷を防ぐため潤滑油などを用いる。脊髄損傷の場合は，叩打法や圧迫法と組み合せて実施する。

●リハビリテーション
- できるだけ早期から対象者もしくは家族が間欠導尿カテーテル法をできるよう指導する。

経皮的膀胱瘻

●特徴
- 下腹部から経皮的に直接膀胱に穴をあけカテーテルを入れる方法。
- 前立腺炎や尿道合併症を防ぐことができる。膀胱留置カテーテル法よりも感染症は少ない。

●注意事項
- 膀胱炎などの感染症のリスクは避けられない。

●リハビリテーション
- 入浴時など生活上での膀胱瘻の管理指導，またはスポーツ時などの指導。

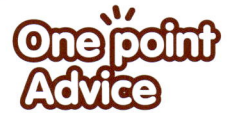

> **One point Advice**
>
> - 排尿障害は脳卒中に合併することも多く，疾患そのものによる影響だけでなくカテーテルやオムツを長期使用することでの廃用や脱感作などの影響を受け尿意が減弱・消失すること忘れてはならない。可能な限り早期より自立させることが望ましく患者の生活スタイルや移動能力を鑑みコーディネートする。

37 褥瘡

各領域の治療／その他の疾患・障害

> **Point!**
> ■褥瘡予防のための生活指導

※「褥瘡」の評価については p.398参照。

褥瘡予防のための生活指導

●皮膚の観察と清潔
- 対象者自身や介護者に褥瘡のできやすい場所を知ってもらい，いつも観察する習慣をつけてもらう。また，皮膚は清潔に保つよう指導する。

●除圧と体位変換
- 一般に臥位であれば2時間おきの体位変換，座位であれば20〜30分おきの除圧が必要とされる。
- また，体位変換時は衣服のしわや褥瘡部に"ずれ"の力がかからないように気をつける。特にベッドのギャッチアップ時は背中などにずれが起こりやすいため背抜き・足抜きをする。

●姿勢保持
- 座位姿勢が長時間にわたる対象者の場合は，除圧方法や頻度について確認しておく。
- また，必要に応じてマットなどの体圧分散用具を使用する。ただし，体圧分散用具はあくまでも補助具であり，これだけで完全に褥瘡が防げるわけではないことを念頭に置く。

表1 体圧分散用具の種類

分類	長所	短所
エアマット	・個々に応じた体圧調整ができる ・セル構造が多層のものは低圧保持できる	・自力体位変換時に必要な支持力,安定感が得にくい ・鋭利なものでパンクしやすい ・付属ポンプのモーターの音が騒音になる場合がある ・付属ポンプフィルターの定期的な保守点検が必要,付属ポンプの稼働に動力を要する ・圧切り替え型の場合,不快感を与える場合がある
ウォーターマット	・水の量により個々に応じた体圧調整ができる ・ギャッチアップ時のずれが少ない	・患者の体温保持のために水温保持が必要である ・水が時間とともに蒸発する ・マットレスが重く,移動に労力を要する ・水の浮遊感のため,不快感を与える場合がある
ウレタンフォーム	・低反発のものほど圧分散効果がある ・反発力の異なるウレタンフォームを組み合わせることで圧分散と自立体位変換に必要な支持力,安定感を得ることができる ・動力を要しない	・個々に応じた体圧調整はできない ・低反発ウレタンフォーム上に身体が沈み込みすぎ,自力体位変換に支障をきたす場合がある。可動性が低下している対象には注意が必要 ・水に弱い ・年月が経つとへたりが起こり,圧分散が低下する
ゲルまたはゴム	・動力を要しない ・表面をふくことができ,清潔保持できる	・十分な体圧分散効果を得るには厚みが必要であるが,それに伴って重量が増す ・マットレス表面温度が低いため,患者の体熱を奪う
ハイブリッド	・2種類以上の素材の長所を組み合わせることができる ・エアとウレタンフォームの組み合わせができる	・体圧分散効果を評価するための十分なデータが不足

(日本褥瘡学会:褥瘡政策の指針,p.28,照林社,2002.より引用)

● **自動運動を促す**
- 運動療法などにより動きやすく褥瘡になりにくい身体をつくる。
- 環境設定などにより対象者がより自ら動きやすい環境をつくる。

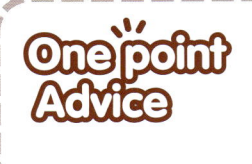

> **One point Advice**
> ・褥瘡はさまざまな要因が複合的に絡み合い"状態"であり,要因を明らかにしたうえで包括的なアプローチが必要となる。リハビリテーション時に留意する点としては"ズレ(剪断力)"が褥瘡や褥瘡悪化の原因であることが知られており,トランスファーや体動時に注意が必要である。また,衣服の"しわ"や"張り"は動けない患者にとって苦痛なだけでなく末梢循環を阻害し褥瘡の原因となるので注意する。

各領域の治療

38 熱傷

各領域の治療／その他の疾患・障害

Point!
- 急性期のリハビリテーション
- 急性期後のリハビリテーション

※「熱傷」の評価については p.399〜400参照。

急性期のリハビリテーション

●熱傷ショック期
- 受傷後24〜48時間前後までの期間。重症熱傷に特有の循環障害が起こる。

表1　熱傷ショック期の循環障害

- 全身性の浮腫
- 血圧低下
- 頻脈
- 循環血液量および尿量の減少
- 代謝性アシドーシス，など

- 全身で熱傷による炎症反応ため遊離された炎症物質（ヒスタミン，プロスタグランディンなど）の作用により血管の膜透過性が亢進する。そのため血管外に血漿成分が漏出し浮腫が起こる。

●ショック離脱期
- 受傷後48〜72時間には浮腫液が急速に血管内に戻り循環血液量増大する。結果，利尿が促進される。

●急性期のリハビリテーション
①介入時期
- 熱傷ショックを離脱した時期から介入が可能。

②介入内容
- 良姿位保持（表2）と関節可動域の維持に努める。関節可動域訓練は，患者が意識清明の場合は自動運動から行うが，自動運動が十分でない場合や意識がない患者では皮膚の状態に合わせ慎重に他動運動を行うこともある。また，スプリントを使用することもある（表2）。

●気道熱傷
- 火災や爆発による熱傷で高温の煙や水蒸気，毒ガスなどを吸入することで呼吸器系に起こる障害を気道熱傷という。
- 気道の浮腫による狭搾，閉塞，肺水種など重篤な呼吸不全を起こし生命予後に大きく影響を与える。

表2 良姿位保持のためのポジショニング

熱傷部位	予防肢位
頸部	枕は使用しない。首の後ろに小さなタオルを巻いたものを，軽度の伸展位で使用する。頸部スプリントは，輪郭を維持するために，そして拘縮を防ぐために使用される。
腋窩(AXILLA)	上肢は前方へ15～20°位で，少なくとも90°外転位に保持する。
肘関節	必要であるならば，スプリントを使用することによって完全な伸展位(伸展0°位)を維持する。完全な可動域を維持するためにケアを実施する。
手関節	手関節は中間肢位あるいはスプリントを用いて35°伸展位に保持されるべきである。スプリントは夜間装着し，そして必要に応じて日中も装着する。
手	熱傷の面積，深度にしたがってPIP関節は軽い包帯の上に適用されるプラットホーム・ハンド・スプリントを使用することによって完全な伸展位に保持する。MP関節は，手関節30～45°伸展位保持に伴い，60～80°屈曲位に保持されるべきである。
胸部	枕は使用しない。肩関節は外転位に。小さなタオルまたはブランケットのロールを肩甲骨の間の背中の中央に置く。
股関節	中間位にするために，中等度外転，伸展位にて，回旋中間位にする。良肢位を保持するために患者を腹臥位にする。屈曲位は避けるべきである。
膝関節(膝窩部表面または円周の熱傷)	踵骨部褥瘡を防ぐためにスプリント内での踵部の圧力を除くため，後方スプリントまたは3点スプリントを使用することによって完全な伸展位を保持する。
足関節	アキレス腱の短縮は，足部が背屈中間肢位に保持されない場合に起こる。フットボード，後方スプリントまたはほかの患者に合わせて作られたスプリントが使用されるべきである。

(細田多穂，柳澤 健 編：理学療法ハンドブック 第3巻 疾患別・理学療法プログラム，第3版，p.775，協同医書出版社，2006. より引用)

急性期後のリハビリテーション

●離床から創治癒過程

- 全身状態が落ち着き医師から許可が出れば積極的に離床を促していく。
- 熱傷に特異的な点として，①皮膚ケア，②瘢痕組織に対する介入がある。

①皮膚ケア

- 治った部分は低刺激石鹸で毎日洗浄する。受傷後，1年間は太陽光線に敏感なので注意する。また，皮脂線が破壊されているため表面滑剤などを使用する。

②瘢痕組織に対する介入

- 瘢痕組織に対する持続的(8時間以上)な圧迫と伸張は瘢痕組織の過剰な反応を抑制する。圧迫包帯(サポーター)などを用いる。また，関節部の瘢痕などはスプリントで伸張のかかる姿位にすることもある。

●創治癒から社会復帰

- 上述のような継続する問題に対して対応する。皮膚ケアに関しては退院後も自分で管理できるよう指導する。社会復帰に向けて，より明らかになる課題として心理面の問題がある。

心理面に対する介入

- 熱傷後の患者は外傷性ストレス症候群を呈することもある。受傷機転が自殺未遂の場合などもあるため専門科と連携し対応する必要がある。
- また，熱傷による外観の障害などに関してもメイク法や化粧品などの情報提供を行う。

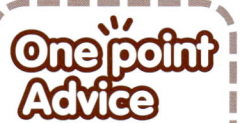

One point Advice

- 創部の状態を知るために包帯交換時などに直接視認しておくと関節可動域訓練時などにイメージがつきやすい。また，熱傷患者の20％がPTSDであるとの報告もあり，心理社会的な問題に留意してリハビリテーションを実施する。

39 悪性腫瘍

各領域の治療／その他の疾患・障害

Point!

- 中止基準
- 病期別リハビリテーションと患者の心と心がけたいポイント
- 周術期のリハビリテーション
- 緩和ケアのリハビリテーション

※「悪性腫瘍」の評価については p.401～403参照。

中止基準（表1）

表1　がん患者におけるリハビリテーションの中止基準

1. 血液所見：ヘモグロビン7.5g/dl以下，血小板50,000/μl以下，白血球3,000/μl以下
2. 骨皮質の50％以上の浸潤，骨中心部に向かう骨びらん，大腿骨の3cm以上の病変などを有する長管骨の転移所見
3. 有腔内臓，血管，脊髄の圧迫
4. 疼痛，呼吸困難，運動制限を伴う胸膜，心嚢，腹膜，後腹膜への浸出液貯留
5. 中枢神経系の機能低下，意識障害，頭蓋内圧亢進
6. 低・高カリウム血症，低ナトリウム血症，低・高カルシウム血症
7. 起立性低血圧，160/100mmHg以上の高血圧
8. 110/分以上の頻脈，心室性不整脈

（上月正博 編：新編 内部障害のリハビリテーション，p.381，医歯薬出版，2010. より引用）

病期別リハビリテーションと患者の心と心がけたいポイント

図1　病期別がんのリハビリテーション

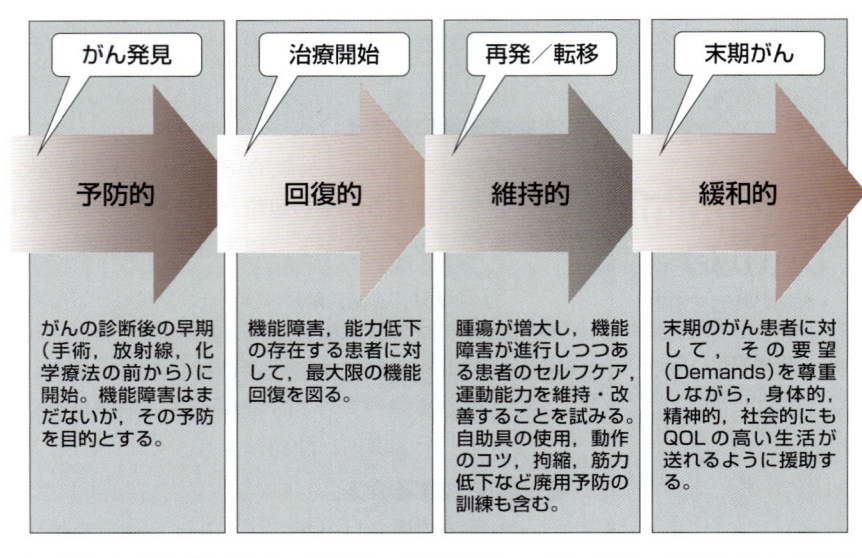

がん発見	治療開始	再発／転移	末期がん
予防的	回復的	維持的	緩和的
がんの診断後の早期（手術，放射線，化学療法の前から）に開始。機能障害はまだないが，その予防を目的とする。	機能障害，能力低下の存在する患者に対して，最大限の機能回復を図る。	腫瘍が増大し，機能障害が進行しつつある患者のセルフケア，運動能力を維持・改善することを試みる。自助具の使用，動作のコツ，拘縮，筋力低下など廃用予防の訓練も含む。	末期のがん患者に対して，その要望（Demands）を尊重しながら，身体的，精神的，社会的にもQOLの高い生活が送れるように援助する。

本図はがんのリハの流れを示すものでWHOの緩和ケア定義とは異なることに注意（2002年のWHOの定義では緩和ケアは末期がんに限定されない）。

（辻 哲也：がんのリハビリテーションの実践に向けて，Jpn J Rehabil Med, 49: 287-312, 2012. より引用）

周術期のリハビリテーション

表2 周術期のリハビリテーション

- ●周術期（手術前後の）呼吸リハビリテーション
  - 食道がん：開胸・開腹手術症例，嚥下障害（反回神経麻痺，術後瘢痕など影響）にも対応
  - 肺がん，縦隔腫瘍：開胸手術症例
  - 消化器系のがん（胃がん，肝がん，胆嚢がん，大腸がんなど）：開腹手術症例
- ●乳がん・婦人科がんの周術期リハビリテーション
  - 乳がん：術後の肩の運動障害の予防，腋窩リンパ節郭清術後のリンパ浮腫の予防，早期発見・治療
  - 子宮がんなど婦人科がん：骨盤内リンパ節郭清後のリンパ浮腫の予防，早期発見・治療
- ●脳腫瘍の周術期リハビリテーション
  - 原発性・転移性脳腫瘍：手術前後の失語症や空間失認など高次脳機能障害，運動麻痺や失調症などの運動障害，ADLや歩行能力低下に対して対応，術後の全脳照射・化学療法中も対応を継続
- ●頭頸部がんの周術期リハビリテーション
  - 舌がんなどの口腔がん，咽頭がん：術後の嚥下障害，構音障害に対するアプローチ
  - 喉頭がん：喉頭摘出術の症例に対する代用音声訓練（電気喉頭，食道発声，シャント発声）
  - 頸部リンパ節郭清施行後の症例：副神経麻痺（肩・肩甲帯の運動障害）に対するリハビリテーション
- ●骨・軟部腫瘍の周術期リハビリテーション
  - 患肢温存術・切断術施行の症例：術前の杖歩行練習と術後のリハビリテーション，義足や義手の作製
  - 骨転移（四肢長管骨や脊椎，骨盤など）症例：放射線照射中・後のリハビリテーション，術後のリハビリテーション

(辻　哲也 編：がんのリハビリテーションマニュアル-周術期から緩和ケア-, p.30, 医学書院, 2011. より引用)

緩和ケアのリハビリテーション

表3 緩和ケアのリハビリテーション

生命予後が月単位（6〜1カ月）	
ADL・基本動作・歩行の安全性の確立，能力向上	1. 残存能力＋福祉機器（車いす，杖，手すり，自助具など）の活用 2. 動作のコツの習得
廃用症候群の予防・改善	3. 廃用による四肢筋力低下および関節拘縮の維持・改善
浮腫の改善	4. 圧迫，リンパドレナージ，生活指導
安全な栄養摂取の手段の確率	5. 摂食・嚥下面のアプローチ（代償手段主体）
生命予後が日単位（6〜1カ月）	
疼痛緩和	6. 物理商法（温熱，冷却，レーザー，TENSなど）の活用 7. ポジショニング，リラクゼーション，（補装具，杖）
浮腫による症状緩和	8. リンパドレナージ主体
呼吸困難感の緩和	9. 呼吸法，呼吸介助，リラクゼーション
心理支持	10. アクティビティ，日常会話や訪室そのもの

(辻　哲也 編：がんのリハビリテーションマニュアル-周術期から緩和ケア-, p.259, 医学書院, 2011. より引用)

40 浮腫

各領域の治療／その他の疾患・障害

Point!

■浮腫の種類
■リハビリテーション
　①原因となる疾患・要因に対するアプローチ
　②間欠的圧迫法
　③患肢挙上
　④マッサージ
　⑤電気療法
　⑥運動療法

※「浮腫」の評価については
　p.404参照。

浮腫の種類

- **全身性浮腫**：心原性浮腫，腎性浮腫，肝性浮腫，栄養性浮腫，内分泌性浮腫，妊娠性浮腫など。
- **局所性浮腫**：リンパ性浮腫，静脈性浮腫，炎症性浮腫など。

リハビリテーション

- 以下のアプローチは併用して実施されることも多く，複数の方法を組み合せて同時に行われる場合もある。
  - ⇒　例①：患肢を挙上した状態で空気圧マッサージ器を実施する。
  - 　　例②：患肢を挙上し末梢の運動（手であればグーパーなど）を行う，など。

●原因疾患に対するアプローチ

- 心疾患や炎症，栄養状態悪化など原因が明確な場合は，医師や他職種と協力し原因に対するアプローチを行う。

●空気圧マッサージ器

- 患肢にカフを巻きつけ，カフへの空気注入と抜去を間欠的に行い空気圧で浮腫液の還流を促す。通常20～30分ほどの時間行う。
- カフより中枢部で流れが滞っている場合は，中枢部に対するマッサージも併用する。

●弾力包帯法

- 弾力包帯を末梢から中枢方向へ向けて巻き上げていく。組織圧を高く保つことにより浮腫液の還流を促す。強く巻き過ぎると循環障害による組織破壊，炎症をまねくため注意が必要。

●患肢挙上
- 最も簡易な方法で患肢を心臓よりも高い位置に置くことで，重力による静脈環流などを促進する。
- また，下肢の浮腫の場合であれば，いす坐位など運動しない状態で長時間，患肢が心臓より下位にあるような状態を避ける。

●運動療法
- 筋ポンプ作用や関節運動による組織の伸張と短縮により末梢循環の改善を図る。
- また，血管に対する物理的刺激が血管を拡張し血流が増加する。

●電気療法
- 電気刺激により筋収縮を促すことで末梢循環の改善を図る。随意的な筋収縮が困難な対象者や意思疎通の困難な対象者でも行える利点がある。

●マッサージ
- 浮腫液に対する物理的な作用と毛細血管拡張などの反射性作用により末梢循環を促進する。

●温熱療法
- 温熱による血管拡張を図る。炎症反応が起こっている場合は禁忌。

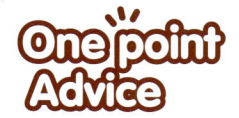

> **One point Advice**
> - 浮腫はさまざまな要因によって起こる"状態"である。そのため対症療法的に対応するだけでなく疾患や栄養状態，血液データなどから根本的な原因を推測したうえで対応する。
> - 例えば栄養状態や炎症による浮腫，腎障害などでは根本的な原因に対する治療の重要性も高い。また，徒手的な手法や弾力ストッキングなど外部からのアプローチだけでなく，筋ポンプ作用や運動による血管拡張作用の影響を考慮しリハビリテーションを実施する。

各領域の治療

41 各領域の治療／廃用症候群

廃用症候群

> **Point!**
> ■廃用症候群 ☞ 過度の安静と不動による身体的・精神的諸症状を総称した二次障害

作業療法としての関わり

- 対象者の生活歴や興味も考慮しながら作業療法で用いる作業活動（ADL，仕事・生産的活動，遊び・余暇活動）を適宜選択し，段階的に活動量を増やしていくことが基本となる[1]。

図1 長期安静臥床や不活動による悪循環

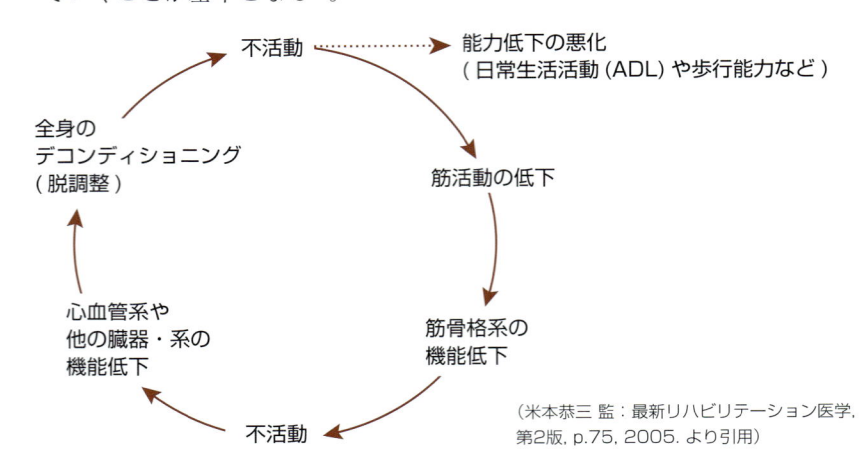

不活動 ┄┄→ 能力低下の悪化（日常生活活動（ADL）や歩行能力など）
→ 筋活動の低下
→ 筋骨格系の機能低下
→ 不活動
→ 心血管系や他の臓器・系の機能低下
→ 全身のデコンディショニング（脱調整）
→ 不活動

（米本恭三 監：最新リハビリテーション医学，第2版，p.75，2005．より引用）

表1 廃用症候群

諸症状	原因	対策
筋萎縮	運動不足，安静	早期離床，非麻痺側の自動運動
関節拘縮	関節運動の欠如	自動および他動的関節可動域運動
骨萎縮	荷重と筋収縮の欠如	早期離床，座位および立位保持
尿路結石	骨の脱灰，尿路感染症	早期離床
起立性低血圧	臥床継続	早期離床，段階を経た座位および立位保持
静脈血栓症	静脈血流のうっ滞	早期離床，自動および他動運動
沈下性肺炎	胸郭拡張欠如，体位不良	体位変換，胸郭伸張，呼吸訓練
褥瘡	長時間の圧迫	体位変換，皮膚清潔維持
尿失禁	排尿機会の欠如	膀胱留置カテーテル早期中止，尿路感染治療
便秘	排便機会の欠如，運動不足	早期離床，座位保持
心理的荒廃	不活発，孤独，低刺激環境	早期離床，感覚刺激，環境調整，作業療法

> **One point Advice**
> 急性期から廃用症候群の予防を念頭に置いて運動を行うことは大事だが，脱神経疾患や筋疾患などでは過用に注意しなければならない。

【参考文献】
1）岩﨑テル子 ほか編：標準作業療法学 専門分野 作業療法概論，第2版，医学書院，2007．

42 各領域の治療／保健・福祉領域
予防保健医学と産業作業療法

Point!
- 生活習慣病の予防 ☞ 運動療法，食事療法
- 高齢者の廃用症候群の予防 ☞ 身体機能，精神機能に対して
- 産業作業療法 ☞ 作業環境に関する指導

※「予防保健医学と産業作業療法」における評価法については p.405〜406参照。

予防保健医学

●生活習慣病の予防
- 生活習慣病の予防，改善のポイントは**運動療法**と**食事療法**である。
- 適度な運動の指導：有酸素運動や軽めの筋力トレーニング
  - ⇒ 運動前後の血圧のチェックを行う。血圧の高い人は負荷の強い運動は避ける。
    体重が重い人は腰や膝に負担のかかる運動は避ける。ランニング，ウォーキングよりも自転車エルゴメーターや水泳，水中ウォーキングなどが良い。
- 必要に応じて作業療法士が食生活への指導も行う。
  - ⇒ 適正なエネルギー量で，脂質，塩分などバランスのとれた食事を指導する。

●高齢者の廃用症候群の予防
●身体機能に対して
- 適度な運動の指導：体操，軽めの筋力トレーニング，散歩，園芸，風船バレーなど。
- ADLへの指導：できるだけ自力で行えるように環境を整える。

●精神機能に対して
- 趣味的活動の支援。
- 学習療法(計算・音読)など前頭葉機能を刺激する活動の促し。
- 指先を使った作業活動の促し。
- 交流を目的としたグループ活動への参加の促し。

産業作業療法

- 作業療法士の産業保健分野での役割としては，職場の作業環境に作業療法士的視点から介入することになる。

●作業環境への介入
- 長時間の作業姿勢に関する助言。
- 運搬作業時の姿勢に関する助言。
- 身体機能に応じた作業負担の軽減方法の指導。
- 使用頻度の多い筋のストレッチ方法の指導。
- 労働時間，休息への助言。
- パソコンなど視線を長時間集中する作業への助言。
- 事故が起こりやすい環境の改善への助言。
- ストレスを感じやすい対人環境の改善への助言。

Ⅳ

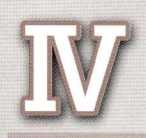

地域作業療法学

基礎

支援

1 基礎

基礎概念

Point!

- ■地域とは　　　　　　☞　そこに住む人々の身近な生活の場
- ■障害者の定義　　　　☞　障害者基本法の定義
- ■高齢者の定義　　　　☞　WHOの定義
- ■高齢者人口の推移　　☞　人口は右肩下がりに入り，団塊の世代は2025年に75歳以上となる
- ■多死・多障害者の増加
  - ☞　2040年にピークを迎える
- ■要介護要因　　　　　☞　脳卒中が要介護要因の１位である
- ■地域包括ケアシステム
  - ☞　2025年を目指し地域包括ケアシステムの構築を目指す

地域とは

●地方と地域の違い
- **地方**：中央に対して使われる言葉
- **地域**：そこに住む人々の身近な生活の場。ある空間の一部を何らかの特性に基づいて他の部分と区別して指すときに用いられる。具体的には，①区切られた範囲の土地，②地形が隣接し，政治，経済，文化など同じ性質を持つ空間の領域地域の区分。

地域における障害者(児)，高齢者

●障害者とは
- 身体障害，知的障害，精神障害(発達障害を含む)，その他の心身の機能の障害(以下「障害」と総称する)がある者であって，障害及び社会的障壁により継続的に日常生活又は社会生活に相当な制限を受ける状態にあるものをいう(障害者基本法第2条)。

●障害児とは
- 「障害児」とは，児童福祉法第4条第2項に規定する障害児及び精神障害者のうち十八歳未満である者をいう。

●高齢者とは
- 高齢者とは，社会のなかで年齢が高い一群を指す。国連の世界保健機関(WHO)の定義では，65歳以上を高齢者としている。また，65～74歳を前期高齢者，75歳以上を後期高齢者，85歳以上を末期高齢者としている。ち

なみに，人口の年齢構造でいえば，14歳以下が年少人口，15～64歳が生産年齢人口（現役世代），65歳以上が高齢人口である。

図1　人口の推移と75歳以上高齢者の増大

わが国の75歳以上人口の割合は現在10人に1人の割合であるが，2030年には5人に1人，2055年には4人に1人になると推測されている。人口減は，少子化と多死による。多障害時代となる。

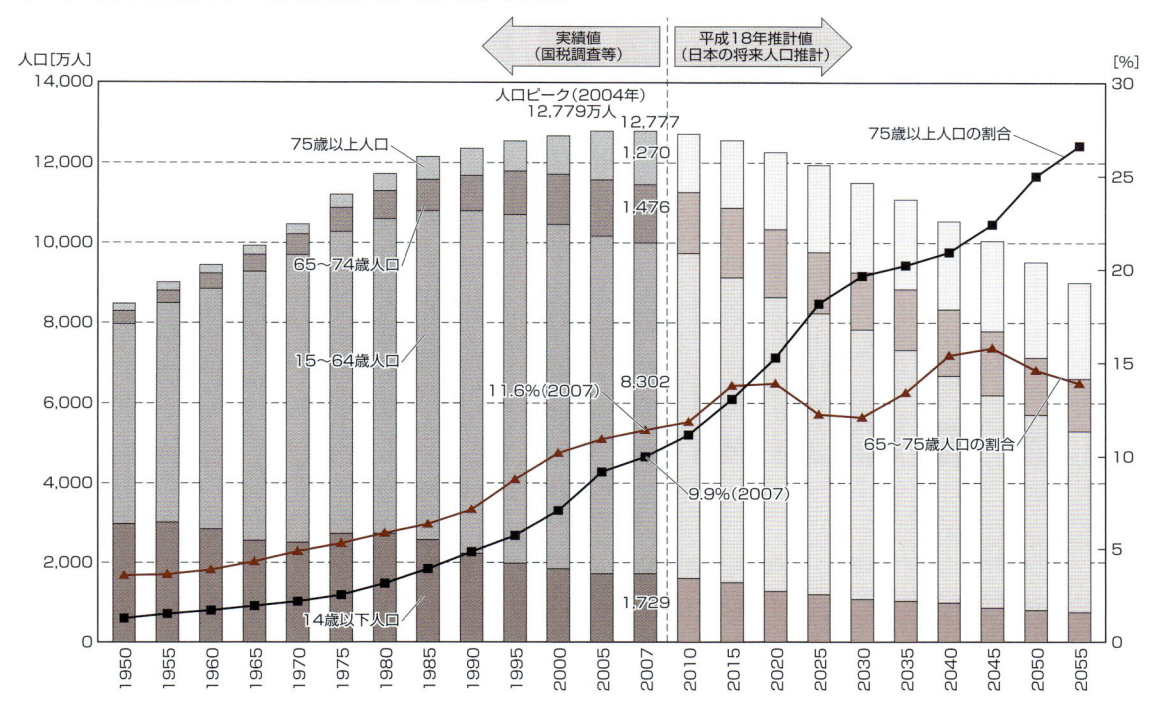

（宇都宮　啓：介護保険制度と介護予防の役割について．第82回市町村職員を対象とするセミナー「今後の介護予防について」，9，2009．より引用）

●多死・多障害者の増加

- 高齢化率の増大は年間死亡率の増加に直結する。1999年に99万人であった年間死亡者数は，団塊の世代が90歳を過ぎる2040年頃に170万人とピークを迎える。
- 増加する年間死亡者の周辺には高齢障害者が多数出現し，介護を受ける人が増加する（図1，2）。

図2　要介度別認定者数の推移

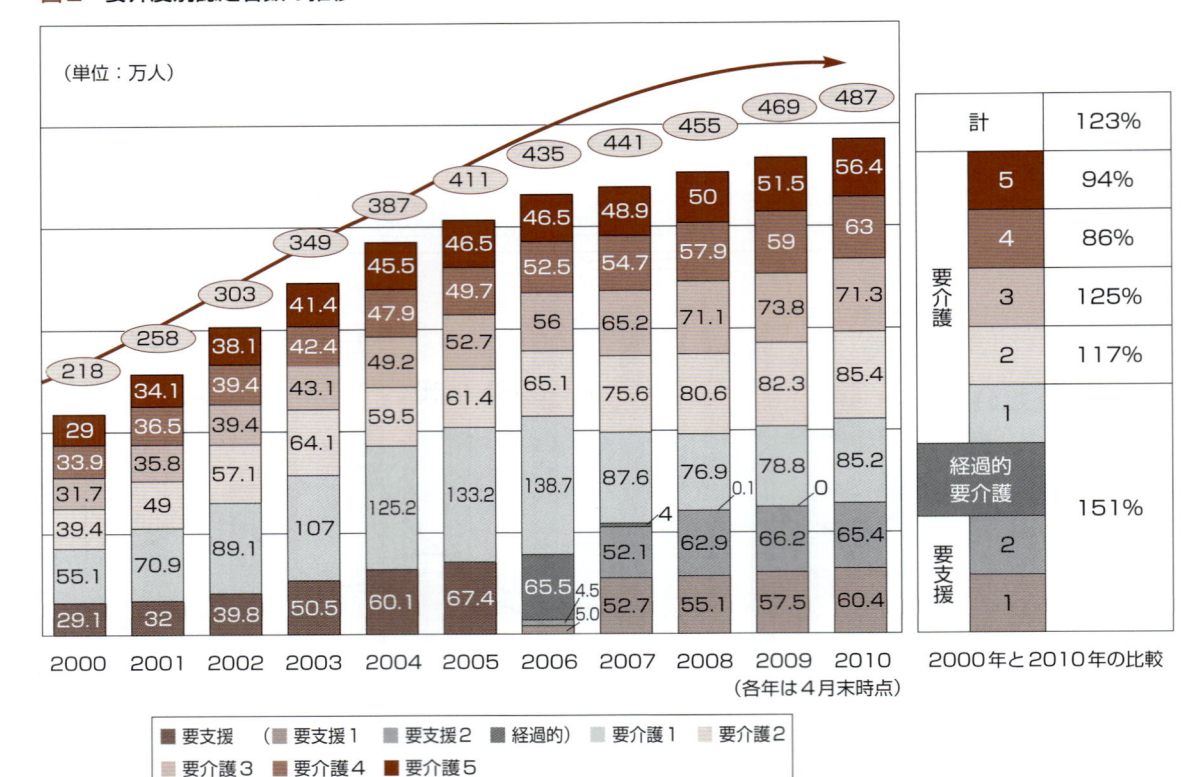

●**地域包括ケアシステムの確立**
- 介護保険法一部改定（2012年4月）。改正の目的は，「高齢者が地域で自立した生活を営めるよう，医療，介護，予防，住まい，生活支援サービスが切れ目なく提供される「地域包括ケアシステム」の実現に向けた取組を進める」とした。
- 巨大人口群である団塊の世代が75歳を迎えるのが2025年である。その時までに高齢者が地域で自立した生活を営めるよう，住まい，医療，介護，予防，生活支援サービスが切れ目なく提供される「地域包括ケアシステム」の実現を目指す方向性が法律によって明記された。

2 基礎 関連法規，制度

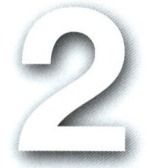

Point!

■関連法規，社会保障制度・社会福祉制度
①介護保険法 ☞ 訪問リハビリテーション，通所リハビリテーション（デイケア），住宅改修，福祉用具の貸与および購入など
②精神保健及び精神障害者福祉に関する法律（精神保健福祉法）
☞ 1995年施行。
③心神喪失等の状態で重大な他害行為を行った者の医療及び観察等に関する法律（医療観察法）
☞ 2005年施行。
④障害者自立支援法（2006年施行）
☞ 身体障害者，知的障害者，精神障害者，障害児を給付対象とし，障害者の福祉サービスを一元化
⑤福祉用具の研究開発および普及の促進に関する法律
⑥健康増進法（2002年）
⑦高齢者・身体障害者等が円滑に利用できる特定建築物の建築の促進に関する法律
⑧高齢者・身体障害者等の公共交通機関を利用した移動の円滑化の促進に関する法律

■介護保険制度（2000年4月施行，2005年6月改正，2006年4月施行，2012年4月改正）
・介護の3原則 ☞ 「自己決定権の尊重」「継続性の尊重」「残存能力の活用」
・介護保険の対象年齢
☞ 1号被保険者（65歳以上），2号被保険者（40～65歳未満）の指定疾患（脳卒中，老化による障害，神経難病など）による介護状態
・要介護の認定 ☞ 自立，要支援（1・2），要介護Ⅰ～Ⅴ，再調査に分類
・2025年を目指し地域包括ケアシステムの確立（2012年）

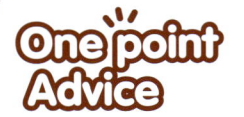

One point Advice

・介護保険法改正（2005年），障害者自立支援法制定（2005年），リハビリテーション医療における診療報酬改訂（2006年）により，2006年からわが国における介護予防と障害者福祉サービス・医療は大きく変わった。
・介護保険法改正（2012年）で，地域包括ケアシステムの構築が初めて法律に明記された。2025年構築を目指し，リハビリテーションの関わりが大きく変わる。
・作業療法士の活動分野が拡大することに注目しよう。

制度と関連法規[1)]

- 地域作業療法を実施するとき，作業療法士は社会保障制度体系のなかにある関連する制度・関連法規の優先性，理念や条文などを十分に理解して事業計画を立案する。
- 地域作業療法および地域リハビリテーションに関する以下の制度と関連法規がある。

●制度利用の優先順位(高い順に示す)
①損害賠償制度(例：自動車損害賠償責任保険など)
②業務災害補償制度(例：労働者災害補償保険法など)
③社会保険制度(例：国民健康保険法，介護保険法など)
④社会福祉制度(例：身体障害者福祉法，老人福祉法，児童福祉法など)
⑤公的扶助制度(例：生活保護法)

●特に理解しておきたい法律と関連項目
①**介護保険法**(1999年制定，2000年4月施行，2005年改正)
→ 訪問リハビリテーション，通所リハビリテーション(デイケア)，住宅改修，福祉用具の貸与および購入など
②**心神喪失等の状態で重大な他害行為を行った者の医療及び観察等に関する法律(医療観察法)**
→ 2005年施行。「心神喪失等の状態で重大な他害行為を行った者に対し，その適切な処遇を決定するための手続等を定めることにより，継続的かつ適切な医療並びにその確保のために必要な観察及び指導を行うことによって，その病状の改善及びこれに伴う同様の行為の再発の防止を図り，もってその社会復帰を促進することにある」(1条1項)。保護観察所に配置された社会復帰調整官(精神保健福祉士，作業療法士など)を中心に，医療観察を行う枠組みがつくられ，作業療法士への期待は大きい。
③**精神保健及び精神障害者福祉に関する法律(精神保健福祉法)**
→ 1995年施行。目的は，「精神障害者の医療・保護，その社会復帰の促進・自立と社会経済活動への参加の促進のための必要な援助，その発生の予防その他国民の精神的健康の保持及び増進により，精神障害者の福祉の増進・国民の精神保健の向上を図ること」にある(1条)。社会復帰を促進する画期的な法律である。
⑥**福祉用具の研究開発及び普及の促進に関する法律**(1989年制定)
⑦高齢者・身体障害者等の公共交通機関を利用した移動の円滑化の促進に関する法律(**新バリアフリー法**，2006年制定)
⑧**障害者自立支援法**(2005年制定)(2013年障害者総合支援法に呼称変更)

社会保障制度・社会福祉制度

社会保障とは

- 「社会保障制度とは，疾病，負傷，分娩，廃疾，死亡，老齢，失業，多子その他困窮の原因に対し，保険的方法または直接の公の負担において経済的保障の途を講じ，生活困窮に陥った者に対しては国家扶助によって最低限度の生活を保障する（1950年，社会保障制度審議会）」こと。

図1　社会保障制度の枠組みと概要

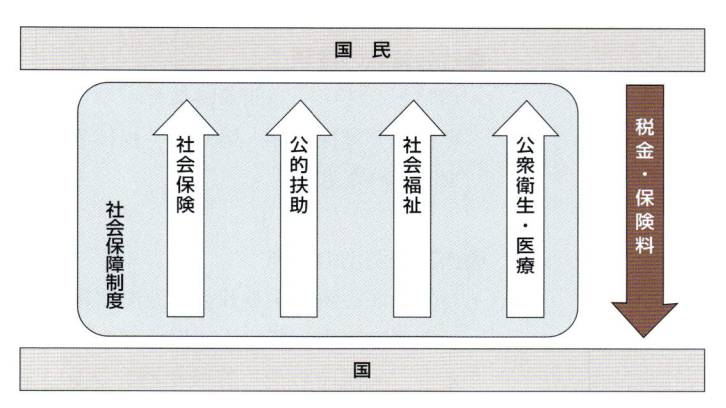

（澤村誠志 編，石川 誠 著：これからのリハビリテーションのあり方，青海社，2004．より一部改変）

図2　医療・保健・福祉

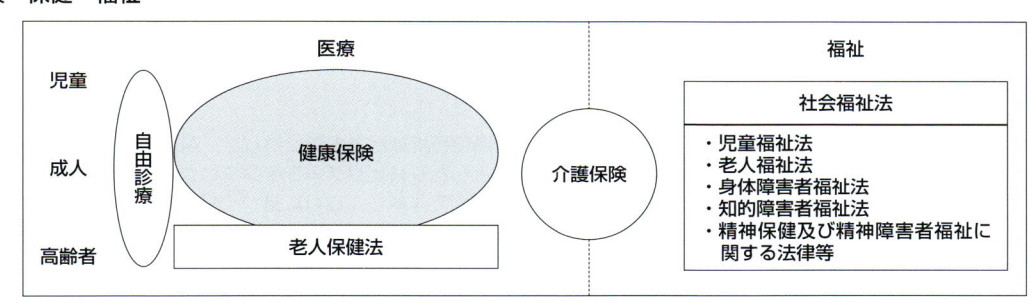

医療法

- （目的）
「第一条　この法律は，病院，診療所及び助産所の開設及び管理に関し必要な事項並びにこれらの施設の整備を推進するために必要な事項を定めること等により，医療を提供する体制の確保を図り，もって国民の健康の保持に寄与することを目的とする。」

病院の種類

●病床の種類による分類
①療養病床
②精神病床
③結核病床
④感染症病床
⑤一般病床

●機能による分類
①特定機能病院
②地域支援病院
③一般病院・診療所

社会資源[1)]

定義

●社会資源とは
- 福祉ニーズを充足するために活用される施設・機関，個人・集団，資金，法律，知識，技能等々の総称。

(新版 社会福祉用語辞典, 中央法規出版, 2001. より引用)

●社会資源の種類
- 病院と診療所，訪問看護ステーション，保健所と市町村保健センター，市町村の介護保険課，福祉課・福祉事務所，入所・通所施設，地域包括支援センターなど。

●作業療法士の役割
- 対象者が必要とする社会資源を関係職種とともにネットワーク化することで目標を達成していく。例えば，移動手段として車いすの貸与を検討するとき，入院時の使用経験やパンフレットなどから車いす情報を提供する。同時に福祉用具展示場で実際に試車でき，かつ適合条件に見合っていれば対象者が自分の意思で選択できる。つまり，病院，福祉用具展示場，車いす，情報，説明者(担当者)のすべてが社会資源といえる。

表1 回復期リハビリテーション病棟

a 定義
脳血管疾患または大腿骨頸部骨折などの患者に対して，ADL能力の向上による寝たきりの防止と家庭復帰を目的としたリハビリテーションプログラムを医師，看護師，理学療法士，作業療法士などが共同で作成し，これに基づくリハビリテーションを集中的に行うための病棟であり，回復期リハビリテーションを要する状態の患者が常時80％以上入院している病棟をいう。

b 入院要件
- 回復期リハビリテーションを要する患者が80％以上入院
  - ・脳血管疾患，脊髄損傷などの発症後3カ月以内
  - ・大腿骨頸部，下肢，骨盤などの骨折の発症後3カ月以内
  - ・外科手術，肺炎などの治療時の安静により生じた廃用症候群を有しており，手術後または発症後3カ月以内
  - ・前3号に準ずる状態
- リハビリテーションプログラムを医師，看護師，理学療法士，作業療法士などが共同で作成(リハ総合実施計画書の定期的作成)

c 病棟の特徴
1. 目的は「寝たきりの予防と家庭復帰」
2. 達成のため「医師・看護師・リハビリテーション専門職によるチームアプローチ」の実施
3. 「リハビリテーション科医師1名，理学療法士2名，作業療法士1名」が常勤・専従スタッフ
4. 作業療法室中心から病棟のチーム中心のリハビリテーションへ
    - ①一元化された病棟の診療録(カルテ)への記載
    - ②病棟でミーティングやカンファレンス
    - ③総合的なリハビリテーション実施計画の策定と実践など
5. 「機能訓練だけではなくADL練習」も積極的に
    - ①病棟が「ADLの改善を図る場」として位置づけられる

介護保険制度

●介護保険の目的[2]
①介護の社会化
②社会保険方式の採用
③利用者の選択権の尊重
④社会的入院の解消

●基本理念
①介護の3原則:「自己決定権の尊重」「継続性の尊重」「残存能力の活用」
②高齢者一人ひとりの個別性を重視したサービス提供
③高齢者の多様なニーズに対応した総合的・一体的・効率的な保健医療福祉サービスの提供
④自立生活の達成に必要な課題(ニーズ)把握,目標設定,サービス計画作成,サービス提供,効果判定を行う。
⑤介護支援サービスは,家族,各職種のサービス提供者等による共通の目標設定によるチームケアである。

●社会保険方式,応益負担
- 公費方式は「措置制度」による行政処分から社会保険方式へ変更。
- 利用者の負担は応能負担(所得に応じた負担)から応益負担(受益に見合った負担;10%)へ。

介護保険制度の仕組み

図3 介護保険,要介護認定の申請から認定まで

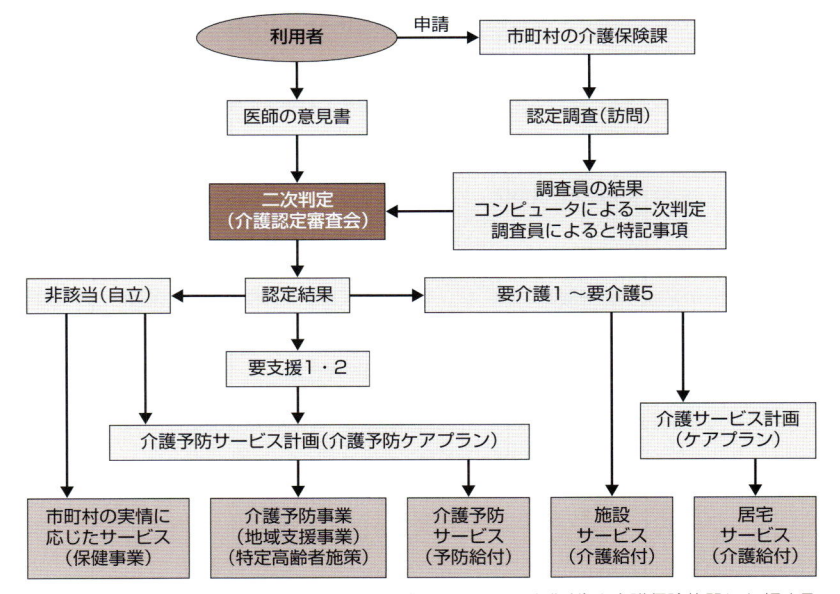

①申請は,本人や家族のほか,近くの居宅介護支援事業者(ケアプラン作成業者)や介護保険施設にも頼める。
②認定の効果は申請のときまでさかのぼるので,申請をすればサービスを使い始めることができる
③訪問調査は,市町村の職員や,市町村からの委託を受けた居宅介護支援事業者などの介護支援専門家が家庭などを訪問し,心身の状態などについて聞き取り調査を行う。
④心身の状態などの調査の結果をコンピュータに入力し,介護に必要な時間を推計する。
⑤審査会の委員は,保健・医療・福祉に関する専門家5人程度で構成する。
⑥認定結果に不服がある場合,都道府県の「介護保険審査会」に申し立てができる。
⑦認定されなかった高齢者にも,市町村の独自の事業として介護保険以外のサービスが行われることがある。

(大田仁史:地域リハビリテーション論,第5版,p.34,医歯薬出版,2010.より一部改変)

図4 介護保険制度の仕組み

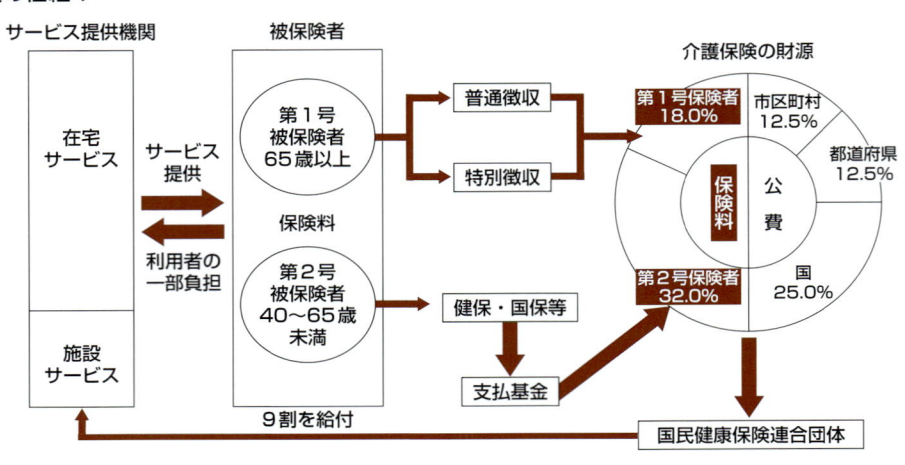

保険者	市町村・特別区（東京都23区）
被保険者	40歳以上の人。保険料の負担が義務となります。介護サービス（保険給付）を受けられる用件や，保険料決定・徴収方法の違いから2つのグループに区別される。 ・第1号被保険者：65歳以上の方 ・第2号被保険者：40〜65歳以上の方
保険給付の要件	第1号被保険者は「要支援および要介護状態」の方 第2号被保険者※「特定疾病」があり「要支援および要介護状態」の方
保険給付の手続	市町村に申請を行った被保険者に対して，要介護状態等に該当するかどうか確認が行われたうえで，原則として介護サービス計画に基づいて，サービスを利用する。
介護給付の内容	現行の福祉サービスや医療分野における介護サービスが中心になっている。 ・在宅サービス（訪問リハビリ等） ・施設サービス（介護老人保健施設等）
利用者の負担	介護サービス利用の1割。また，施設に入った場合や日帰りで通うサービスを利用した場合は，食費の一部や日常生活費も負担する。
サービス提供期間	職員配達や設備等の基準を満たし，都道府県知事の指定・許可を受けた事業者が中心になる。 ・在宅サービス：「指定居宅サービス事業所」 ・施設サービス：「介護保険施設」 ・ケアプラン作成：「指定居宅介護支援事業所」
介護保険の財源	保険給付に要する費用の5割は保険料，残りの5割は公費で負担する。

※介護保険第2号被保険者16特定疾病
1. 筋萎縮性側索硬化症，2. 後縦靱帯骨化症，3. 骨折を伴う骨粗しょう症，4. シャイ・ドレーガー症候群，5. 初老期における認知症，6. 脊髄小脳変性症，7. 脊柱管狭窄症，8. 早老症，9. 糖尿病性神経障害他，10. 脳血管疾患，11. パーキンソン病，12. 閉塞性動脈硬化症，13. 慢性関節リウマチ，14. 慢性閉塞性肺疾患，15. 変形を伴う両側膝・股関節の変形性関節症，16. 末期がん＊　　　　　　　　　　（＊2005年改正で追加）

（日本作業療法士協会：作業療法．医療保険・介護保険の手引き（2006），2006．より引用）

介護保険事業と作業療法士の関わり[1]

各種サービス

- 作業療法士，理学療法士，言語聴覚士が関る介護保険事業には，在宅サービスでは訪問看護訪問看護ステーションの場合，）訪問リハビリテーション，通所リハビリテーション，施設サービスでは介護老人保健施設等がある。

●訪問リハビリテーション
- 作業療法士は，病院または診療所，もしくは介護老人保健施設に所属している必要がある。
- 病院，診療所，介護老人保健施設と兼務できる。

●通所リハビリテーション
- 通所リハビリテーションは，病院または診療所，もしくは介護老人保健施設で行うものがある。
- 病院，診療所，介護老人保健施設の入院（入所）業務と兼務できる。

●介護老人保健施設
- 常勤の療法士を1名以上配置し，配置基準が100：1以上を満たしている施設が，入所者数に対して50：1以上（常勤換算）配置している場合は，1日につき加算される。
  （例）入所定員100人の施設に，2名以上の療法士を配置すれば加算がつく。
- 入所と通所業務を兼務できる。

介護保険の対象となる福祉用具一覧（表2）

表2　介護保険の対象となる福祉用具（官報号外第144号：介護保険法等の一部を改正する法律2012）

- 第7条（貸与）
  1. 車いす
     自走用標準型車いす，普通型電動車いす，介助用標準車いす
  2. 車いす付属品
     クッションまたはパッド，電動補助装置，テーブル，ブレーキ
  3. 特殊寝台
  4. 特殊寝台付属品
     サイドレール，マットレス，ベッド用手すり，テーブル，スライディングボード
  5. 褥瘡予防用具
  6. 体位変換器
  7. 手すり
  8. スロープ
  9. 歩行器
  10. 歩行補助つえ
  11. 認知症老人徘徊感知機器
  12. 移動用リフト
      床走行式リフト，固定式リフト，据置式リフト，段差解消機，入浴用リフト
      （垂直移動のみのもの），立ち上がり用いす
  13. 自動排泄処理装置
  14. 介助用ベルト
- 第44条（購入）
  1. 腰掛便座
     ア）和式便器の上に置いて腰掛式に変換するもの
     イ）洋式便器の上に置いて高さを補うもの
     ウ）電動式またはスプリング式で便座から立ち上がる際に立ち上がり補助できる機能を有しているもの
     エ）便座，バケツ等がついている，移動可能である便器
  2. 特殊尿器
  3. 入浴補助用具
     ア）入浴いす
     イ）浴槽用手すり
     ウ）浴槽内いす
     エ）入浴台
     オ）浴室内すのこ
     カ）浴槽内すのこ
  4. 簡易浴槽
  5. 移動用リフトのつり具の部分

※2005年改正で，第7条（貸与）の1，3，5，6，11，12は，原則として給付対象から除外
※2012年改正で，第7条（貸与）で，自動排泄処理装置＆介助用ベルト（入浴介助用以外のもの）

障害者自立支援法（障害者総合支援法）

表3　障害者自立支援法のポイント

1. 障害者の福祉サービスを一元化
(1) 給付の対象
　身体障害者，知的障害者，精神障害者，障害児を給付の対象とし，障害種別に関わりなく共通の福祉サービスを共通の制度で提供することになった。サービスの提供主体は，市町村に一元化される。
(2) 自立支援給付の内容
　①介護給付費の創設
　　ホームヘルプ，ショートステイ，入所施設，ケアホーム等のサービスが「介護給付費」として位置づけられた。
　②訓練等給付費の創設
　　自立訓練，就労移行支援，就労継続支援，グループホーム等のサービスが「訓練等給付費」として位置づけられた。
　③自立支援医療費の創設
　　これまでの更正医療，育成医療，精神障害者通院費医療の3つの公費負担医療が「自立支援医療費」に再編される。
(3) 地域生活支援事業の創設
　地域の実情に応じて柔軟に行われることの望ましい事業として，相談支援，移動支援，日常生活用具，手話通訳等の派遣，地域活動支援等の事業が「地域生活支援事業」に再編される。

2. 利用の手続きや基準の透明化，明確化
(1) 障害程度区分の認定と支給決定
　福祉サービスの個別の必要度を明らかにするために，新たに設けられる「市町村審査会」の審査と判定に基づいて，市町村による障害程度区分（6段階）の認定が行われる。給付を受けるために利用者からの申請に基づいて市町村の支給決定が必要となる。

(2) ケアマネジメントの制度化
　適切な支給決定とさまざまなサービスを組み合わせたサービスの計画的な利用を支援するために，市町村または相談支援事業者によるケアマネジメントが導入される。

3. サービス量と所得に応じた利用者負担
(1) 原則は定率10％負担
　①障害福祉サービスの利用者負担
　　食費や光熱水費が実費負担となり，サービスの量に応じた定率1割負担となるが，所得に応じた月額上限が設けられる。
　②公費負担医療の利用者負担
　　新たな自立支援医療費では，医療費の1割（定率負担）となるが，所得に応じた月額上限が設けられる。
(2) 在宅福祉サービスの義務的負担化
　これまで国が補助する仕組であった在宅福祉サービスを含めて介護給付，訓練等給付の費用は国が予算を補正してでも義務的に負担しなければならない仕組となる。

4. 社会資源活用のための規則緩和
　市町村が地域の実情に応じて取り組み，身近な地域でサービスが利用できるよう，空き教室や店舗の活用を可能とする規制緩和が行われる。

5. 障害福祉計画によるサービスの確保
　国の定める基本方針に即して，都道府県，市町村が障害福祉サービスや地域生活支援事業等の提供体制を確保するために「障害福祉計画」を定めることになった。

（東京都社会福祉協議会 編：障害者自立支援法とは？，東京都社会福祉協議会，2006. より引用）

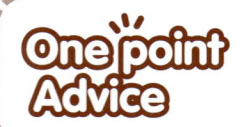

One point Advice
- 対象は，身体障害者，知的障害者，精神障害者，障害児。
- 精神障害者が加わったことに注目。

健康増進法[1]

- 健康増進法（平成14年8月施行）は，急速な高齢化の進展，疾病構造の変化，国民の健康増進の重要性から健康増進の総合的な推進事項を定め，国民保健の向上を図ることを目的とする（第1条抜粋）。また健康な生活習慣の重要性に対する関心と理解を深め，生涯にわたって，自らの健康状態を自覚し，健康増進に努める事を国民の責務としている（第2条）。
- 同時に自治体，医療機関，健康保険者などに協力義務を課している（第5条）。
- 従来の老人保健法による健康診断事業は廃止され，平成18年から市町村では介護予防健診（65歳以上が対象），特定高齢者把握事業（該当者に介護予防

事業の実施），特定健診（65歳未満）・特定保健指導（メタボリックシンドローム該当者，予備軍）が順次進められてきた。

新バリアフリー法

●高齢者，障害者等の移動等の円滑化の促進に関する法律

- 2006年6月公布，2006年12月施行。
- 建築物や公共交通機関のバリアフリー化を定めたハートビル法（建設省，1993年），交通バリアフリー法（運輸省，2000年）の統合を国土交通省は目指し，「新バリアフリー法（高齢者障害者等の移動等の円滑化の促進に関する法律）」として，国会で承認された。

●「高齢者，障害者等の移動等の円滑化の促進に関する法律」施行令の概要

現行の「ハートビル法施行令及び交通バリアフリー法施行令」の規定を承継しつつ，新たに政令に委任された事項についても併せて定めることとする。具体的な内容は**表4**の通り。

表4 高齢者，障害者等の移動等の円滑化の促進に関する法律（国土交通省総合政策局政策課）

①特定旅客施設の要件として，1日当たりの平均的な利用者数が5,000人以上であること等を定める。
②特定道路として，生活関連経路を構成する道路法による道路のうち多数の高齢者，障害者等の移動が通常徒歩で行われるものであって国土交通大臣がその路線及び区間を指定したものを定める。
③特定公園施設として，都市公園の出入口及び駐車場と主要な公園施設との間の経路を構成する園路又は広場等を定める。
④特定建築物として，学校，病院，劇場，ホテル，共同住宅，老人ホーム，体育館，博物館，公衆浴場，飲食店，郵便局，自動車教習所，公共用歩廊等を定める。
⑤特別特定建築物として，盲・聾・養護学校，病院，劇場，ホテル，老人ホーム，体育館，博物館，公衆浴場，飲食店，郵便局，公共用歩廊等を定める。
⑥建築物特定施設として，出入口，廊下，階段，傾斜路，エレベーターその他の昇降機，便所，敷地内の通路，駐車場，ホテル又は旅館に設けられる客室等を定める。
⑦基準適合義務の対象となる特別特定建築物の規模を，床面積の合計が2,000m²（公衆便所にあっては50m²）と定める。
⑧建築物移動等円滑化基準を次のとおり定める。

個人情報保護法[4]

- 今までの「守秘義務」だけでは，「個人情報保護法」に対応しきれない。
- 2005年4月に施行された「個人情報保護法」に対応するためには，患者情報に関する今までの扱いを見直す必要がある。
- 例：カルテを他人の目のつくところに不用意に置いてはならない。
  家族だからといって，患者の症状を勝手に話してはならない。
  研究だからといって，患者の断りなしに研究・発表等に使用してはならない。

【参考文献】
1）柳澤 健 編，池田 誠 著：理学療法士 イエロー・ノート 専門編 2nd edition, p.612-671, メジカルビュー社, 2011.
2）日本作業療法士会 編：作業療法, 医療保険・介護保険の手引き（2005），2005.
3）大田仁史 編，澤 俊二 著：介護保険とリハビリテーション. 地域リハビリテーション論，第3版，三輪書店，2006.
4）石川 誠：これからのリハビリテーションのあり方，青海社，2004.
5）厚生労働省：身体拘束ゼロへの手引き〜高齢者ケアにかかわるすべての人に〜（案），2001.

3 基礎 地域リハビリテーションと地域作業療法

Point!

地域リハビリテーション[1]

- ■理念 ☞ ①ノーマライゼーション（ノーマルな暮らし，ノーマルな社会の実現）
  ②地域に根ざしたリハビリテーション（CBR）*1
- ■定義 ☞ 日本リハビリテーション病院・施設協会の考え方
  「障害のある人々や高齢者およびその家族が，住み慣れたところで，そこに住む人々とともに，一生安全に，生き生きとした生活が送れるよう，医療や保健，福祉および，生活にかかわるあらゆる人々，機関，組織がリハビリテーションの立場から協力し合って行う活動のすべて」

用語アラカルト

*1 CBR
- 障害をもつすべての人々のリハビリテーション，機会の均等，そして社会への統合を地域のなかにおいて進めるための作業である。そして，CBRは障害をもつ人々とその家族，そして地域，さらに適切な保健，教育，職業および社会サービスが統合された努力により実践される。

補足

ノーマライゼーション
- 障害者が障害のない市民と同じ生活条件で生活を送るために必要な配慮。
- 障害者を排除・差別しない市民と対等かつ平等に暮らせる社会への変革。

地域リハビリテーションの定義

- 日本リハビリテーション病院・施設協会は**表1**に示す定義を2001年に発表した。CBRと通じる内容になっている[1]。

表1 地域リハビリテーションの定義

定義	地域リハビリテーションとは，障害のある人々や高齢者およびその家族が住み慣れたところで，そこに住む人々とともに，一生安全に，いきいきとした生活が送れるよう，医療や保健，福祉および生活にかかわるあらゆる人々や機関・組織がリハビリテーションの立場から協力し合って行う活動のすべてをいう。
活動方針	・これらの目的を達成するためには，障害の発生を予防することが大切であるとともに，あらゆるライフステージに対応して継続的にリハビリテーションサービスを提供できる支援システムを地域に作っていくことが求められる。 ・ことに医療においては廃用症候群の予防および機能改善のため，疾病や障害が発生した当初よりリハビリテーションサービスが提供されることが重要であり，そのサービスは急性期から回復期，維持期へと遅滞なく効率的に継続される必要がある。 ・また，機能や活動能力の改善が困難な人々に対しても，できうる限り社会参加を可能にし，生あるかぎり人間らしく過ごせるよう専門的サービスのみでなく地域住民も含めた総合的な支援がなされなければならない。 ・さらに，一般の人々が障害をおうことや年をとることを自分自身の問題としてとらえられるよう啓発されることが必要である。

（日本リハビリテーション病院・施設協会HPより引用）

*活動方針の柱に，①予防的活動および支援システムの構築，②サービス提供の流れ，③当事者の社会参加，④取り巻く社会の心構え，があげられた[1]。

●地域リハビリテーションは包括的な考え[1]

- 活動としての地域リハビリテーションの場とは，一般的に在宅生活者への直接的サービスについていわれることが多い。
- 地域リハビリテーションの思想としては，地域に住む人々のリハビリテーションに関わるサービスの総体をいうので，地域リハビリテーションの一部に在宅リハビリテーションがあると理解すべきである。在宅リハビリテーションの効果があがるように通所サービスを利用したり，外出を計画したりする。家族の介護疲れの解消のためには，短期入所生活・療養介護（ショートステイ）の利用も考えたり，必要があれば入院する，などである。病期は，急性期から終末期のすべてが含まれる。
- 種々のサービスを包括的かつ体系的に活用して，目的の効果を短時間に得るようにすることが重要である。

●地域でのチームワーク[1]

- それぞれの治療（サービス提供）の場にある者が，他の職種の機能を知り，立場を考えることが基本である。
- 地域リハビリテーションには多職種が関わってくる。これらの人々がチーム活動として機能するには，以下のことが大切である。
    - ①共通の目的を明確にする
    - ②他の職種の立場を理解する
    - ③互いに他部門の一部をカバーできる能力をもつ
    - ④人柄を知り合う
    - ⑤活用できる社会資源を知る　　など

図1　終末期，介護期を入れたリハビリ医療・ケアの流れ

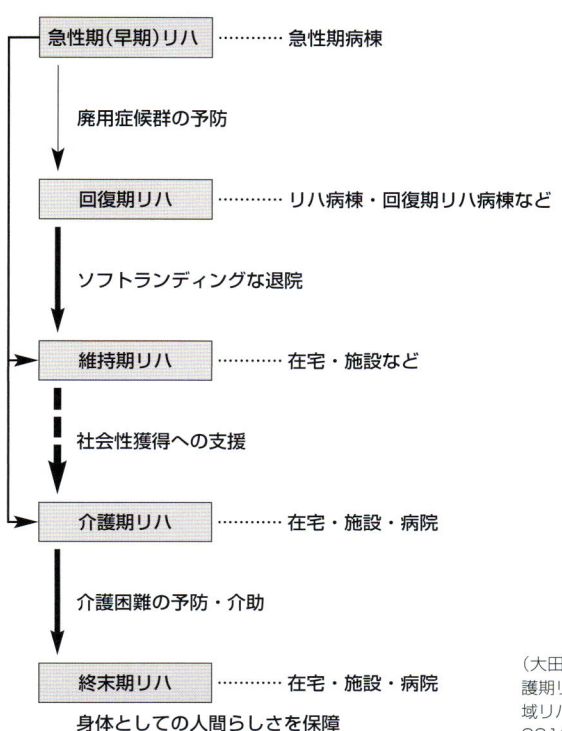

急性期（早期）リハ　………… 急性期病棟
↓ 廃用症候群の予防
回復期リハ　………… リハ病棟・回復期リハ病棟など
↓ ソフトランディングな退院
維持期リハ　………… 在宅・施設など
↓ 社会性獲得への支援
介護期リハ　………… 在宅・施設・病院
↓ 介護困難の予防・介助
終末期リハ　………… 在宅・施設・病院
身体としての人間らしさを保障

（大田仁史：最期まで在宅で支える－介護期リハビリテーションのすすめ－．地域リハビリテーション，7(1)：16-20，2012．より引用）

●人づくり，まちづくり，そしてノーマライゼーション[1]

- 地域には，障害者に関わる人や拠点が必要である。そこへ障害者が出向くことで関心のある人や拠点が増える。
- 障害者が外出すればバリアが発掘され，バリアフリーやタウンモビリティが課題になる。
- 線から面への展開がまちづくりである。人や拠点づくりが具体的な地域のエンパワメントの活動である。その累積がノーマライゼーションへとつながっていく。

図2　高齢者リハビリテーションの流れ

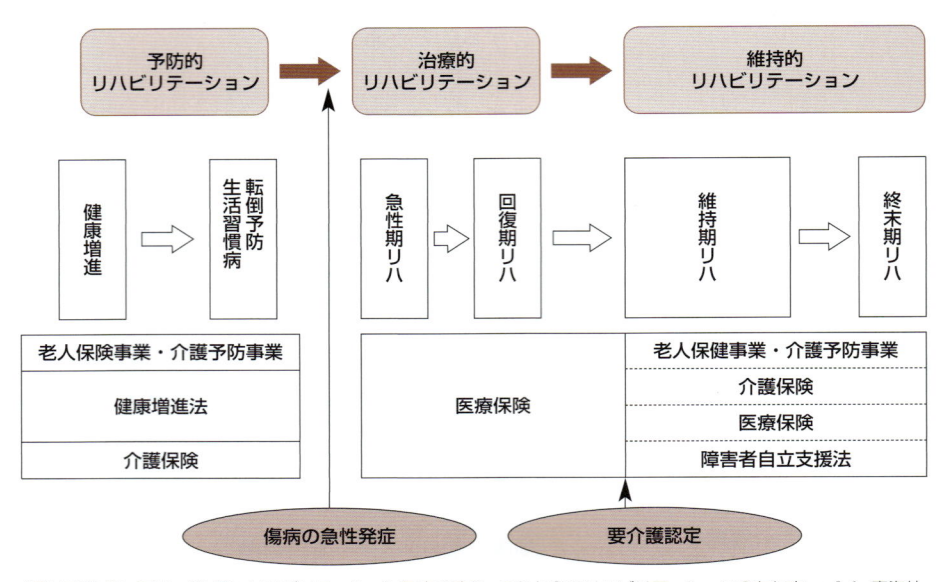

（澤村誠志 監，石川　誠 著：リハビリテーション医療の流れ．これからのリハビリテーションのあり方，p.14，青海社，2004．より一部改変）

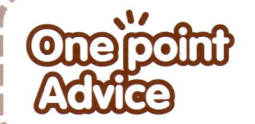

One point Advice

- リハビリテーションの範囲を，予防リハから終末期リハまでとする。砂原茂一が思索し，大田仁史が思想として出した。今後，その方向で，国の施策は動くと思われる。

【参考文献】
1）大田仁史，澤　俊二：地域リハビリテーション論vol.3，三輪書店，2012．

4 基礎 地域作業療法

Point!

■地域作業療法の考え方
☞ ①その人にとって意味のある作業が遂行できること
②そこ地域に住む人々とあらゆる面で同水準の生活（制度もふくめて）がなされること
③予防期から終末期に至るまで，一貫して作業遂行能力の開発・改善を図ること
④住民および地域の啓発・変革を図り，ノーマライゼーションをめざす

■地域作業療法の評価
☞ 基本的心身機能能力，カナダ作業遂行測定，AMPS，ADL，APDL，QOLなど

■地域作業療法
☞ ①専門職連携
②訪問作業療法
③通所作業療法
④施設における作業療法

■地域作業療法で行うこと
☞ ①障害予防，体力維持と健康増進
②生活スタイルの見直しと再構築
③趣味・生き甲斐活動の開発と獲得
④仲間づくり
⑤相談・指導
⑥家族関係の調整
⑦QOL（Quality of Life）の維持・向上

地域作業療法とは[2]

地域作業療法とは

- 「地域住民で，家庭生活・地域生活・職業生活などにおける作業行動に不自由であって，そのために各生活課題の遂行に支障をきたすあるいはおそれがある人に対して〔対象〕，作業行動の自立促進の立場から，終末期にいたるまで治療・訓練・指導・援助することによって〔手段〕，その人にとって意味のある作業を可能にし，その地域に住む人々と**あらゆる面**で同水準の生活が**なされる**ように〔目的〕，支援することである」（寺山の定義，日本リハビリテーション病院・施設協会，一部改変）[2,3]。

地域作業療法の2つの意味

●"地域を拠点として作業療法を行う"ことの意味

- 元は"community-based occupational therapy"であり，これが一般的意味における地域作業療法である。
- 対象は，高齢障害者などの作業療法を必要とする個人である。

●"地域を作業療法する"ことの意味

- 「より広義の地域作業療法」であり，元は"community occupational therapy"あるいは"occupational therapy to community"である。「作業療法の立場からみて障害がある，あるいは未発達の地域を作業療法的手法により向上させる」ことを意味する。
- 対象は地域全体あるいは地域のなかの特定の集団である。行政のなかの保健医療福祉活動が多く，例えば何らかの文化的環境的要因で「屋内への閉じこもり，寝たきりが多い」地域を対象にスポーツや園芸などの作業活動を通して健康活動を企画・展開することなどである。

以上は，地域・在宅支援にあたるすべての分野（地域医療，地域保健，地域福祉，地域リハなど）にあてはまる。地域作業療法には，「個人を対象とする本来の意味」の他に「集団や地域自身を対象とする広義の意味」がある。

専門職連携

- 主な医療専門職を表1に示す。

表1　主な医療専門職

- 医師(physician)
- 看護師(nurse)
- 理学療法士(physical therapist：PT)
- 作業療法士*(occupational therapist：OT)
- 言語聴覚士(speech-language-hearing therapist：ST)
- 介護支援専門員(care manager)
- 介護福祉士(certified care worker)
- 保健師(public health nurse)
- ソーシャルワーカー(social worker)
- 社会福祉士(certified social worker)
- 臨床心理士(clinical psychologist：CP)
- 義肢装具士(prosthetist and orthotist：PO)
- 薬剤師(pharmacists)
- 管理栄養士(registered dietitian)
- 生活指導員・児童指導員
- 訪問教師
- 精神保健福祉士(phychiatric social worker：PSW)
- 音楽療法士(music therapist)
- 養護学校教諭
- 特別支援学校教員
- 障害者職業カウンセラー
- リハビリテーション工学士(リハビリテーションエンジニア)

*作業療法士
・作業療法士は診療の補助として作業療法を行う。医師の指示のもとに，身体または精神障害のある者（児）に対し，その応用的動作能力または社会的適応能力回復のため，さまざまな作業活動を用いて治療を行う。作業技法としては，手芸，織物，木工，金工，陶芸，絵画などのほか，各種のスポーツやゲームなどを用いる。厚生労働大臣の免許を受けたリハビリテーション専門職である。
・「医療スタッフの協働・連携によるチーム医療の推進について」（医政発0430第1号，2010年4月30日）では以下のことが示された。
⇒理学療法士及び作業療法士法第2条第1項の「作業療法」については，同項の「手芸，工作」という文言から，「医療現場において手工芸を行わせること」といった認識が広がっている。
　以下に掲げる業務については，理学療法士及び作業療法士法第2条第1項の「作業療法」に含まれるものであることから，作業療法士を積極的に活用することが望まれる。
　　・作業療法士が食事訓練を実施する際などの喀痰等の吸引。
　　・移動，食事，排泄，入浴等の日常生活活動に関するADL訓練。
　　・家事，外出等のIADL訓練。　　・作業耐久性の向上，作業手順の習得，就労環境への適応等の職業関連活動の訓練。
　　・福祉用具の使用等に関する訓練。　　・退院後の住環境への適応訓練。
　　・発達障害や高次脳機能障害等に対するリハビリテーション。

One point Advice

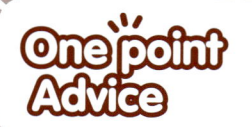

- 地域リハビリテーション・地域作業療法は，OTにとって将来にわたる大きな分野である。
- 介護保険法が改正され，障害者自立支援法が制定された。
- 学ぶべきことは多く，今後，国家試験に出題される可能性が高い。

訪問作業療法

●訪問リハビリテーションとは

- 「訪問リハビリテーションは，病院・診療所または介護老人保健施設の理学療法士・作業療法士・言語聴覚士が，計画的な医学的管理を行っている医師の指示にもとづき，利用者の自宅を訪問して，心身の機能の維持回復を図り日常生活の自立を助けるために，理学療法・作業療法等の必要なリハビリテーションを行うものである。対象者は，病状が安定期にあり，診療にもとづき実施される計画的な医学的管理の下，自宅でのリハビリテーションが必要であると主治医が認めた要介護者・要支援者である。」
- **定義**：「訪問リハビリテーションとは，病気やけがや老化などにより，心身に何らかの障害を持った人のうち，外出が困難な者や居宅生活上何らかの問題がある者に対して，作業療法士や理学療法士・言語聴覚士などが居宅に訪問し，障害の評価・機能訓練・ADL訓練・住環境備・専門的助言指導・精神的サポート等を実施することで，日常生活の自立や主体性のあるその人らしい生活の再建及び質の向上をうながす活動の総称のことである。その活動は，地域におけるリハビリテーションの一翼を担うもので，常にその対象者の生活支援に関わる家族や専門スタッフ（医療・保健・福祉）と積極的に連携を取りつつ行なわれるべきものである」（全国訪問リハビリテーション研究会定義，2000）。
- ①病院・診療所から提供する訪問リハビリテーション（医療保険），②介護老人保健施設から提供する訪問リハビリテーション（介護保険），③訪問看護ステーションの中訪問リハビリテーション（医療保険，介護保険）がある。
- 訪問リハビリテーション計画の作成が義務付けられている。

●療法士の役割

①**訪問作業療法**：応用的な動作能力・社会適応能力の回復を図る。趣味的動作による手先の訓練作業補装具の利用による機能訓練，日常生活活動訓練（ベッドからの離床・食事・排泄・入浴・更衣などの日常生活に直結した訓練），社会参加を促す社会適応訓練。

②**訪問理学療法**：基本的な動作能力・身体機能の回復を図る。運動，マッサージ，入浴などによる機能訓練寝返りなどの体位変換，起き上がり・立ち上がり・座る・歩行訓練。

③**訪問言語療法**：ことばによるコミュニケーションや，摂食・嚥下（食べる・飲み込む）能力の維持・向上を図る。言語コミュニケーション，摂食・嚥下のための各機能に関する問題本質の明確化，問題に合わせた検査・相談・訓練・指導・助言。

＊実際の訪問リハビリテーションは，1人の療法士が①〜③のすべてを担って行っている。

通所作業療法[1]

●対象
- 介護保険制度の要支援1と要支援2の者。生活機能が低下した在宅障害者，障害高齢者で「通所が可能」「日常ケアを必要」「仲間づくりやグループ活動」「個別リハビリテーション」が必要な者。閉じこもり状況にある者，家族の休養（レスパイト）が必要な者。

●方法
- 介護老人保健施設，介護老人福祉施設などへの通所による集団または個別の指導。

●評価項目例
- Needsの評価（COPM），拘縮の有無，筋力，持久力，基本的動作能力，姿勢保持能力，ADL，IADL，生活のスケジュール，生活リズム，障害受容，家庭内の役割の有無，趣味活動状況，介護負担の程度，適応となる福祉用具の種類，住宅改修の場の把握，社会資源の活用状況など。

●援助
- 進め方：朝の送迎，バイタルサイン確認，リハビリテーション（個別・集団），食事，入浴，レクリエーション，送迎。
- 内容：バイタルサインの確認，心身機能の維持・向上練習，日常生活活動練習，IADL向上練習，通所または遠距離外出に必要な体力維持・向上練習，通所手段に必要な動作能力の修得など運動器の機能向上，併せて栄養改善や口腔機能の向上，意欲とQOLの向上を考慮した利用者との交流の機会設定など。

●リスク
- 送迎時や施設内での転倒。

●制度
- 医療保険や介護保険制度の通所リハビリテーション。

施設における作業療法[1]

●対象
- 自宅では生活困難な者，家族の介護力に限界がある者，施設での生活を希望する者。

●方法
- 介護老人福祉施設や介護老人保健施設などに入所，短期入所で集団または個別の指導。

●制度
- 介護保険

●評価
- リハビリテーション実施計画書を中心に実施する。
- リハビリテーション実施計画書は，健康状態，合併症の状態，心身機能（運動・感覚機能，高次脳機能障害，拘縮，疼痛など），床上動作の自立度，ADLやIADLおよび具体的なアプローチ，必要な福祉用具と介助方法，本人の意欲や家族の希望など。

●援助内容
- 施設内生活，在宅復帰，在宅生活を支援する援助を想定した援助が基本。施設内での日常生活活動練習，希望するレクリエーション実施，施設内から施設外へ行動範囲を拡大できる体力の向上練習，自宅復帰に必要な運動練習など。
  個別指導：拘縮予防や必要な筋力向上練習などの障害悪化予防，生活の場に必要なADLやIADL練習，車いす移動や歩行練習。
  集団指導：レクリエーション的なグループで実施できる作業や，ストレッチ，立ちしゃがみ動作，体幹の運動を強化した練習。作業療法士が指導する練習とグループが選択した練習の組み合わせが望ましい。

●リスク
- 長期入所で退所困難，決められた生活リズム。

●制度
- 介護保険制度

地域作業療法で行うこと

障害予防・介護予防・健康増進

●対象
- 地域在住の高齢者，障害者。

●方法
- 教室などで継続的に実施する集団練習，集団などは別に個別での練習。

●評価
- 体力強化に必要な項目として，筋力(握力，膝伸展保持筋力，立ちしゃがみ動作回数など)，柔軟性，敏捷性，身体バランス能力(ファンクショナルテスト，開閉眼片足立ち試験など)，持久力(6分間歩行)，歩行能力(10m最大歩行速度，最大一歩幅)，運動習慣，行動変容の程度，障害状況を把握する評価(重症度，関節可動域など)。

●援助内容
- 障害別の練習内容の指導，社会参加に必要な運動・行動能力の指導など。

●リスク
- 転倒，障害の進行，体調管理不足，疼痛，疲労など。

●制度
- 介護保険制度，区市町村保健センターや地域包括支援センターの地域支援事業。

●ネットワーク作り
- 個人に合った社会資源を発掘し，ネットワーク化すること。

介護保険法による高齢者介護予防の流れ

図1　介護予防事業の流れ

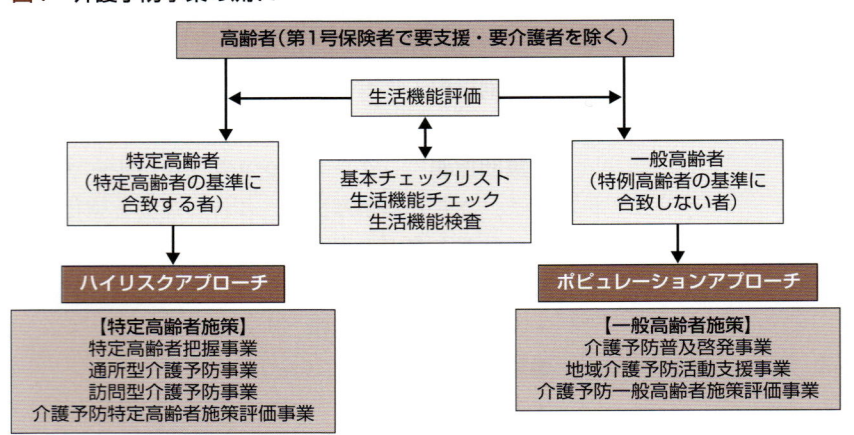

```
                    高齢者（第1号保険者で要支援・要介護者を除く）
                              ↕
                          生活機能評価
        ↙                       ↕                       ↘
  特定高齢者              基本チェックリスト            一般高齢者
（特定高齢者の基準に        生活機能チェック          （特例高齢者の基準に
   合致する者）            生活機能検査               合致しない者）
        ↓                                                ↓
  ハイリスクアプローチ                          ポピュレーションアプローチ

  【特定高齢者施策】                              【一般高齢者施策】
  特定高齢者把握事業                              介護予防普及啓発事業
  通所型介護予防事業                              地域介護予防活動支援事業
  訪問型介護予防事業                              介護予防一般高齢者施策評価事業
  介護予防特定高齢者施策評価事業
```

- 包括的支援事業：総合相談支援事業，権利擁護事業，介護予防マネジメント事業，包括的・継続的マネジメント事業。
- 任意事業：地域介護教室，紙おむつ購入助成等支給事業，軽度生活援助短期入所（ショートステイ），日常生活用具リサイクル事業，家族介護慰労金支給事業，生年後見制度利用支援事業，認知症サポータ養成事業，シルバーハウジング，「食」の自立支援配色サービス，介護相談員派遣事業，介護給付費適正化事業。

図2　越えねばならぬ一線（動作と行動の目標）

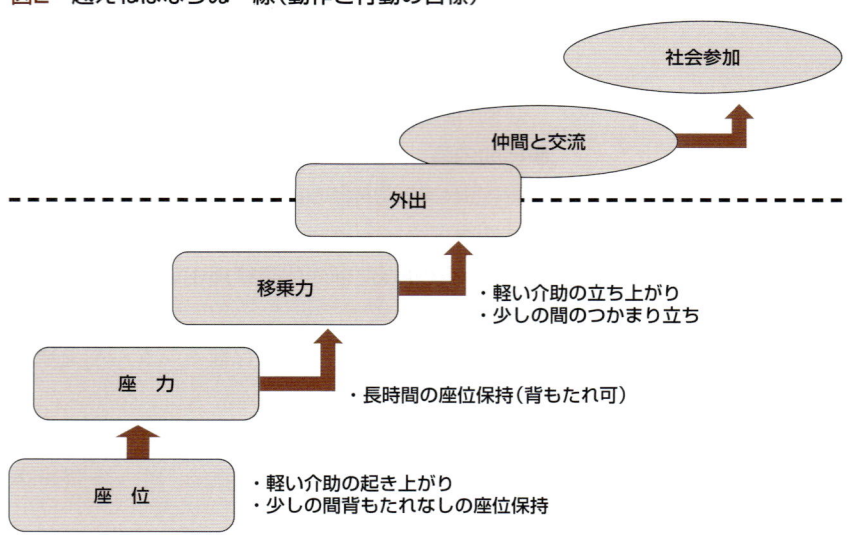

```
                                    社会参加
                              仲間と交流  ↗
                           外出
                        ↗
                    移乗力         ・軽い介助の立ち上がり
                 ↗                ・少しの間のつかまり立ち
            座 力            ・長時間の座位保持（背もたれ可）
         ↗
      座 位        ・軽い介助の起き上がり
                  ・少しの間背もたれなしの座位保持
```

（大田仁史：地域リハビリテーション原論 第4版，医歯薬出版，2006．より引用）

生活スタイルの見直しと再構築

- 地域作業療法，訪問作業療法の大きな目標である。当事者，家族のニーズを引き出し，社会参加を可能にするために，様々なネットワークを作り，住民の協力を得て実現させていく。

趣味・生き甲斐活動の開発と獲得

- 地域作業療法，訪問作業療法の大きな目標である。
  介護予防事業（一般高齢者施策）として，健康教育・健康相談，介護予防講座，軽度生活援助通所介護（デイサービス）事業，すこやかサロン・にこにこサロン，ふれあい・行き来サロンがある。
- 訪問を通して，参加を促すことも重要な活動である。

仲間づくり

- 地域作業療法，訪問作業療法の大きな目標である。**ピア・サポート**の視点をもつ集団を作り，そこで相互に学ぶ環境を永続的に作ることである。患者会，すこやかサロンなどを作り，作業療法士がボランティアで参加できればさらによい。

相談・指導

- 地域作業療法，訪問作業療法の大きな役割である。介護予防事業における地域包括ケアセンターにつなぎ介護予防を具体的に進める。また，ハイリスク高齢者に介護予防事業（転倒防止教室など）を通して関わることができる。訪問作業療法で予防法について相談・指導ができる。

家族関係の調整

- ケアマネージャーが作るケアチームに積極的に参加し，訪問作業療法で得た当事者および家族の悩みを家族関係の調整に反映させる。決して，お節介にならないようにケアチームを支える立場で動く。

QOL（Quality of Life）の維持・向上

- 地域作業療法，訪問作業療法の一番の目標である。お話しを傾聴すること。評価を行うこと。ニーズを引き出すこと。ニーズが実現できるようにチームと当事者，家族が協業して期限を決めて努力することが大切である。ピア・サポートの場を作り，地域の資源・ネットワークを有効に利用することがポイントになる。

孤独地獄とピアサポート，QOLの低下

図3 孤独の殻を破るピアサポート

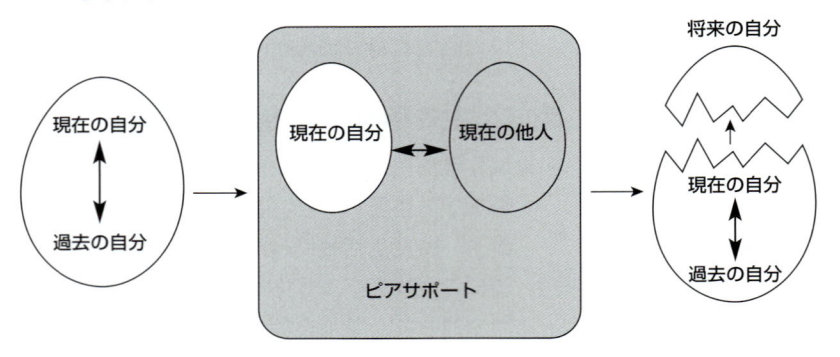

(大田仁史：地域リハビリテーション原論 第4版, 医歯薬出版, 2006. より引用)

ピアサポート[4]

- 患者会，家族の会は同じ疾病をもつ患者達が触れ合う場として有効である。疾病ごとに多く存在する。
  (例)頸髄損傷患者の会，難病者の会，ぼけ老人を抱える家族の会，など
- 市町村の機能訓練事業は閉じこもりの予防とともに，互いがピアサポートしあう場としても機能する。
- 同じような障害をおった仲間とふれあうと，孤独感からとりあず開放される。他者と自分を見比べることにより，いわゆる第三者的な目で自分をみるようになる。自分を客観視できるにつれて，現実的な行動をとることができるようになる。
- その手始めに仲間(ピア)が必要である。ピア同士が癒し癒される関係となる。家族でも同様である。

「行き場がない」が最大の問題[4]

- この問題が最も重要な課題である。障害者，高齢者，障害老人が出かけられる場所は，通所リハビリテーション(デイケア)，通所介護(デイサービス)，機能訓練事業(リハビリ教室)，病院の待ち合いなど，数カ所程度しかない。
- 行きたいときに，どこへでも行けるということが原則。タウンモビリティが重要なキーワードになる。

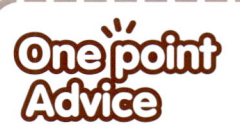

One point Advice

- 在宅障害者のうつ状態とQOLの低下にどう作業療法士は関わったらよいか理解しよう。

【参考文献】
1) 柳澤 健 編, 池田 誠 著：理学療法士 イエロー・ノート 専門編 2nd edition, p.612-671, メジカルビュー社, 2011.
2) 日本作業療法士会 編：作業療法学全書 地域作業療法学, 協同医書出版社, 2006.
3) 大田仁史：地域リハビリテーション原論 第5版, 医歯薬出版, 2010.
4) 日本作業療法士協会 編：作業療法, 医療保険・介護保険の手引き(2005), 2005.

5 基礎
バリアフリーとユニバーサルデザイン

Point!

■バリアフリー
☞ バリア(障壁)を少なくして，どんな条件で生きる人もあたりまえの生活を送ることができるようにする工夫や活動をいう。**物理的なバリア**(身体障害の場合等)・**情報のバリア**(視覚障害や聴覚障害・知的障害の場合等)・**制度のバリア**(発達障害，精神障害の場合等)・**意識，気持ちのバリア**(p.490参照)などを軽減したい

■ユニバーサルデザイン
☞ どんな条件で暮らす人にも使いやすい製品・建造物・空間を工夫してデザインすること。高齢社会においてますます主流となってきている

■家屋改修
☞ 手すりの取り付け，段差の解消，扉の変更などがある。本人・家族の意向を踏まえ，関係多職種での検討，身体障害者施策や介護保険制度の活用の検討が重要

バリアフリー

- 人が家庭や社会で暮らすうえでさまざまな困難がある。生活行為施行や自己実現のうえで障壁となる要因をバリアという。
- ましてや心身に障害(インペアメント)を抱えると行為遂行上の困難・能力障害(ディスアビリティ)を生じ，ハンディキャップ(社会的不利)を負うことが多い。
- 可能な限りの物理的・心理的・社会的バリアを取り除く支援によって本人が持つ能力や可能性を十分発揮する事ができる。

ユニバーサルデザイン

- 高齢社会を迎え，高齢者をはじめ障害のある人々にとって，暮らしやすい環境，利用しやすい建築，使いやすい製品や用具などさまざまな工夫がされている。
- 車いすでも利用しやすい公園や公共機関・ノンステップバスなどの交通機関・券売機や自動販売機のデザインも工夫がみられる。缶詰や瓶詰も弱い力でも開閉しやすく工夫されている。
- 携帯電話や調理器具等の日常生活道具・電化製品・洋服などの分野でもユニバーサルデザインの発想が取り入れられている。家屋や地域環境においても障害のある人に優しい環境は妊婦や子どもたちはもちろん一般の人々にとっても**優しい環境**であるといえる。

One point Advice

- 作業療法士は，能力(脳力)・暮らし・可能性を診る専門家である。作業分析(活動分析)を得意としており，バリアフリーやユニバーサルデザインの分野でもその専門性を生かして一般企業で活躍したり起業する可能性も拡がっている。

家屋改修・訪問指導

- **家屋改修**は十分な**環境因子の評価**に基づき，機能性・安全性・快適性，同居家族すべてにとっても適切な環境であることに配慮し慎重に検討しながら進める。家屋改修における参考資料として図1〜3を示す。
- 実際の改修にあたっては，身体障害者施策や介護保険法の基準に適合すれば改修費の一部（介護保険では20万円まで原則9割）を公費負担が受けられる可能性もあるので，**行政機関・担当ケアマネジャーとの連携が必須**となる。

図1 トイレの便座，手すりの幅，高さ(mm)

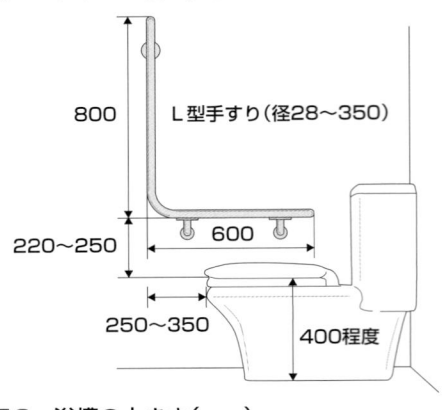

図2 浴室の手すり

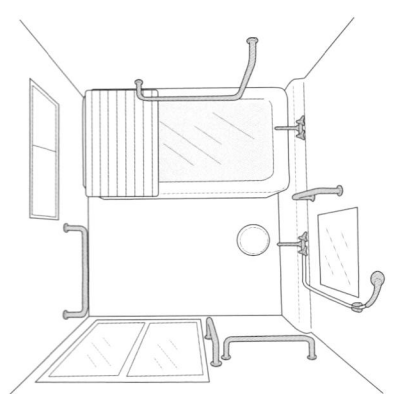

図3 浴槽の大きさ(mm)

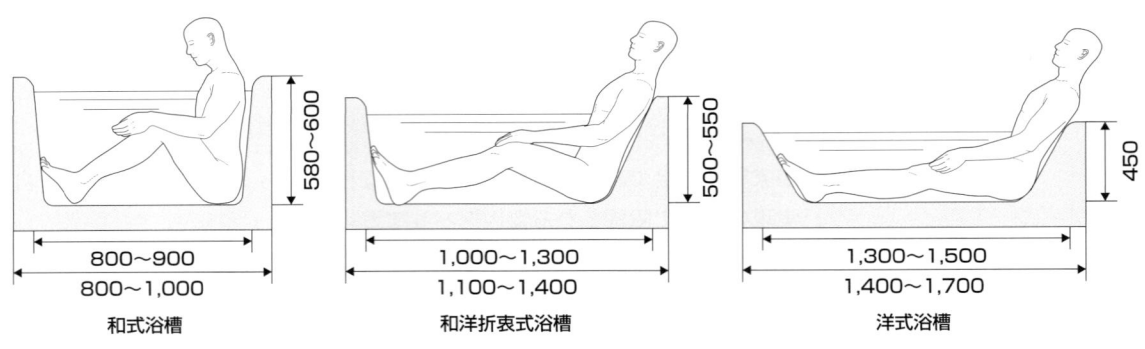

和式浴槽／和洋折衷式浴槽／洋式浴槽

（図1〜3；野村 歡, 橋本美芽：OT・PTのための住宅環境整備論, p.241, 248, 251, 三輪書店, 2007. より引用改変）

社会的環境整備の働きかけ

- 作業療法士の重要な使命として，障害とともに生きる人々がより暮らしやすく，その人らしい人生を全うし，**社会参加できるような社会の実現へ向けて働きかける**ことがあげられる。
- 私たちはバリアフリー・ユニバーサルデザインの理念や知識を地域社会へ向けて提案し，推進する使命を担っている。
- 一事例，一事例の担当を通して発信し，行政や関係機関に働きかけよう。それが，地域で顔の見える存在になるということであり，専門職種として信頼されることにつながる。
- 病院・医療機関にとどまっての仕事だけでは**地域包括ケア**（p.21の用語アラカルト参照）への参画ができない。**生活行為向上マネジメントや生活行為向上プログラム**[*1]においても**多職種，多機関との連携が必須**となっている。

用語アラカルト

*1 生活行為向上マネジメント・生活行為向上プログラム
- 2010年より日本作業療法士会が厚生労働省のバックアップを受け進めている高齢者の生活支援のためのアセスメント・プログラム・連携のツール（p.695〜698参照）。

1 支援

家庭生活支援

Point!

■活動の維持・生活の再構築
☞ ICFの理念の広がりとともに，リハビリテーションの目的は単に機能回復・在宅へ帰ることに留まらず，活動と参加の実現，ADLを初めとした活動の維持と新たな活動への参加，その人らしい意味ある活動を実現する暮らしが目標

■生活行為向上マネジメント・生活行為向上プログラム
☞ 日本作業療法士協会が提唱する包括的生活支援の手法で，本人の望む活動の実現のために，基礎練習・基本練習・応用練習・社会適応練習を組み立てて提供・支援する。多職種協働モデルである

■子育て支援
☞ 従来は障害児の家族支援というと母親への支援が主であったが，現在は父親をはじめ，児を取り巻く家族を中心とした包括的な支援(family centered care)の考え方が重要とされる。さらに，地域の関連機関や多職種との連携が大切な役割である

■学校や職場といった日中活動の充実，自己実現のために情報の提供やカンファレンスでの提案等専門性を生かした連携が重要

活動の維持・再構築

- 家庭内で，本人の持つ能力を最大限に発揮し，できる活動は自分で行って欲しいと計画しても，安全性・確実性の面から実現できないことは少なくない。
- 転倒リスクがある移乗や自宅内歩行・時間がかかりすぎる服の着脱・過剰な努力を要する麻痺手で食器を支えることなど，作業療法士の側では自立を進めたくても，受け入れられなかったり，介助した方が楽であったり，代替えの方法で遂行されていたりする。
- 援助者側の思い込みだけで活動を援助するのは効果的ではなく，逆に本人・家族の苦悩ともなり得る。本人の望む暮らしの像を一緒に試行錯誤しつつ，折り合いをつけ，実用性を検討しながら暮らしを再構築していく姿勢が重要となる。

生活行為向上マネジメント・生活行為向上プログラム

- 作業療法士は健康でその人らしい暮らしを支援する専門家といえる。日本作業療法協会は"ひとは作業で元気になれる"をスローガンに生活行為向上マネジメント・生活行為向上プログラムを提唱している(表1，2)。

表1 作業遂行アセスメント表[1]

相談者： N氏（介護老人保健施設入所直後，自宅での暮らしを望んでいる。認知不全と気分の不安定がある状況）

| | 作業目標 | 自宅でトイレは1人で行けるようになりたい | | 達成可能なニーズ | 外泊時に自宅のトイレを安全に使える |

アセスメント項目		心身機能の分析 （精神機能，痛み・感覚，神経筋骨格・運動）	活動と参加の分析 （運動・移動能力，セルフケア能力）	環境因子の分析 （用具，環境変化，支援と関係）
作業遂行の問題を生じさせている要因		・頸椎症による両上肢巧緻性の低下。 ・頸椎症軽度脳梗塞による両下肢の不全。軽度左片麻痺。 ・認知不全・高次脳機能不全による空間・身体の適応困難。 ・転倒をきっかけに2カ月の入院による廃用性機能低下・体力低下。 ・入所直後の気持ちの焦り，思い込み傾向。	・立ち上がり，立位動作が不安定。 ・移乗，体の回転や移乗先との体のマッチングに困難がある（高次脳機能不全）。 ・左半身の不全片麻痺で左手が手すりをつかんでの支えとしてうまく使えず，下衣のおろし，上げ動作にもうまく使えない。 ・（現在）車いすを適切な場所に付けられない。ブレーキのかけ忘れがある。	・現在，介護老人保健施設入所中。 ・施設内では身障者トイレ　手すりも万全。 ・自宅トイレは洋式だが手すり不備。入口引き戸。 ・柱・壁・便器の貯水槽などを支えには使えるが便器は入口から180°体を回しての着座となる。 ・自宅には療養のベットがない。 ・半年前の入院以来自宅には帰っていない。
作業目標達成可能な理由と根拠	現状能力（強み）	・尿意便意がある。見当識・判断力がある（複雑な判断は要支援）。 ・意識・意欲がしっかりしている。 ・立位機能・バランス機能がある。 ・右手は比較的使える。ズボンの上げ下ろしができる。 ・左手は手すりに引っかけて体の安定保持に使える。	・排尿・排便コントロール力がある（ある程度我慢できる・失禁はない）。 ・車いすは自操できる。ブレーキをかける力はある。 ・移乗動作は　手すりがあれば可能。 ・掴まること，伝い歩きができる。 ・トイレで排泄したいという意思が強い。 ・話し合いが出来る，試行錯誤を一緒にできる。	・自宅は持ち家で，本人は要介護3なので，もし居宅生活となった際には住宅改修をすることができる。 ・妻が同居しており，近所には友人も多く，長男が隣県に居住し月に2回ほどは支援に訪れる。 ・外泊の許可は出る。 ・外泊時施設からポータブル・歩行器等レンタル可。
	予後予測	・施設内身障者用トイレは1〜2カ月で自立して使えるようになりそう。 ・夜間は，尿器・ポータブルトイレを併用することが実用的と思われる。 ・環境が整えば自宅への外出・外泊ができそう。 ・退所しての自宅生活は妻の体調・本人の行動障害の様子による。	・施設内においては　トイレ前に車いすを止めて手すりなどにつかまり，支えにしトイレ排泄が自分でできるようになる。 ・自宅トイレでは伝い歩き機能が重要となる。 ・トイレの環境のアセスメントと調整が重要となる。 ・自宅に帰れるかどうかについては　身体的介護負担以外の妻の心労の部分が重要となる。	・1カ月以内をめどに自宅の様子をアセスメントし，可能性を模索する。 ・今年中に自宅へ外出，実際トイレ場面を検討してみる。 ・伝い歩き能力は改善し，洋式トイレであれば自力で使えるようになりそう。

担当 OT　A

表2 作業遂行向上プラン表[1]

利用者： N 殿　　担当者：涼風苑　A　　記入日：　○年　　○月　　○日

達成可能なニーズ		作業工程分析	評価 前	評価 後		基礎練習	基本練習	応用練習	社会適応練習
外泊時自宅のトイレが安全に使える	企画準備力 PLAN	・自宅のトイレ周りの環境を整える。外出・外泊の意思を表し家族に同意を得る。外出・外泊を申し込み手続きをする。尿意・便意を意識できる必要な見守り支援を頼む。 ・便器のふたを開ける。	1 2 3 4 ⑤	1 2 3 ④ 5	達成のためのプログラム	・体幹のストレッチ，立ち直り，バランス反応の強化。 ・両上肢の支える力や支え方の練習。 ・下肢可動域の改善。 ・下肢筋力強化。 ・つかまって立ち座り活動で体力向上。 ・立位バランス。 ・心理安定のための傾聴・承認。	・輪の移動作業を手段に座位での床へのリーチマット端座位での側方リーチ・立ち上がっての斜め前，上方へのリーチ課題。 ・つかまっての立位でのステップ練習と移乗練習。 ・セラバンドをウエスト部分に巻いて模擬的に下衣上げ下ろし行為の基本練習。 ・横歩き・つかまりながらの体の回転練習。	・実際のトイレ場面で動き方や体の使い方を練習する。 ・床動作を練習し，こたつを利用した際も床から立ち上がりトイレに行ける練習。 ・さまざまなズボンや布の通常のパンツで過ごせて，上げ下ろしができる練習。	・外出・外食を試み，外出先のトイレを（支援を受け）使う体験。 ・他者と穏やかに交流し気分が安定していくような援助。 ・外出先の一般的な洋式トイレでの動きも練習。 ・家族との折り合いをつけ，外出や外泊が実現できるような支援。
	実行力 DO	・廊下車いすを自走して移動する。適切な場所にブレーキをかける。車いすを支えに立ち上がり，3歩ほど伝い歩き体の向きを変える。着衣を下げトイレに座る。排尿・排便する。後始末をする。立ち上がり，着衣を上げ，車いすに戻る。	1 2 3 4 ⑤	1 2 3 ④ 5	本人 いつ・どこで・誰が支援して行うか	**個別機能訓練時** ・OT・PT・OTSと機能訓練として基礎練習をする。 ・設定された環境・方法で自己トレーニングする。	**個別機能訓練時** ・OT・PT・OTSと機能訓練として基本練習をする。 ・設定された環境・方法で自己トレーニングする。 ・リハ担当のケアワーカーに声かけし一緒に練習。	**実際のトイレでの排泄行動時** ・自分の体のバランス・環境に応じた動き方を意識しながら，できるだけ安全に自分で動ける練習をしていく。	・外出・外泊落ち着いて過ごせるように気分の安定を図る。 ・早めのトイレ行動を心がけましょう。
	検証完了力 SEE	・排泄物を流す。 ・便座のふたを閉める。 ・トイレから出て，ドアを閉める。 ・ベットへ戻る。 ・自宅においては，車いすはトイレのすぐ外につけるため，伝い歩き2歩と180°回転する動作が保つ要となる。	1 2 3 4 ⑤	1 2 3 ④ 5	家族	ご本人の意欲や気持ちを知り，応援していただく。	・上げ下ろししやすい衣服を準備する。 ・自宅でも滑りのよいリハパンツで過ごせるように準備する。	面会時にトイレ動作に同行し，トイレでの動き方のこつや工夫についてリハスタッフと一緒に良い関わり方を知っていただく。	ご本人の心がけ，努力を見て心理支援をしていただく。
					支援者	OT・PT・OTSが個別機能訓練として提供支援助言。リハ担当ケアワーカーが適切な自己トレーニングを支援。	実際場面で見守り介助に当たるCWは自立へ向かう本人のできる動作を増やすような声かけ・働きかけを心がける。	**看護職**：排泄のリズムが整う支援。下剤など使わなくても排便できる工夫。 **介護職**：自立支援介護	**相談員**：ご家族の心理的支援 **居宅担当ケアマネ**：自宅の環境調整を一緒に検討。

達成　　□達成　　■変更達成　　□未達成（理由：　　　　　　　　　　　　）　□中止

評価：　1. 一人で可能　2. 手掛かりや見本があれば可能　3. 練習により可能　4. 一部手助けが必要　5. ほとんど手助けが必要

- 作業療法の専門性である作業分析・環境調整の手法が生かされており，作業療法を**基礎練習・基本練習・応用練習・社会適応活動**の4つの段階で効果的に，多職種にも働きかけながら提供していく。対象者の望む活動を優先的に，**生活行為**(**作業・活動**)の実現・向上を目指す。

療育指導・介護指導

- 療育指導や介護指導は，**生活の現場**で，**生活場面**を想定しつつ，**具体的**に行う。その方法について当事者・家族がどう思うのかをよく伺いつつ進める。
- 1つの課題に複数の解決方法を示しながら，時と場合により柔軟に対応できるやり方が伝えられるとよい。"～しなければならない"ではなく，"このようにすると楽ですよ，こうしたらより改善に向かいますよ"という**提案型の指導**が効果的である。

障害のある子どもの子育て支援

●母親(主介護者)への支援

- 児の障害に対する正しい理解に向けて，専門的な知識・成長や良い変化の可能性等の情報提供を行う。
- 母親の児への関わり方についてフィードバックし，よりよい関わりを一緒に検討する。

```
指導の例：
肢体不自由児    ⇒  介助方法，変形予防(ポジショニング等)，福祉
                    用具提案・提供
知的・発達障害児 ⇒  児のコミュニケーション特徴と対応方法，成長
                    を促す遊びの指導。
```

- 育児への不安・負担軽減のために，育児の悩みを傾聴し，前向きな取り組みを支援し，家族会や専門相談機関等社会資源とつなぐことも有効である。

●父親をはじめとする他の家族への支援

- 主介護者の家族と比べ，「どう接したらいいかわからない」という悩みを抱えやすいといわれている。また，普段対象児と一緒に過ごす時間が少ないと安易な解釈になりがちな場合もある。
- 作業療法場面の見学や遊びの場面を通して，関わりの場を提供し，よりよい関わりと母親をはじめとする主介護者をよりよくサポートするようにと支援する。

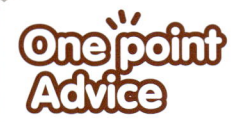

> **One point Advice**
> - 家庭生活支援は家族や多機関との連携が重要であり，多職種が関わることも多いので共通の認識のもと，目標を共有し，家族の理解度合い・心理的な揺らぎ・状況の変動などに配慮しながら慎重に進める。

●地域・多職種との連携

- 児の通う養育・教育機関への情報提供。療育目標の共有と対応方法の提案などを行う。
- 多職種(医師，看護師，保育士，教師，理学療法士，言語聴覚士，心理士など)と連携・協働していくことが重要である。

心の病と家庭生活

- 精神疾患の家庭生活においては，家族の疾病に対する理解と支援的対応が病状を左右することも多い。
- 病気の理解・休息と活動のバランス・服薬管理など，家族も一緒に病気と向き合えるような支援が必要となる。家族会などの地域資源が支えになることも多い。

家族・家庭の支援

- 家族は本人と密接に関連しており，本人と同じように(ときにはそれ以上に)障害を受容する過程での支援を要する。
- 適切で理解しやすい医療情報，予後についての見通し，今後の暮らしについての希望を提供する必要がある。これは一般病院，リハ病院においては**医療福祉相談員(MSW)**が主に担当する。精神科においては**精神保健福祉士(PSW)**が主に動くことが多い。高齢者の地域包括ケアでは**介護支援専門員(CM)**が中心になる。
- これらの要となる職種と連携し，暮らしの専門家・精神的ケアの専門家として役割を果たせるようになろう。
- 家庭は家族の場であり，さまざまな価値観といきさつをはらんでいる。その家庭の価値観やこだわりを尊重しつつも，変わり得る可能性・起こり得る危険性・より楽に朗らかに暮らせる知恵を一緒に探していくという立場で支援にあたることが大切。

学校や職場の評価，支援のための連携

- 学校教育においては教育委員会や**特別支援教育**[*1]についての相談窓口があり，地域で療育をしていこうという体制(市町村によって温度差があるが)がある。
- 職場においても**障害者雇用促進制度**[*2]があり，障害者の雇用率を定め，これに達しない企業には**納付金**を課して雇用を促進している。これらの日中活動の場は自己実現のために重要で，連携すべき機関である。
- 作業療法は地域生活への移行を支援する。学校や職場は対象者の自己実現・社会参加の礎となる場であり，この場の支援者と連携しその支援力を増すことは，対象者の暮らしを真に支援することにつながり，重要となる。

用語アラカルト

***1 特別支援教育**
- 障害のある幼児・児童生徒の自立や社会参加に向けた主体的取り組みを支援し，個々の児童・生徒の教育的ニーズを把握し，その成長を支え教育を受ける権利を保障していく取り組み。

***2 障害者雇用促進制度**
- 障害者雇用促進法において，障害者を一定割合以上雇用する事を義務付け，(障害者雇用率　H24年度2.0%)これに達しない部分については納付金を徴収し，雇用をすすめている企業に対して助成をする。ジョブコーチ等の支援者を職業安定所に置き，障害者の就労を支援する取り組みもある。

【参考文献】
1)平成23年度老人保健健康増進等事業報告書　生活行為向上マネジメントの普及啓発と成果測定研究事業事例報告集②(通所・入所)，p.132-137，2011．

2 支援

地域生活支援

Point!

- ■地域包括ケア
  - ☞ **おおむね中学校区，車での移動30分以内の圏域で**，医療・介護・生活支援を包括的に提供し，住み慣れた地域で老年期（障害者）の生活を支えていこうという取り組み，ネットワーク。**多職種協働・連携・ケアマネージメント**が推進されている
- ■地域リハビリテーション（CBR）
  - ☞ 医療施設・介護施設・自立支援事業所などが中心になりつつ，地域で，障害とともに生きる対象者の**活動的で健康な暮らしを支える働きかけ**
- ■包括型地域生活支援プログラム（ACT）
  - ☞ 精神障害者の退院促進，再発予防，地域生活支援のための地域支援ネットワークで居宅へ，生活の場へ手を差し伸べる働きかけ
- ■障害児地域支援
  - ☞ 障害児通園デイサービス，児童発達支援教室，医療型児童発達支援，放課後等デイサービス，保育所等訪問支援，保健センターでの発達支援など

地域包括ケアと地域リハビリテーション

- 高齢期，要介護の状況になっても，住み慣れた自宅で自分らしく暮らしたいと願う人は多い。がんや難病などでターミナルケアの段階にあっても自宅で過ごしたいとの願いに応えるため，介護保険制度での医療的な課題を支える資源として**訪問看護**は重要な資源である。
- 痰の吸引や疼痛緩和処置，留置カテーテル管理や褥創の処置等を担うことはもちろん，健康管理一般を支援している。訪問看護事業所に理学療法士・作業療法士・言語聴覚士などのリハビリテーション職種が勤務し訪問看護の一環としてリハビリテーション支援を提供しているところも多い。**訪問リハビリテーション事業所**も数が増えており，生活場面での作業療法が展開されている。
- また，地域に密着して生活を支える資源として，**小規模多機能型資源**（25名以内の登録者に通い・泊まり・訪問支援を組み合わせて支援する）や，それに訪問看護を組み合わせた**複合型サービス**や**定期，随時に居宅を訪問し対応する循環型サービス**が新設されている。
- 厚生労働省は2012年に**地域包括ケア**の概念を示し，30分程度で移動できる範囲での支援資源の連携で暮らしを支えることを推進している。

精神障害とともに暮らす人を支援する

- 精神障害者を取り巻く状況も変化し，入院期間を短縮し，地域資源で暮らしを支えその人なりの生き方を支えようという取り組みが活発化している。
- 精神障害を治療し正常に戻すというより，**リカバリー**[*1]という言葉が表すような暮らしの安定，新たな暮らし方の模索を支援しようという発想だ。寛解や憎悪をめぐりやすい精神疾患を**ストレス脆弱性モデル**[*2]でとらえたり，患者・対象者の**社会生活技能**[*3]の未成熟を要因と捉えたりしながら社会生活を支え，支援する。
- 最近ではACT(assertive community treatment)といわれる支援形態に尽力している作業療法士も多い。

●ACT(assertive community treatment)

- 従来であれば入院が必要とされていたような重度の精神障害を持つ人々が，地域で自分らしく生活できるよう，多職種チームが訪問活動を中心として支援を提供する最も集中的・包括的なプログラム。
- 本人や本人を取り巻く環境の持つ**ストレングス（長所・強み）を伸ばし**，働くこと，住むことなど「あたりまえの生活」を送れるようになること，そして，人としての尊厳を回復し，自らも楽しみ，社会にも貢献できる暮らしが送れるようになることを目標とする。
- スタッフは利用者の**リカバリー**を支援するため，可能性を信じ希望を伝達しうる能力が期待される。
- 日本で導・展開はこれからだが，**入院期間の短縮，地域生活の安定，利用者の満足度**について明らかな効果が多くの現場で報告されている。

●特徴

- 対象は地域の日常生活の維持が困難な中程度から重度の精神障害者。
- **多職種によるチームアプローチ**で，直接，包括的なサービスを提供。これまでのように専門家個々の力量によって支援の質が左右されることなく，システム化されたチーム体制で安定したサービスの提供が可能。
- **ストレス脆弱性モデル**に基づく介入で，サービスは医療・保健・福祉の広い分野に及ぶ。
- 原則として1日24時間，365日の活動，継続的に関わる無期限のサービス。
- 必要性に応じた柔軟なサービスの提供が可能。

用語アラカルト

*1 リカバリー
- 精神疾患による生活の破たんを乗り越え，人生の新しい意味と目的を作り出すこと。暮らしの再構築。

*2 ストレス脆弱性モデル
- 精神疾患の発症について，「脆弱性（もろさ）」と「ストレス」の相互関係を基にした考え方。同じストレスが加わっても，脆弱性が大きいほど発症しやすい。

*3 生活技能訓練（social skills training：SST）
- 精神科における認知行動療法の1つで，自己表現や他者との関わり方，問題解決方法などの，社会で暮らすうえで出会うさまざまな課題を模擬的場面から徐々に実践場面へと練習し，さまざまな対処方法を身につけていく介入方法。診療報酬も設定されている。

One point Advice

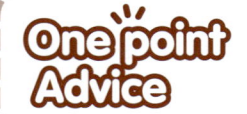

- これからの作業療法は，**暮らしの支援**が重要となる。**具体的な生活行為向上を目的**にし，支援効果を示していく必要がある。地域生活支援のフィールドでも期待されている（「生活行為向上マネジメント・アセスメント」(p.695～698)参照）。

小児の通園資源・相談資源

●障害児通所支援
- 入所施設以外の家族と生活している子どもの支援の総称で以下の4つで構成される。

> ①児童発達支援
> ②医療型児童発達支援
> ③放課後等デイサービス
> ④保育所等訪問支援

●対象児の特徴
- 通園施設を利用するのは,知的・肢体不自由・発達障害児のほか,具体的な診断名がつかない場合でも,社会生活において何らかの適応の困難さを持ち,医療・福祉機関から紹介されてくるケースもある。

●作業療法展開のポイント
- 対象児の抱える機能課題と生活課題を明らかにし,ライフステージに応じた支援を行うことが重要となる。支援の対象は児だけでなく,その家族や教育機関を初めとする地域資源にも及ぶ。

●対象児に対する支援
- **機能面へのアプローチ**:変形・拘縮予防,感覚統合アプローチ,机上での上肢機能練習,粗大運動練習など。
- **生活面へのアプローチ**:生活動作の練習,遊びを通しての発達促進(個別・集団)。
- **環境調整**:自助具・福祉用具の選定や作成・家族や支援者といった人的資源への働きかけなど。

●家族に対する支援
- 児の障害に対する正しい理解の促し。
- 自宅での遊びや対応方法に対する助言,指導。
- 児の成長への不安に対する心理的支援。

●連携
- **児童発達支援センター**[*4]との連携。
- チームとなる他職種(医師,看護師,保育士,心理士など)との連携。
- 保育所・幼稚園を訪問し支援方法の指導。
- **特別支援教育コーディネーター**[*5]との連携。

【参考文献】
1) 厚生労働省ホームページ

用語アラカルト

*4 児童発達支援センター
- これまで,「知的障害児通園施設」,「肢体不自由児通園施設」「難聴幼児通園施設」と区分されていたが,2012年4月より「発達支援センター」に一元化された。

*5 特別支援教育コーディネーター
- 保護者や関係機関に対する学校の窓口として,また,学校内の関係者や福祉,医療等の関係機関との連絡調整の役割を担う。児童発達支援センターのほか,地域の小中学校でも設置されている。

3 就園・就学支援

支援

Point!
- ■統合保育への支援　☞　早期療育，地域支援
- ■特別支援教育への支援　☞　個別の教育支援計画
　　　　　　　　　　　　　　　地域の推進体制

統合保育の支援

●統合保育とは[1]

- 障害のある子も健常児も分け隔てなく，ともに育ち合うというノーマライゼーション理念に基づいた保育である。
- 保育所・幼稚園では，特別な配慮を必要とした子どもに対して障害児保育を行う専任の担当を配置する(加配)などの措置を行っていることが多い。
- 早期発見された障害児は理学療法士・作業療法士・言語聴覚士による**早期療育**にて発達が促進された状態で地域の保育所や幼稚園へ移行したり，また初めから保育所・幼稚園での統合保育に在籍しながら**早期療育**を受けたりしている場合もある。
- 近年著しく増加している**発達障害**[*1]の子どもの場合，1.6歳児健診や3歳児健診で見過ごされることもあり，集団保育の場にて初めて気付かれることも多い。

●作業療法の支援と役割

- 幼児期の障害児の多くは日常生活(睡眠・食事・排泄など)において発達の支障をきたす場合が多い。作業療法士は，子どもの問題とされる行動の意味を中枢神経系レベルから探ることができ，生活に適応する能力を促す方法や適切な環境調整についてアドバイスができる職種であるため，統合保育への支援の役割は大きい。
- 保育所・幼稚園から小学校への就学準備に対して，医療情報提供などで今後の方向性を提案することができる立場でもある。

●障害児への地域支援事業[2]

- 厚生労働省は障害児への対応として，身近な保育場面と専門機関が連携して適切な支援を実施するために，障害児への**地域支援事業**を行っている。
- 2012年度からは障害児支援の強化として児童福祉法の中に児童発達支援センターを中核とした**地域支援体制**づくりの方向性を打ち出している。
- 保育所等訪問支援事業(図1)が実施され，作業療法士も派遣される専門職となっている。

用語アラカルト

*1　発達障害[3]
- 「発達障害者支援法」の定義によると，主に自閉症，アスペルガー症候群，その他の広汎性発達障害，LD(学習障害)，ADHD(注意欠陥多動性障害)などで脳機能の障害により症状が低年齢で発現するものを「発達障害」とよんでいる。文部科学省の調査によると18人に1～2人の割合で在籍するといわれている(全国で平均6.3%の出現率)。

図1 保育所等訪問支援のイメージ

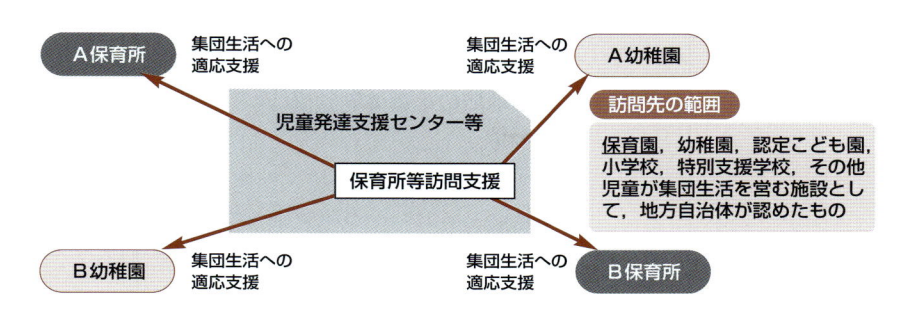

（厚生労働省：障害児支援の強化について，2011．より引用改変）

特別支援教育の支援

●特別支援教育とは[3]

- 発達障害者支援法（2005年）と関連。
- 「特殊教育」から「特別支援教育」への転換を図った。
- 2007年4月より学校教育法に「特別支援教育」が位置づけられた。
  ⇒「障害のある子どもたちが自立し，社会参加するために必要な力を培うため，子ども一人一人の教育的ニーズを把握し，その可能性を最大限に伸ばし，生活や学習上の困難を改善または克服するため，適切な指導及び必要な支援を行う」。
- 盲学校・聾学校・養護学校は「特別支援学校」になり，地域のセンター的機能（教育相談・巡回指導）をもつこととなった（図2）。
- 幼稚園・小学校・中学校・高等学校・中等教育学校では通常の学級も含め学校全体で実施されている。
- 小学校・中学校には「特別支援学級」や「通級による指導」の制度がある。

図2 特別支援教育の現状

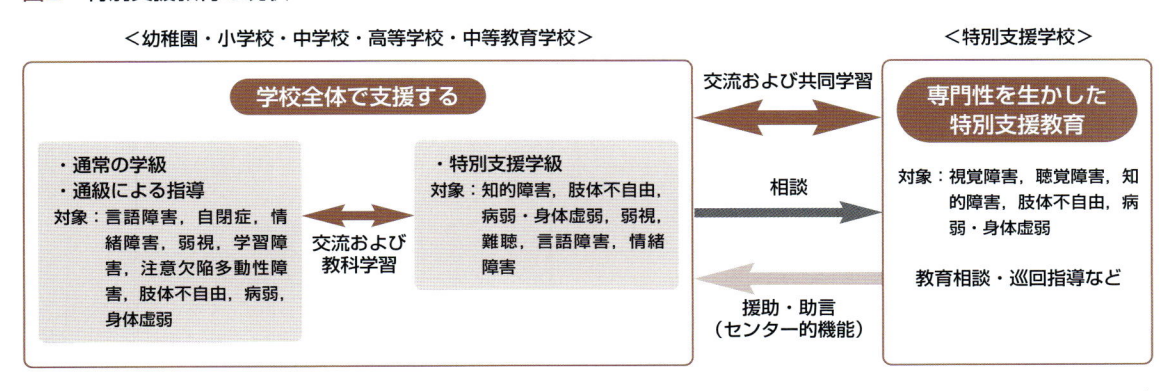

（文部科学省：特別支援教育，2007．より一部改変）

●地域における特別支援教育の推進体制[4]

- 文部科学省は地域において医療・保健・福祉・教育・労働の各機関が連携して乳幼児期から成人期に至るまでの一貫してつながった支援を行う総合的な**地域の推進体制整備**(図3)を打ち出している。
- 作業療法士は外部専門家として教育委員会が主体として行う巡回相談員や専門家チーム委員(医療・保健・福祉・教育・労働の各機関や専門家からなる構成メンバー,発達障害か否かの判断や今後の支援方針を検討)として委嘱され,**個別の教育支援計画**の作成に関わることもある。

図3 特別支援教育体制推進事業について(文部科学省)

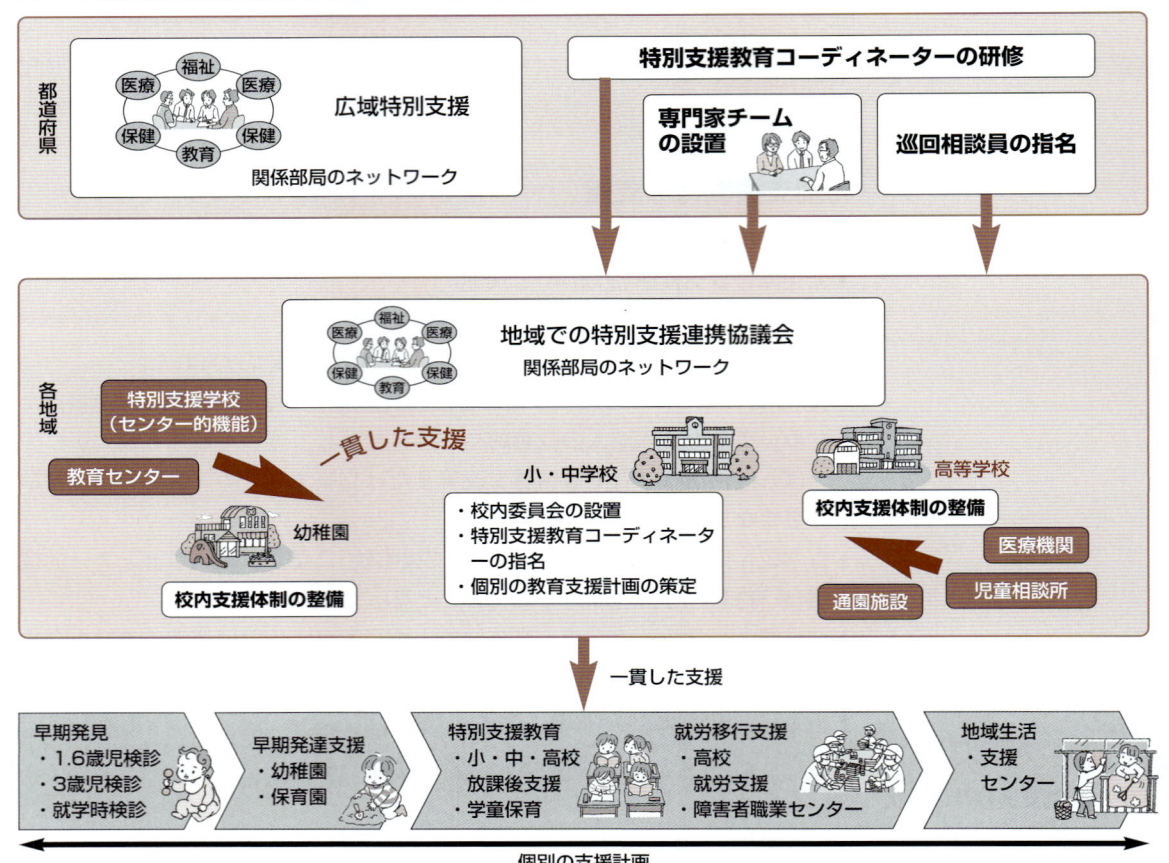

①個別の教育支援計画（図4）
- 一人一人に合った一生涯にわたる支援として「**個別の支援計画**」があり学齢期における部分が「**個別の教育支援計画**」である。作成は，教育機関が中心となり医療・保健・福祉・労働などの関係機関と連携するとともに，保護者の意見を聞くことなどが求められている。

図4 個別の支援計画－障害のある子どもを生涯にわたって支援－

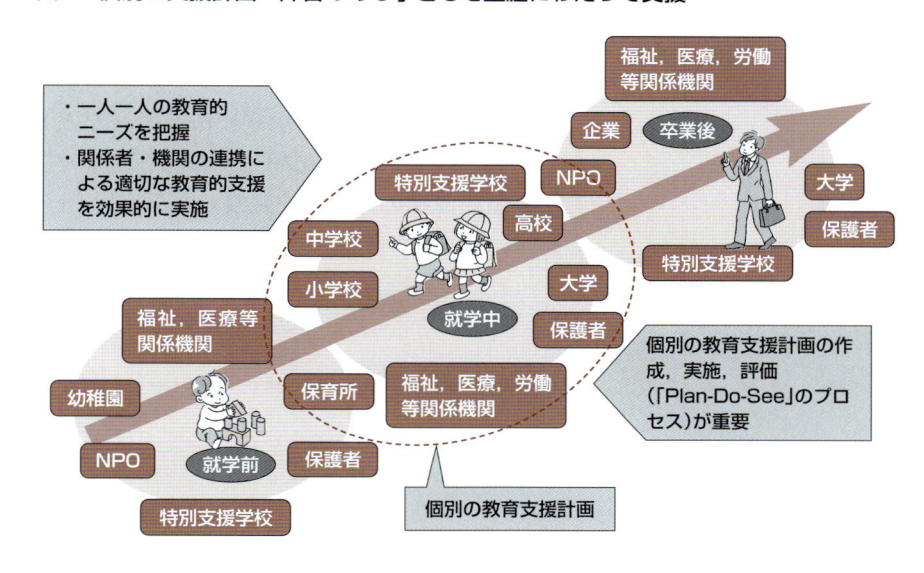

（文部科学省特別支援教育課：特別支援教育基礎資料，2003. より引用）

②相談支援ファイル
- 保護者とともに子どもの発達や障害に関する必要な情報を共有していくファイルである。ファイルには子どもの障害や発達の経過，医療機関での情報，**個別の教育支援計画**など，今までの相談や支援の内容が含まれる。
- 関係機関による各種相談・支援の際に円滑な情報の共有ができ，乳幼児期から成人期に至るまで一貫してつながった個別の支援計画を行っていくために，相談支援ファイルの活用が期待されている。

● **作業療法の支援と役割**
- 生活や学習の困難さに関して，作業療法士が感覚や運動面・知覚認知面・行動面から評価し困難さの背景と子どもの状態像を明確にすることは，**個別の教育支援計画**を作成し，適切な支援を行うために必要な情報である。
- つまずきの背景を検討し，子どもの持っている能力を最大限に引き出せるための身体的機能への配慮や道具を含めた環境調整など子どもが安心して学校生活に適応できるための具体的な個別の指導計画のアドバイスを行えるのが作業療法の特色である。

【参考文献】
1) 厚生労働省：軽度発達障害児に対する気づきと支援のマニュアル, 2007.
2) 厚生労働省：相談支援体制の充実・障害児支援の強化等（基本的枠組み案), 2011.
3) 文部科学省：特別支援教育, 2007.
4) 文部科学省・厚生労働省：障害のある子どものための地域における相談支援体制整備ガイドライン（試案), 2008.

4 支援 就労支援

Point!

- ■就労支援 ☞ 就労移行・継続支援，生活支援，職場定着支援，就業生活支援など
- ■就労支援のための主な機関の理解
  ☞ ハローワーク[*1]，就労移行・継続支援事業者（小規模作業所[*2]など），地域障害者職業センター[*3]，障害者就業・生活支援センター[*4]など
- ■就労支援のための主なサービス
  ☞ 相談事業，就職に向けての準備・訓練（就労支援事業），職場適応援助者（ジョブコーチ）による支援など

就労支援のポイント

- 障害者の就労支援では，さまざまな障害特性や環境をもつ人の支援を行うことから就労に関わる能力や技能を培うことに加え，地域生活や職業人としての生活基盤の整備が重要となり，多面的な支援が必要となる。
- 就労支援はハローワーク・地域障害者職業センターなどの公的支援機関の機能やサービス，制度を理解し，就労移行・継続支援事業所や生活支援機関と連携を図りながら，職場への定着と職業生活の安定を図ることが重要となる。
- ここでは，障害者の就労支援に関する概要と主なサービスメニューならびに障害者雇用支援の施策（制度），就労支援事業所等の概略を示す。

用語アラカルト

[*1] ハローワーク（公共職業安定所）
- 職業安定法に基づき設置された国の機関で，障害者の就労支援のために重要な役割を果たしている。業務内容として，就職相談，職業紹介，障害者向けの求人の確保，障害者法定雇用率の達成の指導および関係機関との連携が行われている。

[*2] 小規模作業所
- 一般の企業などで働くことの困難な身体，知的，精神障害のある人の働く場や活動の場として，障害のある人，親，ボランティアなどの関係者の共同の事業として運営されている通所施設で，**共同作業所，小規模授産所，福祉作業所**などとよばれる。本人の能力に応じた作業や生活の訓練・指導を通して，就労や日常生活の自立を目指している。
- 2006年に施行された障害者自立支援法では，障害者施策の縦割りで複雑な施設体系を解消し，地域生活支援及び就労支援のための事業，重度障害者を対象とするサービスに整理された。また，従来**支援費制度の対象外になっていた精神障害者への支援を含めた障害者施策**の三障害（身体障害，知的障害，精神障害）の一元化（制度間格差の解消）により，障害種別ごとの複雑な施設体系が整理され，実施主体（市町村）の一本化を図った。

[*3] 地域障害者職業センター
- 障害者雇用促進法のもとに専門的な職業リハビリテーションを実施する目的で，全国47都道府県に設置された施設されている。障害者に対して，職業評価，職業指導，職業準備訓練，職場適応援助等の専門的な職業リハビリテーションを提供するとともに，事業主に対する雇用管理に関する助言などを実施する。
- 各地域における障害者就業・生活支援センター，就労移行支援事業者その他の関係機関がより効果的な職業リハビリテーションを実施することができるよう，これら関係機関に対して職業リハビリテーションに関する技術的事項についての助言，**職場適応援助者（ジョブコーチ）**の派遣など支援を行っている。

[*4] 障害者就業・生活支援センター
- 就労希望あるいは在職中の障害者が本人の課題に応じて雇用主や福祉の関係機関と連携し，就労支援と生活面における一体的な支援を行い，自立・安定した職業生活の支援を行う機関である。

図1　地域障害者就労支援事業の概要（厚生労働省）

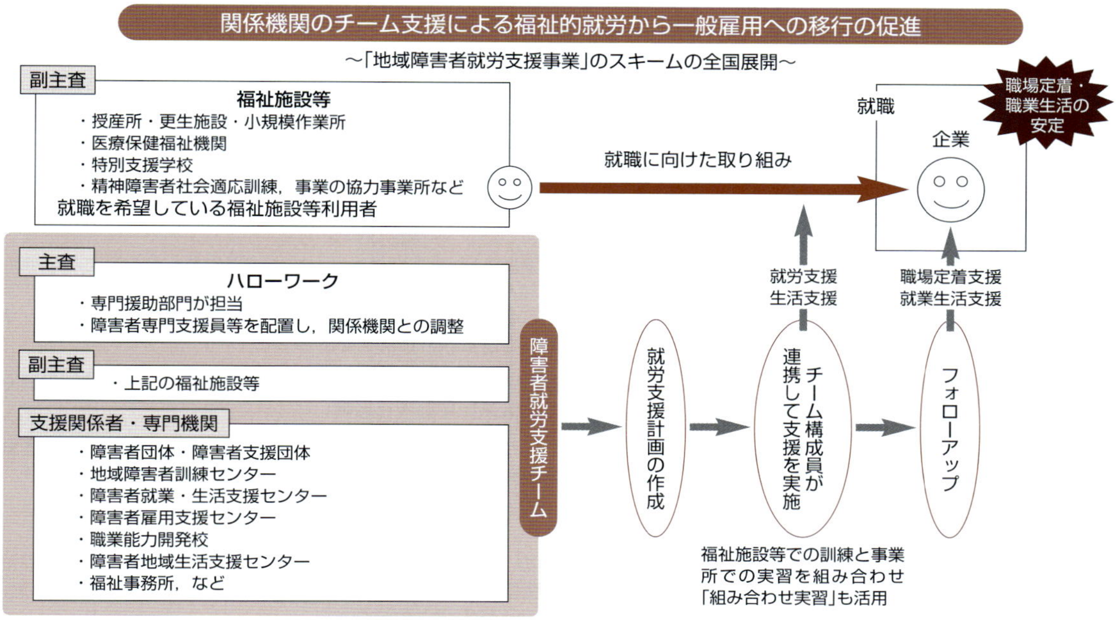

関係機関のチーム支援による福祉的就労から一般雇用への移行の促進

〜「地域障害者就労支援事業」のスキームの全国展開〜

【副主査】
福祉施設等
・授産所・更生施設・小規模作業所
・医療保健福祉機関
・特別支援学校
・精神障害者社会適応訓練，事業の協力事業所など
就職を希望している福祉施設等利用者

【主査】
ハローワーク
・専門援助部門が担当
・障害者専門支援員等を配置し，関係機関との調整

【副主査】
・上記の福祉施設等

【支援関係者・専門機関】
・障害者団体・障害者支援団体
・地域障害者訓練センター
・障害者就業・生活支援センター
・障害者雇用支援センター
・職業能力開発校
・障害者地域生活支援センター
・福祉事務所，など

障害者就労支援チーム → 就労支援計画の作成 → チーム構成員が連携して支援を実施 → フォローアップ

就職に向けた取り組み → 就職　企業
職場定着・職業生活の安定

就労支援・生活支援　職場定着支援・就業生活支援

福祉施設等での訓練と事業所での実習を組み合わせ「組み合わせ実習」も活用

表1　障害者の就労支援のためのメニュー

障害者のニーズや支援場面	支援メニュー	相談窓口・支援機関
就職に向けての相談	・就労に関するさまざまな相談支援 ・職業相談・職業紹介 ・相談支援事業 ・職業カウンセリング，職業評価	障害者就業・生活支援センター ハローワーク 相談支援事業者 地域障害者職業センター
就職に向けての準備，訓練	・地域障害者職業センターにおける職業準備支援 ・就労移行支援事業 ・公共職業訓練 ・障害者の態様に応じた多様な委託訓練 ・職場適応訓練 ・グループ就労訓練に対する助成	地域障害者職業センター 就労移行支援事業者 障害者職業能力開発校など・ハローワーク 職業能力開発校（委託訓練拠点校）・ハローワーク 都道府県・ハローワーク 都道府県高齢・障害者雇用支援協会など
就職活動，雇用前・定着支援	・求職登録，職業紹介 ・障害者試行雇用（トライアル雇用）事業 ・職場適応援助者（ジョブコーチ）支援事業 ・就業面と生活面の一体的な支援 ・継続雇用の支援 ・精神障害者の職場復帰支援（リワーク支援） ・精神障害者ステップアップ雇用	ハローワーク ハローワーク 地域障害者職業センター・社会福祉法人など 障害者就業・生活支援センター ハローワーク 地域障害者職業センター ハローワーク
離職・転職時の支援，再チャレンジへの支援	・職業相談，職業紹介，雇用保険の給付 ・就労継続支援事業（A型） ・就労継続支援事業（B型）	ハローワーク 就労継続支援A型事業者 就労継続支援B型事業者
事業主の方への支援	・求人受理，職業紹介（仕事と障害者とのマッチング） ・障害者試行雇用（トライアル雇用）事 ・精神障害者ステップアップ雇用 ・雇用管理等に関する専門的な相談・助言 ・特定求職者雇用開発助成 ・障害者雇用納付金制度に基づく各種助成金 ・障害者雇用に係る税制上の優遇措置	ハローワーク ハローワーク ハローワーク 地域障害者職業センター 都道府県労働局・ハローワーク 都道府県高齢・障害・者雇用支援協会など 税務署など
在宅就業の支援	・在宅就業支援団体による援助 ・在宅就業障害者特例調整金・特例報奨金の支給	在宅就業支援団体 都道府県高齢・障害者・雇用支援協会など

（厚生労働省ホームページ：障害者の就労支援のためのメニュー一覧を参考に作成）

表2 障害者の雇用を支援するための施策(制度)

1	「トライアル雇用」による障害者雇用のきっかけづくり(障害者試行雇用事業)	障害者に関する知識や雇用経験がない事業所に対し,障害者を試行的に雇用する機会を付与し本格的な障害者雇用に取り組むきっかけづくりを進める事業。
2	職場適応援助者(ジョブコーチ)による支援	知的障害者や精神障害者など職場での適応に課題を有する障害者に対して,職場適応援助者(ジョブコーチ)を事業所に派遣し,きめ細かな人的支援を行うことにより,職場での課題を改善し,職場定着を図る。
3	就業面と生活面における一体的な支援(障害者就業・生活支援センター事業)	障害者の職業生活における自立を図るため,身近な地域において雇用,保健,福祉,教育等の地域の関係機関のネットワークを形成し,就業面と生活面にわたる一体的な支援を行う事業。 ①就業支援:就業に向けた準備支援(職業準備訓練,職場実習のあっせん),求職活動,職場定着支援など障害特性を踏まえた雇用管理に関する助言。 ②生活支援:生活習慣形成,健康管理等の日常生活の自己管理に関する助言住居,年金,余暇活動など生活設計に関する助言など。
4	障害者の態様に応じた多様な委託訓練	企業,社会福祉法人,NPO法人,民間教育訓練機関等の地域の多様な委託訓練先を開拓し,様々な障害の態様に応じた公共職業訓練を実施。
5	関係機関の「チーム支援」による,福祉的就労から一般雇用への移行の促進(地域障害者就労支援事業)	就職を希望する障害者に対し,ハローワークを中心に福祉等の関係者からなる「障害者就労支援チーム」による,就職の準備段階から職場定着までの一貫した支援を実施。
6	福祉施設・特別支援学校における,企業ノウハウを活用した就労支援の促進(障害者就労支援基盤整備事業)	障害者雇用に実績のある企業のノウハウを活用したセミナーを実施する等により,福祉施設の職員,特別支援学校の生徒,保護者及び教職員の一般雇用についての理解の促進,雇用支援策に関する理解・ノウハウの向上を図る。
7	在宅就業障害者に対する支援	在宅で就業する障害者等に仕事を発注する企業に対して障害者雇用納付金制度における特例調整金等を支給。

*障害者の雇用の促進を図るため,障害者雇用率制度*5に基づく事業主への雇用率達成指導や,障害特性等に応じたきめ細かな職業相談・職業紹介の実施障害者雇用納付金制度の運用に加え,上記のような雇用支援策を実施することにより,障害者本人や障害者を雇用する事業主を支援。

用語アラカルト

＊5 障害者雇用率制度
- 事業主に対して,その雇用する労働者に占める身体障害者・知的障害者の割合が一定率(法定雇用率)以上になるよう義務づけられている。法定雇用率は少なくとも5年ごとに,この割合の推移を考慮して政令で定められる(2013年4月より障害者雇用率が引き上げる。民間企業:2.0%,国・地方公共団体・特殊法人等:2.3%,都道府県等の教育委員会:2.2%)。

表3 障害者自立支援法における就労支援事業

	就労移行支援	就労継続支援	
		A型(雇用型)	B型(非雇用型)
対象者	就労を希望する65歳未満の障害者で,通常の事業所に雇用されることが可能と見込まれる者	通常の事業所に雇用されることが困難であり,雇用契約に基づく就労が可能である者	通常の事業所に雇用されることが困難であり,雇用契約に基づく就労が困難である者
サービス	一般就労等への移行に向けて,事業所内や企業における作業や実習,適性に合った職場探し,就職後の職場定着支援を実施	通所により,原則雇用契約に基づく就労の機会を提供するとともに,一般就労に必要な知識,能力が高まった者について支援	事業所内において,就労の機会や生産活動の機会を提供(雇用契約は結ばない)するとともに,一般就労に向けた支援
配置基準	職業指導員及び生活支援員6:1以上 就労支援員15:1以上	職業指導員及び生活支援員10:1以上	職業指導員及び生活支援員10:1以上

One point Advice

- 就労支援では,就業面と生活面における一体的な支援が重要であり,関連する機関の理解を深めておこう。
- 特に,一般の企業等の就労が困難な身体,知的,精神障害のある人の働く場や活動の場として運営されている**就労移行支援事業所・就労継続支援事業所**(小規模作業所など)には作業療法士が就労支援ワーカーとして勤務し支援活動を行っているので施設の概要について理解しておこう。
- 就労支援のサービスメニューとして**職場適応援助者(ジョブコーチ)**の派遣,トライアル雇用など就労移行支援には重要な施策なのであわせて概要を理解しよう。

5 支援
環境整備

※「環境因子の評価」はp.194～195,「環境調整」はp.487～490参照。

Point!

- ■生活環境 ☞ 生活環境は大別すると住環境や生活用具等の**物理的環境**と家族や支援者の力量や考え方,支援体制といった**人的環境**からなる。支援体制の後ろ盾に介護保険や自立支援法といった**制度的環境**が支えになることもある

- ■就労環境 ☞ 就労環境は大別すると職場への交通,職場の配置,トイレや着替えの場などの物理的環境と,会社の理解や職場の仲間の理解といった人的環境

生活環境整備

- 生活環境の支援では,地域環境をバリアフリーに変えていくことはもちろん,地域での支援者を増やすことも重要となる。
- 地域での療育支援・介護予防活動・障害者の社会参加支援・こころの健康づくり,など地域で生活の環境を整えるために作業療法が有効な場面は多い。

就労環境整備

- 就労には社会参加の側面・生きがい的側面・経済的側面がある。対象者が学齢期にあっては,就労を視野に能力や社会性を積み上げていく必要がある。
- 青年期であれば就労へ向けた訓練・支援・調整を心がける。就労していた対象者にあっては復職が重要な目標となる。主婦や地域活動など,直接賃金を得ることのない職業役割も重要となる。

補足

社会参加環境整備
- 就労はもちろん,サークル活動や文化活動,スポーツなど障害のある方もどんどん活動と参加を広げて人生を謳歌してほしい。"人は作業で健康になる"。作業療法士は地域で,人の社会参加を促進する。

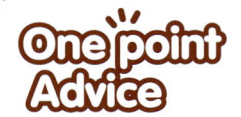

One point Advice

- 地域作業療法においても十分な機能評価・機能改善を目指した個別機能訓練は重要となる。**地域はコミュニティ(縁ある人の集まり)である。**
- コミュニティを活かした支援とは,**連携(報告・連絡・相談)が必須**となる。環境支援は**場と集団の活用**を専門とする作業療法の得意分野だ。

V

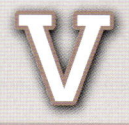

臨床実習

概要
基礎

1 概要

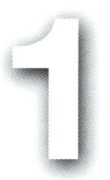

安全管理

Point!
- リスク管理と対応
- 急変時の対応

臨床実習の安全管理

- 臨床実習は，作業療法の基本的技術や管理運営に必要な知識・技術を習得することである．対象者の作業療法の実施にあたっては，対象者へ危害や損害が生じないように配慮することと，自分自身の安全管理が重要である．
- 実習中に遭遇するリスクとしては，患者急変，治療中の転倒・転落やけが，患者家族からの苦情対応，施設内感染症への対策などがある．

リスク管理と対応

- 治療対象者の状態把握，自分自身の体調管理，集中力や注意力など危険を察知できる能力が必要となる．病態把握はもちろん，対象者に起こりうるリスクを理解しておくこと，作業療法で使用する用具や治療環境の整備なども重要である．もし，医療事故が起きてしまった場合は担当医師，看護師へ報告しその後の状態についても確認をしておく必要がある．
- 作業療法の中止基準も事前に理解しておき，対象者一人ひとりに合わせた中止基準についても医師に確認しておく．リハビリテーションの中止基準とAnderson改訂基準については「管理・運営」の項の**表1，2**（p.37〜38）参照．

作業療法中の急変時の対応

- 作業療法の実施対象者のなかには，さまざまな合併症を呈し，場合によっては意識障害などの急変が起こりうる．よって急変時の対応としての一時救命処置BLS[*1]（basic life support）を理解し実践できる能力を養うことが必要となる（**図1**）．

用語アラカルト

*1 BLS
- basic life support，一次救命処置．

図1　医療BLSアルゴリズム

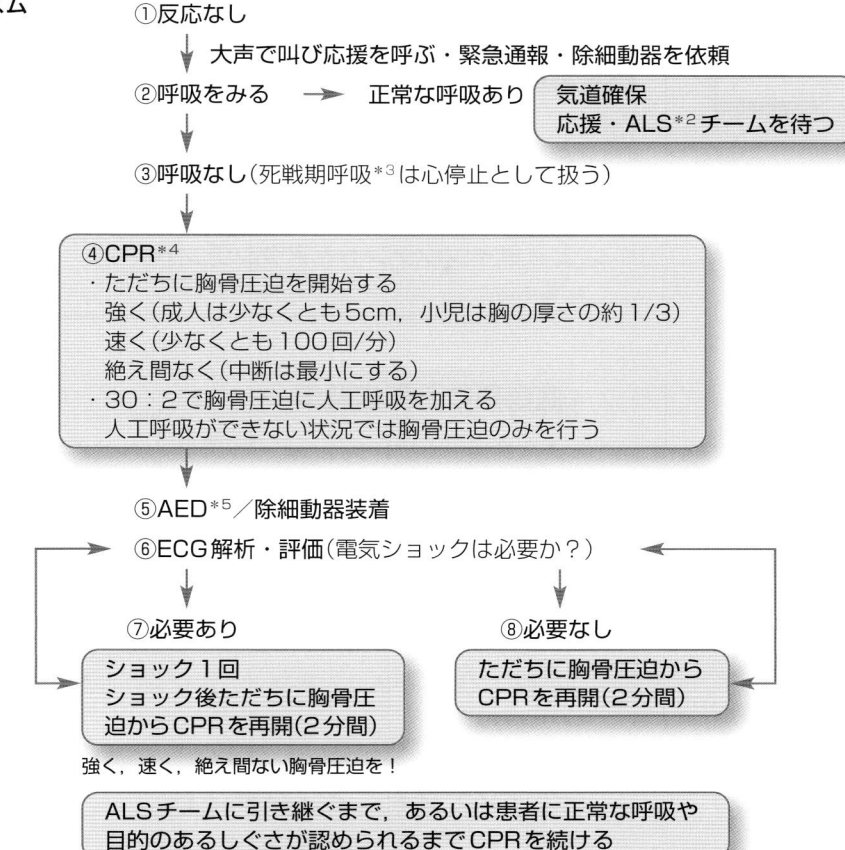

①反応なし
　↓　大声で叫び応援を呼ぶ・緊急通報・除細動器を依頼
②呼吸をみる　→　正常な呼吸あり　→　気道確保／応援・ALS*2チームを待つ
　↓
③呼吸なし（死戦期呼吸*3は心停止として扱う）
　↓
④CPR*4
・ただちに胸骨圧迫を開始する
　強く（成人は少なくとも5cm，小児は胸の厚さの約1/3）
　速く（少なくとも100回/分）
　絶え間なく（中断は最小にする）
・30：2で胸骨圧迫に人工呼吸を加える
　人工呼吸ができない状況では胸骨圧迫のみを行う
　↓
⑤AED*5／除細動器装着
⑥ECG解析・評価（電気ショックは必要か？）
　↓　　　　　　　　　　　　↓
⑦必要あり　　　　　　　　⑧必要なし
ショック1回　　　　　　　ただちに胸骨圧迫から
ショック後ただちに胸骨圧　CPRを再開（2分間）
迫からCPRを再開（2分間）

強く，速く，絶え間ない胸骨圧迫を！

ALSチームに引き継ぐまで，あるいは患者に正常な呼吸や目的のあるしぐさが認められるまでCPRを続ける

（日本蘇生協議会・日本救急医療財団 監：JRC蘇生ガイドライン2010, へるす出版, 2011. より引用）

用語アラカルト

*2　ALS
- advanced life support, 二次救命処置。

*3　死戦期呼吸
- agonal gasping, あえぎ呼吸。

*4　CPR
- cardiopulmonary resuscitation, 心肺蘇生法。

*5　AED
- automated external defibrillator, 自動体外式除細動器。

【参考文献】
1）日本リハビリテーション医学会診療ガイドライン委員会 編：リハビリテーション医療における安全管理・推進のためのガイドライン, 医歯薬出版, 2006.
2）日本作業療法士協会養成教育部 編：臨床実習の手引き 第4版, 2010.
3）日本理学療法士協会 編：臨床実習の手引き 第5版, 2008.

2 概要
医療事故・医療過誤

Point!
- 医療事故と医療過誤の違い
- インシデントとアクシデント

医療事故と医療過誤

- 医療従事者が行う業務上の医療事故は,「医療の内容に問題があって起こった事故（過失による事故）」と「医療の内容に問題がないにもかかわらず起こった事故（過失のない事故・不可抗力）」の両方を含めたものである。
- その事故のうち,医療過誤とは「患者に傷害があること」,「医療行為に過失があること」,「患者の傷害と過失に因果関係があること」の3条件がそろった事態を意味する[1]。作業療法の場面ではその過程において,その計画と施行に誤りがあり,業務上の注意を怠ったために患者に傷害を及ぼした場合などをいう。

インシデントとアクシデント

- インシデントとは事故には至らなかったものの,適切な処置が行われなかった場合には事故になる可能性のある事態で,一般的にヒヤリハットと表現される。『ハインリッヒの法則（1929）』によれば,1件の重大な事故の背景には,29件の軽微な事故と300件のインシデントが存在するといわれ,臨床実習の場面でインシデントに遭遇する可能性は高いと思われる。
- インシデントとアクシデントには患者影響度に応じた分類がある(表1)。

表1 インシデント・アクシデントの分類

レベル	説明
0	エラーや医薬品・医療用具の不具合がみられたが患者には実施されなかった
1	患者への実害はなかった（何らかの影響を与えた可能性は否定できず）
2	処置や治療は行わなかった（患者観察の強化,バイタルサインの軽度変化,安全確認のための検査などの必要性が生じた）
3a	簡単な処置や治療を要した（消毒,湿布,皮膚の縫合,鎮痛剤の投与など）
3b	濃厚な処置や治療を要した（バイタルサインの高度変化,人工呼吸器の装着,手術,入院期間の延長,外来患者の通院,骨折など）
4	永続的な傷害や後遺症が残った
5	死亡（現疾患の自然経過によるものを除く）

用語アラカルト

*1 SHELモデル
- S：Software（ソフトウェア），H：Hardware（ハードウェア），E：Environment（環境），L：Liveware（個人的要素）。4つの要因ごとに分析をして，その発生原因を把握し対処する。

医療事故発生後の対応

- 事故を防ぐことは大切であるが，完全な予防策はない。重要なのは発生した事故の原因を明確にして，再発予防に役立てることである。ヒヤリハット報告書を提出することで自分自身の注意喚起を図り，SHELモデル*1などを用いて原因分析と再発防止策を立てることが重要である。

作業療法実施に関連する医療事故

- 作業療法士自身が事故防止に努めることはもちろん重要であるが，他部門と協力して，組織として事故防止に取り組む意識を持つことで，必要な情報の共有化を図ることが，危険予知能力を高めることにつながる。
- 作業療法実施においては，どのような事故が起こりうるかを理解することで，自分自身の注意，確認の徹底を図る（表2）。
- 作業療法の中で食事動作訓練や嚥下訓練を行う場合には，事故対応として喀痰吸引の手技についても理解しておくことが望ましい。喀痰吸引については「摂食・嚥下障害」の項のp.654～655参照。

表2　作業療法実施に関連する事故[2]

事象	内容	原因
転倒・転落	作業療法施行中に転倒・転落する	確認不足・注意不足，混雑や環境整備不十分
チューブ類の管理	点滴・経管栄養チューブ・尿道カテーテルの抜去	注意不足や観察不足，判断ミス
けが	動作時にぶつけての擦過傷や道具（はさみ，針）操作時の傷など	観察不足・不注意，判断ミス，環境整備不十分，説明指導不足
患者急変	心停止，呼吸停止，血圧の急激な上昇や低下，不整脈，誤嚥や窒息など	情報確認不足，知識不足
運動器の損傷	骨折や脱臼，捻挫や打撲など	病態認識不足，不適切な操作
暴言や暴力	患者・家族の気分を害し，暴言や暴力を被る	情報確認不足，他職種との連携不足，観察不足，不適切な言動
患者間違い	他の患者に作業療法を施行する	情報確認不足
患部・患側の違い	患側・術側や部位の誤り	情報確認不足
セクシャルハラスメント	患者からセクシャルハラスメントを受ける	不適切な振る舞いや服装など
患者家族への接遇の失敗	患者・家族との関係がとれない 患者・家族が怒る	指導や説明不足，対応（言葉遣い・態度）が不適切
自殺・自傷行為		予兆となる言動や行動の見落とし

【参考文献】
1）日本作業療法士協会福利部 編：作業療法 事故防止マニュアル2005
2）柳澤 健 編：理学療法士 イエロー・ノート 専門編 2nd edition, p.675-678, メジカルビュー社, 2011.
3）日本リハビリテーション医学会診療ガイドライン委員会 編：リハビリテーション医療における安全管理・推進のためのガイドライン, 医歯薬出版, 2006.

3 感染症対策

概要

Point!
- 感染予防対策
- 感染経路と経路別予防策（標準予防策）
- 作業療法室での感染対策

感染予防対策

- 感染症は社会問題であり，特に医療機関での院内感染は重大な結果をまねく危険性をもっている。よって医療従事者一人一人が感染予防対策を理解し実践することが必要となる。
- ①医療従事者が施設に感染源を持ち込むことを防止する，②施設内で起こった感染症に感染しない予防策，の2つがある。

感染経路と経路別予防策

- 有効な感染予防対策をとるには，感染経路と感染経路別予防策を知ることが重要となる。院内感染での感染経路には**空気感染**，**飛沫感染**，**接触感染**の3つがある。
- 空気感染は飛沫が気化したあとも長時間空中に浮遊し，空気の流れで伝播される。
- 飛沫感染は感受性のある患者の結膜・鼻腔・口腔粘膜と病原体を含む飛沫粒子との接触で起こる。
- 接触感染は直接患者接触と間接感染で患者の周辺物品との接触で起こる。
- 標準予防策（スタンダード・プリコーション）とは，患者の疾病に関係なく，すべての患者の血液（汗を除く），分泌物，排泄物，創部，粘膜との接触が予想される場合に，感染する可能性があるとして行われる対策である。表1に病院における標準予防策と感染経路別予防策を記載した[1]。
- 感染経路別の主な疾患
  空気感染－結核，麻疹，水痘など
  飛沫感染－インフルエンザ，流行性耳下腺炎，風疹，マイコプラズマなど
  接触感染－MRSA[*1]，MDRP[*2]，VRE[*3]，O-157，ノロウイルス，疥癬など

用語アラカルト

*1 MRSA
- メチシリン耐性黄色ブドウ球菌。

*2 MDRP
- 多剤耐性緑膿菌。

*3 VRE
- バンコマイシン耐性腸球菌。

リハビリテーション室での感染対策

- 作業療法実施時は手や身体に接触する，共用の作業台や訓練器具を使用することがあるため**手指衛生**が重要となる。作業療法士自身が訓練前後に手洗い（擦式消毒用アルコール消毒）を行うことはもちろんであるが，患者自身にも訓練前後に手指衛生を促す。訓練用具などは1日1回洗浄することが必要で，創部に直接接触する訓練では，標準予防策を実施し，清潔操作を保ち，訓練前後の手洗いと手袋の着用を行う[3]。

表1　病院における隔離予防策のガイドライン

	標準予防策	空気予防策	飛沫予防策	接触予防策
手洗い	石鹸と流水による手洗い			病室入退出時は，速乾性手指消毒で手洗いをする
手袋	血液や分泌物や排泄物，傷のある皮膚への接触時に装着する			部屋に入るときに着用，出るときは外し消毒する
マスク（サージカルマスク）	血液や体液，分泌物などが飛び散る可能性がある手技やケアで用いる	部屋に入るときはN95マスク装着	患者から1m以内で着用する	広範囲の創洗浄時は着用，痰からMRSAなどでは患者にも室外はマスク着用
ガウン	衣服から露出した皮膚と血液，体液，分泌物，排泄物との接触が予想される場合に着用する			患者接触時は着用し，部屋を出る際は脱ぐ
器具	再使用のものは清潔であるよう確かめる			できれば専用を用いるか他の患者の使用前消毒
リネン	汚染したリネンは粘膜や衣服，他の患者や環境を汚染しないように操作，処置する			血液汚染リネンは次亜塩素酸ナトリウム（0.01〜0.1%）汚れを除去し，洗濯する
患者配置	環境汚染の可能性のある患者は個室へ入れる	個室隔離，患者の行動は室内。十分な換気	個室管理，集団隔離など	個室隔離，集団隔離
環境対策	日常清掃			手指が触れる部分の表面を毎日清拭

(CDCより一部抜粋引用)

【参考文献】
1) 藤田次郎：感染症の基礎知識　医療安全, 14：44-151, 2007.
2) 柳澤　健 編：理学療法士 イエロー・ノート 専門編 2nd edition, p.679-680, メジカルビュー社, 2011.
3) 加藤好江：リハビリ室での感染対策. INFECTION CONTROL 春季増刊号：201-202, 2010.

4 概要
インフォームドコンセント

> **Point!**
> ■インフォームドコンセント
> ■作業療法実施時のインフォームドコンセントの流れ

インフォームドコンセント(informed consent)とは

- インフォームドコンセントとは，医療行為の対象者が治療の内容について十分な説明を受け理解したうえで，方針に合意することであり「説明と同意」と訳される。
- 1997年12月医療法改定に伴い，インフォームドコンセントの理念に基づく医療提供が，医療従事者の基本理念となり，より一層重要性を増してきた。医療は提供側と患者側との信頼関係に基づき，患者側の心身の状況に応じて適切に提供されなければならない。医療提供側と患者側の双方が診療情報を共有し，患者自身が治療に積極的に取り組むことで治療効果も期待できると思われる。

臨床実習でのインフォームドコンセント

- 臨床実習で学生が担当する対象者に対して，何の目的でどのようなことを行う予定か，誰が指導者として責任を持つのかなどを説明し同意を得る必要がある。また，これを拒んでも不利益は生じず，同意後も，いつでも中断可能であることを伝えておく。

作業療法でのインフォームドコンセントの進め方

●処方内容についての確認

- 作業療法処方の際は，通常担当医からの説明で開始される。作業療法実施の際は，医師からの説明内容を理解したうえで，作業療法の目的と期待される効果，それに伴う危険なども説明する。
- 処方内容を確認し，診断名，発症日，入院日，手術日などのほか，脳血管疾患，運動器疾患，心大血管疾患，呼吸器のどの疾患別に分類されるか，起算日，算定日数上限などについても情報収集を行う[3]。

●患者へのオリエンテーションと治療の流れ[3]

①身だしなみを清潔に保ち，名札を着用する。
②患者識別をする。
③診療開始と終了の挨拶や自己紹介をする。
④診療中には適切に言葉掛けをする。
⑤作業療法の目的や内容について，患者家族へ説明し同意を得る。

⑥治療で使う器具や道具などの使い方を知っており，患者が理解できるよう説明する（治療道具を準備でき，安全に使うことができる）。
⑦診療開始前に必要なバイタルチェックをする。
⑧リスク管理を行う。
⑨患者が受けた医学的治療や手術内容，病態を理解する。
⑩必要に応じて，目的に合わせた介護指導や退院時指導を行う。

●リハビリテーション総合実施計画書[3]

- リハビリテーション総合実施計画書での説明と同意，署名は，リハビリテーションチームでのインフォームドコンセントのツールとなる。その記載においては，**専門用語の使用は避け，その内容や表現方法も患者・家族が理解しやすいような配慮が必要となってくる。**
- また，注意しなければならない点として，すべての情報を与えなければならないものではなく，過剰な情報提供により混乱しないように，必要な情報を提供し支援することが重要となる。

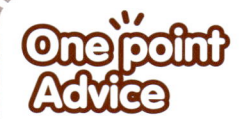

> **One point Advice**
> - 医療者側が説明をしたつもりでも，患者側は理解できていないケースや，患者側で医療者へ遠慮して聞きたいことが聞けずに，コミュニケーションがとれていないことがある。説明が十分理解されなければ，医療者側や治療に対する不満も増すと予想される。

【参考文献】
1) 柳澤 健 編：理学療法士 イエロー・ノート 専門編 2nd edition, p.681, メジカルビュー社, 2011.
2) 日本作業療法士協会養成教育部 編：臨床実習の手引き 第4版, 2010.
3) 日本理学療法士協会 編：臨床実習の手引き 第5版, 2008.

5 概要
守秘義務

> **Point!**
> ■守秘義務 ☞ 診療情報は正当な理由なくして他へ漏らさない

作業療法士としての守秘義務

- 社団法人日本作業療法士協会は倫理綱領（昭和61年）のなかで「作業療法士は職務上知り得た個人の秘密を守る」との原則を掲げている。
- また，理学療法士及び作業療法士法第16条（秘密を守る義務）では，「理学療法士又は作業療法士は，正当な理由がある場合を除き，その業務上知り得た人の秘密を他に漏らしてはならない。理学療法士又は作業療法士でなくなった後においても同様とする」と規定されている。
- もし，作業療法士が正当な理由なしに業務上知り得た個人の秘密を漏らした場合は，同法第21条第1号の規定により，「五十万円以下の罰金に処する」としている。
- 作業療法士は，作業療法の実施において，患者名，疾患名，症状，生活歴，家族歴，職業歴など，診療上さまざまな患者情報を持つ。これらは診療上必要な場合以外は，どのような形であっても他者に伝えてはならない。
- 一般に知られていない事実であって，対象者自身が他人に知られたくない，個人の秘密が漏洩すると，重大な人権侵害に発展する可能性が高いため，さらなる配慮が必要である。

【参考文献】
1）柳澤　健 編：理学療法士 イエローノート 専門編 2nd edition, p.682, メジカルビュー社, 2011.
2）日本理学療法士協会 編：臨床実習の手引き 第5版, 2008.

1 実施

情報管理

Point!
- 管理すべき患者情報は何か
- 患者情報の取り扱い ☞ 施設外への持ち出し禁止

管理すべき患者情報

- 患者・家族から聴取した情報やカルテからの情報は，個人情報保護法で取り扱いに規定があり，細心の注意が必要となる．医療機関の個人情報としては診療録，処方箋，検査所見，画像診断，リハビリテーション経過記録，総合実施計画書，退院時報告書などがある[3]．臨床実習での個人情報としては学生の行う評価，作業療法経過，観察記録，メモなど対象者に関する記録，症例報告に関する資料などがそれにあたる．

患者情報の取り扱い

- 学生は，患者情報を収集した時点から情報の安全性について責任と自覚を持つことが重要である．
- 患者の個人情報は原則的に施設内で扱い施設外へ持ち出さない．持ち出す際は必ず指導者に確認し，個人が特定できない範囲の情報に留めるよう配慮する．不用意に情報は持ち歩かない．患者情報記載にあたっては，氏名，生年月日，住所，発症日，受傷日などで個人が特定できる記載は避ける．
- 記録を保管しているパソコンやUSBメモリー，手書きのメモなどもその管理には細心の注意を払い，不必要なものはシュレッダーで破棄するなどを徹底する．もちろん，会話においても個人情報が多く含まれていることを考慮し，施設内でのプライバシーにも配慮する．電子カルテでは施設内にシステム管理責任者を置き，その許可を得たものが利用できる．よって，学生は指導者の監督指導の下に閲覧することとなる[3]．各施設において，医療情報システム利用者の定義や責務を明記している場合はそれに準じて対応することとなる．
- 守秘すべき情報の漏洩は，患者家族へ莫大な被害が生じるだけではなく，医療施設にとっても多大な不利益が生じる．
- その他の情報管理として，指導者は実習生自身の個人情報(学生紹介，評価表)の保護と安全管理に配慮する[2]．

情報漏洩の防止

- 患者情報を扱うパソコンは，常に最新のプログラムにアップデートを行うとともに，セキュリティーソフトでウイルス対策を怠らないことが重要である．

【参考文献】
1) 柳澤 健 編：理学療法士 イエローノート 専門編 2nd edition, p.683, メジカルビュー社, 2011.
2) 日本作業療法士協会養成教育部 編：臨床実習の手引き 第4版, 2010.
3) 日本理学療法士協会 編，臨床実習の手引き 第5版, 2008.

2 実施 個人情報保護

> **Point!**
> ■個人情報取り扱い ☞ 個人情報保護法によって法的に定められている
> ■個人情報の範囲

個人情報とは

- 生存する個人に関する情報であって，氏名，生年月日，その他の記述で特定の個人を識別することができるものをいう。個人に関する情報は，氏名，性別，生年月日などの情報に限られず，個人の身体，財産，職種，肩書きなどの属性に関するすべての情報であり，映像や音声による情報も含まれる[4]。
- 医療機関における個人情報の例：診療録，処方箋，手術記録，看護記録，リハビリテーション記録，検査所見，紹介状，退院時報告書や申し送りの書類など。
- 介護関係事業者における個人情報：ケアプラン，介護サービス提供の計画，提供サービスの内容と記録など。

個人情報保護法

表1 個人情報の保護に関する法律（平成十五年五月三十日法律第五十七号）

最終改定：平成十五年七月十六日法律百十九号より抜粋） 第一章　総則 （目的） 第一条　この法律は，高度情報通信社会の進展に伴い個人情報の利用が著しく拡大していることにかんがみ，個人情報の適正な取扱いに関し，基本理念及び政府による基本方針の作成その他の個人情報の保護に関する施策の基本となる事項を定め，国及び地方公共団体の責務等を明らかにするとともに，個人情報を取り扱う事業者の遵守すべき義務等を定めることにより，個人情報の有用性に配慮しつつ，個人の権利利益を保護することを目的とする。

個人情報の匿名化

- 個人情報から，氏名や生年月日，住所など個人を識別できる情報を取り除くことで，特定の個人を識別できないようにすることをいう。顔写真などでは目にマスキングをすることで個人が特定できないようにする[4]。
- 特定の患者，利用者の症例を学会や雑誌等に報告する場合でも，個人情報の匿名化をする。匿名化にあたっては，情報の利用目的を説明し，本人に同意を得るなどの対応も必要となる。

臨床実習における個人情報

- 臨床実習で取り扱う個人情報は患者に関する個人情報と実習生個人に関わる個人情報の2種類がある[2]。
- 実習前に施設と学校，学生の間で，個人情報保護に関する誓約書を交わす。個人情報の範囲は，患者情報はもとより患者家族や関係者，実習施設の情報，施設スタッフや職員の情報などもそれにあたる。施設内に存在するさまざまな個人情報や施設情報をむやみに許可なく他者へは伝えない。

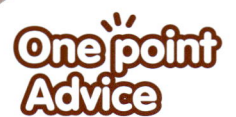

One point Advice
- 個人情報の取り扱いに関しては，厚生労働省「医療・介護関係事業者における個人情報の適切な取扱いのためのガイドライン」による規定と，各施設での指針がある。それぞれを理解し，慎重な個人情報管理を行う。

【参考文献】
1) 柳澤 健 編：理学療法士 イエローノート 専門編 2nd edition, p.684, メジカルビュー社, 2011.
2) 日本作業療法士協会養成教育部 編：臨床実習の手引き 第4版, 2010.
3) 日本理学療法士協会 編：臨床実習の手引き 第5版, 2008.
4) 厚生労働省：医療・介護関係事業者における個人情報の適切な取扱いのためのガイドライン, 2010.

3 実施 記録・報告

Point!
- ■実習中の報告・連絡・相談の徹底
- ■診療記録の書き方

臨床実習での報告

- 指導者に対して報告・連絡・相談を徹底し，確認しつつ迅速に実行するという流れが必要である．そこからお互いの信頼関係が築かれる．小さなことも自己判断で行動せず，その都度相談し，結果を報告する習慣をつける．適切な場所で適時報告ができるように状況判断も必要となる．

診療記録の書き方

- 作業療法の実施には，患者の状態を把握する評価が重要となる．評価結果から問題点を抽出し，作業療法を実施，その変化をとらえ修正を加えるという流れがある．よって，診療記録（カルテ）には客観性のある比較可能な評価の記載が必要である．
- 診療上の問題が生じた場合には，カルテ開示ということも予想される．診療記録は正確に客観的事実を，しっかりと記録に残すとともに，問題を隠蔽したり，報告記録を先延ばしにしたりすることはしない．
- 診療記録は診療完結の日から5年間（医師法第24条など）の保存期間が規定されている．

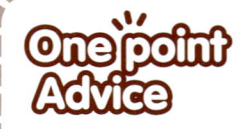

One point Advice

- 診療記録の原則
  1. 客観的で，診療に関連した事項が書かれている．
  2. 正確であること（可能な限りあいまいな記載は避ける）．
  3. タイムリーに記載されていること．
  4. 誰もが読める字で書かれていること．
  5. 経過要旨の記載のみでなく，必要な事項が記載されている．
  ＊感情的な表現は用いない

【参考文献】
1）柳澤　健 編：理学療法士 イエローノート 専門編 2nd edition, p.685, メジカルビュー社, 2011.
2）日本作業療法士協会養成教育部 編：臨床実習の手引き 第4版, 2010.
3）日本理学療法士協会 編：臨床実習の手引き 第5版, 2008.

4 実施 対人関係技術

Point!
- ■職業人としての態度
- ■コミュニケーションの重要性
- ■コミュニケーションの実際

職業人としての態度

- 職業人の基本的な態度として，時間や約束を守る，礼儀正しく誠実な態度をとる，意欲的な姿勢，清潔な身だしなみなど配慮すべき点がある。その態度を印象づけるものは，患者や施設スタッフに対するコミュニケーションである。
- 臨床実習や作業療法実施においては，患者との良い人間関係を築くこと，スタッフや他部門と良好な関係を維持することが重要となる。その基本もすべてコミュニケーションであり，相手を尊重し，理解しようとする気持ちが必要となる。

コミュニケーション

- コミュニケーションは言語的コミュニケーション（言葉の内容），準言語的コミュニケーション（話し方やスピード，声の大きさや抑揚，声のトーン），非言語的コミュニケーション（ジェスチャーや表情，視線，距離感，身体接触）に大別される[1]。もちろん，会話ではその言葉の内容も重要であるが，それより他者に与える印象の多くは，話し方や表情などの非言語的コミュニケーションによるものが大きい[4]。
- 作業療法の治療場面では，コミュニケーションそのものが治療手段や目的となることもあり，身体接触を伴う場面も多く存在する。よって，患者や家族へ不快感を与えないよう十分配慮する必要がある。身体接触ではその触り方，介助方法や動作援助を，受け手側がどのように感じるかまで考慮し，援助することが重要となる。
- コミュニケーションの導入では，外見からの視覚的印象も重要となる。そのため，身だしなみ（頭髪，化粧，爪，装飾品，服装，靴など）は細かいところまで患者に不快感を与えないよう整える必要がある。

コミュニケーションの実際

- 実際のコミュニケーションでは，最初に自己紹介を行う。臨床実習の学生であり，指導者のもとで診療を進めることを説明する。実習生として礼儀正しく謙虚な態度は大切であるが，治療の実施にあたっては，患者・家族へ不安を与えないような態度も必要となる。
- 会話中は相手の目を見て話すこと，視線の高さを同じにして威圧感を与えないこと，相手の話を傾聴し，そのなかに含まれる真意を汲み取る気持ちで接する，声の大きさ，トーンやスピードは相手が理解しやすいよう配慮する。
- 実習施設スタッフとのコミュニケーションにおいては，その状況を見極め，適時に簡潔でわかりやすく報告するなどの対応が重要であり，情報伝達能力が求められる。

対象者との関係づくり

- 作業療法では対人関係能力が重要である。臨床実習の場面でもスタッフとの人間関係や対象者との人間関係が問題となる場面が多くある。医療のみならず保健福祉分野での実践もすべてサービス業[5]であることを忘れない。
- 作業療法での臨床能力は基本的な接遇能力と，対象者はもちろん家族や他職種，スタッフ間で起こるすべての連絡調整技能を持ち合わせた臨床能力が重要となる[5]。人との良好な距離感を保つには，自分自身の行動や言動を振り返り自覚しながら，心理的距離と物理的距離とのバランス感覚を養うことが必要となる。
- 対象者と関わる場の雰囲気づくりも大切である。作業活動を行う際は，人，物，言葉の3つの要素が関与し，それらを取り巻く環境設定でその場の雰囲気が違ってくる。対象者によって心地よく，活力を持ち合わせ，心理的作用をもたらす場の設定に心がけたい。
- 対象者との信頼関係を築くには，対象者を受け入れていることを実感できるよう傾聴する姿勢を基本として，自分自身の存在を理解していただけるよう自己紹介から始まり，相手に興味を示し，思いやる気持ちを持ち，誠実な態度で接する。信頼関係が築かれると，対象者の心の奥に潜む本心を聞き出すことができ，同じ目標に向かう主体的関わりを引き出し作業療法が活きてくると考える。
- 臨床実習では，指導者から自分がどのように動けているか，どのような言動の特徴があるのかなどの情報を得ながら，自覚を促し，対象者との関係づくりに取り組んでほしい。

【参考文献】
1) 柳澤 健 編：理学療法士 イエロー・ノート 専門編 2nd edition, p.685, メジカルビュー社, 2011.
2) 日本作業療法士協会養成教育部 編：臨床実習の手引き 第4版, 2010.
3) 日本理学療法士協会 編：臨床実習の手引き 第5版, 2008.
4) 諏訪茂樹：対人援助とコミュニケーション 主体的に学び，感性を磨く, 中央法規出版, 2001.
5) 澤 俊二 鈴木孝治 編：コミュニケーションスキルの磨き方, p.26-39, 医歯薬出版, 2007.

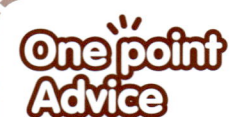

One point Advice

- 対象者には尊厳ある1人の人間として関わること，言葉遣いは基本的に尊敬語を用いる。
- 「自分の家族が患者であったら，あなたに任せられるでしょうか？」という視点を持ち，知識・技術はもちろんであるが，相手を思いやり誠意ある態度を心がけよう。

5 実施 画像等の医学情報の理解

Point!
- 医学情報から何を知るか
- 画像診断から何を知るか

カルテから得られる医学情報の必要性

- カルテから得られる医学情報は非常に多い。そこから必要な情報を整理し、解釈することで、より対象者を理解することができる。

医学情報から何を知るか

- 氏名、年齢、住所、職業、家族構成などの一般情報からは、対象者の生活や生き様などの全体像を理解することができる。
- 診断名では、主病名だけに目を向けず、既往歴、合併症なども含めて確認することで、主病名に至った原因、患者の病識や自己管理能力の状況を理解する。
- 投薬状況は、薬剤による身体への影響を配慮し、作業療法を実施するうえで重要な情報となる。特に血圧や血糖値の変動、心拍数などに作用する薬剤は、作業療法実施において注意が必要となることを把握しておく。
- バイタルサインは平常時の数値と日々の変化を知り、作業療法開始前、実施中、終了時には必要なバイタルを記録しておく。
- 臨床検査所見では、血液検査データなどに確認を要する。異常値である高値・低値が何を意味するのかを十分把握して作業療法を実施する必要がある。血液検査データからは、貧血や栄養状態、易感染性、肝機能や腎機能、炎症程度、血糖値や動脈硬化の程度などについても情報を得ることができる[2]。それらは直接的・間接的に作業療法の実施において、易疲労性や全身状態へ影響を与えるため、医師からの情報と照らし合わせ確認をすることが望まれる。
- 血液検査データの例[2]。
  白血球：抗がん剤投与などで低値　易感染性などへ配慮
  赤血球・ヘモグロビン：貧血などで低値、めまいや転倒（急激な転倒）に注意
  アルブミン：低値で栄養不良　廃用症候群悪化の危険性
  CRP[*1]：高値で炎症や感染などに反応、炎症悪化や感染症などへ配慮
  ヘモグロビンA1c：高値で長期間の高血糖、合併症への注意
  　　　　　　　　インスリン使用時は低血糖のリスクあり

用語アラカルト

*1　CRP
- C-reactive protein（C-反応性蛋白）。

画像所見

- 単純X線写真，CT（computed tomography），MRI（magnetic resonance imaging）などの画像診断は，人体の解剖や病理を体外から観察する診断法である。

●**単純X線（図1，図2）**

- X線が照射され人体構造の投影像としてフィルムに撮像される。人体は組織成分によってX線透過性が違うため，黒から白まで濃度の違いで描写される。骨組織はX線の吸収量が多いため白く，空気は黒く写る。広範囲に撮影でき，形態全体を見ることができる。画像は向かい合った形で左右が逆転して写される。整形疾患では2方向から撮影することで病巣確認を行なう。胸部X線ではその肢位により重力の影響に違いがあり，画像に変化がみられるため，その撮影時の肢位についても把握しておく必要がある。

●**CT（図3）**

- X線を回転照射し，被写体を透過したX線量をコンピュータ処理することで断層画像を得る[3]。X線の吸収量が多い物質は白く描写される。観察する組織に応じて肺野条件，骨条件など濃度の幅（ウィンドウレベル）が調整できる。また，検出器を複数列配置し，同時に複数の断面を撮影できるマルチスライスCTが普及し，3次元CT像なども得られる。

図1　単純X線画像（右大腿骨，γネイル術後）

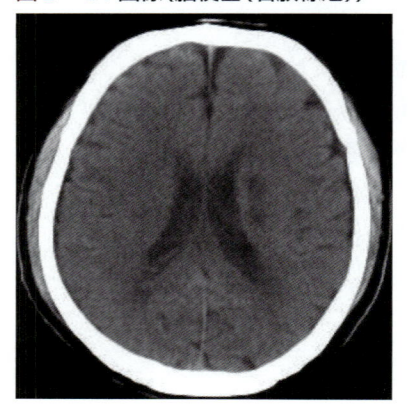

図2　単純X線画像（右橈骨遠位端骨折，ロッキングプレート固定術）

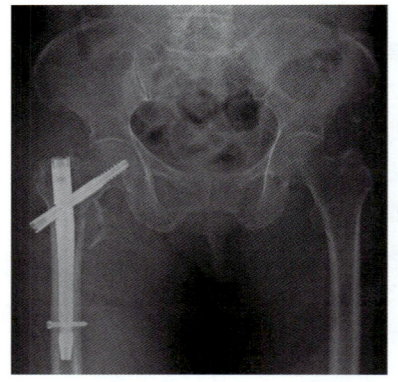

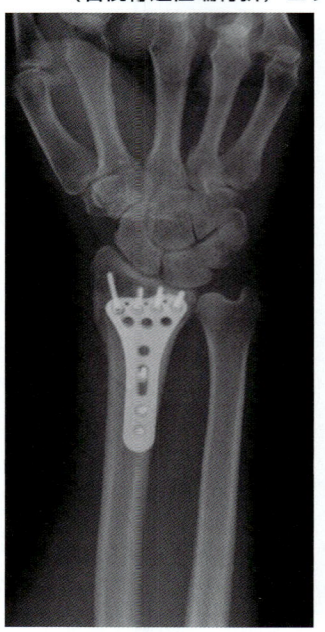

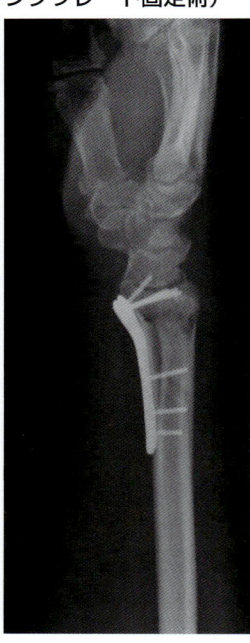

正面　　　側面

図3　CT画像（脳梗塞（右放線冠））

●MRI(図4〜11)

- MRIは磁場のなかに置かれた生体に対して、電波(ラジオ波)を照射し、それによって得られる信号から断層画像を得る[3]。磁気共鳴現象により、体内に分布する水素原子核(プロトン)の分布、運動状態を反映した画像を得ることができる。MRIにはT1強調像とT2強調像をはじめ、FLAIR画像、核散強調像など観察する物質に応じて様々な撮影方法が選択される。画像の特徴は**表1**に記す。
- また、MRIには造影剤を使用せず血管描写ができるMRA(magnetic resonance angiography)などがある。

表1 MRI画像の特徴

撮像法		T1強調像	T2強調像	FLAIR像	核散強調像(DWI)
特徴		脳回の萎縮、脳室拡大などの構造を見るのに適する	多くの病変を鋭敏に(高信号として)とらえる	水の信号を抑制した(低信号)T2強調像、脳室や脳溝周辺の病変を見る	水分子の拡散を反映した画像、拡散低下部が高信号
正常組織	高信号(白)	脂肪	水 脂肪	脂肪	―
	低信号(黒)	水	空気	水	水 脂肪
病変	高信号(白)	出血(亜急性期)	ほとんどの病変	ほとんどの病変	脳梗塞(急性期) 類表皮腫
	低信号(黒)	出血(慢性期) ほとんどの病変	出血(慢性期) 繊維化・石灰化	出血(慢性期) 繊維化・石灰化	―

(医療情報科学研究所 編:病気がみえるVol.7 脳・神経, メディックメディア, 2011. より引用)

図4 脳MRI画像(T1強調像)

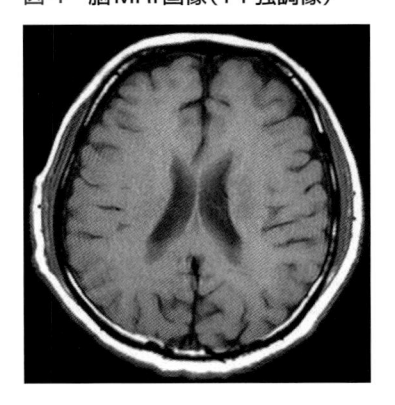

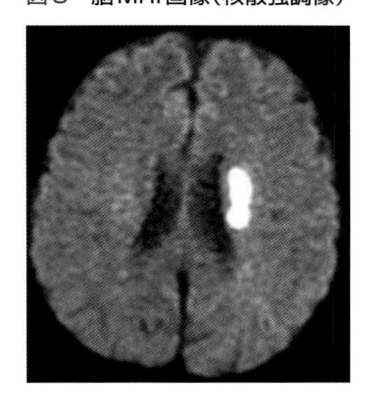

図5 脳MRI画像(T2強調像)

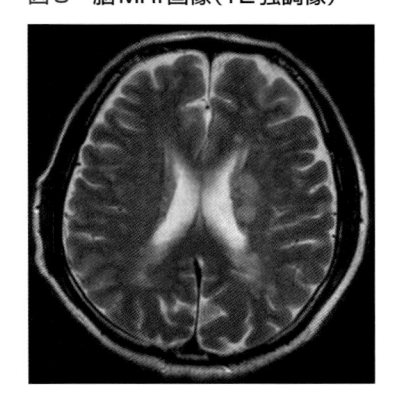

図6 脳MRI画像(核散強調像)

図7　脳MRI画像（T2強調像）　　図8　脳MRI画像（FLAIR像） 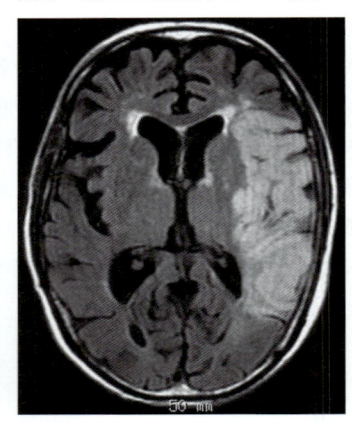　　図9　脳MRA像（右中大脳動脈梗塞）

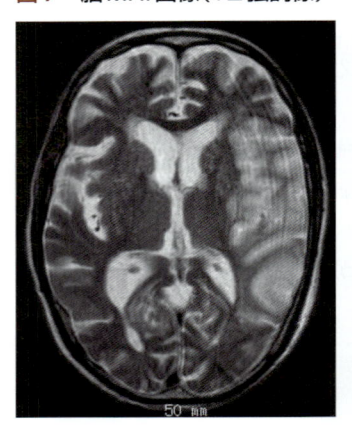

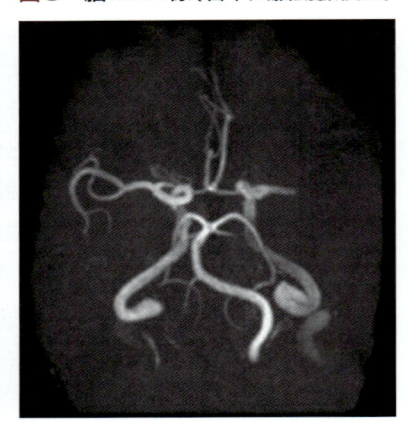

図10　MRI画像（T1強調像，頸椎症，椎弓形成術後） 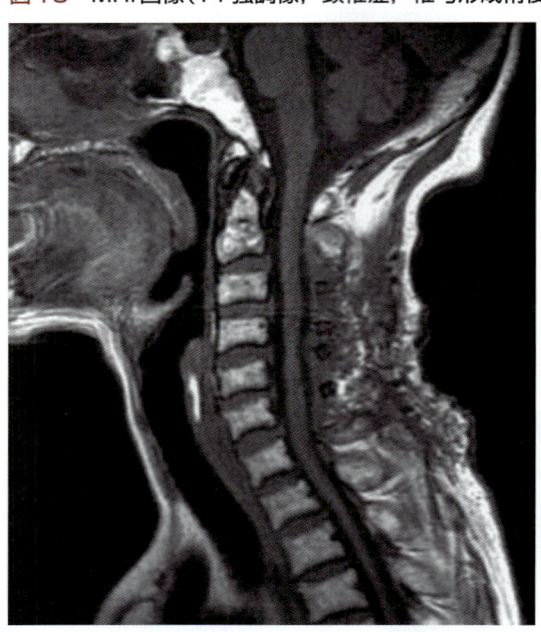　　図11　MRI画像（T2強調像）

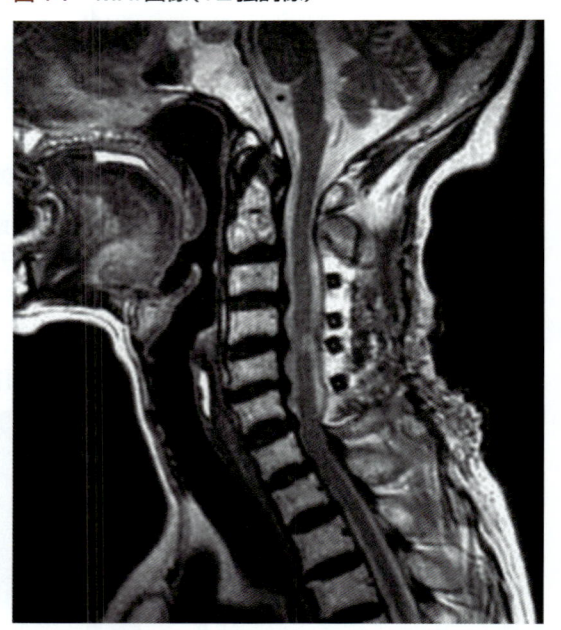

One point Advice
- MRIは強力な磁場を扱う機器であるため，検査の際は体内電子機器の破損や誤作動の危険あり。
- 人工関節，カラーコンタクト，装飾品などにも注意を要する。

【参考文献】
1）柳澤　健 編：理学療法士 イエロー・ノート 専門編 2nd edition, p.687-690, メジカルビュー社, 2011.
2）丸山仁司 編：内部障害系理学療法実践マニュアル 第2版, 文光堂, 2004.
3）医療情報科学研究所 編：病気がみえる Vol.7 脳・神経, メディックメディア, 2011.

6 実施 クリニカル・クラークシップ

Point!

- クリニカル・クラークシップとは ☞ 診療参加型の臨床実習
- 診療参加型とは ☞ 学生は指導者とともに患者の診療チームの一員となり，指導者の監督と指導のもと，実際に患者の診療の一部を担う
- 臨床スキルの習熟方法
  ☞ 学生の能力に応じた臨床経験を提供
  段階的権限移譲
  指導は「Now & Here」が原則
  プロダクト重視からプロセス重視へ
- クリニカル・クラークシップのツール
  ☞ チェックリストとデイリーノートを使用

クリニカル・クラークシップのはじまり

- クリニカル・クラークシップは，19世紀末にジョンズ・ホプキンス大学の内科教授であったWilliam Osler（ウイリアム・オスラー）が，知識に偏った教育ではなく患者を実際に診ることの重要性を説いたことから始まった。

セラピスト教育におけるクリニカル・クラークシップとは

- 中川[1]は，その著書で「セラピスト教育におけるクリニカル・クラークシップとは，助手として診療チームに参加し，実体験を通してセラピストとして習得すべきスキルとprofessionalism（態度，倫理観）を育成していく臨床実習形態のことである」と述べている。
- 従来の患者担当制による実習は，指導者の受け持ち患者のなかから学生が理解しやすい患者を指導者が選出し，学生は決められた患者の諸検査を実施して，統合・解釈を行い，指導者にレポートを提出して，指導を受けることが主体であった。そのため，学生は評価ができなければ治療に進めないという錯覚を起こし，治療の経験ができないまま実習を終えることも多々認められた。
- クリニカル・クラークシップ制による実習は，指導者が受け持つ患者すべてに対して，学生は何らかの診療補助を行い，実体験に対して指導を受けることが主体となる。その指導は，常に患者を介した指導であるため，学生は体験のなかで考えるスキルを身につけ，評価というものが治療や介入の反応を含めたものであることに気付いていくのである。

セラピスト教育におけるクリニカル・クラークシップの進め方

●学生の能力に応じた臨床経験を段階的に提供（図1）

図1　実習の進め方の例

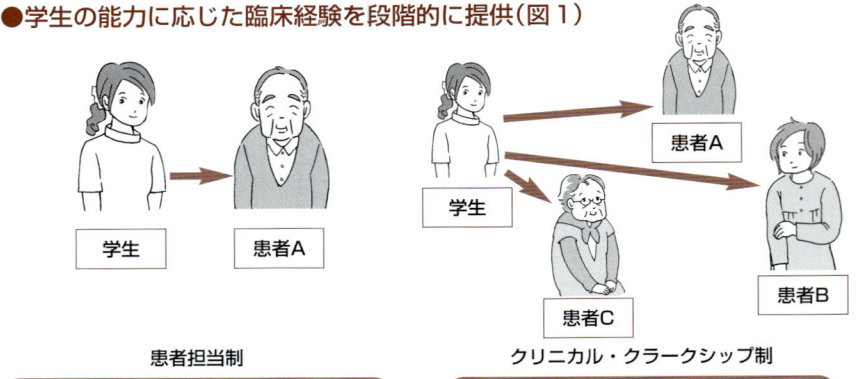

患者担当制
指導者が選んだ患者の諸検査を含めて評価を実施し，段階的に治療へと進む。学生の能力によって，経験値に差が生まれやすい。

クリニカル・クラークシップ制
例）指導者の監督下で，各患者の右肘関節のROM計測を経験。学生の能力に応じて，経験できる部分を指導者が提供。経験値が上がりやすい。

患者A：脳梗塞　右片麻痺　　患者B：右肘頭骨折　　患者C：廃用症候群

●段階的権限移譲：「見学」「模倣」「実施」の原則（図2）
- 見学：学生が指導者の技術を指導者に**解説を受けながら観察**すること。
- 模倣：学生が複数回「見学」した技術を指導者の**指導を受けながら，実際に行う**こと。
- 実施：学生が複数回「模倣」した技術を指導者の**監視下で，実際に行う**こと。

図2　見学・模倣・実施の進め方

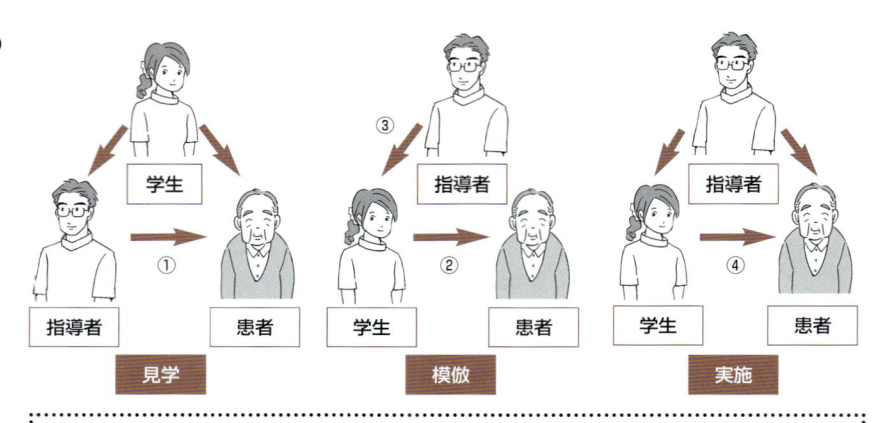

矢印①：指導者は患者に対する各技術の説明を行いながら学生に見学させる
矢印②：学生は指導者の真似をしながら各技術項目を行う
矢印③：指導者はその場で学生に対して指導を行い，技術の向上を助ける
矢印④：実施が許可された技術項目に関して，学生は指導者の監督下で技術の実施を行う

●学生指導は診療時間内にその場で行う（図3）

図3 学生指導の基本スタイル

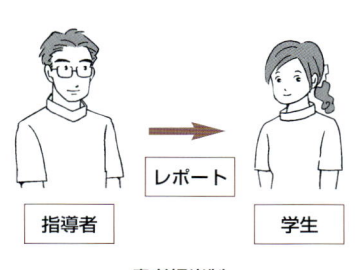

患者担当制
指導は患者の診療後が中心。また，多くはレポートの指導。

クリニカル・クラークシップ制
指導は，Now&Hereが原則。患者を介して，診療時間内に指導を行う。

●プロダクト重視からプロセス重視へ（図4）

- レポートや課題など（プロダクト）を重視するのではなく，臨床というリアルな環境下で学生が成長する過程（プロセス）を重視する。
- 成長する過程を重視することは，学生自身の自己肯定感を支持し，後進を育てる指導者側の意識が双方向の関係につながりやすくなる。

図4 指導者と学生の関係

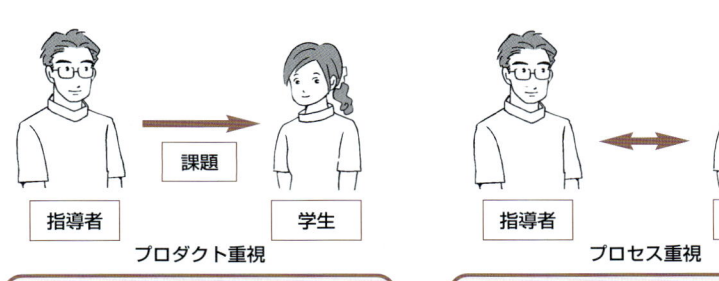

プロダクト重視
学生はレポートや課題を行うことが中心となり，実習での体験に集中できない。そして，評価される者として，上下関係から抜け出せない。

プロセス重視
レポートや課題がなければ，学生は実習での体験に集中しやすい。そして，指導者が学生を支持する立場になると，双方向の関係が得られやすい。

●各種ツールの使い方

- 学生ならびに指導者が経験値を確認する目的で，日々の経験した内容をチェックリストに記載していく（表1）。チェックリストは，学生の経験の偏りや弱点を知る手掛かりになるため，学生が各施設へ持参していくことが望ましい。
- デイリーノートは，学生の情意面の評価に用いる目的で，学生が何でも感じたことを素直に記載できるように配慮する。指導者は，学生の状況や考え方・視点などを探り，否定的なコメントを避けて，学生の問題解決や考え方の修正に役立つヒントを与える（図5）。

表1 チェックリストの例

項目名	見学		模倣	実施
MMT（上肢）	☑	☑	正正正	3/26
MMT（手指）	☑	☑	正正	3/18
MMT（体幹）	☑	☑	正	

＊見学した項目には✓を入れ，この例では最も2回見学してから模倣へと進む
＊模倣の欄は，経験した回数を正の字で記入していく
＊実施の欄は，実施が許可された日付を記載する

図5 デイリーノートの例

```
Daily Note                                年/  月/  日

 ┌─────────────────────┐  ┌─────────────────────┐
 │ AM行動記録           │  │ PM行動記録           │
 │ 見学・模倣・実施した患者や │  │ 左記同様             │
 │ 経験したことを簡単に記載  │  │                     │
 └─────────────────────┘  └─────────────────────┘

 最も印象に残った出来事や気付いたことについて：
 例）筋緊張の亢進が手の感触でわかるようになった

 解決できなかった疑問点について：
 例）関節の最終域感がどうしてもつかめない

 自己学習が必要だと感じたことについて：
 例）疼痛の評価方法について学習が必要だと感じた

 本日の感想，雑感など：
 例）患者さんが安心して任せてくれるようになって嬉しかった

 臨床教育者からのコメント：
 例）経験値が少しずつ向上していますね。患者さんが安心してくれるのは，あなたが患者さん
    のことを理解していると認めてくれたからですよ。
```

●実習の合否判定について

- 実習の合否判定（総括評価）は，実習施設が実習状況に関する情報提供（形成的評価）を行い，この情報に学内での報告状況などを加味して養成校で行うのが望ましい。そうすることで，実習施設は合否判定（総括評価）という責務から逃れ，指導者は学生を診療チームの一員として受け入れるにすぎないという意識改革につながりやすい。

【参考文献】
1) 中川法一 編：セラピスト教育のためのクリニカル・クラークシップのすすめ, p.26-30, 三輪書店, 2007.
2) 鶴見隆正・辻下守弘 編：標準理学療法学 理学療法臨床実習とケーススタディ, 第2版, p.11-26, 医学書院, 2011.
3) 柳澤 健 編：理学療法士 イエロー・ノート 専門編 2nd edition, p.674-690, メジカルビュー社, 2011.
4) 黒川 清 監：クリニカル・クラークシップ実践ガイド, 診断と治療社, 2002.
5) 伴 信太郎, 佐野 潔 監：臨床の場で効果的に教える 「教育」という名のコミュニケーション, 南山堂, 2002.

Index 和文/欧文

あ

- アームサポート……………………622
- アームスリング………………453, 596
- アウトリーチ……………………23
- アウトリガー……………………457
- 亜急性期作業療法………………23
- アキレス腱炎……………………265
- アキレス腱断裂………………261, 572
- アクシデント…………………36, 714
- 悪性関節リウマチ………………255
- 悪性腫瘍………………………401, 662
- 足関節靱帯損傷…………………275
- アスペルガー症候群……………227
- アセスメント……………………192
- 遊び……………………113, 177, 641
- ──の発達………………………443
- ──歴……………………………113
- 圧迫プレート……………………240
- アテトーゼ型四肢麻痺…………638
- アテトーゼ型脳性麻痺…………375
- アメリカ整形外科学会議(AAOS)……287
- アライメント……………………378
- アルコール依存症………………204
- アルコール障害…………………528
- アルコール離脱症候群…………205
- アルツハイマー型認知症………197
- アルツハイマー病の病期分類(FAST)…199
- 安静時振戦………………………315
- 安静用夜間スプリント…………453
- 安全管理…………………………712

い

- 家-木-人物画テスト(HTP)……146
- 息切れ……………………………384
- 意識…………………62, 123, 438
- 維持期……………………………524
- ──作業療法……………………23
- 移乗………………………159, 458
- ──動作…………………460, 612
- 依存………………………………203
- ──性物質………………………204
- 位置覚検査………………………102
- 一次救命処置(BLS)……………712
- 一次性骨癒合……………………239
- 一次性変形性関節症……………232
- 一過性伝導障害…………………361
- 一本杖……………………………483
- 移動………………………159, 459
- 医療安全対策……………………37
- 医療過誤…………………………714
- 医療観察法………………………674
- 医療事故…………………………714
- 医療法…………………………12, 675
- 医療保険…………………………16
- インシデント…………………36, 714
- インスリン………………………387
- 陰性症状(統合失調症)…………207
- 陰性転移…………………………498
- インピンジメント症候群……264, 570
- インフォームドコンセント(IC)…6, 718

う

- ウィスコンシン・カード・ソーティング・テスト(WCST)……………120, 312
- ウェルニッケ失語………………338
- ウォーカーケイン………………484
- 内田・クレペリン精神検査……152
- うつ病……………………………534
- ──自己評価尺度………………257
- 運動維持困難……………………336
- 運動覚検査………………………102
- 運動機能障害……………………309
- 運動強度(METs)…64, 70, 72, 429, 431, 649
- 運動コントロールモデル………412
- 運動失語…………………………338
- 運動失調…………………………318
- 運動消去…………………………345
- 運動制御的方法…………………30
- 運動統合…………………………306
- 運動とプロセス技能の評価(AMFS)……………………156, 171
- 運動の随意性……………………586
- 運動発達系………………………372
- 運動発達検査…………………106, 111
- 運動反応…………………………314
- 運動負荷訓練中止基準…………431
- 運動負荷試験…………………71, 386
- 運動分析…………………………52
- 運動麻痺………………………303, 362
- 運動無視…………………………345
- 運動療法…………………………31

え

- 栄養過多…………………………64
- 栄養状態…………………………64
- エクササイズ……………………72
- エゴグラム………………………152
- エビデンス………………………19
- エルゴメーター………………71, 386
- エルボークラッチ………………484
- 嚥下……………………………68, 163
- ──障害………………………393, 465
- ──食……………………………652
- ──前・後X線撮影(SwXP)……69
- ──造影検査(VF)…………69, 95, 393
- ──内視鏡検査(VE)………69, 95, 396
- ──方法…………………………652
- 遠城寺式乳幼児分析的発達検査…104, 114
- 炎症性細胞………………………239
- 円錐障害…………………………330
- エンドフィール…………………266

お

- 横断性四肢欠損…………………280
- 凹凸の法則………………………421
- 応用行動分析理論………………450
- 応力遮蔽機器……………………240
- 応力分散機器……………………240
- オーバーユース障害……………263
- オープナー………………………565
- 起き上がり………………………610
- ──動作…………………………460
- 屋外スロープ……………………489
- オコナー手指巧緻性検査………90
- オズグッド-シュラッター病……263
- 親子関係診断検査………………113
- 温覚検査…………………………102

か

- 絵画統覚検査……………………146
- 絵画欲求不満テスト(P-F スタディ)…146
- 開眼反応…………………………314
- 介護給付…………………………13
- 介護支援専門員…………………15
- 介護保険制度…………………13, 677
- 介護保険法……………………674, 690
- 介護予防…………………………16
- 介護老人保健施設……………15, 679
- 外傷後ストレス障害……………218
- 外傷性ストレス反応……………218
- 外傷性脳損傷…………………313, 597
- 階段昇降…………………………461
- 改訂・日本版視覚-運動統合発達検査…112
- 改訂長谷川式簡易知能評価スケール(HDS-R)………………130, 199
- 改訂水飲みテスト(MWST)………………69, 94, 165, 395
- 回転性めまい……………………392
- 回転損傷…………………………313
- 回内筋症候群…………………292, 582
- 回内テスト……………………292, 368
- 介入方略…………………………411
- 外反ストレステスト……………238
- 外反母趾…………………………251
- 回復過程の区分…………………522
- 回復期……………………………523
- ──リハビリテーション病棟…23, 676
- 外来作業療法……………………512
- 解離性障害………………………218
- カウプ指数………………………77
- 家屋改修………………………487, 694
- 科学的根拠に基づく医療(EBM)……19
- 学習障害(LD)………………114, 228
- 学習の作業療法…………………440
- 学習能力…………………………227
- 覚醒………………………………62
- 家事……………………………176, 473
- 下肢機能評価……………………247
- 過書………………………………336
- 下垂指……………………………294
- 下垂手……………………………362
- 画像情報…………………………118
- 家族関係図………………………195
- 家族支援…………………………488
- 下腿切断…………………………578
- 肩関節固定法……………………633
- 肩関節周囲炎……………………596
- 肩継手……………………………284
- 肩手症候群………………………596
- 片麻痺……………97, 376, 459, 466, 469
- ──機能テスト…………………97
- ──の姿勢の特徴………………588
- ──無認知……………………336
- 活動………………………………18
- ──記録表………………………539
- ──制限…………………………312
- 寡動………………………………315

カナダ作業遂行測定(COPM)…29, 156, 171
カナダ作業遂行モデル(CMOP)……26, 29
カラーアンドカフ法……………………557
カルテ………………………………724, 727
ガレアッツィ骨折………………………242
過労性脛部痛……………………………265
川平法……………………………………587
がん………………………………………662
　──のリハビリテーション…………402
簡易上肢機能検査(STEF)………………95
簡易知能検査(MMSE)……………129, 199
感覚検査法………………………………103
感覚刺激…………………………………594
感覚失語…………………………………338
感覚受容器…………………………………99
感覚障害…………………………… 433, 594
感覚－知覚－認知検査…………………112
感覚の分析…………………………………53
感覚統合機能………………………112, 414
感覚統合的方法……………………………32
感覚統合発達モデル……………………447
感覚統合モデル………………………32, 412
感覚統合理論……………………………447
感覚の分類…………………………………99
眼球運動…………………………………391
環境因子……………………………18, 194
環境制御装置……………………………485
環境整備…………………………………709
環境調整…………………………………487
間欠導尿カテーテル法…………………657
眼瞼下垂…………………………………391
観察………………………………………133
患者情報…………………………………721
　──の取り扱い………………………721
患者の確認…………………………………36
患者の権利…………………………………7
感情…………………………………121, 438
　──障害……………………………213, 533
関節運動の3原則………………………421
間接嚥下訓練……………………………653
関節外症候………………………………250
関節可動域…………………………………78
　──運動………………………………421
　──測定…………………………78, 364
関節症候…………………………………250
関節保護の原則…………………………562
関節保護法………………………………421
関節リウマチ(RA) 249, 466, 470, 475, 562
感染経路…………………………………716
感染症対策…………………………37, 716
完全麻痺…………………………………324
観念運動失行……………………………344
観念失行…………………………………344
丸薬丸め運動……………………………316
緩和ケア…………………………………663

き

キーパーソン……………………………195
キーポイントコントロール……………446
記憶…………………………………341, 618
　──障害……………………………342, 618
気管カニューレ…………………………655
　──からの吸引………………………655
偽関節……………………………………300

利き手……………………………………118
　──交換………………………………464
起居…………………………………159, 458
　──動作訓練…………………………610
器質性精神障害……………………196, 526
義手………………………………………282
　──装着訓練…………………………581
　──適合判定…………………………288
気道クリアランス法……………………645
気道熱傷…………………………………660
企図振戦…………………………………319
機能的自立度評価法(FIM)………169, 247
機能的装具………………………………178
機能の全体的評価尺度(GAF)…………210
機能モデル………………………………148
ギプス……………………………………240
気分(感情)障害……………………213, 533
気分と疲労のチェックリスト…………212
基本的ADL(BADL)…………………44, 162
基本動作…………………………………458
　──障害………………………………309
　──の訓練……………………………428
　──評価………………………………159
　──分析…………………………………51
客観的QOL………………………………191
客観的事実………………………………132
逆コーレス骨折…………………………242
逆シャンパンボトル変形………………359
吸引………………………………………653
球海綿体反射……………………………323
救急蘇生法…………………………………39
救急のABC…………………………………39
救急のCAB…………………………………39
求心性神経………………………………100
急性期作業療法……………………………23
急性期治療病棟…………………………522
吸入療法…………………………………645
教育的作業療法…………………………440
境界性人格障害(BPD)……………222, 542
胸郭可動域訓練…………………………645
協業………………………………………496
狭心症……………………………………385
協調運動障害………………………………89
協調性………………………………………89
　──検査…………………………………89
共同運動…………………………………307
強迫観念…………………………………217
強迫行為…………………………………217
強迫性障害…………………………217, 537
強迫的使用………………………………347
興味チェックリスト……………………143
業務独占……………………………………21
局所性脳損傷……………………………313
虚血性心疾患……………………………385
居宅介護福祉用具購入費………………186
居宅サービス………………………………13
ギヨン管症候群…………………………584
ギラン・バレー症候群……………359, 629
起立性低血圧……………………………594
記録………………………………………724
筋萎縮性側索硬化症(ALS)………351, 626
　──の在宅医療………………………627
緊急時対応…………………………37, 39
筋緊張………………………………305, 327
筋固縮……………………………………315

筋持久力……………………………85, 87
筋ジストロフィー…………………349, 621
緊張性反射活動…………………………378
緊張性迷路反射(TLR)…………………106
筋電義手…………………………………287
筋電制御方式……………………………287
筋パワー……………………………………85
筋力…………………………………………85
　──増強訓練…………………………423
勤労者役割面接(WRI)…………………156

く

グッドイナフ人物画知能検査…………112
くも膜下出血……………………………302
グラスゴー昏睡尺度(GCS)……………123
グリコヘモグロビン……………………387
クリニカル・クラークシップ…………731
クリニカルパス……………………………19
久里浜式アルコール症スクリーニング
　テスト(KAST)………………………206
クルーケンベルグ切断…………………279
グループアプローチ……………………505
グループダイナミックス………………504
車いす……………………………………482
　──選定・適合方法…………………483
　──操作訓練…………………………612
　──の寸法と有効幅…………………489
車の改造…………………………………610
車の乗降…………………………………615

け

ケアプラン…………………………………15
ケアマネジャー……………………………15
痙縮………………………………………305
頸髄損傷………………260, 461, 467, 469, 474
　──者のADL自立難易度表…………608
痙直型四肢麻痺……………………376, 638
痙直型片麻痺………………………376, 638
痙直型両麻痺………………………376, 638
軽度認知機能障害………………………197
経皮的酸素飽和度………………………383
経皮的膀胱瘻……………………………657
頸部神経過伸展症候群…………………260
鶏歩………………………………………359
ケーブルコントロール訓練……………581
血圧…………………………………63, 70
血液ガス検査……………………………383
血糖コントロール指標…………………648
血糖値……………………………………387
蹴り上がり骨折…………………………261
玄関………………………………………490
言語………………………………………337
健康増進法………………………………680
健康づくりのための運動指針2006……649
言語能力…………………………………112
言語反応…………………………………314
原始反射…………………………………106
腱反射………………………………73, 305
健忘失語…………………………………338
権利擁護……………………………………15

こ

行為	344, 618
更衣	168, 468, 640
──動作	614
行為機能検査	112
後遺障害	203
口腔機能	111
口腔・鼻腔吸引	653
後骨間神経障害	582
後骨間神経麻痺	293
後索‐内側毛帯路	100
高次脳機能	116
──障害	117, 303, 331, 437, 616
──の評価	116
後十字靱帯損傷	272, 575
拘縮	597
構成失行	344
構成障害	336
更生用装具	178
構造モデル	148
拘束性換気障害	382
後大脳動脈	301
巧緻性	90
──訓練	426
交通機関の利用	177, 475
交通バリアフリー法	177
工程分析	49
行動観察尺度	131
行動性無視検査(BIT)	312
行動評価表	121
広背筋移行術	633
広汎性発達障害	548
絞扼性神経障害	291
交流分析	148
──理論	148
高齢者	670
──・障害者等の移動等の円滑化の促進に関する法律	177
──生活自立度	9
誤嚥	651
コース立方体検査	112, 152
呼気ガス分析	71
呼吸	62
──介助	645
──回数	70
──器疾患	645
──器疾患のリスク管理	418
──機能検査	72, 383
──機能障害	382
──筋トレーニング	646
──筋リラクセーション	645
──困難	63
国際障害分類(ICIDH)	17
国際生活機能分類(ICF)	17, 190
心の理論課題発達検査	113
固縮	305
個人因子	18, 193
個人情報	7, 40, 722
──保護	7, 40
──保護法	40, 681, 722
骨形成不全症(OI)	298, 585
骨折	239, 556
骨代謝検査	299
骨端症	263

コッドマン振子運動	557
骨密度検査	299
子どものための機能的自立度評価法	113
コミュニケーション	337, 725
──エイド	486, 627
──スキル	193
──と交流技能評価(ACIS)	156
固有受容性神経筋促通法(PNF)	413, 587
誤用症候群	595
ゴルフ肘	264
コンディショニング	432
コントロールシステム	286

さ

罪業妄想	213
最大抗重力屈曲期	378
最大抗重力伸展期	378
最大酸素摂取量	429
座位耐性訓練基準	592
サイドケイン	484
座位の発達	443
座位バランス訓練	604, 611
座位バランス検査	327
作業科学	41, 412
作業活動	500
作業機能状態評価法‐協業版	157
作業行動モデル	412
作業質問紙(OQ)	156
作業遂行	55, 156
──アセスメント表	696
──障害	440
──プロセスモデル(OPPM)	24
──歴面接	157
作業の存在	58
作業に関する自己評価(OSA)	156
作業の種類	46
作業の選択	48
作業の特徴	46
作業の分類	44
作業分析	49, 50
作業面接	135, 510
作業療法	9
──介入プロセスモデル(OTIPM)	24, 27
──学の領域	408
──関連年表	2
──における治療体系	411
──の実施場所	509
──の定義	4
──の目的	408
──分類	23
──モデル	28
──理論	412
錯文法	337
桜井モンタニア法発汗テスト	367
サポーター	566
猿手	362
参加	18, 190, 493
──制約	312
三角線維軟骨複合体損傷	269, 575
産業作業療法	406, 668
残存機能	278

し

シーヴァー病	263
シーティング	482
ジェノグラム	195
視覚機能	111
視覚失認	616
視覚障害	391, 650
──等級	650
自覚症状	70
自覚的運動強度	429
糸球体濾過量	389
持久力	87
──訓練	429
──検査	384, 386
──の評価	88
──の分類	87
軸索断裂	361
思考記録表	538
自己教示訓練	620
自己導尿指導	643
自己導尿法	467
自己同一性技能	414
仕事・生産的活動	45
四肢長測定	75
四肢麻痺	376
──上肢の臨床分類	323
自助具	185, 463, 472, 477, 479, 564, 613
──導入例	480
視神経脊髄型多発性硬化症	356
姿勢・運動のコントロールの原則	638
姿勢調節障害	427
姿勢反射	106
──障害	315
姿勢反応	106
肢節運動失行	344
施設管理	36
施設サービス	13
視知覚機能	112
視知覚発達検査(DTVP)	372
膝蓋跳動	238
膝関節靱帯損傷	271, 575
失禁	67, 167
実験衝動診断法	146
失行	344, 618
──への介入	619
失語症	338, 617
──スクリーニング検査	339
実践理論	413
失認	331, 616
失文法	337
失名詞失語	338
自動運動	420
自動介助運動	420
自動下肢伸展挙上テスト	237
自動車運転の自立	615
自動体外式除細動器(AED)	39, 713
児童用不安尺度	113
社会機能評価	154
社会交流評価(ESI)	156
社会参加	475, 494
──環境整備	709
社会資源	676
社会生活技能訓練(SST)	700
社会生活能力調査	152

社会性の発達	444	
社会適応	113	
社会的認知	113	
社会不安障害	217, 537	
社会保障	16	
尺側偏位	85	
——防止用スプリント	454	
若年性関節リウマチ	256	
若年性突発性関節炎	256	
尺骨管症候群	296, 584	
尺骨神経麻痺	362	
視野検査	391	
シャトルウォーキングテスト	71, 384, 386	
車両の改造	610	
シャルコー・マリー・トゥース病	359, 630	
自由画法	147	
住環境評価	194	
周径測定	77	
重症筋無力症	355, 628	
重症心身障害	379, 637, 642	
重錘バンド	602	
重錘負荷	425	
集団	503, 508	
——関係技能	414	
——評価	137	
——力動	504	
——療法	137	
重度認知症治療病棟	517	
重複指	251	
終末期	524	
——作業療法	23	
就労環境整備	709	
就労支援	151, 706	
主観的QOL	191	
主観的事実	132	
主観的包括的栄養評価	64	
手根管症候群	295, 584	
手指機能検査	90	
手指巧緻活動	563	
手指尺側偏位	251	
手指動作訓練	636	
手指変形	85	
主題統覚検査（TAT）	146	
手段的ADL（IADL）	44, 162	
シュナイダーの一級症状（統合失調症）	208	
守秘義務	720	
循環器疾患リハビリテーション	647	
循環機能検査	72	
除圧	659	
——訓練	612	
——動作	604	
生涯教育	43	
障害児	670	
——通所支援	701	
障害者	670	
——自立支援法	12, 674, 680, 708	
——用就職レディネスチェックリスト	152	
障害度	350	
障害老人の日常生活自立度判定基準	171	
使用行動	347	
上肢機能	111	
——評価	246	
小字症	316	
上肢障害評価表（DASH）	96	
掌側ロッキングプレート	559	
情緒	113	
——的分析	54	
情動	121	
衝動性	46	
掌内母指	597	
小児作業療法	23	
小児自閉症	227	
小児版・意志質問紙	113	
情報管理	721	
情報の共有	37	
上腕骨遠位端骨折	241, 558	
上腕骨近位端骨折	241, 556	
上腕骨投球骨折	261	
ショートステイ	15	
職業関連活動	491	
職業関連評価	151	
職業興味検査（VPI）	152	
職業適性検査	152	
職業能力関連評価法	189	
食事	163, 462, 613, 640	
褥瘡	65, 398, 659	
——発生危険度予測尺度	398	
職場適応援助者	706	
食物テスト（FT）	69, 165, 395	
書字訓練	581	
書字用具	486	
食器	463	
ジョブコーチ	706	
ジョブセン-テーラー手指機能検査	90	
自律神経障害	362	
自立と自律	12	
視力検査	391	
人格障害	222	
腎機能障害	389	
心機能分類	386	
心筋梗塞	385	
新久里浜式アルコール症スクリーニングテスト	205	
神経因性膀胱	357	
神経筋促痛手技	587	
神経筋再教育	422	
神経症性障害	217, 536	
神経心理学	116	
——的検査	120	
神経性過食症	220	
神経性食思不振症	540	
神経性大食症	540	
神経性無食欲症	220	
神経断裂	361	
神経難聴	392	
神経発達学的理論	446	
神経発達的アプローチ	413	
神経発達的治療	31, 413	
人工股関節置換術（THA）	561	
人工透析	390	
心疾患のリスク管理	418	
心身機能	18	
靭帯	268	
身体依存	203	
身体計測	75	
身体構造	18	
身体障害作業療法	23	
靭帯損傷	268, 574	
身体パラフレニア	336	
身体表現性障害	218, 536	
人的環境	194	
伸展こぶし	346	
心電図	71	
浸軟	65	
心肺蘇生（法）（CPR）	39, 713	
心拍数	70	
新バリアフリー法	674, 681	
新版K式発達検査2001	104	
新版S-M 社会生活能力検査	113	
心不全	647	
深部反射	73	
心理・社会機能検査	113	
心理的発達の障害	227	
心理的分析	54	
診療記録	724	

す

遂行技能	56
遂行機能障害	348, 620
錐体外路障害	305
錐体路障害	305
水頭症	644
睡眠障害	535
——対処12の指針	535
すくみ足	316
スクリブル法	147
スタンダード・プリコーション	38
ステインドラー法	633
ストーマ	397
ストレス関連障害	536
ストレス脆弱性モデル	700
ストレス性障害	218
ストレステスト	267
ストレングスモデル	17
スピナーテスト	368
スプーン	565
スプリント	178, 454, 566, 613
——製作	455
スポーツ	476
——外傷	260, 569
——障害	262, 569
スミス骨折	242
スワンネック変形	85, 251, 597

せ

性格	113
生活環境整備	709
生活関連活動	44, 473
——評価	176
生活機能	17
生活健忘チェックリスト	343
生活行為	17
——向上プログラム	695
——向上マネジメント	695
生活コーディネート	649
生活習慣病	405, 430
生活状況	17
生活適応期作業療法	23
生活の質（QOL）	191
制御機構	286
精神依存	203
精神科作業療法	23, 511

精神科ショートケア	507, 513
精神科スーパー救急病棟	522
精神科デイケア	507, 513
精神科デイナイトケア	513
精神科ナイトケア	507, 513
精神科リハビリテーション行動評価尺度（Rehab）	142, 154
精神作用物質	203, 528
精神障害者ケアアセスメント表	141
精神障害者社会生活評価尺度（LASMI）	138, 152, 154
精神症状評価尺度	209
精神遅滞	223
精神分析的方法	34
精神保健福祉センター	520
精神保健福祉法	674
精神療法の態度	498
精神力動モデル	412
生体力学的方法	30
生体力学モデル	413
正中神経圧迫テスト	296, 368
正中神経麻痺	362
静的触覚	102
——検査	364
静的装具	178
性的同一性技能	414
静的二点識別覚検査	365
制度的環境	194
整容	168, 468, 615
世界作業療法士連盟	4
脊髄空洞症	329
脊髄後部損傷	330
脊髄視床路	100
脊髄障害自立度評価（SCIM）	327
脊髄小脳変性症（SCD）	318, 601
脊髄ショック	321
脊髄前部損傷	330
脊髄損傷	321, 603
脊髄半側損傷	329
脊髄癆	330
節後損傷	371
摂食	68, 163, 640
——嚥下機能	94
——嚥下機能の5期モデル	94
——嚥下機能評価	94
——嚥下訓練	464
——嚥下障害	651
——訓練開始基準	651
——口腔機能	111
——障害	220, 393, 540
節前損傷	371
切断	276, 577
——端管理	577
説明と同意	6
セドンの分類	434
セミリジッドドレッシング	579
前頭側頭変性症	197
前方引き出しテスト	271
前骨間神経障害	582
前骨間神経麻痺	293
浅枝伸張テスト	368
全失語	338
前十字靱帯損傷	271, 575
全身持久力	87, 429
全身調整	432

全身変形	251
仙髄回避	323
洗体	472, 565
前大脳動脈	301
全体理論	412
前庭障害	392
前頭葉機能障害	348
全般性不安障害	218
前脈絡叢動脈	301
せん妄	201
——スクリーニング・ツール	201
前腕義手	581
前腕切断	578

そ

装具	178, 453, 566
相反神経作用	378
躁病	534
叢部損傷	371
僧帽筋転移行術	633
相貌失認	336
足関節靱帯損傷	275
足底筋膜炎	265
測定障害	319
続発性変形性関節症	232
側弯症	300
ソケット	284
粗大運動機能	111
粗大運動発達	106, 442
ソックスエイド	564
損傷高位	323
ソンディ・テスト	146

た

ターミナル期作業療法	23
体圧分散用具	659
体位排痰法	645
体温	63
体外式除細動装置	39
体格指数	77
代償の作業療法	440
代償動作	350
——の様式	622
対人関係	113
対側損傷	313
大腿骨近位端骨折	560
大腿骨頸部骨折	244
大腿骨転子下骨折	244
大腿骨転子部骨折	244
大腿切断	578
対面法	136
ダウェルテクスチャー	635
ダウン症	381
タオルギャザー運動	572
多脚杖	484
多剤耐性緑膿菌（MDRP）	716
立ち上がり動作	460
立ち足	251
立ち直り反応	308
脱臼予防	561
抱っこ	641
他動運動	420
田中－ビネー知能検査V	112

多発神経障害	292
多発性筋炎	354, 628
多発性硬化症（MS）	356, 629
多発性単神経障害	291
多目的採型法	456
短期療養介護	15
単純X線	728
単神経障害	291
弾性緊縛帯	602
弾性包帯法	425, 633
短対立装具	457
断端訓練	580
弾力包帯	577
——の巻き方	578

ち

地域	670
——作業療法	685
——障害者就労支援事業	707
——包括ケア	21, 23, 699
——包括ケアシステム	672
——包括支援センター	16
——リハビリテーション（CBR）	23, 682, 699
チェックリスト	734
知覚固有域	102
知覚再教育	435, 634
知覚障害	362
知覚の分析	53
蓄尿障害	167, 397
地誌的見当識障害	336
知的機能	112
——検査	129
知的障害	223, 544
——者の就労	546
知能	112
着衣失行	344
注意	126, 438
——欠陥・多動性障害（ADHD）	228, 549
——障害	439
——評価スケール	127
中間理論	412
中心性脊髄損傷	329
中枢性麻痺	309
宙吊り型感覚解離	329
中毒	203
肘部管症候群	294, 583
聴覚障害	392
聴覚的理解	338
長下肢装具	607
長軸性四肢欠損	280
超皮質性失語	338
直撃損傷	313
直接嚥下訓練	651
直角法	136
治療的協業	496
治療的作業療法	440
治療用装具	178

つ

| 対麻痺 | 376 |
| 痛覚検査 | 102 |

通過症候群……437
通常型多発性硬化症……356
通所作業療法……688
通所リハビリテーション……15, 679
杖……161, 483
　──の種類……485
　──歩行……461
槌指……251, 261
爪きり……565
津守式乳幼児精神発達検査……104

て

低栄養……64
デイケア……15
抵抗運動……420
ティネル徴候……367
デイリーノート……734
定量的検査法……272
手関節90°屈曲テスト……368
手関節背屈テスト……296
適応障害……218
手先具……283
手継手……283
テニス肘……264, 571
テノデーシスアクション……605
手の発達……443
デュシェンヌ型筋ジストロフィー……349
デルマトーム……101
伝音難聴……392
てんかん……229, 550
転換性障害……218
伝統的な運動コントロールモデル……31
デンバー式スクリーニング発達テスト
　（DDST）……114

と

トイレ……466, 694
投影法……146
動機づけ……113
統合失調症……207, 530
統合保育……702
橈骨遠位骨幹端部骨折……559
橈骨神経伸張テスト……368
橈骨神経麻痺……362
動作分析……51
動作練習……428
東大式エゴグラム（TEG）……148
動的家族画……113
動的触覚検査……364
動的装具……178
動的二点識別覚検査……365
糖尿病……387, 648
　──三大合併症……648
　──性神経障害……387, 648
　──性腎症……387, 648
　──性網膜症……387, 648
頭部外傷……313
特異顔貌……381
特発性変形性関節症……232
特別支援教育……452, 703
徒手筋力検査（MMT）……86, 246
突進現象……316
トップダウンアプローチ……25, 60

トポス……504
トリアージ……39
トリガーアクション……636
トレッドミル……71, 386

な

内側側副靱帯損傷……272, 576
内反ストレステスト……238
長柄くし……564
なぐり描き法……147
ナビゲーション障害……336
難聴……392

に

二次救命処置（ALS）……713
二次性骨癒合……239
二次性変形性関節症……232
二者関係技能……414
日常生活活動（ADL）……44, 162
　──検査……327
日常生活技能評価……138
日常生活動作……462
二分脊椎症……380, 643
日本感覚インベントリー……112
日本作業療法士協会……4
　──倫理綱領……6
日本式昏睡尺度（JCS）……124
日本版感覚統合検査……112
日本版デンバー式発達スクリーニング検査
　……104, 114
日本版ミラー幼児発達スクリーニング検査
　……114
入院生活チェックリスト……212
入浴……169, 471, 568, 640
　──用の自助具……565
ニューロパチー……359, 629
ニューロリハビリテーション……587
尿毒症……389
人間作業モデル（MOHO）……28, 412
人間発達過程……442
認知……331, 616
　──技能……414
　──行動療法……538
　──心理学……116
　──知覚的方法……34
　──的分析……53
　──能力……314
　──能力障害モデル……34, 412
認知症……15, 129, 196
　──高齢者の日常生活自立度の判定基準
　　……171
　──作業療法……518
　──自立度判定……9
　──に対する非薬物療法……527
　──病棟……517

ね

寝返り……610
　──動作……459
熱傷……399, 660
　──深度……399

の

脳血管障害……301, 586
脳血管性認知症……197
脳梗塞……302
脳挫傷……314
脳出血……302
脳神経……92
脳深部刺激……315
脳性麻痺……375, 637
脳卒中……459
　──機能障害評価法（SIAS）……98
　──上肢機能検査（MFT）……96, 97, 98
　──情動障害スケール……122
　──の評価……312
ノーマライゼーション……17, 684

は

パーキンソン病……315
バーセルインデックス（BI）……169
パーティクルテクスチャー……635
パーデュペグボード検査……90
バーナー症候群……260
ハーネス……286
パーフェクト"O"テスト……369
肺機能検査……383
排出障害……167, 397
バイスティックの7原則……193
排泄……166, 465
　──障害……166, 465
　──動作……613
バイタルサイン……62, 70, 417
排尿……67, 467
　──管理法……656
　──筋括約筋協調不全……67
　──障害……397, 656
排便……67, 467
廃用症候群……594, 666
バウムテスト……113, 146
箱作り法……150
把持装具……454
長谷川式認知症スケール……199
発育の原則……442
発汗検査……367
発達検査……114
発達スクリーニング検査……104
発達モデル……412
発達理論……33
　──的方法……32
鼻指鼻試験……320
パニック障害……217, 536
馬尾障害……330
ハフィング……645
パラフィン浴……564
パラレルな場……501
バランス……91
　──訓練……427
バリアフリー……19, 693
バリント症候群……331, 616
瘢痕……65
反射……73, 308
　──検査……73
　──性交感神経性ジストロフィー
　　（RSD）……595

汎性注意障害・・・・・・・・・・・・・・・・・・・・・・・336
半側空間無視・・・・・・・・・・・・・・・333, 336, 616
半側身体失認・・・・・・・・・・・・・・・・・・・・・・・336
ハンドリング・・・・・・・・・・・・・・・・・・・・・・・446
万能ハンドル・・・・・・・・・・・・・・・・・・・・・・・565
反復唾液嚥下テスト(RSST)
　　　　　　　　・・・・・・・69, 94, 165, 396

ひ

ピアサポート・・・・・・・・・・・・・・・・・・・・・・・692
引き抜き損傷・・・・・・・・・・・・・・・・・・・・・・・371
非機能的装具・・・・・・・・・・・・・・・・・・・・・・・178
膝関節靱帯損傷・・・・・・・・・・・・・・・271, 575
膝半月板損傷・・・・・・・・・・・・・・・・・274, 576
肘関節靱帯損傷・・・・・・・・・・・・・・・・・・・・・574
肘屈曲テスト・・・・・・・・・・・・・・292, 295, 368
肘靱帯損傷・・・・・・・・・・・・・・・・・・・・・・・269
肘継手・・・・・・・・・・・・・・・・・・・・・・・・・・・・・284
微笑妄想・・・・・・・・・・・・・・・・・・・・・・・・・・・213
非対称性緊張性頸反射(ATNR)・・・・・・・106
ピネル・・・・・・・・・・・・・・・・・・・・・・・・・・・・・・・2
皮膚・・・・・・・・・・・・・・・・・・・・・・・・・・・・・・・・65
　　――ケア・・・・・・・・・・・・・・・・・・・・・・・661
　　――しわ検査・・・・・・・・・・・・・・・・・・・367
　　――の支配神経・・・・・・・・・・・・・・・・・101
びまん性軸索損傷・・・・・・・・・・・・・・・・・・・314
びまん性脳損傷・・・・・・・・・・・・・・・・・・・・・313
ヒヤリ・ハット・・・・・・・・・・・・・・・・・・・・・・・36
ヒュー・ジョーンズ分類・・・・・・・・・・・・・418
評価の時期・・・・・・・・・・・・・・・・・・・・・・・・・60
評価の手順・・・・・・・・・・・・・・・・・・・・・・・・・60
評価の統合・・・・・・・・・・・・・・・・・・・・・・・373
評価の目的・・・・・・・・・・・・・・・・・・・・・・・・58
評価の領域・・・・・・・・・・・・・・・・・・・・・・・・58
評価プロセス・・・・・・・・・・・・・・・・・・・・・374
表在反射・・・・・・・・・・・・・・・・・・・・・・・・・・・74
標準感染予防策・・・・・・・・・・・・・・・・・・・・38
標準失語症検査・・・・・・・・・・・・・・・・・・・339
病的反射・・・・・・・・・・・・・・・・・・・・・・・・・・・74
表面筋電図・・・・・・・・・・・・・・・・・・・・・・・・・53
びらん・・・・・・・・・・・・・・・・・・・・・・・・・・・・・65
疲労骨折・・・・・・・・・・・・・・・・・・・・・・・・・262
広場恐怖・・・・・・・・・・・・・・・・・・・・・・・・・537
貧困妄想・・・・・・・・・・・・・・・・・・・・・・・・・213
頻尿・・・・・・・・・・・・・・・・・・・・・・・・・・・・・・・67

ふ

ファーレン検査・・・・・・・・・・・・・・・・・・・367
フィラデルフィア頸椎装具・・・・・・・・・・・454
風景構成法・・・・・・・・・・・・・・・・・・・・・・・147
フードテスト・・・・・・・・・・・・・・・・・・・・・165
フェイススケール・・・・・・・・・・・・・・・・・・257
フォーク・・・・・・・・・・・・・・・・・・・・・・・・・565
不完全麻痺・・・・・・・・・・・・・・・・・・・・・・・324
複合動作障害・・・・・・・・・・・・・・・・・・・・・309
副作用・・・・・・・・・・・・・・・・・・・・・・・・・・・403
復唱・・・・・・・・・・・・・・・・・・・・・・・・・・・・・338
福祉用具・・・・・・・・・・・・・・・・・・・・・185, 477
　　――支給種目・・・・・・・・・・・・・・・・・479
　　――貸与・・・・・・・・・・・・・・・・・186, 478
浮腫・・・・・・・・・・・・・・・・・・・・・・363, 404, 664
　　――のコントロール・・・・・・・・・・・633
不全麻痺・・・・・・・・・・・・・・・・・・・・・・・・・329

物体識別学習・・・・・・・・・・・・・・・・・・・・・435
物理的環境・・・・・・・・・・・・・・・・・・・・・・・194
不登校・・・・・・・・・・・・・・・・・・・・・・・228, 549
浮動性めまい・・・・・・・・・・・・・・・・・・・・・392
ブラウンセカール症候群・・・・・・・・・・・329
フラッシュバック・・・・・・・・・・・・・・・・・206
プラットホーム型杖・・・・・・・・・・・・・・・484
フランケル分類・・・・・・・・・・・・・・・・・・・324
ブリーフサイキアトリック採点尺度
　　(BPRS)・・・・・・・・・・・・・・・・・・・・・・・209
ブルンストロームの運動療法・・・・・・・413
ブルンストロームの回復段階(BRS)
　　　　　　　　・・・・・・・・・・・・・・310, 588
フレンケル体操・・・・・・・・・・・・・425, 601
ブロイラーの統合失調症症状学・・・208
ブローカ失語・・・・・・・・・・・・・・・・・・・・・338
フロスティッグ視知覚発達検査・・・112
プロソディの障害・・・・・・・・・・・・・・・・・336
フロマン徴候・・・・・・・・・・・・295, 297, 369
文章完成法(SCT)・・・・・・・・・・・・・・・・・146
分節性感覚分布・・・・・・・・・・・・・・・・・・・101
分離動作・・・・・・・・・・・・・・・・・・・・・・・・・638

へ

閉経期骨粗鬆症・・・・・・・・・・・・・・・・・・・300
平衡機能・・・・・・・・・・・・・・・・・・・・・・・・・・91
　　――検査・・・・・・・・・・・・・・・・・・・・・・・91
閉塞性換気障害・・・・・・・・・・・・・・・・・・382
ペグ練習・・・・・・・・・・・・・・・・・・・・・・・・・600
ベック抑うつ尺度(BDI)・・・・・・・・・・・215
変換運動障害・・・・・・・・・・・・・・・・・・・・・319
変形・・・・・・・・・・・・・・・・・・・・・・・・・・・・・・597
変形性足関節症・・・・・・・・・・・・・236, 555
変形性肩関節症・・・・・・・・・・・・・234, 552
変形性関節症・・・・・・・・・・・・・・・232, 551
変形性股関節症・・・・・・・・・・・・・234, 552
変形性手関節症・・・・・・・・・・・・・234, 552
変形性膝関節症・・・・・・・・・・・・・236, 554
変形性肘関節症・・・・・・・・・・・・・234, 552

ほ

保育所等訪問支援・・・・・・・・・・・・・・・・・703
包括型地域支援プログラム(ACT)・・・23, 699
包括的な作業分析・・・・・・・・・・・・・・・・・・49
方向性注意・・・・・・・・・・・・・・・・・・333, 616
　　――障害・・・・・・・・・・・・・・・・・・・・・336
膀胱留置カテーテル法・・・・・・・・・・・・656
報告・・・・・・・・・・・・・・・・・・・・・・・・・・・・・724
棒体操・・・・・・・・・・・・・・・・・・・・・・・・・・・600
訪問作業療法・・・・・・・・・・・・・・・・・・・・・687
訪問指導・・・・・・・・・・・・・・・・・・・・194, 487
訪問リハビリテーション ・・・15, 679, 687
ホーエン&ヤールの分類・・・・・・・・・・・598
ポータブルスプリングバランサー(PSB)
　　　　　　　　　　・・・・・・・・・・・454, 604
ボクサー骨折・・・・・・・・・・・・・・・・・・・・・261
歩行器・・・・・・・・・・・・・・・・・・・・・・161, 483
歩行車・・・・・・・・・・・・・・・・・・・・・・・・・・・161
歩行補助具・・・・・・・・・・・・・・・・・・・・・・・161
母指探し試験・・・・・・・・・・・・・・・・・・・・・366
ポジショニング・・・・・・・・・・・・・・419, 661
ボタン穴変形・・・・・・・・・・・・85, 251, 597
ボタンエイド・・・・・・・・・・・・・・・・・・・・・564

ボトムアップアプローチ・・・・・・・・25, 60
ボルグスケール・・・・・・・・・・・・・・418, 430

ま

マスター2段階試験・・・・・・・・・・・・71, 386
マスの効果・・・・・・・・・・・・・・・・・・・・・・・504
末梢循環・・・・・・・・・・・・・・・・・・・・・・・・・404
末梢神経障害・・・・・・・・・・・・・291, 455, 582
末梢神経損傷・・・・・・・・・・・・・360, 434, 631
末梢神経の構造・・・・・・・・・・・・・・・・・・・434
末梢性麻痺・・・・・・・・・・・・・・・・・・・・・・・309
松葉杖・・・・・・・・・・・・・・・・・・・・・・・・・・・484
慢性腎不全(CKD)・・・・・・・・・・・・・・・・・389
慢性病棟・・・・・・・・・・・・・・・・・・・・・・・・・516
慢性閉塞性肺疾患(COPD)・・・・・・・・・382

み

道順障害・・・・・・・・・・・・・・・・・・・・・・・・・336
南カリフォルニア回転後眼振検査・・・112
ミネソタマニピュレーション検査 ・・・90
脈拍・・・・・・・・・・・・・・・・・・・・・・・・・・・・・・・62
ミラーセラピー・・・・・・・・・・・・・・・・・・・587

む

ムチランス変形・・・・・・・・・・・・・・・・・・・251
無動・・・・・・・・・・・・・・・・・・・・・・・・・・・・・315

め

名称独占・・・・・・・・・・・・・・・・・・・・・・・・・・21
メイソン-椎野変法・・・・・・・・・・・・・・・・257
迷路性緊張性反射・・・・・・・・・・・・・・・・・378
メタボリックシンドローム・・・・388, 405
メタ理論・・・・・・・・・・・・・・・・・・・・・・・・・412
めまい・・・・・・・・・・・・・・・・・・・・・・・・・・・392
面接・・・・・・・・・・・・・・・・・・・・・・・・135, 510

も

目標心拍数・・・・・・・・・・・・・・・・・・・・・・・429
目標設定・・・・・・・・・・・・・・・・・・・・・・・・・410
モゼイの集団関係技能・・・・・・・・・・・・・506

や

夜間スプリント・・・・・・・・・・・・・・・・・・・583
野球肩・・・・・・・・・・・・・・・・・・・・・・・・・・・570
野球肘・・・・・・・・・・・・・・・・・・・・・・264, 571
野球指・・・・・・・・・・・・・・・・・・・・・・・・・・・261
山根のウォッチングリスト・・・・・・・・・134
やる気スコア・・・・・・・・・・・・・・・・・・・・・121

ゆ

有鉤骨鉤骨折・・・・・・・・・・・・・・・・・・・・・261
ユニバーサルデザイン・・・・・・・・・・・・・693
指交差テスト・・・・・・・・・・・・・・・295, 297

よ

要介護認定・・・・・・・・・・・・・・・・・・・・・・・・13
養成教育・・・・・・・・・・・・・・・・・・・・・・・・・・43

陽性支持反応	308	
陽性症状（統合失調症）	207	
陽性転移	498	
要素的運動障害	309	
余暇活動	177, 476	
予期不安	217	
浴室	694	
浴槽	694	
──への入り方	471	
横並び法	136	
予防給付	13	
予防保健医学	405, 667	

ら
ランズバリー活動指数	255, 257
ランドマーク失認	336
ランドルト環	391
ランナー膝	265

り
リーチの発達	443
リーチャー	564
リウマチ体操	563
理学療法士法及び作業療法士法	4, 9
リジッドドレッシング	579
リスク管理	415, 417, 712
リスクマネジメント	36
リスボン宣言	7
立体覚	102
リハビリテーション関連機器	477
リハビリテーション総合実施計画書	719
リハビリテーション中止基準	38
リハビリテーションのための子どもの能力低下評価法	113
リハビリテーションモデル	413
療育作業療法	23
両側症状	304
両側切断	288
療養期	524
療養病棟	515
臨床実習	712
臨床的認知症尺度（CDR）	131, 199
倫理	6

る
涙滴徴候	293
ルードのアプローチ	413
ルリアのあご手	346
ルリアの屈曲指輪	346

れ
レット症候群	227
レビー小体	315
──型認知症	197
レルミット徴候	356
連合反応	306
連合野	304

ろ
老研式活動能力指標	171

老年期作業療法	23
ロールシャッハ・テスト	146
肋間神経移行術	633
ロフストランドクラッチ	483

わ
ワーキングメモリ	128
ワークサンプル法	152
ワークパーソナリティ	491
鷲爪手	362
腕神経叢	370
──損傷	370, 633

A
AAOS分類	287
ACRコアセット	254, 257
active-assistive movement	420
active movement	420
activities of daily living（ADL）	44, 162
──検査	327
──自立指標	170
──テスト表	258
──とMETs対照表	431
──の発達	444
──評価法	169
ACTRE	158
advanced life support（ALS）	713
AHI	235
air splint	579
Alzheimer型認知症（DAT）	197
American Academy of Orthopeadic Surgeons（AAOS）	287
AMPS	171
amyotrophic lateral sclerosis（ALS）	351, 626
anterior cruciate ligament injury	575
AOF-CV	157
AO分類	243
Apleyテスト	274
aprosodia	336
Artzの基準	400
ASIA/IMSOP脊髄損傷国際評価基準	325
ASLRテスト	237
assertive community treatment（ACT）	23, 699, 700
assessment of awareness of disability	128
assessment of communication and interaction skills（ACIS）	156, 157
assessment of motor and process skills（AMPS）	156, 157
asymmetric tonic neck reflex（ATNR）	106
attention deficit hyperactivity disorder（ADHD）	228, 549
automated external defibrillator（AED）	39, 713
axonotmesis	361

B
Bardenscal scale	398
Barthel Index（BI）	169
Barton骨折	242

basic activities of daily living（BADL）	44, 162
basic life support（BLS）	712
Bateman法	633
Beck depression inventory（BDI）	215
behavioral and psychological symptoms of dementia（BPSD）	518
behavioural inattention test（BIT）	312
──下位検査	335
Berg balance scale	91
biomechanical model	413
Bobath法	587
body mass index（BMI）	77
borderline personality disorder（BPD）	542
Borgスケール	418, 430
bottom up approach	500
boutoniere変形	597
brief psychiatric rating scale（BPRS）	209
Brown-Sequard症候群	329
Brunnstrom recovery stage（BRS）	588
Brunnstrom Test	97
Brunnstromの運動療法	413
Brunnstrom法	587
burbocavernosus reflex	323

C
Cambellの分類	398
Canadian Model of Occupational Performance（CMOP）	29
Canadian Occupational Performance Measure（COPM）	29, 156, 171
cardiopulmonary resuscitation（CPR）	39, 713
Carlyle式	288
Catherine Bergego Scale（CBS）	334
CE角	235
Chauffeur骨折	243
chronic kidney disease（CKD）	389
chronic obstructive pulmonary disease（COPD）	382
CI療法	587
Clinical Dementia Rating（CDR）	131, 199
CMAS	113
cognitive disability model	412
cognitive skill	414
collaboration	496
collaborative teamwork	496
Colles骨折	242
community-based rehabilitation（CBR）	23, 699
computed tomography（CT）	119, 728
conventional MS（CMS）	356
Cornell Medical Index（CMI）	257
Croftの分類	233
cross finger sign	295, 297, 369

D
DAM	112
DAT	197
deep brain stimulation（DBS）	315
Denver Developmental Screening Test（DDST）	114

743

dermatome ……………………………101
developmental model ………………412
Developmental Test of Visual Perception
　(DTVP) …………………………372
Dietsの分類 …………………………402
Disability Rating Scale ………………314
Disease activity score(DAS) ………255
Downey hand center program ………635
Draw a Person(DAP) ………………146
drop finger …………………………294
dyadic skill …………………………414

E
Eggersの方法 ………………………590
ERCD …………………………………152
evaluation of social interaction(ESI)
　………………………………156, 157
Evans分類 ……………………………244
evidence based medicine(EBM) ……19
evidence based occupational therapy
　(EBOT) …………………………42
Ex ………………………………………72
extrinsic plus hand …………………597

F
FABERテスト ………………………237
FADIRテスト ………………………237
FDSテスト …………………………368
food test(FT) …………………69, 395
Frankel分類 …………………………324
Frenkel体操 …………………425, 601
Fretcher-Hugh-Jonesの分類 …………384
Froment徴候 ……………295, 297, 369
front temporal dementia(FTD) ……197
Fugl-Meyer assessment(FMA) ………98
Functional Assessment Staging of
　Alzheimer's Disease(FAST) ……199
functional balance scale ………………91
functional independence measure(FIM)
　………………………………169, 247
functional reach test …………………91

G
Galeazzi骨折 …………………………242
Garden分類 …………………………244
Glasgow Coma Scale(GCS) …62, 123
global assessment of functioning(GAF)
　…………………………………………210
glomerular filtration rate(GFR) ……389
grand theory …………………………412
group interection skill ………………414
Guyon管症候群 ……………296, 584

H
Hasegawa dementia rating scale-revised
　(HDS-R) ……………………130, 199
HbA1c …………………………………387
Heilman ………………………………345
Hoehn&Yahrの分類 …………316, 598
Horner徴候 …………………………371
House-Tree-Person test(HTP) ……146

Hugh-Jones分類 ……………………418

I
informed consent(IC) …………6, 718
instrumental activities of daily living
　(IADL) …………………………44, 162
　──スケール ………………………171
International Classification of
　Functioning Disability and Health
　(ICF) ………………………17, 190
International Classification of
　Impairments Disabilities and
　Handicaps(ICIDH) …………………17
intrinsic plus hand …………………597
inventory scale for mood and sense of
　fatigue(SMSF) …………………212
inventory scale of daily activities for
　sub-acute in-patients(ISDA) ……212
ITPA言語学習能力診断検査 ………112

J
JAOT精神障害ケアアセスメント ……212
Japan Coma Scale(JCS) ……62, 124
Jebsen-Taylor hand function test ……90
JMAP …………………………………114
JPAN感覚処理 ………………………112
JSI-R …………………………………112

K
Karnofsky Performance Scale(KPS) …403
Karvonen法 …………………62, 429
Kaup index ……………………………77
KellgrenとLawrenceの分類 ………233
Kenny式セルフケア得点 ……………170
KIDS乳幼児発達スケール …………104
Krukenberg切断 ……………………279
Kurihama Alchoholism Screening Test
　(KAST) ……………………………206

L
Lachmanテスト ……………238, 271
Lansbury活動指数 …………………255
Larsen分類 …………………………252
LASMI …………………138, 152, 154
learning disabilities(LD) ……………114
Lewy小体 ……………………………315
　──型認知症(LBD) ……………197
Liepmann ……………………………345

M
manual function test(MFT) ……96, 97
manual muscle testing(MMT) …86, 246
Mason-椎野変法 ……………………257
Maynard分類 ………………………324
McMurrayテスト …………………274
medial collateral ligament injury ……576
Melone分類 …………………………244
Meta theory …………………………412
metabolic equivarents(METs)
　………………………64, 70, 72, 431, 649

METs ……………………72, 431, 649
middle range theory ………………412
mild cognitive impairment(MCI) ……197
Mini Mental State Examination(MMSE)
　………………………………129, 199
Minnesota rate of manipulation test …90
Moberg's pick up test ………………365
model of human occupation ……28, 412
modified Ashworth scale(MAS)
　………………………………98, 305, 327
modified health assessment questionaire
　(MHAQ) …………………………259
modified water swallowing test(MWST)
　………………………………69, 165, 395
Monteggia骨折 ……………………242
Morlaas ………………………………345
Moseyの6つの適応理論 ……………414
Moseyの集団関係技能 ……………506
motor control model ………………412
MRA …………………………………255
MRI ………………………………119, 729
multi-drug resistant Pseudomonas
　aeruginosa(MDRP) ……………716
multi-phase desensitization kit ……635
multiple sclerosis(MS) ……………356

N
N-ADL ………………………………170
narrative based medicine(NBM) ……19
national institutes of health activity
　record(ACTRE) ………………156
Neerの分類 …………………………241
neurapraxia …………………………361
neurodevelopmental treatment(NDT)
　…………………………………………413
neurotmesis …………………………361
NHI活動記録 ………………………158
NMスケール …………………………131
Norton scale …………………………398
NPI興味チェックリスト ……177, 625
NPUAPの分類 ……………………398
N-test …………………………………238
N式老年者用精神状態尺度 …………131
N式老年者用日常生活動作能力評価尺度
　…………………………………………170

O
O'Connor finger dexterity test ………90
occupation as ends …………………500
occupation as means ………………500
occupational behavior model ………412
occupational performance history
　interview 2nd version(OPHI-2) ……156
occupational performance process model
　(OPPM) …………………………24, 26
occupational questionnaire(OQ) ……156
occupational science ………………412
occupational self assessment(OSA) …156
occupational therapy intervention model
　(OTIPM) …………………………24, 27
OGTT …………………………………387
On-Off現象 …………………………316
optic spinal MS(OSMS) ……………356

osteogenesis imperfecta（OI）………298

P

pacing障害………336
Palmer分類………270
Parkinson病………315, 598
passive movement………420
PEDI………113
Performance Status Scale（PS）………403
Phalenテスト………296, 367
Pick-up test変法………365
picture-frustration study（P-F スタディ）………146
Pivot-shift test………272
posterior cruciate ligament injury…575
PoterのLetter test………366
practice theory………413
pre & post swallowing X-P（SwXP）…69
primary progressive MS（PPMS）………356
proprioceptive neuromuscular facilitation（PNF）………413, 587
psychodynamic model………412
PTSD………218
PULSESプロフィール………170
Purdue pegboard test………90
PVT-R 絵画語彙発達検査………112

Q

quality of life（QOL）………191

R

RBMT………342
reflex sympathetic dystrophy（RSD）…595
Rehabilitation Evaluation Hall and Baker（Rehab）………142, 154
rehabilitation model………413
relapsing-remitting MS（RRMS）………356
repetitive saliva swallowing test（RSST）
………69, 165, 396
resisted movement………420
rheumatoid arthritis（RA）………249
RICE療法………574
ridge device検査………366
rigid dressing………579
rigidity………305
Romberg試験………319
Rood 法………587
Roodのアプローチ………413
Rothiらの行為処理モデル………619

S

sacral sparing………323
school version of motor and process skills（School AMPS）………157
SCPNT………112
Scribble法………147
seating………482
secondary progressive MS（SPMS）…356
SeddonのCoin test………365
Seddon分類………361, 434
Seinsheimer分類………244

self-identity skill………414
self-rating depression scale（SDS）………257
semirigid dressing………579
Semmes-Weinstein monofilament…102
sensory integration model………412
sensory integration skill………414
Sentence Completion Test（SCT）………146
sexual identity skill………414
Sharp角………235
Sharpスコア………252
Sheaの分類………398
SHELモデル………715
simple test for evaluating hand function（STEF）………95
Smith骨折………242
Smyth分類………249
social skills training（SST）………700
soft dressing………577
spasticity………305
spina malleolar distance（SMD）………237
spinal cord independence measure（SCIM）………327
spinal shock………321
spinocerebellar degeneration（SCD）
………318, 601
stair up interval throwing program（SITP）………570
Steinbroker stage分類………253
Steindler法………633
Steppage gait………359
stroke impairment assessment set（SIAS）………98
Subjective Global Assessment（SGA）…64
Sunderland分類………361
Surface Electromyography（SEMG）…53
swan neck変形………597

T

TA理論………148
teardrop sign………293
TEG………149
TFCC損傷………269, 575
The Disabilities of the Arm, Shoulder and Hand（DASH）………96
thematic apperception test（TAT）………146
therapeutic collaboration………496
thumb in palm………597
Timed Up and Go test………91
Tinel徴候………295, 367
TMIG Index of Competence………171
tonic labyrinthine reflex（TLR）………106
top-down approach………500
treatment and education of autistic and related communication handicapped children（TEACCH）………452

U

Uhthoff現象………357
Unified Parkinson's Disease Rating Scale（UPDRS）………316

V

vascular dementia（VD）………197
videoendoscopic examination of swallowing（VE）………69, 95, 396
videofluoroscopic examination of swallowing（VF）………69, 95, 393
visual analogue scale（VAS）………246
Visual Extinction Test………334
vital signs………417
vocational preference inventory（VPI）………152
VPI 職業興味検査………152

W

WAB失語症検査………340
WAIS-成人知能検査………152
Wartenberg徴候………369
Wearing-Off現象………316
Wechsler Intelligence Scale for Children Ⅲ（WISC-Ⅲ）………112, 373
WeeFIM………113, 170
Wernike-Manの肢位………305
wide based gait………320
WISC-Ⅲ知能検査………112, 373
Wisconsin Card Sorting Test（WCST）
………120, 312
worker role interview（WRI）………156
WPPSI 知能診断検査………112
Wrinkle test………367

Y

Y-G性格検査………152

Z

Zancolliの上肢機能分類………323
Z状変形………251

数字・その他

ⅠⅢⅣ指輪………346
ⅠⅤ指輪………346
Ⅰ型糖尿病………388
1秒率………383
2PD………102
Ⅱ型糖尿病………388
2点識別覚………102
5と9の法則………400
6分間歩行テスト………71, 384, 386
12段階片麻痺グレード総合判定………311
16PF性格検査………152
75g経口糖負荷試験………387
％肺活量………383

745

作業療法士
イエロー・ノート 専門編 2nd edition

2007年 8月 10日 第1版第1刷発行
2013年 3月 10日 第2版第1刷発行

- 編 集 澤 俊二 さわ しゅんじ
- 発行者 浅原実郎
- 発行所 株式会社メジカルビュー社
  〒162-0845 東京都新宿区市谷本村町2-30
  電話 03(5228)2050(代表)
  ホームページ http://www.medicalview.co.jp/

  営業部 FAX 03(5228)2059
  　　　 E-mail eigyo@medicalview.co.jp

  編集部 FAX 03(5228)2062
  　　　 E-mail ed@medicalview.co.jp

- 印刷所 シナノ印刷 株式会社

ISBN 978-4-7583-1451-0　C3347

©MEDICAL VIEW, 2013. Printed in Japan

・本書に掲載された著作物の複写・複製・転載・翻訳・データベースへの取り込みおよび送信（送信可能化権を含む）・上映・譲渡に関する許諾権は，（株）メジカルビュー社が保有しています．

・JCOPY〈（社）出版者著作権管理機構 委託出版物〉
本書の無断複写は著作権法上での例外を除き禁じられています．複写される場合は，そのつど事前に，（社）出版者著作権管理機構（電話 03-3513-6969，FAX 03-3513-6979，e-mail：info@jcopy.or.jp）の許諾を得てください．

・本書をコピー，スキャン，デジタルデータ化するなどの複製を無許諾で行う行為は，著作権法上での限られた例外（「私的使用のための複製」など）を除き禁じられています．大学，病院，企業などにおいて，研究活動，診察を含み業務上使用する目的で上記の行為を行うことは私的使用には該当せず違法です．また私的使用のためであっても，代行業者等の第三者に依頼して上記の行為を行うことは違法となります．

ゼロから学びたい学生さんのための作業療法学専門分野のテキストシリーズ。豊富な写真・イラストとわかりやすい文章で解説され，講義用にも自己学習用にも最適なテキスト！！

監修　長﨑重信　文京学院大学 保健医療技術学部 作業療法学科 教授

●ゼロから学ぶ学生さんに最適な講義用テキスト●

作業療法学 ゴールド・マスター・テキスト 4
身体障害作業療法学

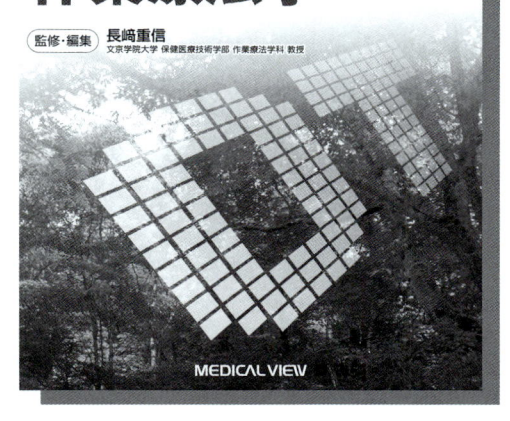

監修・編集　長﨑重信
文京学院大学 保健医療技術学部 作業療法学科 教授

全巻構成

ゴールド・マスター・テキスト　シリーズ(全9巻)

1. **作業療法学概論**
   ■B5判・288頁・定価4,410円（5%税込）
2. **作業学**
   ■B5判・408頁・定価4,935円（5%税込）
3. **作業療法評価学**
   ■B5判・512頁・定価5,880円（5%税込）
4. **身体障害作業療法学**
   ■B5判・480頁・定価5,670円（5%税込）
5. **高次脳機能障害作業療法学**
   ■B5判・232頁・定価4,410円（5%税込）
6. **精神障害作業療法学**
   ■B5判・352頁・定価4,410円（5%税込）
7. **発達障害作業療法学**
   ■B5判・280頁・定価4,830円（5%税込）
8. **日常生活活動(ADL)・福祉用具学**
   ■B5判・232頁・定価4,410円（5%税込）
9. **地域作業療法学・老年期作業療法学**
   ■B5判・352頁・定価4,410円（5%税込）

作業療法について知識のない学生さんにもわかりやすく解説した作業療法学専門分野のテキストです。囲み記事や図表を多用し，きちんと重要事項をおさえてあります。講義で使うだけでなく，ひとりでも学びやすいよう写真・イラストを多く配置し，理解しやすくしました。各巻の初めには「Introduction」，各項目の初めに「全体の流れ図」を設けて，ある疾患の作業療法との関わり，またその項目にて何を学ぶのか，ひと目でわかるようにしてあります。随所に，実際の臨床の場での例を挙げた「Case・Study」や重要ポイントを解説した「Check・Point」，用語説明，補足説明の「用語アラカルト」や「MEMO」，日常生活に基づく「エピソード」などを入れることにより，理解の促進を図っています。

【ポイント】
- 基礎から1つ1つ理解できるよう読みやすい文体で解説することを徹底しました。
- 独学，自己学習を進めたい学生さんにも最適であるよう，文章に対応した2色イラストを豊富に載せて，わかりやすさに力点をおいて解説しました。
- 基礎知識だけでなく，臨床や病院実習など社会にでても応用できる知識を獲得するために，実際の症例を写真や症例解説とともに配置しました。
- わからない用語が出てきても学習の流れを妨げないよう，用語解説，補足説明を適宜，欄外に配置し，また重要部分は囲み記事や太字にて強調しました。
- 日常生活に関連した症例，エピソードなどを載せ，実際の生活と知識を結びつけ，応用できるように配慮しました。

メジカルビュー社

〒162-0845　東京都新宿区市谷本村町 2-30
TEL 03-5228-2050(代)
URL：www.medicalview.co.jp/

学生のバイブル『ブルー／イエロー・ノート』を
より強力にパワーアップさせた改訂版!!

2nd edition遂に刊行!!

理学療法士・作業療法士
ブルー・ノート 基礎編 2nd edition
編集 柳澤 健 首都大学東京健康福祉学部理学療法学科教授

作業療法士
イエロー・ノート 専門編 2nd edition
編集 澤 俊二 藤田保健衛生大学医療科学部リハビリテーション学科教授

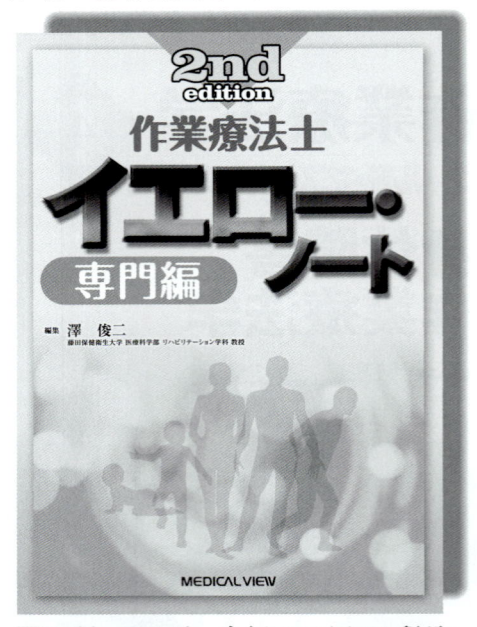

■B5判・592頁・定価5,880円(5%税込)

Ⅰ 人体の構造と機能および心身の発達
　解剖学，生理学，運動学，人間発達学
Ⅱ 疾病と障害の成り立ちおよび回復過程の促進
　医学概論，臨床医学総論，リハビリテーション医学，
　臨床心理学，精神障害と臨床医学，骨関節障害と臨床医
　学，神経・筋系の障害と臨床医学，小児発達障害と臨床
　医学，内部障害と臨床医学，老年期障害と臨床医学
Ⅲ 保健医療福祉とリハビリテーションの理念
　保健医療福祉，リハビリテーション概論

■B5判・768頁・定価5,880円(5%税込)

Ⅰ 基礎作業療法学
　作業療法の概要，作業療法の基礎
Ⅱ 作業療法評価学
　基礎，基本評価，各領域の評価
Ⅲ 作業療法治療学
　基礎，基本介入手段，精神障害に対する介入，各領域の治療
Ⅳ 地域作業療法学
　基礎，支援
Ⅴ 臨床実習
　概要，実施

「各自の学習に合わせ，＋αの知識を書き込みながらオリジナルの講義ノートを作成できる」
新しいテキストとしてご好評いただいた，『ブルー／イエロー・ノート』。
国家試験出題基準が改定されたのを受け，2nd editionとしてさらにパワーアップしました。
● 「理学療法士 作業療法士 国家試験出題基準」に則して構成
● 必要な知識をすべて網羅しつつ，要点を押さえた簡潔な記述
● 囲み記事や図表を多用して，わかりやすく解説
　という基本コンセプトをより進化させた，まさに学生必携の1冊です。

メジカルビュー社　〒162-0845　東京都新宿区市谷本村町 2-30
　　　　　　　　　　　　　　　　TEL 03-5228-2050(代)
　　　　　　　　　　　　　　　　URL：www.medicalview.co.jp/